全国中医药专业技术资格考试大纲与细则

中医外科专业

（中级）

国家中医药管理局专业技术资格考试专家委员会　编写

中国中医药出版社

·北　京·

图书在版编目（CIP）数据

全国中医药专业技术资格考试大纲与细则．中医外科专业：中级/国家中医药管理局专业技术资格考试专家委员会编写．—北京：中国中医药出版社，2018.11

ISBN 978－7－5132－5240－9

Ⅰ.①全…　Ⅱ.①国…　Ⅲ.①中国医药学－资格考试－自学参考资料②中医外科学－资格考试－自学参考资料　Ⅳ.①R2

中国版本图书馆 CIP 数据核字（2018）第 228519 号

中国中医药出版社出版

北京市朝阳区北三环东路 28 号易亨大厦 16 层

邮政编码　100013

传真　010 64405750

肥城新华印刷有限公司　　印刷

各地新华书店经销

开本 787×1092　1/16　印张 63.75　字数 1547 千字

2018 年 11 月第 1 版　2018 年 11 月第 1 次印刷

书　号　ISBN 978－7－5132－5240－9

定价　223.00 元

网址　www.cptcm.com

如有印装质量问题请与本社出版部调换（010－64405510）

社长热线　010 64405720

购书热线　010 64065415　010 64065413

微信服务号　zgzyycbs

书店网址　csln.net/qksd/

官方微博　http://e.weibo.com/cptcm

淘宝天猫网址　http://zgzyycbs.tmall.com

全国中医药专业技术资格考试大纲与细则

《中医外科专业》（中级）

编写委员会名单

专业主编

陈红风（上海中医药大学）

裴晓华（北京中医药大学）

专业主审

李曰庆（北京中医药大学）

学科主编（以姓氏笔画为序）

王自勤　王新佩　孔军辉　刘　盼　刘春香
李　杨　李　冀　李兴广　李秀惠　杨建红
宋乃光　张永涛　张金钟　陆小左　陈红风
郭　华　郭霞珍　翟双庆

学科编委（以姓氏笔画为序）

王均宁　朱晓男　孙士玲　宋捷民　张　犁
张国霞　范　颖　姜智慧　袁宝权　贾玉森
贾建东　韩力军　裴晓华　樊巧玲　潘　涛
魏　红

编写说明

为进一步贯彻国家人力资源和社会保障部、卫生部及国家中医药管理局关于全国卫生专业中（初）级技术资格考试的有关精神，进一步体现中医药中（初）级专业技术资格考试的目标要求，国家中医药管理局人事教育司委托国家中医药管理局中医师资格认证中心，于2011年组织有关专家，对2006年版临床中医学、中西医结合医学、中药学、中医护理学中（初）级专业技术资格考试大纲以及2007年版全科医学（中医类）专业技术资格考试大纲进行了修订，形成了2011年版《全国中医药中（初）级专业技术资格考试大纲》（以下简称新大纲）。

新大纲体现了国家中医药管理局培养优秀临床人才“读经典，做临床”的思想导向；突出了中医、中西医结合、中药、中医护理四类临床专业中（初）级技术人员基础知识的临床综合运用能力及实践能力的测试；合理调整了考试科目设置，合理增加了与各专业相关学科的内容。

新大纲在中医、中西医结合临床专业层面与本科层次，以及中药3个级别、中医护理2个级别层次在考试科目设置及内容上均体现了差别。

新大纲注重了考试专业作为一个整体的表现形式。将20个专业考试大纲以“基础知识”、“相关专业知识”、“专业知识”、“专业实践能力”四个考试科目进行学科排序，并在具体内容上进行了4个方面的标识。

为了配合新大纲的实施，国家中医药管理局中医师资格认证中心组织全国中医药专业技术资格考试专家委员会，依据新大纲编写了与之相配套的《2011年版临床中医药专业技术资格中（初）级考试大纲细则》（以下简称大纲细则）。

本书是新大纲的具体细化。其内容涵盖临床中医、中西医结合、中药、中医护理四类20个专业（中级、初级师、初级士三个层次）、50个考试学科。《大纲细则》以20个专业分类，分别装订成书。

本书既是全国中医药专业技术资格考试命审题专家命题用书，也是临床中医、中西医结合、中药、中医护理专业即将晋升为中（初）级专业技术资格的考生临床实践、复习备考的权威性参考书。

借此机会，感谢王永炎院士、张伯礼院士、李连达院士、石学敏院士以及其他十几位专业主审，对《大纲细则》书稿严格把关，提出精辟意见，对保证书稿质量发挥了重要作用。20个专业主编、55个学科主编及其编委在本次《大纲细则》编写中起到了主体作用，在此一并致谢！

由于时间仓促，2011年版《全国中医药专业技术资格考试大纲与细则》中不当之处在所难免，敬请有识之士不吝斧正，以便我们适时修订完善。

国家中医药管理局中医师资格认证中心

目　录

大　纲

大纲细则

大　纲

第一部分 基础知识

考试学科	单 元	细 目	要 点	考试科目
中医基础理论	一、阴阳五行学说	（一）阴阳学说在中医学中的应用	1. 说明人体的组织结构	1
			2. 说明人体的生理功能	1
			3. 说明人体的病理变化	1
			4. 用于疾病的诊断和治疗	1
		（二）五行学说在中医学中的应用	1. 说明五脏生理功能及相互关系	1
			2. 说明五脏病变的相互影响	1
			3. 指导疾病的诊断	1
			4. 指导疾病的治疗	1
	二、藏象	（一）藏象学说的概念和特点	1. 藏象的基本概念	1
			2. 藏象学说的特点	1
			3. 五脏、六腑、奇恒之腑的功能特点	1
		（二）心	1. 主要生理功能	1
			2. 生理特性	1
			3. 与形、窍、志、液、时的关系	1
		（三）肺	1. 主要生理功能	1
			2. 生理特性	1
			3. 与形、窍、志、液、时的关系	1
		（四）脾	1. 主要生理功能	1
			2. 生理特性	1
			3. 与形、窍、志、液、时的关系	1
		（五）肝	1. 主要生理功能	1
			2. 生理特性	1
			3. 与形、窍、志、液、时的关系	1
		（六）肾	1. 主要生理功能	1
			2. 生理特性	1

考试学科	单　元	细　目	要　　点	考试科目
中医基础理论	二、藏象	（六）肾	3. 与形、窍、志、液、时的关系	1
		（七）胆	胆的生理功能	1
		（八）胃	胃的生理功能	1
		（九）小肠	小肠的生理功能	1
		（十）大肠	大肠的生理功能	1
		（十一）膀胱	膀胱的生理功能	1
		（十二）三焦	三焦的生理功能	1
		（十三）脑	脑的生理功能	1
		（十四）女子胞	女子胞的生理功能	1
		（十五）脏腑之间的关系	1. 脏与脏之间的关系	1
			2. 腑与腑之间的关系	1
			3. 脏与腑之间的关系	1
	三、精气血津液神	（一）精	1. 人体之精的生成、贮藏与施泄	1
			2. 人体之精的分类与功能	1
		（二）气	1. 气的生成	1
			2. 气的生理功能	1
			3. 气的运动	1
			4. 气的分类	1
		（三）血	1. 血的生成	1
			2. 血的运行	1
			3. 血的生理功能	1
		（四）津液	1. 津液的生成、输布与排泄	1
			2. 津液的生理功能	1
		（五）神	神的生成与功能	1
		（六）气与血的关系	1. 气为血帅	1
			2. 血为气母	1
		（七）气与津液的关系	1. 气能生津	1
			2. 气能行津	1
			3. 气能摄津	1
			4. 津能生气	1
			5. 津能载气	1

考试学科	单　元	细　目	要　　点	考试科目
中医基础理论	三、精气血津液神	（八）精血津液之间的关系	1. 精血同源	1
			2. 津血同源	1
		（九）精气神之间的关系	1. 气能生精、摄精	1
			2. 精能化气	1
			3. 精气化神	1
			4. 神驭精气	1
	四、经络	（一）经络学说	1. 经脉与络脉的区别	1
			2. 经络系统的组成	1
		（二）十二经脉	1. 十二经脉的走向交接规律	1
			2. 十二经脉的分布规律	1
			3. 十二经脉的表里关系	1
			4. 十二经脉的流注次序	1
		（三）奇经八脉	1. 奇经八脉的主要特点	1
			2. 督脉的循行部位及基本功能	1
			3. 任脉的循行部位及基本功能	1
			4. 冲脉的循行部位及基本功能	1
			5. 带脉的循行部位及基本功能	1
		（四）经络的生理功能	1. 沟通联系作用	1
			2. 运输渗灌作用	1
			3. 感应传导作用	1
			4. 调节作用	1
		（五）经络学说的应用	1. 阐释病理变化及其传变	1
			2. 指导疾病的诊断	1
			3. 指导疾病的治疗	1
	五、病因	（一）六淫	1. 六淫共同的致病特点	1
			2. 六淫各自的性质和致病特点	1
		（二）疠气	1. 疠气的致病特点	1
			2. 疫疠发生与流行的因素	1
		（三）七情内伤	七情内伤致病的特点	1
		（四）饮食失宜	1. 饮食不节	1
			2. 饮食不洁	1

考试学科	单　元	细　目	要　点	考试科目
中医基础理论	五、病因	（四）饮食失宜	3. 饮食偏嗜	1
		（五）劳逸失度	1. 过度劳累	1
			2. 过度安逸	1
		（六）痰饮	1. 痰饮的形成	1
			2. 痰饮的致病特点	1
		（七）瘀血	1. 瘀血的形成	1
			2. 瘀血的致病特点	1
			3. 瘀血的病证特点	1
		（八）先天因素	1. 胎弱	1
			2. 胎毒	1
	六、发病	（一）发病的基本原理	1. 正气不足是疾病发生的内在因素	1
			2. 邪气是发病的重要条件	1
		（二）影响发病的主要因素	1. 环境与发病	1
			2. 体质与发病	1
			3. 精神状态与发病	1
		（三）发病类型	1. 感邪即发	1
			2. 徐发	1
			3. 伏发	1
			4. 继发	1
			5. 复发	1
			6. 合病与并病	1
	七、病机	（一）邪正盛衰	1. 邪正盛衰与虚实变化	1
			2. 邪正盛衰与疾病转归	1
		（二）阴阳失调	1. 阴阳偏胜	1
			2. 阴阳偏衰	1
			3. 阴阳互损	1
			4. 阴阳格拒	1
			5. 阴阳亡失	1
		（三）气的失常	1. 气虚	1
			2. 气滞	1
			3. 气逆	1

考试学科	单　元	细　目	要　点	考试科目
中医基础理论	七、病机	（三）气的失常	4. 气陷	1
			5. 气闭气脱	1
		（四）血的失常	1. 血虚	1
			2. 血行失常	1
			3. 血热	1
		（五）气与血关系失调	1. 气滞血瘀	1
			2. 气虚血瘀	1
			3. 气不摄血	1
			4. 气随血脱	1
			5. 气血两虚	1
		（六）津液代谢失常	1. 津液不足	1
			2. 津液输布、排泄障碍	1
		（七）津液与气血关系失调	1. 水停气阻	1
			2. 气随津脱	1
			3. 津枯血燥	1
			4. 津亏血瘀	1
		（八）内生“五邪”	1. 风气内动	1
			2. 寒从中生	1
			3. 湿浊内生	1
			4. 津伤化燥	1
			5. 火热内生	1
		（九）疾病传变	1. 疾病传变的概念	1
			2. 病位传变	1
			3. 病性转化	1
			4. 影响疾病传变的因素	1
	八、防治原则	（一）预防	1. 未病先防	1
			2. 既病防变	1
		（二）治则	1. 正治与反治	1
			2. 治标与治本	1
			3. 扶正与祛邪	1
			4. 调整阴阳	1

考试学科	单　元	细　目	要　点	考试科目
中医基础理论	八、防治原则	（二）治则	5. 调理精气血津液	1
			6. 三因制宜	1
内经	一、气·阴阳·五行		阴阳的基本概念、属性特征	1
	二、藏象		1. 奇恒之腑、五脏、六腑的生理功能特点	1
			2. 藏象的概念、藏象学说的基本内容	1
			3. 谷食精气的输布运行过程	1
			4. 宗气、卫气、营气的循行及作用	1
	三、病机		1.“阳虚则外寒，阴虚则内热，阳盛则外热，阴盛则内寒”的机理	1
			2.“百病生于气”的发病学观点	1
			3. 六淫的致病特点	1
			4. 病机十九条	1
			5. 五脏藏五神及五腑虚实证候	1
	四、病证		1. 热病治疗大法与饮食宜忌	1
			2.“五脏六腑皆令人咳”的病机	1
			3. 行痹、痛痹、着痹的成因	1
	五、诊法		辨别阴阳属性的重要性与四诊合参	1
	六、论治		1. 正治法与反治法	1
			2. 因势利导治则	1
	七、养生		1. 人生长壮老的规律，肾气与生长、发育、生殖的关系	1
			2. 养生原则及意义	1
伤寒论	一、太阳病辨证论治	（一）太阳病本证	1. 中风表虚证（桂枝汤证）	1
			2. 伤寒表实证（麻黄汤证、大青龙汤证、小青龙汤证）	1
		（二）太阳病变证	1. 太阳蓄水证（五苓散证）	1
			2. 太阳蓄血证（桃核承气汤证）	1
			3. 热证（麻黄杏仁甘草石膏汤证、葛根黄芩黄连汤证）	1

考试学科	单　元	细　目	要　点	考试科目
伤寒论	一、太阳病辨证论治	（二）太阳病变证	4. 脾虚证（小建中汤证）	1
			5. 阴阳两虚证（炙甘草汤证）	1
			6. 热实结胸证（小陷胸汤证）	1
			7. 痞证（半夏泻心汤证、旋覆代赭汤证）	1
	二、阳明病辨证论治	（一）阳明病本证	1. 阳明病热证（白虎加人参汤证）	1
			2. 阳明病实证（调胃承气汤证、小承气汤证、大承气汤证）	1
		（二）阳明病变证	湿热发黄证（茵陈蒿汤证）	1
	三、少阳病辨证论治	（一）少阳病本证	少阳病本证（小柴胡汤证）	1
		（二）少阳病兼变证	少阳病兼变证（大柴胡汤证）	1
	四、太阴病辨证论治	太阴腹痛证	太阴腹痛证（桂枝加芍药汤证）	1
	五、少阴病辨证论治	（一）少阴病本证	1. 少阴寒化证（四逆汤证、真武汤证）	1
			2. 少阴热化证（黄连阿胶汤证、猪苓汤证）	1
		（二）少阴病兼变证	1. 兼表证（麻黄细辛附子汤证）	1
			2. 疑似证（四逆散证）	1
	六、厥阴病辨证论治	厥阴病本证	1. 寒热错杂证（乌梅丸证）	1
			2. 厥阴病寒证（当归四逆汤证、吴茱萸汤证）	1
			3. 厥阴热利（白头翁汤证）	1
	七、霍乱病辨证论治	霍乱病辨治	霍乱病辨治（理中丸证）	1
	八、阴阳易瘥后劳复病辨证论治	瘥后劳复证	瘥后劳复证（竹叶石膏汤证）	1
金匮要略	一、痉湿暍病篇	（一）痉病证治	柔痉证治（瓜蒌桂枝汤证）	1
		（二）湿病证治	1. 风湿在表证（麻黄杏仁薏苡甘草汤证）	1
			2. 风湿兼气虚证（防己黄芪汤证）	1
	二、中风历节病篇	历节病证治	1. 风湿历节证（桂枝芍药知母汤证）	1
			2. 寒湿历节证（乌头汤证）	1
	三、血痹虚劳病篇	（一）血痹证治	血痹重证（黄芪桂枝五物汤证）	1
		（二）虚劳病证治	1. 虚劳失精证（桂枝加龙骨牡蛎汤证）	1

考试学科	单　元	细　目	要　点	考试科目
金匮要略	三、血痹虚劳病篇	（二）虚劳病证治	2. 虚劳腰痛证（肾气丸证）	1
			3. 虚劳不寐证（酸枣仁汤证）	1
	四、肺痿肺痈咳嗽上气病篇	（一）肺痿证治	1. 虚热肺痿（麦门冬汤证）	1
			2. 虚寒肺痿（甘草干姜汤证）	1
		（二）肺痈证治	1. 邪实壅滞证（葶苈大枣泻肺汤证）	1
			2. 血腐脓溃证（桔梗汤证）	1
	五、胸痹心痛短气病篇	（一）胸痹证治	1. 胸痹病机	1
			2. 类证鉴别	1
			3. 胸痹主证（瓜蒌薤白白酒汤证）	1
			4. 胸痹急证（薏苡附子散证）	1
		（二）心痛证治	心痛急证（乌头赤石脂丸证）	1
	六、腹满寒疝宿食病篇	腹满证治	1. 脾胃虚寒证（大建中汤证）	1
			2. 寒实内结证（大黄附子汤证）	1
	七、痰饮咳嗽病篇	痰饮证治	饮停心下证（苓桂术甘汤证）	1
	八、消渴小便不利淋病篇	（一）消渴证治	肺胃热盛，气津两伤（白虎加人参汤证）	1
		（二）小便不利证治	上燥下寒水停证（瓜蒌瞿麦丸证）	1
	九、黄疸病篇	黄疸证治	1. 湿热并重证（茵陈蒿汤证）	1
			2. 湿重于热证（茵陈五苓散证）	1
	十、妇人妊娠病篇	（一）癥病证治	癥病漏下证（桂枝茯苓丸证）	1
		（二）腹痛证治	肝脾失调证（当归芍药散证）	1
	十一、妇人杂病篇	（一）崩漏证治	虚寒夹瘀证（温经汤证）	1
		（二）梅核气证治	气滞痰凝证（半夏厚朴汤证）	1
温病学	一、温热类温病	（一）主要温热类温病的传变规律	1. 风温病的传变规律	1
			2. 春温病的传变规律	1
			3. 暑温病的传变规律	1
		（二）温热类温病主要证治	1. 卫分证治（银翘散、桑菊饮）	1
			2. 气分证治（宣白承气汤、清燥救肺汤）	1
			3. 营分证治（清营汤）	1
			4. 热陷心包证治（清宫汤、安宫牛黄丸、紫雪丹、至宝丹）	1

考试学科	单元	细目	要点	考试科目
温病学	一、温热类温病	（二）温热类温病主要证治	5. 热盛动风证治（羚角钩藤汤）	1
			6. 血分证治（犀角地黄汤）	1
			7. 真阴耗竭证治（加减复脉汤）	1
			8. 虚风内动证治（三甲复脉汤、大定风珠）	1
			9. 后期正虚邪恋证治（黄连阿胶汤、青蒿鳖甲汤）	1
	二、湿热类温病	（一）主要湿热类温病的传变规律	1. 湿温病的传变规律	1
			2. 伏暑病的传变规律	1
		（二）湿热类温病主要证治	1. 湿温病初发证治（三仁汤、藿朴夏苓汤）	1
			2. 湿困中焦证治（雷氏芳香化浊法、三仁汤）	1
			3. 湿阻膜原证治（雷氏宣透膜原法）	1
			4. 湿热中阻证治（王氏连朴饮）	1
			5. 湿热蕴毒证治（甘露消毒丹）	1
			6. 湿热酿痰蒙蔽心包证治（菖蒲郁金汤、苏合香丸、至宝丹）	1
			7. 暑湿郁阻少阳证治（蒿芩清胆汤）	1
			8. 暑湿弥漫三焦证治（三石汤）	1
			9. 余湿留恋证治（薛氏五叶芦根汤）	1
	三、温毒类温病	温毒类温病主要证治	1. 大头瘟毒盛肺胃证治（普济消毒饮）	1
			2. 烂喉痧毒燔气营（血）证治（凉营清气汤）	1
中药学	一、中药的产地	产地	主要道地药材	1
	二、中药炮制	炮制目的与方法	1. 炮制目的	1
			2. 常用炮制方法	1
	三、药性理论	（一）四气	1. 四气所表示药物的作用	1
			2. 四气对临床用药的指导意义	1
		（二）五味	五味所表示药物的作用	1
		（三）升降浮沉	1. 影响升降浮沉的因素	1
			2. 升浮与沉降的不同作用	1
			3. 升浮沉降对临床用药的指导意义	1
		（四）归经	1. 归经的理论基础和依据	1

考试学科	单　元	细　目	要　　点	考试科目
中药学	三、药性理论	（四）归经	2. 归经理论对临床用药的指导意义	1
		（五）毒性	1. 毒性的含义	1
			2. 不良反应及副作用	1
			3. 正确对待中药的毒性	1
			4. 引起中药中毒的主要原因	1
			5. 掌握药物毒性对指导临床用药的意义	1
	四、中药的配伍与用药禁忌	（一）中药的配伍	1. 配伍的意义	1
			2. 配伍的内容	1
		（二）中药的用药禁忌	1. 配伍禁忌	1
			2. 妊娠用药禁忌	1
			3. 证候用药禁忌	1
			4. 服药时的饮食禁忌	1
	五、中药的剂量与用法	（一）剂量	确定剂量的因素	1
		（二）用法	1. 特殊煎法	1
			2. 服药法	1
	六、解表药	（一）概述	1. 解表药的性能特点	1
			2. 解表药的功效	1
			3. 解表药的适应范围	1
			4. 解表药的使用注意事项	1
			5. 各类解表药的性能特点	1
			6. 各类解表药的功效	1
			7. 各类解表药的适应范围	1
		（二）发散风寒药	麻黄、桂枝、紫苏、生姜、香薷、荆芥、防风、羌活、白芷、细辛、藁本、苍耳子、辛夷的性能、功效、应用、用法用量、使用注意及相似药物功用异同点	1
		（三）发散风热药	薄荷、牛蒡子、蝉蜕、桑叶、菊花、蔓荆子、柴胡、升麻、葛根、淡豆豉的性能、功效、应用、用法用量、使用注意及相似药物功用异同点	1
	七、清热药	（一）概述	1. 清热药的性能特点	1
			2. 清热药的功效	1

考试学科	单　元	细　目	要　点	考试科目
中药学	七、清热药	（一）概述	3. 清热药的适应范围	1
			4. 清热药的使用注意事项	1
			5. 各类清热药的性能特点	1
			6. 各类清热药的功效	1
			7. 各类清热药的适应范围	1
		（二）清热泻火药	石膏、知母、芦根、天花粉、竹叶、淡竹叶、栀子、夏枯草、决明子、谷精草、密蒙花的性能、功效、应用、用法用量、使用注意及相似药物功用异同点	1
		（三）清热燥湿药	黄芩、黄连、黄柏、龙胆草、秦皮、苦参、白鲜皮的性能、功效、应用、用法用量、使用注意及相似药物功用异同点	1
		（四）清热解毒药	金银花、连翘、穿心莲、大青叶、板蓝根、青黛、贯众、蒲公英、紫花地丁、野菊花、重楼、拳参、土茯苓、鱼腥草、金荞麦、大血藤、败酱草、射干、山豆根、马勃、白头翁、马齿苋、鸦胆子、半边莲、白花蛇舌草、山慈菇、熊胆、白蔹的性能、功效、应用、用法用量、使用注意及相似药物功用异同点	1
		（五）清热凉血药	生地黄、玄参、牡丹皮、赤芍、紫草、水牛角的性能、功效、应用、用法用量、使用注意及相似药物功用异同点	1
		（六）清虚热药	青蒿、白薇、地骨皮、银柴胡、胡黄连的性能、功效、应用、用法用量、使用注意及相似药物功用异同点	1
	八、泻下药	（一）概述	1. 泻下药的性能特点	1
			2. 泻下药的功效	1
			3. 泻下药的适应范围	1
			4. 泻下药的使用注意事项	1
			5. 各类泻下药的性能特点	1
			6. 各类泻下药的功效	1
			7. 各类泻下药的适应范围	1
		（二）攻下药	大黄、芒硝、番泻叶、芦荟的性能、功效、应用、用法用量、使用注意及相似药物功用异同点	1

考试学科	单元	细目	要点	考试科目
中药学	八、泻下药	（三）润下药	火麻仁、郁李仁、松子仁的性能、功效、应用、用法用量、使用注意及相似药物功用异同点	1
		（四）峻下逐水药	甘遂、京大戟、芫花、商陆、牵牛子、巴豆的性能、功效、应用、用法用量、使用注意及相似药物功用异同点	1
	九、祛风湿药	（一）概述	1. 祛风湿药的性能特点	1
			2. 祛风湿药的功效	1
			3. 祛风湿药的适应范围	1
			4. 祛风湿药的使用注意事项	1
			5. 各类祛风湿药的性能特点	1
			6. 各类祛风湿药的功效	1
			7. 各类祛风湿药的适应范围	1
		（二）祛风寒湿药	独活、威灵仙、川乌、蕲蛇、木瓜、乌梢蛇、蚕砂、伸筋草、寻骨风、松节、海风藤、路路通的性能、功效、应用、用法用量、使用注意及相似药物功用异同点	1
		（三）祛风湿热药	秦艽、防己、桑枝、豨莶草、臭梧桐、络石藤、雷公藤、丝瓜络的性能、功效、应用、用法用量、使用注意及相似药物功用异同点	1
		（四）祛风湿强筋骨药	五加皮、桑寄生、狗脊、千年健、鹿衔草的性能、功效、应用、用法用量、使用注意及相似药物功用异同点	1
	十、化湿药	（一）概述	1. 化湿药的性能特点	1
			2. 化湿药的功效	1
			3. 化湿药的适应范围	1
			4. 化湿药的使用注意事项	1
		（二）具体药物	藿香、佩兰、苍术、厚朴、砂仁、白豆蔻、草豆蔻、草果的性能、功效、应用、用法用量、使用注意及相似药物功用异同点	1
	十一、利水渗湿药	（一）概述	1. 利水渗湿药的性能特点	1
			2. 利水渗湿药的功效	1
			3. 利水渗湿药的适应范围	1
			4. 利水渗湿药的使用注意事项	1
			5. 各类利水渗湿药的性能特点	1

考试学科	单　元	细　目	要　点	考试科目
中药学	十一、利水渗湿药	（一）概述	6. 各类利水渗湿药的功效	1
			7. 各类利水渗湿药的适应范围	1
		（二）利水消肿药	茯苓、薏苡仁、猪苓、泽泻、冬瓜皮、玉米须、葫芦、香加皮的性能、功效、应用、用法用量、使用注意及相似药物功用异同点	1
		（三）利尿通淋药	车前子、滑石、木通、通草、瞿麦、萹蓄、地肤子、海金沙、石韦、冬葵子、灯心草、萆薢的性能、功效、应用、用法用量、使用注意及相似药物功用异同点	1
		（四）利湿退黄药	茵陈、金钱草、虎杖、垂盆草的性能、功效、应用、用法用量、使用注意及相似药物功用异同点	1
	十二、温里药	（一）概述	1. 温里药的性能特点	1
			2. 温里药的功效	1
			3. 温里药的适应范围	1
			4. 温里药的使用注意事项	1
		（二）具体药物	附子、干姜、肉桂、吴茱萸、小茴香、丁香、高良姜、花椒的性能、功效、应用、用法用量、使用注意及相似药物功用异同点	1
	十三、理气药	（一）概述	1. 理气药的性能特点	1
			2. 理气药的功效	1
			3. 理气药的适应范围	1
			4. 理气药的使用注意事项	1
		（二）具体药物	陈皮、青皮、枳实、木香、沉香、檀香、川楝子、乌药、荔枝核、香附、佛手、薤白、柿蒂、大腹皮的性能、功效、应用、用法用量、使用注意及相似药物功用异同点	1
	十四、消食药	（一）概述	1. 消食药的性能特点	1
			2. 消食药的功效	1
			3. 消食药的适应范围	1
			4. 消食药的使用注意事项	1
		（二）具体药物	山楂、神曲、麦芽、谷芽、稻芽、莱菔子、鸡内金的性能、功效、应用、用法用量、使用注意及相似药物功用异同点	1
	十五、驱虫药	（一）概述	1. 驱虫药的性能特点	1
			2. 驱虫药的功效	1

考试学科	单 元	细 目	要 点	考试科目
中药学	十五、驱虫药	（一）概述	3. 驱虫药的适应范围	1
			4. 驱虫药的使用注意事项	1
		（二）具体药物	使君子、苦楝皮、槟榔、南瓜子的性能、功效、应用、用法用量、使用注意及相似药物功用异同点	1
	十六、止血药	（一）概述	1. 止血药的性能特点	1
			2. 止血药的功效	1
			3. 止血药的适应范围	1
			4. 止血药的使用注意事项	1
			5. 各类止血药的性能特点	1
			6. 各类止血药的功效	1
			7. 各类止血药的适应范围	1
		（二）凉血止血药	小蓟、大蓟、地榆、槐花、侧柏叶、白茅根、苎麻根的性能、功效、应用、用法用量、使用注意及相似药物功用异同点	1
		（三）化瘀止血药	三七、茜草、蒲黄、花蕊石、降香的性能、功效、应用、用法用量、使用注意及相似药物功用异同点	1
		（四）收敛止血药	白及、仙鹤草、棕榈炭、血余炭、藕节的性能、功效、应用、用法用量、使用注意及相似药物功用异同点	1
		（五）温经止血药	艾叶、炮姜的性能、功效、应用、用法用量、使用注意及相似药物功用异同点	1
	十七、活血化瘀药	（一）概述	1. 活血化瘀药的性能特点	1
			2. 活血化瘀药的功效	1
			3. 活血化瘀药的适应范围	1
			4. 活血化瘀药的使用注意事项	1
			5. 各类活血化瘀药的性能特点	1
			6. 各类活血化瘀药的功效	1
			7. 各类活血化瘀药的适应范围	1
		（二）活血止痛药	川芎、延胡索、郁金、姜黄、乳香、没药、五灵脂的性能、功效、应用、用法用量、使用注意及相似药物功用异同点	1

考试学科	单　元	细　目	要　点	考试科目
中药学	十七、活血化瘀药	（三）活血调经药	丹参、红花、桃仁、益母草、泽兰、牛膝、鸡血藤、王不留行、凌霄花的性能、功效、应用、用法用量、使用注意及相似药物功用异同点	1
		（四）活血疗伤药	土鳖虫、马钱子、自然铜、苏木、骨碎补、血竭、刘寄奴的性能、功效、应用、用法用量、使用注意及相似药物功用异同点	1
		（五）破血消癥药	莪术、三棱、水蛭、斑蝥、穿山甲的性能、功效、应用、用法用量、使用注意及相似药物功用异同点	1
	十八、化痰止咳平喘药	（一）概述	1. 化痰止咳平喘药的性能特点	1
			2. 化痰止咳平喘药的功效	1
			3. 化痰止咳平喘药的适应范围	1
			4. 化痰止咳平喘药的使用注意事项	1
			5. 各类化痰止咳平喘药的性能特点	1
			6. 各类化痰止咳平喘药的功效	1
			7. 各类化痰止咳平喘药的适应范围	1
		（二）温化寒痰药	半夏、天南星、白附子、白芥子、皂荚、旋覆花、白前的性能、功效、应用、用法用量、使用注意及相似药物功用异同点	1
		（三）清化热痰药	川贝母、浙贝母、瓜蒌、竹茹、竹沥、天竺黄、前胡、桔梗、胖大海、海藻、昆布、海蛤壳、浮海石、瓦楞子的性能、功效、应用、用法用量、使用注意及相似药物功用异同点	1
		（四）止咳平喘药	苦杏仁、紫苏子、百部、紫菀、款冬花、枇杷叶、桑白皮、葶苈子、白果的性能、功效、应用、用法用量、使用注意及相似药物功用异同点	1
	十九、安神药	（一）概述	1. 安神药的性能特点	1
			2. 安神药的功效	1
			3. 安神药的适应范围	1
			4. 安神药的使用注意事项	1
			5. 各类安神药的性能特点	1
			6. 各类安神药的功效	1
			7. 各类安神药的适应范围	1
		（二）重镇安神药	朱砂、磁石、龙骨、琥珀的性能、功效、应用、用法用量、使用注意及相似药物功用异同点	1

考试学科	单元	细目	要点	考试科目
中药学	十九、安神药	（三）养心安神药	酸枣仁、柏子仁、首乌藤、合欢皮、远志的性能、功效、应用、用法用量、使用注意及相似药物功用异同点	1
	二十、平肝息风药	（一）概述	1. 平肝息风药的性能特点	1
			2. 平肝息风药的功效	1
			3. 平肝息风药的适应范围	1
			4. 平肝息风药的使用注意事项	1
			5. 各类平肝息风药的性能特点	1
			6. 各类平肝息风药的功效	1
			7. 各类平肝息风药的适应范围	1
		（二）平抑肝阳药	石决明、珍珠母、牡蛎、代赭石、刺蒺藜、罗布麻的性能、功效、应用、用法用量、使用注意及相似药物功用异同点	1
		（三）息风止痉药	羚羊角、牛黄、珍珠、钩藤、天麻、地龙、全蝎、蜈蚣、僵蚕的性能、功效、应用、用法用量、使用注意及相似药物功用异同点	1
	二十一、开窍药	（一）概述	1. 开窍药的性能特点	1
			2. 开窍药的功效	1
			3. 开窍药的适应范围	1
			4. 开窍药的使用注意事项	1
		（二）具体药物	麝香、冰片、苏合香、石菖蒲的性能、功效、应用、用法用量、使用注意及相似药物功用异同点	1
	二十二、补虚药	（一）概述	1. 补虚药的性能特点	1
			2. 补虚药的功效	1
			3. 补虚药的适应范围	1
			4. 补虚药的使用注意事项	1
			5. 各类补虚药的性能特点	1
			6. 各类补虚药的功效	1
			7. 各类补虚药的适应范围	1
		（二）补气药	人参、西洋参、党参、太子参、黄芪、白术、山药、白扁豆、甘草、大枣、饴糖、蜂蜜的性能、功效、应用、用法用量、使用注意及相似药物功用异同点	1

考试学科	单　元	细　目	要　点	考试科目
中药学	二十二、补虚药	（三）补阳药	鹿茸、紫河车、淫羊藿、巴戟天、仙茅、杜仲、续断、肉苁蓉、锁阳、补骨脂、益智仁、菟丝子、沙苑子、蛤蚧、冬虫夏草、韭菜子的性能、功效、应用、用法用量、使用注意及相似药物功用异同点	1
		（四）补血药	当归、熟地黄、白芍、阿胶、何首乌、龙眼肉的性能、功效、应用、用法用量、使用注意及相似药物功用异同点	1
		（五）补阴药	北沙参、南沙参、百合、麦冬、天冬、石斛、玉竹、黄精、枸杞子、墨旱莲、女贞子、黑芝麻、龟甲、鳖甲的性能、功效、应用、用法用量、使用注意及相似药物功用异同点	1
	二十三、收涩药	（一）概述	1. 收涩药的性能特点	1
			2. 收涩药的功效	1
			3. 收涩药的适应范围	1
			4. 收涩药的使用注意事项	1
			5. 各类收涩药的性能特点	1
			6. 各类收涩药的功效	1
			7. 各类收涩药的适应范围	1
		（二）固表止汗药	麻黄根、浮小麦、糯稻根须的性能、功效、应用、用法用量、使用注意及相似药物功用异同点	1
		（三）敛肺涩肠药	五味子、乌梅、五倍子、罂粟壳、诃子、肉豆蔻、赤石脂的性能、功效、应用、用法用量、使用注意及相似药物功用异同点	1
		（四）固精缩尿止带药	山茱萸、覆盆子、桑螵蛸、金樱子、海螵蛸、莲子、芡实、椿皮的性能、功效、应用、用法用量、使用注意及相似药物功用异同点	1
	二十四、涌吐药	（一）概述	1. 涌吐药的性能特点	1
			2. 涌吐药的功效	1
			3. 涌吐药的适应范围	1
			4. 涌吐药的使用注意事项	1
		（二）具体药物	常山、瓜蒂、胆矾的性能、功效、应用、用法用量、使用注意及相似药物功用异同点	1
	二十五、攻毒杀虫止痒药	（一）概述	1. 攻毒杀虫止痒药的性能特点	1
			2. 攻毒杀虫止痒药的功效	1

考试学科	单　元	细　目	要　　点	考试科目
中药学	二十五、攻毒杀虫止痒药	（一）概述	3. 攻毒杀虫止痒药的适应范围	1
			4. 攻毒杀虫止痒药的使用注意事项	1
		（二）具体药物	雄黄、硫黄、白矾、蛇床子、蟾酥、大蒜的性能、功效、应用、用法用量、使用注意及相似药物功用异同点	1
	二十六、拔毒化腐生肌药	（一）概述	1. 拔毒化腐生肌药的性能特点	1
			2. 拔毒化腐生肌药的功效	1
			3. 拔毒化腐生肌药的适应范围	1
			4. 拔毒化腐生肌药的使用注意事项	1
		（二）具体药物	升药、轻粉、砒石、铅丹、炉甘石、硼砂的性能、功效、应用、用法用量、使用注意及相似药物功用异同点	1
方剂学	一、概述	（一）方剂与治法	1. 方剂与治法的关系	1
			2. 常用治法	1
		（二）方剂的组成与变化	1. 方剂配伍的目的	1
			2. 方剂的组方原则	1
			3. 方剂的变化形式	1
		（三）常用剂型	常用剂型的特点及临床意义	1
	二、解表剂	（一）概述	1. 解表剂的适用范围	1
			2. 解表剂的应用注意事项	1
		（二）辛温解表	1. 桂枝汤的组方原理、加减化裁及其与麻黄汤的鉴别应用	1
			2. 九味羌活汤的组方原理及加减化裁	1
			3. 小青龙汤的组方原理及加减化裁	1
			4. 香苏散的组方原理及加减化裁	1
			5. 正柴胡饮的组方原理	1
		（三）辛凉解表	1. 银翘散的组方原理、加减化裁及其与桑菊饮的鉴别应用	1
			2. 麻黄杏仁甘草石膏汤的组方原理、加减化裁	1

考试学科	单　元	细　目	要　点	考试科目
方剂学	二、解表剂	（三）辛凉解表	3. 柴葛解肌汤的组方原理	1
			4. 升麻葛根汤的组方原理	1
		（四）扶正解表	1. 败毒散的组方原理、加减化裁及其与参苏饮的鉴别应用	1
			2. 麻黄细辛附子汤的组方原理及加减化裁	1
			3. 加减葳蕤汤的组方原理及其与银翘散的鉴别应用	1
	三、泻下剂	（一）概述	1. 泻下剂的适用范围	1
			2. 泻下剂的应用注意事项	1
		（二）寒下	1. 大承气汤的组方原理及其与小承气汤、调胃承气汤的鉴别应用	1
			2. 大黄牡丹汤的组方原理	1
			3. 大陷胸汤的组方原理	1
		（三）温下	1. 温脾汤的组方原理及其与大黄附子汤的鉴别应用	1
			2. 三物备急丸的组方原理	1
		（四）润下	1. 麻子仁丸的组方原理及其与五仁丸的鉴别应用	1
			2. 济川煎的组方原理及其与麻子仁丸的鉴别应用	1
		（五）逐水	1. 十枣汤的组方原理、应用注意事项	1
			2. 舟车丸的组方原理	1
		（六）攻补兼施	1. 黄龙汤的组方原理及其与新加黄龙汤的鉴别应用	1
			2. 增液承气汤的组方原理	1
	四、和解剂	（一）概述	1. 和解剂的适用范围	1
			2. 和解剂的应用注意事项	1
		（二）和解少阳	1. 小柴胡汤的组方原理及加减化裁	1
			2. 大柴胡汤的组方原理及其与小柴胡汤的鉴别应用	1
			3. 蒿芩清胆汤的组方原理及其与小柴胡汤的鉴别应用	1

考试学科	单　元	细　目	要　点	考试科目
方剂学	四、和解剂	（三）调和肝脾	1. 四逆散的组方原理及加减化裁	1
			2. 逍遥散的组方原理、加减化裁及其与四逆散的鉴别应用	1
			3. 痛泻要方的组方原理及其与逍遥散的鉴别应用	1
		（四）调和肠胃	半夏泻心汤的组方原理及加减化裁	1
	五、清热剂	（一）概述	1. 清热剂的适用范围	1
			2. 清热剂的应用注意事项	1
		（二）清气分热	1. 白虎汤的组方原理及加减化裁	1
			2. 竹叶石膏汤的组方原理及其与白虎汤的鉴别应用	1
		（三）清营凉血	1. 清营汤的组方原理	1
			2. 犀角地黄汤的组方原理及其与清营汤的鉴别应用	1
		（四）清热解毒	1. 黄连解毒汤的组方原理及加减化裁	1
			2. 清瘟败毒饮的组方原理	1
			3. 凉膈散的组方原理	1
			4. 普济消毒饮的组方原理及其与银翘散的鉴别应用	1
			5. 仙方活命饮的组方原理及其与五味消毒饮的鉴别应用	1
		（五）清脏腑热	1. 导赤散的组方原理及其与清心莲子饮的鉴别应用	1
			2. 龙胆泻肝汤的组方原理及其与当归龙荟丸的鉴别应用	1
			3. 左金丸的组方原理及其与龙胆泻肝汤的鉴别应用	1
			4. 清胃散的组方原理、加减化裁及其与泻黄散的鉴别应用	1
			5. 玉女煎的组方原理及其与清胃散的鉴别应用	1
			6. 泻白散的组方原理及其与麻黄杏仁甘草石膏汤的鉴别应用	1

考试学科	单　元	细　目	要　点	考试科目
方剂学	五、清热剂	（五）清脏腑热	7. 苇茎汤的组方原理	1
			8. 葛根黄芩黄连汤的组方原理	1
			9. 芍药汤的组方原理及其与白头翁汤的鉴别应用	1
		（六）清虚热	1. 青蒿鳖甲汤的组方原理及其与清骨散的鉴别应用	1
			2. 当归六黄汤的组方原理	1
	六、祛暑剂	（一）概述	1. 祛暑剂的适用范围	1
			2. 祛暑剂的应用注意事项	1
		（二）祛暑解表	香薷散的组方原理及加减化裁	1
		（三）祛暑利湿	1. 六一散的组方原理、加减化裁	1
			2. 桂苓甘露饮的组方原理	1
		（四）清暑益气	清暑益气汤的组方原理及其与竹叶石膏汤的鉴别应用	1
	七、温里剂	（一）概述	1. 温里剂的适用范围	1
			2. 温里剂的应用注意事项	1
		（二）温中祛寒	1. 理中丸的组方原理及加减化裁	1
			2. 小建中汤的组方原理、加减化裁及其与理中丸的鉴别应用	1
			3. 吴茱萸汤的组方原理及其与理中丸、左金丸的鉴别应用	1
		（三）回阳救逆	1. 四逆汤的组方原理、加减化裁及其与参附汤的鉴别应用	1
			2. 回阳救急汤的组方原理	1
		（四）温经散寒	1. 当归四逆汤的组方原理及加减化裁	1
			2. 黄芪桂枝五物汤的组方原理及其与当归四逆汤的鉴别应用	1
			3. 阳和汤的组方原理及其与仙方活命饮的鉴别应用	1
	八、补益剂	（一）概述	1. 补益剂的适用范围及配伍规律	1
			2. 补益剂的应用注意事项	1
		（二）补气	1. 四君子汤的组方原理及加减化裁	1
			2. 参苓白术散的组方原理及其与四君子汤的鉴别应用	1

考试学科	单　元	细　目	要　点	考试科目
方剂学	八、补益剂	（二）补气	3. 补中益气汤的组方原理	1
			4. 生脉散的组方原理及其与竹叶石膏汤的鉴别应用	1
			5. 玉屏风散的组方原理及其与桂枝汤的鉴别应用	1
			6. 完带汤的组方原理及其与参苓白术散的鉴别应用	1
		（三）补血	1. 四物汤的组方原理及加减化裁	1
			2. 当归补血汤的组方原理	1
			3. 归脾汤的组方原理、加减化裁	1
		（四）气血双补	1. 炙甘草汤的组方原理、加减化裁及其与生脉散的鉴别应用	1
			2. 八珍汤的组方原理及其与十全大补汤、人参养荣汤的鉴别应用	1
			3. 泰山磐石散的组方原理	1
		（五）补阴	1. 六味地黄丸的组方原理及加减化裁	1
			2. 大补阴丸的组方原理、加减化裁及其与六味地黄丸的鉴别应用	1
			3. 一贯煎的组方原理及其与逍遥散的鉴别应用	1
			4. 左归丸的组方原理及其与六味地黄丸的鉴别应用	1
		（六）补阳	1. 肾气丸的组方原理及加减化裁	1
			2. 右归丸的组方原理及其与肾气丸的鉴别应用	1
		（七）阴阳双补	1. 地黄饮子的组方原理	1
			2. 龟鹿二仙胶的组方原理	1
			3. 七宝美髯丹的组方原理	1
	九、固涩剂	（一）概述	1. 固涩剂的适用范围	1
			2. 固涩剂的应用注意事项	1
		（二）固表止汗	牡蛎散的组方原理及其与玉屏风散的鉴别应用	1
		（三）敛肺止咳	九仙散的组方原理	1
		（四）涩肠固脱	1. 真人养脏汤的组方原理及其与芍药汤的鉴别应用	1

考试学科	单元	细目	要点	考试科目
方剂学	九、固涩剂	（四）涩肠固脱	2. 四神丸的组方原理及其与理中丸、痛泻要方的鉴别应用	1
		（五）涩精止遗	1. 金锁固精丸的组方原理	1
			2. 桑螵蛸散的组方原理及其与缩泉丸的鉴别应用	1
		（六）固崩止带	1. 固冲汤的组方原理	1
			2. 固经丸的组方原理及其与固冲汤的鉴别应用	1
			3. 易黄汤的组方原理及其与完带汤的鉴别应用	1
	十、安神剂	（一）概述	1. 安神剂的适用范围	1
			2. 安神剂的应用注意事项	1
		（二）重镇安神	1. 朱砂安神丸的组方原理	1
			2. 珍珠母丸的组方原理及其与磁朱丸的鉴别应用	1
		（三）滋养安神	1. 酸枣仁汤的组方原理	1
			2. 天王补心丹的组方原理及其与柏子养心丸的鉴别应用	1
			3. 甘麦大枣汤的组方原理	1
	十一、开窍剂	（一）概述	1. 开窍剂的适用范围	1
			2. 开窍剂的应用注意事项	1
		（二）凉开	1. 安宫牛黄丸的组方原理及其与牛黄清心丸的鉴别应用	1
			2. 至宝丹与安宫牛黄丸、紫雪的鉴别应用	1
		（三）温开	1. 苏合香丸的组方原理	1
			2. 紫金锭的组方原理	1
	十二、理气剂	（一）概述	1. 理气剂的适用范围	1
			2. 理气剂的应用注意事项	1
		（二）行气	1. 越鞠丸的组方原理及加减化裁	1
			2. 枳实薤白桂枝汤的组方原理及其与瓜蒌薤白白酒汤、瓜蒌薤白半夏汤的鉴别应用	1
			3. 半夏厚朴汤的组方原理	1
			4. 厚朴温中汤的组方原理及其与理中丸的鉴别应用	1
			5. 天台乌药散的组方原理及其与橘核丸的鉴别应用	1

考试学科	单　元	细　目	要　　点	考试科目
方剂学	十二、理气剂	（二）行气	6. 暖肝煎的组方原理及其与一贯煎的鉴别应用	1
		（三）降气	1. 苏子降气汤的组方原理	1
			2. 定喘汤的组方原理	1
			3. 旋覆代赭汤的组方原理及其与吴茱萸汤的鉴别应用	1
			4. 橘皮竹茹汤的组方原理及其与丁香柿蒂汤的鉴别应用	1
	十三、理血剂	（一）概述	1. 理血剂的适用范围及配伍规律	1
			2. 理血剂的应用注意事项	1
		（二）活血祛瘀	1. 桃核承气汤的组方原理及其与下瘀血汤的鉴别应用	1
			2. 血府逐瘀汤的组方原理及加减化裁	1
			3. 补阳还五汤的组方原理	1
			4. 复元活血汤的组方原理及其与血府逐瘀汤的鉴别应用	1
			5. 七厘散的组方原理及其与活络效灵丹的鉴别应用	1
			6. 温经汤的组方原理	1
			7. 生化汤的组方原理及其与温经汤的鉴别应用	1
			8. 失笑散的组方原理及其与金铃子散的鉴别应用	1
			9. 桂枝茯苓丸的组方原理及其与鳖甲煎丸的鉴别应用	1
		（三）止血	1. 十灰散的组方原理	1
			2. 咳血方的组方原理	1
			3. 小蓟饮子的组方原理及其与导赤散的鉴别应用	1
			4. 槐花散的组方原理	1
			5. 黄土汤的组方原理及其与归脾汤的鉴别应用	1
	十四、治风剂	（一）概述	1. 治风剂的适用范围	1
			2. 治风剂的应用注意事项	1
		（二）疏散外风	1. 川芎茶调散的组方原理及其与九味羌活汤的鉴别应用	1

考试学科	单元	细目	要点	考试科目
方剂学	十四、治风剂	（二）疏散外风	2. 大秦艽汤的组方原理及其与地黄饮子的鉴别应用	1
			3. 牵正散的组方原理	1
			4. 小活络丹的组方原理	1
			5. 消风散的组方原理及其与防风通圣散的鉴别应用	1
		（三）平息内风	1. 羚角钩藤汤的组方原理及其与紫雪的鉴别应用	1
			2. 镇肝熄风汤的组方原理及其与建瓴汤的鉴别应用	1
			3. 天麻钩藤饮的组方原理及其与镇肝熄风汤的鉴别应用	1
			4. 大定风珠的组方原理及其与三甲复脉汤的鉴别应用	1
	十五、治燥剂	（一）概述	1. 治燥剂的适用范围	1
			2. 治燥剂的应用注意事项	1
		（二）轻宣外燥	1. 杏苏散的组方原理	1
			2. 桑杏汤的组方原理及其与桑菊饮的鉴别应用	1
			3. 清燥救肺汤的组方原理及其与桑杏汤的鉴别应用	1
		（三）滋阴润燥	1. 增液汤的组方原理及加减化裁	1
			2. 麦门冬汤的组方原理及其与炙甘草汤、清燥救肺汤的鉴别应用	1
			3. 益胃汤的组方原理及其与玉液汤的鉴别应用	1
			4. 百合固金汤的组方原理及其与咳血方的鉴别应用	1
			5. 养阴清肺汤的组方原理	1
	十六、祛湿剂	（一）概述	1. 祛湿剂的适用范围	1
			2. 祛湿剂的应用注意事项	1
		（二）燥湿和胃	1. 平胃散的组方原理及加减化裁	1
			2. 藿香正气散的组方原理及其与香薷散的鉴别应用	1

考试学科	单　元	细　目	要　　点	考试科目
方剂学	十六、祛湿剂	（三）清热祛湿	1. 茵陈蒿汤的组方原理及加减化裁	1
			2. 八正散的组方原理及其与小蓟饮子的鉴别应用	1
			3. 三仁汤的组方原理	1
			4. 甘露消毒丹的组方原理及其与三仁汤的鉴别应用	1
			5. 连朴饮的组方原理	1
			6. 二妙散的组方原理及加减化裁	1
			7. 当归拈痛汤的组方原理	1
		（四）利水渗湿	1. 五苓散的组方原理及加减化裁	1
			2. 猪苓汤的组方原理及其与五苓散的鉴别应用	1
			3. 防己黄芪汤的组方原理及其与玉屏风散的鉴别应用	1
			4. 五皮散的组方原理	1
		（五）温化寒湿	1. 苓桂术甘汤的组方原理	1
			2. 真武汤的组方原理及加减化裁	1
			3. 实脾散的组方原理及其与真武汤的鉴别应用	1
			4. 萆薢分清饮的组方原理及其与桑螵蛸散的鉴别应用	1
		（六）祛风胜湿	1. 羌活胜湿汤的组方原理及其与九味羌活汤的鉴别应用	1
			2. 独活寄生汤的组方原理及加减化裁	1
	十七、祛痰剂	（一）概述	1. 祛痰剂的适用范围及配伍规律	1
			2. 祛痰剂的应用注意事项	1
		（二）燥湿化痰	1. 二陈汤的组方原理及加减化裁	1
			2. 温胆汤的组方原理、加减化裁及其与蒿芩清胆汤的鉴别应用	1
			3. 茯苓丸的组方原理	1
		（三）清热化痰	1. 清气化痰丸的组方原理	1
			2. 小陷胸汤的组方原理及加减化裁	1
			3. 滚痰丸的组方原理	1
		（四）润燥化痰	贝母瓜蒌散的组方原理	1

考试学科	单　元	细　目	要　点	考试科目
方剂学	十七、祛痰剂	（五）温化寒痰	1. 三子养亲汤的组方原理	1
			2. 苓甘五味姜辛汤的组方原理及其与苓桂术甘汤的鉴别应用	1
		（六）治风化痰	1. 止嗽散的组方原理	1
			2. 半夏白术天麻汤的组方原理及其与天麻钩藤饮的鉴别应用	1
	十八、消食剂	（一）概述	1. 消食剂的适用范围	1
			2. 消食剂的应用注意事项	1
		（二）消食化滞	1. 保和丸的组方原理	1
			2. 枳实导滞丸的组方原理及其与木香槟榔丸的鉴别应用	1
		（三）健脾消食	1. 健脾丸的组方原理及其与参苓白术散的鉴别应用	1
			2. 枳实消痞丸的组方原理	1
	十九、驱虫剂		乌梅丸的组方原理	1

注：

1. 组方原理指据证审机、立法遣药、合理配伍的逻辑联系。
2. 加减化裁主要是指《大纲细则》中涉及的常用加减、附方。
3. 鉴别应用指两首或两首以上方剂在主治、组成、配伍、功用等方面的对比分析。
4. 凡大纲中涉及的方剂，考生均应掌握其组成、用法、功用、主治。

第二部分 相关专业知识

考试学科	单　元	细　目	要　　点	考试科目
中医诊断学	一、问诊	（一）问诊的内容	1. 一般情况	2
			2. 主诉	2
			3. 现病史	2
			4. 既往史	2
			5. 个人生活史	2
			6. 家族史	2
		（二）问寒热	1. 问寒热的含义	2
			2. 寒热症状的常见类型、临床表现及意义	2
		（三）问汗	异常汗出的常见类型、临床表现及意义	2
		（四）问疼痛	1. 疼痛的性质及其临床意义	2
			2. 疼痛的部位及其临床意义	2
		（五）问头身胸腹	头晕、胸闷、心悸的临床表现及意义	2
		（六）问耳目	1. 耳部病变的临床表现及意义	2
			2. 目部病变的临床表现及意义	2
		（七）问睡眠	失眠、嗜睡的临床表现及意义	2
		（八）问饮食口味	1. 口渴与饮水异常的临床表现及意义	2
			2. 食欲与食量异常的临床表现及意义	2
			3. 口味异常的临床表现及意义	2
		（九）问二便	1. 大便异常的临床表现及意义	2
			2. 小便异常的临床表现及意义	2
		（十）问经带	1. 月经异常的临床表现及意义	2
			2. 带下异常的临床表现及意义	2
	二、望诊	（一）望神	1. 得神、少神、失神、假神的临床表现、相关鉴别及临床意义	2
			2. 神乱的临床表现及意义	2

考试学科	单元	细目	要点	考试科目
中医诊断学	二、望诊	（二）望面色	1. 常色的分类、临床表现及意义	2
			2. 病色的分类、临床表现及意义	2
			3. 五色主病的具体临床表现及意义	2
			4. 望色十法的含义及具体内容	2
		（三）望形	形体强弱胖瘦的临床表现及意义	2
		（四）望态	动静姿态、异常动作的临床表现及意义	2
		（五）望头面	1. 望头部病变的临床表现及意义	2
			2. 望面部病变的临床表现及意义	2
		（六）望五官	1. 望目部病变的临床表现及意义	2
			2. 望口与唇病变的临床表现及意义	2
			3. 望齿与龈病变的临床表现及意义	2
			4. 望咽喉病变的临床表现及意义	2
		（七）望躯体	1. 望颈项病变的临床表现及意义	2
			2. 望手足病变的临床表现及意义	2
		（八）望皮肤	1. 皮肤色泽、形态异常的临床表现及意义	2
			2. 斑疹、水疱、疮疡的临床表现及意义	2
		（九）望排出物	1. 望痰、望涕的临床表现及意义	2
			2. 望呕吐物的临床表现及意义	2
	三、舌诊	（一）舌诊原理	舌与脏腑、经络、气血、津液的关系	2
		（二）正常舌象	正常舌象的特点及临床意义	2
		（三）望舌质	1. 舌色异常的表现特征及临床意义	2
			2. 舌形异常的表现特征及临床意义	2
			3. 舌态异常的表现特征及临床意义	2
			4. 舌下络脉异常的表现特征及临床意义	2
		（四）望舌苔	1. 望苔质的内容及临床意义	2
			2. 望苔色的内容及临床意义	2
		（五）舌质舌苔的综合分析及临床意义	1. 舌质舌苔的综合分析	2
			2. 舌诊的临床意义	2
	四、闻诊	（一）听声音	1. 声音异常的表现及临床意义	2
			2. 语言异常的表现及临床意义	2
			3. 呼吸异常的表现及临床意义	2

考试学科	单　元	细　目	要　点	考试科目
中医诊断学	四、闻诊	（一）听声音	4. 咳嗽异常的表现及临床意义	2
			5. 胃肠声音异常的表现及临床意义	2
		（二）嗅气味	口气、病室气味异常的表现及临床意义	2
	五、脉诊	（一）诊脉概说	1. 寸口诊法的部位、原理及寸口分候脏腑	2
			2. 诊脉方法	2
			3. 脉象要素	2
		（二）正常脉象	1. 正常脉象的特点	2
			2. 胃、神、根的含义	2
		（三）常见病脉	1. 常见病脉的脉象特征及鉴别	2
			2. 常见病脉的临床意义	2
		（四）相兼脉	常见相兼脉的表现及临床意义	2
		（五）真脏脉	真脏脉的表现及临床意义	2
		（六）诊小儿脉	1. 小儿正常脉象的特点	2
			2. 常见小儿病脉的临床意义	2
	六、按诊	（一）按诊的方法与意义	1. 按诊的手法	2
			2. 按诊的意义	2
		（二）按诊的内容	1. 按虚里的内容及临床意义	2
			2. 按脘腹的内容及临床意义	2
			3. 按肌肤的内容及临床意义	2
			4. 按手足的内容及临床意义	2
			5. 按腧穴的内容及临床意义	2
	七、八纲辨证	（一）八纲基本证候	1. 表里证候的临床表现及鉴别要点	2
			2. 寒热证候的临床表现及鉴别要点	2
			3. 虚实证候的临床表现及鉴别要点	2
			4. 阴阳证候的临床表现及鉴别要点	2
		（二）八纲证候间的关系	1. 证候相兼的内容	2
			2. 证候错杂的内容	2
			3. 证候转化的内容	2
			4. 证候真假的内容及鉴别	2
	八、病性辨证	（一）六淫辨证	风淫证候、寒淫证候、暑淫证候、湿淫证候、燥淫证候、火淫证候的临床表现及意义	2

考试学科	单元	细目	要点	考试科目
中医诊断学	八、病性辨证	（二）阴阳虚损辨证	1. 阳虚证、阴虚证的临床表现及意义	2
			2. 亡阳证、亡阴证的临床表现、鉴别要点及意义	2
		（三）辨气血类证候	1. 气虚类证的临床表现及意义	2
			2. 血虚类证的临床表现及意义	2
			3. 气滞类证的临床表现及意义	2
			4. 血瘀证的临床表现及意义	2
			5. 血热证的临床表现及意义	2
			6. 血寒证的临床表现及意义	2
			7. 气血同病类证的临床表现及意义	2
		（四）辨津液类证候	痰证、饮证、水停证、津液亏虚证的临床表现、证候鉴别与临床意义	2
		（五）辨情志证候	喜证、怒证、悲恐证、忧思证的临床表现及意义	2
	九、脏腑辨证	（一）辨心病证候	1. 心病各证候的临床表现	2
			2. 心病各证候的鉴别要点	2
		（二）辨肺病证候	1. 肺病各证候的临床表现	2
			2. 肺病各证候的鉴别要点	2
		（三）辨脾病证候	1. 脾病各证候的临床表现	2
			2. 脾病各证候的鉴别要点	2
		（四）辨肝病证候	1. 肝病各证候的临床表现	2
			2. 肝病各证候的鉴别要点	2
		（五）辨肾病证候	1. 肾病各证候的临床表现	2
			2. 肾病各证候的鉴别要点	2
		（六）辨腑病证候	1. 腑病各证候的临床表现	2
			2. 腑病各证候的鉴别要点	2
		（七）辨脏腑兼病证候	1. 脏腑兼病各证候的临床表现	2
			2. 脏腑兼病各证候的鉴别要点	2
	十、其他辨证方法概要	（一）辨六经病证	1. 太阳病证的辨证要点	2
			2. 阳明病证的辨证要点	2
			3. 少阳病证的辨证要点	2
			4. 太阴病证的辨证要点	2
			5. 少阴病证的辨证要点	2

考试学科	单　元	细　目	要　点	考试科目
中医诊断学	十、其他辨证方法概要	（一）辨六经病证	6. 厥阴病证的辨证要点	2
			7. 六经病证的传变	2
		（二）辨卫气营血病证	1. 卫分证的辨证要点	2
			2. 气分证的辨证要点	2
			3. 营分证的辨证要点	2
			4. 血分证的辨证要点	2
			5. 卫气营血病证的传变	2
		（三）辨三焦病证	1. 上焦病证的辨证要点	2
			2. 中焦病证的辨证要点	2
			3. 下焦病证的辨证要点	2
诊断学基础	一、症状学	（一）发热	1. 发热的病因	2
			2. 发热的临床表现	2
			3. 发热的伴随症状	2
			4. 发热的问诊要点	2
		（二）胸痛	1. 胸痛的病因	2
			2. 胸痛的问诊要点	2
		（三）腹痛	1. 腹痛的病因	2
			2. 腹痛的问诊要点	2
		（四）咳嗽与咯痰	1. 咳嗽的病因	2
			2. 咳嗽与咯痰的问诊要点	2
		（五）咯血	1. 咯血的病因	2
			2. 咯血的问诊要点	2
			3. 咯血与呕血的鉴别	2
		（六）呼吸困难	1. 呼吸困难的病因	2
			2. 呼吸困难的临床表现	2
			3. 呼吸困难的伴随症状	2
			4. 呼吸困难的问诊要点	2
		（七）发绀	1. 发绀的病因与临床表现	2
			2. 发绀的问诊要点	2
		（八）水肿	1. 水肿的病因	2

考试学科	单　元	细　目	要　点	考试科目
诊断学基础	一、症状学	（八）水肿	2. 水肿的问诊要点	2
		（九）恶心与呕吐	1. 恶心与呕吐的病因	2
			2. 恶心与呕吐的问诊要点	2
		（十）呕血与黑便	1. 呕血与黑便的病因	2
			2. 呕血与黑便的问诊要点	2
		（十一）腹泻	1. 腹泻的病因	2
			2. 腹泻的问诊要点	2
		（十二）黄疸	1. 黄疸的分类及其特点	2
			2. 黄疸的问诊要点	2
		（十三）皮肤黏膜出血	1. 皮肤黏膜出血的病因	2
			2. 皮肤黏膜出血的问诊要点	2
		（十四）抽搐	1. 抽搐的病因	2
			2. 抽搐的问诊要点	2
		（十五）意识障碍	1. 意识障碍的病因	2
			2. 意识障碍的临床表现	2
			3. 意识障碍的伴随症状	2
			4. 意识障碍的问诊要点	2
	二、问诊	问诊的方法及内容	1. 问诊的方法	2
			2. 问诊的内容	2
	三、检体诊断	（一）基本检查法	1. 视诊	2
			2. 触诊	2
			3. 叩诊	2
			4. 听诊	2
			5. 嗅诊	2
		（二）一般检查	1. 全身状态检查	2
			2. 皮肤检查	2
			3. 淋巴结检查	2
		（三）头部检查	1. 头颅检查	2
			2. 头部器官检查	2
		（四）颈部检查	1. 颈部姿势与运动	2
			2. 颈部皮肤、包块与血管检查	2

考试学科	单　元	细　目	要　点	考试科目
诊断学基础	三、检体诊断	（四）颈部检查	3. 甲状腺检查	2
			4. 气管检查	2
		（五）胸壁及胸廓检查	1. 胸部体表标志	2
			2. 胸廓检查	2
			3. 胸壁检查	2
			4. 乳房检查	2
		（六）肺和胸膜检查	1. 视诊	2
			2. 触诊	2
			3. 叩诊	2
			4. 听诊	2
			5. 肺与胸膜常见病的体征	2
		（七）心脏、血管检查	1. 视诊	2
			2. 触诊	2
			3. 叩诊	2
			4. 听诊	2
			5. 血管检查	2
			6. 循环系统常见病的体征	2
		（八）腹部检查	1. 视诊	2
			2. 触诊	2
			3. 叩诊	2
			4. 听诊	2
			5. 腹部常见疾病的体征	2
		（九）肛门、直肠检查	肛门、直肠指诊	2
		（十）脊柱与四肢检查	1. 脊柱检查	2
			2. 四肢检查	2
		（十一）神经系统检查	1. 中枢性与周围性面神经麻痹的鉴别方法	2
			2. 感觉功能检查	2
			3. 运动功能检查	2
			4. 中枢性与周围性瘫痪的鉴别方法	2
			5. 神经反射检查	2

考试学科	单　元	细　目	要　点	考试科目
诊断学基础	四、实验诊断	（一）血液的一般检查	1. 血红蛋白测定与红细胞计数	2
			2. 白细胞计数及分类计数	2
			3. 血小板检测	2
			4. 网织红细胞计数	2
			5. 红细胞沉降率（血沉）检查	2
		（二）血栓与止血检查	1. 毛细血管脆性试验	2
			2. 出血时间测定	2
			3. 凝血因子检测	2
			4. D－二聚体测定	2
			5. DIC 检查法	2
		（三）血型鉴定与交叉配血试验	1. ABO 血型系统的临床意义	2
			2. 交叉配血试验	2
		（四）骨髓检查	1. 骨髓细胞学检查的临床意义	2
			2. 骨髓增生度分级	2
		（五）肝脏病常用的实验室检查	1. 蛋白质代谢检查	2
			2. 胆红素代谢检查	2
			3. 常用血清酶检查	2
			4. 病毒性肝炎标志物检测的临床意义	2
		（六）肾功能检查	1. 内生肌酐清除率测定	2
			2. 血肌酐测定	2
			3. 血清尿素氮测定	2
			4. 血清尿酸测定	2
			5. 血浆二氧化碳结合力测定	2
			6. 浓缩稀释试验的临床意义	2
		（七）常用生化检查	1. 血清钾测定	2
			2. 血清钠测定	2
			3. 血清氯测定	2
			4. 血清钙测定	2
			5. 血清铁测定	2
			6. 血糖测定	2
			7. 糖耐量试验	2

考试学科	单　元	细　目	要　　点	考试科目
诊断学基础	四、实验诊断	（七）常用生化检查	8. 血脂检查	2
		（八）酶学检查	1. 血清淀粉酶测定	2
			2. 血清心肌酶检测	2
		（九）心肌蛋白检测	1. 肌钙蛋白 T 测定	2
			2. 肌钙蛋白 I 测定	2
			3. 肌红蛋白测定	2
		（十）免疫学检查	1. 血清免疫球蛋白测定的临床意义	2
			2. 血清补体测定的临床意义	2
			3. 抗链球菌溶血素“O”测定	2
			4. 自身抗体检查的临床意义	2
			5. 肥达反应检测的临床意义	2
			6. 梅毒血清学检查的临床意义	2
			7. 艾滋病病毒抗体测定的临床意义	2
			8. 肿瘤标志物检测的临床意义	2
			9. 循环免疫复合物测定的临床意义	2
			10. C 反应蛋白测定的临床意义	2
		（十一）尿液检查	1. 正常尿液各种检查表现	2
			2. 尿液一般性状各项检查异常的临床意义	2
			3. 尿液化学检查异常的临床意义	2
			4. 尿液镜检异常的临床意义	2
			5. 尿沉渣计数的临床意义	2
		（十二）粪便检查	1. 粪便一般性状检查	2
			2. 粪便显微镜检查	2
			3. 粪便化学检查	2
			4. 粪便细菌学检查	2
		（十三）痰液检查	1. 痰液标本收集	2
			2. 痰液一般性状检查	2
			3. 痰液显微镜检查	2
		（十四）浆膜腔穿刺液检查	1. 浆膜腔穿刺液检查	2
			2. 渗出液与漏出液鉴别	2
		（十五）脑脊液检查	1. 脑脊液检查的适应证和禁忌证	2

考试学科	单元	细目	要点	考试科目
诊断学基础	四、实验诊断	（十五）脑脊液检查	2. 常见中枢神经系统疾病的脑脊液特点	2
		（十六）生殖系统体液检查	1. 阴道分泌物检查	2
			2. 精液检查	2
			3. 前列腺液检查	2
	五、器械检查	（一）心电图检查	1. 常用心电图导联	2
			2. 心电图测量方法	2
			3. 心电图各波段的正常范围和临床意义	2
			4. 平均心电轴	2
			5. 房、室肥大的心电图表现	2
			6. 心肌缺血与心肌梗死的心电图表现	2
			7. 常见心律失常的心电图表现	2
			8. 心电图负荷试验适应证和禁忌证	2
		（二）肺功能检查	1. 肺容积检查	2
			2. 肺容量检查	2
			3. 通气功能检查	2
			4. 换气功能检查	2
			5. 血气分析及酸碱度测定	2
			6. 常见酸碱平衡紊乱的实验室检查结果	2
		（三）内镜检查	1. 上消化道内镜检查	2
			2. 下消化道内镜检查	2
			3. 纤维支气管镜检查	2
	六、影像诊断	（一）超声诊断	超声诊断的临床应用	2
		（二）放射诊断	1. 呼吸系统病变的基本 X 线表现	2
			2. 呼吸系统常见疾病的 X 线及 CT 表现	2
			3. 循环系统常见疾病的 X 线及 CT 表现	2
			4. 消化系统疾病的 X 线检查方法	2
			5. 消化系统常见疾病的 X 线、CT 及磁共振检查表现	2
			6. 泌尿系统常见疾病的 X 线、CT 及磁共振检查表现	2
			7. 骨与关节基本病变的 X 线、CT 及磁共振检查表现	2

考试学科	单　元	细　目	要　　点	考试科目
诊断学基础	六、影像诊断	（二）放射诊断	8. 骨与关节常见疾病的X线、CT及磁共振检查表现	2
			9. 中枢神经系统常见疾病的X线、CT及磁共振检查表现	2
			10. 冠状动脉造影检查的临床意义	2
		（三）放射性核素诊断	1. 甲状腺吸^{131}碘功能测定	2
			2. 血清甲状腺素和促甲状腺激素测定	2
传染病学	一、传染病学总论	（一）传染病流行过程与特征	1. 传染病流行过程	2
			2. 传染病的特征	2
		（二）传染病的诊治与预防	1. 传染病的诊断	2
			2. 传染病的治疗	2
			3. 传染病的预防	2
			4. 近几年所发传染病的中医认识	2
	二、常见传染病	（一）病毒性肝炎	1. 病原学	2
			2. 流行病学	2
			3. 病机病理	2
			4. 临床表现	2
			5. 实验室检查及其他检查	2
			6. 诊断与鉴别诊断	2
			7. 治疗	2
			8. 预防	2
		（二）肾综合征出血热	1. 病原学	2
			2. 流行病学	2
			3. 病机病理	2
			4. 临床表现	2
			5. 实验室检查	2
			6. 诊断与鉴别诊断	2
			7. 治疗	2
			8. 预防	2
		（三）艾滋病	1. 病原学	2
			2. 流行病学	2
			3. 病机病理	2
			4. 临床表现	2

考试学科	单 元	细 目	要 点	考试科目
传染病学	二、常见传染病	（三）艾滋病	5. 实验室检查及其他检查	2
			6. 诊断	2
			7. 治疗	2
			8. 预防	2
		（四）流行性感冒	1. 病原学	2
			2. 流行病学	2
			3. 病机病理	2
			4. 临床表现	2
			5. 实验室检查	2
			6. 诊断与鉴别诊断	2
			7. 治疗	2
			8. 预防	2
		（五）流行性脑脊髓膜炎	1. 病原学	2
			2. 流行病学	2
			3. 病机病理	2
			4. 临床表现	2
			5. 实验室检查	2
			6. 诊断与鉴别诊断	2
			7. 治疗	2
			8. 预防	2
		（六）伤寒	1. 病原学	2
			2. 流行病学	2
			3. 病机病理	2
			4. 临床表现	2
			5. 实验室检查	2
			6. 诊断与鉴别诊断	2
			7. 治疗	2
			8. 预防	2
		（七）细菌性痢疾	1. 病原学	2
			2. 流行病学	2
			3. 病机病理	2

考试学科	单　元	细　目	要　点	考试科目
传染病学	二、常见传染病	（七）细菌性痢疾	4. 临床表现	2
			5. 实验室检查	2
			6. 诊断与鉴别诊断	2
			7. 治疗	2
			8. 预防	2
		（八）近年新发、多发传染病	1. 近年新发的传染病概况	2
			2. 近年多发的传染病概况	2
	三、医院感染	消毒与隔离	1. 消毒	2
			2. 隔离	2
			3. 医院感染的预防	2
医学心理学	一、心理学基础知识	人的心理现象	1. 心理学的内容	2
			2. 认识过程：感觉、知觉、记忆、想象和注意	2
			3. 情感过程：情绪和情感的定义、分类和作用	2
			4. 个性的定义、内容和个性心理特征	2
	二、心理应激	应激反应	1. 应激、应激源及种类	2
			2. 中介机制和应激反应	2
			3. 应对与心理防御机制	2
	三、心身疾病	（一）心身疾病的概述	1. 心身疾病的特点	2
			2. 心身疾病的诊断要点	2
			3. 心身疾病的治疗原则	2
		（二）临床心身相关问题	1. 临床典型的心身疾病	2
			2. 睡眠障碍与疼痛心理	2
			3. 妇科和儿科心身疾病	2
	四、心理障碍	（一）心理障碍的概述	1. 心理障碍的判断标准	2
			2. 心理障碍的分类	2
		（二）神经症性障碍	1. 神经症性障碍的临床特征与常见症状	2
			2. 临床常见神经症性障碍：焦虑症、抑郁症、恐惧症、强迫症、神经衰弱	2
		（三）其他类型的心理障碍	1. 人格障碍及类型	2
			2. 行为不良	2
	五、心理健康	（一）心理健康概述	1. 心理健康的意义	2
			2. 心理健康的标准	2

考试学科	单　元	细　目	要　点	考试科目
医学心理学	五、心理健康	（二）心理健康的发展	1. 不同年龄的心理健康：婴幼儿、儿童期、青春期、中年期和老年期	2
			2. 不同群体的心理健康：家庭、学校和职业	2
	六、病人心理与医患关系	（一）病人的心理问题	1. 病人角色	2
			2. 病人的心理需要	2
			3. 病人的一般心理问题	2
			4. 各类病人的心理特点：门诊、住院和手术病人	2
		（二）医患关系	1. 医患关系的模式与重要性	2
			2. 医务人员的心理素质培养	2
			3. 医务人员与患者的沟通技巧	2
医学伦理学	一、医学的道德传统	（一）中国医学的道德传统	1. 中国医学道德规范	2
			2. 中国古代医学家的道德风范	2
		（二）外国医学的道德传统	1. 外国医学道德规范	2
			2. 外国医学家的道德风范	2
	二、医学伦理学的基本原则与范畴	（一）医学伦理学的基本原则	1. 不伤害原则	2
			2. 有利原则	2
			3. 尊重原则	2
			4. 公正原则	2
		（二）医学伦理学的基本范畴	1. 权利与义务	2
			2. 情感、良心	2
			3. 审慎、保密	2
			4. 荣誉与幸福	2
	三、临床诊疗的道德要求	（一）临床诊断的道德要求	1. 询问病史的道德要求	2
			2. 体格检查的道德要求	2
			3. 辅助检查的道德要求	2
			4. 会诊的道德要求	2
		（二）临床治疗的道德要求	1. 药物治疗的道德要求	2
			2. 非药物治疗的道德要求	2
	四、疾病预防的道德要求	（一）卫生防疫道德	1. 卫生防疫的道德内涵	2
			2. 卫生防疫的道德要求	2
		（二）中医“治未病”理论的道德内涵	1. “治未病”理论	2
			2. “治未病”实践的道德准则	2

考试学科	单 元	细 目	要 点	考试科目
医学伦理学	五、医学研究道德	（一）人体试验的道德准则	1. 有利于医学和社会发展	2
			2. 维护受试者利益	2
			3. 受试者知情同意	2
			4. 严谨的科学态度	2
		（二）医学研究的伦理审查	1. 伦理审查程序	2
			2. 利益冲突的预防	2
	六、医德修养与评价	（一）医德修养	1. 医德修养含义	2
			2. 医德修养的途径、方法	2
		（二）医德评价	1. 医德评价及标准	2
			2. 医德评价方式	2
	七、医疗机构从业人员行为规范	（一）医疗机构从业人员行为规范总则	总则	2
		（二）医疗机构从业人员基本行为规范	基本行为规范	2
		（三）医师行为规范	具体行为规范	2
卫生法规	一、卫生法中的法律责任	（一）卫生法中的民事责任	1. 民事责任的概念及其特征	2
			2. 民事责任的构成	2
			3. 承担民事责任的方式	2
		（二）卫生法中的行政责任	1. 行政责任的概念及其特征	2
			2. 行政责任的构成	2
			3. 行政责任的形式	2
		（三）卫生法中的刑事责任	1. 刑事责任的概念及其特征	2
			2. 刑事责任的构成	2
	二、相关卫生法律法规	（一）《中华人民共和国执业医师法》	1. 执业医师享有的权利	2
			2. 执业医师在执业活动中应履行的义务	2
			3. 《执业医师法》对医师在执业活动中提出的法定要求	2
			4. 《执业医师法》规定的法律责任	2
		（二）《中华人民共和国药品管理法》	1. 药品必须符合法定要求	2
			2. 假药和劣药	2
			3. 特殊管理的药品	2

考试学科	单　元	细　目	要　点	考试科目
卫生法规	二、相关卫生法律法规	（二）《中华人民共和国药品管理法》	4.《药品管理法》及相关法规、规章对医疗机构及其人员的有关规定	2
			5.《药品管理法》规定的法律责任	2
		（三）《中华人民共和国传染病防治法》	1. 法定传染病的分类	2
			2. 传染病防治方针与管理原则	2
			3. 传染病预防与疫情报告	2
			4. 传染病疫情控制措施及医疗救治	2
			5. 相关机构及其人员违反《传染病防治法》有关规定应承担的法律责任	2
		（四）《突发公共卫生事件应急条例》	1. 突发公共卫生事件的预防与应急准备	2
			2. 突发公共卫生事件的报告与信息发布	2
			3. 突发公共卫生事件的应急处理	2
			4.《突发公共卫生事件应急条例》规定的法律责任	2
		（五）《医疗事故处理条例》	1. 医疗事故的处理原则与分级	2
			2. 医疗事故的预防与处置	2
			3. 医疗事故的处理	2
		（六）《中华人民共和国中医药条例》	1.《中医药条例》制定目的与适用范围	2
			2. 国家发展中医药的方针、政策	2
			3. 发展中医药事业的原则与中医药现代化	2
			4. 中医医疗机构与从业人员	2
			5. 中医药教育与科研	2
			6. 中医药发展的保障措施	2

第三、四部分　专业知识与专业实践能力

考试学科	单　元	细　目	要　点	考试科目
中医外科学	一、中医外科学概述		1. 历代中医外科主要学术特色	3
			2. 现代研究进展	3
			3. 中医外科基本术语	3
	二、中医外科疾病的病因病机	（一）致病因素	1. 外感六淫	3
			2. 情志内伤	3
			3. 饮食不节	3
			4. 外来伤害	3
			5. 劳伤虚损	3
			6. 特殊之毒	3
			7. 痰饮瘀血	3
		（二）发病机理	1. 邪正盛衰	3
			2. 气血凝滞	3
			3. 经络阻塞	3
			4. 脏腑失和	3
	三、中医外科疾病辨证	（一）辨病	1. 辨病概述	3
			2. 辨病方法	3、4
		（二）阴阳辨证	1. 辨阴证阳证	3、4
			2. 阴阳辨证应注意的问题	3、4
		（三）部位辨证	1. 上部辨证	3、4
			2. 中部辨证	3、4
			3. 下部辨证	3、4
		（四）经络辨证	1. 人体各部所属经络	3
			2. 十二经脉气血多少与外科疾病的关系	3
			3. 引经药	3
		（五）局部辨证	1. 辨肿（肿块结节）	3、4
			2. 辨脓	3、4

考试学科	单元	细目	要点	考试科目
中医外科学	三、中医外科疾病辨证	（五）局部辨证	3. 辨溃疡	3、4
			4. 辨痛、痒、麻木	3、4
			5. 辨出血	3、4
	四、中医外科疾病治法	（一）内治法	1. 内治法的三个总则	3
			2. 内治十一法的代表方剂、常用药物、适应证及注意点	3
		（二）外治法	1. 药物外治疗法的适应证、用法、注意点	3、4
			2. 手术疗法的适应证、用法	3、4
			3. 其他外治疗法的适应证、用法	3、4
	五、中医外科疾病康复与调护	（一）外科疾病的康复	1. 外科疾病的康复原则	3、4
			2. 常用外科疾病的康复方法	3、4
		（二）外科疾病的调护	1. 外科疾病的身心调摄	3、4
			2. 外科疾病的饮食宜忌	3、4
	六、疮疡	（一）概论	1. 疮疡的致病因素	3
			2. 疮疡的发展	3
			3. 疮疡的转归	3
			4. 疮疡的治疗原则	3
		（二）疖	1. 疖的特点	3
			2. 疖的病因病机	3
			3. 疖的诊断与鉴别诊断	3、4
			4. 疖的治疗	3、4
			5. 疖的预防	3、4
		（三）疔	1. 疔的特点	3
			2. 疔的种类	3
			3. 疔的病因病机	3
		（四）颜面部疔疮	1. 颜面部疔疮的诊断与鉴别诊断	3、4
			2. 颜面部疔疮的治疗	3、4
			3. 颜面部疔疮的预防调护	3、4
		（五）手足部疔疮	1. 手足部疔疮的诊断与鉴别诊断	3、4
			2. 手足部疔疮的治疗	3、4
			3. 手足部疔疮的预防调护	3、4

考试学科	单　元	细　目	要　　点	考试科目
中医外科学	六、疮疡	（六）红丝疔	1. 红丝疔的诊断与鉴别诊断	3、4
			2. 红丝疔的治疗	3、4
			3. 红丝疔的预防调护	3、4
		（七）烂疔	1. 烂疔的诊断与鉴别诊断	3、4
			2. 烂疔的预防	3、4
		（八）疫疔	1. 疫疔的诊断与鉴别诊断	3、4
			2. 疫疔的预防	3、4
		（九）痈	1. 痈的概述	3
			2. 痈的病因病机	3
			3. 痈的诊断与鉴别诊断	3、4
			4. 痈的治疗	3、4
		（十）颈痈	1. 颈痈的诊断与鉴别诊断	3、4
			2. 颈痈的治疗	3、4
		（十一）腋痈	1. 腋痈的诊断与鉴别诊断	3、4
			2. 腋痈的治疗	3、4
		（十二）脐痈	1. 脐痈的诊断与鉴别诊断	3、4
			2. 脐痈的治疗	3、4
		（十三）委中毒	1. 委中毒的诊断与鉴别诊断	3、4
			2. 委中毒的治疗	3、4
		（十四）发	1. 发的概述	3
			2. 发与颈痈的鉴别	3、4
			3. 发与丹毒的鉴别	3、4
			4. 发与有头疽的鉴别	3、4
			5. 发与流注的鉴别	3、4
		（十五）锁喉痈	1. 锁喉痈的临床特点	3
			2. 锁喉痈的治疗	3、4
		（十六）臀痈	1. 臀痈的临床特点	3
			2. 臀痈的治疗	3、4
		（十七）手发背	1. 手发背的临床特点	3
			2. 手发背的治疗	3、4
		（十八）足发背	1. 足发背的临床特点	3

考试学科	单　元	细　目	要　点	考试科目
中医外科学	六、疮疡	（十八）足发背	2. 足发背的治疗	3、4
		（十九）有头疽	1. 有头疽的概述	3
			2. 有头疽的病因病机	3
			3. 有头疽的诊断与鉴别诊断	3、4
			4. 有头疽的治疗	3、4
			5. 有头疽的预防调护	3、4
		（二十）流注	1. 流注的临床特点	3
			2. 流注的病因病机	3
			3. 流注的诊断与鉴别诊断	3、4
			4. 流注的治疗	3、4
			5. 流注的预防调护	3、4
		（二十一）发颐	1. 发颐的临床特点	3
			2. 发颐的病因病机	3
			3. 发颐的诊断与鉴别诊断	3、4
			4. 发颐的治疗	3、4
		（二十二）丹毒	1. 丹毒的临床特点	3
			2. 不同部位丹毒的病名	3
			3. 丹毒的病因病机	3
			4. 丹毒的治疗	3、4
			5. 丹毒的预防调护	3、4
		（二十三）附骨疽	1. 附骨疽的概述	3
			2. 附骨疽的诊断与鉴别诊断	3、4
			3. 附骨疽的治疗	3、4
			4. 附骨疽的预防调护	3、4
		（二十四）环跳疽	1. 环跳疽的概述	3
			2. 环跳疽的诊断与鉴别诊断	3、4
			3. 环跳疽的治疗	3、4
			4. 环跳疽的预防调护	3、4
		（二十五）走黄	1. 走黄的概述	3
			2. 走黄的病因病机	3

考试学科	单　元	细　目	要　　点	考试科目
中医外科学	六、疮疡	（二十五）走黄	3. 走黄的诊断与鉴别诊断	3、4
			4. 走黄的治疗	3、4
		（二十六）内陷	1. 内陷的概述	3
			2. 内陷的病因病机	3
			3. 内陷的分类和诊断与鉴别诊断	3、4
			4. 内陷的治疗	3、4
		（二十七）流痰	1. 流痰的临床特点	3
			2. 流痰的病因病机	3
			3. 流痰的诊断与鉴别诊断	3、4
			4. 流痰的治疗	3、4
			5. 流痰的预防调护	3、4
		（二十八）瘰疬	1. 瘰疬的临床特点	3
			2. 瘰疬的病因病机	3
			3. 瘰疬的诊断与鉴别诊断	3、4
			4. 瘰疬的治疗	3、4
			5. 瘰疬的预防调护	3、4
		（二十九）褥疮	1. 褥疮的临床特点	3
			2. 褥疮的治疗	3、4
			3. 褥疮的预防调护	3、4
		（三十）窦道	1. 窦道的诊断与鉴别诊断	3、4
			2. 窦道的治疗	3、4
	七、乳房疾病	（一）概述	1. 乳房与脏腑经络的关系	3
			2. 乳房疾病的病因病机	3
			3. 乳房疾病的辨证要点	3、4
			4. 乳房肿块检查法	3、4
			5. 乳房疾病常用辅助检查方法	3、4
			6. 乳房疾病的常用治法	3、4
		（二）乳痈	1. 乳痈的概述	3
			2. 乳痈的病因病机	3
			3. 乳痈的诊断与鉴别诊断	3、4
			4. 乳痈的治疗	3、4

考试学科	单　元	细　目	要　　点	考试科目
中医外科学	七、乳房疾病	（二）乳痈	5. 乳痈成脓期切开术的操作要点	3、4
			6. 乳痈的预防与调护	3、4
		（三）粉刺性乳痈	1. 粉刺性乳痈的概述	3
			2. 粉刺性乳痈的病因病机	3
			3. 粉刺性乳痈的诊断与鉴别诊断	3、4
			4. 粉刺性乳痈的治疗	3、4
			5. 粉刺性乳痈的预防调护	3、4
		（四）乳漏	1. 乳漏的临床特点	3
			2. 乳漏的病因病机	3
			3. 乳漏的辅助检查	3、4
			4. 乳漏的治疗	3、4
			5. 乳漏的预防调护	3、4
		（五）乳癖	1. 乳癖的概述	3
			2. 乳癖的病因病机	3
			3. 乳癖的诊断与鉴别诊断	3、4
			4. 乳癖的治疗	3、4
			5. 乳癖的预防调护	3、4
		（六）乳疬	1. 乳疬的概述	3
			2. 乳疬的病因病机	3
			3. 乳疬的诊断与鉴别诊断	3、4
			4. 乳疬的治疗	3、4
		（七）乳核	1. 乳核的概述	3
			2. 乳核的诊断与鉴别诊断	3、4
			3. 乳核的治疗	3、4
		（八）乳衄	1. 乳衄的概述	3
			2. 乳衄的病因病机	3
			3. 乳衄的诊断与鉴别诊断	3、4
			4. 乳衄的治疗	3、4
		（九）乳岩	1. 乳岩的概述	3
			2. 乳岩的病因病机	3
			3. 乳岩的诊断与鉴别诊断	3、4

考试学科	单　元	细　目	要　　点	考试科目
中医外科学	七、乳房疾病	（九）乳岩	4. 乳岩的治疗	3、4
			5. 乳岩的预防调护	3、4
	八、瘿	（一）概论	1. 瘿的分类	3
			2. 瘿的脏腑经络归属	3
			3. 瘿的检查方法	3、4
			4. 瘿的病因病机	3
			5. 瘿的治疗	3、4
		（二）气瘿	1. 气瘿的病因病机	3
			2. 气瘿的诊断与鉴别诊断	3、4
			3. 气瘿的治疗	3、4
			4. 气瘿的预防调护	3、4
		（三）肉瘿	1. 肉瘿的概述	3
			2. 肉瘿的病因病机	3
			3. 肉瘿的诊断与鉴别诊断	3、4
			4. 肉瘿的治疗	3、4
			5. 肉瘿的的预防调护	3、4
		（四）瘿痈	1. 瘿痈的概述	3
			2. 瘿痈的特点	3
			3. 瘿痈的诊断与鉴别诊断	3、4
			4. 瘿痈的治疗	3、4
			5. 瘿痈的预防调护	3、4
		（五）石瘿	1. 石瘿的概述	3
			2. 石瘿的病因病机	3
			3. 石瘿的诊断与鉴别诊断	3、4
			4. 石瘿的治疗	3、4
			5. 石瘿的预防调护	3、4
		（六）桥本氏甲状腺炎	1. 桥本氏甲状腺炎的概述	3
			2. 桥本氏甲状腺炎的病因病机	3
			3. 桥本氏甲状腺炎的诊断与鉴别诊断	3、4
			4. 桥本氏甲状腺炎的治疗	3、4
			5. 桥本氏甲状腺炎的预防调护	3、4

考试学科	单　元	细　目	要　点	考试科目
中医外科学	九、瘤、岩	（一）概论	1. 瘤、岩的临床特点	3
			2. 瘤、岩的病因病机	3
			3. 瘤、岩的中医辨证	3、4
			4. 瘤、岩的治疗	3、4
		（二）血瘤	1. 血瘤的概述	3
			2. 血瘤的诊断与鉴别诊断	3、4
			3. 血瘤的治疗	3、4
			4. 血瘤的预防调护	3、4
		（三）肉瘤	1. 肉瘤的概述	3
			2. 肉瘤的诊断与鉴别诊断	3、4
			3. 肉瘤的治疗	3、4
			4. 肉瘤的预防调护	3、4
		（四）茧唇	1. 茧唇的概述	3
			2. 茧唇的病因病机	3
			3. 茧唇的诊断与鉴别诊断	3、4
			4. 茧唇的治疗	3、4
			5. 茧唇的预防调护	3、4
		（五）失荣	1. 失荣的概述	3
			2. 失荣的病因病机	3
			3. 失荣的诊断与鉴别诊断	3、4
			4. 失荣的治疗	3、4
			5. 失荣的预防调护	3、4
		（六）肾岩	1. 肾岩的概述	3
			2. 肾岩的病因病机	3
			3. 肾岩的诊断与鉴别诊断	3、4
			4. 肾岩的治疗	3、4
			5. 肾岩的预防调护	3、4
	十、泌尿男性疾病	（一）概论	1. 男性前阴各部与脏腑经络的关系	3
			2. 泌尿男性疾病的病因病机	3
			3. 泌尿男性疾病的辨证论治	3、4
		（二）子痈	1. 子痈的概述	3

考试学科	单　元	细　目	要　点	考试科目
中医外科学	十、泌尿男性疾病	（二）子痈	2. 子痈的病因病机	3
			3. 子痈的诊断与鉴别诊断	3、4
			4. 子痈的治疗	3、4
			5. 子痈的的预防调护	3、4
		（三）子痰	1. 子痰的概述	3
			2. 子痰的病因病机	3
			3. 子痰的诊断与鉴别诊断	3、4
			4. 子痰的治疗	3、4
			5. 子痰的预防调护	3、4
		（四）水疝	1. 水疝的概述	3
			2. 水疝的病因病机	3
			3. 水疝的诊断与鉴别诊断	3、4
			4. 水疝的治疗	3、4
			5. 水疝的预防调护	3、4
		（五）尿石症	1. 尿石症的概述	3
			2. 尿石症的病因病机	3
			3. 尿石症的诊断与鉴别诊断	3、4
			4. 尿石症的治疗	3、4
			5. 尿石症的预防调护	3、4
		（六）男性不育症	1. 男性不育症的概述	3
			2. 男性不育症的病因病机	3
			3. 男性不育症的诊断	3、4
			4. 男性不育症的治疗	3、4
			5. 男性不育症的预防调护	3、4
		（七）精浊（慢性前列腺炎）	1. 精浊的概述	3
			2. 精浊的病因病机	3
			3. 精浊的诊断与鉴别诊断	3、4
			4. 精浊的治疗	3、4
			5. 精浊的预防调护	3、4
		（八）血精（精囊炎）	1. 血精的概述	3
			2. 血精的病因病机	3

考试学科	单　元	细　目	要　点	考试科目
中医外科学	十、泌尿男性疾病	（八）血精（精囊炎）	3. 血精的诊断	3、4
			4. 血精的治疗	3、4
			5. 血精的预防调护	3、4
		（九）精癃（前列腺增生症）	1. 精癃的概述	3
			2. 精癃的病因病机	3
			3. 精癃的诊断与鉴别诊断	3、4
			4. 精癃的治疗	3、4
			5. 精癃的预防调护	3、4
	十一、周围血管疾病	（一）概论	1. 周围血管疾病的常见症状	3
			2. 周围血管疾病的体征	3
			3. 周围血管疾病的检查方法	3、4
			4. 周围血管疾病的治疗	3、4
		（二）股肿	1. 股肿的概述	3
			2. 股肿的病因病机	3
			3. 股肿的诊断与鉴别诊断	3、4
			4. 股肿的治疗	3、4
			5. 股肿的预防调护	3、4
		（三）血栓性浅静脉炎	1. 血栓性浅静脉炎的概述	3
			2. 血栓性浅静脉炎的病因病机	3
			3. 血栓性浅静脉炎的诊断与鉴别诊断	3、4
			4. 血栓性浅静脉炎的治疗	3、4
			5. 血栓性浅静脉炎的预防调护	3、4
		（四）筋瘤	1. 筋瘤的概述	3
			2. 筋瘤的病因病机	3
			3. 筋瘤的诊断与鉴别诊断	3、4
			4. 筋瘤的治疗	3、4
			5. 筋瘤的预防调护	3、4
		（五）臁疮	1. 臁疮的概述	3
			2. 臁疮的病因病机	3
			3. 臁疮的诊断与鉴别诊断	3、4
			4. 臁疮的治疗	3、4

考试学科	单元	细目	要点	考试科目
中医外科学	十一、周围血管疾病	（五）臁疮	5. 臁疮的预防调护	3、4
		（六）脱疽	1. 脱疽的概述	3
			2. 脱疽的病因病机	3
			3. 血栓闭塞性脉管炎的诊断与鉴别诊断	3、4
			4. 血栓闭塞性脉管炎的治疗	3、4
			5. 动脉硬化性闭塞症的诊断与鉴别诊断	3、4
			6. 动脉硬化性闭塞症的治疗	3、4
			7. 糖尿病性肢端坏疽的诊断与鉴别诊断	3、4
			8. 糖尿病性肢端坏疽的治疗	3、4
			9. 脱疽的预防调护	3、4
		（七）淋巴水肿	1. 淋巴水肿的概述	3
			2. 淋巴水肿的病因病机	3
			3. 淋巴水肿的诊断与鉴别诊断	3、4
			4. 淋巴水肿的治疗	3、4
			5. 淋巴水肿的预防调护	3、4
	十二、其他外科疾病	（一）冻疮	1. 冻疮的概述	3
			2. 冻疮的诊断与鉴别诊断	3、4
			3. 冻疮的辨证论治	3、4
			4. 严重的全身性冻疮的急救和复温方法	3、4
			5. 冻疮的预防调护	3、4
		（二）烧伤	1. 烧伤的概述	3
			2. 烧伤面积估计、深度及程度判断	3、4
			3. 烧伤的治疗原则	3、4
			4. 重度烧伤的辨证论治	3、4
			5. 中小面积烧伤创面的处理	3、4
		（三）毒蛇咬伤	1. 我国常见毒蛇的种类	3
			2. 有毒蛇与无毒蛇咬伤的区别	3
			3. 蛇毒的主要成分	3
			4. 毒蛇咬伤的病因病机	3
			5. 毒蛇咬伤的诊断	3、4
			6. 毒蛇咬伤的治疗	3、4
		（四）破伤风	1. 破伤风的概述	3
			2. 破伤风的病因病机	3
			3. 破伤风的诊断与鉴别诊断	3、4

考试学科	单　元	细　目	要　点	考试科目
中医外科学	十二、其他外科疾病	（四）破伤风	4. 破伤风的治疗	3、4
			5. 破伤风的预防调护	3、4
		（五）肠痈	1. 肠痈的概述	3
			2. 肠痈的病因病机	3
			3. 肠痈的诊断与鉴别诊断	3、4
			4. 肠痈的治疗	3、4
			5. 肠痈的预防调护	3、4
		（六）胆石病	1. 胆石病的概述	3
			2. 胆石病的病因病机	3
			3. 胆石病的诊断与鉴别诊断	3、4
			4. 胆石病的治疗	3、4
			5. 胆石病的预防调护	3、4
		（七）痛风	1. 痛风的概述	3
			2. 痛风的病因病机	3
			3. 痛风的诊断与鉴别诊断	3、4
			4. 痛风的治疗	3、4
			5. 痛风的预防调护	3、4
	十三、肛门直肠疾病	（一）概论	1. 肛门直肠的生理特点	3
			2. 肛门直肠疾病的病因病机	3
			3. 肛门直肠疾病的检查方法	3、4
			4. 肛门直肠疾病的辨证要点	3、4
			5. 肛门直肠疾病的治疗原则	3、4
			6. 肛门直肠疾病的预防调护	3、4
		（二）痔	1. 痔的诊断与鉴别诊断	3、4
			2. 痔的辨证论治	3、4
		（三）肛隐窝炎	1. 肛隐窝炎的诊断与鉴别诊断	3、4
			2. 肛隐窝炎的治疗	3、4
		（四）肛痈	1. 肛痈的诊断与鉴别诊断	3、4
			2. 肛痈的治疗	3、4
		（五）肛漏	1. 肛漏的诊断与鉴别诊断	3、4
			2. 肛漏的治疗	3、4

考试学科	单　元	细　目	要　　点	考试科目
中医外科学	十三、肛门直肠疾病	（六）肛裂	1. 肛裂的诊断与鉴别诊断	3、4
			2. 肛裂的治疗	3、4
		（七）脱肛	1. 脱肛的诊断与鉴别诊断	3、4
			2. 脱肛的治疗	3、4
		（八）息肉痔	1. 息肉痔的诊断与鉴别诊断	3、4
			2. 息肉痔的治疗	3、4
		（九）锁肛痔（肛管直肠癌）	1. 锁肛痔的诊断与鉴别诊断	3、4
			2. 锁肛痔的治疗	3、4
		（十）便秘	1. 便秘的诊断与鉴别诊断	3、4
			2. 便秘的治疗	3、4
	十四、皮肤及性传播疾病	（一）概论	1. 原发性皮损、继发性皮损的形态特征	3
			2. 皮肤病自觉症状的辨证	3、4
			3. 常用外用药物的剂型、功效、适应证及用法	3、4
			4. 皮肤病常用内治方法	3、4
		（二）热疮	1. 热疮的诊断与鉴别诊断	3、4
			2. 热疮的治疗	3、4
		（三）黄水疮	1. 黄水疮的诊断与鉴别诊断	3、4
			2. 黄水疮的治疗	3、4
		（四）蛇串疮	1. 蛇串疮的诊断与鉴别诊断	3、4
			2. 蛇串疮的治疗	3、4
		（五）疣	1. 疣的诊断与鉴别诊断	3、4
			2. 疣的治疗	3、4
		（六）癣	1. 癣的诊断与鉴别诊断	3、4
			2. 癣的治疗	3、4
		（七）虫咬皮炎	1. 虫咬皮炎的诊断与鉴别诊断	3、4
			2. 虫咬皮炎的治疗	3、4
		（八）疥疮	1. 疥疮的诊断与鉴别诊断	3、4
			2. 疥疮的治疗	3、4
		（九）日晒疮	1. 日晒疮的诊断与鉴别诊断	3、4
			2. 日晒疮的治疗	3、4
		（十）湿疮	1. 湿疮的诊断与鉴别诊断	3、4
			2. 湿疮的治疗	3、4

考试学科	单　元	细　目	要　点	考试科目
中医外科学	十四、皮肤及性传播疾病	（十一）接触性皮炎	1. 接触性皮炎的诊断与鉴别诊断	3、4
			2. 接触性皮炎的治疗	3、4
		（十二）药毒	1. 药毒的诊断与鉴别诊断	3、4
			2. 药毒的治疗	3、4
		（十三）瘾疹	1. 瘾疹的诊断与鉴别诊断	3、4
			2. 瘾疹的治疗	3、4
		（十四）风瘙痒	1. 风瘙痒的诊断与鉴别诊断	3、4
			2. 风瘙痒的治疗	3、4
		（十五）牛皮癣	1. 牛皮癣的诊断与鉴别诊断	3、4
			2. 牛皮癣的治疗	3、4
		（十六）白疕	1. 白疕的诊断与鉴别诊断	3、4
			2. 白疕的治疗	3、4
		（十七）风热疮	1. 风热疮的诊断与鉴别诊断	3、4
			2. 风热疮的治疗	3、4
		（十八）白驳风	1. 白驳风的诊断与鉴别诊断	3、4
			2. 白驳风的治疗	3、4
		（十九）黄褐斑	1. 黄褐斑的诊断与鉴别诊断	3、4
			2. 黄褐斑的治疗	3、4
		（二十）粉刺	1. 粉刺的诊断与鉴别诊断	3、4
			2. 粉刺的治疗	3、4
		（二十一）油风	1. 油风的诊断与鉴别诊断	3、4
			2. 油风的治疗	3、4
		（二十二）瓜藤缠	1. 瓜藤缠的诊断与鉴别诊断	3、4
			2. 瓜藤缠的治疗	3、4
		（二十三）红蝴蝶疮	1. 红蝴蝶疮的诊断与鉴别诊断	3、4
			2. 红蝴蝶疮的治疗	3、4
		（二十四）淋病	1. 淋病的诊断与鉴别诊断	3、4
			2. 淋病的治疗	3、4
		（二十五）尖锐湿疣	1. 尖锐湿疣的诊断与鉴别诊断	3、4
			2. 尖锐湿疣的治疗	3、4
		（二十六）梅毒	1. 梅毒的诊断与鉴别诊断	3、4
			2. 梅毒的治疗	3、4

考试学科	单　元	细　目	要　　点	考试科目
中医外科学	十四、皮肤及性传播疾病	（二十七）生殖器疱疹	1. 生殖器疱疹的诊断与鉴别诊断	3、4
			2. 生殖器疱疹的治疗	3、4
		（二十八）艾滋病	1. 艾滋病的诊断与鉴别诊断	3、4
			2. 艾滋病的治疗	3、4
	十五、麻醉		1. 麻醉的分类	3、4
			2. 麻醉的选择	3、4
			3. 局部麻醉的方法	3、4
			4. 局部麻醉并发症的处理	3、4
	十六、体液代谢		1. 水代谢失常的临床表现和临床处理的基本原则	3、4
			2. 钾代谢失常的诊断和临床处理的基本原则	3、4
			3. 酸碱平衡失调的临床特点和临床处理的基本原则	3、4
	十七、输血		1. 输血的适应证	3、4
			2. 输血反应	3、4
			3. 输血并发症的防治	3、4
	十八、休克		1. 感染性休克的诊断	3、4
			2. 低血容量性休克的诊断	3、4
			3. 创伤性休克的诊断	3、4
			4. 休克的临床处理原则	3、4
	十九、复苏		1. 心肺脑复苏的基本步骤	3、4
			2. 心肺脑复苏后的处理原则	3、4
	二十、外科急腹症		1. 常见外科急腹症的诊断与鉴别诊断	3、4
			2. 常见外科急腹症的处理原则	3、4

大 纲 细 则

中医基础理论

第一单元　阴阳五行学说

细目一　阴阳学说在中医学中的应用

阴阳，是中国古代哲学的一对范畴，是对自然界相互关联的某些事物或现象对立双方属性的概括，并含有对立统一的内涵。阴和阳，既可以代表两种相互对立的事物和势力，又可以代表和用以分析同一事物内部相互对立的两个方面。

阴阳学说是研究阴阳的内涵及其运动变化规律，并用以阐释宇宙万物的发生、发展和变化的一种古代哲学理论。

要点一　说明人体的组织结构

人体是一个有机整体。组成人体的脏腑、经络、形体组织，既是有机联系的，又都可以根据其所在部位、功能特点划分为相互对立的阴阳两部分。如脏为阴，腑为阳；心在上应夏为阳中之阳，肾在下应冬为阴中之阴；背为阳，腹为阴等。

要点二　说明人体的生理功能

人体阴阳二气交感相错，相互作用，推动着人体内物质与物质、物质与能量之间的相互转化，推动和调控着人体的生命过程。并维系其协调平衡，使生命活动及各种生理活动有序进行，并稳定发挥。故《素问》说："阴平阳秘，精神乃治；阴阳离决，精气乃绝。"

要点三　说明人体的病理变化

阴阳学说用以阐释人体的病理变化，主要表现为分析病因的阴阳属性和分析病理变化的基本规律。

一般来说，六淫属阳邪；饮食居处、情志失调等属阴邪。而六淫之中，风邪、暑邪、火（热）邪属阳；寒邪、湿邪属阴。病理变化有阴阳偏盛、阴阳偏衰，以及阴阳互损等。如"阴胜则阳病，阳胜则阴病，阳胜则热，阴胜则寒"，"阳虚则寒，阴虚则热"。

要点四　用于疾病的诊断和治疗

1. 用于诊断

中医学诊断疾病包括诊察疾病和辨识证候两方面。

望、闻、问、切四诊所收集到的症状和体征，常用阴阳来进行分析。如四诊中，色泽鲜明者属阳，晦暗者属阴；脉浮、数、洪、滑等属阳，沉、迟、细、涩等属阴。

阴阳是"八纲辨证"的总纲，阳证可概括热证、实证、表证，阴证可概括寒证、虚证、里证。

2. 用于治疗

（1）确定治疗原则

阴阳偏胜的治疗原则：阴阳偏胜为邪气盛的实证，故治疗应“泻其有余”（实者泻之）。凡阴胜的实寒证，用“寒者热之”的治则；阳胜的实热证，用“热者寒之”的治则。因为阴胜可致阳气损伤（阴长阳消），阳胜可致阴液耗损（阳长阴消），“泻其有余”的同时，配用“补其不足”（补阳或补阴）之法。

阴阳偏衰的治疗原则：阴阳偏衰为正气不足的虚证，故治宜“补其不足”（虚者补之）。凡阴虚不能制阳而致阳相对亢盛（阴消阳长）的虚热证，宜用补阴；阳虚不能制阴而致阴相对亢盛（阳消阴长）的虚寒证，宜用补阳。此种治疗原则，称之为“阳病治阴，阴病治阳”。又称作“壮水之主，以制阳光”，“益火之源，以消阴翳”。若阴损及阳或阳损及阴而致阴阳两虚则应阴阳并补。

（2）药物性能

药性有寒、热、温、凉“四气”。其中寒、凉属阴，热、温属阳。能减轻或消除热证的药物，一般属于寒性或凉性；能减轻或消除寒证的药物，一般属于热性或温性。

药味主要有酸、苦、甘、辛、咸“五味”，还有淡味。其中辛、甘、淡属阳；酸、苦、咸属阴。

升降浮沉是指药物作用的趋向。升是上升，降是下降，浮是发散，沉是泄利。升浮之药，其性多有上升、发散的特点，故属阳。沉降之药，其性多有收涩、泻下、重镇的特点，故属阴。

细目二　五行学说在中医学中的应用

五行即木、火、土、金、水五种基本物质的运动变化。

五行学说是以木、火、土、金、水五种物质的特性及其相生、相克规律来认识世界、解释世界和探求宇宙事物运动变化规律的一种世界观和方法论。

要点一　说明五脏生理功能及相互关系

1. 说明五脏的生理特点

主要以五行的特性来说明五脏的生理功能。如木有生长、升发、舒畅、条达的特性，而肝喜条达而恶抑郁，有疏通气血，调畅情志的功能，故以肝属木。余依此类推，心属火，脾属土，肺属金，肾属水。

2. 构建天人一体的五脏系统

主要以五行特性的类比和推演络绎，建立了以五脏为中心的天人一体的五脏系统，从而使人体内外环境联结成一个密切相关的整体。（见事物属性五行系统归类表）

事物属性的五行归类表

自然界							五行	人体						
五音	五味	五色	五化	五气	五方	五季		五脏	五腑	五官	形体	情志	五声	变动
角	酸	青	生	风	东	春	木	肝	胆	目	筋	怒	呼	握
徵	苦	赤	长	暑	南	夏	火	心	小肠	舌	脉	喜	笑	忧
宫	甘	黄	化	湿	中	长夏	土	脾	胃	口	肉	思	歌	哕
商	辛	白	收	燥	西	秋	金	肺	大肠	鼻	皮	悲	哭	咳
羽	咸	黑	藏	寒	北	冬	水	肾	膀胱	耳	骨	恐	呻	栗

3. 说明五脏之间的生理联系

一是以五行相生说明五脏之间的资生关系。如肝生心，木生火，即肝藏血以济心，肝之疏泄以助心行血等。二是以五行相克关系说明五脏之间的制约关系。如肾制约心，水克火。即肾水可以上济心阴，以防止心火之亢盛等。三是以五行的制化和胜复来说明五脏之间的自我调节，以保持其整体的协调平衡和人体内环境的统一。

要点二　说明五脏病变的相互影响

五行学说可以阐释五脏病变的相互影响和相互传变。主要表现在如下方面：一是相生关系的传变，包括“母病及子”和“子病及母”两方面。二是相克关系的传变，包括“相乘”传变和“相侮”传变两方面。

此外，五行学说还用以阐释五脏发病与季节的关系。

要点三　指导疾病的诊断

主要在于分析四诊所收集的外在表现，依据五行属性归类和五行生克乘侮规律，以确定五脏病变的部位，并分析其传变趋势等。

从本脏所主的色、味、脉来诊断本脏病。如面色赤，口味苦，脉象洪，可以诊断为心火亢盛等。

要点四　指导疾病的治疗

1. 控制五脏疾病的传变

运用五行母子相及与相乘、相侮关系来说明五脏疾病的相互传变。临床上除针对病脏进行治疗外，还应注意其可能被传及的脏腑，采取预防性治疗措施，控制其传变。如《难经》说“见肝之病，则知肝当传之于脾，故先实其脾气”。疾病的传变与否，主要取决于脏气的盛或衰。而“盛则传，虚则受”，则是五脏疾病传变的基本规律。

2. 确定治疗原则

根据相生关系来确定治疗原则，可以概括为补母和泻子，即《难经》所谓的“虚者补其母，实者泻其子”。补母，即是针对具有母子关系的虚证而治，如肝虚补肾，因为肾为肝之母，所以补肾水可以生肝木。泻子，则是针对具有母子关系的实证而治，如肝实泻心，因为心为肝之子，所以泻心火有助于疏泄肝木。

根据相克关系来确定治疗原则，可以概括为抑强和扶弱，即泻其克者之强，补其被克者之弱。如肝木太过而乘脾土，肝木太过为强，必须泻之，脾土被乘为弱，必须补之。

3. 制订治疗方法

药物疗法方面，依据五行相生规律确定的治法，常用的有滋水涵木、益火补土、培土生金和金水相生等法。依据五行相克规律确定的治法，常用的有抑木扶土、培土制水、佐金平木和泻南补北等法。

（张国霞）

第二单元　藏象

细目一　藏象学说的概念和特点

要点一　藏象的基本概念

藏，是指藏于体内的内脏，包括五脏（肝、心、脾、肺、肾）、六腑（胆、胃、小肠、大肠、膀胱、三焦）和奇恒之腑（脑、髓、骨、脉、胆、女子胞）。

象，涵义有二：一是指表现于外的生理、病理现象，如“肝病者，两胁下痛引少腹，令人善怒”（《素问》）。二是指内在以五脏为中心的五个生理病理系统与外在自然环境的事物与现象类比所获得的比象，如心气通于夏，“南方赤色，入通于心”（《素问》）。

要点二　藏象学说的特点

1. 以五脏为中心的人体自身的整体性。
2. 五脏与自然环境的统一性。

要点三　五脏、六腑、奇恒之腑的功能特点

1. 五脏功能的共同特点

是化生和贮藏精气。故《素问》说：“所谓五脏者，藏精气而不泻也，故满而不能实。”

2. 六腑功能的共同特点

是受盛和传化水谷。故《素问》说：“所谓六腑者，传化物而不藏，故实而不能满也。”

3. 奇恒之腑功能的共同特点

是指形态类似于腑，而功能却与五脏相似。

细目二　心

心居于胸腔，在五行属火，起着主宰生命活动的作用，故《素问》称之为“君主之官”。

要点一　主要生理功能

1. 心主血脉

心主血脉，指运行在脉中的血液，依赖于心气的推动而循环于周身，发挥其濡养的作用。心、脉、血三者构成一个相对独立的循环系统，这个系统的生理功能，都由心所主，故称心主血脉。

心气充沛，血液才能在脉内正常地运行不息，营养全身，而见面色红润光泽，脉象和缓有力等外在表现。心气充沛，血液充盈和脉道通利为血液正常运行最基本的前提条件。如果心气不足，或血脉空虚，可见面色无华，唇甲色淡，脉象细弱无力等；若心血瘀滞，血脉受阻，可见面色灰暗，唇舌青紫，心前区憋闷和刺痛，以及脉象结、代、涩等表现。

2. 心藏神

心藏神，即心主神志，或称心主神明，或称心藏神。神有广义和狭义之分。广义之神，是指整个人体生命活动的外在表现；狭义之神，即是心所主之神志，是指人的精神、意识、思维活动等。由于人的精神、意识和思维活动不仅是人体生理功能的重要组成部分，而且在一定条件下，又能影响整个人体生理功能的协调平衡，所以《素问》说：“心者，君主之官也，神明出焉。”《灵枢》说：“心者，五脏六腑之大主也，精神之所舍也。”

由于血液是神志活动的主要物质基础，故心主神志的功能主要依赖于心血的营养作用。心主神志的功能正常，则精神振奋，神志清晰，思维敏捷，反应灵敏。如心主神志的功能异常，可出现失眠、多梦、健忘、神志不宁，甚至昏迷、谵狂等临床表现。

要点二　生理特性

1. 心主通明。心属火，华彩见于面，为五脏六腑之大主。
2. 心为阳脏而主阳气。
3. 心应夏为阳中之太阳。

要点三　与形、窍、志、液、时的关系

1. 心在体合脉、其华在面

（1）心在体合脉：心合脉，即是指全身的血脉都属于心。心与脉在结构上直接相连，而脉中的血液要依靠心气的推动方能运行不息。

（2）心其华在面：是指心的功能正常与否，可以从面部色泽的变化显露出来。若心气不足，则面色苍白、晦滞；心血虚弱，则面色无华；心血瘀阻，则面色青紫等。

2. 心在窍为舌

在窍为舌，又称舌为“心之苗”。舌的味觉功能和正确地表达语言，均有赖于心主血脉和心主神志的生理功能。心的功能正常，则舌体红活荣润，柔软灵活，味觉灵敏，语言

流利。

3. 心在志为喜

在志为喜，是指心的生理功能与喜有关。喜，一般来说属于对外界刺激产生的良性反应。喜乐愉悦有益于心主血脉的功能，但喜乐过度则可使心神受伤，精神亢奋可使人喜笑不休。

4. 心在液为汗

汗液，是津液通过阳气的蒸腾气化后，从玄府（汗孔）排出之液体。由于汗为津液所化生，血与津液又同出一源，所谓“汗血同源”，而血又为心所主，故有“汗为心之液”之称。

5. 心与夏气相通应

心与夏气相通应，是因为自然界在夏季以炎热为主，在人体则心为火脏而阳气最盛，同气相求，故夏气与心相应。

附：心包络

心包络，简称心包，是心脏外面的包膜，有保护心脏的作用，手厥阴心包经与手少阳三焦经相表里，故心包属于脏。在温病学说中，将外感热病中出现的神昏谵语等心神功能失常的病机，归之于“热入心包”或“痰热蒙蔽心包”等。

细目三　肺

肺位于胸腔，左右各一，覆于心上。肺通过肺系与喉、鼻相连，故称喉为肺之门户，鼻为肺之外窍。

要点一　主要生理功能

1. 肺主气，司呼吸

肺的主气功能包括：主一身之气和主呼吸之气。

肺主一身之气，是指一身之气都归属于肺，由肺所主。其一，肺的呼吸功能健全与否，直接影响着宗气的生成，也影响着全身之气的生成。其二，体现于对全身气机的调节作用。肺有节律地一呼一吸，对全身之气的升降出入运动起着重要的调节作用。所以说，肺主一身之气的作用，主要取决于肺的呼吸功能。

2. 肺主行水，通调水道

肺主行水，指肺气的宣发肃降作用，疏通和调节着全身水液的输布和排泄。共内涵有两方面：一是肺气宣发，将津液布散至全身以濡润之，且主司腠理的开合，调节汗液的排泄；二是肺气肃降，将体内的津液不断地向下输送，至其他脏腑以濡养之，并将脏腑代谢所产生的浊液，下输至肾，经过肾和膀胱的气化作用，生成尿液而排出体外。所以说“肺主行水”，“肺为水之上源”。如果肺的通调水道功能减退，就可导致水湿停聚，产生痰饮、尿少、水肿等病变。

3. 肺朝百脉，主治节

（1）肺朝百脉：是指肺具有辅心行血的作用，即全身的血液，都通过经脉而聚会于肺，通过肺的呼吸，进行气体交换，然后再输布到全身。

（2）肺主治节："治节"，即治理和调节。《素问》说："肺者，相傅之官，治节出焉。"肺的治节作用，主要体现于四个方面：一是肺主呼吸运动；二是随着肺的呼吸运动，治理和调节着全身的气机；三是由于调节着气的升降出入运动，因而辅助心脏，推动和调节血液的运行；四是肺的宣发和肃降，治理和调节津液的输布和排泄。因此，肺主治节，实际上是对肺的主要生理功能的高度概括。

要点二　生理特性

1. 肺为华盖，肺为娇脏

（1）肺为华盖：肺位于胸腔，左右各一，其位最高，故称"华盖"。

（2）肺为娇脏：因肺叶娇嫩，不耐寒热，易被邪侵，故又称"娇脏"。

2. 主宣发和肃降

（1）肺主宣发：所谓"宣发"，即是升宣和布散，是肺气向上的升宣和向外的布散。

（2）肺主肃降：所谓"肃降"，即是清肃、洁净和下降，是肺气向下的通降的作用。

肺主宣发和肃降的生理作用，主要体现于三个方面：一是通过肺的宣发，呼出体内的浊气；通过肺的肃降，吸入自然界的清气。二是将肺吸入的清气和由脾转输而来的津液和水谷精微，敷布至全身，宣发外达于皮毛，肃降下行而布散。三是通过宣发卫气，调节腠理之开合，将代谢后的津液化为汗液，排出体外；通过肃降将脏腑代谢后产生的浊液下输于肾和膀胱，成为尿液生成之源，并能肃清肺和呼吸道内的异物，以保持呼吸道的洁净。

肺的宣发和肃降，是相反相成的矛盾运动。二者功能失去协调，会发生"肺气失宣"或"肺失肃降"的病变，出现呼吸不利、胸闷、咳喘、咯痰、咯血以及鼻塞、无汗等症状。

要点三　与形、窍、志、液、时的关系

1. 肺在体合皮，其华在毛

（1）肺在体合皮：在体合皮，指皮肤依赖于卫气和津液的温养和润泽，是抵御外邪侵袭的重要屏障。由于肺具有宣发卫气，输精于皮毛等生理功能，故肺的生理功能正常，皮肤得养，则抵御外邪侵袭的能力亦较强。汗孔又称"气门"，亦有"宣肺气"的作用。

（2）肺其华在毛：由于肺合皮肤，故毫毛也要得到肺宣发的卫气和津液的温养和润泽。肺的功能正常，则毫毛光泽而不易脱落；若肺失宣发，则毫毛憔悴枯槁，并易脱落。

2. 肺在窍为鼻

肺开窍于鼻，鼻与喉相通而连于肺，故有"鼻为肺之窍"、"喉为肺之门户"的说法。

3. 肺在志为忧（悲）

悲和忧同属肺志，皆为人体正常的情绪变化或情感反应，是肺气生理功能的表现形式。过度悲伤或忧伤，则易伤肺。悲伤过度，可出现气短等肺气不足的症状。反之，肺虚

衰或肺宣降失常时，易产生悲忧的情绪变化。

4. 肺在液为涕

涕是鼻中的津液，并有润泽鼻窍的功能。鼻为肺窍，若肺寒，则鼻流清涕；肺热，则鼻流浊涕；肺燥，则鼻干涕少或无涕。

5. 肺与秋气相通应

肺主秋。肺与秋同属五行之金。时令至秋，暑去而凉生，草木皆凋。人体肺脏主清肃下行，同气相求，故与秋气相应，秋燥更易伤肺。

细目四　脾

脾位于中焦，在膈之下。人体的消化运动，主要依赖于脾和胃的生理功能，所以《素问》说："脾胃者，仓廪之官，五味出焉。"

要点一　主要生理功能

1. 脾主运化

运，即转运输送；化，即消化吸收。脾主运化，是指脾具有把水谷化为精微，并将精微物质转输至全身的生理功能。脾主运化功能可分为运化水谷和运化水液两个方面。

（1）运化水谷：即是对饮食物的消化和吸收。饮食入胃后，经过初步的消化，向下输送到小肠进一步消化，脾吸收其中的精微，然后转输至心肺，化生气血布散于周身。脾气健运水谷精微能够充分吸收，化生精、气、血、津液等，使脏腑、经络等组织得到充分的营养。反之，脾失健运，则机体的消化吸收功能减退，气血生化不足，出现腹胀、便溏、食欲不振，以至倦怠、消瘦等病变。所以称脾胃为"后天之本"、"气血生化之源"。

（2）运化水液：是指对水液的吸收、转输和布散作用。脾主运化水液能将水谷精微所化生的津液上输于肺，又能将代谢后的水液及时地转输至肺和肾，通过肺、肾的气化功能，化为汗和尿排出体外。因此，脾气健运与否影响津液的生成、输布和排泄。脾失健运，导致水液在体内停滞，聚湿、生痰，甚则引起水肿。

2. 脾主统血

脾主统血，即指脾有统摄血液在经脉之中流行，防止逸出脉外的功能。脾统血的主要机理，实际上是脾气的固摄作用。脾气充足，血液就能循其常道而行。如脾气虚弱，不能控制血液在脉中流行，则可导致便血、尿血、崩漏等出血病证，也称作"脾不统血"。

要点二　生理特性

1. 脾气主升

所谓"升"，是指脾气的运动特点，以上升为主。包括升清和升举两方面。所谓升清的"清"，是指水谷精微等营养物质。"升清"，是指脾将水谷精微等营养物质吸收和上输于心、肺、头目，通过心肺的作用化生气血，以营养全身，故说"脾以升为健"。

脾主升举以维持人体内脏相对恒定位置。若脾气不能升清，可出现神疲乏力、头目眩晕、腹胀、泄泻等症。若脾气（中气）下陷，则可见久泄脱肛，甚或内脏下垂等病证。

2. 脾喜燥恶湿

由于内湿、外湿皆能困遏脾气，致使脾气不升，影响正常功能的发挥，故脾脏喜干燥清爽，即所谓“脾喜燥恶湿”。

要点三　与形、窍、志、液、时的关系

1. 脾在体合肉，主四肢

（1）脾在体合肉：脾胃为气血生化之源，全身的肌肉，都需要依靠脾胃所运化的水谷精微营养，才能丰满壮实。因此，脾的运化功能障碍，致肌肉消瘦，软弱无力，甚至萎弱不用。

（2）脾主四肢：人体的四肢，同样需要脾胃运化的水谷精微来营养，以维持其正常的生理活动。脾气健运，四肢的营养充足，则活动轻劲有力；若脾失健运，四肢营养不足，则可见倦怠无力，甚或萎弱不用。

2. 脾在窍为口，其华在唇

（1）脾在窍为口：脾开窍于口，系指饮食口味等与脾的运化功能密切相关。

（2）脾其华在唇：口唇的色泽，与全身的气血是否充盈有关。由于脾为气血生化之源，所以口唇的色泽是否红润，也是脾胃运化功能的反映。

3. 脾在志为思

脾在志为思，是指脾的生理功能与思有直接关系。思虑过度，或所思不遂，易妨碍脾气的运化功能，致使脾胃之气结滞，脾气不能升清、胃气不能降浊，因而出现不思饮食、脘腹胀闷、头目眩晕等症。

4. 脾在液为涎

涎，为唾液中较清稀者，具有保护、润泽口腔的作用。在正常情况下，涎液上行于口，但不溢于口外。若脾胃不和，则往往导致涎液分泌急剧增加，而发生口涎自出等现象。

5. 脾与长夏之气相通应

脾与四时之外的“长夏”（夏至～处暑）相通应。长夏之季节，气候炎热，雨水较多，天阳下迫，地气上腾，湿为热蒸，合于土生万物之象，而人体的脾主运化，类于“土爰稼穑”，故脾与长夏，同气相求相通应。

细目五　肝

肝位于腹部，横膈之下。肝在五行属木，主动，主升。所以《素问》说：“肝者，将军之官，谋虑出焉。”

要点一　主要生理功能

1. 肝主疏泄

肝主疏泄，疏，即疏通；泄，即发泄、升发。肝的疏泄功能，主要表现在以下方面：

（1）调畅气机：气机，即气的升降出入运动。机体脏腑、经络等的生理活动，全赖气的升降出入运动。肝的疏泄功能对气的升降出入之间的平衡协调，起着调节作用。肝的疏泄功能异常，可出现两个方面的病理表现：一是肝失疏泄，气机的疏通和畅达受阻，从而形成气机郁结的病理变化；二是肝的升发太过，形成肝气上逆的病理变化。

血的运行和津液的输布排泄，亦有赖于气的升降出入运动。

（2）促进脾胃的运化功能和胆汁的分泌排泄：肝的疏泄功能可调畅全身气机，促进脾胃之气的升降。如肝的疏泄功能异常，影响脾的升清，见眩晕、食少、飧泄；或影响胃的降浊，见呕逆嗳气、脘腹胀痛、便秘。肝的疏泄有助于胆汁的分泌与排泄。肝气郁结，可影响胆汁的分泌与排泄，出现胁下胀满、疼痛、口苦、纳食不化，甚则黄疸等。

（3）调畅情志：情志活动虽由心主，但与肝的疏泄功能亦密切相关。肝的疏泄功能正常，则气机调畅，气血和调，心情开朗。肝的疏泄功能失常，若肝气郁结，则心情抑郁，多愁善虑；若肝气亢奋，则性情急躁，容易发怒。

（4）女子的排卵和月经来潮、男子的排精，亦与肝的疏泄功能密切相关。

2. 肝主藏血

肝主藏血，是指肝具有贮藏血液和调节血量的生理功能。肝内贮存一定的血量，可以制约肝气，同时亦有防止出血的作用。当机体活动剧烈或情绪激动时，肝脏就把所贮存的血液向外输布，以供机体的需要。当人体在安静休息及情绪稳定时，由于全身活动量少，机体的血液需要量相对减少，部分血液便藏之于肝。

肝的调节血量功能，是以贮藏血液为前提的，只有充足的血量贮备，才能有效地进行调节。并且这种调节，实际上是肝的疏泄功能对血液运行发挥作用的一种表现。

要点二　生理特性

1. 肝为刚脏

肝为刚脏，是指肝气主升主动，具有刚强躁急的生理特性而言。肝在五行属木，肝气性喜条达而恶抑郁。肝病常表现为肝气升动太过的病理变化，如肝气上逆、肝火上炎、肝阳上亢和肝风内动等。

2. 肝主升发

肝主升发，是指肝具有升发阳气以调畅气机的作用。肝气通于春，内藏生升之气，肝气升发则气血冲和，五脏安定，生机不息。由于肝气主升发之特性，决定了肝之病变以升发太过为多见。

要点三　与形、窍、志、液、时的关系

1. 肝在体合筋、其华在爪

（1）肝在体合筋：肝主筋，主要是由于筋有赖于肝血的滋养。肝的血液充盈，筋得其

养，才能运动有力而灵活。如果肝血衰少，筋失所养，则表现为关节活动不利，容易疲劳，或出现手足振颤、肢体麻木等症。

(2) 肝其华在爪：爪，即爪甲，包括指甲和趾甲，乃筋之延续，故称“爪为筋之余”。肝血的盛衰，可影响爪甲的荣枯。

2. 肝在窍为目

肝的经脉上联于目系，眼目有赖于肝气之疏泄和肝血之营养，才能发挥正常的视觉功能，故说“肝开窍于目”。如肝之阴血不足，则两目干涩，视物不清；肝经风热，则目赤痒痛；肝阳上亢，则头目眩晕等。

3. 肝在志为怒

肝在志为怒，怒是人们在情绪激动时的一种情志变化。怒对于人体的生理活动，一般来说是一种不良的刺激，可使气血上逆，阳气升泄，故《素问》说：“怒则气逆，甚则呕血、飧泄。”

4. 肝在液为泪

肝开窍于目，泪从目出，具有濡润、保护眼睛的功能。如肝的阴血不足，可见两目干涩；肝经湿热，可见目眵增多、迎风流泪等。

5. 肝与春气相通应

肝与春气相通应，是因为春气一年之始，阳气始生，自然界生机勃发，一派欣欣向荣之象。而人体之肝则主疏泄，恶抑郁而喜条达，故肝与春气相通应。

细目六　肾

肾位于腰部，左右各一，故《素问》说：“腰者，肾之府。”由于肾藏“先天之精”，为脏腑阴阳之本、生命之源，故称肾为“先天之本”。

要点一　主要生理功能

1. 肾藏精，主生长发育、生殖

(1) 肾藏精：是指肾对于精气具有闭藏的作用。肾对于精气的闭藏，主要表现在促进机体的生长、发育和生殖能力。

肾所藏的精气，包括“先天之精”和“后天之精”。“先天之精”是禀受于父母的生殖之精。“后天之精”是指出生以后，通过脾胃功能，从饮食中生成的水谷之精气，以及脏腑生理活动中化生的精气通过代谢平衡后的剩余部分，藏之于肾。“先天之精”有赖于“后天之精”的不断培育和充养，“后天之精”的化生又依赖于“先天之精”的活力资助。

(2) 肾主生长发育：肾藏精，精化气，肾精所化之气为肾气，肾精足则肾气充，肾精亏则肾气衰。人体的生、长、壮、老、已的生命过程取决于肾精及肾气的盛衰。

(3) 肾主生殖：青年时期，随着肾中精气的不断充盛，发展到一定阶段，产生了一种促进生殖功能发育成熟的物质，称作“天癸”，于是男子排泄精液，女子月经来潮，具备了生殖能力。如肾中精气不足，可导致生长发育不良、生殖功能低下等病变。

由于肾阴和肾阳是各脏阴阳之本，故在肾的阴阳失调时，会因此而导致其他各脏的阴阳失调。反之，其他各脏的阴阳失调，日久也必累及于肾，损耗肾中精气，导致肾的阴阳失调，这即是“久病及肾”的理论依据。

2. 肾主水

肾主水液，主要指肾中精气的气化功能，对于体内津液的输布和排泄、维持体内津液代谢的平衡，起着极为重要的调节作用。

肾中精气的蒸腾气化主宰着津液代谢，肺、脾等内脏对津液的气化作用，均依赖于肾中精气的蒸腾气化。特别是尿液的生成和排泄，更是与肾中精气的蒸腾气化直接相关，而尿液的生成和排泄，在维持津液代谢平衡中又起着极其关键的作用。如果肾中精气的蒸腾气化失常，既可引起关门不利，发生尿少、水肿等病理现象；又可引起气不化水，出现小便清长、尿量增多等病理现象。

3. 肾主纳气

肾主纳气，是指肾有摄纳肺所吸入的清气，防止呼吸表浅，以保证体内外气体正常交换的作用。《类证治裁·喘症》说：“肺为气之主，肾为气之根。”肺吸入之清气，必须下达于肾，说明肺的呼吸要保持一定的深度。若肾的纳气功能减退，摄纳无权，呼吸就表浅，可出现动辄气喘、呼多吸少等病理表现，这即称为“肾不纳气”。

要点二　生理特性

1. 肾为封藏之本。

2. 肾为水火之宅，主一身之阴阳。

3. 肾恶燥，肾为水脏，主藏精，主津液之气化燥则阴津受伤，久则耗损肾精，故恶燥。

要点三　与形、窍、志、液、时的关系

1. 肾在体合骨、生髓，其华在发

（1）肾在体合骨：骨的生长发育，有赖于骨髓的充盈及其所提供的营养。肾中精气充盈，精气生髓，才能充养骨髓。临床上小儿囟门迟闭，骨软无力，以及老年人骨质脆弱，易于骨折等，都与肾中精气不足有关。“齿为骨之余”，齿亦由肾中精气所充养。

（2）肾生髓：髓有骨髓、脊髓和脑髓之分，这三者均属于肾中精气所化生。因此，肾中精气的盛衰，不仅影响骨的生长和发育，也影响到脊髓和脑髓的充盈和发育。

（3）肾其华在发：发的生长，全赖于精和血。发的生长与脱落、润泽与枯槁，不仅依赖于肾中精气之充养，而且亦有赖于血液的濡养，故称“发为血之余”。

2. 肾在窍为耳及二阴

耳的听觉灵敏与否，与肾中精气的盈亏有密切关系。肾中精气充盈，髓海得养，则听觉灵敏；反之，肾中精气虚衰，髓海失养，则听力减退，或见耳鸣，甚则耳聋。故说肾开窍于耳。

二阴中前阴与肾的关系已见前述。粪便的排泄，本是大肠传化糟粕的功能，但亦与肾的气化有关，如肾阴不足时，可致肠液枯涸而便秘；肾阳虚损时，气化无权而致阳虚便秘

或阳虚泄泻等。

3. 肾在志为恐

恐与惊相似，但惊为不自知，事出突然而受惊；恐为自知，俗称胆怯。惊或恐，对机体的生理活动来说，均是不良的刺激。惊恐属肾，恐为肾之志，恐和惊的刺激，易致下焦胀满，甚至遗尿、或神志错乱等。

4. 肾在液为唾

唾为口津中较稠厚者，为肾精所化，咽而不吐，有滋养肾中精气的作用。故若多唾或久唾，则易耗损肾中精气。

5. 肾与冬气相通应

冬季是一年中最寒冷的季节，自然界的物类闭藏以度冬时。人体中肾为水脏，藏精而为封藏之本。同气相求，故以肾应冬。

附：命门

肾为五脏之本，内寓真阴和真阳，人体五脏六腑之阴都由肾阴来资助，五脏六腑之阳又都由肾阳来温养。命门之火亦即肾阳；命门之水亦即肾阴，命门亦即生命之门。

细目七 胆

胆为六腑之一，又隶属于奇恒之腑。胆与肝相连，有经脉相互络属而为表里。

要点 胆的生理功能

1. 胆贮藏和排泄胆汁

胆内藏清净之液，即胆汁。胆汁肝之余气所化生，汇集于胆，泄于小肠，以助饮食物消化。胆汁的化生和排泄，由肝的疏泄功能控制和调节。肝失疏泄，导致胆汁排泄不利，影响及脾胃的运化功能；若胆汁外溢，则可出现黄疸。胆汁直接有助于饮食物的消化，故为六腑之一；因胆本身并无传化饮食物的生理功能，且藏精汁，与胃、肠等腑有别，故又属奇恒之腑。

2. 胆主决断

胆主决断，是指胆在精神意识思维活动中，具有判断事物、作出决断的作用。胆气豪壮之人，剧烈的精神刺激对其所造成的精神影响较小，且恢复较快；胆气虚怯之人，在受到不良的精神刺激后，则易患发疾病，出现胆怯心惊、善恐、失眠、多梦等精神异常的表现。

细目八 胃

胃，又称胃脘，分上、中、下三部。即上脘、中脘和下脘。

要点 胃的生理功能

1. 胃主受纳水谷。受纳，是接受和容纳的意思。饮食入口，容纳于胃，故称胃为

"太仓"、"水谷之海"。机体的生理活动和气血津液的化生，都需要依靠饮食的营养，故又称胃为"水谷气血之海"。

2. 胃主腐熟水谷。腐熟，是饮食物经过胃的初步消化，形成食糜的意思。容纳于胃中的水谷，经过消化腐熟后，下传于小肠，其精微经脾之运化而营养全身。

3. 胃主通降。

细目九　小肠

小肠位于腹中，其上口在幽门处与胃之下口相接，其下口在阑门处与大肠之上口相连。

要点　小肠的生理功能

1. 小肠主受盛化物

小肠的受盛功能主要体现于两个方面：一是小肠能接受经胃初步消化之饮食物；二是指饮食物在小肠内必须贮盛停留相当的时间，以利于进一步消化和吸收。小肠的化物功能，是指将胃下输的食糜，进一步进行消化，化为精微。所以《素问》说："小肠者，受盛之官，化物出焉。"

2. 小肠主泌别清浊

小肠的泌别清浊功能，主要体现于三个方面：一是将经过小肠消化后的饮食，分别为水谷精微和食物残渣两个部分。二是将水谷精微吸收，把食物残渣向大肠输送。三是小肠在吸收水谷精微的同时，也吸收了大量的水液，故又称"小肠主液"。因此，临床上就有"利小便即所以实大便"的治法。

细目十　大肠

大肠亦居腹中，其上口在阑门处紧接小肠，其下端紧接肛门。

要点　大肠的生理功能

1. 大肠主传化糟粕

大肠接受经小肠泌别清浊后所剩下的食物残渣，再吸收其中剩余的水液，形成粪便，经肛门而排出体外。《素问》说："大肠者，传导之官，变化出焉。"

2. 大肠主津

大肠接受由小肠传下的含有大量水液的食物残渣，将其中的水液吸收，使之形成粪便，即所谓燥化作用。大肠吸收水液，参与体内的水液代谢，故说"大肠主津"。

细目十一　膀胱

膀胱位于小腹中央，为贮尿的器官。

要点　膀胱的生理功能

1. 膀胱贮存尿液

人体的津液代谢后的浊液则下归于肾，经肾气的蒸化作用，清者重归于体内参与水液代谢，浊者下归于膀胱，由膀胱来贮存。

2. 膀胱排泄尿液

膀胱中尿液的按时排放，是由肾气和膀胱之气激发和固摄作用调节的。肾气和膀胱之气作用协调，则膀胱开合有度，尿液正常排泄。若肾气和膀胱之气的激发和固摄作用失常，膀胱开合无权。既可出现小便不利，又可出现尿频、尿急、小便失禁等现象。

细目十二　三焦

要点　三焦的生理功能

三焦是上焦、中焦、下焦的合称，为六腑之一，并有“孤府”之称。一般认为，三焦是对人体某些部位和内脏等生理病理的概括。三焦的主要生理功能，一是通行元气，二为水液运行之道路。

1. 三焦主通行诸气和运行水液

（1）三焦通行诸气：三焦是诸气升降出入的通道，又是气化的场所。元气，是人体最根本的气。元气根于肾，通过三焦而敷布于五脏六腑，温养于全身，故三焦是元气运行之通道。

（2）三焦运行水液：《素问》说：“三焦者，决渎之官，水道出焉。”决，疏通之意；渎，沟渠。决渎，即疏通水道，说明三焦有疏通水道、运行水液的作用，是水液升降出入之道路。

2. 上、中、下三焦各自的生理特点

（1）上焦如雾：上焦的生理功能为主气的升发和宣散，但它不是有升无降，而是“升已而降”，故说“若雾露之溉”，因此《灵枢》将其概括为“上焦如雾”，即指上焦具有宣发卫气、布散精微的作用。

（2）中焦如沤：中焦的生理功能特点，《灵枢》概括为“中焦如沤”，即指脾胃运化水谷、化生气血的作用。

（3）下焦如渎：下焦的生理功能，在于排泄糟粕和尿液，故《灵枢》概括为“下焦如渎”，即指肾、膀胱和大小肠等具有分别清浊、排泄废物的作用。

细目十三　脑

脑居颅内，由髓汇集而成。《灵枢·海论》说：“脑为髓之海。”

要点　脑的生理功能

1. 脑主宰生命活动

“脑为元神之府”，元神来自先天，由先天之精化成，先天元气充养，元神藏于脑中，为生命之主宰。故《灵枢》说：“人始生，先成精，精成而脑髓生。”

2. 脑主精神意识

人的精神、意识和思维活动，和脑有一定关系。如明代李时珍明确提出脑与精神活动有关，称“脑为元神之府”；清·汪昂在《本草备要》中也有“人之记性，皆在脑中”的记载。

中医学的藏象学说是以五脏为中心的，故将脑的生理和病理统归于心而分属于五脏。

3. 主感觉运动

脑与人的感觉及运动功能有着密切的联系，如视、听、嗅等感觉和舌的语言运动皆归于脑。这是因为耳、目、鼻等都居于头部，都需依赖脑髓之濡养，才能发挥各自的作用。

细目十四　女子胞

女子胞，又称胞宫，即子宫，位于小腹部，在膀胱之后。

要点　女子胞的生理功能

1. 女子胞主月经和孕育胎儿

（1）主持月经：月经，又称月信、月事等。女子14岁左右，天癸至，月事以时下，即月经开始来潮。约到49岁左右，月经闭止。月经的产生，是脏腑经脉气血及天癸作用于胞宫的结果，胞宫是产生月经的场所。

（2）孕育胎儿：女子发育成熟之后，月经应时来潮，并有受孕生殖的能力。《类经·藏象经》说：“阴阳交媾，胎孕乃凝，所藏之处，名曰子宫。”受孕之后，月经停止来潮，脏腑经络血气皆下注于冲任，到达胞宫以养胎。

2. 女子胞与脏腑经脉的关系

（1）女子胞与冲、任二脉的关系：冲、任二脉同起胞中，其盛衰受着“天癸”的调节。冲脉为“血海”，任主胞胎，十二经脉气血充盈，溢入冲、任二脉，注入胞宫，发生月经，孕育胎儿。

（2）女子胞与心、肝、脾、肾等脏的关系：月经的来潮以及孕育胎儿，均离不开肾精的充盛、气血的充盈和血液的调节。因此，女子胞的功能与心、肝、脾、肾等脏的生理功能有关。

细目十五 脏腑之间的关系

要点一 脏与脏之间的关系

1. 心与肺

心与肺的关系，主要是心主血脉和肺主气之间的关系。肺主宣发肃降和“朝百脉”，能促进心行血；而血液正常的循环，营养于周身，方能维持肺呼吸功能的正常进行。由于宗气具有走息道而司呼吸、贯心脉而行气血的生理功能，所以联结心和肺中心环节主要是“宗气”。

2. 心与脾

心与脾的关系，主要表现在血液的生成和运行方面的密切联系。脾气健运，气血充盈，则心有所主。脾气健旺，脾的统血功能正常，则血行脉中，而不逸出于脉外。在病理上，若脾气虚弱，运化失职，气血生化无源，或脾不统血，导致血液妄行，均可引起血虚而心无所主。可见眩晕、心悸、失眠、多梦、腹胀、食少、体倦、面色无华等临床表现。

3. 心与肝

心与肝的关系，主要体现在血液运行和精神情志活动方面。心之行血功能正常，则肝有所藏；而肝不藏血，心无所主。故在临床上“心肝血虚”亦常同时出现。人的精神情志活动，虽由心所主，但与肝的疏泄功能亦密切相关。由于情志所伤，多化火伤阴，因而在临床上心肝阴虚、心肝火旺常相互影响或同时并见。

4. 心与肾

心与肾的关系，主要表现在心肾阴阳之间互相依存的关系。心在五行属火，位居于上而属阳；肾在五行属水，位居于下而属阴。心火必须下降于肾，肾水必须上济于心，心肾之间的生理功能才能协调，而称为“心肾相交”，也称“水火既济”。反之，若心火不能下降于肾而独亢，肾水不能上济于心而凝聚，心肾关系失调，出现失眠、心悸、怔忡、心烦、腰膝酸软，或见男子梦遗、女子梦交等一系列的病理表现，即称为“心肾不交”，也称“水火失济”。

5. 肺与脾

肺与脾的关系，主要表现于气的生成和津液的代谢两个方面。宗气的生成，主要依赖于肺的呼吸功能所吸入的清气和脾的运化功能所化生的水谷精气。津液的输布代谢，主要与肺的宣发肃降、通调水道和脾的运化水液、输布津液的功能有关。脾气虚损时，常可导致肺气不足；脾失健运，津液代谢障碍，水液停聚而生痰成饮，影响肺的宣发和肃降，出现喘咳痰多等临床表现。所以说“脾为生痰之源，肺为贮痰之器”。

6. 肺与肝

肺与肝的关系，主要表现于气机的调节方面。肺主降而肝主升，二者对于全身气机的调畅是一个重要的环节。若肝升太过，或肺降不及，则多致气火上逆，可出现咳逆上气，甚则咯血等病证，称之为“肝火犯肺”。相反，肺失清肃，燥热内盛，亦可影响及肝，使肝之疏泄不利，在咳嗽的同时，出现胸胁引痛胀满、头晕头痛、面红目赤等症。

7. 肺与肾

肺与肾的关系，主要表现于水液代谢和呼吸运动两个方面。肾为主水之脏，肺为“水之上源”，肺的宣发肃降和通调水道，有赖于肾的蒸腾气化；而肾的主水功能，亦有赖于肺的宣发肃降和通调水道。因此，肺失宣肃、通调水道失职，累及于肾，而致尿少，甚则水肿；肾的气化失司，关门不利，则水泛为肿，甚则出现喘咳而不得平卧。肺主呼气，肾主纳气。肾气充盛，肺吸入之清气方能下纳于肾。

此外，肺与肾之间的阴液也是相互资生的，肾阴虚与肺阴虚亦可互相损及而同时并见，出现颧红、骨蒸潮热、盗汗、干咳音哑、腰膝酸软等症。

8. 肝与脾

肝与脾的关系，主要表现在肝的疏泄对脾的运化功能的影响，以及在血的生成、贮藏及运行等方面。肝的疏泄功能正常，则脾的运化功能健旺。若肝失疏泄，影响脾的运化功能，可见精神抑郁、胸胁胀满、腹胀腹痛、泄泻便溏等症。脾运健旺，生血有源，且血不逸出脉外，则肝有所藏。若脾虚气血生化无源，或脾不统血，失血过多，均可导致肝血不足。

9. 肝与肾

肝与肾的关系，主要表现于血和精之间以及阴液之间的相互滋生的关系。肝肾之间有“肝肾同源”之说。肝藏血，肾藏精。肝血的化生，有赖于肾中精气；肾中精气的充盛，亦有赖于肝血的滋养。由于肝肾同源，所以肝肾阴阳相互制约，协调平衡。如肾阴不足可引起肝阴不足，阴不制阳而导致肝阳上亢，称之为“水不涵木”；如肝阴不足，可导致肾阴亏虚，而致虚火内生。另外，肝主疏泄与肾主封藏之间亦存在着相互制约、相反相成的关系，主要表现在女子的月经来潮和男子泄精的生理功能。

10. 脾与肾

脾与肾的关系，主要体现在先后天之本的相互促进方面。脾为后天之本，肾为先天之本。脾之健运，化生精微，须借助于肾阳的温煦；而肾中精气亦有赖于水谷精微的培育和充养，才能不断充盈。因此，脾与肾在生理上是后天与先天之间相互资助、相互促进的关系。如肾阳不足，不能温煦脾阳，可见腹部冷痛、下利清谷，或五更泄泻、水肿等症。若脾阳久虚，进而也可损及肾阳，形成脾肾阳虚之病证。

要点二　腑与腑之间的关系

1. 六腑生理功能的相互联系

六腑，是以“传化物”为其生理特点的，六腑之间的相互关系，主要体现于饮食的消化、吸收和排泄过程中的相互联系和密切配合。

饮食入胃，经胃的腐熟和初步消化，下传于小肠，小肠的进一步消化，泌别清浊，其清者为精微物质，经脾的转输，营养全身；其剩余之水液吸收后渗入膀胱；其浊者为糟粕，下达于大肠。渗入膀胱之液，经气化作用及时排出体外；进入大肠的糟粕，经传导与燥化，由肛门排出体外。在饮食的消化、吸收和排泄过程中，还有赖于胆汁的排泄以助食物的消化；三焦则是水谷传化的道路。由于六腑传化水谷，需要不断地受纳、消化、传导和排泄，虚实更替，宜通而不宜滞，有“六腑以通为用”和“腑病以通为补”的说法。

2. 六腑病理变化的相互影响

六腑之间在病理上亦可相互影响。如胃有实热，消灼津液，可致大肠传导不利，大便秘结；而大便燥结，便秘不行，亦可影响胃的和降，而使胃气上逆，出现恶心、呕吐等症。又如胆火炽盛，常可犯胃，导致胃失和降而见呕吐苦水。脾胃湿热，熏蒸肝胆，而使胆汁外泄，可发生黄疸病证。

要点三　脏与腑之间的关系

1. 脏腑表里配合关系的依据

主要为经脉络属、生理配合、病理相关。

2. 心与小肠

手少阴的经脉属心而络小肠，手太阳的经脉属小肠而络心，构成了表里关系。心火下降助小肠泌别清浊，小肠腑气通畅亦有助于心火下降。在病理方面，心有实火，可移热于小肠，引起尿少、尿热赤、尿痛等症。

3. 肺与大肠

肺气的肃降，有助于大肠传导功能的发挥；大肠传导功能正常，则有助于肺气的肃降。若大肠实热，腑气不通，可影响肺的肃降，产生胸满、喘咳等症。如肺失清肃，津液不能下达而肠燥，可见大便干结或便秘。

4. 脾与胃

胃主受纳腐熟，脾主运化，共同完成饮食的消化、吸收及其精微的输布，从而滋养全身，故称脾胃为“后天之本”。脾主升，胃主降，脾气升，则水谷之精微得以输布；胃气降，则水谷及其糟粕才得以下行。故《临证指南医案》说：“脾宜升则健，胃宜降则和。”胃为腑属阳，脾为脏属阴，胃喜润恶燥，脾喜燥恶湿，两脏燥湿相济，阴阳相合，方能完成饮食物的传化过程。

5. 肝与胆

胆附于肝，胆汁来源于肝之余气，胆汁所以能正常排泄和发挥作用，亦依靠肝的疏泄功能。

6. 肾与膀胱

肾与膀胱之间的关系主要体现在小便排泄方面。

（张国霞）

第三单元　精气血津液神

细目一　精

精，是构成人体和维持人体生命活动的最基本物质。中医学精的本始含义，是指具有繁衍后代作用的生殖之精。此称为狭义之精。从精华、精微之意的角度出发，人体之内的血、津液、髓以及水谷精微等一切精微物质，均属于精的广义范畴。

要点一　人体之精的生成、贮藏与施泄

1. 精的生成

（1）先天之精：禀受于父母，故《灵枢》说："两神相搏，合而成形，常先身生，是谓精。"

（2）后天之精：来源于水谷，又称"水谷之精"。

2. 精的贮藏

人体之精分藏于五脏，但主要藏于肾中。

3. 精的施泄

精的施泄有两种形式：一是濡养脏腑，并化气以推动和调控各脏腑的功能。二是化为生殖之精并有度的排泄以繁衍生命。

要点二　人体之精的分类与功能

1. 人体之精的分类

（1）先天之精：禀受于父母，源于父母的生殖之精。

（2）后天之精：源于饮食水谷。

（3）脏腑之精：指分藏于脏腑之中的精。

（4）生殖之精：源于肾精，由先天之精在后天之精的资助下合化而成，起着繁衍后代的作用。

2. 人体之精的功能

（1）繁衍生命：生殖之精，具有繁衍生命的作用。

（2）营养周身：精能滋养人体各脏腑形体官窍。

（3）化生血液：精可以转化为血，是血液生成的来源之一。

（4）化生为气：先天之精可以化生先天之气，水谷之精可以化生后天之气，再加上肺吸入的自然界清气，综合而成一身之气。

（5）精能化神：精是神化生的物质基础。

细目二　气

气是人体内活力很强运行不息的极精微物质，是构成人体和维持人体生命活动的基本物质之一。

要点一　气的生成

1. 气的生成来源

人体之气，源于先天之精所化生的先天之气（元气）、水谷之精所化生的水谷之气和自然界的清气。

2. 气的生成与相关脏腑的关系

（1）肾为生气之根。

（2）脾胃为生气之源。

（3）肺为生气之主。

要点二　气的生理功能

1. 推动与调控作用

人体生长发育及生殖功能的稳定、脏腑经络功能的协调、精气津液的生成及运行输布有序，既有赖于阳气的推动、激发等促进作用，又离不开阴气的宁静、抑制等调控作用，是阴阳二气推动与调控作用相反相成的结果。

2. 温煦与凉润作用

气的温煦作用，具体体现在：温煦机体以维持恒定体温；温煦周身各脏腑组织，以维持其生理活动；维持血和津液等液态物质的正常运行。

如果气的温煦作用失常，可以出现体温偏低、畏寒、四肢欠温，或脏腑经络功能低下，或血和津液运行迟缓等病理变化。

3. 防御作用

气有护卫肌表，抗御外邪的作用。气的防御作用，一方面防御外邪的入侵，另一方面还可驱邪外出。《素问·刺法论》说：“正气存内，邪不可干。”

4. 固摄作用

固摄作用，是指气对血、津液、精等液态物质具有固护、统摄和控制作用，以防止其异常流失。

5. 中介作用

指气能感应传导信息以维持机体的整体联系。人体内的各种生命信息的感应传递，以及内外环境各种信息的交流和感应，均以气为中介物质而完成。

要点三　气的运动

1. 气机的概念

气的运动，称作“气机”。

2. 气的运动形式

气的运动以升、降、出、入为基本形式。气的运动应通畅无阻且升降出入运动之间必须保持平衡协调。

3. 气运动的意义

人体整个生命活动都离不开气的升降出入运动。同时，人与自然环境之间的联系和适应，亦与气的升降出入运动密切相关，气的升降出入运动一旦停息，也就意味着生命活动的终止。

4. 气的运动规律及气运动失常的表现形式

（1）脏腑之气的运动规律：脏腑之气的运动规律，体现为脏腑生理活动的特性，亦表现为脏腑之气运动的不同趋势。以五脏而分述之，则心肺位置在上，在上者宜降；肝肾位置在下，在下者宜升；脾胃位置居中，通连上下，为升降转输的枢纽。以六腑而论之，以降为顺。

（2）气运动失常的表现形式：主要表现为气滞、气逆、气陷、气脱、气闭等。

要点四　气的分类

1. 元气的概念、生成、分布与生理功能

（1）元气的概念：元气，又称“原气”、“真气”。是人体最基本、最重要的气，是人体生命活动的原动力。

（2）元气的生成：元气主要由肾藏的先天之精而化生。又依赖脾胃化生的水谷之精的充养。

（3）元气的分布：元气藏于肾中，实即为肾气，以三焦为通道，流布到全身，内而五脏六腑，外而肌肤腠理，无所不至。

（4）元气的生理功能：一是推动和调节人体的生长发育和生殖功能，二是推动和调控各脏腑、经络、形体、官窍的生理活动。

2. 宗气的概念、生成、分布与生理功能

（1）宗气的概念：宗气，是由谷气与自然界清气相结合而积聚于胸中之气，属后天之气范畴。

（2）宗气的生成：宗气是由肺从自然界吸入的清气和脾胃吸收转输的水谷之精气在胸中相结合而生成。

（3）宗气的分布：宗气积聚于胸中，通过上出息道，贯注心脉及沿三焦下行的方式而布散全身。

（4）宗气的主要功能：①走息道而司呼吸。②贯心脉而行气血。③宗气作为后天之气，对先天之气有重要的资助作用。

3. 营气的概念、生成、分布与生理功能

（1）营气的概念：营气，是行于脉中、富有营养作用的气，又称“荣气”、“营阴”。

（2）营气的生成：营气，主要由水谷精气中的精华部分所化生。

（3）营气的分布：营气分布于血脉之中，成为血液的组成部分，循脉上下，营运于全身。

（4）营气的生理功能：化生血液和营养全身。

4. 卫气的概念、生成、分布与生理功能

（1）卫气的概念：卫气，是行于脉外、具有护卫作用的气。卫气与营气相对而言，又称“卫阳”。

（2）卫气的生成：卫气亦由水谷精气所化生。但其特性是“慓疾滑利”，即活力特强，流动很迅速。

（3）卫气的分布：卫气运行于脉外，不受脉道约束，运行于皮肤、分肉之间，“熏于肓膜，散于胸腹”。（《素问·痹论》）

（4）卫气的生理功能：①护卫肌表，防御外邪入侵。②温养脏腑、肌肉、皮毛。③调节控制腠理的开合，控制汗液的正常排泄，以维持体温的相对恒定。

细目三　血

血是循行于脉中而富有营养的红色液态物质，是构成人体和维持人体生命活动的基本物质之一。

要点一　血的生成

水谷精微和肾精是血液化生的基础。它们在脾胃、心、肺、肾等脏腑的共同作用下，经过气化过程而得以化生为血液。

要点二　血的运行

血液的正常运行，与心、肺、肝、脾等脏腑的功能密切相关。

脉道是否通利，血寒或血热等，也是直接影响血液运行的重要因素。

要点三　血的生理功能

1. 濡养作用

血在脉中循行，内至脏腑，外达皮肉筋骨，不断对全身各脏腑组织起着充分的营养和滋润作用，以维持正常的生理活动。

2. 化神作用

血，是机体精神活动的最主要物质基础。

细目四　津液

津液，是机体一切正常水液的总称。它包括各脏腑组织的内在体液及其正常的分泌物，如胃液、肠液和涕、泪等。也是构成人体和维持人体生命活动的基本物质之一。

津和液中质较清稀，流动性较大，布散于体表皮肤、肌肉和孔窍，并能渗注于血脉，起滋润作用的，称为津；质较稠厚，流动性较小，灌注于骨节、脏腑、脑、髓等组织，起濡养作用的，称为液。津和液之间可以相互转化，故津和液常同时并称。

要点一　津液的生成、输布与排泄

1. 津液的生成

津液源于饮食水谷，通过脾胃的运化及小肠的泌别清浊、大肠主津等相关脏腑的功能而生成。

2. 津液的输布

主要依靠脾气的输布散精、肺气的通调水道、肾气的主水液而蒸腾气化，以及肝气疏泄，促进津液输布。此外，三焦水道的通利则保证津液的输布和畅通。

3. 津液的排泄

津液的排泄主要通过汗和尿的排泄来完成。此外，呼气和粪便也能带走少量水液。因此津液的排泄主要与肾、肺、脾的生理功能关系密切。

要点二　津液的生理功能

1. 滋润和濡养作用。
2. 充养血脉。

细目五　神

神是人体生命活动的主宰及其外在总体表现的统称。

要点　神的生成与功能

1. 神的生成

（1）精气血津液为化神之源。
（2）脏腑精气对外界环境的应答。

2. 神的功能

（1）调节精气血津液的代谢。
（2）调节脏腑的生理功能。
（3）主宰人体的生命活动。

细目六　气与血的关系

要点一　气为血帅

1. 气能生血

气能生血，是指血的组成及其生成过程，均离不开气和气的运动变化。

2. 气能行血

血属阴而主静，血不能自行，有赖于气的推动，气行则血行，气滞则血瘀。

3. 气能摄血

血在脉中循行而不逸出脉外，主要依赖于气对血的固摄作用。

要点二　血为气母

血对气的作用即血为气之母。

1. 血能养气

是指气的充盛及其功能的发挥均离不开血液的濡养。

2. 血能载气

血是气的载体，气必须依附于血而得以存于体内，赖血之运载而运行全身。

细目七　气与津液的关系

要点一　气能生津

气是津液生成的动力，津液的生成依赖于气的推动作用。

要点二　气能行津

气是津液在体内正常输布运行的动力，津液的输布及其化为汗、尿等排出体外，全赖于气的推动作用和升降出入运动。

要点三　气能摄津

气的固摄作用控制着津液的排泄，防止无故地流失。

要点四　津能生气

津液在输布过程中受到各脏腑阳气的蒸腾温化，可以化生为气。

要点五　津能载气

津液亦是气运行的载体。在脉外之气的运行必须依附于津液，不会漂浮失散而无归。

细目八　精血津液之间的关系

要点一　精血同源

精与血都由水谷精微化生和充养，化源相同；两者之间又互相资生，互相转化，并都具有濡养和化神等作用。

要点二　津血同源

血和津液的生成都源于水谷精气，由水谷精气所化生，且都具有滋润濡养作用，二者之间可以相互资生，相互转化，故称之为“津血同源”。

细目九　精气神之间的关系

要点一　气能生精、摄精

1. 气能生精

气的运行不息能促进精的化生。

2. 气能摄精

固摄肾精，使精聚而充盈。

要点二　精能化气

人体之精气在气的推动激发作用下可化生为气。

要点三　精气化神

精与气都是神得以化生的物质基础，神必须得到精和气的滋养才能正常发挥作用。

要点四　神驭精气

神以精气为物质基础，又能驭气统精。人体脏腑形体官窍的功能活动及精气血等物质的新陈代谢，都必须受神的调控和主宰。形为神之宅，神乃形之主，神安则精固气畅，神荡则精失气衰。

（张国霞）

第四单元　经络

细目一　经络学说

经络，是经脉和络脉的总称，是运行全身气血、联络脏腑形体官窍、沟通上下内外感应传导信息的通路系统。是人体结构的重要组成部分。

要点一　经脉与络脉的区别

经，有路径的意思；络，有网络的意思。经脉是经络系统的主干，有一定的循行径路；络脉是经脉的分支，纵横交错，网络全身。

要点二　经络系统的组成

经络系统，主要由经脉和络脉组成。经脉分为正经和奇经两大类，为经络系统的主要组成部分。此外，还有十二经别、十二经筋和十二皮部，是十二经脉的附属部分。络脉有别络、浮络、孙络之分。

1. 经脉

（1）正经：正经有十二，即手三阴经、手三阳经、足三阴经、足三阳经，合称十二经脉。十二经别是从十二经脉别出的经脉，具有“离、入、出、合”的循行特点。它区别于十二经脉，但仍属于正经的范围。

（2）奇经：奇经有八条，即督脉、任脉、冲脉、带脉、阴跻脉、阳跻脉、阴维脉、阳维脉，合称“奇经八脉”。奇经八脉不同于十二经脉，人的气血常行于十二经脉，当十二经脉气血有余时，则流注于奇经八脉，蓄以备用。

（3）连属部分，即经筋和皮部。经筋，是十二经脉之气“结、聚、散、络”于筋肉、关节的体系。具有连缀百骸，维络周身，主司关节活动的作用。皮部，是十二经脉功能活动反映于体表的部位，亦是络脉之气散布之所在。

2. 络脉

络脉包括别络、浮络、孙络三个部分。别络，是较大的和主要的络脉，共有十五。其中十二经脉和督、任二脉各有一别络，再加上脾之大络，合为十五别络。浮络，是循行于人体浅表部位而常浮现的络脉。因其浮而常见，故称为“浮络”。孙络，又叫孙脉，是最细小的络脉。

细目二　十二经脉

要点一　十二经脉的走向交接规律

手三阴经从胸腔走向手指末端，交手三阳经；手三阳经从手指末端走向头面部，交足三阳经；足三阳经从头面部走向足趾末端，交足三阴经；足三阴经从足趾走向腹腔、胸腔，交手三阴经。其中，阴经与阳经相交，是在手足部位；阳经与阳经相交，是在头面部位；阴经与阴经相交，是在胸部。

要点二　十二经脉的分布规律

1. 头面部

手足阳明经行于面部、额部；手太阳经行于面颊部；足太阳经行于头顶及头后部；手足少阳经行于头侧部。由于手三阳与足三阳在头面部交接，故说“头为诸阳之会”。

2. 四肢部

阴经分布在四肢的内侧面，阳经分布在四肢的外侧面，具体如下：

（1）上肢内侧面是：手太阴经在前缘，手厥阴经在中线，手少阴经在后缘。

（2）上肢外侧面是：手阳明经在前缘，手少阳经在中线，手太阳经在后缘。

（3）下肢内侧面是：足太阴经在前缘，足厥阴经在中线，足少阴经在后缘。（注意：内踝上八寸以下，足厥阴肝经在前缘，足太阴脾经在中线；八寸以上，足太阴脾经在前缘，足厥阴肝经在中线。）

（4）下肢外侧面是：足阳明经在前缘，足少阳经在中线，足太阳经在后缘。

3. 躯干部

十二经脉在躯干部分布的一般规律是：手三阳经行于肩胛部；手三阴经行于腋部；足太阳经行于腰背部；足少阳经行于侧面；足三阴经及足阳明经行于胸腹部，其中，自胸腹正中线向外的顺序依次为：足少阴、足阳明、足太阴、足厥阴。

要点三　十二经脉的表里关系

手太阴肺经与手阳明大肠经相表里，手厥阴心包经与手少阳三焦经相表里，手少阴心经与手太阳小肠经相表里；足太阴脾经与足阳明胃经相表里，足厥阴肝经与足少阳胆经相表里，足少阴肾经与足太阳膀胱经相表里。相为表里的两经，都在四肢末端交接，分别循行于四肢内外两个侧面的相对位置，分别属络于相为表里的脏腑（如手太阳经属小肠络心，手少阴经属心络小肠）。

要点四　十二经脉的流注次序

十二经脉分布在人体的内外上下，其经脉中的气血阴阳是流动不息，循环贯注的。其流注次序是从手太阴肺经开始，依次流至手阳明大肠经、足阳明胃经、足太阴脾经、手少阴心经、手太阳小肠经、足太阳膀胱经、足少阴肾经、手厥阴心包经、手少阳三焦经、足少阳胆经、足厥阴肝经，再流至手太阴肺经，如此首尾相贯，如环无端。

细目三　奇经八脉

要点一　奇经八脉的主要特点

奇者，异也。奇经，是不同于十二经脉（正经）的经脉。奇经八脉，是督脉、任脉、冲脉、带脉、阴跻脉、阳跻脉、阴维脉、阳维脉的总称。

奇经八脉与正经有所不同，主要有以下三个特点：一是分布不像十二经脉那样规则；二是同脏腑没有直接的相互属络关系；三是相互之间也没有表里配合关系。

要点二　督脉的循行部位及基本功能

1. 督脉的循行部位

主干：起于胞中，下出会阴，沿脊柱里面上行，至项后风府穴处进入颅内，络脑，并由项沿头部正中线，经头顶、额部、鼻部、上唇，到上唇系带处。

分支（从略）。

2. 督脉的基本功能

督脉行于背部正中，多次与手足三阳经及阳维脉交会，能总督一身之阳经，故称为“阳脉之海”。督脉行于脊里，上行入脑，并从脊里分出属肾，故与脑、脊髓、肾有密切联系。

要点三　任脉的循行部位及基本功能

1. 任脉的循行部位

起于胞中，下出会阴，经阴阜，沿腹部和胸部正中线上行，至喉咙，上行至下颌部，环绕口唇，分行至目眶下。

2. 任脉的基本功能

任脉行于腹面正中线，多次与手足三阴经及阴维脉交会，能总任一身之阴经，故称为“阴脉之海”。任脉起于胞中，与女子妊娠有关，故又称“任主胞胎”。

要点四　冲脉的循行部位及基本功能

1. 冲脉的循行部位

主干：起于胞中，下出会阴后，从气街部起与足少阴经相并，夹脐上行，散布于胸中，再向上行，经喉，环绕口唇，到目眶下。

分支（从略）。

2. 冲脉的基本功能

冲脉上行至头，下至于足，贯穿全身，成为气血的要冲，能调节十二经气血，故有“十二经脉之海”之称。冲脉又称为“血海”，与女子的月经有密切关系。

要点五　带脉的循行部位及基本功能

1. 带脉的循行部位

起于季胁，斜向下行到带脉穴，绕身一周。在腹面的带脉下垂到少腹。

2. 带脉的基本功能

带脉围腰一周，犹如束带，约束纵行诸脉。

细目四　经络的生理功能

要点一　沟通联系作用

人体的五脏六腑、四肢百骸、皮肉脉筋骨等组织器官之间的联系主要是依靠经络系统的沟通、联络作用实现的。

要点二　运输渗灌作用

人体气血通过遍布全身的经络系统运行到各组织器官，发挥营养作用。

要点三　感应传导作用

感应传导，是指经络系统对于针刺或其他刺激的感觉传递和通导的作用。

要点四　调节作用

经络在沟通、传导功能的基础上，又能调节功能活动，使人体复杂的生理功能互相协调，保持相对的平衡状态。

细目五　经络学说的应用

要点一　阐释病理变化及其传变

1. 经络是外邪内传脏腑的途径。
2. 经络是内脏疾病相互传变的途径。
3. 经络是内脏病变反映到躯体的途径。

要点二　指导疾病的诊断

包括循经诊断、分经诊断等。

要点三　指导疾病的治疗

包括指导针灸推拿治疗、指导药物治疗等。

（张国霞）

第五单元　病因

细目一　六淫

六淫，是风、寒、暑、湿、燥、火（热）六种外感病邪的统称。

风、寒、暑、湿、燥、火（热）本来是指六种自然界的正常气候，简称为“六气”。

要点一　六淫共同的致病特点

六淫致病一般具有以下的共同特点：

1. 季节性、地域性。
2. 外感性。
3. 相兼性。
4. 转化性。

要点二　六淫各自的性质和致病特点

1. 风邪的性质和致病特点

（1）风为阳邪，其性开泄，易袭阳位：风为阳邪，具有轻扬上浮，易袭阳位的性质，所以常伤及人体上部（如头面、咽喉等），见头痛、咽痒、面目浮肿等症状。故《素问·太阴阳明论》说：“伤于风者，上先受之。”风邪具有开泄外越的性质，故易使人体皮毛腠理开泄，出现恶风、汗出等症状。

（2）风性善行而数变：“善行”是指风邪致病具有病位游移、行无定处的特性，如行痹。“数变”是指风邪致病具有变幻无常和发病迅速的特性，如风疹之皮疹瘙痒，发无定处，此起彼伏。

（3）风为百病之长：风邪为六淫中的主要致病因素，具有兼邪同病的特性，其他五邪常依附于风邪侵犯人体，表现为风寒、风热、风湿等兼夹证。所以，风邪常为外邪致病的先导。古人常把风邪作为外感致病因素的总称。

2. 寒邪的性质和致病特点

（1）寒为阴邪，易伤阳气：寒为阴邪，故寒邪致病，为实寒证，并易损伤人体阳气，出现寒盛兼阳伤的虚实夹杂证。寒邪袭表，卫阳被遏可见恶寒；寒邪直中脾胃，损伤脾阳可见呕吐清水、腹泻、脘腹冷痛，以及食欲不振、肢冷、神疲等症。

（2）寒性凝滞：凝滞，即凝结、阻滞不通。寒邪侵犯人体，阻碍气血的运行，使之运行缓慢，甚至凝结不通，不通则痛，故寒邪伤人多见疼痛症状，如头痛、关节痛、腹痛等。

（3）寒性收引：收引，即收缩牵引。寒邪侵袭人体可使气机收敛，腠理、经络、筋脉收缩拘急。如寒邪侵袭肌表，使肌肤收缩而腠理闭塞，可见恶寒、发热、无汗；寒客筋脉，经脉牵引而拘急不舒，可见四肢拘急、屈伸不利。

3. 湿邪的性质和致病特点

（1）湿性重浊：重，即沉重、重着之意；浊，即秽浊。其致病特点一是表现为肢体困重不舒，如头重如裹，周身困重；着痹等。二是分泌物和排泄物多秽浊不洁，如湿邪引起的疮疡、湿疹等。其他如苔腻、面垢、眵多、便下黏液、妇女带下等，皆属湿邪的秽浊之性。

（2）湿为阴邪，易阻遏气机，损伤阳气：湿邪为有形之邪，侵犯人体后，最易阻遏气机，故致病常见胸闷脘痞、小便短涩、大便不爽等症。湿为阴邪，阴胜则阳病，故湿邪停留体内时间过久，还会进一步损伤人体的阳气。又因脾喜燥而恶湿，湿易困脾，所以湿邪尤其容易损伤脾阳，出现形寒怕冷、腹泻、水肿、尿少等症。

（3）湿性黏滞：其致病特点一是病程缠绵难愈或反复发作，如湿温病、湿痹、湿疹。二是湿病症状多黏滞不爽，如分泌物、排泄物滞涩不畅。

（4）湿性趋下，易袭阴位：湿类于水，水性就下，故湿邪亦有趋下的性质。其致病特点是症状多见于下半身，如下肢水肿、小便淋浊、泄痢、妇女带下等。故《素问·太阳阳明论》说："伤于湿者，下先受之。"

4. 燥邪的性质和致病特点

（1）燥性干涩，易伤津液：燥邪侵犯人体，易损伤津液，表现出各种干燥症状，如皮肤干燥皲裂、鼻干咽燥、口唇燥裂、小便短少、大便干结等。正如《素问·阴阳应象大论》说"燥胜则干"。

（2）燥易伤肺：肺为娇脏，喜润恶燥，又开窍于鼻，故燥邪自口鼻而入，最易伤肺。燥邪损伤肺津，影响肺的宣发肃降功能，导致干咳少痰，或痰黏难咯，或痰中带血，以及喘息胸痛等症。

5. 火（热）的性质和致病特点

（1）火热为阳邪，其性炎上：火热为阳盛之邪，阳胜则热，故其致病多见高热、烦渴、汗出、脉洪数等症。火性趋上，侵害人体，多在上部，尤以头面为多见，表现为目赤肿痛、咽喉肿痛、口舌生疮糜烂等。

（2）火热易伤津耗气：火热为阳邪，易伤人体津液，故其致病可在高热的同时，伴见口渴多饮、咽干舌燥、小便短赤、大便秘结等津液损伤之症。火热之邪又能损伤人体正气，从而导致全身性的功能衰退。

（3）火热易生风动血：火热之邪侵袭人体，燔灼肝阴，使筋脉失养，肝风内动，症见高热、四肢抽搐、颈项强直、角弓反张、两目上视、牙关紧闭等，称为"热极生风"。火热之邪侵入血分，使血行加速，甚至迫血妄行，而致各种出血，可见吐血、衄血、便血、尿血和皮肤斑疹等症。

（4）火热易致肿疡：火热之邪入于血分，聚于局部，腐蚀血肉而发为痈肿疮疡。火热之邪引起的疮疡，具有红、肿、热、痛的特点。

（5）火热易扰心神：火热之邪入于营血，尤易扰心神，出现心烦失眠、狂躁妄动、神昏谵语等症。

6. 暑邪的性质和致病特点

（1）暑为阳邪，其性炎热：暑为阳邪，其性炎热，致病多出现阳热症状，如高热、心烦、面赤、脉洪大。

（2）暑性升散，伤津耗气：暑为阳邪，其性上升，故致病易上犯头目，出现头昏、目眩；上扰心神，出现突然昏倒、不省人事。暑性发散，伤津耗气，暑邪伤人使腠理开泄，汗出过多而伤津，气随津泄而致气虚，故暑邪致病可见气短乏力、口渴喜饮、尿赤短少等症。

（3）暑多夹湿：盛夏季节气候炎热、气温较高，且雨水较多、湿度较大，故暑邪易夹湿邪侵犯人体，致病多为暑湿夹杂证，表现为发热、烦渴、四肢困倦、胸闷呕恶、大便溏泄而不爽、苔黄腻等。

细目二 疠气

疠气，是一类具有强烈传染性的外邪。在中医文献记载中，又有“疫气”、“疫毒”、“戾气”、“异气”、“毒气”、“乖戾之气”等名称。

要点一 疠气的致病特点

1. 传染性强，易于流行

疠气具有强烈的传染性和流行性，具有很强的致病性，它可通过口鼻等多种途径在人群中传播，从而造成流行。

2. 发病急骤，病情危重

疠气的毒力比一般的六淫之邪更强，热毒更甚，并常兼夹湿毒、毒雾、瘴气等秽浊之气侵犯人体，故比六淫发病更急，且来势凶猛，病情危笃，死亡率高。

3. 一气一病，症状相似

因为一种疠气引起一种疫病，故致病后症状相似。《素问·刺法论》说：“五疫之至，皆相染易，无问大小，病状相似。”

要点二 疫疠发生与流行的因素

疫疠的发生与流行，多与气候因素、环境因素、预防措施不当和社会因素有关。

细目三 七情内伤

七情即喜、怒、忧、思、悲、恐、惊七种情志活动，属精神致病因素，是内伤病的主要致病因素之一。

突然、强烈或长期持久的精神刺激，超过了人体本身生理活动的范围，使人体气机紊乱，阳阳气血失调，才会使人致病，称七情内伤。

要点 七情内伤致病的特点

七情直接损伤内脏，使脏腑气机逆乱，气血失常，导致各种病变发生。

1. 直接伤及内脏

七情损伤五脏可以损伤与之相对应的内脏。如喜、惊伤心，怒伤肝，思伤脾，悲、忧伤肺，恐伤肾。情志所伤的病证，以心、肝、脾三脏和气血失调为多见。

2. 影响脏腑气机

（1）喜、惊伤心：喜则气缓，惊则气乱。喜乐过度，能使心气涣散，神不守舍，导致心神不安或心神失常。

（2）怒伤肝：怒则气上。暴怒或常怒，使肝气上逆，血随气升，并走于上，常见头昏、头痛、面红、目赤，甚至呕血、昏厥。

（3）思伤脾：思则气结。思虑过度，可使脾气郁结，运化功能失常，出现食欲不振、脘腹胀满、便溏等症。

（4）悲、忧伤肺：悲则气消，忧则气郁。过度悲伤，使肺气消散而耗损，出现神疲乏力、声低息微等。肺司呼吸，忧愁太过，可使肺气郁结，呼吸不利而感到胸闷、气短。

（5）恐伤肾：恐则气下。过度的恐惧，使肾气不固，气泄于下，临床可见二便失禁，或骨酸痿厥、遗精等。

3. 情志异常波动，可使病情加重或迅速恶化。

细目四　饮食失宜

要点一　饮食不节

饥饱失常，是指饮食量没有适当的控制，过度饥饿或过度饱胀，二者皆可致病。

要点二　饮食不洁

饮食不洁可引起多种脾胃及肠道疾病，出现脘腹疼痛、呕吐、腹泻、痢疾，或引起肠道寄生虫病，重者可引起昏迷，甚至死亡。

要点三　饮食偏嗜

1. 五味偏嗜

五味与五脏各有其亲和性，长期偏嗜某味，则可使五脏功能偏盛偏衰，进而导致疾病的发生。

2. 偏寒偏热

过食生冷寒凉，使脾胃阳气受损，寒湿内生，可发生腹痛、泄泻等症。过食辛温燥热，使脾胃阴液受损，肠胃积热，可发生口渴、口臭、嘈杂易饥、便秘等症。

细目五　劳逸失度

要点一　过度劳累

1. 劳力过度

包括劳力过重或时间过长，耗损人体的精气而致病。

2. 劳神过度

思虑劳神太过，久之则耗伤心血，损伤心神而引起心神不安，见心悸、健忘、失眠、多梦等症；如损伤脾气，使脾运受到影响，则可见食欲不振等脾失健运的症状。

3. 房劳过度

房劳过度易伤肾中精气，出现腰酸膝软、精神委靡、头昏耳鸣、性功能减退，男子可有遗精、早泄、阳痿，女子可有白带增多等症。

要点二 过度安逸

过逸而懒动，日久使人体心肺功能减弱，脾胃功能呆滞，气血运行不畅，消化吸收不良，并使人体脂肪积聚过多，从而出现种种症状，如精神不振，肢体软弱，动则心悸、气短、汗出，食少乏力，或形体肥胖，或继发他病。

细目六 痰饮

痰饮是人体水液代谢障碍所形成的病理变化及其病理性产物，又为继发病因。

痰饮可分为有形与无形两大类。有形之痰饮，指视之可见、闻之有声、触之可及的痰浊和水饮等病理性产物，如咳吐之痰液、瘰疬等。无形之痰饮，指有痰饮致病的证候表现，而无实质性痰饮可见，但用治痰饮的方法能够奏效的一类特殊的病理变化，如眩晕、心悸等。

要点一 痰饮的形成

痰饮多由外感六淫，或饮食及七情内伤等，使肺、脾、肾以及三焦等脏腑气化功能失常，导致津液代谢障碍，从而使水湿停滞体内而形成。

要点二 痰饮的致病特点

1. 阻滞气血运行。
2. 影响水液代谢。
3. 易于蒙蔽心神。
4. 致病广泛，变化多端。

细目七 瘀血

瘀血，指体内血液停滞，包括离经之血停积于体内，以及血运不畅，阻滞于经脉及脏腑之内。瘀血既是病理性产物，又为继发病因。

要点一 瘀血的形成

一是由于气虚推动无力、气滞血行不利、血寒经脉拘急、血热相互搏结等原因，使血行不畅而阻滞于体内，形成瘀血；二是由于内外伤、气虚失摄、血热妄行等原因，造成血离经脉，停积于体内而形成瘀血。

要点二 瘀血的致病特点

1. 易阻滞气机。
2. 影响血液运行。
3. 影响新血生成。

4. 病位固定，病证繁多。

要点三　瘀血的病证特点

1. 疼痛呈刺痛状，痛处固定，昼轻夜重，拒按。
2. 有肿块部位固定，质硬或压痛。
3. 可出血，血色紫暗或夹瘀块。
4. 久瘀可见面色黧黑，肌肤甲错，唇甲青紫，舌质紫暗或有瘀斑、瘀点，舌下经脉曲张等征象。
5. 脉象多见细涩、沉弦或结代。

细目八　先天因素

要点一　胎弱

胎弱是指胎儿禀受父母的精血不足或异常，以至日后发育障碍，畸形或不良。

要点二　胎毒

胎毒，有广义和狭义之分。狭义胎毒，是指某些传染病，在胎儿期由亲代传给子代。如由父母传染而来的梅毒。广义胎毒，是指妊娠早期，其母感受邪气或误用药物、误食不利于胎儿之物，出生后渐见某些疾病。

（张国霞）

第六单元　发病

细目一　发病的基本原理

发病，是指疾病的发生过程。这是机体处于病邪的损害和正气的抗损害之间的矛盾斗争过程。

正气是指人体的功能活动（包括脏腑、经络、气血等功能）和抗病、康复能力，简称为“正”。

邪气泛指各种致病因素，简称为“邪”。包括存在于外界或由人体内产生的种种具有致病作用的因素。

要点一　正气不足是疾病发生的内在因素

中医发病学重视人体的正气，认为正气旺盛，气血充盈，卫外固密，病邪难于侵入，疾病无从发生，《素问·刺法论》说：“正气存内，邪不可干。”

要点二　邪气是发病的重要条件

邪气影响发病的性质、类型与特点、影响病情与病位，某些情况下邪气在发病中起主导作用等方面。

细目二　影响发病的主要因素

要点一　环境与发病

环境因素主要有：气候因素，地域因素，生活、工作环境因素等，均可影响疾病的发生。

要点二　体质与发病

体质决定发病倾向，决定对某些病邪的易感受性，决定某些疾病的证候类型等。

要点三　精神状态与发病

情志过激日久，可以成为致病因素，疾病过程中亦可出现异常的情志变化。

细目三　发病类型

要点一　感邪即发

指感邪后立即发病。感邪即发多见于新感外邪较盛、情志剧变、毒物所伤、外伤和感受邪气等情况。

要点二　徐发

是指感邪后缓慢发病，又称缓发。徐发与致病因素的种类、性质，以及体质因素等密切相关。

要点三　伏发

是指感受邪气后，病邪在其体内潜伏一段时间，或在诱因的作用下，过时而发。多见于外感疾病和某些外伤。

要点四　继发

是指在原发疾病的基础上，继而发生新的疾病。原发病与新产生的疾病在病理上密切相关。

要点五　复发

复发是指疾病初愈或疾病的缓解阶段，在某些诱因的作用下，引起疾病再度发作或反复发作的一种发病形式。

复发诱因主要有重感致复、食复、劳复、药复、情志致复。

要点六 合病与并病

合病，是指两经或两个部位以上同时受邪所出现的病证。多见于感邪较盛，而正气相对不足之时。

并病是指感邪后某一部位的证候未了，又出现另一部位的病证。多见于病位传变之中。

（张国霞）

第七单元 病机

细目一 邪正盛衰

要点一 邪正盛衰与虚实变化

1. 实的病机

实，指邪气亢盛，是以邪盛为矛盾主要方面的一种病理反应。主要特点为邪气和正气都比较强盛，正邪相搏，可出现一系列病理性反映比较剧烈而有余的证候表现。

2. 虚的病机

虚，指正气不足，是以正气虚损为矛盾主要方面的一种病理反应。诸如卫气不固，脏腑功能低下，气血津液生化不足或气化无力，以及气机下降不及等，均属虚性病理变化。

3. 虚中夹实

指病理变化以正气虚损为主，又兼夹实邪结滞，从而形成正虚邪实的虚实错杂病理状态。

4. 实中夹虚

指病理变化以邪实为主，又兼有正气虚损不足，从而形成邪实正虚的虚实错杂病理状态。

5. 真虚假实

即“至虚有盛候”，指“虚”为病机的本质，而其“实”乃是病证假象的病理状态。即所说“至虚之病，反见盛势”。

6. 真实假虚

即“大实有羸状”，指“实”为病机的本质，而其“虚”乃是病证假象的病理状态。即所说“大实之病，反有羸状”。

要点二 邪正盛衰与疾病转归

1. 正胜邪退

是在邪正消长盛衰发展过程中，疾病向好转和痊愈方面转归的一种结局。

2. 邪胜正衰

是指邪气亢盛，正气虚衰，机体抗邪无力，在邪正消长盛衰发展过程中，疾病向恶化甚至死亡方面转归的一种病理过程。

3. 邪正相持

指在疾病过程中，机体正气不甚虚弱，而邪气亦不过强，邪正势均力敌，相持不下，病邪稽留，病势处于迁延状态的病理过程。

4. 正虚邪恋

指正气大虚，余邪未尽，或由于正气难复，无力驱邪，致使疾病处于缠绵难愈的病理过程。

5. 邪去正虚

指邪气被祛除，病邪对机体损害作用消失，但正气亦被耗伤而虚弱，有待恢复的病理过程。

细目二 阴阳失调

阴阳失调，是指机体在疾病的发生发展过程中，由于各种致病因素的影响，导致机体的阴阳消长失去相对的平衡，从而形成阴阳偏胜、偏衰，或阴不制阳、阳不制阴的病理状态。

要点一 阴阳偏胜

指病邪侵袭人体，导致机体阴阳双方某一方的病理性亢盛状态，属“邪气盛则实”的实证。

1. 阳偏胜

阳偏胜，即阳盛，指机体在疾病过程中所出现的一种阳气病理性亢盛，功能亢奋，机体反应性增强，热量过剩的病理状态。其病机特点多表现为阳盛而阴未虚（或虚亏不甚）的实热病证。

2. 阴偏胜

阴偏胜即阴盛，指机体在疾病过程中所出现的一种阴气病理性偏盛，功能抑制或减退，热量耗伤过多，以及病理性代谢产物积聚的病理状态。其病机特点为阴盛而阳未虚（或虚损不甚）的实寒证。

要点二 阴阳偏衰

阴或阳的偏衰，是指“精气夺则虚”的虚证。即人体阴或阳亏虚不足所引起的病理变化。

1. 阳偏衰

阳偏衰，即阳虚，指机体阳气虚损，功能减退或衰弱，代谢减缓，产热不足的病理状态。阳虚病机特点，多表现为机体阳气不足，阳不制阴，阴气相对亢盛的虚寒证。

2. 阴偏衰

阴偏衰，即阴虚，指机体阴气不足，精、血、津液等阴液亏少，以及由于阴虚不能制阳，导致阳气相对亢盛，功能虚性亢奋的病理状态。阴虚病机特点，多表现为阴气不足，制约阳热及滋养、宁静功能减退，阳相对亢盛的虚热病证。

要点三　阴阳互损

阴阳互损，是指在阴或阳任何一方虚损的前提下，病变发展影响到相对的一方，形成阴阳两虚的病机。

要点四　阴阳格拒

1. 阴盛格阳

阴盛格拒　又称格阳。指阴寒偏盛至极，壅闭于内，逼迫阳气浮越于外，致使阴阳不相维系顺接，而相互格拒的一种病理状态。其证候为真寒假热证。

2. 阳盛格阴

阳盛格阴　又称格阴。指阳热偏盛至极，深伏于里，阳气被遏，郁闭于内，不能外达于肢体，从而将阴气排斥于外的一种病理状态。其证候为真热假寒证。

要点五　阴阳亡失

1. 亡阳

指机体阳气发生突然性脱失，而致全身属阳的功能突然严重衰竭的病理状态。

2. 亡阴

指机体阴气阴液发生突然性大量耗伤或丢失，而致全身属阴的功能出现严重衰竭的病理状态。

细目三　气的失常

气的失常包括气虚和气机失调等病理变化。

要点一　气虚

气虚，指元气耗损，周身之气不足及功能减弱，脏腑功能衰退，抗病能力下降的病理状态。

要点二　气滞

气滞，即气机郁滞，指气的流通不畅，郁滞不通的病理状态。

要点三　气逆

指气机升降失常，或气升之太过，或降之不及，脏腑之气逆上的病理状态。

要点四　气陷

指在气虚病变基础上发生的以气的上升不足或下降太过，气的升举无力而下陷为特征的病理状态。

要点五　气闭气脱

气闭，指气机闭阻，外出严重障碍，以致清窍闭塞，出现昏厥等的病理状态。

气脱，多由于正不敌邪，或正气的持续衰弱，以致气不内守，大量向外亡失，导致功能突然衰竭的病理状态。气脱实际上是各种虚脱病变的主要病机。

细目四　血的失常

要点一　血虚

血虚，指血液不足，濡养功能减退，以致脏腑百脉、形体器官失养的病理状态。

要点二　血行失常

1. 血瘀

血瘀，指血液循行迟缓，或流行不畅，甚则血液瘀结停滞成积的病理状态。

2. 出血

指血液逸出血脉的病理状态。

要点三　血热

血热，指血内有热，使血行加速，脉络扩张，或血液妄行而致出血的病理状态。

细目五　气与血关系失调

要点一　气滞血瘀

因气的运行郁滞不畅，以致血液运行滞涩或障碍，继而出现血瘀的病理状态。

要点二　气虚血瘀

指因气对血的推动无力而致血行不畅，甚至瘀阻不行的病理状态。

要点三　气不摄血

指因气虚不足，统摄血液功能减弱，血不循经而逸出脉外，导致各种出血的病理状态。

要点四　气随血脱

指在大量出血的同时，气随血液的突然流失而急剧脱散，从而形成气血并脱的危重病理状态。

要点五　气血两虚

指气虚和血虚同时存在，组织器官失养，而致功能减退的病理状态。

细目六　津液代谢失常

津液的代谢失常，是指全身或某一环节的津液代谢发生异常，从而导致津液的生成、输布和排泄发生紊乱或障碍的病理过程。

要点一　津液不足

津液不足，指机体津液亏少，致使脏腑、形体、官窍、皮毛失其滋养、濡润和充盈，从而产生一系列干燥枯涩失润的病理状态。

要点二　津液输布、排泄障碍

1. 津液的输布障碍

津液的输布障碍，指津液不能正常转输和布散，导致津液在体内升降环流迟缓，因而湿浊内生，或滞留于某一局部，导致津液不化，水湿困阻，或酿痰成饮的病理状态。

2. 津液的排泄障碍

津液的排泄障碍，主要是指津液转化为汗液和尿液的功能减退，而致水液潴留。

细目七　津液与气血关系失调

要点一　水停气阻

即津停气阻，指津液代谢障碍，水湿痰饮潴留，导致气机阻滞的病理状态。多由痰饮水湿病变发展，影响气机通利所致。

要点二　气随津脱

即气随液脱，指津液大量丢失，气失其依附而随津液外泄，以致暴脱亡失的病理状态。

要点三　津枯血燥

津枯血燥主要指津液亏乏枯竭，导致血燥而虚热内生或血燥生风的病理状态。

要点四　津亏血瘀

津亏血瘀主要指津液耗损，导致血行滞涩不畅的病理状态。

细目八　内生“五邪”

内生“五邪”，是指在疾病的发展过程中，由于气血津液和脏腑等生理功能的异常而产生的类似风、寒、湿、燥、火六淫外邪致病的病理现象。由于病起于内，故分别称为“内风”、“内寒”、“内湿”、“内燥”和“内火”等，统称为内生“五邪”。

要点一　风气内动

即肝风内动。指在疾病过程中，或因阳盛，或因阴虚，或血虚，或热极伤及营血，以致阴虚不能制阳，阳升无制，或筋脉失其濡养，从而出现动风的病理状态。由于“内风”与肝的关系较为密切，故又称肝风内动或肝风。

主要有肝阳化风、热极生风、阴虚风动、血虚生风、血燥生风等五种类型。

要点二　寒从中生

指机体阳气虚衰，温煦气化功能减退，虚寒内生，或阴寒之邪弥漫积滞的病理状态。

要点三　湿浊内生

指由于脾的运化功能和输布津液功能障碍，从而引起湿浊蓄积停滞的病理状态。

要点四　津伤化燥

指机体津液不足，人体各组织器官和孔窍失其濡润，因而出现干燥枯涩的病理状态。

要点五　火热内生

指由于阳盛有余，或阴虚阳亢，或气血郁结，郁久化热化火，或病邪郁结，从阳化热化火，因而产生火热内扰，功能亢奋的病理状态。

细目十二　疾病传变

要点一　疾病传变的概念

传变，是指疾病在机体脏腑经络等组织中的相互影响传递和变化。

要点二　病位传变

1. 表里出入

病邪出入，又称“病势出入”，即表里之间病邪出入之趋向。病邪出入，是指致病因素作用于机体，正气与之进行抗争所出现的表邪入里，或里病出表的病理过程。

2. 外感病传变

包括六经传变、三焦传变、卫气营血传变。

3. 内伤病传变

包括脏与脏传变、脏与腑传变、腑与腑传变、形脏内外传变。

要点三　病性转化

1. 寒热转化

在疾病过程中，随着阴阳的盛衰，病证的性质，可由寒化热，或由热转寒。

寒热的转化，主要由于“从化”。所谓“从化”，是指病邪侵入机体，能随人之体质、病因，以及病程或治疗失当等发生性质的改变，形成与原来病邪性质相反而与机体的体质一致的病理变化。

2. 虚实转化

虚实，决定于邪正盛衰。当正邪双方力量对比发生变化，并达到主要与次要矛盾方面互易其主次位置的程度时，则疾病的虚实性质亦会发生根本的转变，或由实转虚，或因虚致实。

要点四　影响疾病传变的因素

在决定并影响疾病传变的各种因素中，邪正斗争及其盛衰变化不仅决定其疾病传变与否，而且决定着传变的方向和速度，并有一定的规律可循。此外，其他影响疾病传变的因素主要还有体质、地区方域和气候以及生活状况等。

（张国霞）

第八单元　防治原则

细目一　预防

预防，是指采取一定的措施，防止疾病的发生与发展，中医称之为“治未病”。它包括未病先防和既病防变两个方面的内容。

要点一　未病先防

未病先防，是指在疾病发生之前，做好各种预防工作，以防止疾病的发生。疾病的发生，关系到邪正两个方面。因此，治未病，必须从这两方面着手。

1. 调养身体，提高正气抗邪能力。
2. 防止病邪的侵害。

要点二　既病防变

1. 早期诊治。
2. 根据疾病传变规律，先安未受邪之地。

细目二　治则

治则，即治疗疾病的法则。治则是用以指导治疗方法的总则，而治疗方法则是治则的具体化。

要点一　正治与反治

1. 正治法的概念及应用

正治，是逆其证候性质而治的一种常用治疗法则，又称逆治。逆，是指采用方药的性质与疾病的性质相反。如辨明疾病的寒热虚实，分别采用“寒者热之”、“热者寒之”、“虚则补之”、“实则泻之”等不同方法去治疗，即为正治。正治法，适用于疾病的征象与本质相一致的病证。

2. 反治法的概念及应用

反治，是顺从疾病假象而治的一种治疗方法，又称从治。从，是指采用方药的性质顺从疾病的假象，故其实质上仍是“治病求本”。

（1）寒因寒用：是以寒治寒，即用寒性药物治疗具有假寒症状的病证。适用于阳盛格阴的真热假寒证。

（2）热因热用：是以热治热，即用热性药物治疗具有假热症状的病证。适用于阴盛格阳的真寒假热证。

（3）塞因塞用：是以补开塞，即用补益的药物治疗具有虚性闭塞不通症状的病证。适用于因虚而闭阻的真虚假实证。

（4）通因通用：是以通治通，即用通利的药物治疗具有实性通泻症状的病证。适用于食积所致的腹痛，泻下不畅，热结旁流，瘀血所致的崩漏，膀胱湿热所致的尿频、尿急、尿痛等病证。

要点二　治标与治本

本和标是一个相对的概念，主要是用以说明病变过程中各种矛盾的主次关系。如从邪正双方来说，则正气是本，邪气是标；从病因与症状来说，则病因是本，症状是标；从疾病先后来说，则旧疾、原发病是本，新病、继发病是标。

1. 缓则治本

指在病情缓和，病势迁延，暂无急重病状情况下，即应着眼于疾病本质的治疗，这是治病求本原则最直接的体现。

2. 急则治标

指标病急重，甚则影响本病的治疗，则当先治，故急治其标病。如病因明确的剧痛，应先止痛。

3. 标本兼治

指标病本病并重，或标本均不太急时，则当标本兼顾，予以治疗。

要点三　扶正与祛邪

1. 扶正与祛邪的概念

扶正，即扶助正气，增强体质，提高机体的抗邪及康复能力，扶正多用补虚方法，适用于各种虚证。

祛邪，即祛除病邪，使邪去而正安。祛邪多用泻实的方法，适用于各种实证。

2. 扶正祛邪的应用

总的原则是要做到扶正不留邪，祛邪不伤正。

（1）扶正，适用于以正气虚为主要矛盾，而邪气也不盛的虚性病证。

（2）祛邪，适用于以邪盛为主要矛盾，而正气未衰的实性病证。

（3）扶正与祛邪兼用，适用于正虚邪盛，单扶正则易留邪，单祛邪则易伤正的病证。

（4）先祛邪后扶正，适用于虽然邪盛正虚，但正气尚能耐攻，或同时兼顾扶正反而会助邪的病证。

（5）先扶正后祛邪，适用于正虚邪盛，以正虚为主的病人，因正气过于虚弱，兼以攻邪，则反而更伤正气，故应先扶正后祛邪。

要点四　调整阴阳

调整阴阳，使之恢复平衡，促进阴平阳秘，是临床治疗的根本法则之一。

1. 损其有余

阴阳偏盛，可采用“损其有余”的方法治之。如阳热亢盛的实热证，应“治热以寒”，即“热者寒之”，清泻其阳热；阴寒内盛的实寒证，则应“治寒以热”，即用“寒者热之”，温散其阴寒。

2. 补其不足

阴阳偏衰，即阴液或阳气的一方虚损不足的病证，如阴虚、阳虚或阴阳两虚等，应采用“补其不足”的方法治之。

若阴阳两虚，则应阴阳双补。由于阴阳是互根互用的，故在使用上述治法的同时，还应注意“阳中求阴”或“阴中求阳”。

阴阳两虚病证应用阴阳双补，还应分清主次。亡阳者，当回阳以固脱。亡阴者，当救阴以固脱。

要点五　调理精气血津液

1. 调精

包括填精、固精、疏利精气等法。

2. 调气

包括补气、调理气机等法。

3. 调血

包括补血、调理血运等法。

4. 调津液

包括滋养津液、祛除水湿痰饮等法。

5. 调理气血津液关系

调理气血津液关系的原则为“有余泻之，不足补之”，从而使其恢复协调。

要点六　三因制宜

1. 因时制宜

根据不同季节气候的特点，来考虑治疗用药的原则，即为“因时制宜”。《素问》说：“用寒远寒，用凉远凉，用温远温，用热远热，食宜同法”，正是这个道理。

2. 因地制宜

根据不同地区的地理特点，来考虑治疗用药的原则，即为“因地制宜”。

3. 因人制宜

根据病人年龄、性别、体质、生活习惯等不同特点，来考虑治疗用药的原则，即为“因人制宜”。

（1）年龄：不同年龄，则生理状况和气血盈亏不同，治疗用药也应有区别。

（2）性别：男女性别不同，各有其生理特点。妇女有经、带、胎、产等情况，治疗用药应加以考虑。

（3）体质：体质有强弱与寒热之偏。阳盛或阴虚之体，慎用温热伤阴之剂；阳虚或阴盛之体，慎用寒凉伤阳之药。

（张国霞）

内　　经

第一单元 气·阴阳·五行

要点 阴阳的基本概念、属性特征

1. 基本概念

原文：阴阳者，天地之道也，万物之纲纪，变化之父母，生杀之本始，神明之府也。治病必求于本。故积阳为天，积阴为地。阴静阳躁；阳生阴长，阳杀阴藏。阳化气，阴成形。寒极生热，热极生寒。寒气生浊，热气生清。清气在下，则生飧泄；浊气在上，则生䐜胀。此阴阳反作，病之逆从也。(《素问·阴阳应象大论》)

按语：阴阳是自然界事物运动变化的根本规律。阴性静、重浊而下降，阳性动、清轻而上升；阳主化气，阴主成形；阴阳两者相依相召、互根互用、相互转化。阴阳之气的相互作用，决定了自然万物的发生、发展以至消亡，也是形成自然气象、气候、物候变化的根本原因。人依赖于自然而生存，人的生命活动遵循自然阴阳运动的基本规律，因此人之疾病发生的根本原因就在于“阴阳失调”，治疗疾病必须抓住阴阳这个根本。

“治病必求于本”之“本”指阴阳。中医学以调节阴阳为治疗总纲，为基本原则，故《素问·至真要大论》云：“谨察其阴阳所在而调之，以平为期。”需要指出的是，疾病的具体治法也有“治病求本”，但它是针对疾病主要矛盾而制定的原则，与此不同。

2. 属性特征

原文：故清阳为天，浊阴为地。地气上为云，天气下为雨；雨出地气，云出天气。故清阳出上窍，浊阴出下窍；清阳发腠理，浊阴走五脏；清阳实四肢，浊阴归六腑。(《素问·阴阳应象大论》)

按语：清阳向上向外升发、浊阴向下向内沉降，这是自然界与人共有的规律，文中“清阳”“浊阴”的含义也不相同。“清阳出上窍，浊阴出下窍”，此清阳即饮食所化之精微，其轻清上升化为呼吸之气，并布散于头面七窍，以成发声、视觉、嗅觉、味觉、听觉等功能；其糟粕重浊沉降，由前后二阴排出。“清阳发腠理，浊阴走五脏”，此清阳指卫气，浊阴指精血精液。饮食所化之精微，其轻清部分外行于腠理肌表，其浓稠部分内注于五脏。“清阳实四肢，浊阴归六腑”，此清阳即饮食物化生的精气，充养于四肢，其代谢后的糟粕，由六腑排出。文中提出的人之清阳向上向外升发、浊阴向下向内沉降的特性，为中医治疗学中多种治疗方法的形成奠定了理论基础。如治疗耳目失聪的益气升提法，治疗邪在肌腠的解表法，治疗手足厥逆的温阳法，治疗肠胃积滞的攻下法，治疗水肿的利水逐水法等，均是在此理论的启发下发展而成的。

（翟双庆）

第二单元　藏象

要点一　奇恒之腑、五脏、六腑的生理功能特点

1. 奇恒之腑的生理功能特点

原文： 脑、髓、骨、脉、胆、女子胞，此六者，地气之所生也，皆藏于阴而象于地，故藏而不泻，名曰奇恒之腑。(《素问·五脏别论》)

按语： 奇恒之腑，文中论及其象同大地，其功能藏精气，与五脏同，包含有脑、髓、骨、脉、胆、女子胞等几个脏器，其中胆既属腑，又归于奇恒之腑，尤其特殊。胆与肝相表里，故在六腑之列；而其所藏精汁，属人体精气，且又名中正之官而主决断，具有五脏的功能特点，又与一般腑不同。由于奇恒之腑非常重要而又不等同于一般的脏腑，故而在脏腑分类中专门分列。

2. 五脏、六腑的生理功能特点

原文： 夫胃、大肠、小肠、三焦、膀胱，此五者，天气之所生也，其气象天，故泻而不藏。此受五脏浊气，名曰传化之腑。此不能久留，输泻者也。魄门亦为五脏使，水谷不得久藏。所谓五脏者，藏精气而不泻也，故满而不能实。六腑者，传化物而不藏，故实而不能满也。所以然者，水谷入口，则胃实而肠虚；食下，则肠实而胃虚。故曰：实而不满，满而不实也。(《素问·五脏别论》)

按语： "魄门亦为五脏使，水谷不得久藏"，指出了魄门与五脏之间的联系。魄门是胃肠的末端，但其功能亦受五脏的制约。魄门的启闭依赖于心神的主宰，肝气的条达，脾气的升提，肺气的宣降，肾气的固摄，方能不失常度。另外，魄门功能正常，又对内脏的气机升降有重要影响。所以魄门的启闭状况不仅能反映胃肠的情况，也能反映五脏的功能盛衰，对于临床辨证、治疗、判断预后，都有一定指导意义。

关于脏腑分类，文中以天地、阴阳、藏泻作为标准，明确提出腑"其气象天"，故泻而不藏，具有实而不满的特点；脏与奇恒之腑"象于地"，故藏而不泻，具有满而不实的特点。脏腑功能虽有藏泻不同，但两者相互依赖，相反相成。另外其藏泻也不是绝对的，实际上五脏藏中有泻，六腑泻而有藏，应该灵活掌握。脏腑藏泻理论确立了脏腑的基本概念，为中医学理论的发展奠定了基础，也指导着临床应用。五脏藏精气，贵其充满，虚证责之精气不藏，以滋补精气为要；六腑传化物而输泻，故糟粕浊气壅塞的实证责之不泻，以通泻胃肠为法。文中并指出，六腑传化水谷，有胃肠虚实下行的消化、排泄的活动规律，是后世论六腑功能以通为用、以下行为顺的依据。近年来采用通里攻下法治疗急腹症，就是应用此理论取得的成果。

要点二　藏象的概念、藏象学说的基本内容

原文： 帝曰：藏象何如？岐伯曰：心者，生之本，神之变也，其华在面，其充在血脉，为阳中之太阳，通于夏气。肺者，气之本，魄之处也，其华在毛，其充在皮，为阳中

之太阴，通于秋气。肾者，主蛰，封藏之本，精之处也，其华在发，其充在骨，为阴中之少阴，通于冬气。肝者，罢极之本，魂之居也，其华在爪，其充在筋，以生血气，其味酸，其色苍，此为阳中之少阳，通于春气。脾、胃、大肠、小肠、三焦、膀胱者，仓廪之本，营之居也，名曰器，能化糟粕，转味而入出者也，其华在唇四白，其充在肌，其味甘，其色黄，此至阴之类，通于土气。凡十一脏取决于胆也。(《素问·六节藏象论》)

按语：“藏象”一词在《内经》中仅出现在本段之中，另外就是在《素问·经脉别论》提出的“藏何象”，但由于其具有重要价值，已经形成一个独立的学说——藏象学说，成为有关脏腑认识的核心理论。本段从五脏功能所主，外应于四时，内藏精舍神，并联系五体等论五脏在生命活动中的核心地位。其中心为生之本、肺为气之本、肾为封藏之本、肝为罢极之本、脾为仓廪之本的论述，体现了中医五脏概念的核心内涵。依据本段，藏象的基本内容主要有以下三个方面：

1. 五脏的主要生理功能及与体表组织的通应关系；
2. 五脏的阴阳属性；
3. 五脏与四时的通应关系。

其中本段所论五脏的阴阳属性，决定于两个因素：

一是五脏所在的位置，膈上胸腔属阳，膈下腹腔属阴，故心肺为阳，肝脾肾为阴。

二是五脏的五行属性及与四时相通关系。心属火，其气通于夏，故为太阳；肺属金，其气通于秋，故为少阴；肾属水，其气通于冬，故为太阴；肝属木，其气通于春，故为少阳；脾属土，应于长夏，称为至阴，其中“至”为到达之意。

原文所述五脏的阴阳属性，经《新校正》引《甲乙经》《太素》勘校，又有《灵枢·阴阳系日月》内证，多数学者倾向于校后之论：心为阳中之太阳，肺为阳中之少阴，肾为阴中之太阴，肝为阴中之少阳，脾为至阴。

要点三　谷食精气的输布运行过程

原文：食气入胃，散精于肝，淫气于筋。食气入胃，浊气归心，淫精于脉。脉气流经，经气归于肺，肺朝百脉，输精于皮毛。毛脉合精，行气于府。府精神明，留于四脏，气归于权衡。权衡以平，气口成寸，以决死生。饮入于胃，游溢精气，上输于脾。脾气散精，上归于肺，通调水道，下输膀胱。水精四布，五经并行，合于四时五脏阴阳，揆度以为常也。(《素问·经脉别论》)

按语：水谷在人体内的生化过程可分为谷食和水液两部分：

1. 谷食化生精气，先供奉其生化之主肝，其浓稠部分经过心的作用“奉心化赤”，再经肺的作用，合入清气，至此谷食精微经过心肺作用，则生成能为全身利用的精气，即所谓“毛脉合精”，而后经由“百脉”输布全身，由于“肺朝百脉”，因而切按寸口脉可以诊断全身病变。

2. 水液入胃，其中的精华经胃输于脾，而后由脾向上输注至肺，肺以其宣发作用将水液布散全身，再因其肃降作用而将水液敛降至膀胱。此过程虽未言明肾的作用，但水液代谢必有肾参与，另有经文论之。因此肺、脾、肾三脏在水液代谢过程中的作用历来为医家所重视，成为论治水肿病的理论基础。

要点四　宗气、卫气、营气的循行及作用

原文：五谷入于胃也，其糟粕、津液、宗气分为三隧。故宗气积于胸中，出于喉咙，以贯心脉，而行呼吸焉。营气者，泌其津液，注之于脉，化以为血，以荣四末，内注五脏六腑，以应刻数焉。卫气者，出其悍气之慓疾，而先行于四末分肉皮肤之间而不休者也，昼日行于阳，夜行于阴，常从足少阴之分间，行于五脏六腑。（《灵枢·邪客》）

按语：宗气、营气、卫气三气均来源于水谷精微。宗气是水谷之气与吸入清气相合聚集于胸中而成，上出于喉咙以助发声，贯通心脉，以推动气血运行，充益于肺以助呼吸。营气行于脉内，化而为血，其运行于十二经脉，具有时辰节律，是子午流注针法的理论基础；卫气温养肌肤腠理，控制汗孔启闭，其盛衰及运行规律与人的睡眠有关。

原文：人受气于谷，谷入于胃，以传与肺，五脏六腑，皆以受气，其清者为营，浊者为卫，营在脉中，卫在脉外。营周不休，五十而复大会，阴阳相贯，如环无端。卫气行于阴二十五度，行于阳二十五度，分为昼夜，故气至阳而起，至阴而止。故曰：日中而阳陇为重阳，夜半而阴陇为重阴。故太阴主内，太阳主外，各行二十五度，分为昼夜。（《灵枢·营卫生会》）

按语：本段论述了营卫之气的生成、性质、功能及运行。营卫同源于水谷精微，营气柔顺，富于荣养，易受脉之约束，故行脉中；卫气刚悍，具有温煦护卫之功，故行脉外。二者阴阳内外，互根互用，相反相成。营卫的运行规律亦有不同：营气循十二经阴阳表里次序相继而行，故曰“阴阳相贯，如环无端”；卫气则昼行于阳经，夜行于五脏及阴经，与昼夜阴阳有关，亦与寤寐相关，故诸凡睡眠障碍，多责之于卫气运行失常。

（翟双庆）

第三单元　病机

要点一　“阳虚则外寒，阴虚则内热，阳盛则外热，阴盛则内寒”的机理

原文：帝曰：经言阳虚则外寒，阴虚则内热，阳盛则外热，阴盛则内寒，余已闻之矣，不知其所由然也。岐伯曰：阳受气于上焦，以温皮肤分肉之间。今寒气在外则上焦不通，上焦不通则寒气独留于外，故寒栗。帝曰：阴虚生内热奈何？岐伯曰：有所劳倦，形气衰少，谷气不盛，上焦不行，下脘不通，胃气热，热气熏胸中，故内热。帝曰：阳盛生外热奈何？岐伯曰：上焦不通利则皮肤致密，腠理闭塞，玄府不通，卫气不得泄越，故外热。帝曰：阴盛生内寒奈何？岐伯曰：厥气上逆，寒气积于胸中而不泻，不泻则温气去，寒独留，则血凝泣，凝则脉不通，其脉盛大以涩，故中寒。（《素问·调经论》）

按语：“阳虚则外寒，阴虚则内热，阳盛则外热，阴盛则内寒”，是由于人体阴阳协调关系被致病因素破坏而导致的内外寒热证。但本段所述与后世所说“阳虚则寒”“阴虚则热”“阳盛则热”“阴盛则寒”在概念及病机上有所区别：一是阴阳含义不同：本段的阴阳指病位的内、外，后世的阴阳则指阴精、阳气；二是寒热的性质不同：“阳虚则外寒”是外感恶寒，“阳虚则寒”是阳虚畏寒；“阴虚则内热”是脾伤气虚之发热，“阴虚则热”

是阴虚阳亢之虚热。三是寒热的范围不同："阳盛则外热"仅指外感表热，而"阳盛则热"的阳热亢盛发热表里均有；"阴盛则内寒"仅指胸中寒盛，"阴盛则寒"是广泛的脏腑里寒。其中"阴虚则内热"的机理，是李杲"气虚发热""甘温除热"等著名理论的学术导源。《内经》用阴阳失调作为总纲分析病理的方法，对于后世启发很大，为中医学的"八纲辨证"奠定了基础。

要点二 "百病生于气"的发病学观点

原文：余知百病生于气也。怒则气上，喜则气缓，悲则气消，恐则气下，寒则气收，炅则气泄，惊则气乱，劳则气耗，思则气结，九气不同，何病之生？岐伯曰：怒则气逆，甚则呕血及飧泄，故气上矣。喜则气和志达，荣卫通利，故气缓矣。悲则心系急，肺布叶举，而上焦不通，荣卫不散，热气在中，故气消矣。恐则精却，却则上焦闭，闭则气还，还则下焦胀，故气不行矣。寒则腠理闭，气不行，故气收矣。炅则腠理开，荣卫通，汗大泄，故气泄。惊则心无所倚，神无所归，虑无所定，故气乱矣。劳则喘息汗出，外内皆越，故气耗矣。思则心有所存，神有所归，正气留而不行，故气结矣。（《素问·举痛论》）

按语：本段提出了"百病生于气"的论断，认为气机逆乱是产生各种疾病的基本病机，并论述了情志、劳倦、寒热导致气机失常的病变机理。

1. 情志过激所致的气机病变

大怒伤肝，肝气上逆，血随气升而呕血，肝木乘脾而飧泄，故"怒则气上"。过喜则伤心，导致心气滞缓乏力，心神涣散不收，故"喜则气缓"。悲生于心而成于肺，过度悲哀则心系紧急，肺叶张举，致使上焦闭塞，营卫之气不能布达于外，郁而为热，热聚胸中，耗损气血，故"悲则气消"。大恐伤肾，肾伤则精气不升，水火不交，上下不通，肾气下陷而为病，故"恐则气下"。惊伤心肝，神魂散乱，以致心无所主，神无所附，思虑不定，脏气紊乱为病，故"惊则气乱"。思虑过度，精神高度集中，气结于心，滞于脾，故"思则气结"。

2. 劳倦过度所致的气机病变

劳力太过，气血外张，上逆则为喘息则内越，外泄则为汗出，内外皆越而正气亏耗，故"劳则气耗"。

3. 寒热失调所致的气机病变

寒性收引，寒束则腠理闭塞，卫气不能外达肌肤而收敛于内，故"寒则气收"。热性开泄，热迫则腠理开发，荣卫外达而大汗出，气随汗泄，故"炅则气泄"。

要点三 六淫的致病特点

原文：故风胜则动，热胜则肿，燥胜则干，寒胜则浮，湿胜则濡泄，甚则水闭胕肿，随气所在，以言其变耳。（《素问·六元正纪大论》）

按语：风、热、燥、寒、湿本是自然界气候变化要素，其太过各有征象，也能显示相应病象，医家据此探求病因病理，不仅强调了病因辨证的要点，而且丰富了"六气为病"的病机学说，如后世将肢体振颤、头目眩晕等症状，视为风象；将皮肤孔窍干涩、大便干秘的证候，认为内燥所生等，便是其临床运用所得。

要点四　病机十九条

原文：帝曰：愿闻病机何如？岐伯曰：诸风掉眩，皆属于肝。诸寒收引，皆属于肾。诸气𪱈郁，皆属于肺。诸湿肿满，皆属于脾。诸热瞀瘛，皆属于火。诸痛痒疮，皆属于心。诸厥固泄，皆属于下。诸痿喘呕，皆属于上。诸禁鼓栗，如丧神守，皆属于火。诸痉项强，皆属于湿。诸逆冲上，皆属于火。诸胀腹大，皆属于热。诸躁狂越，皆属于火。诸暴强直，皆属于风。诸病有声，鼓之如鼓，皆属于热。诸病胕肿，疼酸惊骇，皆属于火。诸转反戾，水液浑浊，皆属于热。诸病水液，澄澈清冷，皆属于寒。诸呕吐酸，暴注下迫，皆属于热。(《素问·至真要大论》)

按语：本段所论即“病机十九条”。它是以六气属性、脏腑特点从其病象入手，按五脏六气的特性、特点进行病因、病位、病性的归类分析，以推求其病证的本质属性，即病机，从而为进行正确的防治提供可靠依据。“病机十九条”分析病机的方法有以下几种：

1. 定位

即辨别疾病的病位所在，病机十九条首先提出了五脏的病机，提示定位应以五脏为中心，其次亦可进行上下、六经、营卫气血等的辨别。

2. 求因

即根据疾病表现出的症状特点探求疾病的致病之因，主要是六淫之邪的性质。

3. 辨性

即辨别疾病的寒热虚实。本段给予了辨寒热的方法，同时后文亦要求“盛者则之，虚者则之”。

4. 同中求异，异中求同

病机十九条许多条文的证机之间存在着复杂的交叉关系，提示证机之间的关系存在多向性，因此要善于同中求异，异中求同。

六气病机尚缺燥的病机，金人刘完素在《素问玄机原病式》中补充了“诸涩枯涸，干劲皴揭，皆属于燥”一条，使六淫病机，趋于完整。病机十九条的意义，在于示范临床审机求属的方法，后世则发展为辨证求本。因此，学习病机十九条，着重领会其分析证候、探求病机的方法，而在具体运用时要防止将条文绝对化。

要点五　五脏藏五神及五脏虚实证候

原文：肝藏血，血舍魂，肝气虚则恐，实则怒。脾藏营，营舍意，脾气虚则四肢不用，五脏不安，实则腹胀，经溲不利。心藏脉，脉舍神，心气虚则悲，实则笑不休。肺藏气，气舍魄，肺气虚则鼻塞不利，少气，实则喘喝，胸盈仰息。肾藏精，精舍志，肾气虚则厥，实则胀，五脏不安。(《灵枢·本神》)

按语：《内经》将人的精神活动，约为神、魂、魄、意、志五种，以心总统之，而分属于五脏，即《素问·三部九候论》所说“神脏五”，王冰注曰“五神脏”。五神脏理论将人的精神活动归属于五脏，通过五脏分主及五脏间的阴阳五行制化调节，阐发精神活动机制与规律，为神志疾病的诊断与防治奠定了理论基础。关于本段论述五脏虚实病证，具体病机需结合脏腑气血阴阳盛衰和致病因素的影响加以分析。其中脾、肾两脏病变可致“五脏不安”，突出了脾为后天之本、肾为先天之本的临床意义。

（翟双庆）

第四单元　病证

要点一　热病治疗大法与饮食宜忌

原文：帝曰：治之奈何？岐伯曰：治之各通其脏脉，病日衰已矣。其未满三日者，可汗而已；其满三日者，可泄而已。帝曰：热病已愈，时有所遗者，何也？岐伯曰：诸遗者，热甚而强食之，故有所遗也。若此者，皆病已衰，而热有所藏，因其谷气相薄，两热相合，故有所遗也。帝曰：善。治遗奈何？岐伯曰：视其虚实，调其逆从，可使必已矣。帝曰：病热当何禁之？岐伯曰：病热少愈，食肉则复，多食则遗，此其禁也。（《素问·热论》）

按语：热病的治疗大法是“各通其脏脉”，以“通”字强调外感热病以祛邪的思想，给邪以出路。“其未满三日者”说明邪仍在三阳之表，采用汗法，以疏通在表被郁之阳，祛其表邪；“其满三日者”，邪热蕴积于三阴之里，施行泄法，以泄其里热，祛除里邪。至于外感热病的饮食宜忌，主要是禁多食、肉食，以防热遗与病复发。

要点二　“五脏六腑皆令人咳”的病机

原文：黄帝问曰：肺之令人咳，何也？岐伯对曰：五脏六腑皆令人咳，非独肺也。帝曰：愿闻其状。岐伯曰：皮毛者，肺之合也，皮毛先受邪气，邪气以从其合也。其寒饮食入胃，从肺脉上至于肺，则肺寒，肺寒则外内合邪，因而客之，则为肺咳。五脏各以其时受病，非其时，各传以与之。（《素问·咳论》）

按语：咳嗽是肺的病变，但本段又提出“五脏六腑皆令人咳，非独肺也”和“五脏各以其时受病，非其时，各传以与之”的理论，从整体观的高度阐明五脏六腑病变皆能影响肺气的宣降而致咳，对临床辨证有一定的指导意义。关于咳证成因，本段指出：一是外感邪气、内伤饮冷的“外内合邪”导致肺咳；二是各季节之淫气，乘主时之五脏，进而传与肺，导致咳。

要点三　行痹、痛痹、着痹的成因

原文：黄帝问曰：痹之安生？岐伯对曰：风寒湿三气杂至合而为痹也。其风气胜者为行痹，寒气胜者为痛痹，湿气胜者为着痹也。（《素问·痹论》）

按语：痹的发生是风寒湿三邪杂合侵犯人体，与人体内在的逆乱营卫之气相结合，使机体经络阻滞、营卫之气凝涩、脏腑气血运行不畅所致。其中行痹是感受痹邪以风为主，临床以痠痛、游走无定处为特点的痹证，亦称风痹；痛痹是感受痹邪以寒为主，临床以疼痛剧烈、痛有定处为特点的痹证，亦称寒痹；着痹是感受痹邪以湿为主，临床以痛处重滞固定，或顽麻不仁为特点的痹证，亦称湿痹。

（翟双庆）

第五单元　诊法

要点　辨别阴阳属性的重要性与四诊合参

原文： 以我知彼，以表知里，以观过与不及之理，见微得过，用之不殆。善诊者，察色按脉，先别阴阳。审清浊而知部分；视喘息听音声，而知所苦；观权衡规矩，而知病所主；按尺寸，观浮沉滑涩，而知病所生。以治无过，以诊则不失矣。（《素问·阴阳应象大论》）

按语：“善诊者，察色按脉，先别阴阳”，是《内经》提出的中医学诊断纲领。它指导临床以阴阳为纲整理病情资料，进而明确病证的阴阳属性，审证不误，立法、选方、遣药便一以贯之。同时，患者的病理信息达于外者，或有或无、或隐或显，欲通过现于外之病象辨别疾病本质，必须全面、系统收集完整资料，才能分析有据，把握准确。为此，《内经》创造性提出望闻问切四诊之法，发挥视、听、嗅、味、触等所有感官作用，获取有关疾病信息；同时强调必须对这些资料进行综合分析，去粗取精，去伪存真，才能作出正确诊断，这就是四诊合参。

（翟双庆）

第六单元　论治

要点一　正治法与反治法

原文： 寒者热之，热者寒之，微者逆之，甚者从之，坚者削之，客者除之，劳者温之，结者散之，留者攻之，燥者濡之，急者缓之，散者收之，损者温之，逸者行之，惊者平之，上之下之，摩之浴之，薄之劫之，开之发之，适事为故。帝曰：何谓逆从？岐伯曰：逆者正治，从者反治，从少从多，观其事也。帝曰：反治何谓？岐伯曰：热因寒用，寒因热用，塞因塞用，通因通用，必伏其所主，而先其所因，其始则同，其终则异，可使破积，可使溃坚，可使气和，可使必已。帝曰：善。气调而得者何如？岐伯曰：逆之从之，逆而从之，从而逆之，疏气令调，则其道也。（《素问·至真要大论》）

按语： 正治法、反治法是《内经》重要的治疗法则之一。从脉与证关系、疾病表象与性质关系相顺相逆而言，顺者为微，逆者为甚；从疾病表象与所选药物的属性关系而言“微者逆之，甚者从之”。逆治法称为正治法，从治法称为反治法。在临床治疗中，正治法应用较广，如原文列举的寒者热之，热者寒之，坚者削之，燥者濡之，逸者行之，上之下之，开之发之等，是一种常规治法；而反治法则限定较严，原文提出“热因寒用，寒因热用，塞因塞用，通因通用”四种，是一种变通治法（其中“热因寒用，寒因热用”，程士德《内经讲义》认为当作“热因热用，寒因寒用”，可参）。然而无论正治法还是反治法，都是求本而治，治本之法。

要点二　因势利导治则

原文：病之始起也，可刺而已；其盛，可待衰而已。故因其轻而扬之，因其重而减之，因其衰而彰之。形不足者，温之以气；精不足者，补之以味。其高者，因而越之；其下者，引而竭之；中满者，泻之于内；其有邪者，渍形以为汗；其在皮者，汗而发之；其慓悍者，按而收之；其实者，散而泻之。审其阴阳，以别柔刚，阳病治阴，阴病治阳，定其血气，各守其乡，血实宜决之，气虚宜掣引之。（《素问·阴阳应象大论》）

按语：因势利导作为《内经》治则之一，本义是顺应事物发展的自然趋势，而加以疏利引导的意思。其在《内经》中内容有三：

1. 根据邪正斗争之盛衰趋势择时治疗

如某些周期性发作性疾病，应在发病前治疗，如本段所云“其盛，可待衰而已”即是。

2. 根据邪气性质及所在部位治疗

如本段“因其轻而扬之，因其重而减之”“其高者因而越之，其下者引而竭之，中满者泻之于内”“其有邪者渍形以为汗，其在皮者，汗而发之”即是根据其邪气性质及所在的部位，加以引导，使邪气从最简捷的途径、以最快的速度排出体外。

3. 根据正气作用的生理趋势

加以引导，协助其使逆乱的阴阳气血恢复生理状态，如本段“气虚宜掣引之”即是。

（翟双庆）

第七单元　养生

要点一　人生长壮老的规律，肾气与生长、发育、生殖的关系

原文：黄帝曰：人年老而无子者，材力尽耶，将天数然也。岐伯曰：女子七岁，肾气盛，齿更发长；二七而天癸至，任脉通，太冲脉盛，月事以时下，故有子；三七，肾气平均，故真牙生而长极；四七，筋骨坚，发长极，身体盛壮；五七，阳明脉衰，面始焦，发始堕；六七，三阳脉衰于上，面皆焦，发始白；七七，任脉虚，太冲脉衰少，天癸竭，地道不通，故形坏而无子也。丈夫八岁，肾气实，发长齿更；二八，肾气盛，天癸至，精气溢泻，阴阳和，故能有子；三八，肾气平均，筋骨劲强，故真牙生而长极；四八，筋骨隆盛，肌肉满壮；五八，肾气衰，发堕齿槁；六八，阳气衰竭于上，面焦，发鬓颁白；七八，肝气衰，筋不能动，天癸竭，精少，肾脏衰，形体皆极；八八，则齿发去。肾者主水，受五脏六腑之精而藏之，故五脏盛，乃能泻。今五脏皆衰，筋骨解堕，天癸尽矣。故发鬓白，身体重，行步不正，而无子耳。（《素问·上古天真论》）

按语：本段以男八女七为阶段，阐释人的生殖功能盛衰过程，提出肾气自然盛衰规律是决定生殖功能盛衰与机体生长发育的主导因素。先天之精由父母遗传而来，藏于肾，精化为气，乃为先天之真气，即本段之肾气，它又受后天五脏六腑之精滋养。经文论及机体

发育与生殖功能的变化，从男女二七、二八至七七、八八由盛转衰，以"肾者主水"作结，表明肾气的盛衰起着主导作用，此为后世肾主生殖、主生长发育的理论奠定了基础，也为从肾气盛衰探讨衰老原理，从生殖功能状况推断衰老进度，采取节欲保精、防衰缓老等养生方法提供了重要依据。

要点二　养生原则及意义

原文：是故圣人不治已病治未病，不治已乱治未乱，此之谓也。夫病已成而后药之，乱已成而后治之，譬犹渴而穿井，斗而铸锥，不亦晚乎？(《素问·四气调神大论》)

夫四时阴阳者，万物之根本也，所以圣人春夏养阳，秋冬养阴，以从其根，故与万物沉浮于生长之门。逆其根，则伐其本，坏其真矣。(《素问·四气调神大论》)

故智者之养生也，必顺四时而适寒暑，和喜怒而安居处，节阴阳而调刚柔，如是则僻邪不至，长生久视。(《灵枢·本神》)

按语：本段提出了养生的基本原则。一是"治未病"的预防思想，提倡未病先防，并将其提高到寿夭、健康与疾病的战略高度，是中医养生学说的理论基础。二是强调人与自然环境和谐统一，故有"春夏养阳，秋冬养阴"，"顺四时而适寒暑"，"安居处"之论。三是突出精神、心理健康，如"和喜怒"等。四是贯穿"节阴阳而调刚柔"的守中思想，强调各种养生活动务必做到无太过不及，阴阳协调、刚柔相济。这些养生原则指导着具体养生活动，对中医养生学说的建立具有重要意义。

原文：上古之人，其知道者，法于阴阳，和于术数，食饮有节，起居有常，不妄作劳，故能形与神俱，而尽终其天年，度百岁乃去。今时之人不然也，以酒为浆，以妄为常，醉以入房，以欲竭其精，以耗散其真，不知持满，不时御神，务快其心，逆于生乐，起居无节，故半百而衰也。夫上古圣人之教下也，皆谓之虚邪贼风，避之有时，恬淡虚无，真气从之，精神内守，病安从来。(《素问·上古天真论》)

按语：本段通过对比的方法，强调养生的重要性，并阐述了养生的基本原则与方法。养生原则包括两方面，一是对外顺应自然规律，适应自然环境的变化，避免邪气的侵袭，如"法于阴阳"，"虚邪贼风，避之有时"。二是保持健康的生活方式，如通过调摄情志、饮食起居、劳逸等，使精神守持于内，真气调达和顺，从而突出保养真气，倡导"形与神俱"的健康观。养生方法有五项，一是法于阴阳，如顺应四时昼夜变化调摄身体。二是和于术数，恰当使用修身养性之术，如导引、按跻等。三是食饮有节，注意饮食调养。四是起居有常，使生活有规律。五是不妄作劳，主张劳作适度。

（翟双庆）

伤　寒　论

第一单元　太阳病辨证论治

细目一　太阳病本证

要点一　中风表虚证

桂枝汤证

【原文】太阳中风，阳浮而阴弱，阳浮者，热自发，阴弱者，汗自出，啬啬恶寒，淅淅恶风，翕翕发热，鼻鸣干呕者，桂枝汤主之。(12)

【释义】本条论述太阳中风表虚证治。“阳浮而阴弱”，既指脉象浮缓，又言病机营卫不调，即卫阳浮盛、营阴失守。风寒之邪侵袭人体，体表营卫之气受邪，卫气奋起抗邪，趋向于外，与邪相争则见发热、脉浮，故曰“阳浮者热自发”；卫气受邪，失于固密，营阴不能内守，泄漏于外，则见汗出，故曰“阴弱者，汗自出”；卫气为风寒所袭，失其“温分肉”之职，加之汗出肌疏，故见恶风恶寒。太阳中风为表证，其热不似阳明里热发自于内，其热势不高，故曰“翕翕发热”。太阳中风证表气不和，每每影响里气，致里气不调，肺气不利，则见鼻鸣；胃气上逆，可见干呕等。

桂枝汤方中，桂枝辛温，温经通阳，疏风散寒。芍药酸苦微寒，敛阴和营，二者等量相配，一辛一酸，一散一敛，一开一合，于解表中寓敛汗养阴之意，和营中有调卫散邪之功，调和营卫。因脾胃为营卫生化之本，故又用生姜、大枣益脾和胃。生姜辛散止呕，助桂枝以调卫。大枣味甘，补中和胃，助芍药以和营。姜、枣合用，亦有调和营卫之功。炙甘草补中气且调和诸药，与桂枝、生姜等辛味相合，辛甘化阳，可增强温阳之力；与芍药等酸味相配，酸甘化阴，能增强益阴之功。

要点二　伤寒表实证

1. 麻黄汤证

【原文】太阳病，头痛，发热，身疼，腰痛，骨节疼痛，恶风，无汗而喘者，麻黄汤主之。(35)

【释义】本条论太阳伤寒的证治。外邪袭表，正邪交争，表闭阳郁，不得宣泄，故发热；寒邪束表，卫阳被遏，失其温煦之职，故恶风。寒为阴邪，寒性收引，营阴闭郁故无汗。头项腰脊为太阳经脉循行之处，寒邪侵袭太阳经脉，经气运行不畅，故见头痛，腰痛，身疼，骨节疼痛。肺主气，外合皮毛，毛窍闭塞，肺失宣降，肺气不利，故气喘。由于其喘与毛窍闭塞相关，故言“无汗而喘”。因其病机是风寒束表，卫阳被遏，营阴郁滞，经气不利，肺气失宣，故治以麻黄汤发汗解表，宣肺平喘。

麻黄汤方由麻黄、桂枝、杏仁、炙甘草组成。方中麻黄为主药，微苦辛温，发汗解表，宣肺平喘。桂枝辛甘温，解肌祛风，助麻黄发汗。杏仁宣肺降气，助麻黄平喘。炙甘草甘微温，一者调和诸药，二者可缓麻桂之性，防过汗伤正。全方为辛温发汗之峻剂。

2. 大青龙汤证

【原文】太阳中风，脉浮紧，发热恶寒，身疼痛，不汗出而烦躁者，大青龙汤主之。若脉微弱，汗出恶风者，不可服之。服之则厥逆，筋惕肉瞤，此为逆也。(38)

【释义】本条论太阳伤寒兼里热证的证治及大青龙汤的禁忌。“太阳中风”是病因概念，系指风寒之邪伤人肌表，非太阳中风证。发热恶寒，身痛，脉浮紧是典型的伤寒表实证，应予麻黄汤治疗。然“烦躁”一症又与麻黄汤证有别。从“不汗出而烦躁”分析，“不汗出”，既为症状，又成为“烦躁”之因。由于寒邪闭表，阳郁不得宣泄，郁而生热，热邪上扰故“烦躁”。大青龙汤证为表寒里热，表里俱实之证，大青龙汤为发汗峻剂。若表里俱虚者，不得与之。原文言“脉微弱”示其里虚，“汗出恶风者”又为表虚，表里俱虚，则为大青龙汤之禁例。若误服，则亡阳损阴，产生“厥逆，筋惕肉瞤”之变证。大青龙汤证为风寒束表，卫阳被遏，营阴郁滞，内有郁热所致，证属表寒里热，表里俱实，故宜表里两解，重在解表，兼以清热。

大青龙汤由麻黄汤重用麻黄，另加石膏、生姜、大枣组成。方中麻黄用量较麻黄汤多一倍，为发汗峻剂，意在外散风寒，开郁闭之表；加石膏，清郁闭之里；重用炙甘草，加生姜、大枣，和中以滋汗源。麻黄、石膏相配，既相反相成，相互制约，又各行其道，为寒温并用、表里双解之剂。

3. 小青龙汤证

【原文】伤寒表不解，心下有水气，干呕，发热而欬，或渴，或利，或噎，或小便不利、少腹满，或喘者，小青龙汤主之。(40)

【释义】本条论太阳伤寒兼水饮的证治。“伤寒表不解”，除条中所载发热外，应见恶寒、无汗、脉浮紧等；“心下有水气”，是水饮停蓄于心下胃脘部。此处内近肺胃，水饮扰胃，胃气上逆则呕；水寒射肺，肺气失宣则咳。自“或渴”以下，皆为或然症。由于水饮之邪变动不居，可随三焦气机升降出入，或壅于上，或积于中，或滞于下，故其症状也多有变化。水停为患，一般不渴，但饮停不化，津液不滋，也可口渴，但多渴喜热饮，或饮量不多；水走肠间，清浊不分则下利；水寒滞气，气机不利，故小便不利，甚则少腹胀满；水寒射肺，肺气上逆则喘。诸或然症，并非必然出现，但病机关键为水饮内停。本证为外有表寒，内有水饮。故以小青龙汤发汗蠲饮，表里同治。

小青龙汤由麻黄汤、桂枝汤合方去杏仁、生姜，加干姜、细辛、半夏、五味子而成。方中麻黄发汗、平喘、利水，配桂枝则增强通阳宣散之力；芍药与桂枝配伍，调和营卫；干姜大辛、大热，合细辛性温，散寒温肺，化痰涤饮；五味子味酸性温敛肺止咳；半夏味辛性温，降逆止呕，燥湿去痰；炙甘草调和诸药。

细目二　太阳病变证

要点一　太阳蓄水证

五苓散证

【原文】太阳病，发汗后，大汗出，胃中干，烦躁不得眠，欲得饮水者，少少与饮之，令胃气和则愈。若脉浮，小便不利，微热消渴者，五苓散主之。(71)

中风发热，六七日不解而烦，有表里证，渴欲饮水，水入则吐者，名曰水逆，五苓散主之。(74)

【释义】71 条论蓄水证的病因、证治及其和胃津不足证的鉴别。太阳病发汗为正治之法，如果汗不如法，或汗之太过，有可能出现两种变化。其一，病人出现烦躁不得眠，口干渴想喝水，为发汗虽使表邪得解，但因汗出太过，损伤胃津，胃中津液一时不足。胃不和则寐不安，津不足自欲饮水以润其燥。对此只需“少少与饮之”，即少量地多次给水，至胃津恢复，胃气调和，可不药而愈。其二，病人表现为脉浮、微热，为汗不如法，表邪不解；口渴多饮，小便不利为太阳表邪循经入腑，膀胱气化失司，水道失调，水蓄于内，不能化为津液上承所致，称为太阳蓄水证。74 条论蓄水重证的临床特点和治疗。太阳表证虽然经过六七日，然表证不解而又见烦热和渴欲饮水，是外有表邪，内有蓄水之证，故云“有表里证”。“水入则吐”为水蓄下焦，下窍不利，水邪上逆，遂使胃气亦随之上逆所致，仲景名为“水逆”。太阳蓄水证是因太阳表邪不解，随经入腑，致使水蓄膀胱，气化不利，证属表里同病，而以里之膀胱气化不利为主要病机。治宜通阳化气利水，兼以解表。方用五苓散。

五苓散用猪苓、茯苓、泽泻淡渗利水，用白术健脾燥湿，用桂枝解表邪，兼通阳化气，促进气化，共成外疏内利，表里两解之剂。

要点二　太阳蓄血证

桃核承气汤证

【原文】太阳病不解，热结膀胱，其人如狂，血自下，下者愈。其外不解者，尚未可攻，当先解其外；外解已，但少腹急结者，乃可攻之，宜桃核承气汤。(106)

【释义】本条论太阳蓄血证热重瘀轻的证治。太阳病发热、恶寒、头痛等表证没有解除。邪气已经化热入里，与血结于下焦膀胱。血热结于下焦，气血凝滞，故见少腹疼痛、胀满、拘急不舒；热在血分，瘀热上扰心神，故见躁动如狂。如果血热初结，病证尚浅，或可有瘀血自下，邪热随血而去，病证自愈的机转。如不能自愈，应遵循先表后里的原则，先行解表，待表证解除后，只见如狂和少腹急结者，可用桃核承气汤泄热化瘀。

桃核承气汤由桃仁、大黄、桂枝、炙甘草、芒硝组成。用硝、黄、草（即调胃承气汤）泄热，加桃仁化瘀，用桂枝疏络通阳，开血热之凝结。

要点三　热证

1. 麻黄杏仁甘草石膏汤证

【原文】发汗后，不可更行桂枝汤，汗出而喘，无大热者，可与麻黄杏仁甘草石膏汤。(63)

【释义】本条论邪热壅肺的证治。太阳病，汗下后，若表证未去，宜再用桂枝汤解表。然本条指出汗不可再用桂枝汤，是因下文云“汗出而喘，无大热者”。肺主气而司呼吸，邪热壅肺，宣降失司，故见喘逆；肺合皮毛，热壅于肺，热迫津泄，则有汗出。其“无大热者”，是谓表无大热，而里热壅盛，并非热势不甚。此证尚可伴有咳嗽、口渴、苔黄、脉数等。麻黄汤证与本证皆有喘，麻黄汤证之重点在表，因皮毛为肺之合，伤寒表实而致肺气上逆，故无汗而喘；本证重点在肺，肺热壅盛，则蒸迫津液而外泄，故汗出而喘。因本证不在太阳之表，而是汗后外邪入里化热，热壅于肺，故治当清宣肺热，用麻杏甘石汤。

麻黄杏仁甘草石膏汤为麻黄汤去桂枝加石膏，是变辛温发表之法，而为辛凉宣透之方。方中麻黄辛温宣肺定喘，石膏辛寒直清里热。麻黄配石膏，清宣肺中郁热而定喘逆，而且石膏用量倍于麻黄，故可借石膏辛凉之性，以制麻黄辛温发散之力，又能外透肌表，使邪无复留。杏仁宣肺降气而治咳喘，协同麻黄更增平喘之效。甘草和中缓急，调和诸药。四药相伍，宣肺清热、降逆平喘。

2. 葛根黄芩黄连汤

【原文】太阳病，桂枝证，医反下之，利遂不止，脉促者，表未解也；喘而汗出者，葛根黄芩黄连汤主之。(34)

【释义】本条论里热夹表下利的证治。太阳病，桂枝证，当用汗解，若用攻下，是属误治。“利遂不止”，乃误下后损伤胃肠，邪气内陷所致。“脉促”，即脉数而急促，反映人体阳气盛，有抗邪达表之势，表邪未能全部内陷，故曰“表未解”。既有表邪未解，又有里热下利，故可称之为里热夹表邪的下利，即“协热下利”。肠热上攻，表热内迫，肺气不利，故喘；里热迫津外泄，故汗出。下利既然是由热邪下迫所致，则具备大便臭秽、肛门灼热、小便短黄等热证特征。治用葛根黄芩黄连汤清热止利，兼以解表。

葛根黄芩黄连汤为表里双解之剂。方用葛根轻清升发，升津止利，又可透邪；黄芩、黄连苦寒清热，厚肠胃，坚阴止利；炙甘草甘缓和中，调和诸药。四药配伍，清热止利，坚阴厚肠，兼以透表。故无论有无表证，均可用之。

要点四　脾虚证

小建中汤证

【原文】伤寒二三日，心中悸而烦者，小建中汤主之。(102)

【释义】本条论述了伤寒里虚，心中悸而烦的证治。伤寒二三日，尚为新病，当见发热恶寒无汗等症，未经误治即见心悸而烦，说明其人里气先虚，心脾不足、气血双亏，复被邪扰。里虚邪扰，气血不足，心无所主则悸，邪扰神志不宁则烦。治此证者不可攻邪，但建中补虚，益气血生化之源，正气充盛，则邪气自退，烦悸自止。故治宜小建中汤建中补虚，调补气血，安内攘外。

小建中汤由桂枝汤倍用芍药加饴糖组成。方中重用饴糖甘温补中，配以甘草、大枣补益脾胃，安奠中州，中气得复则气血生化有源；倍用芍药配甘草、大枣酸甘化阴，以养血和营，缓急止痛；桂枝、生姜温通心脾阳气，与甘草相合，辛甘化阳以温阳养心；诸药协同，共起建中补虚而气血阴阳双补，具平衡阴阳、协调营卫、缓急止痛等多种作用。中气建则邪自解，实有安内攘外之功。

要点五　阴阳两虚证

炙甘草汤证

【原文】伤寒，脉结代，心动悸，炙甘草汤主之。(177)

【释义】本条论述了心阴阳两虚的证治。本条冠以“伤寒”，当知本病成因为外感病，若病在太阳，当见发热恶寒、脉浮等表证。今不见发热恶寒，脉不浮而结代，并见心动悸，说明病始为太阳而渐内累于心，今外邪已罢，仅存里虚之证。心主血脉，赖阳气以温煦、阴血以滋养，心阴阳气血不足，则心失所养，故见心动悸；心阳虚鼓动无力，心阴虚脉道不充，心之阴阳俱不足故脉结代。治宜炙甘草汤补阴阳，调气血以复脉。

炙甘草汤方由炙甘草、生姜、人参、生地黄、桂枝、阿胶、麦门冬、麻仁、大枣和清酒组成。方中重用炙甘草补中益气，以充气血生化之源，合人参、大枣补中气，滋化源，气足血生，以复脉之本；生地、麦冬、阿胶、麻仁养心阴，补心血，以充血脉；然阴无阳则无以化，故用桂枝、生姜宣阳化阴，且桂枝、甘草相合辛甘化阳，以温通心阳，加清酒振奋阳气，温通血脉。诸药合用，阳生阴长，阴阳并补，共奏通阳复脉，滋阴养血之功。

要点六　热实结胸证

小陷胸汤证

【原文】小结胸病，正在心下，按之则痛，脉浮滑者，小陷胸汤主之。(138)

【释义】本条论小结胸病的证治。本病多为伤寒表邪入里，或表证误下，邪热内陷与痰相结而成。小结胸病变范围比较局限，正在心下，提示痞硬胀满仅在心下胃脘部。按之则痛，不按不痛，临证虽也有不按也痛者，但疼痛程度较轻，绝不会出现石硬拒按，手不可近的状况，说明邪热较轻，结聚不深。脉浮主热，也示病位较浅；脉滑主痰，也主热。脉浮滑既是小结胸病的主脉，也提示了小结胸病的主要病机是痰热相结。由于痰热互结于心下，本证临床除正在心下，按之则痛的证候特征外，还可伴有胸膈满闷，咳吐黄痰，恶心呕吐等痰热在上气逆不降的症状，治疗宜清热涤痰开结。方用小陷胸汤。

小陷胸汤由黄连、半夏、瓜蒌三味药组成。黄连苦寒，清泄心下之热结；半夏辛温，化痰涤饮，消痞散结；瓜蒌实甘寒滑润，既能助黄连清热泻火，又能助半夏化痰开结，同时还有润便导下的作用。三药合用，使本方具有辛开苦降，清热涤痰开结的功效。

要点七　痞证

1. 半夏泻心汤证

【原文】伤寒五六日，呕而发热者，柴胡汤证具，而以他药下之，柴胡证仍在者，复与柴胡汤。此虽已下之，不为逆。必蒸蒸而振，却发热汗出而解。若心下满而鞕痛者，此为结胸也，大陷胸汤主之。但满而不痛者，此为痞，柴胡不中与之也，宜半夏泻心汤。(149)

【释义】本条辨少阳证、大结胸证及痞证。伤寒，病本在表，经五六日，邪气有内传之机，症见“呕而发热者”，说明邪传少阳。少阳属胆与三焦，凡阳经为病，必见发热。邪在胆，逆在胃，胃气上逆则作呕，故发热而呕是少阳主症，即“柴胡汤证具”。病在少阳，治宜和解，而医误行泻下，从而发生以下三种转归：①柴胡证仍在，说明其人正气较盛，未因误下而引邪内陷形成坏病，故曰“此虽已下之，不为逆”，可复与柴胡汤。但误下毕竟正气受挫，服柴胡汤后，正气得药力之助而奋起抗邪，可出现“蒸蒸而振，却发热汗出而解”的战汗。②变为大陷胸汤证，若其人素有水饮内停，少阳病误下后，邪热内陷，与水饮结于胸膈，则成心下满而硬痛的结胸证，当以大陷胸汤泄热逐水破结。③成为半夏泻心汤证，若其人内无痰水实邪，误下后损伤脾胃之气，少阳邪热乘机内陷，致寒热错杂于中，脾胃升降失常，气机痞塞，形成心下痞，满而不痛的痞证。此之痞满在于心下，不在胸胁，是中焦气机痞塞，非为少阳半表半里之邪不解，故不能再用柴胡汤，可用半夏泻心汤和中降逆消痞。“但满而不痛”，是痞证的辨证眼目。由于本条之心下痞是由寒热之邪痞塞中焦，脾胃升降失和所致，故当兼见恶心、呕吐等胃气不降之症，及肠鸣、下利等脾气不升之症。《金匮要略·呕吐哕下利病脉证治》谓：“呕而肠鸣，心下痞者，半夏泻心汤主之。”是对本条痞证的补充，也是将半夏泻心汤证列为呕利痞的主要依据。

半夏泻心汤由半夏、干姜、黄连、黄芩、人参、甘草、大枣七味药组成。本证以呕吐为主症，故方以半夏为君，并以之为名，和胃降逆止呕，合干姜之辛温，温中散寒，消痞结。黄连、黄芩苦寒泄降，清热和胃，泄其满。佐以人参、甘草、大枣甘温调补，补脾胃之虚以复其升降之职。全方寒温并用，辛开苦降，攻补兼施，阴阳并调，是为和解之剂。本方取去滓再煎之法，意在使药性和合，作用协调，并行不悖，而利于和解。

2. 旋覆代赭汤证

【原文】伤寒发汗，若吐若下，解后，心下痞鞕，噫气不除者，旋覆代赭汤主之。(161)

【释义】本条论述肝气犯胃，胃虚痰阻证的证治。伤寒发汗，乃正治之法，或吐或下，则为误治。所谓解后，是指表邪已解，但脾胃气伤，脾胃运化腐熟功能失常，痰饮内生，阻于心下，胃气不和，气机痞塞，故心下痞硬。胃气已虚，兼之土虚木乘，肝胃气逆，则噫气不除。治宜旋覆代赭汤和胃化痰、镇肝降逆。

旋覆代赭汤中旋覆花苦辛而咸，主下气消痰，降气行水；代赭石苦寒入肝，镇肝降逆；二者相合，下气消痰，镇肝胃之虚逆，为本方之主药。半夏与较大剂量的生姜为伍，和胃降逆化痰；人参、甘草、大枣补中益气，扶脾胃之虚。诸药配合，除痰下气，而消痞止噫。本方也取去滓再煎，意与半夏泻心汤相同。

（郭华）

第二单元　阳明病辨证论治

细目一　阳明病本证

要点一　阳明病热证

白虎加人参汤证

【原文】服桂枝汤，大汗出后，大烦渴不解，脉洪大者，白虎加人参汤主之。(26)

伤寒若吐若下后，七八日不解，热结在里，表里俱热，时时恶风，大渴，舌上干燥而烦，欲饮水数升者，白虎加人参汤主之。(168)

伤寒，无大热，口燥渴，心烦，背微恶寒者，白虎加人参汤主之。(169)

伤寒脉浮，发热无汗，其表不解，不可与白虎汤。渴欲饮水，无表证者，白虎加人参汤主之。(170)

【释义】论胃热弥漫，津气两伤的证治。本证为邪入阳明化热，进而耗伤气阴所致。热结在里，表里俱热，是阳明胃热炽盛，里热外蒸，邪热弥漫周身，充斥内外的表现。大汗出是里热逼迫津液外泄所致。大烦渴不解；舌上干燥而烦，欲饮水数升；口燥渴；渴欲饮水，口干舌燥，是里热伤津，津伤则引水自救，故见口渴；热盛耗气，气伤则不能将水化为津液，故饮水数升而口渴不解。脉洪大是里热炽盛，气血鼓动之征。背微恶寒和时时恶风，是汗出肌疏，津气两伤，不胜风袭所致。证为胃热弥漫、津气两伤，治用白虎加人参汤清热、益气、生津。

白虎加人参汤由知母、石膏、炙甘草、人参、粳米组成。用白虎汤辛寒清热，用人参益气生津。

要点二　阳明病实证

1. 调胃承气汤证

【原文】阳明病，不吐不下，心烦者，可与调胃承气汤。(207)

太阳病三日，发汗不解，蒸蒸发热者，属胃也，调胃承气汤主之。(248)

伤寒吐后，腹胀满者，与调胃承气汤。(249)

【释义】此三条论述阳明燥热证的证治。太阳病或汗或吐后，邪气传入阳明化热成燥；或阳明经表受邪，邪气循经入里化热成燥而形成本证。因阳明燥热上扰心神，故心烦；里热炽盛，故蒸蒸发热；燥实内结，腑气不通，故腹胀满。综合以上三条，调胃承气汤证当见心烦、蒸蒸发热、腹胀满，其病机当是邪热与阳明糟粕初结，里热炽盛为主、腑气不畅为辅。治以调胃承气汤泄热和胃，润燥软坚。

调胃承气汤由甘草、芒硝、大黄组成。大黄苦寒，攻积导滞，荡涤肠胃，推陈致新，泄热去实。芒硝咸寒辛苦，润燥软坚，泄热导滞。硝黄合用，清胃热，和胃燥，泄热通便。妙在甘草一味，甘缓和中，既可缓硝黄峻下之力，使之作用于胃，又可护胃和中，使燥热邪气去而不损中州正气。

2. 小承气汤证

【原文】阳明病，其人多汗，以津液外出，胃中燥，大便必鞕，鞕则谵语，小承气汤主之。若一服谵语止者，更莫复服。(213)

阳明病，谵语发潮热，脉滑而疾者，小承气汤主之。(214 上)

太阳病，若吐、若下、若发汗后，微烦，小便数，大便因鞕者，与小承气汤，和之愈。(250)

【释义】此三条论阳明燥结证的证治。太阳病汗、吐、下后，津液受伤，邪气入里，从阳明燥化；或是阳明病，其人多汗，伤津化燥成实而形成本证。多汗是里热迫津外泄的表现。汗出太多，津液耗伤，邪气化燥成实，燥实结滞，故大便结硬。心烦、谵语为阳明燥热秽浊之气循经上扰心神所致。阳明燥热逼迫津液偏渗，从小便数多一症，可知津液不能还入胃肠，大便必然硬结。阳明之气旺于日晡所，当阳明燥热内盛时，每于日晡前后正邪斗争激烈，而见发潮热。以上诸证颇类似大承气汤证，但因其脉滑而疾而不是脉沉实，犹恐燥实敛结程度尚浅，故不敢冒然投用大承气汤，而试投小承气汤治之。由于证为里热燥结，气滞胃肠所致，证属里热腑实证，故治宜通便导滞，行气除满。

小承气汤由大黄、厚朴、枳实组成。大黄苦寒，泄热去实、推陈致新。厚朴苦辛而温，行气除满。枳实苦而微寒，理气消痞。三药合用，共成通便导滞之剂。本方不用芒硝而用枳、朴，泄热之力较调胃承气为弱，但通腑之力又较调胃承气为强。但所用枳、朴之量，较大承气汤为小，又无芒硝，故泄热或通腑之力，皆逊于大承气汤，因此名曰小承气。

3. 大承气汤证

【原文】阳明病，下之，心中懊侬而烦，胃中有燥屎者，可攻……若有燥屎者，宜大承气汤。(238)

病人不大便五六日，绕脐痛，烦躁，发作有时者，此有燥屎，故使不大便也。(239)

阳明病，谵语，有潮热，反不能食者，胃中必有燥屎五六枚也；若能食者，但鞕耳。宜大承气下之。(215)

大下后，六七日不大便，烦不解，腹满痛者，此有燥屎也。所以然者，本有宿食故也，宜大承气汤。(241)

病人小便不利，大便乍难乍易，时有微热，喘冒不能卧者，有燥屎也，宜大承气汤。(242)

伤寒，若吐若下后，不解，不大便五六日，上至十余日，日晡所发潮热，不恶寒，独语如见鬼状。若剧者，发则不识人，循衣摸床，惕而不安，微喘直视，脉弦者生，涩者死。微者，但发热谵语者，大承气汤主之。若一服利，则止后服。(212)

【释义】以上数条论阳明燥热实邪内结的证治。伤寒吐下后，津液被伤，邪气传入阳明化燥化热；或阳明经脉受邪，邪气循经入里化燥化热；或素有食积内停，邪气与食积结合，化燥化热，皆可形成本证。综合大承气汤适应证的原文，其主症和病机主要是：日晡所发潮热，提示阳明之热和阳明糟粕相结，热邪已经内收内敛，致使其他时间发热并不明显，而阳明阳气旺于日晡所，此时正邪斗争激烈，发热则会明显增高，每日如此，故称发潮热。阳明经别上通于心，阳明燥热循经上扰心神，使心主神志和心主言的功能失常，轻则致谵语、烦躁、烦不解、心中懊憹；重则热盛神昏而见独语如见鬼状、不识人；津竭正衰，心神失养还可导致循衣摸床，惕而不安的危象。身重是阳热壅滞经脉所致；微喘、喘冒不能卧，是阳明燥热耗伤肺气，肺虚气逆并有燥热迫肺的表现；腹胀满、绕脐痛、腹满痛，为燥热实邪阻滞阳明，腑气壅遏，当见腹满疼痛而拒按。燥热实邪阻结，则大便难、大便硬、不大便、有燥屎；燥热下迫，则大便乍易。邪热伤津，津液不足，则小便不利；实热壅滞，腑气闭阻，则不能食。本证属阳明燥热内盛，腑气壅滞，是阳明腑实证中病情最重者。治以大承气汤攻下实热，荡涤燥结。

大承气汤由大黄、厚朴、枳实、芒硝组成。大黄攻积导滞，荡涤肠胃，推陈致新，泄热去实。芒硝润燥软坚，泄热导滞。枳实理气消痞。厚朴利气消满。共成攻下实热、荡涤燥结之峻剂。

细目二 阳明病变证

要点 湿热发黄证

茵陈蒿汤证

【原文】阳明病，发热，汗出者，此为热越，不能发黄也。但头汗出，身无汗，剂颈而还，小便不利，渴引水浆者，此为瘀热在里，身必发黄，茵陈蒿汤主之。(236)

伤寒七八日，身黄如橘子色，小便不利，腹微满者，茵陈蒿汤主之。(260)

阳明病，无汗，小便不利，心中懊憹者，身必发黄。(199)

【释义】此三条论述湿热发黄的证治。236条所言阳明病发热汗出，是邪热得以向外发散，湿不得与热邪相结，故不能发黄。若发热仅伴有头汗出，颈以下无汗，说明热不能随汗而畅泄；又见小便不利，说明湿不得下行，湿热二邪相合于内，熏蒸肝胆，疏泄失常，胆汁外溢，故见发黄，其黄色鲜明如橘子色。湿热交阻，气化不利，津液不布，更因热伤津液，故见渴引水浆。湿热蕴结中焦，气机阻滞，可见腹满，湿热邪气上扰心神，故心中懊憹，本证病机为湿热蕴结，并兼有腑气壅滞，故治用茵陈蒿汤，清利湿热，通腑退黄。

茵陈蒿汤由茵陈蒿、栀子、大黄组成。方中茵陈蒿为主药，苦寒清热利湿，并有疏利肝胆、退黄的作用。栀子苦寒，清泄三焦而利小便，大黄苦寒，泄热行瘀，兼有利胆退黄的作用。三药合用，使大小便通利，湿热尽去，且取效甚捷。

（郭华）

第三单元　少阳病辨证论治

细目一　少阳病本证

要点　少阳病本证

小柴胡汤证

【原文】伤寒五六日，中风，往来寒热，胸胁苦满，嘿嘿不欲饮食，心烦喜呕，或胸中烦而不呕，或渴，或腹中痛，或胁下痞鞕，或心下悸，小便不利，或不渴，身有微热，或咳者，小柴胡汤主之。(96)

【释义】本条论少阳的主症与治法方药。太阳病伤寒或中风，约过了五六日之后，出现往来寒热，胸胁苦满，嘿嘿不欲饮食，心烦喜呕等症，这说明太阳表证已罢，邪入少阳。少阳为半表半里，少阳受邪，枢机不利，正邪分争，进退于表里之间，正胜则发热，邪胜则恶寒，邪正交争，互有胜负，呈现寒去热来，寒热交替，休作有时，故称谓往来寒热。足少阳之脉，下胸中，贯膈，络肝属胆，循胁里。邪犯少阳，经气不利，故见胸胁苦满。肝胆气郁，疏泄失职，故神情默默而寡言。胆热内郁，影响脾胃，脾失健运则不欲饮食。胆火内郁，上扰心神则心烦。胆热犯胃，胃失和降则喜呕。以上四症充分反映少阳病胆热内郁、枢机不利、脾胃失和的病机特点，治当和解少阳、畅达气机，使邪去病解，方用小柴胡汤。少阳手足两经，络属胆与三焦，少阳之位，在表里之间，邪犯少阳，胆火内郁，三焦不利，内外失和，故其病变可及表里内外，上下三焦出现或然之症。如邪郁胸胁，未犯胃腑，则胸中烦而不呕；邪热伤津则口渴；少阳胆腑气郁较甚，经气郁结较重则胁下痞硬；邪犯少阳，三焦不利，气化失职，水气内停，水停心下则心下悸；水停下焦则小便不利；表邪未解，津液未伤则不渴，身有微热；寒饮犯肺，肺气上逆则咳。以上诸症，总以胆热内郁、枢机不利、三焦失畅、脾胃失和为主要病机，故仍当以小柴胡汤加减化裁治之。

小柴胡汤为和解少阳之主方。方中柴胡气质轻清，味苦微寒，可疏解少阳，使少阳邪热外解；黄芩苦寒，气味较重，清泄邪热，可使少阳胆腑邪热内消。柴、芩合用，外透内泄，可以疏解少阳半表半里之邪。按剂量分析，柴胡重于黄芩，其外透之力强于内泄之功。半夏、生姜调和胃气，降逆止呕。人参、炙甘草、大枣益气和中，扶正祛邪，使中土健旺，不受木邪之害。方中既有柴、芩苦寒清降；又有姜、夏辛开散邪，复有参、枣、草之甘补调中。药共七味，寒温并用，升降协调，攻补兼施，有和解少阳、疏利三焦、调达上下、宣通内外、和畅气机之作用，故为和解之良方。本方用去滓再煎之法，乃因方中药性有寒温之差，味有苦、辛、甘之异，功用又有祛邪扶正之别，去滓再煎可使诸药气味醇和，有利于透邪外达，而无敛邪之弊。

细目二　少阳病兼变证

要点一　少阳病兼变证

大柴胡汤证

【原文】太阳病，过经十余日，反二三下之，后四五日，柴胡证仍在者，先与小柴胡。呕不止，心下急，郁郁微烦者，为未解也，与大柴胡汤，下之则愈。(103)

【释义】论述少阳病兼阳明里实的证治。太阳表证已罢，邪已传入少阳，谓之“过经”。病入少阳，当以和解为主，汗、吐、下之法均属禁忌。今反二三下之，是为误治，误治可能产生变证。但从后四五日柴胡证仍在，表明邪气并未因下而内陷，邪仍在少阳，故先与小柴胡汤以和解少阳。服小柴胡汤后，如枢机运转，病即可愈；但服后病未好转，而反加重，由喜呕变为“呕不止”，此乃邪热不解，内并阳明，热壅于胃，胃气上逆所致；由胸胁苦满变为“心下急”，是邪入阳明，胃热结聚，气机阻滞所致；由心烦而变为“郁郁微烦”，是气机郁遏，里热渐甚。从呕不止、心下急、郁郁微烦说明邪由少阳误治，化燥成实，兼入阳明。少阳证不解，则不可下，而阳明里实，又不得不下，遂用大柴胡汤和解与通下并行，双解少阳、阳明之邪。

本方为小柴胡汤与小承气汤合方加减而成。方中柴胡、黄芩疏利少阳，清泄郁热；芍药缓急止痛；半夏、生姜降逆止呕；枳实、大黄利气消痞，通下热结；大枣和中。诸药配合，共奏和解少阳、通下里实之功，实为少阳、阳明双解之剂。

(郭华)

第四单元　太阴病辨证论治

细目　太阴腹痛证

要点　太阴腹痛证

桂枝加芍药汤证

【原文】本太阳病，医反下之，因尔腹满时痛者，属太阴也，桂枝加芍药汤主之。(279)

【释义】本条论太阳病误下邪陷太阴的证治。太阳病当用汗法，禁用攻下，今不当下而误下，故曰“反”。误下伤脾，脾伤运化失职，气机壅滞则腹满；血脉不和，经络不通则腹痛，因病位在脾，故曰“属太阴也”。然此虽属太阴，却与太阴病本证不同，彼为脾阳不足，寒湿内盛所致，故除见腹满时痛外，更见食不下，呕吐，下利等，当用理中汤治疗；而本证仅见腹满时痛，余症不显，为脾伤气滞络瘀所致，故治以通阳益脾，活络止痛，方用桂枝加芍药汤。

本方是由桂枝汤原方倍用芍药组成，虽只有一味药量不同，方义却有很大差别。本方用桂枝配合甘草辛甘化阳，通阳益脾；生姜与大枣合用亦能辛甘合化，补脾和胃；重用芍药取其双重作用，一者与甘草配伍，缓急止痛，再者活血和络，经络通则满痛止，故用于腹满时痛十分恰当。

（郭华）

第五单元　少阴病辨证论治

细目一　少阴病本证

要点一　少阴寒化证

1. 四逆汤证

【原文】少阴病，脉沉者，急温之，宜四逆汤。(323)

【释义】本条论述少阴病脉沉，治宜急温。条文以脉代证，提示少阴病施治宜早，切勿拖延。仅言脉沉，尚未至脉微或脉微欲绝，说明虽已显示少阴不足，但阳虚并不太甚，厥逆吐利诸典型的少阴里虚寒证尚未出现。此时强调“急温”是因为病入少阴，涉及根本，阳亡迅速，死证太多。故少阴之治，贵在及早。当脉沉显示阳虚征兆时，即当急温，以防亡阳之变。一旦延误施治，则吐利厥逆诸症接踵而至，治亦晚矣。本条体现了中医“治未病”的预防治疗学思想，值得重视。

四逆汤由干姜、附子、甘草组成。方中附子温肾回阳，干姜温中散寒，两药合用，增强回阳之力，炙甘草温补调中，三药相须为用，为回阳救逆之代表方。

2. 真武汤证

【原文】少阴病，二三日不已，至四五日，腹痛，小便不利，四肢沉重疼痛，自下利者，此为有水气，其人或咳，或小便利，或下利，或呕者，真武汤主之。(316)

【释义】本条论少阴阳虚水泛的证治。316 条为少阴病二三日不已，至四五日，邪气渐深，肾阳日亏，阳虚寒盛，水气不化，泛溢为患。水气浸渍肌肉，则四肢沉重疼痛；浸渍胃肠则腹痛下利；水气内停，阳虚气化不行则小便不利。水饮随气机升降，变动不居，上逆犯肺，肺气不利则咳，水气犯胃，胃气上逆则呕。肾主二便，肾阳亏虚，失于固摄则下利加重，不能制水则小便清长。本证属肾阳虚衰，水气泛滥，故用真武汤温阳化气行水。

真武汤由茯苓、芍药、白术、生姜、炮附子组成。附子壮肾阳，补命火，使水有所主；白术燥湿健脾，使水有所制；生姜宣散，佐附子助阳、消水；茯苓淡渗，佐白术健脾利水；芍药活血脉，利小便，又可敛阴和营制姜附刚燥之性，使之温经散寒而不伤阴。诸药合之，共奏温阳利水之效。

要点二　少阴热化证

1. 黄连阿胶汤证

【原文】少阴病，得之二三日以上，心中烦，不得卧，黄连阿胶汤主之。(303)

【释义】论少阴阴虚火旺，心肾不交的证治。由于素体少阴阴虚阳亢，外邪从阳化热，肾阴不足，不能上济心火，心火亢盛，心肾不交，则见心中烦，不得卧。还应当伴见口燥咽干，舌红少苔，脉细数等。治用黄连阿胶汤滋阴清火，交通心肾。

黄连阿胶汤由黄连、黄芩、芍药、鸡子黄、阿胶组成。黄连、黄芩清心火，以除炎上之热；阿胶、鸡子黄滋肾阴、养心血，以补阴涵阳；芍药与芩、连相配，酸苦涌泄以清火，与阿胶、鸡子黄相配，酸甘化阴以滋液。共成滋阴清火，交通心肾之剂。

2. 猪苓汤证

【原文】少阴病，下利六七日，咳而呕渴，心烦不得眠者，猪苓汤主之。(319)

若脉浮，发热，渴欲饮水，小便不利者，猪苓汤主之。(223)

【释义】此2条论阴虚水热互结的证治。本证成因有二，一是素体少阴阴虚阳盛，邪从热化，热与水结而成。二是阳明经热误下伤阴，邪热和水结于下焦而成。邪气来路虽不同，但均致阴虚水热互结证。肾阴虚于下，心火亢于上，心肾不交，火水未济，则可见心烦，不得眠。水热互结，津液不化，又有阴虚津乏，则见口渴；水热互结，气化不利，症见小便短赤频数，尿道涩痛，小便不利。水热互结，水邪偏渗大肠，或可见下利；水邪上逆犯肺，肺气上逆，或可见咳；水邪上逆犯胃，胃气上逆，或可见呕吐。证属阴虚水热互结，治用猪苓汤育阴清热利水。

猪苓汤由猪苓、茯苓、泽泻、阿胶、滑石组成，猪苓、茯苓、泽泻淡渗利水，阿胶滋阴，滑石清热利窍，共成育阴清热利尿之剂。

细目二　少阴兼变证

要点一　兼表证

麻黄细辛附子汤证

【原文】少阴病，始得之，反发热，脉沉者，麻黄细辛附子汤主之。(301)

【释义】本条论少阴寒化兼表的证治。少阴寒化不应发热，今始得之即出现发热，故谓之“反发热”，乃少阴阳虚复感外邪所致。因证兼太阳之表，除发热外，当有无汗恶寒，头痛等症。然太阳病发热，其脉当浮，今脉不浮而沉，知非纯为太阳表证。脉沉主里为少阴里虚寒之征象。323条“少阴病，脉沉者，急温之”可证。总之本证为少阴寒化兼太阳表证，法当表里双解，用麻黄附子细辛汤温阳解表。

麻黄细辛附子汤中麻黄发汗解表；附子温经扶阳；细辛辛温雄烈，通达内外，外助麻黄解表，内合附子温阳。三药合用，共奏温经解表之效。

要点二　疑似证

四逆散证

【原文】少阴病，四逆，其人或欬，或悸，或小便不利，或腹中痛，或泄利下重者，四逆散主之。(318)

【释义】本条论阳郁厥逆的证治。本证只提“四逆”主症，他症皆称或然症，知“四逆”是本证辨证指征。少阴寒化证，阳虚不温四肢，易见四逆，证属虚寒。而本证的“四逆”是肝郁气滞，阳气内郁不达四肢而致，证属实属郁。证同而病机不同，故特提“四逆”以示虚、实之别。因阳气郁遏，气机不畅，故可见诸多或然证。若兼肺寒气逆，则为咳；心阳不足则为悸；气化不行，则小便不利；阳虚中寒，则腹中痛；兼中寒气滞，则泄利下重等等，不一而足。总之，本证病机为阳郁，非阳虚，故治不用回阳救逆的四逆汤而用宣通阳气、疏达郁滞的四逆散。

四逆散由柴胡、枳实、芍药、甘草组成。方中柴胡疏肝解郁，透达阳气；芍药苦泄破结，通络止痛；枳实导滞行气；甘草调和诸药。共奏疏畅气机，透达郁阳之功。若咳，加干姜、五味子温肺敛气；心悸，加桂枝温壮心阳；小便不利，加茯苓淡渗利湿；腹中痛，加附子温阳止痛；泄利下重，加薤白通阳行滞。

（郭华）

第六单元　厥阴病辨证论治

细目　厥阴病本证

要点一　寒热错杂证

乌梅丸证

【原文】蛔厥者，其人当吐蛔，今病者静，而复时烦者，此为脏寒，蛔上入其膈，故烦，须臾复止，得食而呕，又烦者，蛔闻食臭出，其人常自吐蛔。蛔厥者，乌梅丸主之。又主久利。(338)

【释义】本条论蛔厥的证治。蛔厥证因蛔虫内扰所致，有时作时止的特点，且常有吐出蛔虫的病史，故曰“今病者静，而复时烦”，“其人当吐蛔”。因病人脾虚肠寒，蛔虫不安其位，内扰上窜，产生剧烈疼痛，而使病人烦躁不宁。若蛔虫内伏不扰，则疼痛、烦躁消失，故称“须臾复止”。若病人进食，则可引起蛔虫扰动，不仅疼痛又生而烦躁，且可致胃失和降而发生呕吐，蛔虫有可能随之吐出。蛔厥证的治疗，当用清上温下，安蛔止痛的乌梅丸。

乌梅丸由乌梅、细辛、干姜、黄连、当归、炮附子、蜀椒、桂枝、人参、黄柏组成。方中重用乌梅，并用醋渍，更增其酸性，为安蛔止痛之主药。用苦寒之黄连、黄柏，以清上热；用辛热之细辛、干姜、附子、蜀椒、桂枝，取其气辛以伏蛔，温以祛下寒；用人参、当归益气养血；米饭、蜂蜜和胃缓急。全方酸苦辛甘并投，寒温攻补兼用，为清上温下、安蛔止痛之要方，亦可治寒热错杂、虚实互见之“久利”，实为厥阴病寒热错杂证之主方。

要点二　厥阴病寒证

1. 当归四逆汤证

【原文】手足厥寒，脉细欲绝者，当归四逆汤主之。(351)

【释义】本条论血虚寒厥的证治。脉细欲绝，即脉细如发如丝，主肝血虚少，脉道不充，血脉不利；因此其手足厥寒，当是肝血不足，四末失养，复感寒邪，寒凝经脉所致。既可以称其为血虚寒厥证，又可以称其为血虚经寒证。治以当归四逆汤养血通脉，温经散寒。由于患者血虚寒凝部位的不同，也可出现相应的临床表现：若寒滞经脉，留于关节，则四肢关节疼痛，或身痛腰痛；若寒凝胞宫，则见月经后期，经期腹痛，经血量少色黯；若寒凝腹中，则脘腹冷痛。症状虽异，病机则一，故皆可选用当归四逆汤为主方治疗。

当归四逆汤即桂枝汤去生姜，倍用大枣加当归、细辛、通草而成。当归补肝养血，又能行血，为本方君药。配桂枝温经通阳，芍药和营养血，细辛温散血中之寒邪，通草通行血脉，大枣、甘草益脾养营。诸药相合，养血通脉，温经散寒。

2. 吴茱萸汤证

【原文】干呕，吐涎沫，头痛者，吴茱萸汤主之。(378)

【释义】本条论肝寒犯胃，浊阴上逆的证治。厥阴肝寒犯胃，胃失和降则干呕。肝寒犯胃，胃寒饮停，泛溢于口，则吐清涎冷沫。厥阴肝经与督脉会于颠顶，阴寒循经上攻，故见头痛以颠顶为甚。证属肝寒犯胃，浊阴上逆，治以吴茱萸汤暖肝、温胃、降浊。

吴茱萸汤由吴茱萸、生姜、人参、大枣组成。吴茱萸暖肝胃，散阴寒，下气降浊，为方中主药。重用生姜温胃化饮，降逆止呕。配人参、大枣，补虚和中，共成温中祛寒、降逆和胃的良方。

要点三　厥阴热利

白头翁汤证

【原文】热利下重者，白头翁汤主之。(371)

下利，欲饮水者，以有热故也，白头翁汤主之。(373)

【释义】此2条论述了厥阴热利的证治。“热利”是指热性下利而言。“下重”即里急后重，表现为腹痛急迫欲下，而肛门重坠难出。由于肝热下迫大肠，湿热内蕴，气滞壅塞，秽浊郁滞，欲出不得所至。由于湿热之邪郁遏不解，损伤肠道络脉，化腐成脓，则便中往往夹有红白黏液或脓血。这种热利多属痢疾。因证属肝经湿热下迫大肠，故常伴有身热、渴欲饮水、舌红、苔黄腻等热象，治宜白头翁汤清热燥湿，凉肝止利。

本方中白头翁味苦寒，善清肠热而治毒痢，又能疏肝凉血，是治疗热毒赤痢之要药。秦皮味苦寒，能清肝胆及大肠湿热，与白头翁配伍清热解毒，凉血止痢。佐以黄连、黄柏清热燥湿，坚阴厚肠。四药相合，共奏清热燥湿、凉肝解毒、坚阴止利之功。

（郭华）

第七单元　霍乱病辨证论治

细目　霍乱病辨治

要点　霍乱病辨治

理中丸证

【原文】霍乱，头痛发热，身疼痛，热多欲饮水者，五苓散主之；寒多不用水者，理中丸主之。(386)

【释义】本条论霍乱病表里寒热不同的证治。既言霍乱，必有卒然吐利，若又见头痛、发热、身疼痛等症，是属霍乱兼表证，若吐利兼见脉浮发热、头痛身疼、小便不利、渴欲饮水者，是病证偏表为主，然则表邪内外相干，胃肠功能逆乱，故发吐利。惟其吐利，清浊不分，三焦水道不利，津液运行失常，既不能上承于口，又不能下输出膀胱，但浸渍胃肠，故常兼见口渴、小便不利，宜用五苓散外疏内利、表里双解。若吐利甚而寒多不渴，说明病证属里属阴。此乃中焦阳虚、寒湿内阻、清气不升、浊气上逆，其证当伴见腹中冷痛、喜温喜按、舌淡苔白、脉缓弱等。因其表里同病，但以里虚寒证为急，故以理中汤（丸）温中散寒、健脾燥湿。

理中丸用人参、炙甘草健脾益气，干姜温中散寒，白术健脾燥湿。脾阳得运，寒湿可去，则中州升降调和而吐利自止。本方为太阴病虚寒下利的主方，因具有温运中阳，调理中焦的功效，故取名“理中”，此方又名人参汤。理中丸为一方二法，既可制成丸剂，亦可煎汤服用。病情缓而需久服者用丸剂，病势急而丸不济事者用汤剂。服药后腹中由冷而转热感者，说明有效，可续服；若腹中未热，说明效不明显或无效，多为病重药轻之故，当增加丸药的服用量，由一丸加至三四丸，或改用汤剂。为增强药物疗效，服药后约一顿饭的时间，可喝些热粥，并温覆取暖，以助药力。

理中丸方后记载随证加减法有八种：①脐上悸动者，是肾虚水气上冲之象，方中去白术之壅补，加桂枝以温肾降冲、通阳化气。②吐多者，是胃寒饮停而气逆，故去白术之补土壅塞，生姜以温胃化饮、下气止呕。③下利严重者，是脾气下陷、脾阳失运，故还需用白术健脾燥湿以止利。④心下悸者，是水邪凌心，可加茯苓淡渗利水、宁心安神。⑤渴欲饮水者，乃脾不散精、水津不布，宜重用白术健脾益气，以运水化津。⑥腹中痛者，是中气虚弱，故重用人参至四两半。⑦里寒甚，表现为腹中冷痛者，重用干姜温中祛寒。⑧腹满者，因寒凝气滞，故去白术之壅塞，加附子以辛温通阳、散寒除满。

（郭华）

第八单元　阴阳易瘥后劳复病辨证论治

细目　瘥后劳复证

要点　瘥后劳复证

竹叶石膏汤证

【原文】伤寒解后，虚羸少气，气逆欲吐，竹叶石膏汤主之。(397)

【释义】本条论病后余热未清，气阴两伤的证治。伤寒热病解后，气液两伤，余热未尽。因其津液损伤，不能滋养形骸，故见身体虚弱消瘦；中气不足，所以少气不足以息。加之未尽之余热内扰，胃失和降，故气逆欲吐。此条述证过简，临证还可见发热、口渴、心烦、少寐、舌红少苔、脉虚数等脉证。治宜清热和胃，益气生津。方用竹叶石膏汤。

本方中竹叶、石膏甘寒清热除烦；人参、麦冬益气生津、滋液润燥；甘草、粳米补中益气养胃；半夏既能和胃降逆止呕，又能防止补药之滞，用意尤妙。全方相合，既清其余热，又益其气阴，更有和胃降逆之功，故为清热滋阴和胃之佳方。

（郭华）

金匮要略

第一单元 痉湿暍病篇

细目一 痉病证治

要点 柔痉证治

瓜蒌桂枝汤证

原文：太阳病，其证备，身体强，几几然，脉反沉迟，此为痉，瓜蒌桂枝汤主之。

瓜蒌桂枝汤方：

瓜蒌根二两 桂枝三两 芍药三两 甘草二两 生姜三两 大枣十二枚

上六味，以水九升，煮取三升，分温三服，取微汗。汗不出，食顷，啜热粥发之。

提要：本条论述柔痉证治。

病因病机：此乃风寒（以风邪为主）邪气阻滞经脉，营卫运行不利，加之素体津液不足，不能濡润筋脉，二者相互影响，从而形成此证。

证候：一是太阳中风证，见身热，恶风汗出，头项强痛，身体强，几几然；二是脉反沉迟，太阳病汗出恶风，脉象当见浮缓，今反沉迟，提示素有津液不足，不能濡养筋脉。

辨证：太阳中风，津亏失濡。

治则：疏散风邪，调和营卫，滋液柔筋。

方药：瓜蒌桂枝汤。瓜蒌根即天花粉，甘凉生津滋液，柔润筋脉，合桂枝汤疏散风邪，调和营卫。

细目二 湿病证治

要点一 风湿在表证

麻黄杏仁薏苡甘草汤证

原文：病者一身尽疼，发热，日晡所剧者，名风湿。此病伤于汗出当风，或久伤取冷所致也，可与麻黄杏仁薏苡甘草汤。

麻黄杏仁薏苡甘草汤方：

麻黄（去节）半两（汤泡） 甘草一两（炙） 薏苡仁半两 杏仁十个（去皮尖，炒）

上剉麻豆大，每服四钱匕，水盏半，煮八分，去滓，温服。有微汗，避风。

提要：本条论述风湿在表的成因和证治。

病因病机： 本条指出风湿病发病原因，即为汗出当风，或久伤取冷所致。汗出之时，腠理疏松，风邪乘隙侵入，或经常贪凉受冷，湿从外侵，风湿相合侵犯人体，郁阻经脉，不通则痛而发此证。

证候：“伤于汗出当风”或“久伤取冷”，肌腠受邪，风湿在表，经脉痹阻，故一身尽疼、发热。日晡属阳明，风为阳邪，风与湿合，有化热化燥之势，故发热日晡所剧。

辨证： 风湿相搏，滞于肌表。

治则： 轻清宣化，解表祛湿。

方药： 麻黄杏仁薏苡甘草汤。麻黄配伍炙甘草、薏苡仁，使其发汗而不致太过，以达微汗之目的；杏仁宣肺利气，薏苡仁、炙甘草健脾祛湿除痹。

要点二　风湿兼气虚证

防己黄芪汤证

原文： 风湿，脉浮，身重，汗出，恶风者，防己黄芪汤主之。

防己黄芪汤方：

防己一两　甘草半两（炒）　白术七钱半　黄芪一两一分（去芦）

上剉麻豆大，每抄五钱匕，生姜四片，大枣一枚，水盏半，煎八分，去滓，温服，良久再服。喘者，加麻黄半两；胃中不和者，加芍药三分；气上冲者，加桂枝三分；下有陈寒者，加细辛三分。服后当如虫行皮中，从腰下如冰，后坐被上，又以一被绕腰以下，温，令微汗，瘥。

提要： 本条论述风湿兼气虚的证治。

病因病机： 本病由于病人素体虚弱肌表疏松，卫阳不固，又外感风湿之邪，出现太阳中风表虚之象，脉浮汗出恶风；风性疏泄，风易行而湿黏滞，汗出湿不解，经络不和而身重。

证候： 一是太阳中风表虚，见汗出恶风、脉浮；二是湿性重着而身体沉重。

辨证： 风湿在表，气虚不固。

治则： 健脾益气，祛风除湿。

方药： 防己黄芪汤。黄芪益气固表，防己、白术祛风除湿，甘草、生姜、大枣调和营卫。

如兼见气喘者加麻黄以宣肺平喘，兼胃中不和者加芍药以柔肝和胃，兼气上冲者加桂枝以平冲逆，兼腰冷肢凉、陈寒凝滞者加细辛以散寒通阳。

“服后当如虫行皮中”，是卫阳振奋，风湿欲解之征。

（王新佩）

第二单元　中风历节病篇

细目　历节病证治

要点一　风湿历节证

桂枝芍药知母汤证

原文：诸肢节疼痛，身体尪羸，脚肿如脱，头眩短气，温温欲吐，桂枝芍药知母汤主之。

桂枝芍药知母汤方：

桂枝四两　芍药三两　甘草二两　麻黄二两　生姜五两　白术五两　知母四两　防风四两　附子二枚（炮）

上九味，以水七升，煮取二升，温服七合，日三服。

提要：本条论述历节病风湿偏胜的证治。

病因病机：本证由于风湿之邪，合而流注于筋骨，搏结于关节，气血痹阻不畅而致诸肢节疼痛而肿大；风湿相搏，病久不解，正虚邪盛，营卫气血耗损，而日渐化热伤阴。

证候：诸肢节疼痛，身体尪羸，脚肿如脱，头眩短气，温温欲吐。

辨证：风湿历节（风寒湿邪外袭，痹阻筋脉关节，日渐化热伤阴）。

治则：祛风除湿，温经散寒，佐以滋阴清热。

方药：桂枝芍药知母汤。桂枝、麻黄、防风辛温发散，祛风除湿；附子大辛大热，散寒除湿，通经止痛；白术、甘草、生姜除湿健脾和中；芍药、知母养阴清热；芍药配甘草，酸甘化阴，缓急止痛。

桂枝芍药知母汤多用于感受风湿，化热伤阴之痹证。本证病程日久，本虚标实，其辨证特点为身体消瘦，关节疼痛、肿大或变形等。治疗上祛风散寒化湿与温阳扶正并用。临证时根据证候复杂情况，可扶正祛邪同用或寒温药物并投。

要点二　寒湿历节证

乌头汤证

原文：病历节不可屈伸，疼痛，乌头汤主之。

乌头汤方：治脚气疼痛，不可屈伸。

麻黄　芍药　黄芪各三两　甘草二两（炙）　川乌五枚（㕮咀，以蜜二升，煎取一升，即出乌头）

上五味，㕮咀四味，以水三升，煮取一升，去滓，内蜜煎中，更煎之，服七合。不知，尽服之。

提要：本条论述历节病寒湿偏胜的证治。

病因病机：寒湿留于关节，经脉痹阻不通，气血运行不畅而身体多处关节疼痛、肿大，甚至屈伸不利，日久则见关节变形。

证候：身体多处关节疼痛、肿大，甚至屈伸不利，日久则见关节变形。

辨证：寒湿历节。

治则：温经散寒，除湿止痛。

方药：乌头汤。乌头温经散寒，除湿止痛，通阳行痹；麻黄祛风发汗，以散寒湿；芍药、甘草酸甘柔筋，缓急止痛；黄芪温分肉，益气固卫行湿，既可助麻黄、乌头温经散寒，又可防麻黄过汗伤阳；白蜜甘缓，解乌头毒性，并缓诸药之燥。

乌头辛热而毒性较强，临床常用治沉寒痼冷病证，对于寒湿历节、阴寒腹痛有很好疗效。乌头正确用量及煎服法，一般应注意以下几点：一要斟酌用量，临床使用乌头时，其用量要因人而异，视病人体质强弱而决定用量，并宜从小量开始，逐渐加量；二要煎药得当，即乌头要先煎、久煎或与蜜同煎，待其麻味去后，方可加入其他药同煎；三要配伍恰当，若非特殊情况、或有充分的把握，最好不要与"十八反"所载的反药同用，而选择与干姜、生姜、甘草、蜂蜜等药相伍，既可缓解乌头燥烈之性，也可加强其蠲痹止痛之功。尤其是与蜜同煎，蜜既能制乌头毒性，且可延长药效。服药后唇、舌、肢体麻木，甚至昏眩吐泻，但脉搏、呼吸、神志等方面无较大变化，则为"瞑眩"反应，是有效之征；如服后见到呼吸、心跳加快，脉搏有间歇现象，甚至神志昏迷者，则为中毒反应，急当抢救。

从现代医学角度，大凡有副作用症状者，均属毒性反应，需及时清解。

（王新佩）

第三单元　血痹虚劳病篇

细目一　血痹证治

要点　血痹重证

黄芪桂枝五物汤证

原文：血痹阴阳俱微，寸口、关上微，尺中小紧，外证身体不仁，如风痹状，黄芪桂枝五物汤主之。

黄芪桂枝五物汤方：

黄芪三两　芍药三两　桂枝三两　生姜六两　大枣十二枚

上五味，以水六升，煮取二升，温服七合，日三服。一方有人参。

提要：本条论述血痹病重证的证治。

病因病机：本证由于病人素体营卫气血不足，感受风邪，血行凝滞，痹阻局部肌肤而致。

证候：外证身体不仁，肌肤不觉痛痒，严重者亦有酸痛感。

辨证：气虚血痹。

治则：温阳行痹。

方药：黄芪桂枝五物汤。本方即桂枝汤去甘草，倍生姜，加黄芪组成。黄芪甘温益气，桂枝温通经脉；倍生姜以助桂枝走表散邪；芍药和营理血；生姜、大枣调和营卫。

细目二　虚劳病证治

要点一　虚劳失精证

桂枝加龙骨牡蛎汤证

原文：夫失精家，少腹弦急，阴头寒，目眩，一作目眶痛。发落，脉极虚芤迟，为清谷、亡血、失精。脉得诸芤动微紧，男子失精，女子梦交，桂枝加龙骨牡蛎汤主之。

桂枝加龙骨牡蛎汤方：《小品》云：虚弱浮热汗出者，除桂，加白薇、附子各三分，故曰二加龙骨汤。

桂枝　芍药　生姜各三两　甘草二两　大枣十二枚　龙骨　牡蛎各三两

上七味，以水七升，煮取三升，分温三服。

提要：本条论述虚劳病失精家所致阴阳失调的证治。

病因病机：本证由于久患遗精的病人，阴精耗损太甚，肾阴亏虚，阴损及阳，阴阳两虚，阳气虚弱，失于固摄而致。

证候：经常梦遗滑精或梦交，兼有头昏、目眩、发落、少腹弦急不舒、外阴寒冷。

辨证：阴阳两虚。

治则：调补阴阳，固精止遗。

方药：桂枝加龙骨牡蛎汤，即桂枝汤加龙骨、牡蛎。桂枝汤调和阴阳；龙骨、牡蛎潜镇固涩、宁心安神、交通心肾。

要点二　虚劳腰痛证

肾气丸证

原文：虚劳腰痛，少腹拘急，小便不利者，八味肾气丸主之。方见脚气中。

肾气丸方：

干地黄八两　山药　山茱萸各四两　泽泻　丹皮　茯苓各三两　桂枝　附子（炮）各一两

上八味，末之，炼蜜和丸，梧子大，酒下十五丸，加至二十五丸，日再服。

提要：本条论述肾气不足虚劳腰痛的证治。

病因病机：本证由于肾气不足，不能温养腰府，及影响膀胱的气化功能而致。

证候：一是腰痛，二是气化失常而见少腹拘急、小便不利。

辨证：肾气不足。

治则：温补肾气。

方药：八味肾气丸。六味地黄丸滋补肾阴，加桂枝、附子温阳化气。

要点三　虚劳不寐证

酸枣仁汤证

原文：虚劳虚烦不得眠，酸枣仁汤主之。

酸枣仁汤方：

酸枣仁二升　甘草一两　知母二两　茯苓二两　芎藭二两 深师有生姜二两

上五味，以水八升，煮酸枣仁，得六升，内诸药，煮取三升，分温三服。

提要：本条论述虚劳病心肝血虚失眠的证治。

病因病机：本证由于肝之阴血亏虚，血不养心，心血不足，阴虚内热，心神不安而致失眠。

证候：一见肝心阴血不足引起的失眠或心悸，眩晕，口干等；二见阴虚内热并常伴潮热、惊悸、盗汗、口疮、眩晕、舌红、脉细数等。

辨证：心肝阴血不足。

治则：养阴清热，安神宁心。

方药：酸枣仁汤。酸枣仁甘酸性平，养肝阴，益心血，主治失眠，并与甘草为伍，酸甘化阴，以增强养阴之效；茯苓安神宁心；川芎味辛以调肝气，知母苦寒以清虚热，全方补肝养血，安神宁心。

（王新佩）

第四单元　肺痿肺痈咳嗽上气病篇

细目一　肺痿证治

要点一　虚热肺痿

麦门冬汤证

原文：大逆上气，咽喉不利，止逆下气者，麦门冬汤主之。

麦门冬汤方：

麦门冬七升　半夏一升　人参三两　甘草二两　粳米三合　大枣十二枚

上六味，以水一斗二升，煮取六升，温服一升，日三夜一服。

提要：本条论述虚热肺痿的证治。

病因病机：由于肺胃津液耗损，虚火上炎，以致肺胃之气俱逆而致。

证候：肺胃气逆当见咳喘，呃逆；津伤虚热熏灼，故咽喉干燥不适，痰黏咳咯不爽；此外，当有口干欲得凉润，舌红少苔，脉象虚数等症。

辨证：肺胃津亏，虚火上炎。

治则：养阴清热，止逆下气。

方药：麦门冬汤。重用麦门冬，滋阴润肺，清降虚火；半夏下气化痰，虽性温，但用量较轻，且与大量清润药物相伍，则不嫌其燥；人参、甘草、大枣、粳米益气养胃，生津润燥。

要点二 虚寒肺痿

甘草干姜汤证

原文：肺痿吐涎沫而不咳者，其人不渴，必遗尿，小便数，所以然者，以上虚不能制下故也。此为肺中冷，必眩，多涎唾，甘草干姜汤以温之。若服汤已渴者，属消渴。

甘草干姜汤方：

甘草四两（炙） 干姜二两（炮）

上㕮咀，以水三升，煮取一升五合，去滓，分温再服。

提要：本条论述虚寒肺痿的证治。

病因病机：本证由于上焦阳虚，肺中虚冷而致痿。上焦阳虚者，多因中焦虚寒，土不生金所致。阳虚不能化气，气虚不能输布津液，津液停聚而频吐涎沫；上焦虚冷，通调失常，不能制约下焦而遗尿或小便频数；肺气虚寒，清阳不能上升而见头眩。

证候：频嗽涎沫，咳轻而口不渴，咳则遗尿或小便频数，头眩。

辨证：上焦阳虚，肺中虚冷。

治则：温肺复气。

方药：甘草干姜汤。炙甘草甘温补中益气，干姜辛温温复脾肺之阳；二者辛甘合化，益气温阳，培土生金，则虚寒肺痿可愈。

细目二 肺痈证治

要点一 邪实壅滞证

葶苈大枣泻肺汤证

原文：肺痈，喘不得卧，葶苈大枣泻肺汤主之。

葶苈大枣泻肺汤方：

葶苈（熬令黄色，捣丸如弹子大） 大枣十二枚

上先以水三升，煮枣取二升，去枣，内葶苈，煮取一升，顿服。

肺痈胸满胀，一身面目浮肿，鼻塞清涕出，不闻香臭酸辛，咳逆上气，喘鸣迫塞，葶苈大枣泻肺汤主之。方见上，三日一剂，可至三四剂，此先服小青龙汤一剂，乃进。小青龙方见咳嗽门中。

提要：本条论述肺痈实证喘满的治法。

病因病机：风热之邪，壅滞于肺，肺气不利，通调失常，津液不能正常输布，故见喘咳不能平卧，属于邪实气闭于肺的实证。

证候：喘咳，喘鸣迫塞。

辨证：邪实气闭。

治则：泻肺逐邪。

方药：葶苈大枣泻肺汤。葶苈苦寒，能开泄肺气，具有泻下逐痰之功，治实证有捷效。又恐其峻利而伤及正气，故佐以大枣之甘温安中而缓和药性，使泻不伤正。

要点二　血腐脓溃证

桔梗汤证

原文：咳而胸满，振寒脉数，咽干不渴，时出浊唾腥臭，久久吐脓如米粥者，为肺痈，桔梗汤主之。

桔梗汤方：亦治血痹。

桔梗一两　甘草二两

上二味，以水三升，煮取一升，分温再服，则吐脓血也。

提要：本条论述肺痈脓成咳吐脓血的证治。

病因病机：本证由于热毒蕴蓄于肺，腐血败肉酿成痈脓而见时出浊唾腥臭，吐如米粥之状。“久久”说明正气渐虚。

证候：咳而胸满，振寒脉数，咽干不渴，时出浊唾腥臭，久久吐脓如米粥者。

辨证：肺痈热盛肉腐脓溃。

治则：解毒排脓。

方药：桔梗汤。桔梗理肺开结，祛痰排脓；生甘草清热解毒，益气生肌。

本方是肺痈脓溃的主治方。现代临证，常与苇茎汤相合使用，或加败酱草、鱼腥草、瓜蒌、苡仁、银花等清热解毒排脓之品，疗效更为显著。

（王新佩）

第五单元　胸痹心痛短气病篇

细目一　胸痹证治

要点一　胸痹病机

原文：师曰：夫脉当取太过不及，阳微阴弦，即胸痹而痛，所以然者，责其极虚也。今阳虚知在上焦，所以胸痹、心痛者，以其阴弦故也。

提要：本条以阳微阴弦的病理来阐释胸痹心痛的病机。

病因病机：阳微指寸脉微；阴弦指尺脉弦。脉见寸微尺弦，微脉见于寸口，可知上焦的阳气虚衰；弦脉见于尺部，可知下焦的阴寒痰浊壅盛，上虚则阴寒痰浊自下乘之，阻闭胸阳故见胸痹心痛。由于上焦阳虚，水气痰饮等阴邪便乘虚而居于阳位，故导致胸中闭塞，阳气不通，不通则痛，故云“所以然者，责其极虚也”。

要点二　类证鉴别

胸痹是由于胸阳不振，阴邪阻滞，胸背之气痹而不通所致。阳微阴弦中阴弦是为尺脉弦，尺脉主下焦，脉弦主阴寒太盛，痰浊内停。阳微指寸脉微，寸脉主上焦，微脉主阳气不足，胸阳不振。血痹者其病机是阴阳俱微，营卫气血不足。寸口、关上微为阳气不足之脉，尺中小紧为感受外邪之象。

要点三　胸痹主证

瓜蒌薤白白酒汤证

原文： 胸痹之病，喘息咳唾，胸背痛，短气，寸口脉沉而迟，关上小紧数，瓜蒌薤白白酒汤主之。

瓜蒌薤白白酒汤方：

瓜蒌实一枚（捣）　薤白半斤　白酒七升

上三味，同煮，取二升，分温再服。

提要： 本条论述胸痹病的典型证候和主治方剂。

病因病机： 寸口沉取而迟，是上焦阳虚，胸阳不振之象；关上出现小紧，是中焦（胃）有停饮，阴寒内盛之征；上焦阳虚，则痰饮上乘，以致阴邪停聚于胸中，故有此种脉象。病机皆由“阳微阴弦”，阳虚邪闭而成。阳虚邪闭，胸背之气痹而不通，故胸背痛而短气；胸背之气痹而不通，势必影响肺气不能宣降，故喘息咳唾。

证候： “喘息咳唾，胸背痛，短气”是胸痹病的主证，而其中“胸背痛，短气”是辨证的关键。

辨证： 上焦阳虚，痰饮上乘，胸阳痹阻不通。

治则： 化痰散结，宣痹通阳。

方药： 瓜蒌薤白白酒汤。瓜蒌涤痰宽胸，薤白通阳散结，白酒辛温通阳，调达气血，轻扬善行以助药势。

要点四　胸痹急证

薏苡附子散证

原文： 胸痹缓急者，薏苡附子散主之。

薏苡附子散方：

薏苡仁十五两　大附子十枚（炮）

上二味，杵为散，服方寸匕，日三服。

提要： 本条论述胸痹急证的治法。

病因病机： 本证由于阳气衰微，阴寒痰湿壅盛，阳气不伸，胸阳闭塞，可见胸中痛剧；阳气不达四肢，见四肢逆冷。

证候： 胸中痛剧，四肢逆冷，尚可见舌淡苔白而滑，脉象沉伏，或涩，或微细而迟，或紧细而急。

辨证： 阳气衰微，阴寒痰湿凝滞胸中。

治则： 温阳化湿，开痹以缓急痛。

方药： 薏苡附子散。重用炮附子通阳散寒，温经止痛；薏苡仁除湿宣痹，缓解拘挛，二药相合为散，因病情急迫，取其药力迅速而收效其快。此方有缓解血脉拘急和扶阳抑阴的效果。

细目二　心痛证治

要点　心痛急证

乌头赤石脂丸证

原文：心痛彻背，背痛彻心，乌头赤石脂丸主之。

乌头赤石脂丸方：

蜀椒一两一法二分　乌头一分（炮）　附子半两（炮）一法一分　干姜一两一法一分　赤石脂一两一法二分

上五味，末之，蜜丸如桐子大，先食服一丸，日三服。不知，稍加服。

提要：本条论述心痛急证证治。

病因病机：由于阳气衰微，阴寒痼结，经脉凝滞不通，故见心痛彻背，背痛彻心，痛无休止，而四肢厥冷，脉来沉紧。

证候：心痛彻背，背痛彻心。

辨证：阴寒痼结，寒凝气痹。

治则：温阳散寒，峻逐阴邪。

方药：乌头赤石脂丸。方中乌、附、椒、姜一派大辛大热之品，协同配伍，逐寒止痛之力极强，并用赤石脂温涩调中，收敛阳气。

（王新佩）

第六单元　腹满寒疝宿食病篇

细目　腹满证治

要点一　脾胃虚寒证

大建中汤证

原文：心胸中大寒痛，呕不能饮食，腹中寒，上冲皮起，出见有头足，上下痛而不可触近，大建中汤主之。

大建中汤方：

蜀椒二合（去汗）　干姜四两　人参二两

上三味，以水四升，煮取二升，去滓，内胶饴一升，微火煎取一升半，分温再服；如一炊顷，可饮粥二升，后更服，当一日食糜，温覆之。

提要：本条论述脾胃虚寒的腹满痛证治。

病因病机：本条由于脾胃阳衰，中焦寒甚，阴寒之气肆行于腹中而致腹满痛。

证候：心胸中大寒痛，呕不能饮食，腹中寒，上冲皮起，出见有头足，上下痛而不可触近。

辨证：脾胃阳衰，中焦寒甚。

治则：温补建中，散寒止痛。

方药：大建中汤。方中蜀椒、干姜温中散寒，与人参、饴糖之温补脾胃合用，大建中气，使中阳得运，则阴寒自散，诸症悉愈。

要点二　寒实内结证

大黄附子汤证

原文：胁下偏痛，发热，其脉紧弦，此寒也，以温药下之，宜大黄附子汤。

大黄附子汤方：

大黄三两　附子三枚（炮）　细辛二两

上三味，以水五升，煮取二升，分温三服；若强人煮取二升半，分温三服。服后如人行四五里，进一服。

提要：本条论述寒实内结腹满的证治。

病因病机：本证由于寒实内结，不通则痛而见胁下偏痛。

证候：胁腹疼痛，大便不通，脉象紧弦；此外，可伴有恶寒肢冷，舌苔黏腻等症状。

辨证：寒实内结。

治则：温阳散寒，通便止痛。

方药：大黄附子汤。方中大黄泻下通便以祛里实，附子、细辛温经散寒，并能止痛。苦寒之性得辛温之制，而为温下之法。

（王新佩）

第七单元　痰饮咳嗽病篇

细目　痰饮证治

要点　饮停心下证

苓桂术甘汤证

原文：心下有痰饮，胸胁支满，目眩，苓桂术甘汤主之。

苓桂术甘汤方：

茯苓四两　桂枝三两　白术三两　甘草二两

上四味，以水六升，煮取三升，分温三服，小便则利。

夫短气有微饮，当从小便去之，苓桂术甘汤主之；方见上。肾气丸亦主之。方见脚气中。

提要：本条论述饮停心下的证治。

病因病机：心下即胃之所在，胃中有停饮，故胸胁支撑胀满，饮阻于中，清阳不升，故头目眩晕。

证候：胸胁支满、目弦，或伴有小便不利。

辨证：脾阳不足，痰饮内停。

治则：温阳蠲饮，健脾利水。

方药：苓桂术甘汤。方中茯苓淡渗利水，桂枝辛温通阳，振奋阳气以消饮邪，两药相合可温阳化饮；白术健脾燥湿，甘草和中益气，两药相伍又能补土制水。

（王新佩）

第八单元　消渴小便不利淋病篇

细目一　消渴证治

要点　肺胃热盛，气津两伤证

白虎加人参汤证

原文：渴欲饮水，口干舌燥者，白虎加人参汤主之。方见中暍中。

提要：本条论述肺胃热盛，气津两伤的消渴证治。

病因病机：本证由于肺胃热盛而伤及津液，热能伤津，亦能耗气，气虚不能化津，津亏无以上承，则口干舌燥、渴欲饮水，可见舌红苔黄而燥，脉大而细数。

证候：口干舌燥，渴欲饮水，可见舌红，苔黄而燥，脉大而细数。

辨证：肺胃热盛，气津两伤。

治则：清热止渴，益气生津。

方药：白虎加人参汤。方中生石膏、知母清热止渴，人参、甘草、粳米益气生津，使邪热得清，气复津生，消渴乃止。

细目二　小便不利证治

要点　上燥下寒水停证

瓜蒌瞿麦丸证

原文：小便不利者，有水气，其人若渴，瓜蒌瞿麦丸主之。

瓜蒌瞿麦丸方：

瓜蒌根二两　茯苓三两　薯蓣三两　附子一枚（炮）　瞿麦一两

上五味，末之，炼蜜丸梧子大，饮服三丸，日三服；不知，增至七八丸，以小便利，腹中温为知。

提要：本条论述下寒上燥所致小便不利证治。

病因病机：本证由于肾阳虚弱，阳不化水，水湿内停而小便不利；水蓄下焦，津不上承，则其人苦渴。

证候：小便不利，身体浮肿，其人苦渴；同时，患者多兼腰腿酸软，四肢厥冷等肾阳虚弱症状。

辨证：上燥下寒水停。

治则：温阳利水，润燥止渴。

方药：瓜蒌瞿麦丸，方中使用附子者，因下积之冷非暖不消，故以炮附子温肾化气；上浮之焰非滋不息，复用瓜蒌根（天花粉）、薯蓣（山药）润燥生津；水停于内，泛溢周身，则用茯苓健脾渗利水饮；瞿麦渗湿利尿，导水于下。

（王新佩）

第九单元　黄疸病篇

细目　黄疸证治

要点一　湿热并重证

茵陈蒿汤证

原文：谷疸之为病，寒热不食，食即头眩，心胸不安，久久发黄为谷疸，茵陈蒿汤主之。

茵陈蒿汤方：

茵陈蒿六两　栀子十四枚　大黄二两

上三味，以水一斗，先煮茵陈，减六升，内二味，煮取三升，去滓，分温三服。小便当利，尿如皂角汁状，色正赤，一宿腹减，黄从小便去也。

提要：本条论述黄疸湿热并重的证治。

病因病机：本证由湿热内蕴脾胃所致。湿热交蒸，营卫不和则生寒热；湿热内蕴，脾胃升降失常则不欲饮食，若勉强进食，反而增湿助热，湿热上冲，则见头目眩晕、心胸不安。湿热郁蒸日久累及血分则形成黄疸。

证候：寒热不食，食即头眩，心胸不安，身黄如橘子色、腹微满和小便不利等症状。

辨证：湿热俱盛。

治则：清利湿热退黄。

方药：茵陈蒿汤。方中茵陈蒿清热利湿退黄，为治疗黄疸的要药；栀子清热除烦，利湿退黄。二药合用，使湿热从小便而去；大黄活血化瘀，泄热退黄，通利大便；三味合用，清热利湿，行瘀退黄，使湿热、瘀热，从大小便排泄。

要点二　湿重于热证

茵陈五苓散证

原文：黄疸病，茵陈五苓散主之。一本云茵陈汤及五苓散并主之。

茵陈五苓散方：

茵陈蒿末十分　五苓散五分方见痰饮中

上二物和，先食饮方寸匕，日三服。

提要：本条论述湿重于热的黄疸证治。

病因病机：湿热黄疸，湿多热少。

证候：全身发黄，黄色不甚鲜明，食少脘痞，身重便溏，小便不利，苔腻淡黄等症。

辨证：湿重于热。

治则：利湿清热退黄。

方药：茵陈五苓散。方中茵陈清热利湿退黄，五苓散化气利水除湿。

（王新佩）

第十单元　妇人妊娠病篇

细目一　癥病证治

要点　癥病漏下证

桂枝茯苓丸证

原文：妇人宿有癥病，经断未及三月，而得漏下不止，胎动在脐上者，为癥痼害。妊娠六月动者，前三月经水利时，胎也。下血者，后断三月衃也。所以血不止者，其癥不去故也，当下其癥，桂枝茯苓丸主之。

桂枝茯苓丸方：

桂枝　茯苓　牡丹（去心）　芍药　桃仁（去皮尖，熬）各等分

上五味，末之，炼蜜和丸，如兔屎大，每日食前服一丸。不知，加至三丸。

提要：本条论述癥病漏下的治法。

病因病机：素有癥病为患，导致血瘀气滞，经水异常，渐至停经；瘀血内阻，血不归经，则漏下不止。

证候：妇人小腹包块疼痛拒按，下血色晦暗而有瘀块，舌质紫暗，脉沉涩。

辨证：瘀血阻滞，寒痰（湿）凝滞。

治则：祛瘀消癥。

方药：桂枝茯苓丸。方中桂枝、芍药通调血脉；桃仁、丹皮活血化瘀消癥；血不利易为水，茯苓利水以和血脉；炼蜜和丸，调和药性，起渐消缓散之功。

细目二　腹痛证治

要点　肝脾失调证

当归芍药散证

原文： 妇人怀妊，腹中㽲痛，当归芍药散主之。

当归芍药散方：

当归三两　芍药一斤　芎䓖半斤一作三两　茯苓四两　白术四两　泽泻半斤

上六味，杵为散，取方寸匕，酒和，日三服。

提要： 本条论述肝脾不和腹痛的证治。

病因病机： 本病由于肝虚气郁则血滞，脾虚气弱则湿停，肝病及脾，肝脾失调而致。

证候： 腹中绵绵而痛、或拘急而痛，体倦、浮肿、白带量多、小便不利、泄泻等。

辨证： 肝脾失调，气郁血滞湿阻。

治则： 养血疏肝，健脾利湿。

方药： 当归芍药散。方中重用芍药养血柔肝，缓急止痛，辅以当归养血活血，川芎行血中之气；茯苓、白术健脾除湿，泽泻用量亦重，意在渗湿于下。

（王新佩）

第十一单元　妇人杂病篇

细目一　崩漏证治

要点　虚寒夹瘀证

温经汤证

原文： 问曰：妇人年五十所，病下利（血）数十日不止，暮即发热，少腹里急，腹满，手掌烦热，唇口干燥，何也？师曰：此病属带下。何以故？曾经半产，瘀血在少腹不去。何以知之？其证唇口干燥，故知之，当以温经汤主之。

温经汤方：

吴茱萸三两　当归二两　芎䓖二两　芍药二两　人参二两　桂枝二两　阿胶二两　生姜二两　牡丹皮二两（去心）　甘草二两　半夏半升　麦门冬一升（去心）

上十二味，以水一斗，煮取三升，分温三服。亦主妇人少腹寒，久不受胎；兼取崩中去血，或月水来过多，及至期不来。

提要： 本条论述妇人冲任虚寒夹有瘀血而致崩漏的证治。

病因病机： 妇人年五十所，七七之期任脉虚，太冲脉衰，经水当止。今下血数十日不止，乃属崩漏之疾。据条文“曾经半产，瘀血在少腹不去”结合年龄可知，证属冲任虚寒瘀血内阻。由于冲任虚损，气血运行不畅，瘀血阻滞，胞宫失养，故致崩漏下血，而见少腹里急，腹满，或伴有刺痛、拒按等症。下血数十日不止，耗损阴血，阴血不足，虚热内生，则见暮即发热、手掌烦热等症。瘀血不去则新血不生，津液失于上润，故见唇口干燥。

证候：以少腹里急，腹满或疼痛拒按，崩漏不止或月经后期、量少甚或闭经，经期腹痛等，并兼有气血不足的症状。

辨证：冲任虚寒，瘀血内停。

治则：温养血脉。

方药：温经汤。方中吴茱萸、生姜、桂枝温经散寒，通利血脉；阿胶、川芎、当归、芍药、丹皮养血和血行瘀；人参、甘草益气补虚；半夏降逆和中，麦冬养阴以制半夏辛燥而清虚热。

细目二　梅核气证治

要点　气滞痰凝证

半夏厚朴汤证

原文：妇人咽中如有炙脔，半夏厚朴汤主之。

半夏厚朴汤方：《千金》作胸满，心下坚，咽中帖帖，如有炙肉，吐之不出，吞之不下。

半夏一升　厚朴三两　茯苓四两　生姜五两　干苏叶二两

上五味，以水七升，煮取四升，分温四服，日三夜一服。

提要：本条论述咽中气滞痰凝的证治。

病因病机：本病多由于七情郁结，气机不畅，气滞痰凝阻于咽喉所致。

证候：自觉咽中阻塞不适，如有异物感，吞之不下，咯之不出，饮食无碍。

辨证：气滞痰凝。

治则：开结化痰，顺气降逆。

方药：半夏厚朴汤。方中半夏、厚朴、生姜辛以散结，苦以降逆，佐茯苓渗利下气化痰；苏叶芳香入肺，以宣气解郁。

（王新佩）

温　病　学

第一单元　温热类温病

温热类温病指不兼湿邪的温病，主要包括风温、春温、暑温、秋燥等，具有起病急、传变快、易化燥伤阴之特点，治疗在清泄邪热的基础上，还要时时顾护阴液。本单元以风温、春温、暑温作为温热类温病之代表。

细目一　主要温热类温病的传变规律

要点一　风温病的传变规律

风温是感受风热病邪引起的，多发生于冬春季节的急性外感热病。风温初起以发热、微恶风寒、口微渴、咳嗽等肺卫表热证为主要表现，属于新感温病。发于冬季的，又称为冬温。

如肺卫表热证不解，则其发展可以有两种情况：第一种情况是传入气分，病位可在肺、胃、大肠等。邪热犯于肺者，可致肺热咳喘，或痰热壅肺证；邪热犯于胃肠者，可出现阳明热盛证或阳明热结证，其中肺卫之热下传于胃者，称为顺传。第二种情况是传入心包，出现神昏谵语、舌蹇肢厥之临床表现，称为逆传，此即叶天士所说“温邪上受，首先犯肺，逆传心包”。风温后期，多见肺胃阴伤证。总地来说，风温以肺为病变中心，以热伤肺胃之阴为主要病理变化。

风温病可与西医学中的大叶性肺炎、病毒性肺炎，或冬春季节的上呼吸道感染、流行性感冒、急性支气管炎等呼吸系统感染性疾病相联系。

要点二　春温病的传变规律

春温是发生于春季，或冬春之交，或春夏之交的急性外感热病。春温感受的病邪，一般认为是由于冬季的寒邪潜伏于体内，郁久化热形成的温热病邪。春温发病之初就有明显的里热证表现，如发热、烦渴、舌红苔黄等，严重者可见神昏、痉厥、斑疹，属于伏邪温病，这是与风温的不同之处。

春温的致病因素是温热病邪，依据感邪轻重、体质强弱，初期有发于气分和发于营分的不同。发于气分的，邪气虽盛，而正气亦强，病情相对较轻，但若病情进一步发展，亦可深入营血分；发于营分的，邪热炽盛，营阴亏损，病情较重，可出现伤阴、闭窍、动风、动血等危重症。春温初期虽以里热证为主，发病之初有的也有短暂的卫表证表现，称为“新感引动伏邪”，无卫表证表现的，称为“伏邪自发”。春温后期，邪少虚多，主要损耗肝肾阴液，或致虚风内动，这是与风温病后期主要损伤肺胃阴液的又一不同之处。春温恢复期，余邪留伏阴分，阴液被伤，可见低热不去。

春温病可与西医学中发生于春季的流行性脑脊髓膜炎、病毒性脑炎、重症流感，以及其他初病即以里热见症为主的疾病相联系。

要点三　暑温病的传变规律

暑温是感受暑热病邪引起的，发生于夏暑季节的急性外感热病。暑温大多初起即见壮热、烦渴、多汗、脉洪大等阳明气分热证表现，即叶天士“夏暑发自阳明”之谓。

暑热内炽阳明，极易伤津耗气，甚则导致津气两脱。暑热之邪内陷心营，炼液为痰，可致闭窍；引动肝风，可致痉厥；燔灼营血，可致出血、发斑。暑温后期，邪热渐退，正虚邪恋，或见暑伤心肾证，或余邪夹痰瘀滞络出现各种后遗症。暑热之邪容易夹湿出现暑湿证。

暑温病可与西医学中发生于夏季的流行性乙型脑炎、登革热和登革出血热、钩端螺旋体病、流行性感冒等疾病相联系。

细目二　温热类温病主要证治

要点一　卫分证治

温热类温病的卫分证以发热，微恶寒，口微渴为主要见症，可伴有头痛，无汗或少汗，咳嗽，舌边尖红，苔薄白，脉浮数等。温热类温病包括风温、春温、暑温（暑热）、秋燥等病，其肺卫证主要见于风温病和秋燥病，以解表透邪为基本治疗大法。本类证治以风温病初起银翘散证治为代表。

邪袭肺卫

病机：风温初起，风热病邪袭于肺卫。

证候表现：发热，微恶寒，头痛，无汗或少汗，咳嗽，口微渴，或咽喉肿痛，舌边尖红，苔薄白，脉浮数。

治法：辛凉解表，宣肺泄热。

方药：银翘散、桑菊饮。

银翘散（辛凉平剂）

银花　连翘　桔梗　薄荷　竹叶　甘草　荆芥穗　淡豆豉　牛蒡子　鲜芦根

桑菊饮（辛凉轻剂）

杏仁　连翘　薄荷　桑叶　菊花　桔梗　芦根　生甘草

银翘散和桑菊饮都适用于风热犯于肺卫证，但清解之力有轻重之别。银翘散中有荆芥、豆豉辛散透表之品，解表祛邪力大，且银花、连翘用量较大，再配竹叶，全方清热力亦强，故称为辛凉平剂。桑菊饮中无荆、豉，解表力较银翘散逊，且桑、菊清热之力亦无银、翘强，故称为辛凉轻剂；方中杏仁宣降肺气，止咳作用优于银翘散。二方均为轻清之剂，不宜久煎。

临床应用，银翘散适宜于风热袭表，卫气闭郁较重，即恶寒、无汗或少汗、头痛等表证明显者；桑菊饮适宜于风热袭表，表证较轻，咳嗽较明显者。

二方应用，口渴甚可加花粉、沙参；咽肿、项肿可加马勃、玄参；咳嗽甚除加杏仁、桔梗外，还可加前胡、紫菀等；有痰可加川贝、瓜蒌。

要点二　气分证治

气分证属于温病的里证，此时温邪较盛，正气亦不衰，正邪相争剧烈，多处于温病的中期和极期阶段，见发热，不恶寒，口渴，苔黄，脉数有力等。气分证的产生，可由风温、秋燥病卫分之邪由表入里而致；而春温属于伏邪温病，暑温“夏暑发自阳明”，故它们的初起即可见到气分证。

1. 肺热腑实

病机：肺经痰热壅阻，肠腑热结不通。

证候表现：发热，痰涎壅盛，喘促，便秘，苔黄腻或黄滑，脉右寸实大。

治法：宣肺化痰，通腑泄热。

方药：宣白承气汤。

生石膏　生大黄　杏仁粉　瓜蒌皮

此为肺与大肠的同病证，痰热壅阻，肺气不降，则腑气难以下行；肠腑热结，腑气不通，则肺热无从外泄。故当肺与肠同治。宣白承气汤取白虎汤、承气汤合用之义，有宣肺通腑之效。

肺系感染性疾病，在发热、喘咳的同时，往往伴有便秘，肺肠同治能提高疗效。同时也提示，对于肺系感染性疾病，应当了解大便状况，如大便不通，在清解肺热的同时也有必要通利大便，使邪热快速外解。

肺热盛，可加桑白皮、黄芩；痰涎壅盛，加贝母、葶苈子等。

2. 燥热伤肺

病机：燥热之邪壅肺，气阴两伤。

证候表现：发热，干咳无痰或少痰，气逆而喘，胸胁满闷，鼻咽干燥，心烦口渴，乏力，苔薄白干燥或薄黄干燥，舌边尖红赤。

治法：清肺泄热，养阴润燥。

方药：清燥救肺汤。

生石膏　桑叶　甘草　人参　胡麻仁　阿胶　麦冬　杏仁　枇杷叶

本证为燥热病邪犯肺，致使肺之气阴两伤的证候。燥热病邪与风热病邪都以肺为病变中心，但前者主要产生于秋季，更易致津液干燥，故治疗在清泄燥热的同时，还要养阴润燥。

卫分之邪未尽去，加连翘、牛蒡子；痰多，加贝母、瓜蒌；痰中带血，加白茅根、仙鹤草、侧柏叶等。

要点三　营分证治

营分证亦属温病的里证，但比气分证深了一层，病情亦为深重。营分证多由气分证不解，邪气深入而致。亦有卫分证不解，直接深入营分者，与邪气猛烈或正气已虚有关。风温、春温、暑温的病变过程中，都可以出现营分证。“心主血属营”，是说营分的病变会影响到心包的功能，所以出现心烦躁扰、甚或谵语等神志异常的表现；营和血都居于脉中，营分的病变也会影响到血分，因而出现斑疹隐隐之热窜血络、血热妄行的表现。

热灼营阴

病机：热灼营阴，扰神窜络。

证候表现：身热夜甚，心烦不寐，甚或时有谵语，斑疹隐隐，咽燥口干反不甚渴，舌质红绛，苔薄或无苔，脉细数。

本证纯属营分，见舌质红绛，苔薄或无苔。若邪热初入营分而气分热未解，则多兼有黄白苔。

治法：清营解毒，透热养阴。

方药：清营汤。

犀角（水牛角代）　生地　玄参　竹叶心　麦冬　丹参　黄连　银花　连翘

本方为温病营分证治疗的主方，其中生地、玄参、麦冬甘寒清热养阴，水牛角、黄连清营热解毒，丹参化瘀以防瘀热互结，银花、连翘、竹叶轻清透热，配入清营养阴解毒之品中，可使气机宣达，营热外透，体现了叶天士“入营犹可透热转气”的营分证治疗大则。

若营热兼表，见恶寒、头痛，可加连翘、薄荷、蝉衣等宣散表邪。

要点四　热陷心包证治

热陷心包证亦称心包证，其发生或由风温肺卫证误治、失治，加之平素心阴心气不足，致使邪热与痰相结，径入心包，此即“逆传心包”；或气分证、营分证发展的过程中，邪热炽盛，炼液成痰，痰热闭窍。本证是温病的危急重症，要及时抢救。

热陷心包

病机：热入心包，炼液成痰，痰热闭窍。

证候表现：身灼热，神昏谵语，或昏愦不语，舌蹇肢厥，舌色鲜绛，脉细数。

心包证属营分病变的范围，与营分证不同的是，本证神志异常严重，表现为神昏谵语，或昏愦不语；营分证神志异常较轻，仅表现为心烦不寐，或时有谵语，此外尚有营阴受损和血络受伤之表现。

治法：清心凉营，豁痰开窍。

方药：清宫汤送服安宫牛黄丸，或送服紫雪丹、至宝丹。

清宫汤

玄参心　莲子心　竹叶卷心　连翘心　犀角尖（水牛角尖代）　连心麦冬

安宫牛黄丸（市售成药，组成略）

紫雪丹（市售成药，组成略）

至宝丹（市售成药，组成略）

安宫牛黄丸、紫雪丹、至宝丹皆为凉开剂，有开窍醒神之功，又称为温病“三宝”。由于组成不同，临证宜区别使用。安宫牛黄丸最凉，长于清热解毒，适于高热神昏者；紫雪丹重镇药多，长于止痉息风，适于高热动风、便秘者；至宝丹芳开药多，长于芳香辟秽，适于痰浊蒙蔽心窍神昏者。

若热闭心包兼腑实，安宫牛黄丸当配以攻下药，如牛黄承气汤（安宫牛黄丸合生大黄末）；若病情突然逆转，正气外脱，称为内闭外脱，“三宝”应与固脱救逆之品同用，其中津气外脱者合生脉散，阳气暴脱者合参附汤。

要点五　热盛动风证治

温病过程中，邪热炽盛，灼伤肝阴，引动肝风，属于实证动风，多出现在温病极期高热的过程中，是温病危急重症。

热盛动风

病机：邪热亢盛，深入厥阴，引动肝风。

证候表现：高热，头痛头胀，心中躁扰，甚则神昏，手足抽搐，颈项强直，甚或角弓反张，舌红或舌绛，脉弦数。

治法：清热凉肝，息风止痉。

方药：羚角钩藤汤。

羚羊角　桑叶　菊花　钩藤　生地　白芍　竹茹　川贝　茯神　甘草

羚角钩藤汤是治疗热盛动风的基本方，有息风止痉、增液舒筋的功效，但尚需配合其他方药，以治疗动风之因。若见壮热，烦渴，舌红，脉洪大有力，为阳明气分热盛，引动肝风，当配以生石膏、知母大清气热；若见身热夜甚，舌质红绛，为心营热盛，引动肝风，当配以清营汤类；若兼腑实便秘者，当配以大黄、芒硝通下泄热；若有窍道出血，或斑疹外发，当配以水牛角、生地等凉血止血；若同时有神昏者，为手足厥阴心包、肝的同病证，当与“三宝”同用。

要点六　血分证治

血分证是指热邪深入血分，引起耗血、动血的证候。血分证可由卫、气分之邪不解，深入血分而致，也可由营分之热发展而来，尚可由伏气温病发于血分而致。血分证处于卫气营血各类证候的最深层，病情重，发展快，出血重者正气骤然外脱，可发生危急情况。

热盛迫血

病机：血分热毒炽盛，动血耗血，瘀热内阻。

证候表现：身灼热，躁扰不安，甚或昏狂谵妄，斑疹显露，色或紫黑，或吐衄血、便血、尿血，舌深绛，脉细数。

血分证以血热妄行之出血（窍道出血、斑疹）为主要临床特点，这是与营分证的不同之处。

治法：清热解毒，凉血散血。

方药：犀角地黄汤。

犀角（水牛角代）　生地　芍药　丹皮

本方凉血而不伤血，止血而不留瘀。其中生地用量应大，既凉血又养阴，也起到了散血的作用。全方体现了叶天士“入血就恐耗血动血，直须凉血散血”的血分证治疗大则。

临证运用，应主要针对血热动血之出血加用适当药物：如吐血加侧柏、白茅根；衄血加白茅根、焦栀子、黄芩；便血加槐花、地榆；尿血加小蓟、琥珀、白茅根等。病情重，见高热、出血发斑等气血两燔之重症，可用清瘟败毒饮。

要点七　真阴耗竭证治

温邪久羁不退，进入下焦，耗伤肝肾之阴血，呈现邪少虚多之势，属温病后期的证候。

真阴耗竭

病机：温病日久，真阴耗伤，邪少虚多。

证候表现：低热不退，手足心热甚于手足背，口干咽燥，齿黑，或心悸，或神疲多眠，耳聋，舌干绛或枯萎，或紫晦而干，脉虚软或结代。

治法：滋养肝肾阴液。

方药：加减复脉汤。

炙甘草　干生地　麦冬　阿胶　麻仁　白芍

本方由《伤寒论》炙甘草汤去参、桂、姜、枣，加白芍而来，是温病后期邪入下焦、肝肾阴伤之主方。方中多滋润之品，邪少虚多时才可使用，邪热尚盛、正邪交争剧烈时不可用，以免敛邪助热。

本方去麻仁，加龙骨、牡蛎，名救逆汤，治温病误汗，损伤心气心阴，致心中动悸，汗出不止，若脉虚大欲散者，再加人参补元气固脱；大便溏薄，去麻仁，加牡蛎（名一甲复脉汤）滋阴固摄。

要点八　虚风内动证治

虚风内动证是因肾阴耗竭导致的动风证，属于虚证动风。吴鞠通说："热邪深入，或在少阴，或在厥阴，均宜复脉。"即温病后期的厥、少同病证。本证与热盛动风证的区别：在动风表现上，虚证动风多为四末、口角的蠕动或颤动，徐缓无力；实证动风多为躯干、四肢抽搐有力，牙关紧闭。在发生的时间上，虚证动风多出现在温病的后期阶段，由热久伤阴，水不涵木，筋脉失养而致；实证动风多发生在温病的中期或极期，邪正抗争剧烈阶段，由邪热炽盛，燔灼筋脉而致。

阴虚动风

病机：温病后期，水不涵木，虚风内动。

证候表现：低热，手足蠕动或瘈疭，心悸或心中憺憺大动，甚则心痛，形消神倦，咽干齿黑，舌干绛，脉虚细无力。

治法：滋养阴血，柔肝息风。

方药：三甲复脉汤、大定风珠。

三甲复脉汤

炙甘草　干生地　白芍　麦冬　阿胶　麻仁　生牡蛎　生鳖甲　生龟板

本方为加减复脉汤加生牡蛎、生鳖甲、生龟板而成，治疗温病后期阴虚动风证，症见手足蠕动或瘈疭，心中憺憺大动，甚则心痛。

大定风珠

炙甘草　干生地　白芍　麦冬　阿胶　麻仁　生牡蛎　生鳖甲　生龟板　五味子　鸡子黄

本方为三甲复脉汤加五味子、鸡子黄而成，五味子酸敛以防厥脱之变，鸡子黄血肉有情之品，填阴增液息风，全方用于肝肾阴竭，阴阳时时欲脱之证。

本着阴阳互生之义，纯补阴方中，必要时当加补气固脱药物，如喘息气促加人参；自汗不止加人参、龙骨、浮小麦；心悸不已加人参、茯苓、炒枣仁、浮小麦等。

要点九　后期正虚邪恋证治

温病后期，肝肾阴液被伤，余邪尚未尽退，处于正虚邪恋之病理阶段，治疗既要辅助正气，又要清除余邪。但后期病变正与邪之争不似中期、极期激烈，治疗时不论补虚，或泻邪，都不能用性味猛烈之药物。阴虚火炽证、邪留阴分证是温病后期具有代表性的正虚邪恋证候，在风温、春温、暑温病后期都可出现，而在伏邪温病春温中尤多出现。

1. 阴虚火炽

病机：温病后期，肾阴耗伤，心火仍炽，心肾不能互济。

证候表现：身热，心烦不得卧，口燥咽干，舌红苔黄或薄黑而干，脉细数。

治法：泻心火，育肾阴。

方药：黄连阿胶汤。

黄连　黄芩　炒白芍　阿胶　鸡子黄

本方苦寒药和甘寒、甘酸药同用，上泻心火，下滋肾阴，攻补兼施，泻南补北。正如吴鞠通《温病条辨》所说："名黄连阿胶汤者，取一刚以御外侮，一柔以护内主之义也。"

2. 邪留阴分

病机：温病后期，阴液亏损，余邪留伏阴分。

证候表现：夜热早凉，热退无汗，能食形瘦，舌红少苔，脉沉细略数。

治法：滋阴透邪。

方药：青蒿鳖甲汤。

青蒿　鳖甲　生地　知母　丹皮

本方养阴透邪，亦属攻补兼施方。青蒿、鳖甲一以透热，一以养阴，为全方之君。正如吴鞠通说："青蒿不能直入阴分，有鳖甲领之入也；鳖甲不能独出阳分，有青蒿领之出也。"

真阴耗竭证、阴虚动风证、阴虚火炽证、邪留阴分证都属温病后期的证候，但它们的病机、证候表现、治法方药不同，而吴鞠通所提出的"壮火尚盛者，不得用定风珠、复脉；邪少虚多者，不得用黄连阿胶汤；阴虚欲痉者，不得用青蒿鳖甲汤"，可谓是对它们间的联系和区别之高度概括。

（宋乃光）

第二单元　湿热类温病

湿热类温病指兼有湿邪的温病，主要包括湿温、暑湿、伏暑等，起病较缓、传变较慢、病势缠绵，证候有湿与热之偏重，病位有上中下焦之所在，转归有伤阴、伤阳之不同。治疗以化湿清热为主，还要分解湿热、区别病位、顾护阴阳。本单元以湿温、伏暑作为湿热类温病之代表。

细目一　主要湿热类温病的传变规律

要点一　湿温病的传变规律

湿温病是感受湿热病邪引起的，多发生于夏秋雨湿较盛、气候炎热季节的急性外感热病。湿温病初起以湿遏卫气为主要证候，见身热不扬，恶寒少汗，身重肢倦，胸闷脘痞，苔腻脉缓等症。

湿温病初起见湿遏卫气证，感邪重者也可见湿阻膜原证。随着卫分之邪内传或膜原之邪渐趋于脾胃，而出现气分湿热证。由于湿为阴邪，化热较慢，湿温病起病较缓，传变亦较慢，往往初起湿象偏重。气分湿热病证按湿与热的多少可分为湿重于热、热重于湿、湿热并重三种类型。中气虚者，中阳不足，热从湿化，病变偏于太阴脾，证属湿重于热；中气实者，中阳偏旺，湿从热化，病变偏于阳明胃，证属热重于湿；介于二者之间，湿与热互结者，证属湿热并重。湿热病邪弥漫，蒙上流下，上壅咽喉、头目，可致喉痹、头目不清；犯于肝胆，可出现黄疸；阻于肠道，则大便不通；蕴结膀胱，则小便不通等。本病若经过顺利，进入气分恢复阶段，余邪未尽，脾胃功能未复，经适当调治可达痊愈。

湿温病以脾胃为病变中心，其所感受的湿热之邪是湿与热两种性质不同的邪气相合而成，故湿温病的转归有别于温热类温病。一种转归是湿从热化，日久化燥化火深入营血，可以伤阴、闭窍、动风、动血；另一种转归是热从湿化，耗伤脾肾之阳，导致“湿胜阳微”之阴寒证。

湿温病可与西医学中发生于夏秋季节的伤寒、副伤寒、沙门氏菌属感染、钩端螺旋体病、流行性乙型脑炎、某些肠道病毒感染性疾病、流行性感冒，以及其他一些属于湿热性质的疾病相联系。

要点二　伏暑病的传变规律

伏暑是夏季感受暑湿病邪，当时未发病，而于秋冬季节发病的急性外感热病。本病初起即可见高热、烦渴、脘痞、苔腻等暑湿郁蒸气分证，属于伏邪温病。

伏暑初起多见表里同病证。夏月感受暑湿病邪，郁而未发，至深秋或冬月，由时令之邪引发，出现暑湿郁蒸气分兼表证，为卫气同病；素体阴虚内热重者，暑湿邪气化燥化火，则成营血分兼表证，为卫营同病。随着病情进一步发展，恶寒、无汗之表证去，暑湿郁蒸气分者，可出现暑湿郁阻少阳、弥漫三焦、阻滞肠道等证；暑湿化燥化火入营血者，或出现内闭包络证，或出现瘀热蕴结下焦证等。本病后期，不论气分湿热证，或营血分阴伤证，皆气阴大伤，甚则出现肾气大伤，下元亏损之险证。

伏暑病可与西医学中发生于秋冬季节的重型流感、流行性出血热、散发性脑炎，以及其他一些具有湿热性质的疾病相联系。

细目二　湿热类温病主要证治

要点一　湿温病初发证治

湿温病初发，常见卫气同病证，又称外内合邪。湿为阴邪，化热较慢，故呈湿重热轻证候。

湿遏卫气

病机：湿温病初起，卫气同病，外内合邪。

证候表现：身热不扬，午后热显，恶寒，无汗或少汗，头重如裹，身重肢倦，胸闷脘痞，面淡黄，口不渴，苔白腻，脉濡缓。

身热不扬是湿温病湿重于热的热型，即身热而热象不显（口不渴、小便不黄、脉不数等，与温热类温病发热之热象明显有区别）。本证发热恶寒，无汗或少汗，有似伤寒太阳表证，当从有胸闷脘痞、苔白腻、脉濡缓上与之区别；胸闷脘痞有似伤食积滞里证，当从未有苔垢浊、嗳腐食臭上区别；午后热显有似阴虚发热，当从两颧不红、无五心烦热及舌红少苔上区别。

治法：芳香宣散，祛除表里湿邪。

方药：三仁汤、藿朴夏苓汤。

三仁汤

杏仁　滑石　通草　白蔻仁　竹叶　厚朴　生薏仁　半夏

藿朴夏苓汤

藿香　半夏　赤苓　杏仁　薏仁　蔻仁　猪苓　泽泻　豆豉　厚朴

二方都有杏、蔻、薏三仁，开上、畅中、渗下。三仁汤中有滑、竹泄湿中之热，用于湿渐化热者宜；藿朴夏苓汤中有藿、豉透表，猪苓、赤苓、泽泻渗利，用于表证明显且湿盛者宜。

湿温病初起治疗禁用辛温发汗、苦寒攻下、滋养阴液药，误用之不良后果如吴鞠通所说："汗之则神昏耳聋，甚则目瞑不欲言；下之则洞泄；润之则病深不解。"

要点二　湿困中焦证治

湿困中焦证属于湿温病气分证，多由湿遏卫气证发展而来，湿邪重者也可初病即见气分证。湿温病气分证有湿与热偏重的不同，一般初起多为湿重于热。

湿重热轻，困阻中焦

病机：湿邪阻于中焦，脾胃升降失司。

证候表现：身热不扬，胸闷脘痞，腹胀，恶心呕吐，口不渴，或渴不欲饮，或渴喜热饮，大便溏泄，小便浑浊，苔白腻，脉濡缓。

本证为湿温病气分证，湿邪遏阻中焦，湿重于热，病变偏于脾。身热不扬，口不渴，小便浑浊，苔白腻，脉濡缓，说明湿重；胸闷脘痞，腹胀，恶心呕吐，说明病位在中焦脾胃。

治法：芳香宣化，燥湿运脾。

方药：雷氏芳香化浊法，或配合三仁汤。

雷氏芳香化浊法

藿香　佩兰　半夏　陈皮　厚朴　大腹皮　荷叶

三仁汤（见湿遏卫气证治）

雷氏芳香化浊法芳化、温燥药多，能畅脾气、化湿浊。若湿浊重而胸腹满闷，苔白厚浊腻，可配合三仁汤开上、畅中、渗下，促使湿邪多途径外出。若湿邪蒙蔽于上，见神识如蒙、头昏胀者，可配合苏合香丸开窍（苏合香丸，市售成药，组成略）。

要点三　湿阻膜原证治

湿阻膜原证是湿温病初发的另一证型，也可由湿遏卫气证转化而来。膜原病位特殊，清代温病学家薛生白说："膜原者，外通肌肉，内近胃腑，即三焦之门户，实一身之半表半里也。"所以湿阻膜原证亦归属于中焦证。

邪阻膜原，湿浊偏盛

病机：湿热秽浊郁伏膜原，阻遏气机。

证候表现：寒热往来，寒甚热微，身痛有汗，手足沉重，呕逆胀满，舌苔白厚腻浊如积粉，脉缓。

本证与湿遏卫气证都是湿温病初起的证候，但寒热往来，寒甚热微，舌苔白厚腻浊如积粉等与湿遏卫气证不同，其中舌苔白厚腻浊如积粉是湿阻膜原证具有特征性的舌象。

治法：疏利透达膜原湿浊。

方药：雷氏宣透膜原法。

槟榔　厚朴　草果　黄芩　甘草　藿香　半夏　生姜

湿阻膜原证湿浊重，非一般燥湿药所能为功，当疏利透达膜原湿浊。雷氏宣透膜原法由明末吴又可达原饮化裁而来，前三味槟榔、厚朴、草果为核心药物，辛开行气，芳香辟秽；辅以藿香、半夏、生姜燥湿化浊；佐以黄芩、甘草泄热、和中。全方性温燥，不可过用。

要点四　湿热中阻证治

湿热中阻证可由湿困中焦证发展而来，虽病位亦在中焦脾胃，然已发展为湿热并重者。

湿热并重，困阻中焦

病机：湿热互结中焦，脾胃升降失司。

证候表现：发热汗出不解，口渴不欲多饮，脘痞呕恶，心中烦闷，便溏色黄，小便短赤，苔黄滑腻，脉濡数。

湿热并重困阻中焦证，与湿重热轻困阻中焦证相比，病位都在中焦，皆有脘痞、呕恶、便溏等脾胃升降失常表现，但湿与热的轻重不同。前者发热汗出不解，小便短赤，苔黄滑腻，脉濡数等热象已显；后者身热不扬，口不渴，小便浑浊，苔白腻，脉濡缓等湿象明显，当相互区别。

治法：辛开苦降，燥湿泄热。

方药：王氏连朴饮。

黄连　厚朴　石菖蒲　半夏　豆豉　山栀　芦根

连、栀苦寒药，与朴、夏辛苦温药相伍，寒温并用，苦辛并进，分解中焦湿热，调整脾胃升降，即辛开苦降之义。菖蒲、豆豉、芦根，芳、透、渗共用，调畅气机，多途径出邪。而本方与雷氏宣透膜原法的不同之处，是寒与热并用，湿与热共治，后者祛湿为主，寒凉清热药占比重轻。

若呕吐重，加姜汁、竹茹；身发白㾦，加薏仁、竹叶。

要点五　湿热蕴毒证治

气分湿热之邪蕴结，化毒壅滞于某一部位，称为湿热蕴毒。此毒为湿热之邪聚集而成，属于湿热毒。温病中出现局部红肿热痛者又称为温毒，故本证也是温毒病中的一个证类。

湿热蕴毒

病机：湿热交蒸，充斥气分，酿成热毒。

证候表现：发热口渴，咽喉肿痛，小便黄赤，或身目发黄，脘腹胀满，肢酸倦怠，苔黄腻，脉滑数。

本证为湿热交蒸，弥漫上下，蕴结成毒所致。身目发黄、咽喉肿痛分别为湿热犯于肝胆和湿热上壅咽喉之征。此外还可见口舌生疮、颐肿、外发红疹等湿热毒聚之象。脘腹胀满，肢酸倦怠说明病变仍以中焦为主。

治法：清热化湿解毒。

方药：甘露消毒丹。

滑石　茵陈　黄芩　菖蒲　川贝　木通　藿香　射干　连翘　薄荷　蔻仁

本方又名普济解毒丹，清代著名温病学家王孟英称其为“治湿温时疫之主方”，在现代临床上也有广泛应用。

心烦热，加山栀、黄连；口渴重，加花粉、芦根；咽喉肿痛甚或化脓，加银花、板蓝根、白僵蚕。

要点六　湿热酿痰蒙蔽心包证治

湿温病中，气分湿热日久不解，酿蒸痰浊，蒙蔽心包，而出现了神志的异常。表现的特点是：神识似清似昧，或时清时昧，即使清醒时也表情淡漠，反应迟钝，严重时谵语胡言，亦是温病的危重症。

湿热酿痰，蒙蔽心包

病机：气分湿热久郁，酿成痰浊，蒙蔽心包。

证候表现：身热不退，朝轻暮重，神识昏蒙，似清似昧或时清时昧，时或谵语，苔浊腻，脉濡滑数。

治法：清热化湿，豁痰开窍。

方药：菖蒲郁金汤送服苏合香丸或至宝丹。

菖蒲郁金汤

鲜菖蒲　郁金　炒栀子　连翘　木通　鲜竹叶　丹皮　竹沥　灯心　玉枢丹

苏合香丸（市售成药，组成略）

至宝丹（市售成药，组成略）

菖蒲郁金汤中菖蒲、郁金、竹沥、玉枢丹芳香辟秽化痰，连翘、竹叶、栀子、丹皮清热透湿，木通、灯心导湿热下行，是湿热酿痰蒙窍证的基础方药，为了加大豁痰开窍力量，需配合苏合香丸或至宝丹。若湿偏盛（如苔白腻、脉濡缓）配苏合香丸；若热已盛（如苔黄腻、脉濡滑数）配至宝丹。苏合香丸以辛香药为主体，祛湿化痰，开蔽通窍力大，属于温开剂。

如神志异常转为神昏谵语，或昏愦不语，舌苔也渐化，舌质也转为红绛，说明气分湿热已化为痰热而内陷心包，病变由气入营，当治以清心凉营，豁痰开窍。

要点七　暑湿郁阻少阳证治

暑湿之邪由暑热邪气夹湿邪而成，暑湿病邪所致暑湿证可见于夏暑季节的暑湿病、秋冬季节的伏暑病中，属于湿热证范围。少阳是人体表里之枢，暑湿郁阻少阳主要出现表里不和，少阳枢机不利的证候。

暑湿郁阻少阳

病机：暑湿郁蒸少阳气分，气机郁阻。

证候表现：寒热似疟，身热午后甚，入暮尤剧，天明得汗诸症稍减，但胸腹灼热不除，口渴心烦，脘痞呕恶，舌红，苔薄黄而腻。

暑湿郁阻少阳证是气分湿热证中的一类证候，因邪在少阳，故有寒热似疟的热型，脘痞呕恶，苔腻为湿阻气机之象，口渴心烦，舌红为里热伤阴之征象。

治法：清泄少阳，分消湿热。

方药：蒿芩清胆汤。

青蒿　黄芩　竹茹　半夏　枳壳　陈皮　赤苓　碧玉散

若心烦重，为热邪扰心，加栀子、淡豆豉；恶心呕吐明显，为痰热犯胃，加黄连、苏叶、生姜。

要点八　暑湿弥漫三焦证治

暑湿邪气属于湿热性质的邪气，可弥漫于上下表里及各个器官。暑湿弥漫三焦，上焦可见面赤耳聋目眩，胸闷咳嗽，甚则咳血；中焦可见脘痞腹胀，下焦可见二便异常。

暑湿弥漫三焦

病机：气分暑湿郁蒸，弥漫于上中下三焦。

证候表现：身热汗出口渴，面赤耳聋，眩晕，胸闷喘咳，痰中带血，脘痞腹胀，下利稀水，小便短赤，舌红，苔黄滑，脉滑数。

治法：清暑化湿，宣通三焦。

方药：三石汤。

滑石　石膏　寒水石　杏仁　竹茹　金银花　金汁　通草

上焦证重而咳嗽胸闷明显，加瓜蒌、连翘、豆卷等；中焦证重而脘痞腹胀明显，甚至出现呕恶，加半夏、黄连、厚朴等；下焦证重而见小便短少或不畅，加猪苓、茯苓、通草等。

要点九　余湿留恋证治

湿温病气分证日久，进入恢复期，邪气渐退，余湿未尽，脾胃功能未完全恢复，需清除余邪，以恢复脾胃功能。

后期余湿留连

病机：湿温病气分证后期，余湿未尽，脾气不舒，胃气未醒。

证候表现：身热已退，或有低热，脘中微闷，知饥不食，苔薄腻，脉濡缓。

治法：轻清芳化，清涤余湿。

方药：薛氏五叶芦根汤。

藿香叶　鲜荷叶　枇杷叶　佩兰叶　薄荷叶　芦根　冬瓜仁

湿温病恢复期，正虚邪恋，不论祛邪，还是扶正，都不能用味重之品。祛邪力强则易伤正，扶正力强则易敛邪，故薛生白说："此湿热已解，余邪蒙蔽清阳，胃气不舒，宜用极轻清之品，以宣上焦阳气。若投味重之品，是与病情不相涉矣。"即告诫不可病轻药重。

（宋乃光）

第三单元　温毒类温病

细目　温毒类温病主要证治

温毒类温病是温病的一种特殊类型，由温毒病邪引起，包括大头瘟、烂喉痧等疾病，多发生于冬春两季。温毒病邪具有六淫温邪的性质，又具有攻冲走窜、蕴结壅滞之特性。所以温毒类温病除具有一般外感热病的临床表现外，还具有局部红肿热痛，甚则溃烂，或发斑疹之特点。现代临床的颜面丹毒、腮腺炎、猩红热等病可与本病相联系。

要点一　大头瘟毒盛肺胃证治

大头瘟是感受风热时毒引起的急性外感热病，初起即见卫气同病证，继则肺胃热毒炽盛。本病发展过程中，往往因邪毒攻窜而出现头面红肿疼痛、甚则溃烂等表现。毒盛肺胃证为大头瘟气分热毒炽盛、化火攻冲头面的证候。

毒盛肺胃

病机：肺胃热毒充斥，攻冲头面。

证候表现：壮热口渴，烦躁不安，头面焮肿疼痛，咽喉疼痛加剧，舌红苔黄，脉数有力。

治法：清热解毒，疏风消肿。

方药：普济消毒饮。

黄芩　黄连　玄参　板蓝根　马勃　牛蒡子　薄荷　僵蚕　桔梗　升麻　柴胡　陈皮　生甘草

本方是清热解毒、疏散头面风热时毒之要方。对其所治疾病，吴鞠通《温病条辨》说："温毒咽痛喉痛，耳前耳后肿、颊肿，面正赤，或喉不通，但外肿，甚则耳聋，俗名大头温、虾蟆温者，普济消毒饮去柴胡、升麻主之。初起一二日，再去芩连，三四日加之佳。"对其组方之妙，吴氏亦说："其方之妙，妙在以凉膈散为主，而加化清气之马勃、僵蚕、银花，得轻可去实之妙；再加玄参、牛蒡子、板蓝根，败毒而利肺气，补肾水以上济邪火……此方皆系轻药，总走上焦，开天气、肃肺气。"去柴胡、升麻，是恐其升腾太过；初起去芩连，是恐犯中焦。以上都是吴鞠通用本方的见解，可供临床参考。

要点二　烂喉痧毒燔气营（血）证治

烂喉痧是感受温热时毒引起的急性外感热病，以咽喉肿痛糜烂、肌肤丹痧密布为临床特点，又名疫喉痧、时喉痧，与乙类传染病中的猩红热极为相似，属于传染病。温热时毒从口鼻而入，直犯肺胃。咽喉为肺胃之门户，又肺主皮毛，胃主肌肉，正如何廉臣所说："疫痧时气，吸从口鼻，并入肺经气分则烂喉，并入胃经血分则发痧。"毒燔气营（血）证为疫毒之邪深入营血分，气营（血）同病的危重证候。

毒燔气营（血）

病机：烂喉痧邪毒化火，燔灼气营（血）。

证候表现：壮热，烦躁口渴，咽喉肿痛糜烂，甚则气道不通，肌肤丹痧紫赤密布，红晕融合成片，舌绛干燥起芒刺，状如杨梅，脉细数。

治法：气营（血）两清，解毒救阴。

方药：凉营清气汤。

犀角（水牛角代）　鲜石斛　黑山栀　丹皮　鲜生地　薄荷叶　黄连　赤芍　玄参　生石膏　生甘草　连翘　竹叶　茅根　芦根　金汁

痰多加竹沥水，或珠黄散（珍珠、西牛黄）。本证危重，易内陷出现变证，如热闭心包之神昏谵语，热盛动风之痉厥，甚则出现内闭外脱等，当参照有关证治予以救治。

（宋乃光）

中　药　学

第一单元 中药的产地

细目 产地

要点 主要道地药材

如甘肃的当归，宁夏的枸杞，青海的大黄，内蒙的黄芪，东北的人参、细辛、五味子，山西的党参，河南的地黄、牛膝、山药、菊花，云南的三七、茯苓，四川的黄连、川芎、贝母、乌头，山东的阿胶，浙江的贝母，江苏的薄荷，广东的陈皮、砂仁等，自古以来都被称为道地药材，沿用至今。

（宋捷民）

第二单元 中药炮制

炮制，古时又称“炮炙”、“修事”、“修治”，是指药物在应用或制成各种剂型前，根据医疗、调制、制剂的需要，而进行必要的加工处理的过程。

细目 炮制目的与方法

要点一 炮制目的

炮制的目的大致可以归纳为以下八个方面：

1. 纯净药材，保证质量，分拣药物，区分等级。
2. 切制饮片，便于调剂制剂。
3. 干燥药材，利于贮藏。
4. 矫味、矫臭，便于服用。
5. 降低毒副作用，保证安全用药。
6. 增强药物功能，提高临床疗效。
7. 改变药物性能，扩大应用范围。
8. 引药入经，便于定向用药。

要点二 常用炮制方法

一般来讲可以分为以下五类：

修治：常见的方法有纯净药材、粉碎药材、切制药材。

水制：常见的方法有漂洗、闷润、浸泡、喷洒、水飞等。

火制：可分为炒、炙、烫、煅、煨、炮、燎、烘等八种。

水火共制：包括蒸、煮、炖、㷅、淬等方法。

其他制法：常见的方法有制霜、发酵、精制、药拌。

（宋捷民）

第三单元　药性理论

所谓药性理论，即中药作用的基本性质和特征的高度概括，又称药性。它包括了药物发挥疗效的物质基础和治疗过程中所体现出来的作用。它是药物性质和功能的高度概括。研究中药性能的理论称为中药性能，主要包括四气、五味、升降浮沉、归经、有毒无毒等。

细目一　四气

要点一　四气所表示药物的作用

一般来讲，寒凉药分别具有清热泻火、凉血解毒、滋阴除蒸、泻热通便、清热利尿、清化热痰、清心开窍、凉肝息风等作用；而温热药则分别具有温里散寒、暖肝散结、补火助阳、温阳利水、温经通络、引火归原、回阳救逆等作用。

要点二　四气对临床用药的指导意义

1. 《素问·至真要大论》“寒者热之，热者寒之”、《神农本草经·序例》“疗寒以热药，疗热以寒药”指出了如何掌握药物的四气理论以指导临床用药的原则。具体来说，温热药多用治中寒腹痛、寒疝作痛、阴寒水肿、风寒痹证、血寒经闭、亡阳虚脱等一系列阴寒证；而寒凉药则主要用于温毒发斑、血热吐衄、火毒疮疡、热淋涩痛、黄疸水肿、痰热喘咳、高热神昏等一系列阳热证。

2. 由于寒与凉、热与温之间具有程度上的差异，因而在用药时也要注意。如当用热药而用温药、当用寒药而用凉药，则病重药轻，达不到治愈疾病的目的；反之，当用温药而用热药则反伤其阴，当用凉药反用寒药则易伤其阳。

3. 至于表寒里热、上热下寒、寒热中阻而致的寒热错杂的复杂病证，则当寒热药并用，使寒热并除。若为寒热错杂、阴阳格拒的复杂病证，又当采用寒热并用佐治之法治之，即张介宾“以热治寒，而寒拒热，则反佐以寒药而入之；以寒治热，而热拒寒，则反佐以热药而入之”之谓也。如遇到真寒假热则当用热药治疗，真热假寒证则当选用寒药以治之，不可真假混淆。

细目二　五味

要点　五味所表示药物的作用

辛："能散、能行"，即具有发散、行气行血的作用。一般来讲，解表药、行气药、活血药多具有辛味。因此辛味药多用治表证及气血阻滞之证。如苏叶发散风寒、木香行气除胀、川芎活血化瘀等。此外，辛味药还有润养的作用，如款冬花润肺止咳等。

甘："能补、能和、能缓"，即具有补益、和中、调和药性和缓急止痛的作用。一般来讲，滋养补虚、调和药性及制止疼痛的药物多具有甘味。甘味药多用治正气虚弱、身体诸痛及调和药性、中毒解救等几个方面。如人参大补元气、熟地滋补精血、饴糖缓急止痛、甘草调和药性并解药食中毒等。

酸："能收、能涩"，即具有收敛、固涩的作用。一般固表止汗、敛肺止咳、涩肠止泻、固精缩尿、固崩止带的药物多具有酸味。酸味药多治体虚多汗、肺虚久咳、久泻肠滑、遗精遗尿、崩带不止等证。如五味子固表止汗、乌梅敛肺止咳、五倍子涩肠止泻等。

苦："能泄、能燥、能坚"，即具有清泄火热、泄降气逆、通泄大便、燥湿、坚阴（泻火存阴）等作用。一般来讲，清热泻火、下气平喘、降逆止呕、通利大便、清热燥湿、苦温燥湿、泻火存阴的药物多具有苦味。苦味药多用治热证、火证、喘咳、呕恶、便秘、湿证、阴虚火旺等证。如黄芩清热泻火、苦杏仁降气平喘、半夏降逆止呕、大黄泻热通便、黄连清热燥湿、苍术苦温燥湿、黄柏泻火存阴等。

咸："能下、能软"，即具有泻下通便、软坚散结的作用。一般来讲，泻下或润下通便及软化坚硬、消散结块的药物多具有咸味。咸味药多用治大便燥结、痰核、瘿瘤、癥瘕痞块等证。如芒硝泻热通便，海藻、牡蛎消散瘿瘤等。

淡："能渗、能利"，即具有渗湿利小便的作用，故有些利水渗湿的药物具有淡味。淡味药多用治水肿、脚气、小便不利之证，如薏苡仁、通草、灯心草、茯苓等。由于《神农本草经》未提淡味，后世医家主张"淡附于甘"，故只言五味，不称六味。

涩：与酸味药的作用相似，多用治虚汗、泄泻、尿频、遗精、滑精、出血等证。如莲子固精止带、禹余粮涩肠止泻、乌贼骨收涩止血等。

细目三　升降浮沉

要点一　影响升降浮沉的因素

药物的升降浮沉主要与四气五味及药物质地轻重有密切关系，并受到炮制和配伍的影响。

1. 药物的升降浮沉与四气五味有关

一般来讲，凡味属辛、甘，气属温、热的药物，大都是升浮药，如麻黄、升麻、黄芪等药；凡味属苦、酸、咸，性属寒、凉的药物，大都是沉降药，如大黄、芒硝、山楂等。

2. 药物的升降浮沉与药物的质地轻重有关

一般来讲，花、叶、皮、枝等质轻的药物大多为升浮药，如苏叶、菊花、蝉衣等；而种子、果实、矿物、贝壳及质重者大多都是沉降药，如苏子、枳实、牡蛎、代赭石等。除上述一般规律外，某些药也有特殊性，如“诸花皆升，旋覆独降；诸子皆降，苍耳独升”。此外，部分药物本身就具有双向性，如川芎能上行头目、下行血海，白花蛇能内走脏腑、外彻皮肤。

3. 药物的升降浮沉与炮制配伍的影响有关

药物的炮制可以影响、转变其升降浮沉的性能。如有些药物酒制则升，姜炒则散，醋炒收敛，盐炒下行。如大黄，属于沉降药，峻下热结，泻热通便，经酒炒后，大黄则可清上焦火热，可治目赤头痛。如升浮药升麻配当归、肉苁蓉等咸温润下药同用，虽有升降合用之意，究成润下之剂，即少量升浮药配大量沉降药也随之下降；又牛膝引血下行为沉降药，与桃仁、红花及桔梗、柴胡、枳壳等升达清阳、开胸行气药同用，也随之上升，主治胸中瘀血证，这就是少量沉降药与大队升浮药同用，随之上升的例证。

要点二　升浮与沉降的不同作用

一般升浮药，分别具有疏散解表、宣毒透疹、解毒消疮、宣肺止咳、温里散寒、暖肝散结、温通经脉、通痹散结、行气开郁、活血消癥、开窍醒神、升阳举陷、涌吐等作用。故解表药、温里药、祛风寒湿药、行气药、活血祛瘀药、开窍药、补益药、涌吐药等多具有升浮特性。

一般沉降药，分别具有清热泻火、泻下通便、利水渗湿、重镇安神、平肝潜阳、息风止痉、降逆平喘、止呕、止呃、消积导滞、固表止汗、敛肺止咳、涩肠止泻、固崩止带、涩精止遗、收敛止血、收湿敛疮等作用。故清热药、泻下药、利水渗湿药、降气平喘药、降逆和胃药、安神药、平肝息风药、收敛止血药、收涩药等多具有沉降药性。

要点三　升浮与沉降对临床用药的指导意义

药物具有升降浮沉的性能，可以调整脏腑气机的紊乱，使之恢复正常的生理功能，或作用于机体的不同部位，因势利导，祛邪外出，从而达到治愈疾病的目的。具体而言：

1. 病变部位在上、在表者宜升浮不宜沉降，如外感风热，则应选用薄荷、菊花等升浮药来疏散。

2. 病变部位在下、在里者宜沉降不宜升浮，如热结肠燥大便秘结者，则应选用大黄、芒硝等沉降药来泻热通便。

3. 病势上逆者宜降不宜升，如肝阳上亢头晕目眩，则应选用代赭石、石决明等沉降药来平肝潜阳。

4. 病势下陷者宜升不宜降，如气虚下陷久泻脱肛，则应用黄芪、升麻等升浮药来升阳举陷。

必须针对疾病发生部位有在上、在下、在表、在里的区别，根据药物有升、降、浮、沉的不同特性，恰当选用药物，这也是指导临床用药必须遵循的重要原则。

细目四　归经

要点一　归经的理论基础和依据

中药归经理论是在中医基本理论指导下，以脏腑经络学说为基础，以药物所治疗的具体病证为依据，经过长期临床实践总结出来的用药理论。

要点二　归经理论对临床用药的指导意义

1. 掌握归经便于临床辨证用药。

2. 掌握归经理论有助于区别功效相似的药物。

3. 运用归经理论指导临床用药，还要依据脏腑经络相关学说，注意脏腑病变的相互影响，恰当选择用药。

细目五　毒性

要点一　毒性的含义

1. 古代药物毒性的概念

古代药物毒性的含义较广，既认为毒药是药物的总称，毒性是药物的偏性，又认为毒性是药物毒副作用大小的标志。而后世本草书籍在其药物性味下标明"有毒"、"大毒"、"小毒"等，则大都指药物的毒副作用的大小。

2. 现代药物毒性的概念

一般系指药物对机体所产生的不良影响及损害性。包括急性毒性、亚急性毒性、亚慢性毒性、慢性毒性和特殊毒性如致癌、致突变、致畸胎、成瘾等。所谓毒药一般系指对机体发生化学或物理作用，能损害机体引起功能障碍疾病甚至死亡的物质。

要点二　不良反应及副作用

不良反应是指合格药物在正常用法、用量时出现与用药目的无关的或意外的有害反应。副作用是指在以常用剂量服用药物时出现的与治疗需要无关的不适反应。副作用对人体危害轻微，停药后能消失。

要点三　正确对待中药的毒性

正确对待中药的毒性，是安全用药的保证，这里包含如何总体评价中药的毒性、如何正确看待文献记载及如何正确看待临床报告。

1. 正确总体评价中药毒性

目前中药品种已达12800多种，而见中毒报告的才100余种，其中许多还是临床很少使用的剧毒药，因此大多数中药品种是安全的，这是中药一大优势。

2. 正确对待本草文献记载

历代本草对药物毒性多有记载，这是前人的经验总结，值得借鉴。但由于受历史条件的限制，也出现了不少缺漏和错误的地方，如《本草纲目》认为马钱子无毒，《中国药学大辞典》认为黄丹、桃仁无毒等，所以要相信文献，但不能尽信文献，实事求是，才是科学态度。

3. 重视中药中毒的临床报道

自新中国成立以来，出现了大量中药中毒报告，仅单味药引起中毒就达上百种之多，其中植物药九十多种。文献中认为大毒、剧毒的固然有中毒致死的，小毒、微毒甚至无毒的同样也有中毒病例发生，故临床应用有毒中草药要慎重，就是“无毒”的也不可掉以轻心。

4. 加强对有毒中药的使用管理

此处所称的有毒中药，系指列入国务院《医疗用毒性药品管理办法》的中药品种，即砒石、砒霜、水银、生马钱子、生川乌、生草乌、生白附子、生附子、生半夏、生南星、生巴豆、斑蝥、青娘虫、红娘虫、生甘遂、生狼毒、生藤黄、生千金子、生天仙子、闹羊花、雪上一枝蒿、红升丹、白降丹、蟾酥、洋金花、红粉、轻粉、雄黄。

要点四　引起中药中毒的主要原因

引起中药中毒的主要原因有：剂量过大；误服伪品；炮制不当；制剂服法不当；配伍不当。此外，药不对证、自行服药、乳母用药及个体差异也是引起中毒的原因。

要点五　掌握药物毒性对指导临床用药的意义

1. 在应用毒药时要针对体质的强弱、疾病部位的深浅，恰当选择药物并确定剂量，中病即止，不可过服，以防止过量和蓄积中毒。同时要注意配伍禁忌，并严格毒药的炮制工艺，以降低毒性。此外，还要注意个体差异，适当增减用量。医药部门要抓好药品鉴别，防止伪品混用，注意保管好剧毒中药，从不同的环节努力，确保用药安全，以避免中毒的发生。

2. 根据中医“以毒攻毒”的原则，在保证用药安全的前提下，也可采用某些毒药治疗某些疾病。如用雄黄治疗疔疮恶肿、水银治疗疥癣梅毒、砒霜治疗白血病等等，让有毒中药更好地为临床服务。

3. 掌握药物的毒性及其中毒后的临床表现，便于诊断中毒原因，以便及时采取合理、有效的抢救治疗手段，这对于搞好中药中毒枪救工作具有十分重要的意义。

（宋捷民）

第四单元　中药的配伍与用药禁忌

细目一　中药的配伍

要点一　配伍的意义

既照顾到复杂病情，又增进了疗效，扩大治疗范围，减少了毒副作用。因此，掌握中药配伍规律对指导临床用药意义重大。

要点二　配伍的内容

《神农本草经·序例》将各种药物的配伍关系归纳为“有单行者，有相须者，有相使者，有相畏者，有相恶者，有相反者，有相杀者，凡此七情，合和视之”。这“七情”之中除单行者外，都是谈药物配伍关系的，分述如下：

1. 单行

就是单用一味药来治疗某种病情单一的疾病。对那些病情比较单纯的病证，往往选择一种针对性较强的药物即可达到治疗目的。如古方独参汤，即单用一味人参，治疗大失血所引起元气虚脱的危重病证。

2. 相须

就是两种功效类似的药物配合应用，可以增强原有药物的功效。如麻黄配枝枝，能增强发汗解表、祛风散寒的作用，它构成了复方用药的配伍核心，是中药配伍应用的主要形式之一。

3. 相使

就是以一种药物为主，另一种药物为辅，两药合用，辅药可以提高主药的功效。如黄芪配茯苓治脾虚水肿，黄芪为健脾益气、利尿消肿的主药，茯苓淡渗利湿，可增强黄芪益气利尿的作用。这是功效不同相使配伍的例证，可见相使配伍药不必同类。一主一辅，相辅相成，辅药能提高主药的疗效，即是相使的配伍。

4. 相畏

就是一种药物的毒副作用能被另一种药物所抑制。如半夏畏生姜，即生姜可以抑制半夏的毒副作用。

5. 相杀

就是一种药物能够消除另一种药物的毒副作用。

6. 相恶

就是一种药物能破坏另一种药物的功效。如人参恶莱菔子，莱菔子能削弱人参的补气作用。

7. 相反

就是两种药物同用能产生剧烈的毒副作用。如甘草反甘遂，贝母反乌头等，详见用药禁忌“十八反”、“十九畏”中若干药物。

上述药物七情，除单行外，其余六项均是对药物基本配伍关系的论述。其中相须、相使表示增效，临床用药要充分利用；相畏、相杀表示减毒，应用毒烈药时须考虑选用；相恶表示减效，用药时应加以注意；相反表示增毒，原则上应绝对禁止。

细目二　中药的用药禁忌

中药的用药禁忌主要包括配伍禁忌、证候禁忌、妊娠禁忌和服药时的饮食禁忌四个方面。

要点一　配伍禁忌

《蜀本草》谓《本经》载药365种，相反者18种，相恶者60种。《新修本草》承袭了18种反药的数目。《证类本草》载反药24种。金元时期将反药概括为“十八反”、“十九畏”，累计37种反药，并编成歌诀，便于诵读。

“十八反”：“十八反”歌诀最早见于张子和《儒门事亲》：“本草明言十八反，半蒌贝蔹及攻乌，藻戟遂芫俱战草，诸参辛芍叛藜芦。”共载相反中药18种，即：乌头反贝母、瓜蒌、半夏、白及、白蔹；甘草反甘遂、大戟、海藻、芫花；藜芦反人参、丹参、玄参、沙参、细辛、芍药。

“十九畏”：“十九畏”歌诀首见于明·刘纯《医经小学》：“硫黄原是火中精，朴硝一见便相争，水银莫与砒霜见，狼毒最怕密陀僧，巴豆性烈最为上，偏与牵牛不顺情，丁香莫与郁金见，牙硝难合京三棱，川乌、草乌不顺犀，人参最怕五灵脂，官桂善能调冷气，若逢石脂便相欺，大凡修合看顺逆，炮爁炙煿莫相依。”指出了19个相畏（反）的药物：硫黄畏朴硝，狼毒畏密陀僧，巴豆畏牵牛，丁香畏郁金，川乌、草乌畏犀角，牙硝畏三棱，官桂畏赤石脂，人参畏五灵脂。

要点二　妊娠用药禁忌

根据药物对于胎元损害程度的不同，一般可分为慎用与禁用两大类。慎用的药物包括通经祛瘀、行气破滞及辛热滑利之品，如桃仁、红花、牛膝，大黄、枳实，附子、肉桂、干姜，木通、冬葵子、瞿麦等；而禁用的药物是指毒性较强或药性猛烈的药物，如巴豆、牵牛子、大戟、商陆、麝香、三棱、莪术、水蛭、斑蝥、雄黄、砒霜等。

要点三　证候用药禁忌

其内容详见各论中每味中药的“使用注意”部分。

要点四　服药时的饮食禁忌

在服药期间，一般应忌食生冷、油腻、腥膻、有刺激性的食物。此外，根据病情的不同，饮食禁忌也有区别。如热性病，应忌食辛辣、油腻、煎炸食物；寒性病，应忌食生冷食物、清凉饮料等；胸痹患者应忌食肥肉、脂肪、动物内脏及烟、酒等；肝阳上亢头晕目眩、烦躁易怒等应忌食胡椒、辣椒、大蒜、白酒等辛热助阳之品。

（宋捷民）

第五单元　中药的剂量与用法

细目一　剂量

要点　确定剂量的因素

一般来讲，确定中药的剂量，应考虑如下几方面的因素：

1. 药物性质与剂量的关系

剧毒药或作用峻烈的药物，应严格控制剂量。开始时用量宜轻，逐渐加量，一旦病情好转后，应当立即减量或停服，中病即止，防止过量或蓄积中毒。此外，花、叶、皮、枝等量轻质松及性味浓厚、作用较强的药物用量宜小；矿物、介壳质重沉坠及性味淡薄、作用温和的药物用量宜大；鲜品药材含水分较多，用量宜大（一般为干品的4倍）；干品药材用量当小；过于苦寒的药物也不要久服过量，免伤脾胃；牛黄、猴枣、鹿茸、珍珠等贵重药材，在保证药效的前提下应尽量减少用量。

2. 剂型、配伍与剂量的关系

在一般情况下，同样的药物入汤剂比入丸散剂的用量要大些；单味药使用比复方中应用剂量要大些；在复方配伍使用时，主要药物比辅助药物用量要大些。

3. 年龄、体质、病情与剂量的关系

由于年龄、体质的不同，对药物耐受程度不同，则药物用量也就有了差别。一般老年、小儿、妇女产后及体质虚弱的病人，都要减少用量；成人及平素体质壮实的患者用量宜重。一般5岁以下的小儿用成人药量的1/4，5岁以上的儿童按成人用量减半服用。病情轻重、病势缓急、病程长短与药物剂量也有密切关系。一般病情轻、病势缓、病程长者用量宜小，病情重、病势急、病程短者用量宜大。

4. 季节变化与剂量的关系

夏季发汗解表药及辛温大热药不宜多用，冬季发汗解表药及辛热大热药可以多用；夏季苦寒降火药用量宜重，冬季苦寒降火药则用量宜轻。

除了剧毒药、峻烈药、精制药及某些贵重药外，一般中药常用内服剂量为5～10g，部分常用量较大剂量为15～30g，新鲜药物常用量为30～60g。

细目二　用法

要点一　特殊煎法

某些药物因其质地不同，煎法比较特殊，处方上需加以注明，归纳起来包括有先煎、后下、包煎、另煎、溶化、泡服、冲服、煎汤代水等不同煎煮法。

1. 先煎

主要指一些有效成分难溶于水的金石、矿物、介壳类药物，应打碎先煎，煮沸20～30分钟，再下其他药物同煎，以使有效成分充分析出。如磁石、代赭石、生铁落、生石膏、寒水石、紫石英、龙骨、牡蛎、海蛤壳、瓦楞子、珍珠母、石决明、紫贝齿、龟甲、鳖甲等。此外，附子、乌头等毒副作用较强的药物，宜先煎45～60分钟后再下它药，久煎可以降低毒性，安全用药。

2. 后下

主要指一些气味芳香的药物，久煎其有效成分易于挥发而降低药效，须在其他药物煎沸5～10分钟后放入，如薄荷、青蒿、香薷、木香、砂仁、沉香、白豆蔻、草豆蔻等。此外，有些药物虽不属芳香药，但久煎也能破坏其有效成分，如钩藤、大黄、番泻叶等，亦属后下之列。

3. 包煎

主要指那些黏性强、粉末状及带有绒毛的药物，宜先用纱布袋装好，再与其他药物同煎，以防止药液混浊或刺激咽喉引起咳嗽及沉于锅底加热时引起焦化或煳化。如蛤粉、滑石、青黛、旋覆花、车前子、蒲黄、灶心土等。

4. 另煎

又称另炖，主要是指某些贵重药材，为了更好地煎出有效成分应单独另煎即另炖2～3小时。煎液可以另服，也可与其他煎液混合服用，如人参、西洋参、羚羊角、鹿茸等。

5. 溶化

又称烊化，主要是指某些胶类药物及黏性大而易溶的药物，为避免入煎粘锅或黏附其他药物影响煎煮，可单用水或黄酒将此类药加热溶化即烊化后，用煎好的药液冲服，也可将此类药放入其他药物煎好的药液中加热烊化后服用，如阿胶、鹿角胶、龟甲胶、鳖甲胶及蜂蜜、饴糖等。

6. 泡服

又叫焗服，主要是指某些有效成分易溶于水或久煎容易破坏药效的药物，可以用少量开水或复方中其他药物滚烫的煎出液趁热浸泡，加盖闷润，减少挥发，半小时后去渣即可服用，如藏红花、番泻叶、胖大海等。

7. 冲服

主要指某些贵重药，用量较轻，为防止散失，常需要研成细末制成散剂，用温开水或复方其他药物煎液冲服，如麝香、牛黄、珍珠、羚羊角、猴枣、马宝、西洋参、鹿茸、人参、蛤蚧等；某些药物，根据病情需要，为提高药效，也常研成散剂冲服，如用于止血的三七、花蕊石、白及、紫珠草、血余炭、棕榈炭，用于息风止痉的蜈蚣、全蝎、僵蚕、地龙，用于制酸止痛的乌贼骨、瓦楞子、海蛤壳、延胡索等；某些药物高温容易破坏药效或有效成分难溶于水，也只能做散剂冲服，如雷丸、鹤草芽、朱砂等。此外，还有一些液体药物，如竹沥汁、姜汁、藕汁、荸荠汁、鲜地黄汁等，也须冲服。

8. 煎汤代水

主要指某些药物为了防止与其他药物同煎使煎液混浊，难于服用，宜先煎后取其上清液代水再煎煮其他药物，如灶心土等。此外，某些药物质轻用量多，体积大，吸水量大，如玉米须、丝瓜络、金钱草等，也须煎汤代水用。

要点二　服药法

1. 服药时间

汤剂一般每日 1 剂，煎 2 次分服，两次间隔时间为 4 ~6 小时。临床用药时可根据病情增减，如急性病、热性病可一日 2 剂。至于饭前还是饭后服则主要取决于病变部位和性质。一般来讲，病在胸膈以上者，如眩晕、头痛、目疾、咽痛等宜饭后服；如病在胸腹以下，如胃、肝、肾等脏疾患，则宜饭前服。某些对胃肠有刺激性的药物宜饭后服；补益药多滋腻碍胃，宜空腹服；治疟药宜在疟疾发作前的两小时服用；安神药宜睡前服；慢性病定时服；急性病、呕吐、惊厥及石淋、咽喉病须煎汤代茶饮者，均可不定时服。

2. 服药方法

（1）汤剂：一般宜温服。但解表药要偏热服，服后还须温覆盖好衣被，或进热粥，以助汗出。寒证用热药宜热服，热证用寒药宜冷服，以防格拒于外。如出现真热假寒当寒药温服，真寒假热者则当热药冷服。

（2）丸剂：颗粒较小者，可直接用温开水送服；大蜜丸者，可以分成小粒吞服；若水丸质硬者，可用开水溶化后服。

（3）散剂、粉剂：可用蜂蜜加以调和送服，或装入胶囊中吞服，避免直接吞服，刺激咽喉。

（4）膏剂：宜用开水冲服，避免直接倒入口中吞咽，以免粘喉引起呕吐。

（5）冲剂、糖浆剂：冲剂宜用开水冲服，糖浆剂可以直接吞服。

此外，危重病人宜少量频服，呕吐患者可以浓煎药汁，少量频服；对于神志不清或因其他原因不能口服时，可采用鼻饲给药法。在应用发汗、泻下、清热药时，若药力较强，要注意患者个体差异，一般得汗、泻下、热降即可停药，适可而止，不必尽剂，以免汗、下、清热太过，损伤人体的正气。

（宋捷民）

第六单元　解表药

细目一　概述

要点一　解表药的性能特点

本类药物大多辛散轻扬，主入肺、膀胱经，偏行肌表，能促进机体发汗，使表邪由汗出而解，从而达到治愈表证、防止疾病传变的目的。

要点二　解表药的功效

本类药物具有发散表邪的作用，部分解表药兼能利水消肿、止咳平喘、透疹、止痛、消疮等。

要点三　解表药的适应范围

解表药主要用治恶寒发热、头身疼痛、无汗或有汗不畅、脉浮之外感表证。部分解表药尚可用于水肿、咳喘、麻疹、风疹、风湿痹痛、疮疡初起等兼有表证者。

要点四　解表药的使用注意事项

1. 使用发汗力较强的解表药时，用量不宜过大，以免发汗太过，耗伤阳气，损及津液，造成“亡阳”、“伤阴”的弊端。

2. 汗为津液，血汗同源，故表虚自汗、阴虚盗汗以及疮疡日久、淋证、失血患者，虽有表证，也应慎用解表药。

3. 使用解表药还应注意因时因地而异，如春夏腠理疏松，容易出汗，解表药用量宜轻；冬季腠理致密，不易汗出，解表药用量宜重；北方严寒地区用药宜重；南方炎热地区用药宜轻。

4. 解表药多为辛散轻扬之品，入汤剂不宜久煎，以免有效成分挥发而降低药效。

要点五　各类解表药的性能特点

发散风寒药：性味多属辛温，辛以发散，温可祛寒。

发散风热药：性味多辛苦而偏寒凉，辛以发散，凉可祛热。

要点六　各类解表药的功效

发散风寒药：有发散肌表风寒邪气的作用。部分发散风寒药分别兼有祛风止痒、止痛、止咳平喘、利水消肿、消疮等功效。

发散风热药：以发散风热为主要作用，发汗解表作用较发散风寒药缓和。部分发散风热药分别兼有清头目、利咽喉、透疹、止痒、止咳的作用。

要点七　各类解表药的适应范围

发散风寒药：主要用于风寒表证，症见恶寒发热，无汗或汗出不畅，头身疼痛，鼻塞流涕，口不渴，舌苔薄白，脉浮紧等。部分药物又可用治风疹瘙痒、风湿痹证、咳喘以及水肿、疮疡初起等兼有风寒表证者。

发散风热药：主要用于风热感冒以及温病初起邪在卫分，症见发热，微恶风寒，咽干口渴，头痛目赤，舌边尖红，苔薄黄，脉浮数等。部分药物又可用治风热所致目赤多泪、咽喉肿痛、麻疹不透、风疹瘙痒以及风热咳嗽等证。

细目二　发散风寒药

麻黄

性能：辛，微苦，温。归肺、膀胱经。

功效：发汗解表，宣肺平喘，利水消肿，散寒通滞。

应用

1. 风寒感冒。为发汗解表之要药。
2. 咳嗽气喘。为治疗肺气壅遏所致喘咳的要药。
3. 风水水肿。
4. 风寒痹证，阴疽，痰核。

用法用量：煎服，2～9g。止咳平喘多炙用。

使用注意：凡表虚自汗、阴虚盗汗及肺肾虚喘者均当慎用。

桂枝

性能：辛、甘，温。归心、肺、膀胱经。

功效：发汗解肌，温通经脉，助阳化气。

应用

1. 风寒感冒。
2. 寒凝血滞诸痛证。
3. 痰饮、蓄水证。
4. 心悸。

用法用量：煎服，3～9g。

使用注意：凡外感热病、阴虚火旺、血热妄行等证，均当忌用。孕妇及月经过多者慎用。

紫苏

性能：辛，温。归肺、脾经。

功效：解表散寒，行气宽中。

应用

1. 风寒感冒。
2. 脾胃气滞，胸闷呕吐。

此外，紫苏能解鱼蟹毒，治进食鱼蟹中毒而致腹痛吐泻者。

用法用量：煎服，5～9g，不宜久煎。

生姜

性能：辛，温。归肺、脾、胃经。

功效：解表散寒，温中止呕，温肺止咳。

应用

1. 风寒感冒。
2. 脾胃寒证。
3. 胃寒呕吐。有“呕家圣药”之称。
4. 肺寒咳嗽。

此外，生姜对生半夏、生南星等药物之毒，以及鱼蟹等食物中毒，均有一定的解毒作用。

用法用量：煎服，3～9g，或捣汁服。

使用注意：热盛及阴虚内热者忌服。

香薷

性能：辛，微温。归肺、脾、胃经。

功效：发汗解表，化湿和中，利水消肿。

应用

1. 风寒感冒。前人称“香薷乃夏月解表之药”。
2. 水肿脚气。

用法用量：煎服，3～9g。

使用注意：本品辛温，发汗之力较强，表虚有汗及暑热证当忌用。

荆芥

性能：辛，微温。归肺、肝经。

功效：祛风解表，透疹消疮，止血。

应用

1. 外感表证。外感表证，无论风寒、风热还是寒热不明显者，均可广泛使用。
2. 麻疹不透，风疹瘙痒。
3. 疮疡初起兼有表证。
4. 吐衄下血。

用法用量：煎服，4.5～9g，不宜久煎。止血宜炒用。荆芥穗更长于祛风。

防风

性能：辛、甘，微温。归膀胱、肝、脾经。

功效：祛风解表，胜湿止痛，止痉。

应用

1. 外感表证。外感风寒、风湿、风热表证均可配伍使用。
2. 风疹瘙痒。
3. 风湿痹痛。

4. 破伤风证。

此外，亦可用于脾虚湿盛，清阳不升所致的泄泻。用于土虚木乘，肝郁侮脾，肝脾不和，腹泻而痛者。

用法用量：煎服，4.5～9g。

使用注意：阴血亏虚、热病动风者不宜使用。

鉴别用药：荆芥与防风均味辛性微温，温而不燥，对于外感表证，无论是风寒感冒，恶寒发热、头痛无汗，还是风热感冒，发热、微恶风寒、头痛、咽痛等，两者均可使用。同时，两者也都可用于风疹瘙痒。但荆芥质轻透散，发汗之力较防风为强，风寒感冒、风热感冒均常选用；又能透疹、消疮、止血。防风质松而润，祛风之力较强，为“风药之润剂”、“治风之通用药”，又能胜湿、止痛、止痉，可用于外感风湿，头痛如裹、身重肢痛等。

羌活

性能：辛、苦，温。归膀胱、肾经。

功效：解表散寒，祛风胜湿，止痛。

应用

1. 风寒感冒。
2. 风寒湿痹。治上半身风寒湿痹、肩背肢节疼痛者尤为多用。

用法用量：煎服，3～9g。

使用注意：阴血亏虚者慎用。量多易呕，脾胃虚弱者不宜服。

白芷

性能：辛，温。归肺、胃、大肠经。

功效：解表散寒，祛风止痛，通鼻窍，燥湿止带，消肿排脓。

应用

1. 风寒感冒。
2. 头痛、牙痛、痹痛等多种疼痛证。
3. 鼻渊。
4. 带下证。
5. 疮痈肿毒。

此外，本品祛风止痒，治皮肤风湿瘙痒。

用法用量：煎服，3～9g。外用适量。

使用注意：阴虚血热者忌服。

细辛

性能：辛，温。有小毒。归肺、肾、心经。

功效：解表散寒，祛风止痛，通窍，温肺化饮。

应用

1. 风寒感冒。
2. 头痛，牙痛，风湿痹痛。
3. 鼻渊。

4. 肺寒咳喘。
用法用量：煎服，1～3g；散剂每次服0.5～1g。
使用注意：阴虚阳亢头痛，肺燥伤阴干咳者忌用。不宜与藜芦同用。

藁本

性能：辛，温。归膀胱经。
功效：祛风散寒，除湿止痛。
应用
1. 风寒感冒，颠顶疼痛。
2. 风寒湿痹。
用法用量：煎服，3～9g。
使用注意：凡阴血亏虚、肝阳上亢、火热内盛之头痛者忌服。

苍耳子

性能：辛、苦，温。有毒。归肺经。
功效：发散风寒，通鼻窍，祛风湿，止痛。
应用
1. 风寒感冒。
2. 鼻渊。
3. 风湿痹痛。
此外，本品治风疹瘙痒，治疥癣麻风，皆取散风除湿的作用。
用法用量：煎服，3～9g。或入丸散。
使用注意：血虚头痛不宜服用。过量服用易致中毒。

辛夷

性能：辛，温。归肺、胃经。
功效：发散风寒，通鼻窍。
应用
1. 风寒感冒。
2. 鼻渊。为治鼻渊头痛、鼻塞流涕之要药。
用法用量：煎服，3～9g；入汤剂宜用纱布包煎。
使用注意：鼻病因于阴虚火旺者忌服。

细目三　发散风热药

薄荷

性能：辛，凉。归肺、肝经。
功效：疏散风热，清利头目，利咽透疹，疏肝行气。
应用
1. 风热感冒，温病初起。
2. 头痛眩晕，目赤多泪，咽喉肿痛。

3. 麻疹不透，风疹瘙痒。
4. 肝郁气滞，胸闷胁痛。
此外，兼能化湿和中，用治夏令感受暑湿秽浊之气，脘腹胀痛，呕吐泄泻。
用法用量：煎服，3～6g；宜后下。
使用注意：体虚多汗者不宜使用。

牛蒡子

性能：辛、苦，寒。归肺、胃经。
功效：疏散风热，宣肺祛痰，利咽透疹，解毒消肿。
应用
1. 风热感冒，温病初起。
2. 麻疹不透，风疹瘙痒。
3. 痈肿疮毒，丹毒，痄腮，喉痹。
用法用量：煎服，6～12g。炒用可使其苦寒及滑肠之性略减。
使用注意：本品滑肠，气虚便溏者慎用。

蝉蜕

性能：甘，寒。归肺、肝经。
功效：疏散风热，利咽开音，透疹，明目退翳，息风止痉。
应用
1. 风热感冒，温病初起，咽痛音哑。
2. 麻疹不透，风疹瘙痒。
3. 目赤翳障。
4. 急慢惊风，破伤风证。
此外，治疗小儿夜啼不安。
用法用量：煎服，3～10g。
使用注意：《名医别录》有“主妇人生子不下”的记载，故孕妇当慎用。

桑叶

性能：甘、苦，寒。归肺、肝经。
功效：疏散风热，清肺润燥，平抑肝阳，清肝明目。
应用
1. 风热感冒，温病初起。
2. 肺热咳嗽，燥热咳嗽。
3. 肝阳上亢。
4. 目赤昏花。
此外，尚能凉血止血，治血热妄行之咳血、吐血、衄血。
用法用量：煎服，5～9g；肺燥咳嗽多用蜜制桑叶。

菊花

性能：辛、甘、苦，微寒。归肺、肝经。
功效：疏散风热，平抑肝阳，清肝明目，清热解毒。

应用

1. 风热感冒，温病初起。

2. 肝阳上亢。

3. 目赤昏花。

4. 疮痈肿毒。

用法用量：煎服，5～9g。疏散风热宜用黄菊花，平肝、清肝明目宜用白菊花。

鉴别用药：桑叶与菊花皆能疏散风热，平抑肝阳，清肝明目，同可用治风热感冒或温病初起，发热、微恶风寒、头痛；肝阳上亢，头痛眩晕；风热上攻或肝火上炎所致的目赤肿痛，以及肝肾精血不足，目暗昏花等证。但桑叶疏散风热之力较强，又能清肺润燥，凉血止血。菊花平肝、清肝明目之力较强，又能清热解毒。

蔓荆子

性能：辛、苦，微寒。归膀胱、肝、胃经。

功效：疏散风热，清利头目。

应用

1. 风热感冒，头昏头痛。

2. 目赤肿痛。

用法用量：煎服，5～9g。

柴胡

性能：苦、辛，微寒。归肝、胆经。

功效：解表退热，疏肝解郁，升举阳气。

应用

1. 表证发热及少阳证。为治少阳证之要药。

2. 肝郁气滞。

3. 气虚下陷，脏器脱垂。

此外，还可退热截疟，治疗疟疾寒热。

用法用量：煎服，3～9g。

使用注意：古人有“柴胡劫肝阴”之说，阴虚阳亢，肝风内动，阴虚火旺及气机上逆者忌用或慎用。

升麻

性能：辛、微甘，微寒。归肺、脾、胃、大肠经。

功效：解表透疹，清热解毒，升举阳气。

应用

1. 外感表证。

2. 麻疹不透。

3. 齿痛口疮，咽喉肿痛，温毒发斑。

4. 气虚下陷，脏器脱垂，崩漏下血。

用法用量：煎服，3～9g。升阳举陷宜炙用。

使用注意：麻疹已透、阴虚火旺以及阴虚阳亢者，均当忌用。

葛根

性能：甘、辛，凉。归脾、胃经。

功效：解肌退热，透疹，生津止渴，升阳止泻。

应用

1. 表证发热，项背强痛。
2. 麻疹不透。
3. 热病口渴，消渴证。
4. 热泻热痢，脾虚泄泻。

用法用量：煎服，9～15g。升阳止泻宜煨用。

淡豆豉

性能：苦、辛，凉。归肺、胃经。

功效：解表，除烦，宣发郁热。

1. 外感表证。
2. 热病烦闷。

用法用量：煎服，6～12g。

（宋捷民）

第七单元　清热药

细目一　概述

要点一　清热药的性能特点

本类药物药性寒凉，沉降入里。

要点二　清热药的功效

本类药物具有清热泻火、凉血、解毒、燥湿及清虚热等不同作用，使里热得以清解。

要点三　清热药的适应范围

清热药主要用治温热病高热烦渴、湿热泻痢、温毒发斑、痈肿疮毒及阴虚发热等里热证。

清热泻火药：功能清气分热，主治气分实热证。

清热燥湿药：性偏苦燥清泄，功能清热燥湿，主治湿热泻痢、黄疸等证。

清热凉血药：主入血分，功能清血分热，主治血分实热证。

清热解毒药：功能清热解毒，主治热毒炽盛之痈肿疮疡等证。

清虚热药：功能清虚热、退骨蒸，主治热邪伤阴，阴虚发热。

要点四　清热药的使用注意事项

1. 本类药物性多寒凉，易伤脾胃，故脾胃气虚，食少便溏者慎用。
2. 苦寒药物易化燥伤阴，热证伤阴或阴虚患者慎用。
3. 清热药禁用于阴盛格阳或真寒假热之证。

要点五　各类清热药的性能特点

清热泻火药：性味多苦寒或甘寒，清热力较强。
清热燥湿药：性味苦寒，清热之中，燥湿力强。
清热解毒药：性质寒凉，清热之中更长于解毒。
清热凉血药：性味多为苦寒或咸寒，偏入血分以清热，多归心、肝经。
清虚热药：药性寒凉，主入阴分。

要点六　各类清热药的功效

清热泻火药：以清泄气分邪热为主。
清热燥湿药：以清热燥湿为主。
清热解毒药：以清解火热毒邪为主。
清热凉血药：有清解营分、血分热邪的作用。
清虚热药：有清虚热、退骨蒸的作用。

要点七　各类清热药的适应范围

清热泻火药：适用于热病邪入气分而见高热、口渴、汗出、烦躁甚或神昏谵语、舌红苔黄、脉洪数实者。此外，因各药归经的差异，还分别适用于肺热、胃热、心火、肝火等引起的脏腑火热证。

清热燥湿药：主要用于湿热证。因其苦降泄热力大，故本类药物多能清热泻火，可用治脏腑火热证。因湿热所侵机体部位的不同，临床症状各异。如湿温或暑温夹湿，湿热壅结，气机不畅，则症见身热不扬、胸脘痞闷、小便短赤、舌苔黄腻；若湿热蕴结脾胃，升降失常，则症见脘腹胀满、呕吐、泻痢；若湿热壅滞大肠，传导失职，则症见泄泻、痢疾、痔疮肿痛；若湿热蕴蒸肝胆，则症见黄疸尿赤、胁肋胀痛、耳肿流脓；若湿热下注，则症见带下色黄，或热淋灼痛；若湿热流注关节，则症见关节红肿热痛；若湿热浸淫肌肤，则可见湿疹、湿疮。上述湿热为患诸病证均属本类药物主治范围。

清热解毒药：主要适用于痈肿疮毒、丹毒、温毒发斑、痄腮、咽喉肿痛、热毒下痢、虫蛇咬伤、癌肿、水火烫伤以及其他急性热病等。

清热凉血药：主要用于营分、血分等实热证。如温热病热入营分，热灼营阴，心神被扰，症见舌绛、身热夜甚、心烦不寐、脉细数，甚则神昏谵语、斑疹隐隐；若热陷心包，则神昏谵语、舌謇肢厥、舌质红绛；若热盛迫血，心神被扰，症见舌色深绛、吐血衄血、尿血便血、斑疹紫暗、躁扰不安甚或昏狂等。亦可用于其他疾病引起的血热出血证。

清虚热药：主要用于肝肾阴虚，虚火内扰所致的骨蒸潮热、午后发热、手足心热、虚烦不寐、盗汗遗精、舌红少苔、脉细而数，以及温热病后期，邪热未尽，伤阴劫液，而致夜热早凉、热退无汗、舌质红绛、脉象细数等虚热证。

细目二　清热泻火药

石膏

性能：甘、辛，大寒。归肺、胃经。

功效：生用：清热泻火，除烦止渴；煅用：敛疮生肌，收湿，止血。

应用

1. 温热病气分实热证。为清泻肺胃气分实热之要药。
2. 肺热喘咳证。
3. 胃火牙痛、头痛、消渴证。
4. 溃疡不敛、湿疹瘙痒、水火烫伤、外伤出血。

用法用量：煎服，15～60g，宜先煎。煅石膏适量外用。

使用注意：脾胃虚寒及阴虚内热者忌用。

知母

性能：苦、甘，寒。归肺、胃、肾经。

功效：清热泻火，生津润燥。

应用

1. 热病烦渴。
2. 肺热燥咳。
3. 骨蒸潮热。
4. 内热消渴。
5. 肠燥便秘。

用法用量：煎服，6～12g。

使用注意：本品有滑肠作用，故脾虚便溏者不宜用。

鉴别用药：石膏与知母均能清热泻火，可用治温热病气分热盛及肺热咳嗽等证。但石膏泻火之中长于清解，重在清泻肺胃实火，肺热喘咳、胃火头痛牙痛多用石膏；知母泻火之中长于清润，肺热燥咳、内热骨蒸、消渴多选知母。

芦根

性能：甘，寒。归肺、胃经。

功效：清热泻火，生津止渴，除烦，止呕，利尿。

应用

1. 热病烦渴。
2. 胃热呕哕。
3. 肺热咳嗽，肺痈吐脓。
4. 热淋涩痛。

用法用量：煎服，干品15～30g，鲜品加倍，或捣汁用。

使用注意：脾胃虚寒者忌服。

天花粉

性能：甘、微苦，微寒。归肺、胃经。

功效：清热泻火，生津止渴，消肿排脓。

应用

1. 热病烦渴。
2. 肺热燥咳。
3. 内热消渴。
4. 疮疡肿毒。

用法用量：煎服，10～15g。

使用注意：反乌头。

竹叶

性能：甘、辛、淡，寒。归心、胃、小肠经。

功效：清热泻火，除烦，生津，利尿。

应用

1. 热病烦渴。
2. 口疮尿赤。

用法用量：煎服，6～15g；鲜品15～30g。

使用注意：阴虚火旺，骨蒸潮热者忌用。

淡竹叶

性能：甘、淡，寒。归心、胃、小肠经。

功效：清热泻火，除烦，利尿。

应用

1. 热病烦渴。
2. 口疮尿赤、热淋涩痛。

用法用量：煎服，6～9g。

栀子

性能：苦，寒。归心、肺、三焦经。

功效：泻火除烦，清热利湿，凉血解毒。焦栀子：凉血止血。

应用

1. 热病心烦。为治热病心烦、躁扰不宁之要药。
2. 湿热黄疸。
3. 血淋涩痛。
4. 血热吐衄。
5. 目赤肿痛。
6. 火毒疮疡。

用法用量：煎服，5～10g。外用生品适量。

使用注意：脾虚便溏者不宜用。

夏枯草

性能：辛、苦，寒。归肝、胆经。
功效：清热泻火，明目，散结消肿。
应用
1. 目赤肿痛、头痛眩晕、目珠夜痛。
2. 瘰疬、瘿瘤。
3. 乳痈肿痛。
用法用量：煎服，9～15g。
使用注意：脾胃虚寒者慎用。

决明子

性能：甘、苦、咸，微寒。归肝、大肠经。
功效：清热明目，润肠通便。
应用
1. 目赤肿痛、羞明多泪、目暗不明。
2. 头痛、眩晕。
3. 肠燥便秘。
用法用量：煎服，10～15g；用于润肠通便，不宜久煎。
使用注意：气虚便溏者不宜用。

谷精草

性能：辛、甘，平。归肝、肺经。
功效：疏散风热，明目，退翳。
应用
1. 风热目赤肿痛、羞明、眼生翳膜。
2. 风热头痛。
用法用量：煎服，5～10g。
使用注意：阴虚血亏之眼疾者不宜用。

密蒙花

性能：甘，微寒。归肝、胆经。
功效：清热泻火，养肝明目，退翳。
应用
1. 目赤肿痛、羞明多泪、眼生翳膜。
2. 肝虚目暗、视物昏花。
用法用量：煎服，9～15g。

细目三 清热燥湿药

黄芩

性能：苦，寒。归肺、胆、脾、胃、大肠、小肠经。

功效：清热燥湿，泻火解毒，止血，安胎。

应用

1. 湿温暑湿，胸闷呕恶，湿热痞满，黄疸泻痢。
2. 肺热咳嗽，高热烦渴。
3. 血热吐衄。
4. 痈肿疮毒。
5. 胎动不安。

用法用量：煎服，3～10g。安胎多炒用，清上焦热可酒炙用，止血可炒炭用。

使用注意：脾胃虚寒者不宜使用。

黄连

性能：苦，寒。归心、脾、胃、胆、大肠经。

功效：清热燥湿，泻火解毒。

应用

1. 湿热痞满，呕吐吞酸。
2. 湿热泻痢。为治泻痢要药。
3. 高热神昏，心烦不寐，血热吐衄。
4. 痈肿疖疮，目赤牙痛。尤善疗疔毒。
5. 消渴。
6. 外治湿疹、湿疮、耳道流脓。

用法用量：煎服，2～5g。外用适量。

使用注意：脾胃虚寒者忌用；苦燥易伤阴津，阴虚津伤者慎用。

黄柏

性能：苦，寒。归肾、膀胱、大肠经。

功效：清热燥湿，泻火除蒸，解毒疗疮。

应用

1. 湿热带下、热淋。
2. 湿热泻痢、黄疸。
3. 湿热脚气、痿证。
4. 骨蒸劳热，盗汗，遗精。
5. 疮疡肿毒，湿疹瘙痒。

用法用量：煎服，3～12g。外用适量。

鉴别用药：黄芩、黄连与黄柏三药性味皆苦寒，而黄连为苦寒之最。三药共同功效是清热燥湿，泻火解毒，同可用治湿热内盛或热毒炽盛之证，常相须为用。不同功效：黄芩偏泻上焦肺火，肺热咳嗽者多用；黄连偏泻中焦胃火，并长于泻心火，中焦湿热、痞满呕逆及心火亢盛、高热心烦者多用；黄柏偏泻下焦相火，除骨蒸，湿热下注诸证及骨蒸劳热者多用。

龙胆草

性能：苦，寒。归肝、胆经。

功效：清热燥湿，泻肝胆火。
应用
1. 湿热黄疸，阴肿阴痒，带下，湿疹瘙痒。
2. 肝火头痛，目赤耳聋，胁痛口苦。
3. 惊风抽搐。
用法用量：煎服，3～6g。
使用注意：脾胃寒者不宜用，阴虚津伤者慎用。

秦皮

性能：苦、涩，寒。归肝、胆、大肠经。
功效：清热燥湿，收涩止痢，止带，明目。
应用
1. 湿热泻痢、带下。
2. 肝热目赤肿痛、目生翳膜。
用法用量：煎服，6～12g。外用适量。
使用注意：脾胃虚寒者忌用。

苦参

性能：苦，寒。归心、肝、胃、大肠、膀胱经。
功效：清热燥湿，杀虫，利尿。
应用
1. 湿热泻痢、便血、黄疸。
2. 湿热带下，阴肿阴痒，湿疹湿疮，皮肤瘙痒，疥癣。
3. 湿热小便不利。
用法用量：煎服，5～10g。外用适量。
使用注意：脾胃虚寒者忌用，反藜芦。

白鲜皮

性能：苦，寒。归脾、胃、膀胱经。
功效：清热燥湿，祛风解毒。
应用
1. 湿热疮毒，湿疹，疥癣。
2. 湿热黄疸，风湿热痹。
用法用量：煎服，5～10g。外用适量。
使用注意：脾胃虚寒者慎用。

细目四　清热解毒药

金银花

性能：甘，寒。归肺、心、胃经。
功效：清热解毒，疏散风热。

应用

1. 痈肿疔疮。为治一切内痈外痈之要药。
2. 外感风热，温病初起。
3. 热毒血痢。
4. 咽喉肿痛、小儿热疮及痱子。

用法用量：煎服，6～15g。炒炭宜用于热毒血痢，露剂多用于暑热烦渴。

使用注意：脾胃虚寒及气虚疮疡脓清者忌用。

连翘

性能：苦，微寒，归肺、心、小肠经。

功效：清热解毒，消肿散结，疏散风热，清心利尿。

应用

1. 痈肿疮毒，瘰疬痰核。有“疮家圣药”之称。
2. 风热外感，温病初起。
3. 热淋涩痛。

用法用量：煎服，6～15g。

使用注意：脾胃虚寒及气虚脓清者不宜用。

鉴别用药：连翘与金银花二药均归心、肺经，共同功效为清热解毒，疏散风热，既能透热达表，又能清里热而解毒，对外感风热、温病初起、热毒疮疡等证常相须为用。不同点是：连翘清心解毒之力强，并善于消痈散结，为疮家圣药，亦治瘰疬痰核，兼能清心利尿，用治热淋涩痛；而金银花疏散表热之效优，且炒炭后善于凉血止痢，用治热毒血痢。

穿心莲

性能：苦，寒。归心、肺、大肠、膀胱经。

功效：清热解毒，凉血，消肿，燥湿。

应用

1. 外感风热，温病初起。
2. 肺热咳喘，肺痈吐脓，咽喉肿痛。
3. 湿热泻痢，热淋涩痛，湿疹瘙痒。
4. 痈肿疮毒，蛇虫咬伤。

用法用量：煎服，6～9g。外用适量。

使用注意：脾胃虚寒者不宜用。

大青叶

性能：苦、寒。归心、胃经。

功效：清热解毒，凉血消斑。

应用

1. 热入营血，温毒发斑。
2. 喉痹口疮，痄腮丹毒。

用法用量：煎服，9～15g，鲜品30～60g。外用适量。

使用注意：脾胃虚寒者忌用。

板蓝根

性能：苦，寒。归心、胃经。

功效：清热解毒，凉血，利咽。

应用

1. 外感发热，温病初起，咽喉肿痛。

2. 温毒发斑，痄腮，丹毒，痈肿疮毒。

用法用量：煎服，9～15g。

使用注意：体虚而无实火热毒者忌服，脾胃虚寒者慎用。

青黛

性能：咸，寒。归肝、肺经。

功效：清热解毒，凉血消斑，清肝泻火，定惊。

应用

1. 温毒发斑，血热吐衄。

2. 咽痛口疮，火毒疮疡。

3. 咳嗽胸痛，痰中带血。

4. 暑热惊痫，惊风抽搐。

用法用量：内服1.5～3g，本品难溶于水，一般作散剂冲服，或入丸剂服用。外用适量。

使用注意：胃寒者慎用。

贯众

性能：苦，微寒。有小毒。归肝、脾经。

功效：清热解毒，凉血止血，杀虫。

应用

1. 风热感冒，温毒发斑。

2. 血热出血。尤善治崩漏下血。

3. 虫疾。

4. 烧烫伤及妇人带下等。

用法用量：煎服，4.5～9g。外用适量。

使用注意：用量不宜过大。服用本品时忌油腻。脾胃虚寒者及孕妇慎用。

蒲公英

性能：苦、甘，寒。归肝、胃经。

功效：清热解毒，消肿散结，利湿通淋，清肝明目。

应用

1. 痈肿疔毒，乳痈内痈。为治疗乳痈之要药。

2. 热淋涩痛，湿热黄疸。

3. 肝火上炎，目赤肿痛。

用法用量：煎服，9～15g。

使用注意：量大可致缓泻。

紫花地丁

性能：苦、辛，寒。归心、肝经。

功效：清热解毒，凉血消肿。

应用

1. 疔疮肿毒，乳痈肠痈。尤以治疔毒为其特长。
2. 毒蛇咬伤。
3. 肝热目赤肿痛以及外感热病。

用法用量：煎服，15～30g。外用适量。

使用注意：体质虚寒者忌服。

野菊花

性能：苦、辛，微寒。归肝、心经。

功效：清热解毒。

应用

1. 痈疽疔疖，咽喉肿痛。
2. 目赤肿痛，头痛眩晕。
3. 湿疹、湿疮、风疹痒痛。

用法用量：煎服，10～15g。外用适量。

重楼

性能：苦，微寒。有小毒。归肝经。

功效：清热解毒，消肿止痛，凉肝定惊。

应用

1. 痈肿疔疮，咽喉肿痛，毒蛇咬伤。
2. 惊风抽搐。
3. 跌打损伤。

用法用量：煎服，3～9g。外用适量。

使用注意：体虚、无实火热毒者、孕妇及患阴证疮疡者均忌服。

拳参

性能：苦、涩，微寒。归肺、肝、大肠经。

功效：清热解毒，凉血止血，镇肝息风，利湿。

应用

1. 痈肿瘰疬，毒蛇咬伤。
2. 热病神昏，惊痫抽搐。
3. 热泻热痢。
4. 血热出血。
5. 水肿，小便不利。

用法用量：煎服，4.5～9g。外用适量。

使用注意：无实火热毒者不宜使用。阴证疮疡患者忌服。

土茯苓

性能：甘、淡，平。归肝、胃经。

功效：解毒，除湿，通利关节。

应用

1. 杨梅毒疮，肢体拘挛。为治梅毒的要药。
2. 淋浊带下，湿疹瘙痒。
3. 痈肿疮毒。

用法用量：煎服，15～60g。外用适量。

使用注意：肝肾阴虚者慎服。服药时忌茶。

鱼腥草

性能：辛，微寒。归肺经。

功效：清热解毒，消痈排脓，利尿通淋，清热止痢。

应用

1. 肺痈吐脓，肺热咳嗽。为治肺痈之要药。
2. 热毒疮毒。
3. 湿热淋证。
4. 湿热泻痢。

用法用量：煎服，15～25g。不宜久煎，外用适量。

使用注意：虚寒证及阴性疮疡忌服。

金荞麦

性能：微辛、涩，凉。归肺经。

功效：清热解毒，排脓祛瘀。

应用

1. 肺痈，肺热咳嗽。
2. 瘰疬疮疖，咽喉肿痛。

此外，尚能健脾消食，治腹胀食少、疳积消瘦等症。

用法用量：煎服，15～45g。

大血藤

性能：苦，平。归大肠、肝经。

功效：清热解毒，活血，祛风，止痛。

应用

1. 肠痈腹痛，热毒疮疡。为治肠痈要药。
2. 跌打损伤，经闭痛经。
3. 风湿痹痛。

用法用量：煎服，9～15g。外用适量。

使用注意：孕妇慎服。

败酱草

性能：辛、苦，微寒。归胃、大肠、肝经。

功效：清热解毒，消痈排脓，祛瘀止痛。

应用

1. 肠痈肺痈，痈肿疮毒。
2. 产后瘀阻腹痛。
3. 肝热目赤肿痛及赤白痢疾。

用法用量：煎服，6～15g。外用适量。

使用注意：脾胃虚弱，食少泄泻者忌服。

射干

性能：苦，寒。归肺经。

功效：清热解毒，消痰，利咽。

应用

1. 咽喉肿痛。
2. 痰盛咳喘。

用法用量：煎服，3～9g。

使用注意：脾虚便溏者不宜使用。孕妇忌用或慎用。

山豆根

性能：苦，寒。有毒。归肺、胃经。

功效：清热解毒，利咽消肿。

应用

1. 咽喉肿痛。为治疗咽喉肿痛的要药。
2. 牙龈肿痛。
3. 湿热黄疸，肺热咳嗽，痈肿疮毒。

用法用量：煎服，3～6g。外用适量。

使用注意：过量服用易引起呕吐、腹泻、胸闷、心悸等副作用，故用量不宜过大。脾胃虚寒者慎用。

马勃

性能：辛，平。归肺经。

功效：清热解毒，利咽，止血。

应用

1. 咽喉肿痛，咳嗽失音。
2. 吐血衄血，外伤出血。

用法用量：煎服，1.5～6g，布包煎，外用适量。

使用注意：风寒伏肺咳嗽失音者禁服。

白头翁

性能：苦，寒。归胃、大肠经。

功效：清热解毒，凉血止痢。

应用

1. 热毒血痢。为治热毒血痢之良药。

2. 疮痈肿毒。
3. 阴痒带下、血热出血及温疟发热烦躁。
用法用量：煎服，9～15g，鲜品15～30g。外用适量。
使用注意：虚寒泻痢忌服。

马齿苋

性能：酸，寒。归肝、大肠经。
功效：清热解毒，凉血止血，止痢。
应用
1. 热毒血痢。
2. 热毒疮疡。
3. 崩漏，便血。
4. 湿热淋证、带下。
用法用量：煎服，9～15g，鲜品30～60g。外用适量。
使用注意：脾胃虚寒，肠滑作泻者忌服。

鸦胆子

性能：苦，寒。有小毒。归大肠、肝经。
功效：清热解毒，止痢，截疟，腐蚀赘疣。
应用
1. 热毒血痢，冷积久痢。
2. 各型疟疾。
3. 鸡眼赘疣。

用法用量：内服，0.5～2g，以干龙眼肉包裹或装入胶囊包裹吞服，亦可压去油制成丸剂、片剂服，不宜入煎剂。外用适量。

使用注意：本品有毒，对胃肠道及肝肾均有损害，内服需严格控制剂量，不宜多用久服。外用注意用胶布保护好周围正常皮肤，以防止对正常皮肤的刺激。孕妇及小儿慎用。胃肠出血及肝肾病患者，应忌用或慎用。

半边莲

性能：辛，平。归心、小肠、肺经。
功效：清热解毒，利水消肿。
应用
1. 疮痈肿毒，蛇虫咬伤。
2. 腹胀水肿。
3. 湿疮湿疹。
用法用量：煎服，10～15g，鲜品30～60g。外用适量。
使用注意：虚证水肿忌用。

白花蛇舌草

性能：微苦、甘，寒。归胃、大肠、小肠经。
功效：清热解毒，利湿通淋。

应用

1. 痈肿疮毒，咽喉肿痛，毒蛇咬伤，各种癌症。
2. 热淋涩痛。
3. 湿热黄疸。

用法用量：煎服，15～60g。外用适量。

使用注意：阴疸及脾胃虚寒者忌用。

山慈菇

性能：甘、微辛，凉。归肝、脾经。

功效：清热解毒，消痈散结。

应用

1. 痈疽疔毒，瘰疬痰核。
2. 癥瘕痞块。

用法用量：煎服，3～9g。外用适量。

使用注意：正虚体弱者慎用。

熊胆

性能：苦，寒。归肝、胆、心经。

功效：清热解毒，息风止痉，清肝明目。

应用

1. 热极生风，惊痫抽搐。
2. 热毒疮痈。
3. 目赤翳障。
4. 黄疸，小儿疳积，风虫牙痛。

用法用量：内服，0.25～0.5g，入丸、散，由于本品有腥苦味，口服易引起呕吐，故宜用胶囊剂。外用适量。

使用注意：脾胃虚寒者忌服。虚寒证当禁用。

白蔹

性能：苦、辛，微寒。归心、胃经。

功效：清热解毒，消痈散结，敛疮生肌。

应用

1. 疮痈肿毒，瘰疬痰核。
2. 水火烫伤，手足皲裂。

此外，本品尚可治疗血热之咯血、吐血，扭挫伤痛等。

用法用量：煎服，4.5～9g。外用适量。

使用注意：脾胃虚寒者不宜服。反乌头。

细目五　清热凉血药

生地黄

性能：甘、苦，寒。归心、肝、肾经。

功效：清热凉血，养阴生津。

应用

1. 热入营血，舌绛烦渴，斑疹吐衄。为清热、凉血、止血之要药。
2. 阴虚内热，骨蒸劳热。
3. 津伤口渴，内热消渴，肠燥便秘。

用法用量：煎服，10～15g。

使用注意：脾虚湿滞，腹满便溏者不宜使用。

玄参

性能：甘、苦、咸，微寒。归肺、胃、肾经。

功效：清热凉血，泻火解毒，滋阴。

应用

1. 温邪入营，内陷心包，温毒发斑。
2. 热病伤阴，津伤便秘，骨蒸劳嗽。
3. 目赤咽痛，瘰疬，白喉，痈肿疮毒。

用法用量：煎服，10～15g。

使用注意：脾胃虚寒，食少便溏者不宜服用。反藜芦。

牡丹皮

性能：苦、辛，微寒。归心、肝、肾经。

功效：清热凉血，活血祛瘀。

应用

1. 温毒发斑，血热吐衄。
2. 温病伤阴，阴虚发热，夜热早凉，无汗骨蒸。为治无汗骨蒸之要药。
3. 血滞经闭、痛经、跌打伤痛。
4. 痈肿疮毒。

用法用量：煎服，6～12g。活血祛瘀宜酒炙用。

使用注意：血虚有寒、月经过多及孕妇不宜用。

赤芍

性能：苦，微寒。归肝经。

功效：清热凉血，散瘀止痛。

应用

1. 温毒发斑，血热吐衄。
2. 目赤肿痛，痈肿疮疡。
3. 肝郁胁痛，经闭痛经，癥瘕腹痛，跌打损伤。

用法用量：煎服，6～12g。

使用注意：血寒经闭不宜用。反藜芦。

紫草

性能：甘、咸，寒。归心、肝经。

功效：清热凉血，活血，解毒透疹。

应用

1. 温病血热毒盛，斑疹紫黑，麻疹不透。
2. 疮疡，湿疹，水火烫伤。

用法用量：煎服，5～10g。外用适量。

使用注意：脾虚便溏者忌服。

水牛角

性能：苦，寒。归心、肝经。

功效：清热凉血，解毒，定惊。

应用

1. 温病高热，神昏谵语，惊风，癫狂。
2. 血热妄行斑疹、吐衄。
3. 痈肿疮疡，咽喉肿痛。

用法用量：镑片或粗粉煎服，15～30g，宜先煎 3 小时以上。水牛角浓缩粉冲服，每次 1.5～3g，每日 2 次。

使用注意：脾胃虚寒者忌用。

细目六　清虚热药

青蒿

性能：苦、辛，寒。归肝、胆经。

功效：清透虚热，凉血除蒸，解暑，截疟。

应用

1. 温邪伤阴，夜热早凉。
2. 阴虚发热，劳热骨蒸。
3. 暑热外感，发热口渴。
4. 疟疾寒热。

用法用量：煎服，6～12g，不宜久煎；或鲜用绞汁服。

使用注意：脾胃虚弱，肠滑泄泻者忌服。

白薇

性能：苦、咸，寒。归胃、肝、肾经。

功效：清热凉血，利尿通淋，解毒疗疮。

应用

1. 阴虚发热，产后虚热。

2. 热淋，血淋。
3. 疮痈肿毒，毒蛇咬伤，咽喉肿痛。
4. 阴虚外感。
用法用量：煎服，4.5～9g。
使用注意：脾胃虚寒、食少便溏者不宜服用。

地骨皮

性能：甘，寒。归肺、肝、肾经。
功效：凉血除蒸，清肺降火，生津止渴。
应用
1. 阴虚发热，盗汗骨蒸。除有汗之骨蒸。
2. 肺热咳嗽。
3. 血热出血证。
4. 内热消渴。
用法用量：煎服，9～15g。
使用注意：外感风寒发热及脾虚便溏者不宜用。

银柴胡

性能：甘，微寒。归肝、胃经。
功效：清虚热，除疳热。
应用
1. 阴虚发热。
2. 疳积发热。
用法用量：煎服，3～9g。
使用注意：外感风寒、血虚无热者忌用。

胡黄连

性能：苦，寒。归肝、胃、大肠经。
功效：退虚热，除疳热，清湿热。
应用
1. 骨蒸潮热。
2. 小儿疳热。
3. 湿热泻痢。
4. 痔疮肿痛、痔漏成管。
用法用量：煎服，1.5～9g。
使用注意：脾胃虚寒者慎用。

（宋捷民）

第八单元　泻下药

细目一　概述

要点一　泻下药的性能特点

本类药为沉降之品，主归大肠经。

要点二　泻下药的功效

本类药主要具有泻下通便作用，以排除胃肠积滞和燥屎等，或清热泻火，使实热壅滞之邪通过泻下而清解，起到“上病治下”、“釜底抽薪”的作用，或逐水退肿，使水湿停饮随大小便排除，达到祛除停饮、消退水肿的目的。部分药还兼有解毒、活血祛瘀等作用。

要点三　泻下药的适应范围

主要适用于大便秘结、胃肠积滞、实热内结及水肿停饮等里实证。部分药还可用于疮痈肿毒及瘀血证。

要点四　泻下药的使用注意事项

1. 泻下药中的攻下药、峻下逐水药，因其作用峻猛，或具有毒性，易伤正气及脾胃，故年老体虚、脾胃虚弱者当慎用。

2. 妇女胎前产后及月经期应当忌用。

3. 应用作用较强的泻下药时，当奏效即止，切勿过剂，以免损伤胃气。

4. 应用作用峻猛而有毒性的泻下药时，一定要严格炮制法度，控制用量，避免中毒现象发生，确保用药安全。

要点五　各类泻下药的性能特点

攻下药：本类药大多苦寒沉降，主入胃、大肠经。

润下药：本类药物多为植物种子和种仁，富含油脂，味甘质润，多入脾、大肠经。

峻下逐水药：本类药物大多苦寒有毒，药力峻猛。

要点六　各类泻下药的功效

攻下药：本类药既有较强的攻下通便作用，又有清热泻火之效。

润下药：本类药物能润滑大肠，促使排便而不致峻泻。

峻下逐水药：本类药物服用后能引起剧烈腹泻，有的兼能利尿，能使体内潴留的水饮通过二便排出体外，消除肿胀。

要点七　各类泻下药的适应范围

攻下药：主要适用于大便秘结、燥屎坚结及实热积滞之证。又可用于热病高热神昏、谵语发狂，火热上炎所致的头痛、目赤、咽喉肿痛、牙龈肿痛，以及火热炽盛所致的吐血、衄血、咯血等上部出血证。上述病证，无论有无便秘，应用本类药物，以清除实热，或导热下行，起到“釜底抽薪”的作用。此外，对痢疾初起，下痢后重，或饮食积滞，泻而不畅之证，可适当配用本类药物，以攻逐积滞，消除病因。对肠道寄生虫病，本类药与驱虫药同用，可促进虫体的排出。

润下药：适用于年老津枯、产后血虚、热病伤津及失血等所致的肠燥津枯便秘。

峻下逐水药：适用于全身水肿、大腹胀满以及停饮等正气未衰之证。

细目二　攻下药

大黄

性能：苦，寒。归脾、胃、大肠、肝、心包经。

功效：泻下攻积，清热泻火，凉血解毒，逐瘀通经，清利湿热。

应用

1. 积滞便秘。为治疗积滞便秘之要药。
2. 血热吐衄，目赤咽肿。
3. 热毒疮疡，烧烫伤。
4. 瘀血诸证。
5. 湿热痢疾、黄疸、淋证。

用法用量：煎服，5～15g；入汤剂应后下，或用开水泡服。外用适量。

使用注意：本品峻烈，如非实证，不宜妄用；脾胃虚弱者慎用；妇女怀孕、月经期、哺乳期应忌用。

芒硝

性能：咸、苦，寒。归胃、大肠经。

功效：泻下攻积，润燥软坚，清热消肿。

应用

1. 积滞便秘。对实热积滞，大便燥结者尤为适宜。
2. 咽痛、口疮、目赤及痈疮肿痛。

用法用量：10～15g，冲服。外用适量。

使用注意：孕妇及哺乳期妇女忌用或慎用。

鉴别用药：大黄与芒硝二药均为泻下药，均有泻下攻积的功效，同可用治积滞便秘。大黄味苦，泻下力强，为治热结便秘之主药；芒硝味咸，可软坚泻下，善除燥屎坚结。不同点功效：大黄又有清热泻火、凉血解毒、逐瘀通经功效。芒硝又有清热消肿功效。

番泻叶

性能：甘、苦，寒。归大肠经。

功效：泻下通便，行水消胀。

应用

1. 热结便秘。

2. 腹水肿胀。

用法用量：温开水泡服，1.5～3g；煎服，2～6g，宜后下。

使用注意：妇女哺乳期、月经期及孕妇忌用。

芦荟

性能：苦，寒。归肝、胃、大肠经。

功效：泻下通便，清肝，杀虫。

应用

1. 热结便秘。

2. 烦躁惊痫。

3. 小儿疳积。

4. 癣疮。

用法用量：入丸散服，每次1～2g。外用适量。

使用注意：脾胃虚弱、食少便溏及孕妇忌用。

细目三　润下药

火麻仁

性能：甘，平。归脾、胃、大肠经。

功效：润肠通便，滋养补虚。

应用：肠燥便秘。又兼有滋养补虚作用。

用法用量：煎服，10～15g，打碎入煎。

郁李仁

性能：辛、苦、甘，平。归脾、大肠、小肠经。

功效：润肠通便，利水消肿。

应用

1. 肠燥便秘。

2. 水肿胀满及脚气浮肿。

用法用量：煎服，6～12g，打碎入煎。

使用注意：孕妇慎用。

松子仁

性能：甘，温。归肺、肝、大肠经。

功效：润肠通便，润肺止咳。

应用

1. 肠燥便秘。

2. 肺燥干咳。

用法用量：煎服，5～10g。

使用注意：脾虚便溏、湿痰者禁用。

细目四　峻下逐水药

甘遂

性能：苦，寒。有毒。归肺、肾、大肠经。

功效：泻水逐饮，消肿散结。

应用

1. 水肿，鼓胀，胸胁停饮。
2. 风痰癫痫。
3. 疮痈肿毒。

用法用量：入丸散服，每次0.5～1g。外用适量，生用。内服醋制用，以减低毒性。

使用注意：虚弱者及孕妇忌用。反甘草。

京大戟

性能：苦，寒。有毒。归肺、脾、肾经。

功效：泻水逐饮，消肿散结。

应用

1. 水肿，鼓胀，胸胁停饮。
2. 痈肿疮毒，瘰疬痰核。

用法用量：煎服，1.5～3g；入丸散服，每次1g。外用适量，生用。内服醋制用，以减低毒性。

使用注意：虚弱者及孕妇忌用。不宜与甘草同用。

芫花

性能：苦、辛，温。有毒。归肺、脾、肾经。

功效：泻水逐饮，祛痰止咳，杀虫疗疮。

应用

1. 胸胁停饮，水肿，鼓胀。
2. 咳嗽痰喘。
3. 头疮、白秃、顽癣及痈肿。

用法用量：煎服，1.5～3g；入丸散服，每次0.6g。外用适量。内服醋制用，以降低毒性。

使用注意：虚弱者及孕妇忌用。不宜与甘草同用。

商陆

性能：苦，寒。有毒。归肺、脾、肾、大肠经。

功效：泻下逐水，消肿散结。

应用

1. 水肿，鼓胀。

2. 疮痈肿毒。

用法用量：煎服，5～10g。醋制以降低毒性。外用适量。

使用注意：孕妇忌用。

牵牛子

性能：苦，寒。有毒。归肺、肾、大肠经。

功效：泻下逐水，去积杀虫。

应用

1. 水肿，鼓胀。

2. 痰饮喘咳。

3. 虫积腹痛。

用法用量：煎服，3～9g。入丸散服，每次1.5～3g。本品炒用药性减缓。

使用注意：孕妇忌用。不宜与巴豆、巴豆霜同用。

巴豆

性能：辛，热。有大毒。归胃、大肠经。

功效：峻下冷积，逐水退肿，祛痰利咽，外用蚀疮。

应用

1. 寒积便秘。

2. 腹水鼓胀。

3. 喉痹痰阻。

4. 痈肿脓成未溃，疥癣恶疮。

用法用量：入丸散服，每次0.1～0.3g。大多数制成巴豆霜用，以减低毒性。外用适量。

使用注意：孕妇及体弱者忌用。不宜与牵牛子同用。

（宋捷民）

第九单元　祛风湿药

细目一　概述

要点一　祛风湿药的性能特点

祛风湿药多为辛散苦燥之品，其性或温或凉。

要点二　祛风湿药的功效

具有祛除肌表、经络风湿作用，有的还分别兼有散寒或清热、舒筋、通络、止痛、解表以及补肝肾、强筋骨等作用。

要点三 祛风湿药的适应范围

本类药主要适用于风湿痹痛、筋脉拘挛、麻木不仁、腰膝酸痛、下肢痿弱，或热痹关节红肿，兼治痹证兼肝肾不足、外感表证夹湿、头风头痛等。

要点四 祛风湿药的使用注意事项

痹证多属慢性疾患，需较长时间治疗，为服用方便，本类药可制成酒剂或丸剂常服。本类药中部分药物辛温香燥，易耗伤阴血，故阴亏血虚者应慎用。

要点五 各类祛风湿药的性能特点

祛风寒湿药：本类药多为辛苦温之品，入肝、脾、肾经。
祛风湿热药：本类药多为辛苦寒之品，入肝、脾、肾经。
祛风湿强筋骨药：本类药主入肝、肾经。

要点六 各类祛风湿药的功效

祛风寒湿药：有较好的祛风、除湿、散寒、止痛、通经络等作用，尤以止痛为其特点。

祛风湿热药：具有祛风除湿、通络止痛、清热消肿等作用。

祛风湿强筋骨药：具有祛风除湿、补肝肾、强筋骨等作用。

要点七 各类祛风湿药的适应范围

祛风寒湿药：主要适用于风寒湿痹，肢体关节疼痛，痛有定处，遇寒加重，筋脉拘挛，屈伸不利等。

祛风湿热药：主要适用于风湿热痹、关节红肿热痛等症。

祛风湿强筋骨药：主要适用于风湿日久，肝肾虚损，腰膝酸软，脚弱无力等。

细目二 祛风寒湿药

独活

性能：辛、苦，微温。归肾、膀胱经。
功效：祛风湿，止痹痛，解表。
应用
1. 风寒湿痹，腰膝酸痛。尤以腰膝、腿足关节疼痛属下部寒湿者为宜。
2. 表证风寒夹湿。
3. 少阴头痛，皮肤湿痒。

用法用量：煎服，3～9g。外用适量。
使用注意：本品辛温苦燥，易伤气耗血，无风寒湿邪或气血虚者慎用。
鉴别用药：独活与羌活二药，共同功效：均善祛风散寒、胜湿止痛、发表，同治风寒湿痹、风寒表证、表证夹湿及头风头痛等证。不同功效：独活药力较缓，主散在里之伏风及寒湿而通利关节止痛，善治腰以下风寒湿痹及少阴伏风头痛；羌活则作用强烈，主散肌表游风及寒湿而通利关节止痛，善治上半身风寒湿痹、太阳经（后脑）头痛及项背强痛。

威灵仙

性能：辛、咸，温。归膀胱经。

功效：祛风湿，通络止痛，消骨鲠。

应用

1. 风寒湿痹，肢体拘挛，瘫痪麻木。
2. 痰饮积聚，诸骨鲠喉。
3. 跌打伤痛、头痛、牙痛、胃脘痛、痰饮、噎膈、痞积。

用法用量：煎服，6～9g。外用适量。

使用注意：气血虚弱者慎服。

川乌

性能：辛、苦，热。有大毒。归心、肝、肾、脾经。

功效：祛风湿，散寒止痛。

应用

1. 风寒湿痹。
2. 心腹冷痛，寒疝腹痛。
3. 跌打损伤，麻醉止痛。

用法用量：煎服，1.5～3g；宜先煎、久煎。外用适量。

使用注意：孕妇忌用；不宜与贝母类、半夏、白及、白蔹、天花粉、瓜蒌类同用；内服一般应炮制用。

蕲蛇

性能：甘、咸，温。有毒。归肝经。

功效：祛风，通络，止痉。

应用

1. 风湿顽痹，中风半身不遂。
2. 小儿惊风，破伤风。
3. 麻风，疥癣。
4. 瘰疬，梅毒，恶疮。

用法用量：煎汤，3～9g；研末服，一次1～1.5g，一日2～3次。或酒浸、熬膏、入丸散服。

使用注意：阴虚内热者忌服。

木瓜

性能：酸，温。归肝、脾经。

功效：舒筋活络，和胃化湿。

应用

1. 风湿痹痛。尤为治湿痹、筋脉拘挛要药。
2. 脚气水肿。

3. 吐泻转筋。
4. 消化不良，津伤口渴。
用法用量：煎服，6～9g。
使用注意：内有郁热，小便短赤者忌服。

乌梢蛇

性能：甘，平。归肝经。
功效：祛风，通络，止痉。
应用
1. 风湿顽痹，中风半身不遂。
2. 小儿惊风，破伤风。
3. 麻风，疥癣。
4. 瘰疬，恶疮。
用法用量：煎服，9～12g；研末服，每次2～3g；或入丸剂、酒浸服。外用适量。
使用注意：血虚生风者慎服。

蚕砂

性能：甘、辛，温。归肝、脾、胃经。
功效：祛风湿，和胃化湿。
应用
1. 风湿痹证。
2. 吐泻转筋。
3. 风疹湿疹瘙痒。
用法用量：煎服，5～15g；宜布包入煎。外用适量。

伸筋草

性能：微苦、辛，温。归肝、脾、肾经。
功效：祛风湿，舒筋活络。
应用
1. 风寒湿痹，肢软麻木。
2. 跌打损伤。
用法用量：煎服，3～12g。外用适量。
使用注意：孕妇慎用。

寻骨风

性能：辛、苦，平。归肝经。
功效：祛风湿，通络止痛。
应用
1. 风湿痹证。
2. 跌打损伤。
此外，本品又可用于胃痛、牙痛、痈肿。
用法用量：煎服，10～15g。外用适量。

松节

性能：苦、辛，温。归肝、肾经。
功效：祛风湿，通络止痛。
应用
1. 风寒湿痹。
2. 跌打损伤。
用法用量：煎服，10～15g。外用适量。
使用注意：阴虚血燥者慎服。

海风藤

性能：辛、苦，微温。归肝经。
功效：祛风湿，通络止痛。
应用
1. 风湿痹痛。
2. 跌打损伤。
用法用量：煎服，6～12g。外用适量。

路路通

性能：苦，平。归肝、肾经。
功效：祛风活络，利水，通经。
应用
1. 风湿痹痛，中风半身不遂。
2. 跌打损伤。
3. 水肿。
4. 经行不畅，经闭。
5. 乳少，乳汁不通。
此外，本品能祛风止痒，用于风疹瘙痒。
用法用量：煎服，5～9g。外用适量。
使用注意：月经过多及孕妇忌服。

细目三　祛风湿热药

秦艽

性能：辛、苦，平。归胃、肝、胆经。
功效：祛风湿，通络止痛，退虚热，清湿热。
应用
1. 风湿痹证。为风药中之润剂。
2. 中风不遂。
3. 骨蒸潮热，疳积发热。
4. 湿热黄疸。

用法用量：煎服，3～9g。

防己

性能：苦、辛，寒。归膀胱、肺经。
功效：祛风湿，止痛，利水消肿。
应用
1. 风湿痹证。
2. 水肿，小便不利，脚气。
3. 湿疹疮毒。
4. 高血压病。
用法用量：煎服，4.5～9g。治水肿尿少宜用汉防己，治风湿痹痛用木防己。
使用注意：胃纳不佳及阴虚体弱者慎服。

桑枝

性能：微苦，平。归肝经。
功效：祛风湿，利关节。
应用：风湿痹证。此外，尚能利水，治水肿；祛风止痒，治白癜风、皮疹瘙痒。
用法用量：煎服，9～15g。外用适量。

豨莶草

性能：辛、苦，寒。归肝、肾经。
功效：祛风湿，利关节，解毒。
应用
1. 风湿痹痛，中风半身不遂。
2. 风疹，湿疮，疮痈。
3. 高血压病。
用法用量：10～15g。治风寒湿痹宜制用，治热痹、肿毒、湿疹宜生用。
使用注意：胃纳不佳及阴虚体弱者慎服。

臭梧桐

性能：辛、苦、甘，凉。归肝经。
功效：祛风湿，通经络，平肝。
应用
1. 风湿痹证。
2. 风疹，湿疮。
3. 肝阳上亢，头痛眩晕。
用法用量：煎服，5～15g；研末服，每次3g。外用适量。用于高血压病不宜久煎。

络石藤

性能：苦，微寒。归心、肝、肾经。
功效：祛风通络，凉血消肿。

应用

1. 风湿热痹。

2. 喉痹，痈肿。

3. 跌仆损伤。

用法用量：煎服，6～12g。外用适量，鲜品捣敷。

雷公藤

性能：苦、辛，寒。有大毒。归肝、肾经。

功效：祛风除湿，活血通络，消肿止痛，杀虫解毒。

应用

1. 风湿顽痹。为治风湿顽痹要药。

2. 麻风、顽癣、湿疹、疥疮、皮炎、皮疹。

3. 疔疮肿毒。

用法用量：煎汤，10～25g（带根皮者减量），文火煎1～2小时；研粉，每日1.5～4.5g。外用适量。

使用注意：内脏有器质性病变及白细胞减少者慎服；孕妇忌用。

丝瓜络

性能：甘，平。归肺、胃、肝经。

功效：祛风，通络，活血。

应用

1. 风湿痹证。

2. 胸胁胀痛。

3. 乳汁不通，乳痈。

用法用量：煎服，4.5～9g。外用适量。

细目四　祛风湿强筋骨药

五加皮

性能：辛、苦，温。归肝、肾经。

功效：祛风湿，补肝肾，强筋骨，利水。

应用

1. 风湿痹证。

2. 筋骨痿软，小儿行迟，体虚乏力。

3. 水肿、脚气浮肿。

用法用量：煎服，4.5～9g；或酒浸、入丸散服。

桑寄生

性能：苦、甘，平。归肝、肾经。

功效：祛风湿，补肝肾，强筋骨，安胎。

应用

1. 风湿痹证。
2. 崩漏经多，妊娠漏血，胎动不安。
3. 高血压病。

用法用量：煎服，9～15g。

狗脊

性能：苦、甘，温。归肝、肾经。

功效：祛风湿，补肝肾，强腰膝。

应用

1. 风湿痹证。
2. 腰膝酸软，下肢无力。
3. 遗尿，白带过多。
4. 金疮出血。

用法用量：煎服，6～12g。

使用注意：肾虚有热，小便不利或短涩黄赤者慎服。

千年健

性能：苦、辛，温。归肝、肾经。

功效：祛风湿，强筋骨。

应用：风寒湿痹。

用法用量：煎服，4.5～9g；或酒浸服。

使用注意：阴虚内热者慎服。

鹿衔草

性能：甘、苦，温。归肝、肾经。

功效：祛风湿，强筋骨，止血。

应用

1. 风湿痹证。
2. 月经过多，崩漏，咯血，外伤出血。
3. 久咳劳嗽。

用法用量：煎服，9～15g。外用，适量。

（宋捷民）

第十单元　化湿药

细目一　概述

要点一　化湿药的性能特点

本类药多辛香温燥，主入脾、胃经。

要点二　化湿药的功效

具有化湿醒脾或燥湿运脾作用，兼可解暑发表。

要点三　化湿药的适应范围

主要用于脾为湿困，运化失职所致脘腹痞满、呕吐泛酸、大便溏泻、食少倦怠、舌苔白腻，或湿热困脾之口甘多涎，以及湿温等。兼治阴寒闭暑等。

要点四　化湿药的使用注意事项

本类药物多辛香温燥，易耗气伤阴，故阴虚、血燥、气虚者慎用。

其气芳香，大多含挥发油，故入汤剂不宜久煎，以免降低疗效。

细目二　具体药物

藿香

性能：辛，微温。归脾、胃、肺经。

功效：化湿，止呕，解暑。

应用

1. 湿滞中焦。为芳香化湿浊要药。
2. 呕吐。
3. 暑湿或湿温初起。

用法用量：煎服，5～10g。鲜品加倍。

使用注意：阴虚血燥者不宜用。

佩兰

性能：辛，平。归脾、胃、肺经。

功效：化湿，解暑。

应用

1. 湿阻中焦。治脾经湿热，口中甜腻、多涎、口臭等的脾瘅证。

2. 暑湿、湿温。

用法用量：煎服，5～10g。鲜品加倍。

苍术

性能：辛、苦，温。归脾、胃、肝经。

功效：燥湿健脾，祛风散寒，明目。

应用

1. 湿阻中焦证。
2. 风寒湿痹。
3. 风寒夹湿表证。
4. 夜盲症及眼目昏涩。

用法用量：煎服，5～10g。

使用注意：阴虚内热、气虚多汗者忌用。

厚朴

性能：苦、辛，温。归脾、胃、肺、大肠经。

功效：燥湿消痰，下气除满。

应用

1. 湿阻中焦，脘腹胀满。为消除胀满的要药。
2. 食积气滞，腹胀便秘。
3. 痰饮咳嗽。

此外，燥湿消痰，下气宽中，治梅核气证。

用法用量：煎服，3～10g。或入丸散。

使用注意：本品辛苦温燥湿，易耗气伤津，故气虚津亏者及孕妇当慎用。

鉴别用药：苍术与厚朴二药，共同功效：燥湿，同治湿阻中焦诸症。苍术兼健脾，湿阻兼脾虚食少便溏者多用，为治湿阻中焦之要药；厚朴兼行气，湿阻兼气滞胀满者宜之，并治脾胃气滞，为消除胀满的要药。不同功效：苍术又能祛风湿而除痹，善治风湿痹痛；厚朴又能消积，善治食积胀满或大便秘结。苍术兼发表、明目，又治表证夹湿、夜盲及目昏眼涩；厚朴善平喘，又治咳嗽痰多。

砂仁

性能：辛，温。归脾、胃、肾经。

功效：化湿行气，温中止泻，安胎。

应用

1. 湿阻中焦证及脾胃气滞证。
2. 脾胃虚寒吐泻证。
3. 气滞妊娠恶阻及胎动不安。

用法用量：煎服，3～6g。入汤剂宜打碎后下。

使用注意：阴虚血燥者慎用。

白豆蔻

性能：辛，温。归肺、脾、胃经。

功效：化湿行气，温中止呕。

应用

1. 湿阻中焦及脾胃气滞证。

2. 呕吐。

用法用量：煎服，3～6g。入汤剂宜打碎后下。

使用注意：阴虚血燥者慎用。

草豆蔻

性能：辛，温。归脾、胃经。

功效：燥湿行气，温中止呕。

应用

1. 寒湿中阻证。

2. 寒湿呕吐证。

用法用量：煎服，3～6g。入散剂较佳。入汤剂宜后下。

使用注意：阴虚血燥者慎用。

草果

性能：辛，温。归脾、胃经。

功效：燥湿温中，除痰截疟。

应用

1. 寒湿中阻证。

2. 疟疾。

用法用量：煎服，3～6g。

使用注意：阴虚血燥者慎用。

（宋捷民）

第十一单元　利水渗湿药

细目一　概述

要点一　利水渗湿药的性能特点

本类药物味多甘淡，主归膀胱、小肠经，作用趋向偏于下行。

要点二　利水渗湿药的功效

具有利水渗湿、利尿通淋、利湿退黄等功效。

要点三　利水渗湿药的适应范围

主要用于小便不利、水肿、泄泻、痰饮、淋证、黄疸、湿疮、带下、湿温等水湿所致的各种病证。

要点四　利水渗湿药的使用注意事项

本类药易耗伤津液，阴亏津伤、肾虚遗精尿少者应慎用或忌用。

个别药物有较强的通利作用，孕妇应慎用。

要点五　各类利水渗湿药的性能特点

利水消肿药：性味多甘淡平或微寒。

利尿通淋药：性味多苦寒，或甘淡而寒。苦能降泄，寒能清热，善走下焦。

利湿退黄药：性味多苦寒，主入脾、胃、肝、胆经。苦寒能清泄湿热。

要点六　各类利水渗湿药的功效

利水消肿药：具有利水消肿作用。

利尿通淋药：具有利尿通淋作用。

利湿退黄药：具有利湿退黄作用。

要点七　各类利水渗湿药的适应范围

利水消肿药：主要适用于水湿内停之水肿、小便不利，以及泄泻、痰饮等证。

利尿通淋药：主要适用于小便短赤、热淋、血淋、石淋及膏淋等证。

利湿退黄药：主要适用于湿热黄疸、目黄、身黄、小便黄。部分药物还可用于湿疮痈肿等证。

细目二　利水消肿药

茯苓

性能：甘、淡，平。归心、脾、肾经。

功效：利水渗湿，健脾，宁心。

应用

1. 水肿。为利水消肿之要药。治寒热虚实各种水肿。
2. 痰饮。
3. 脾虚泄泻。
4. 心悸，失眠。

用法用量：煎服，9～15g。

使用注意：虚寒精滑者忌服。

薏苡仁

性能：甘、淡，凉。归脾、胃、肺经。

功效：利水渗湿，健脾，除痹，清热排脓。

应用

1. 水肿，小便不利，脚气。
2. 脾虚泄泻。
3. 湿痹拘挛。
4. 肺痈，肠痈。

用法用量：煎服，9～30g。清利湿热宜生用，健脾止泻宜炒用。

使用注意：津液不足者慎用。

鉴别用药：薏苡仁与茯苓二药，共同功效：均能利水渗湿、健脾。同治水肿、小便不利及脾虚诸证。然茯苓性平，药力较强，凡水湿停滞及脾虚诸证无论寒热咸宜。薏苡仁则生用微寒，利水力虽不及茯苓，但兼清热，凡水湿停滞轻证或兼热者宜用；炒用寒性减而长于健脾止泻，治脾虚泄泻多用。不同功效：茯苓又能宁心安神，治心脾两虚或水气凌心之心悸、失眠；薏苡仁生用又能清热除痹、排脓，治湿热痹痛或湿痹拘挛、肺痈、肠痈。

猪苓

性能：甘、淡，平。归肾、膀胱经。

功效：利水消肿，渗湿。

应用：水肿，小便不利，泄泻。

用法用量：煎服，6～12g。

泽泻

性能：甘，寒。归肾、膀胱经。

功效：利水渗湿，泄热。

1. 水肿，小便不利，泄泻。
2. 淋证，遗精。

用法用量：煎服，5～10g。

冬瓜皮

性能：甘，凉。归脾、小肠经。

功效：利水消肿，清热解暑。

应用

1. 水肿。
2. 暑热证。

用法用量：煎服，15～30g。

玉米须

性能：甘，平。归膀胱、肝、胆经。

功效：利水消肿，利湿退黄。

应用

1. 水肿。
2. 黄疸。

用法用量：煎服，30～60g，鲜者加倍。

葫芦

性能：甘，平。归肺、肾经。
功效：利水消肿。
应用：水肿。
用法用量：煎服，15 ~30g。

香加皮

性能：辛、苦，温。有毒。归肝、肾、心经。
功效：利水消肿，祛风湿，强筋骨。
应用
1. 水肿，小便不利。
2. 风湿痹证。
用法用量：煎服，3 ~6g。浸酒或入丸散，酌量。
使用注意：本品有毒，内服不宜过量。

细目三　利尿通淋药

车前子

性能：甘，微寒。归肝、肾、肺、小肠经。
功效：利尿通淋，渗湿止泻，明目，祛痰。
应用
1. 淋证，水肿。
2. 泄泻。
3. 目赤肿痛，目暗昏花，翳障。
4. 痰热咳嗽。
用法用量：煎服，9 ~15g。宜包煎。
使用注意：肾虚精滑者慎用。

滑石

性能：甘、淡，寒。归膀胱、肺、胃经。
功效：利水通淋，清热解暑，收湿敛疮。
应用
1. 热淋，石淋，尿热涩痛。
2. 暑湿，湿温。
3. 湿疮，湿疹，痱子。
用法用量：煎服，10 ~20g。宜包煎。外用适量。
使用注意：脾虚、热病伤津及孕妇忌用。

木通

性能：苦，寒。归心、小肠、膀胱经。

功效：利水通淋，清心火，通经下乳。

应用

1. 热淋涩痛，水肿。
2. 口舌生疮，心烦尿赤。
3. 经闭乳少。
4. 湿热痹痛。

用法用量：煎服，3～6g。

通草

性能：甘、淡，微寒。归肺、胃经。

功效：利尿通淋，通气下乳。

应用

1. 淋证，水肿。
2. 产后乳汁不下。

用法用量：煎服，6～12g。

使用注意：孕妇慎用。

瞿麦

性能：苦，寒。归心、小肠经。

功效：利尿通淋，破血通经。

应用

1. 淋证。
2. 闭经，月经不调。

用法用量：煎服，9～15g。

使用注意：孕妇忌服。

萹蓄

性能：苦，微寒。归膀胱经。

功效：利尿通淋，杀虫止痒。

应用

1. 热淋，血淋。
2. 虫证，湿疹，阴痒。

用法用量：煎服，9～15g。鲜者加倍。外用适量。

使用注意：脾虚者慎用。

地肤子

性能：辛、苦，寒。归肾、膀胱经。

功效：清热利湿，祛风止痒。

应用

1. 淋证。
2. 阴痒带下，风疹，湿疹。

用法用量：煎服，9～15g。外用适量。

海金沙

性能：甘、咸，寒。归膀胱、小肠经。

功效：利尿通淋，止痛。

应用：淋证。尤善止尿道疼痛。

用法用量：煎服，6～15g。宜包煎。

使用注意：肾阴亏虚者慎服。

石韦

性能：甘、苦，微寒。归肺、膀胱经。

功效：利尿通淋，清肺止咳，凉血止血。

应用

1. 淋证。尤宜于血淋。
2. 肺热咳喘。
3. 血热出血。

用法用量：煎服，6～12g。

冬葵子

性能：甘、涩，凉。归大肠、小肠、膀胱经。

功效：利尿通淋，下乳，润肠。

应用

1. 淋证。
2. 乳汁不通、乳房胀痛。
3. 便秘。

用法用量：煎服，3～9g。

使用注意：本品寒润滑利，脾虚便溏者与孕妇慎用。

灯心草

性能：甘、淡，微寒。归心、肺、小肠经。

功效：利尿通淋，清心降火。

应用

1. 淋证。
2. 心烦失眠，口舌生疮。

用法用量：煎服，1～3g。外用适量。

萆薢

性能：苦，平。归肾、胃经。

功效：利湿去浊，祛风除痹。

应用

1. 膏淋，白浊。为治膏淋要药。
2. 风湿痹痛。

用法用量：煎服，9～15g。

使用注意：肾阴亏虚，遗精滑泄者慎用。

细目四　利湿退黄药

茵陈

性能：苦、辛，微寒。归脾、胃、肝、胆经。

功效：清利湿热，利湿退黄。

应用

1. 黄疸。为治黄疸之要药。
2. 湿疹瘙痒。

用法用量：煎服，6～15g。外用适量。

使用注意：蓄血发黄者及血虚萎黄者慎用。

金钱草

性能：甘、咸，微寒。归肝、胆、肾、膀胱经。

功效：利湿退黄，利尿通淋，解毒消肿。

应用

1. 湿热黄疸。
2. 石淋，热淋。尤宜于治疗石淋。
3. 痈肿疔疮、毒蛇咬伤。

用法用量：煎服，15～60g，鲜品加倍。外用适量。

虎杖

性能：微苦，微寒。归肝、胆、肺经。

功效：利湿退黄，清热解毒，散瘀止痛，化痰止咳。

应用

1. 湿热黄疸，淋浊，带下。
2. 水火烫伤，痈肿疮毒，毒蛇咬伤。
3. 经闭，癥瘕，跌打损伤。
4. 肺热咳嗽。
5. 热结便秘。有泻热通便作用。

用法用量：煎服，10～30g。外用适量。

使用注意：孕妇忌服。

垂盆草

性能：甘、淡、微酸，微寒。归心、肝、胆经。

功效：利湿退黄，清热解毒。

应用

1. 黄疸。
2. 痈肿疮疡，喉痛，蛇伤，烫伤。

用法用量：煎服，15～30g，鲜品250g。

（宋捷民）

第十二单元　温里药

细目一　概述

要点一　温里药的性能特点

本类药多味辛性温热。

要点二　温里药的功效

具有温里散寒、温经止痛作用，个别药物尚能助阳、回阳。

要点三　温里药的适应范围

本类药主要适用于里寒证，个别药物还可用治虚寒证、亡阳证。

要点四　温里药的使用注意事项

1. 本类药多辛热燥烈，易耗阴动火，故天气炎热时或素体火旺者应减少用量。
2. 热伏于里、热深厥深、真热假寒证禁用。
3. 凡实热证、阴虚火旺、津血亏虚者忌用。
4. 孕妇慎用。

细目二　具体药物

附子

性能：辛、甘，大热。有毒。归心、肾、脾经。

功效：回阳救逆，补火助阳，散寒止痛。

应用

1. 亡阳证。为“回阳救逆第一品药”。
2. 阳虚证。
3. 寒痹证。

用法用量：煎服，3～15g；本品有毒，宜先煎0.5～1小时，至口尝无麻辣感为度。

使用注意：孕妇及阴虚阳亢者忌用。反半夏、瓜蒌、贝母、白蔹、白及。生品外用，内服须炮制。

干姜

性能：辛，热。归脾、胃、肾、心、肺经。

功效：温中散寒，回阳通脉，温肺化饮。

应用

1. 腹痛，呕吐，泄泻。为温暖中焦之主药。
2. 亡阳证。
3. 寒饮喘咳。

用法用量：煎服，3～10g。

使用注意：本品辛热燥烈，阴虚内热、血热妄行者忌用，孕妇慎用。

鉴别用药：附子与干姜二药，相同功效：均善回阳，散寒止痛，同治亡阳欲脱、脾肾阳虚、外寒直中、寒湿痹痛等。不同功效：附子有毒力强，为回阳救逆第一要药，故为治亡阳证之首选药；又善补火助阳，治命门火衰阳痿、宫冷、遗尿、尿频，以及阳虚水肿、外感、自汗、胸痹痛等。干姜则无毒力弱兼通脉，治亡阳须配附子方效；又长于温脾阳，善治脾阳不足之脘腹冷痛、吐泻；还能温肺化饮，治寒饮咳喘。

肉桂

性能：辛、甘，大热。归肾、脾、心、肝经。

功效：补火助阳，散寒止痛，温经通脉，引火归原。

应用

1. 阳痿，宫冷。
2. 腹痛，寒疝。善除痼冷沉寒。
3. 腰痛，胸痹，阴疽，闭经，痛经。
4. 虚阳上浮诸症。
5. 气血虚衰证。有鼓舞气血生长之效。

用法用量：煎服，1～4.5g，宜后下或焗服；研末冲服，每次1～2g。

使用注意：阴虚火旺、里有实热、血热妄行出血及孕妇忌用。畏赤石脂。

鉴别用药：附子与肉桂二药，相同功效：既善补火助阳，治肾阳虚衰或脾肾阳虚所致的诸证；又善散寒止痛，治寒邪直中、寒湿痹痛、胸痹冷痛等证。不同功效：附子有毒力强，又善回阳救逆，治亡阳欲脱及阳虚自汗、阳虚外感等。肉桂则无毒力缓，虽不能回阳救逆，但长于引火归原，益阳消阴，治下元虚衰、虚阳上浮所致诸证；又入血分，善温经通脉，治经寒血滞痛经、经闭，以及寒疝腹痛、阴疽流注等。

吴茱萸

性能：辛、苦，热。有小毒。归肝、脾、胃、肾经。

功效：散寒止痛，降逆止呕，助阳止泻。

应用

1. 寒凝疼痛。为治肝寒气滞诸痛之主药。
2. 胃寒呕吐。
3. 虚寒泄泻。

用法用量：煎服，1.5～4.5g。外用适量。

使用注意：阴虚有热者忌服。

小茴香

性能：辛，温。归肝、肾、脾、胃经。

功效：散寒止痛，理气和胃。

应用

1. 寒疝腹痛，睾丸偏坠胀痛，少腹冷痛，痛经。
2. 中焦虚寒气滞证。

用法用量：煎服，3～6g。外用适量。

使用注意：阴虚火旺者慎用。

丁香

性能：辛，温。归脾、胃、肺、肾经。

功效：温中降逆，散寒止痛，温肾助阳。

应用

1. 胃寒呕吐、呃逆。为治胃寒呕逆之要药。
2. 脘腹冷痛。
3. 阳痿，宫冷。

用法用量：煎服，1～3g。外用适量。

使用注意：热证及阴虚内热者忌用。畏郁金。

高良姜

性能：辛，热。归脾、胃经。

功效：散寒止痛，温中止呕。

应用

1. 胃寒冷痛。
2. 胃寒呕吐。

用法用量：煎服，3～6g。研末服，每次3g。

花椒

性能：辛、温。归脾、胃、肾经。

功效：温中止痛，杀虫止痒。

应用

1. 中寒腹痛，寒湿吐泻。
2. 虫积腹痛，湿疹，阴痒。

用法用量：煎服，3～6g。外用适量，煎汤熏洗。

（宋捷民）

第十三单元　理气药

细目一　概述

要点一　理气药的性能特点

本类药味多辛苦芳香，性多温，主归脾、胃、肝、肺经，善于行散或泄降。

要点二　理气药的功效

能理气健脾、疏肝解郁、理气宽胸、行气止痛、破气散结。

要点三　理气药的适应范围

本类药主要适用于脾胃气滞之脘腹胀痛、嗳气吞酸、恶心呕吐、腹泻或便秘等；肝气郁滞之胁肋胀痛、抑郁不乐、疝气疼痛、乳房胀痛、月经不调等；肺气壅滞之胸闷胸痛、咳嗽气喘等证。

要点四　理气药的使用注意事项

本类药性多辛温香燥，易耗气伤阴，故气阴不足者慎用。

细目二　具体药物

陈皮

性能：辛、苦，温。归脾、肺经。

功效：理气健脾，燥湿化痰。

应用

1. 脾胃气滞证。
2. 呕吐、呃逆证。
3. 湿痰、寒痰咳嗽。为治痰之要药。
4. 胸痹。

用法用量：煎服，3～9g。

青皮

性能：苦、辛，温。归肝、胆、胃经。

功效：疏肝破气，消积化滞。

应用

1. 肝郁气滞证。

2. 气滞脘腹疼痛。

3. 食积腹痛。

4. 癥瘕积聚，久疟痞块。

用法用量：煎服，3～9g。醋炙疏肝止痛力强。

鉴别用药：陈皮与青皮二药，共同功效：行气消积化滞，同治食积停滞、脘腹胀痛及呕吐食少等证。不同功效：陈皮质轻力缓，温和不峻，主理脾肺气滞，又燥湿化痰，治咳嗽痰多、胸闷不畅，及湿浊中阻之胸闷腹胀和肝气乘脾、腹痛泄泻。青皮质重沉降，下行力猛，主疏肝破气，又善散结止痛，治肝郁胸胁胀痛、乳房胀痛或结块、乳痈、疝气肿痛、癥瘕积聚、久疟癖块。

枳实

性能：苦、辛、酸，温。归脾、胃、大肠经。

功效：破气除痞，化痰消积。

应用

1. 胃肠积滞，湿热泻痢。

2. 胸痹、结胸。

3. 气滞胸胁疼痛。

4. 产后腹痛。

4. 胃扩张、胃下垂、子宫脱垂、脱肛等脏器下垂病证。

用法用量：煎服，3～9g，大剂量可用30g。炒后性平和。

使用注意：孕妇慎用。

木香

性能：辛、苦，温。归脾、胃、大肠、胆、三焦经。

功效：行气止痛，健脾消食。

应用

1. 脾胃气滞证。

2. 泻痢里急后重。

3. 腹痛胁痛，黄疸，疝气疼痛。

4. 胸痹。

此外，本品气芳香，能醒脾开胃，故在补益方剂中用之，能减轻补益药的腻胃和滞气之弊，有助于消化吸收。

用法用量：煎服，1.5～6g。生用行气力强，煨用行气力缓而实肠止泻，用于泄泻腹痛。

沉香

性能：辛、苦，微温。归脾、胃、肾经。

功效：行气止痛，温中止呕，纳气平喘。

应用

1. 胸腹胀痛。

2. 胃寒呕吐。

3. 虚喘证。

用法用量：煎服，1.5～4.5g，宜后下；或磨汁冲服，或入丸散剂，每次0.5～1g。

檀香

性能：辛，温。归脾、胃、心、肺经。
功效：行气止痛，散寒调中。
应用：胸腹寒凝气滞。
用法用量：煎服，2～5g，宜后下；入丸散，1～3g。
使用注意：阴虚火旺、实热吐衄者慎用。

川楝子

性能：苦，寒。有小毒。归肝、胃、小肠、膀胱经。
功效：行气止痛，杀虫。
应用
1. 肝郁化火所致诸痛证。
2. 虫积腹痛。
3. 头癣、秃疮。
用法用量：煎服，4.5～9g。外用适量。炒用寒性减低。
使用注意：不宜过量或持续服用，以免中毒。脾胃虚寒者慎用。

乌药

性能：辛，温。归肺、脾、肾、膀胱经。
功效：行气止痛，温肾散寒。
应用
1. 寒凝气滞胸腹诸痛证。
2. 尿频，遗尿。
用法用量：煎服，3～9g。

荔枝核

性能：辛、微苦，温。归肝、胃经。
功效：行气散结，散寒止痛。
应用
1. 疝气痛，睾丸肿痛。
2. 胃脘久痛，痛经，产后腹痛。
用法用量：煎服，4.5～9g。或入丸散剂。

香附

性能：辛、微苦、微甘，平。归肝、脾、三焦经。
功效：疏肝解郁，调经止痛，理气调中。
应用
1. 肝郁气滞胁痛、腹痛。
2. 月经不调，痛经，乳房胀痛。为妇科调经之要药。
3. 气滞腹痛。

用法用量：煎服，6～9g。醋炙止痛力增强。

佛手

性能：辛、苦，温。归肝、脾、胃、肺经。
功效：疏肝解郁，理气和中，燥湿化痰。
应用
1. 肝郁胸胁胀痛。
2. 气滞脘腹疼痛。
3. 久咳痰多，胸闷作痛。
用法用量：煎服，3～9g。

薤白

性能：辛、苦，温。归肺、胃、大肠经。
功效：通气散结，行气导滞。
应用
1. 胸痹证。为治胸痹之要药。
2. 脘腹痞满胀痛，泻痢里急后重。
用法用量：煎服，5～9g。

柿蒂

性能：苦、涩，平。归胃经。
功效：降气止呃。
应用：呃逆证。为止呃要药。
用法用量：煎服，4.5～9g。

大腹皮

性能：辛，微温。归脾、胃、大肠、小肠经。
功效：行气宽中，利水消肿。
应用
1. 胃肠气滞，脘腹胀闷，大便不爽。
2. 水肿胀满，脚气浮肿，小便不利。
用法用量：煎服，4.5～9g。

（宋捷民）

第十四单元　消食药

细目一　概述

要点一　消食药的性能特点

本类药味多甘性平，主归脾、胃经。

要点二　消食药的功效

具有消化食积、健脾开胃、和中作用。

要点三　消食药的适应范围

本类药主要适用于食积不化所致的脘腹胀满、嗳腐吞酸、恶心呕吐、大便失常及脾胃虚弱、消化不良等证。

要点四　消食药的使用注意事项

气虚无积滞者慎用。

细目二　具体药物

山楂

性能：酸、甘，微温。归脾、胃、肝经。

功效：消食化积，行气散瘀。

应用

1. 肉食积滞证。治各种饮食积滞，尤为消化油腻肉食积滞之要药。
2. 泻痢腹痛，疝气痛。
3. 瘀阻胸腹痛，痛经。
4. 冠心病，高血压病，高脂血症，细菌性痢疾等。

用法用量：煎服，10～15g，大剂量30g。生山楂、炒山楂多用于消食散瘀，焦山楂、山楂炭多用于止泻痢。

使用注意：脾胃虚弱而无积滞者或胃酸分泌过多者均慎用。

神曲

性能：甘、辛，温。归脾、胃经。

功效：消食和胃。

应用：饮食积滞证。此外，凡丸剂中有金石、贝壳类药物者，前人用本品为糊做丸以助消化。

用法用量：煎服，6～15g。消食宜炒焦用。

麦芽

性能：甘，平。归脾、胃、肝经。

功效：消食健胃，回乳消胀。

应用

1. 米面薯芋食滞证。

2. 断乳，乳房胀痛。

3. 肝气郁滞或肝胃不和之胁痛、脘腹痛等。

用法用量：煎服，10～15g，大剂量30～120g。炒麦芽多用于回乳消胀。

使用注意：哺乳期妇女不宜使用。

谷芽

性能：甘，温。归脾、胃经。

功效：消食和中，健脾开胃。

应用：食积不消，腹胀口臭，脾胃虚弱，不饥食少。

用法用量：煎服，9～15g。

稻芽

性能：甘，温。归脾、胃经。

功效：消食和中，健脾开胃。

应用：米面薯芋食滞证及脾虚食少消化不良。

用法用量：煎服，9～15g。炒用偏于消食。

莱菔子

性能：辛、甘，平。归肺、脾、胃经。

功效：消食除胀，降气化痰。

应用

1. 食积气滞证。

2. 咳喘痰多，胸闷食少。

用法用量：煎服，6～10g。生用吐风痰，炒用消食下气化痰。

使用注意：气虚及无食积、痰滞者慎用。不宜与人参同用。

鸡内金

性能：甘，平。归脾、胃、小肠、膀胱经。

功效：消食健胃，涩精止遗，化坚消石。

应用

1. 饮食积滞，小儿疳积。广泛用于米面薯芋乳肉等各种食积证。

2. 肾虚遗精、遗尿。

3. 石淋证，胆结石。

用法用量：煎服，3～10g；研末服，每次1.5～3g。研末服效果比煎剂好。

使用注意：脾虚无积滞者慎用。

（宋捷民）

第十五单元　驱虫药

细目一　概述

要点一　驱虫药的性能特点

本类药入脾、胃、大肠经，部分药物具有一定的毒性，对人体肠道寄生虫有毒杀作用。

要点二　驱虫药的功效

具有杀灭或麻痹作用，促使其排出体外。

要点三　驱虫药的适应范围

本类药主要适用于肠道寄生虫病，如蛔虫病、蛲虫病、绦虫病、钩虫病等。

要点四　驱虫药的使用注意事项

1. 本类药一般应在空腹时服用，以使药物充分作用于虫体，而保证疗效。
2. 部分药有毒性，应用时应严格控制剂量，以免中毒。
3. 在发热或腹痛较剧时，宜先清热或止痛，待症状缓解后再使用驱虫药。
4. 孕妇及老弱患者应慎用。

细目二　具体药物

使君子

性能：甘，温。归脾、胃经。

功效：杀虫消积。

应用

1. 蛔虫病，蛲虫病。为驱蛔要药。
2. 小儿疳疾。

用法用量：煎服，9～12g，捣碎。取仁炒香嚼服，6～9g。小儿每岁1～1.5粒，一日总量不超过20粒，空腹服用，每日1次，连用3天。

使用注意

1. 本品大量服用可致呃逆、眩晕、呕吐等反应，故不宜超量服。
2. 若与热茶同服，亦可引起呃逆，故服药时忌饮茶。

苦楝皮

性能：苦，寒。有毒。归肝、脾、胃经。
功效：杀虫，疗癣。
应用
1. 蛔虫病，钩虫病，蛲虫病。
2. 疥癣，湿疮。
用法用量：煎服，4.5～9g，鲜品15～30g。外用适量。
使用注意：不宜过量或持续久服。有效成分难溶于水，需文火久煎。

槟榔

性能：苦、辛，温。归胃、大肠经。
功效：杀虫消积，行气，利水，截疟。
应用
1. 多种肠道寄生虫病。
2. 食积气滞，泻痢后重。
3. 水肿，脚气肿痛。
4. 疟疾。
用法用量：煎服，3～10g；驱绦虫、姜片虫30～60g。炒用力缓。
使用注意：脾虚便溏或气虚下陷者忌用；孕妇慎用。

南瓜子

性能：甘，平。归胃、大肠经。
功效：杀虫。
应用
1. 绦虫病。
2. 血吸虫病。
用法用量：研粉，60～120g，冷开水调服。

（宋捷民）

第十六单元 止血药

细目一 概述

要点一 止血药的性能特点

本类药虽性味各异，但均入血分，归心、肝、脾经。

要点二 止血药的功效

均能止血，分别具有凉血止血、化瘀止血、收涩止血及温经止血作用。

要点三　止血药的适应范围

本类药主要适用于咳血、吐血、衄血、便血、尿血、崩漏、紫癜及创伤出血等。

要点四　止血药的使用注意事项

1. 出血过多而致气虚欲脱者，如单用止血药，则缓不济急，应急予大补元气之药，以挽救气脱危候。

2. “止血不留瘀”，这是运用止血药必须始终注意的问题。而凉血止血药和收敛止血药，易凉遏恋邪，有止血留瘀之弊，故出血兼有瘀滞者不宜单独使用。应酌加活血化瘀药，不能单纯止血，以免留瘀。

要点五　各类止血药的性能特点

凉血止血药：性属寒凉，味多甘苦，善入血分而清泄血分之热。

化瘀止血药：既能止血，又能化瘀，具有止血而不留瘀的特点。

收敛止血药：大多味涩，或为炭类，或质黏，因性善收涩，故有留瘀恋邪之弊。

温经止血药：性属温热，主入脾经，能温内脏，益脾阳，固冲脉而统摄血液。

要点六　各类止血药的功效

凉血止血药：有凉血止血之功。

化瘀止血药：以化瘀止血为主，有的兼能消肿、止痛。

收敛止血药：有收敛止血作用。

温经止血药：有温经止血作用。

要点七　各类止血药的适应范围

凉血止血药：主要用于血热妄行引起的各种出血病证。

化瘀止血药：主要用于瘀血内阻，血不循经之出血病证，以及跌打损伤、经闭、瘀滞心腹疼痛等。

收敛止血药：广泛用于各种出血病证。

温经止血药：主要用于脾不统血、冲脉失固之虚寒性出血病证。

细目二　凉血止血药

小蓟

性能：甘、苦，凉。归心、肝经。

功效：凉血止血，散瘀解毒消痈。

应用

1. 血热出血证。尤善治尿血、血淋。

2. 热毒疮痈。

用法用量：煎服，10～15g，鲜品可用30～60g；外用鲜品适量，捣敷患处。

大蓟

性能：甘、苦，凉。归心、肝经。

功效：凉血止血，散瘀解毒消痈。

应用

1. 血热出血证。

2. 热毒痈肿。

用法用量：煎服，10～15g，鲜品可用30～60g；外用适量，捣敷患处。

地榆

性能：苦、酸、涩，微寒。归肝、大肠经。

功效：凉血止血，解毒敛疮。

应用

1. 血热出血证。尤宜于下焦之便血、痔血、崩漏下血。

2. 烫伤、湿疹、疮疡痈肿。为治水火烫伤之要药。

用法用量：煎服，10～15g，大剂量可用至30g；外用适量。止血多炒炭用。

使用注意：对于大面积烧伤病人，不宜使用地榆制剂外涂，以防其所含鞣质被大量吸收而引起中毒性肝炎。

槐花

性能：苦，微寒。归肝、大肠经。

功效：凉血止血，清肝泻火。

应用

1. 血热出血证。对下部血热所致的痔血、便血等最为适宜。

2. 目赤头痛。

用法用量：煎服，10～15g；外用适量。止血多炒炭用，清热泻火宜生用。

使用注意：脾胃虚寒及阴虚发热而无实火者慎用。

侧柏叶

性能：苦、涩，寒。归肺、肝、脾经。

功效：凉血止血，化痰止咳，生发乌发。

应用

1. 血热出血证。为治各种出血病证之要药。

2. 肺热咳嗽。

3. 脱发、须发早白。

用法用量：煎服，10～15g；外用适量。止血多炒炭用。

白茅根

性能：甘，寒。归肺、胃、膀胱经。

功效：凉血止血，清热利尿，清肺胃热。

应用

1. 血热出血证。

2. 水肿，热淋，黄疸。
3. 胃热呕吐，肺热咳喘。
用法用量：煎服，15～30g。止血亦可炒炭用。

苎麻根

性能：甘，寒。归心、肝经。
功效：凉血止血，安胎，清热解毒。
应用
1. 血热出血证。
2. 胎动不安，胎漏下血。
3. 热毒痈肿。
用法用量：煎服，10～30g；鲜品30～60g，捣汁服。外用适量。

细目三 化瘀止血药

三七

性能：甘、微苦，温。归肝、胃经。
功效：化瘀止血，活血定痛。
应用
1. 出血证。有止血不留瘀、化瘀不伤正的特点。
2. 跌打损伤，瘀血肿痛。
3. 虚损劳伤。
用法用量：多研末吞服，1～1.5g；煎服，3～10g，亦入丸散。外用适量。
使用注意：孕妇慎用。

茜草

性能：苦，寒。归肝经。
功效：凉血化瘀止血，通经。
应用
1. 出血证。
2. 血瘀经闭、跌打损伤，风湿痹痛。
用法用量：煎服，10～15g，大剂量可用30g。亦入丸散。止血炒炭用，活血通经生用或酒炒用。

蒲黄

性能：甘，平。归肝、心包经。
功效：止血，化瘀，利尿。
应用
1. 出血证。
2. 瘀血痛证。
3. 血淋尿血。

用法用量：煎服，3~10g，包煎。外用适量，研末外掺或调敷。止血多炒用，化瘀、利尿多生用。

使用注意：生蒲黄有收缩子宫作用，故孕妇忌服。

花蕊石

性能：酸、涩，平。归肝经。

功效：化瘀止血。

应用：出血证。

用法用量：煎服，10~15g；研末吞服，每次1~1.5g，包煎；外用适量。

使用注意：孕妇忌用。

降香

性能：辛，温。归肝、脾经。

功效：化瘀止血，理气止痛。

应用

1. 出血证。
2. 胸胁疼痛、跌损瘀痛。
3. 呕吐腹痛。

用法用量：煎服，3~6g，宜后下；研末吞服，每次1~2g；外用适量，研末外敷。

细目四　收敛止血药

白及

性能：苦、甘、涩，寒。归肺、胃、肝经。

功效：收敛止血，消肿生肌。

应用

1. 出血证。尤多用于肺胃出血之证。
2. 痈肿疮疡，手足皲裂，水火烫伤。

用法用量：煎服，3~10g，大剂量可用至30g；研末吞服，每次1.5~3g；外用适量。

使用注意：不宜与乌头类药材同用。

仙鹤草

性能：苦、涩，平。归心、肝经。

功效：收敛止血，止痢，截疟，补虚。

应用

1. 出血证。
2. 腹泻、痢疾。
3. 疟疾寒热。
4. 脱力劳伤。
5. 疮疖痈肿，阴痒带下。尚能解毒杀虫。

用法用量：煎服，3~10g，大剂量可用至30~60g；外用适量。

棕榈炭

性能：苦、涩，平。归肝、肺、大肠经。

功效：收敛止血。

应用：出血证。为收敛止血之要药，尤多用于崩漏。此外，能止泻止带，用于久泻久痢，妇人带下。

用法用量：煎服，3～10g；研末服，1～1.5g。

使用注意：出血兼有瘀滞、湿热下痢初起者慎用。

血余炭

性能：苦，平。归肝、胃经。

功效：收敛止血，化瘀利尿。

应用

1. 出血证。
2. 小便不利。

用法用量：煎服，6～10g；研末服，1.5～3g；外用适量。

藕节

性能：甘、涩，平。归肝、肺、胃经。

功效：收敛止血。

应用：出血证。

用法用量：煎服，10～15g，大剂量可用至30g；鲜品30～60g，捣汁饮用。亦可入丸、散。

细目五　温经止血药

艾叶

性能：辛、苦，温。有小毒。归肝、脾、肾经。

功效：温经止血，散寒调经，安胎。

应用

1. 出血证。尤宜于崩漏。
2. 月经不调，痛经。为治妇科下焦虚寒或寒客胞宫之要药。
3. 胎动不安。为妇科安胎之要药。

用法用量：煎服，3～10g；外用适量。

炮姜

性能：苦、涩，温。归脾、肝经。

功效：温经止血，温中止痛。

应用

1. 出血证。
2. 腹痛、腹泻。

用法用量：煎服，3～10g。

（宋捷民）

第十七单元　活血化瘀药

细目一　概述

要点一　活血化瘀药的性能特点

本类药味多辛、苦、温，主入心、肝二经，入血分。

要点二　活血化瘀药的功效

本类药物善活血化瘀，并通过活血化瘀作用而产生多种不同的功效，包括活血止痛、活血调经、活血消肿、活血疗伤、活血消痈、破血消癥等。

要点三　活血化瘀药的适应范围

本类药主要适用于血液运行不畅、瘀血阻滞血脉所引起的多种疾病，主治范围很广，遍及内、外、妇、儿、伤等各科。如内科的胸、腹、头痛，痛如针刺，痛有定处，体内的癥瘕积聚，中风不遂，肢体麻木以及关节痹痛日久；伤科的跌仆损伤，瘀肿疼痛；外科的疮疡肿痛；妇科的月经不调、经闭、痛经、产后腹痛等。

要点四　活血化瘀药的使用注意事项

本类药物行散力强，易耗血动血，不宜用于妇女月经过多以及其他出血证无瘀血现象者；对于孕妇尤当慎用或忌用。

要点五　各类活血化瘀药的性能特点

活血止痛药：多具辛味，辛散善行，既入血分，又入气分，活血每兼行气。

活血调经药：大多辛散苦泄，主归肝经血分，尤善通畅血脉而调经水。

活血疗伤药：味多辛苦咸，主归肝、肾经。

破血消癥药：味多辛苦，虫类药居多，兼有咸味，入归肝经血分，药性峻猛，走而不守。

要点六　各类活血化瘀药的功效

活血止痛药：有良好的活血止痛作用。

活血调经药：有活血散瘀之功，尤善通畅血脉而调经水。

活血疗伤药：有活血化瘀、消肿止痛、续筋接骨、止血生肌敛疮等作用。

破血消癥药：有破血逐瘀、消癥散积作用。

要点七　各类活血化瘀药的适应范围

活血止痛药：主要适用于气血瘀滞所致的各种痛证，如头痛、胸胁痛、心腹痛、痛经、产后腹痛、肢体疼痛、跌打损伤之瘀痛等，也可用于其他瘀血病证。

活血调经药：主治血行不畅所致的月经不调、痛经、经闭及产后瘀滞腹痛，亦常用于瘀血痛证、癥瘕、跌打损伤、疮痈肿毒。

活血疗伤药：主要适用于跌打损伤、瘀肿疼痛、骨折筋损、金疮出血等伤科疾患。

破血消癥药：主要适用于瘀血时间长、程度重的癥瘕积聚，以及血瘀经闭、瘀肿疼痛、偏瘫等证。

细目二　活血止痛药

川芎

性能：辛，温。归肝、胆、心包经。

功效：活血行气，祛风止痛。

应用

1. 血瘀气滞痛证。为“血中之气药”。为妇科要药。
2. 头痛，风湿痹痛。为治头痛要药。

用法用量：煎服，3～9g。

使用注意：阴虚火旺、多汗、热盛及无瘀之出血证和孕妇慎用。

延胡索

性能：辛、苦，温。归心、肝、脾经。

功效：活血，行气，止痛。

应用：气血瘀滞之痛证。能“行血中之气滞，气中血滞，专治一身上下诸痛”。

用法用量：煎服，3～10g；研粉吞服，每次1～3g。醋制可增强止痛作用。

郁金

性能：辛、苦，寒。归肝、胆、心经。

功效：活血止痛，行气解郁，清心凉血，利胆退黄。

应用

1. 气滞血瘀痛证。
2. 热病神昏，癫痫痰闭。
3. 吐血、衄血、倒经、尿血、血淋。
4. 肝胆湿热黄疸、胆石症。

用法用量：煎服，5～12g；研末服，2～5g。

使用注意：畏丁香。

鉴别用药：香附与郁金二药，共同功效：疏肝解郁，同治肝郁气滞证。不同功效：香附药性偏温，专入气分，善疏肝行气，调经止痛，长于治疗肝郁气滞之月经不调；而郁金药性偏寒，既入血分，又入气分，善活血止痛，行气解郁，长于治疗肝郁气滞血瘀之痛证。

姜黄

性能：辛、苦，温。归肝、脾经。

功效：破血行气，通经止痛。

应用

1. 气滞血瘀痛证。

2. 风湿痹痛。尤长于行肢臂而除痹痛。

3. 牙痛，牙龈肿胀疼痛，疮疡痈肿，皮癣痛痒。

用法用量：煎服，3～10g。外用适量。

使用注意：血虚无气滞血瘀者慎用，孕妇忌用。

鉴别用药：郁金与姜黄二药，共同功效：活血散瘀，行气止痛，同治气滞血瘀证。不同功效：姜黄辛温行散，祛瘀力强，以治寒凝气滞血瘀之证为好，且可祛风通痹而用于风湿痹痛。郁金苦寒降泄，行气力强，且凉血，以治血热瘀滞之证为宜，又能利胆退黄，清心解郁，用于湿热黄疸、热病神昏等证。

乳香

性能：辛、苦，温。归心、肝、脾经。

功效：活血行气止痛，消肿生肌。

应用

1. 跌打损伤，疮疡痈肿。为伤科要药。

2. 气滞血瘀痛证。

用法用量：煎服，3～10g，宜炒去油用。外用适量。

使用注意：胃弱者慎用，孕妇及无瘀滞者忌用。

没药

性能：辛、苦，平。归心、肝、脾经。

功效：活血止痛，消肿生肌。

应用：与乳香相似。常与乳香相须为用。

用法用量：煎服，3～10g，外用适量。

使用注意：同乳香。

五灵脂

性能：苦、咸、甘，温。归肝经。

功效：活血止痛，化瘀止血。

应用

1. 瘀血阻滞痛证。为治疗瘀滞疼痛之要药。

2. 瘀血阻滞出血证。

用法用量：煎服，3～10g，宜包煎。

使用注意：血虚无瘀及孕妇慎用。“十九畏”认为人参畏五灵脂，一般不宜同用。

细目三　活血调经药

丹参

性能：苦，微寒。归心、心包、肝经。

功效：活血调经，祛瘀止痛，凉血消痈，除烦安神。

应用

1. 月经不调，闭经痛经，产后瘀滞腹痛。
2. 血瘀心痛，脘腹疼痛，癥瘕积聚，跌打损伤，风湿痹证。
3. 疮痈肿毒。
4. 热病烦躁神昏及心悸失眠。

用法用量：煎服，5～15g。活血化瘀宜酒炙用。

使用注意：反藜芦。孕妇慎用。

鉴别用药：川芎与丹参二药，共同功效：均能活血行瘀止痛，同治妇科月经不调、经闭、痛经、癥瘕、产后瘀阻，内科胸痹、心痛、脘腹痛，外科痈肿疮毒，伤科跌打损伤等血滞证。不同功效：丹参微寒，又善凉血，故宜于血瘀血热之妇、内、外、伤科诸证，并治肝脾肿大、风湿热痹；还能清心，无论外感或内伤之血热心烦不眠均可治疗。川芎则性温味辛，又能行气散风寒，故宜于血瘀有寒或又兼气滞之妇、内、外、伤科诸证，并治肝郁气滞胁痛、各种头痛、风寒湿痹等。

红花

性能：辛，温。归心、肝经。

功效：活血通经，祛瘀止痛。

应用

1. 血滞经闭、痛经，产后瘀滞腹痛。
2. 癥瘕积聚。
3. 胸痹心痛，血瘀腹痛、胁痛。
4. 跌打损伤，瘀滞肿痛。
5. 瘀滞斑疹色暗。

用法用量：煎服，3～10g。外用适量。

使用注意：孕妇忌用。有出血倾向者慎用。

桃仁

性能：苦、甘，平。有小毒。归心、肝、大肠经。

功效：活血祛瘀，润肠通便，止咳平喘。

应用

1. 瘀血阻滞诸证。
2. 肺痈，肠痈。
3. 肠燥便秘。
4. 咳嗽气喘。

用法用量：煎服，5～10g，捣碎用。桃仁霜入汤剂宜包煎。

使用注意：孕妇忌用。便溏者慎用。本品有毒，不可过量。

鉴别用药：红花与桃仁，共同功效：均为破血之品而具活血化瘀之功，同治妇科血滞经闭、痛经、癥瘕积聚、产后瘀阻腹痛，内科胸痛、心痛，以及伤科跌打瘀痛。不同功效：桃仁性平，甘苦润降，破瘀生新为长；又能润肠通便，治肠痈、肺痈、肠燥便秘；还能止咳平喘，治咳嗽气喘。红花性温，辛散温通，又能化斑消肿，治痈肿疮毒、脱疽、斑疹。

益母草

性能：辛、苦，微寒。归心、肝、膀胱经。

功效：活血调经，利尿消肿，清热解毒。

应用

1. 血滞经闭、痛经、经行不畅、产后恶露不尽、瘀滞腹痛。为妇产科要药。
2. 水肿，小便不利。
3. 跌打损伤，疮痈肿毒，皮肤瘾疹。

用法用量：煎服，10～30g；或熬膏，入丸剂。外用适量，捣敷或煎汤外洗。

使用注意：孕妇忌服，无瘀滞及阴虚血少者忌用。

泽兰

性能：苦、辛，微温。归肝、脾经。

功效：活血调经，祛瘀消痈，利水消肿。

应用

1. 血瘀经闭、痛经，产后瘀滞腹痛。
2. 跌打损伤，瘀肿疼痛及疮痈肿毒。
3. 水肿、腹水。

用法用量：煎服，10～15g。外用适量。

使用注意：血虚及无瘀滞者慎用。

牛膝

性能：苦、甘、酸，平。归肝、肾经。

功效：活血通经，补肝肾，强筋骨，利水通淋，引火（血）下行。

应用

1. 瘀血阻滞之经闭、痛经、经行腹痛、胞衣不下及跌仆伤痛。
2. 腰膝酸痛、下肢痿软。
3. 淋证、水肿、小便不利。
4. 头痛、眩晕、齿痛、口舌生疮、吐血、衄血。

用法用量：煎服，6～15g。活血通经、利水通淋、引火（血）下行宜生用；补肝肾、强筋骨宜酒炙用。

使用注意：孕妇月经过多者忌服。中气下陷、脾虚泄泻，下元不固、多梦遗精者慎用。

鸡血藤

性能：苦、微甘，温。归肝、肾经。
功效：行血补血，调经，舒筋活络。
应用
1. 月经不调、痛经、闭经。
2. 风湿痹痛，手足麻木，肢体瘫痪及血虚萎黄。
用法用量：煎服，10～30g。

王不留行

性能：苦、平。归肝、胃经。
功效：活血通经，下乳消痈，利尿通淋。
应用
1. 血瘀经闭、痛经、难产。
2. 产后乳汁不下，乳痈肿痛。
3. 热淋、血淋、石淋。
用法用量：煎服，5～10g。外用适量。
使用注意：孕妇慎用。

凌霄花

性能：辛，微寒。归肝、心包经。
功效：破瘀通经，凉血祛风。
应用
1. 血瘀经闭、癥瘕积聚及跌打损伤。
2. 风疹、皮癣、皮肤瘙痒、痤疮。
3. 便血、崩漏。
用法用量：煎服，3～10g。外用适量。
使用注意：孕妇忌用。

细目四　活血疗伤药

土鳖虫

性能：咸，寒。有小毒。归肝经。
功效：破血逐瘀，续筋接骨。
应用
1. 跌打损伤，筋伤骨折，瘀肿疼痛。
2. 血瘀经闭，产后瘀滞腹痛，积聚痞块。
用法用量：煎服，3～10g；研末服，1～1.5g，黄酒送服。外用适量。
使用注意：孕妇忌服。

马钱子

性能：苦，寒。有大毒。归肝、脾经。

功效：散结消肿，通络止痛。

应用

1. 跌打损伤，骨折肿痛。
2. 痈疽疮毒，咽喉肿痛。
3. 风湿顽痹，麻木瘫痪。

用法用量：0.3～0.6g，炮制后入丸散用。外用适量。

使用注意：内服不宜生用及多服久服。本品所含有毒成分能被皮肤吸收，故外用亦不宜大面积涂敷。孕妇禁用，体虚者忌用。

自然铜

性能：辛，平。归肝经。

功效：散瘀止痛，接骨疗伤。

应用：跌打损伤，骨折筋断，瘀肿疼痛。为伤科要药。

用法用量：煎服，10～15g。入丸散，醋淬研末服，每次0.3g。外用适量。

使用注意：不宜久服。凡阴虚火旺、血虚无瘀者慎用。

苏木

性味：甘、咸、辛，平。归心、肝经。

功效：活血疗伤，祛瘀通经。

应用

1. 跌打损伤，骨折筋伤，瘀滞肿痛。
2. 血滞经闭，产后瘀阻腹痛，痛经，心腹疼痛，痈肿疮毒。

用法用量：煎服，3～10g。外用适量。

使用注意：月经过多者和孕妇忌用。

骨碎补

性能：苦，温。归肝、肾经。

功效：活血续伤，补肾强骨。

应用

1. 跌打损伤或创伤，筋骨损伤，瘀滞肿痛。为伤科要药。
2. 肾虚腰痛脚弱，耳鸣耳聋，牙痛，久泻。
3. 斑秃、白癜风。

用法用量：煎服，10～15g。外用适量。

使用注意：阴虚火旺、血虚风燥者慎用。

血竭

性能：甘、咸，平。归肝经。

功效：活血定痛，化瘀止血，敛疮生肌。

应用

1. 跌打损伤，瘀滞心腹疼痛。
2. 外伤出血。
3. 疮疡不敛。

用法用量：内服多入丸、散，研末服，每次 1 ~2g；外用适量。
使用注意：无瘀血者不宜用，孕妇及月经期忌用。

刘寄奴

性能：苦，温。归心、肝、脾经。
功效：散瘀止痛，疗伤止血，破血通经，消食化积。
应用
1. 跌打损伤，肿痛出血。
2. 血瘀经闭，产后瘀滞腹痛。
3. 食积腹痛，赤白痢疾。
用法用量：煎服，3 ~10g。外用适量。
使用注意：孕妇慎用。

细目五　破血消癥药

莪术

性能：辛、苦，温。归肝、脾经。
功效：破血行气，消积止痛。
应用
1. 癥瘕积聚，经闭，心腹瘀痛。
2. 食积脘腹胀痛。
3. 跌打损伤，瘀肿疼痛。
用法用量：煎服，3 ~15g。醋制后可加强祛瘀止痛作用。外用适量。
使用注意：孕妇及月经过多者忌用。

三棱

性能：辛、苦，平。归肝、脾经。
功效：破血行气，消积止痛。
应用：与莪术基本相同，常相须为用。
用法用量：煎服，3 ~10g。醋制后可加强祛瘀止痛作用。
使用注意：孕妇及月经过多忌用。

水蛭

性能：咸、苦，平，有小毒。归肝经。
功效：破血通经，逐瘀消癥。
应用
1. 血瘀经闭，癥瘕积聚。
2. 跌打损伤，心腹疼痛。

用法用量：煎服，1.5 ~3g；研末服，0.3 ~0.5g。以入丸散或研末服为宜。或以鲜活者放置于瘀肿局部吸血消瘀。

使用注意：孕妇禁用，月经过多者忌服。

斑蝥

性能：辛，热。有大毒。归肝、肾、胃经。

功效：破血逐瘀，散结消癥，攻毒蚀疮。

应用

1. 癥瘕、经闭。

2. 痈疽恶疮，顽癣，瘰疬等。

此外，外敷，有发泡作用，可作发泡疗法以治多种疾病，如面瘫、风湿痹痛等。

用法用量：内服多入丸散，0.03～0.06g；外用适量，研末敷贴，或酒、醋浸涂，或作发泡用。内服需以糯米同炒，或配青黛、丹参以缓其毒。

使用注意：本品有大毒，内服宜慎，应严格掌握剂量，体弱忌用，孕妇禁用。外用对皮肤、黏膜有很强的刺激作用，能引起皮肤发红、灼热、起泡甚至腐烂，故不宜久敷和大面积使用。

穿山甲

性能：咸，微寒。归肝、胃经。

功效：活血消癥，通经，下乳，消肿排脓。

应用

1. 癥瘕，经闭。

2. 风湿痹痛，中风瘫痪。

3. 产后乳汁不下。为治疗产后乳汁不下之要药。

4. 痈肿疮毒，瘰疬。为治疗疮疡肿痛之要药。

用法用量：煎服，3～10g；研末吞服，每次1～1.5g。

使用注意：孕妇慎用。痈肿已溃者忌用。

（宋捷民）

第十八单元　化痰止咳平喘药

细目一　概述

要点一　化痰止咳平喘药的性能特点

本类药或辛或苦，或温或凉，多入肺经，辛开苦降，温以散寒，凉可清热。

要点二　化痰止咳平喘药的功效

具有宣降肺气、化痰止咳、降气平喘之功。

要点三　化痰止咳平喘药的适应范围

化痰药主治痰证。痰的病证甚多：如痰阻于肺之咳喘痰多；痰蒙心窍之昏厥、癫痫；

痰蒙清阳之眩晕；痰扰心神之睡眠不安；肝风夹痰之中风、惊厥；痰阻经络之肢体麻木，半身不遂，口眼歪斜；痰火互结之瘰疬、瘿瘤；痰凝肌肉，流注骨节之阴疽流注等。止咳平喘药用于外感、内伤所致的各种咳嗽和喘息。

要点四　化痰止咳平喘者的使用注意事项

1. 刺激性较强的化痰药，不宜用于咳嗽兼有出血倾向者，以免加重出血。

2. 麻疹初起兼有表证之咳嗽，应以疏解清宣为主，不可单用止咳药，忌用温燥及具有收敛之性的止咳药，以免影响麻疹透发。

要点五　各类化痰止咳平喘药的性能特点

温化寒痰药：多辛苦，性多温燥，主归肺、脾、肝经。

清化热痰药：多寒凉，部分药物质润，兼能润燥；部分药物味咸，兼能软坚散结。

止咳平喘药：主入肺经，味或辛或苦或甘，性或温或寒，由于药物性味不同，质地润燥有异，其止咳平喘的机理也各不一样。

要点六　各类化痰止咳平喘药的功效

温化寒痰药：有温肺祛寒、燥湿化痰作用，有的兼能消肿止痛。

清化热痰药：有清化热痰之功，兼能润燥化痰，软坚散结。

止咳平喘药：有宣降止咳、清肺止咳、润肺止咳、降肺止咳、敛肺止咳及化痰止咳之功。

要点七　各类化痰止咳平喘药的适应范围

温化寒痰药：主要适用于寒痰、湿痰证，如咳嗽气喘、痰多色白，以及由寒痰、湿痰所致的眩晕、肢体麻木、阴疽流注等。

清化热痰药：主要适用于热痰、燥痰证，如咳嗽气喘、痰黄质稠或干咳少痰、痰稠难咯、唇舌干燥，以及痰热癫痫、中风惊厥、瘿瘤、痰火瘰疬等。

止咳平喘药：主要适用于外感或内伤所致的咳喘、痰多，或痰饮喘息。

细目二　温化寒痰药

半夏

性能：辛，温。有毒。归脾、胃、肺经。

功效：燥湿化痰，降逆止呕，消痞散结。外用消肿止痛。

应用

1. 湿痰，寒痰证。为燥湿化痰、温化寒痰之要药。
2. 呕吐。为止呕要药。
3. 心下痞，结胸，梅核气。
4. 瘿瘤，痰核，痈疽肿毒及毒蛇咬伤。

用法用量：煎服，3～10g，一般宜制过用。炮制品中有姜半夏、法半夏等，其中姜半夏长于降逆止呕，法半夏长于燥湿且温性较弱，半夏曲则有化痰消食之功，竹沥半夏能清化热痰，主治热痰、风痰之证。外用适量。

使用注意：反乌头。阴虚燥咳、血证、热痰、燥痰慎用。

天南星

性能：苦、辛，温。有毒。归肺、肝、脾经。

功效：燥湿化痰，祛风解痉。外用散结消肿。

应用

1. 湿痰，寒痰证。
2. 风痰眩晕、中风、癫痫、破伤风。
3. 痈疽肿痛，蛇虫咬伤。

用法用量：煎服，3～10g，多制用。外用适量。

使用注意：阴虚燥痰及孕妇忌用。

鉴别用药：半夏与天南星二药，共同功效：均能燥湿化痰，为治寒痰、湿痰要药；生品外用消肿止痛，治痈疽肿毒、瘰疬痰核等证。其中，半夏主归脾、胃经，善除脾胃湿痰；天南星主归肝经，温燥之性强于半夏，善治顽痰并祛经络风痰。不同功效：半夏又能降逆止呕，消痞散结，又治呕吐、胸脘痞闷、梅核气、瘿瘤痰核等证。天南星又能祛风止痉，又治中风口眼㖞斜、破伤风等证。

白附子

性能：辛、甘，温。有毒。归胃、肝经。

功效：燥湿化痰，祛风止痉，止痛，解毒散结。

应用

1. 中风痰壅，口眼㖞斜，惊风癫痫，破伤风。
2. 痰厥头痛、眩晕。尤擅治头面部诸疾。
3. 瘰疬痰核，毒蛇咬伤。

用法用量：煎服，3～5g；研末服0.5～1g，宜炮制后用。外用适量。

使用注意：阴虚血虚动风或热盛动风者、孕妇均不宜用。内服用炮制品。

白芥子

性能：辛，温。归肺、胃经。

功效：温肺化痰，利气散结，通络止痛。

应用

1. 寒痰喘咳，悬饮。
2. 阴疽流注，肢体麻木，关节肿痛。善散“皮里膜外之痰”。

用法用量：煎服，3～6g。外用适量，研末调敷，或作发泡用。

使用注意：久咳肺虚及阴虚火旺者忌用；消化道溃疡、出血者及皮肤过敏者忌用。用量不宜过大。

皂荚

性能：辛、咸，温。有小毒。归肺、大肠经。

功效：祛顽痰，通窍开闭，祛风杀虫。

应用

1. 顽痰阻肺，咳喘痰多。

2. 中风，痰厥，癫痫，喉痹痰盛。

3. 疮肿未溃，皮癣，便秘。

用法用量：研末服，1～1.5g；亦可入汤剂，1.5～5g。外用适量。

使用注意：内服剂量不宜过大，以免引起呕吐、腹泻。辛散走窜之性强，非顽疾证实体壮者慎用。孕妇、气虚阴亏及有出血倾向者忌用。

旋覆花

性味：苦、辛、咸，微温。归肺、胃经。

功效：降气化痰，降逆止呕。

应用

1. 咳喘痰多，痰饮蓄结，胸膈痞满。

2. 噫气，呕吐。

3. 气血不和之胸胁痛。

用法用量：煎服，3～10g。本品有绒毛，易刺激咽喉作痒而致呛咳呕吐，故宜包煎。

使用注意：阴虚劳嗽、津伤燥咳者忌用。

白前

性能：辛、苦，微温。归肺经。

功效：降气化痰。

应用：咳嗽痰多，气喘。

用法用量：煎服，3～10g；或入丸、散。

细目三　清化热痰药

川贝母

性能：苦、甘，微寒。归肺、心经。

功效：清热化痰，润肺止咳，散结消肿。

应用

1. 虚劳咳嗽，肺热燥咳。

2. 瘰疬，乳痈，肺痈。

用法用量：煎服，3～10g；研末服，1～2g。

使用注意：反乌头。脾胃虚寒及有湿痰者不宜用。

浙贝母

性能：苦，寒。归肺、心经。

功效：清热化痰，散结消痈。

应用

1. 风热、痰热咳嗽。

2. 瘰疬，瘿瘤，乳痈疮毒，肺痈。

用法用量：煎服，3～10g。

使用注意：同川贝母。

鉴别用药：川贝母与浙贝母二药，共同功效：清热化痰，散结消痈，同治肺热咳嗽、瘰疬、乳痈等证。不同功效：川贝母味甘偏润，又能润肺止咳，又可治虚劳咳嗽、肺燥咳嗽；浙贝母苦寒降泄，功专清热散结，善治风热、肺热咳嗽及瘰疬、瘿瘤、乳痈等证。

瓜蒌

性能：甘、微苦，寒。归肺、胃、大肠经。

功效：清热化痰，宽胸散结，润肠通便。

应用

1. 痰热咳喘。
2. 胸痹，结胸。
3. 肺痈，肠痈，乳痈。
4. 肠燥便秘。

用法用量：煎服，全瓜蒌 10～20g，瓜蒌皮 6～12g，瓜蒌子 10～15g 打碎入煎。

使用注意：本品甘寒而滑，脾虚便溏者及寒痰、湿痰证忌用。反乌头。

竹茹

性能：甘，微寒。归肺、胃经。

功效：清化热痰，除烦止呕。

应用

1. 痰热、肺热咳嗽，痰热心烦不寐。
2. 胃热呕吐、妊娠恶阻。为治热性呕逆之要药。
3. 吐血、衄血、崩漏。

用法用量：煎服，6～10g。生用清化痰热，姜汁炙用止呕。

竹沥

性能：甘，寒。归心、肺、肝经。

功效：清热豁痰，定惊利窍。

应用

1. 痰热咳喘。
2. 中风痰迷，惊痫癫狂。

用法用量：内服，30～50g，冲服。

使用注意：对寒痰及便溏者忌用。

天竺黄

性能：甘，寒。归心、肝经。

功效：清热化痰，清心定惊。

应用

1. 小儿惊风，中风癫痫，热病神昏。
2. 痰热咳喘。清热化痰。

用法用量：煎服，3～6g；研粉吞服，每次 0.6～1g。

前胡

性能：苦、辛，微寒。归肺经。

功效：降气化痰，疏散风热。

应用

1. 痰热咳喘。

2. 风热咳嗽。

用法用量：煎服，6～10g。

桔梗

性能：苦、辛，平。归肺经。

功效：宣肺，祛痰，利咽，排脓。

应用

1. 咳嗽痰多，胸闷不畅。

2. 咽喉肿痛，失音。

3. 肺痈吐脓。

4. 癃闭、便秘。

用法用量：煎服，3～10g；或入丸、散。

使用注意：本品性升散，凡气机上逆，呕吐、呛咳、眩晕、阴虚火旺咳血等不宜用，胃、十二指肠溃疡者慎服。用量过大易致恶心呕吐。

胖大海

性能：甘，寒。归肺、大肠经。

功效：清肺化痰，利咽开音，润肠通便。

应用

1. 肺热声哑，咽喉疼痛，咳嗽。

2. 燥热便秘，头痛目赤。

用法用量：2～4 枚，沸水泡服或煎服。

海藻

性能：咸，寒。归肝、肾经。

功效：消痰软坚，利水消肿。

应用

1. 瘿瘤、瘰疬、睾丸肿痛。

2. 痰饮水肿。

用法用量：煎服，10～15g。

使用注意：反甘草。

昆布

性能：咸，寒。归肝、肾经。

功效：消痰软坚，利水消肿。

应用：同海藻，常与海藻相须而用。

用法用量：煎服，6～12g。

海蛤壳

性能：咸，寒。归肺、胃经。

功效：清肺化痰，软坚散结。

应用

1. 肺热、痰热咳喘。

2. 瘿瘤，痰核。

此外，有利尿、制酸之功，用于水气浮肿、小便不利及胃痛泛酸之证。研末外用，可收涩敛疮，治湿疮、烫伤。

用法用量：煎服，10～15g。蛤粉宜包煎。

浮海石

性能：咸，寒。归肺、肾经。

功效：清肺化痰，软坚散结，利尿通淋。

应用

1. 痰热咳喘。

2. 瘰疬，瘿瘤。

3. 血淋，石淋。

用法用量：煎服，10～15g。打碎先煎。

瓦楞子

性能：咸，平。归肺、胃、肝经。

功效：消痰软坚，化瘀散结，制酸止痛。

应用

1. 瘰疬，瘿瘤。

2. 癥瘕痞块。

3. 肝胃不和，胃痛吐酸。

用法用量：煎服，10～15g，宜打碎先煎。研末服，每次1～3g。生用消痰散结，煅用制酸止痛。

细目四　止咳平喘药

苦杏仁

性能：苦，微温。有小毒。归肺、大肠经。

功效：止咳平喘，润肠通便。

应用

1. 咳嗽气喘。

2. 肠燥便秘。

3. 蛲虫病，外阴瘙痒。

用法用量：煎服，3～10g，宜打碎入煎，或入丸、散。

使用注意：阴虚咳喘及大便溏泻者忌用。本品有小毒，用量不宜过大。婴儿慎用。

紫苏子

性能：辛，温。归肺、大肠经。

功效：降气化痰，止咳平喘，润肠通便。

应用

1. 咳喘痰多。

2. 肠燥便秘。

用法用量：煎服，5～10g；煮粥食或入丸、散。

使用注意：阴虚喘咳及脾虚便溏者慎用。

鉴别用药：苦杏仁与紫苏子，共同功效：止咳平喘，润肠通便，同治咳喘气逆、肠燥便秘。不同功效：苦杏仁味苦，具小毒，又能宣肺，为治咳喘要药，又治各种咳喘；苏子善于降气消痰，既治咳喘痰壅气逆，又治上盛下虚之久咳痰喘。

百部

性能：甘、苦，微温。归肺经。

功效：润肺止咳，杀虫灭虱。

应用

1. 新久咳嗽，百日咳，肺痨咳嗽。

2. 蛲虫病、阴道滴虫、头虱及疥癣等。

用法用量：煎服，5～15g；外用适量。久咳虚嗽宜蜜炙用。

紫菀

性能：苦、辛、甘，微温。归肺经。

功效：润肺化痰止咳。

应用

1. 咳嗽有痰。

2. 肺痈、胸痹及小便不通。

用法用量：煎服，5～10g。外感暴咳宜生用，肺虚久咳宜蜜炙用。

款冬花

性能：辛、微苦，温。归肺经。

功效：润肺下气，止咳化痰

应用：咳嗽气喘。尤宜于寒咳。

用法用量：煎服，5～10g。外感暴咳宜生用，内伤久咳宜炙用。

枇杷叶

性能：苦，微寒。归肺、胃经。

功效：清肺止咳，降逆止呕。

应用

1. 肺热咳嗽，气逆喘急。

2. 胃热呕吐，哕逆。

用法用量：煎服，5～10g。止咳宜炙用。

桑白皮

性能：甘，寒。归肺经。

功效：泻肺平喘，利水消肿，清肝止血。

应用

1. 肺热咳喘。

2. 水肿。

3. 衄血、咳血及肝阳偏亢之高血压。

用法用量：煎服，5～15g。肺虚咳嗽宜蜜炙用。

葶苈子

性能：苦、辛，大寒。归肺、膀胱经。

功效：泻肺平喘，利水消肿。

应用

1. 痰涎壅盛，喘息不得平卧。

2. 水肿、悬饮、胸腹积水、小便不利。

用法用量：煎服，5～10g；研末服，3～6g。

鉴别用药：桑白皮与葶苈子，共同功效：均能泻肺平喘，利水消肿，同治咳嗽喘满、水肿、小便不利等证。不同功效：桑白皮味甘性寒，清肺消痰而降气平喘，肺热咳喘多用之；葶苈子苦辛大寒，善泻肺中水饮，且泻肺气之闭塞以利尿消肿，药力颇强，善治咳逆痰多、喘息不得卧。

白果

性能：甘、苦、涩，平。有毒。归肺经。

功效：敛肺化痰定喘，止带缩尿。

应用

1. 哮喘痰嗽。

2. 带下，白浊，尿频，遗尿。

用法用量：煎服，5～10g。

使用注意：本品有毒，不可多用，小儿尤当注意。过食白果可致中毒，出现腹痛、吐泻、发热、紫绀以及昏迷、抽搐，严重者可呼吸麻痹而死亡。

（宋捷民）

第十九单元　安神药

细目一　概述

要点一　安神药的性能特点

本类药主入心、肝经。

要点二　安神药的功效

本类药物具有重镇安神、养心安神作用，某些药物还兼有清热解毒、平肝潜阳、纳气平喘、敛汗、润肠、祛痰等作用。

要点三　安神药的适应范围

主要适应于心神不宁的心悸怔忡，失眠多梦；亦可作为惊风、癫狂等病证的辅助药物。部分安神药又可用治热毒疮肿、肝阳眩晕、自汗盗汗、肠燥便秘、痰多咳喘等证。

要点四　安神药的使用注意事项

1. 本类药物多属对症治标之品，特别是矿石类重镇安神药及有毒药物，只宜暂用，不可久服，应中病即止。

2. 矿石类安神药，如作丸散剂服时，须配伍养胃健脾之品，以免伤胃耗气。

要点五　各类安神药的性能特点

重镇安神药：多为矿石、化石、介类药物，具有质重沉降之性。

养心安神药：多为植物类种子、种仁，具有甘润滋养之性。

要点六　各类安神药的功效

重镇安神药：有镇安心神、平惊定志、平肝潜阳等作用。

养心安神药：有滋养心肝、益阴补血、交通心肾等作用。

要点七　各类安神药的适应范围

重镇安神药：主要用于心火炽盛、痰火扰心、肝郁化火及惊吓等引起的实证心神不宁、心悸失眠及惊痫、肝阳眩晕等证。

养心安神药：主要用于阴血不足、心脾两虚、心肾不交等导致的心悸怔忡、虚烦不眠、健忘多梦、遗精、盗汗等证。

细目二　重镇安神药

朱砂

性能：甘，微寒。有毒。归心经。

功效：清心镇惊，安神解毒。

应用

1. 心神不宁，心悸，失眠。
2. 惊风，癫痫。
3. 疮疡肿毒，咽喉肿痛，口舌生疮。

用法用量：内服，只宜入丸、散服，每次0.1~0.5g，不宜入煎剂。外用适量。

使用注意：内服不可过量或持续服用，孕妇及肝功能不全者禁服。入药只宜生用，忌火煅。

磁石

性能：咸，寒。归心、肝、肾经。

功效：镇惊安神，平肝潜阳，聪耳明目，纳气平喘。

应用

1. 心神不宁、惊悸、失眠及癫痫。
2. 头晕目眩。
3. 耳鸣耳聋，视物昏花。
4. 肾虚气喘。

用法用量：煎服，9~30g，宜打碎先煎；入丸散，每次1~3g。

使用注意：如入丸散，不可多服，脾胃虚弱者慎用。

龙骨

性能：甘、涩，平。归心、肝、肾经。

功效：镇惊安神，平肝潜阳，收敛固涩。

应用

1. 心神不宁，心悸失眠，惊痫癫狂。
2. 肝阳眩晕。
3. 滑脱诸证。
4. 湿疮痒疹，疮疡久溃不敛。

用法用量：煎服，15~30g；宜先煎。外用适量。

使用注意：湿热积滞者不宜使用。

琥珀

性能：甘，平。归心、肝、膀胱经。

功效：镇惊安神，活血散瘀，利尿通淋。

应用

1. 心神不宁，心悸失眠，惊风，癫痫。

2. 痛经经闭，心腹刺痛，癥瘕积聚。
3. 淋证，癃闭。
4. 疮痈肿毒。

用法用量：研末冲服，或入丸散，每次 1.5 ~ 3g。外用适量。不入煎剂。

细目三　养心安神药

酸枣仁

性能：甘、酸，平。归心、肝、胆经。

功效：养心益肝，安神，敛汗，生津止渴。

应用

1. 心悸失眠。
2. 自汗，盗汗。
3. 伤津口渴咽干。

用法用量：煎服，9 ~ 15g；研末吞服，每次 1.5 ~ 2g。本品炒后质脆易碎，便于煎出有效成分，可增强疗效。

柏子仁

性能：甘，平。归心、肾、大肠经。

功效：养心安神，润肠通便。

应用

1. 心悸失眠。
2. 肠燥便秘。
3. 阴虚盗汗、小儿惊痫。

鉴别用药：柏子仁与酸枣仁，共同功效：养心安神，同可用治阴血不足、心神失养所致的心悸怔忡、失眠、健忘等证，常相须为用，然酸枣仁安神作用较强。不同功效：酸枣仁又可收敛止汗，生津止渴，可用治体虚自汗、盗汗，伤津口渴咽干。柏子仁质润多脂，又可润肠通便，用治肠燥便秘。

首乌藤

性能：甘，平。归心、肝经。

功效：养血安神，祛风通络。

应用

1. 心神不宁，失眠多梦。
2. 血虚身痛，风湿痹痛。
3. 皮肤痒疹。

用法用量：煎服，9 ~ 15g。

合欢皮

性能：甘，平。归心、肝、肺经。

功效：解郁安神，活血消肿。

应用
1. 心神不宁，忿怒忧郁，烦躁失眠。为悦心安神要药。
2. 跌打骨折，血瘀肿痛。
3. 肺痈，疮痈肿毒。
用法用量：煎服，6~12g。外用适量。
使用注意：孕妇慎用。

远志

性能：苦、辛，温。归心、肾、肺经。
功效：安神益智，祛痰开窍，消散痈肿。
应用
1. 失眠多梦，心悸怔忡，健忘。为交通心肾、安定神志、益智强识之佳品。
2. 癫痫，惊狂。
3. 咳嗽痰多。
4. 痈疽疮毒，乳房肿痛，喉痹。
用法用量：煎服，3~9g。外用适量。化痰止咳宜炙用。
使用注意：凡实热或痰火内盛者，以及有胃溃疡或胃炎者慎用。

（宋捷民）

第二十单元　平肝息风药

细目一　概述

要点一　平肝息风药的性能特点

皆入肝经，多为介类、昆虫等动物类药物及矿石类药物。

要点二　平肝息风药的功效

主要具有平肝潜阳、息风止痉功效。部分药物兼有镇惊安神、清肝明目、降逆、凉血等作用，某些息风止痉药物兼有祛风通络之功。

要点三　平肝息风药的适应范围

主要适应于肝阳上亢、肝风内动的病证。部分药物又可用治心神不宁、目赤肿痛、呕吐、呃逆、喘息、血热出血以及风中经络之口眼㖞斜、痹痛等证。

要点四　平肝息风药的使用注意事项

1. 本类药物有性偏寒凉或性偏温燥之不同，故使用时当注意。
2. 脾虚慢惊者，不宜用寒凉之品。

3. 阴虚血亏者，当忌温燥之品。

要点五　各类平肝息风药的性能特点

平抑肝阳药：多为质重之介类或矿石类药物。

息风止痉药：主入肝经。

要点六　各类平肝息风药的功效

平抑肝阳药：有平抑肝阳或平肝潜阳之功效。

息风止痉药：以息肝风、止痉抽为主要功效。部分兼有平肝潜阳、清泻肝火、祛外风作用。

要点七　各类平肝息风药的适应范围

平抑肝阳药：主要用于肝阳上亢之头晕目眩、头痛、耳鸣，和肝火上攻之面红、口苦、目赤肿痛、烦躁易怒、头痛头昏等症，亦用治肝阳化风痉挛抽搐及肝阳上扰烦躁不眠者。

息风止痉药：主要用于温热病热极动风、肝阳化风、血虚生风等所致之眩晕欲仆、项强肢颤、痉挛抽搐等症，以及风阳夹痰、痰热上扰之癫痫、惊风抽搐，或风毒侵袭引动内风之破伤风痉挛抽搐、角弓反张等症。部分息风止痉药，亦可用治肝阳眩晕和肝火上攻之目赤、头痛或风邪中经络之口眼㖞斜、肢麻痉挛、头痛、痹证等。

细目二　平抑肝阳药

石决明

性能：咸，寒。归肝经。

功效：平肝潜阳，清肝明目。

应用

1. 肝阳上亢，头晕目眩。
2. 目赤，翳障，视物昏花。
3. 胃酸过多之胃脘痛，外伤出血。

用法用量：煎服，3～15g，应打碎先煎。外用点眼宜煅用、水飞。

使用注意：脾胃虚寒，食少便溏者慎用。

珍珠母

性能：咸，寒。归肝、心经。

功效：平肝潜阳，安神，定惊明目，燥湿收敛。

应用

1. 肝阳上亢，头晕目眩。
2. 惊悸失眠，心神不宁。
3. 目赤翳障，视物昏花。

4. 湿疮瘙痒，溃疡久不收口，口疮。

用法用量：煎服，10～25g，宜打碎先煎；或入丸、散剂。外用适量。

使用注意：脾胃虚寒者、孕妇慎用。

牡蛎

性能：咸，微寒。归肝、胆、肾经。

功效：重镇安神，潜阳补阴，软坚散结，制酸止痛。

应用

1. 心神不安，惊悸失眠。
2. 肝阳上亢，头晕目眩。
3. 痰核，瘰疬，瘿瘤，癥瘕积聚。
4. 滑脱诸证。
5. 胃痛泛酸。

用法用量：煎服，9～30g，宜打碎先煎。外用适量。收敛固涩宜煅用，其他宜生用。

鉴别用药：龙骨与牡蛎，共同功效：重镇安神，平肝潜阳，收敛固涩，同可用治心神不安、惊悸失眠，阴虚阳亢、头晕目眩及各种滑脱证。然龙骨长于镇惊安神，且收敛固涩力优于牡蛎。不同功效：龙骨外用又可收湿、敛疮、生肌，常用治湿疮痒疹，疮疡久溃不敛。牡蛎又可补阴，软坚散结，制酸止痛，常用治热病日久，灼烁真阴，虚风内动，四肢抽搐之症，及痰核，瘰疬，瘿瘤，癥瘕积聚，胃痛泛酸。

代赭石

性能：苦，寒。归肝、心经。

功效：平肝潜阳，重镇降逆，凉血止血。

应用

1. 肝阳上亢，头晕目眩。
2. 呕吐、呃逆、噫气等证。为重镇降逆要药。
3. 气逆喘息。
4. 血热吐衄、崩漏。

用法用量：煎服，10～30g；宜打碎先煎。入丸散，每次1～3g。外用适量。

使用注意：孕妇慎用。因含微量砷，故不宜长期服用。

刺蒺藜

性能：辛、苦，微温。有小毒。归肝经。

功效：平肝疏肝，祛风明目。

应用

1. 肝阳上亢，头晕目眩。
2. 胸胁胀痛，乳闭胀痛。
3. 风热上攻，目赤翳障。
4. 风疹瘙痒，白癜风。

用法用量：煎服，6～9g；或入丸、散剂。外用适量。

使用注意：孕妇慎用。

罗布麻

性能：甘、苦，凉。有小毒。归肝经。

功效：平抑肝阳，清热，利尿。

应用

1. 头晕目眩。
2. 水肿，小便不利。

用法用量：煎服或开水泡服，3～15g。肝阳眩晕宜用叶片，治疗水肿多用根。

使用注意：不宜过量或长期服用，以免中毒。

细目三　息风止痉药

羚羊角

性能：咸，寒。归肝、心经。

功效：平肝息风，清肝明目，散血解毒，解热，镇痛。

应用

1. 肝风内动，惊痫抽搐。为治惊痫抽搐之要药。
2. 肝阳上亢，头晕目眩。
3. 肝火上炎，目赤头痛。
4. 温热病壮热神昏，热毒发斑。
5. 风湿热痹，肺热咳喘，百日咳。

用法用量：煎服，1～3g；宜单煎2小时以上。磨汁或研粉服，每次0.3～0.6g。

使用注意：脾虚慢惊者忌用。

牛黄

性能：甘，凉。归心、肝经。

功效：化痰开窍，凉肝息风，清热解毒。

应用

1. 热病神昏。
2. 小儿惊风，癫痫。
3. 口舌生疮，咽喉肿痛，牙痛，痈疽疔毒。

用法用量：入丸、散剂，每次0.15～0.35g。外用适量。

使用注意：非实热证不宜用，孕妇慎用。

珍珠

性能：甘、咸，寒。归心、肝经。

功效：安神定惊，明目消翳，解毒生肌，润肤养颜。

应用

1. 心神不宁，心悸失眠。
2. 惊风，癫痫。
3. 目赤翳障，视物不清。

4. 口内诸疮，疮疡肿毒，溃久不敛。
5. 皮肤色斑。

用法用量：内服入丸、散用，0.1～0.3g。外用适量。

钩藤

性能：甘，凉。归肝、心包经。

功效：清热平肝，息风止痉，清热透邪。

应用

1. 头痛，眩晕。
2. 肝风内动，惊痫抽搐。
3. 风热外感，头痛，目赤及斑疹透发不畅。

用法用量：煎服，3～12g；入煎剂宜后下。

天麻

性能：甘，平。归肝经。

功效：息风止痉，平抑肝阳，祛风通络。

应用

1. 肝风内动，惊痫抽搐。不论寒热虚实，皆可配伍应用。
2. 眩晕，头痛。为治眩晕、头痛之要药。
3. 肢体麻木，手足不遂，风湿痹痛。

用法用量：煎服，3～9g。研末冲服，每次1～1.5g。

鉴别用药：钩藤、天麻的共同功效：平肝息风，平肝潜阳，同可用治肝风内动之惊痫抽搐，肝阳上亢之头痛、眩晕。然钩藤长于清热息风，用治小儿高热惊风轻证为宜；天麻甘平质润，清热之力不及钩藤，但肝风内动、惊痫抽搐之证，不论寒热虚实皆可配伍应用。不同功效：钩藤又可清热透邪，常用治风热外感，头痛，目赤及斑疹透发不畅之证。天麻又可祛风通络，多用治肢体麻木，手足不遂，风湿痹痛。

地龙

性能：咸，寒。归肝、脾、膀胱经。

功效：清热定惊，通络，平喘，利尿。

应用

1. 高热惊痫，癫狂。
2. 气虚血滞，半身不遂。
3. 痹证。
4. 肺热哮喘。
5. 小便不利，尿闭不通。

用法用量：煎服，4.5～9g，鲜品10～20g。研末吞服，每次1～2g。外用适量。

全蝎

性能：辛，平。有毒。归肝经。

功效：息风镇痉，攻毒散结，通络止痛。

应用

1. 痉挛抽搐。为治痉挛抽搐之要药。
2. 疮疡肿毒，瘰疬结核。
3. 风湿顽痹。
4. 顽固性偏正头痛。

用法用量：煎服，3～6g。研末吞服，每次0.6～1g。外用适量。

使用注意：本品有毒，用量不宜过大。孕妇慎用。

蜈蚣

性能：辛，温。有毒。归肝经。

功效：息风镇痉，攻毒散结，通络止痛。

应用

1. 痉挛抽搐。
2. 疮疡肿毒，瘰疬结核。
3. 风湿顽痹。
4. 顽固性头痛。

用法用量：煎服，3～5g。研末冲服，每次0.6～1g。外用适量。

使用注意：本品有毒，用量不宜过大。孕妇忌用。

僵蚕

性能：咸、辛，平。归肝、肺、胃经。

功效：祛风定惊，化痰散结。

应用

1. 惊痫抽搐。
2. 风中经络，口眼㖞斜。
3. 风热头痛，目赤，咽痛，风疹瘙痒。
4. 痰核，瘰疬。能软坚散结，

用法用量：煎服，5～9g。研末吞服，每次1～1.5g。散风热宜生用，其他多制用。

（宋捷民）

第二十一单元　开窍药

细目一　概述

要点一　开窍药的性能特点

味辛，其气芳香，善于走窜，皆入心经。

要点二　开窍药的功效

主要有通关开窍、启闭回苏、醒脑复神的功效。部分开窍药以其辛香行散之性，尚兼活血、行气、止痛、辟秽、解毒等功效。

要点三　开窍药的适应范围

主要适应于温病热陷心包、痰浊蒙蔽清窍之神昏谵语，以及惊风、癫痫、中风等猝然昏厥、痉挛抽搐等症。又可用治湿浊中阻，胸脘冷痛满闷；血瘀、气滞疼痛，经闭癥瘕；湿阻中焦，食少腹胀，及目赤咽肿、痈疽疔疮等证。

要点四　开窍药的使用注意事项

1. 开窍药辛香走窜，为救急、治标之品，且能耗伤正气，故只宜暂服，不可久用。

2. 因开窍药性质辛香，其有效成分易于挥发，内服多不宜入煎剂，只入丸剂、散剂服用。

细目二　具体药物

麝香

性能：辛，温。归心、脾经。

功效：开窍醒神，活血通经，消肿止痛。

应用

1. 闭证神昏。为醒神回苏之要药。
2. 疮疡肿毒，瘰疬痰核，咽喉肿痛。
3. 血瘀经闭，癥瘕，心腹暴痛，头痛，跌打损伤，风寒湿痹等证。
4. 难产，死胎，胞衣不下。有催生下胎之效。

用法用量：入丸散，每次0.03～0.1g。外用适量。不宜入煎剂。

使用注意：孕妇禁用。

冰片

性能：辛、苦，微寒。归心、脾、肺经。

功效：开窍醒神，清热止痛。

应用

1. 闭证神昏。
2. 目赤肿痛，喉痹口疮。
3. 疮疡肿痛，疮溃不敛，水火烫伤。

用法用量：入丸散，每次0.15～0.3g。外用适量，研粉点敷患处。不宜入煎剂。

使用注意：孕妇慎用。

苏合香

性能：辛，温。归心、脾经。

功效：开窍醒神，辟秽，止痛，温通散寒。

应用

1. 寒闭神昏。为治面青、身凉、苔白、脉迟之寒闭神昏之要药。
2. 胸腹冷痛，满闷。
3. 冻疮。

用法用量：入丸散，0.3～1g；外用适量。不入煎剂。

石菖蒲

性能：辛、苦，温。归心、胃经。

功效：开窍醒神，化湿和胃，宁神益志。

应用

1. 痰蒙清窍，神志昏迷。
2. 湿阻中焦，脘腹痞满，胀闷疼痛。
3. 噤口痢。
4. 健忘、失眠、耳鸣、耳聋。
5. 声音嘶哑、痈疽疮疡、风湿痹痛、跌打损伤等证。

用法用量：煎服，3～9g，鲜品加倍。

（宋捷民）

第二十二单元　补虚药

细目一　概述

要点一　补虚药的性能特点

根据“甘能补”的理论，大多具有甘味。

要点二　补虚药的功效

具有补虚作用，具体地讲，补虚药的补虚作用又有补气、补阳、补血与补阴的不同。此外，有的补虚药还分别兼有祛寒、润燥、生津、清热及收涩功效。

要点三　补虚药的适应范围

主要适应于人体正气虚弱、精微物质亏耗引起的精神萎靡，体倦乏力，面色淡白或萎黄，心悸气短，脉象虚弱等。具体地讲，补虚药分别主治气虚证、阳虚证、血虚证和阴虚证。

要点四　补虚药的使用注意事项

1. 补虚药要防止不当补而误补。邪实而正不虚者，误用补虚药有“误补益疾”之弊。

2. 应避免当补而补之不当。如不分气血，不别阴阳，不辨脏腑，不明寒热，盲目使用补虚药，不仅不能收到预期的疗效，而且还可能导致不良后果。

3. 补虚药用于扶正祛邪，不仅要分清主次，处理好祛邪与扶正的关系，而且应避免使用可能妨碍祛邪的补虚药，使祛邪而不伤正，补虚而不留邪。

4. 应注意补而兼行，使补而不滞。部分补虚药药性滋腻，不容易消化，过用或用于脾运不健者可能妨碍脾胃运化，应掌握好用药分寸，或适当配伍健脾消食药顾护脾胃，同时，补气还应辅以行气、除湿、化痰，补血还应辅以行血。

5. 补虚药如作汤剂，一般宜适当久煎，使药味尽出。虚弱证一般病程较长，补虚药宜采用蜜丸、煎膏（膏滋）、口服液等便于保存、服用并可增效的剂型。

要点五　各类补虚药的性能特点

补气药：性味以甘温或甘平为主。其中，少数兼能清火或燥湿者，可有苦味。能清火者，药性偏寒。大多数药主要归脾、肺经。少数药兼能补心气者，可归心经。

补阳药：味多甘辛咸，药性多温热，主入肾经。

补血药：甘温质润，主入心、肝血分。

补阴药：性味以甘寒为主，能清热者，可有苦味。其中能补肺、胃之阴者，主要归肺、胃经；能滋养肝、肾之阴者，主要归肝、肾经；少数药能养心阴，可归心经。

要点六　各类补虚药的功效

补气药：具有补气的功效，能补益脏气以纠正人体脏气虚衰的病理偏向。补气又包括补脾气、补肺气、补心气、补元气等。某些药物还兼有养阴、生津、养血等不同功效。

补阳药：补阳药补肾助阳，能补助一身之元阳。

补血药：具有补血作用。

补阴药：具有补阴作用，并多兼润燥和清热之效。

要点七　各类补虚药的适应范围

补气药：主要用于脾气虚，症见食欲不振，脘腹虚胀，大便溏薄，体倦神疲，面色萎黄，消瘦，或一身虚浮，甚或脏器下垂，血失统摄等；肺气虚，症见气少不足以息，动则益甚，咳嗽无力，声音低怯，甚或喘促，体倦神疲，易出虚汗等；心气虚，症见心悸怔忡，胸闷气短，活动后加剧等；元气虚极欲脱，可见气息短促，脉微欲绝。某些药物还可用治阴虚津亏证或血虚证，尤宜于气阴（津）两伤或气血俱虚之证。

补阳药：主要用于肾阳不足，畏寒肢冷，腰膝酸软，性欲淡漠，阳痿早泄，精寒不育或宫冷不孕，尿频遗尿；脾肾阳虚，脘腹冷痛，或阳虚水泛之水肿；肝肾不足，精血亏虚之眩晕耳鸣，须发早白，筋骨痿软，或小儿发育不良，囟门不合，齿迟行迟；肺肾两虚，肾不纳气之虚喘；以及肾阳亏虚，下元虚冷，崩漏带下等。

补血药：主要用于各种血虚证。证见面色苍白或萎黄，唇爪苍白，眩晕耳鸣，心悸怔忡，失眠健忘，或月经愆期，量少色淡，甚则闭经，舌淡脉细等。

补阴药：主治肺阴虚、胃（脾）阴虚、肝阴虚、肾阴虚、心阴虚证。

细目二　补气药

人参

性能：甘、微苦，微温。归肺、脾、心、肾经。

功效：大补元气，补脾益肺，生津，安神益智，扶正祛邪。

应用

1. 元气虚脱证。为拯危救脱要药。
2. 肺脾心肾气虚证。
3. 热病气虚津伤口渴及消渴证。
4. 气虚外感或里实热结而邪实正虚之证。

用法用量：煎服，3～9g；挽救虚脱可用15～30g。宜文火另煎分次对服。野山参研末吞服，每次2g，日服2次。

使用注意：不宜与藜芦同用。

西洋参

性能：甘、微苦，凉。归肺、心、肾、脾经。

功效：补气养阴，清热生津。

应用

1. 气阴两伤证。
2. 肺气虚及肺阴虚证。
3. 热病气虚津伤口渴及消渴。

用法用量：另煎对服，3～6g。

使用注意：本品不宜与藜芦同用。

党参

性能：甘，平。归脾、肺经。

功效：补脾肺气，补血，生津，扶正祛邪。

应用

1. 脾肺气虚证。
2. 气血两虚证。
3. 气津两伤证。
4. 气虚外感或里实热结而气血亏虚等邪实正虚之证。

用法用量：煎服，9～30g。

使用注意：本品不宜与藜芦同用。

太子参

性能：甘、微苦，平。归脾、肺经。

功效：补气健脾，生津润肺。

应用：脾肺气阴两虚证。

用法用量：煎服，9～30g。

黄芪

性能：甘，微温。归脾、肺经。

功效：健脾补中，升阳举陷，益卫固表，利尿消肿，托毒生肌。

应用

1. 脾气虚证。
2. 肺气虚证。
3. 气虚自汗证。
4. 气血亏虚，疮疡难溃难腐，或溃久难敛。
5. 痹证、中风后遗症。

用法用量：煎服，9～30g。蜜炙可增强其补中益气作用。

鉴别用药：人参与黄芪，共同功效：补脾肺之气，同可用治脾气虚、肺气虚之证。不同功效：人参又可大补元气，生津，安神益智，扶正祛邪。常用治元气虚脱证；心气虚衰，心悸怔忡，胸闷气短，脉虚；肾不纳气的短气虚喘，肾虚阳痿；热病气虚津伤口渴；消渴证；失眠、健忘；气虚外感或里实热结而邪实正虚等证。而黄芪又可补气升阳，益卫固表，托疮生肌，利水退肿。常用治脾虚气陷；表虚自汗，浮肿尿少；气血亏虚，疮疡难溃难腐，或溃久难敛；痹证、中风后遗症等。

白术

性能：甘、苦，温。归脾、胃经。

功效：健脾益气，燥湿利尿，止汗，安胎。

应用

1. 脾气虚证。为“补气健脾第一要药”。
2. 气虚自汗。
3. 脾虚胎动不安。

用法用量：煎服，6～12g。炒用可增强补气健脾止泻作用。

使用注意：本品性偏温燥，热病伤津及阴虚燥渴者不宜用。

山药

性能：甘，平。归脾、肺、肾经。

功效：益气养阴，补脾肺肾，固精止带。

应用

1. 脾虚证。
2. 肺虚证。
3. 肾虚证。
4. 消渴气阴两虚证。

用法用量：煎服，15～30g。麸炒可增强补脾止泻作用。

白扁豆

性能：甘，微温。归脾、胃经。

功效：补脾和中，化湿。

应用

1. 脾气虚证。

2. 暑湿吐泻。

用法用量：煎服，10～15g。用于健脾止泻及作散剂服用时宜炒用。

甘草

性能：甘，平。归心、肺、脾、胃经。

功效：补脾益气，祛痰止咳，缓急止痛，清热解毒，调和诸药。

应用

1. 心气不足，脉结代，心动悸。

2. 脾气虚证。

3. 咳喘。

4. 脘腹、四肢挛急疼痛。

5. 热毒疮疡，咽喉肿痛，药物、食物中毒。

6. 调和药性。

用法用量：煎服，1.5～9g。生用性微寒，可清热解毒；蜜炙药性微温，并可增强补益心脾之气和润肺止咳作用。

使用注意：不宜与京大戟、芫花、甘遂同用。本品有助湿壅气之弊，湿盛胀满、水肿者不宜用。大剂量久服可导致水钠潴留，引起浮肿。

大枣

性能：甘，温。归脾、胃、心经。

功效：补中益气，养血安神。

应用

1. 脾虚证。

2. 脏躁及失眠证。

3. 与部分药性峻烈或有毒的药物同用，有保护胃气、缓和其毒烈药性之效。

用法用量：劈破煎服，6～15g。

饴糖

性能：甘，温。归脾、胃、肺经。

功效：补益中气，缓急止痛，润肺止咳。

应用

1. 中虚脘腹疼痛。

2. 肺燥咳嗽。

用法用量：入汤剂须烊化冲服，每次15～20g。

使用注意：本品有助湿壅中之弊，湿阻中满者不宜服。

蜂蜜

性能：甘，平。归肺、脾、大肠经。

功效：补中，润燥，止痛，解毒。

应用

1. 脾气虚弱及中虚脘腹挛急疼痛。

2. 肺虚久咳及燥咳证。

3. 便秘证。

4. 解乌头类药毒。

此外，外用，对疮疡肿毒有解毒消疮之效，对溃疡、烧烫伤有解毒防腐、生肌敛疮之效。

用法用量：煎服或冲服，15～30g，大剂量30～60g；外用适量。

使用注意：本品助湿壅中，又能润肠，故湿阻中满及便溏泄泻者慎用。

细目三　补阳药

鹿茸

性能：甘、咸，温。归肾、肝经。

功效：补肾阳，益精血，强筋骨，调冲任，托疮毒。

应用

1. 肾阳虚衰，精血不足证。

2. 肾虚骨弱，腰膝无力或小儿五迟。

3. 妇女冲任虚寒，崩漏带下。

4. 疮疡久溃不敛，阴疽疮肿内陷不起。

用法用量：1～2g，研末吞服，或入丸散。

使用注意：服用本品宜从小剂量开始，缓缓增加，不可骤用大量，以免阳升风动，头晕目赤，或伤阴动血。凡发热者均当忌服。

紫河车

性能：甘、咸，温。归肺、肝、肾经。

功效：补肾益精，养血益气。

应用

1. 阳痿遗精，腰酸，头晕耳鸣。

2. 气血不足诸证。

3. 肺肾虚喘。

用法用量：1.5～3g，研末装胶囊服，也可入丸散。如用鲜胎盘，每次半个至一个，水煮服食。

使用注意：阴虚火旺者不宜单独应用。

淫羊藿

性能：辛、甘，温。归肾、肝经。

功效：补肾壮阳，祛风除湿。

应用

1. 肾阳虚衰，阳痿尿频，腰膝无力。

2. 风寒湿痹，肢体麻木。
用法用量：煎服，3～15g。
使用注意：阴虚火旺者不宜服。

巴戟天

性能：辛、甘，微温。归肾、肝经。
功效：补肾助阳，祛风除湿。
应用
1. 肾阳虚阳痿、宫冷不孕、小便频数。
2. 风湿腰膝疼痛及肾虚腰膝酸软无力。
用法用量：煎服，5～15g。
使用注意：阴虚火旺及有热者不宜服。

仙茅

性能：辛，热。有毒。归肾、肝经。
功效：温肾壮阳，祛寒除湿，培补肝肾。
应用
1. 肾阳不足，命门火衰之阳痿精冷、小便频数。
2. 腰膝冷痛，筋骨痿软。
3. 肝肾亏虚，须发早白，目昏目暗。
用法用量：煎服，5～15g；或酒浸服，亦入丸散。
使用注意：阴虚火旺者忌服。燥烈有毒，不宜久服。

杜仲

性能：甘，温。归肝、肾经。
功效：补肝肾，强筋骨，安胎。
应用
1. 肾虚腰痛及各种腰痛。
2. 胎动不安或习惯性堕胎。
用法用量：煎服，10～15g。
使用注意：炒用破坏其胶质有利于有效成分煎出，故比生用效果好。本品为温补之品，阴虚火旺者慎用。

续断

性能：苦、辛，微温。归肝、肾经。
功效：补益肝肾，强筋健骨，止血安胎，疗伤续折，活血祛瘀止痛。
应用
1. 阳痿不举，遗精遗尿。
2. 腰膝酸痛，寒湿痹痛。
3. 崩漏下血，胎动不安。
4. 跌打损伤，筋伤骨折。
5. 痈肿疮疡，血瘀肿痛，乳痈肿痛。

用法用量：煎服，9～15g，崩漏下血宜炒用。

使用注意：风湿热痹者忌服。

肉苁蓉

性能：甘、咸，温。归肾、大肠经。

功效：补肾助阳，润肠通便。

应用

1. 肾阳亏虚，精血不足之阳痿早泄、宫冷不孕、腰膝酸痛、痿软无力。

2. 肠燥津枯便秘。

用法用量：煎服，10～15g。

使用注意：本品能助阳、滑肠，故阴虚火旺及大便泄泻者不宜服。肠胃实热、大便秘结者亦不宜服。

锁阳

性能：甘，温。归肝、肾、大肠经。

功效：补肾助阳，润肠通便。

应用

1. 肾阳亏虚，精血不足之阳痿、不孕、下肢痿软、筋骨无力。

2. 血虚津亏肠燥便秘。

用法用量：煎服，10～15g。

使用注意：阴虚阳亢、脾虚泄泻、实热便秘均忌服。

补骨脂

性能：苦、辛，温。归肾、脾经。

功效：补肾壮阳，固精缩尿，温脾止泻，纳气平喘。

应用

1. 肾虚阳痿、腰膝冷痛。

2. 肾虚遗精、遗尿、尿频。

3. 脾肾阳虚五更泄泻。

4. 肾不纳气，虚寒喘咳。

用法用量：煎服，5～15g。

使用注意：阴虚火旺及大便秘结者忌服。

益智仁

性能：辛，温。归肾、脾经。

功效：暖肾固精缩尿，温脾开胃摄唾。

应用

1. 下元虚寒遗精、遗尿、小便频数。

2. 脾胃虚寒，腹痛吐泻及口涎自流。

用法用量：煎服，3～10g。

菟丝子

性能：辛、甘，平。归肾、肝、脾经。

功效：补肾益精，养肝明目，止泻安胎。
应用
1. 肾虚腰痛、阳痿遗精、尿频及宫冷不孕。
2. 肝肾不足，目暗不明。
3. 脾肾阳虚，便溏泄泻。
4. 肾虚胎动不安。
5. 肾虚消渴。
用法用量：煎服，10～20g。
使用注意：本品为平补之药，但偏补阳，阴虚火旺，大便燥结，小便短赤者不宜服。

沙苑子

性能：甘，温。归肝、肾经。
功效：补肾固精，养肝明目。
应用
1. 肾虚腰痛、阳痿遗精、遗尿尿频、白带过多。
2. 目暗不明、头昏目花。
用法用量：煎服，10～20g。
使用注意：本品为温补固涩之品，阴虚火旺及小便不利者忌服。

蛤蚧

性能：咸，平。归肺、肾经。
功效：补肺益肾，纳气平喘，助阳益精。
应用
1. 肺虚咳嗽，肾虚作喘，虚劳喘咳。
2. 肾虚阳痿。
用法用量：煎服，5～10g；研末，每次1～2g，每日3次；浸酒服，用1～2对。
使用注意：风寒或实热咳喘忌服。

冬虫夏草

性能：甘，温。归肾、肺经。
功效：补肾益肺，止血化痰。
应用
1. 阳痿遗精、腰膝酸痛。
2. 久咳虚喘、劳嗽痰血。
3. 病后体虚不复或自汗畏寒。
用法用量：煎服，5～15g。也可入丸散。
使用注意：有表邪者不宜用。

韭菜子

性能：辛、甘，温。归肾、肝经。
功效：温补肝肾，壮阳固精。

应用

1. 阳痿遗精，白带白淫。

2. 肝肾不足，腰膝痿软。

用法用量：水煎，3～9g。或入丸、散服。

使用注意：阴虚火旺者忌服。

细目四　补血药

当归

性能：甘、辛，温。归肝、心、脾经。

功效：补血调经，活血止痛，润肠通便。

应用

1. 血虚诸证。为补血之圣药。

2. 血虚血瘀，月经不调，经闭，痛经。

3. 虚寒性腹痛，跌打损伤，痈疽疮疡，风寒痹痛。

4. 血虚肠燥便秘。

用法用量：煎服，5～15g。

使用注意：湿盛中满、大便泄泻者忌服。

熟地黄

性能：甘，微温。归肝、肾经。

功效：补血养阴，填精益髓，炒炭止血。

应用

1. 血虚诸证。

2. 肝肾阴虚诸证。

3. 崩漏等血虚出血证。

用法用量：煎服，10～30g。

使用注意：本品性质黏腻，较生地黄更甚，有碍消化，凡气滞痰多、脘腹胀痛、食少便溏者忌服。重用久服宜与陈皮、砂仁等同用，防止黏腻碍胃。

白芍

性能：苦、酸，微寒。归肝、脾经。

功效：养血敛阴，柔肝止痛，平抑肝阳，止汗。

应用

1. 肝血亏虚，月经不调。

2. 肝脾不和，胸胁脘腹疼痛，四肢挛急疼痛。

3. 肝阳上亢之头痛眩晕。

4. 外感风寒、营卫不和之汗出恶风，阴虚盗汗。

用法用量：煎服，5～15g，大剂量15～30g。

使用注意：阳衰虚寒之证不宜用。反藜芦。

阿胶

性能：甘，平。归肺、肝、肾经。

功效：补血，滋阴，润肺，止血。

应用

1. 血虚诸证。为补血要药。

2. 出血证。

3. 肺阴虚燥咳。

4. 热病伤阴，心烦失眠，阴虚风动，手足瘛疭。

用法用量：5～15g，入汤剂宜烊化。

使用注意：本品黏腻，有碍消化，脾胃虚弱者慎用。

何首乌

性能：苦、甘、涩，微温。归肝、肾经。

功效：制用：补益精血。生用：解毒，截疟，润肠通便。

应用

1. 精血亏虚、头晕眼花、须发早白、腰膝酸软。

2. 久疟、痈疽、瘰疬、肠燥便秘等。

用法用量：煎服，10～30g。

使用注意：大便溏泄及湿痰较重者不宜用。

龙眼肉

性能：甘，温。归心、脾经。

功效：补益心脾，养血安神。

应用：思虑过度，劳伤心脾，惊悸怔忡，失眠健忘。

用法用量：煎服，10～25g，大剂量30～60g。

使用注意：湿盛中满或有停饮、痰、火者忌服。

细目五　补阴药

北沙参

性能：甘、微苦，微寒。归肺、胃经。

功效：养阴清肺，益胃生津。

应用

1. 肺阴虚证。

2. 胃阴虚证。

用法用量：煎服，4.5～9g。

使用注意：反藜芦。

南沙参

性能：甘，微寒。归肺、胃经。

功效：养阴清肺，清胃生津，补气，化痰。

应用

1. 肺阴虚证。
2. 胃阴虚证。

用法用量：煎服，9～15g。

使用注意：反藜芦。

百合

性能：甘，微寒。归肺、心、胃经。

功效：养阴润肺，清心安神，养胃阴，清胃热。

应用

1. 肺阴虚证。
2. 阴虚有热之失眠心悸及百合病心肺阴虚内热证。
3. 胃阴虚有热之胃脘疼痛。

用法用量：煎服，6～12g。蜜炙可增加润肺作用。

麦冬

性能：甘、微苦，微寒。归胃、肺、心经。

功效：养阴润肺，益胃生津，清心除烦。

应用

1. 胃阴虚证。
2. 肺阴虚证。
3. 心阴虚证。

用法用量：煎服，6～12g。

天冬

性能：甘、苦，寒。归肺、肾、胃经。

功效：养阴润燥，清肺生津。

应用

1. 肺阴虚证。
2. 肾阴虚证。
3. 热病伤津之食欲不振、口渴及肠燥便秘。

用法用量：煎服，6～12g。

使用注意：本品甘寒滋腻之性较强，脾虚泄泻、痰湿内盛者忌用。

鉴别用药：麦冬与天冬共同功效：既能滋肺阴，润肺燥，清肺热，又可养胃阴，清胃热，生津止渴，润肠通便，常用治肺阴虚、胃阴虚及热病伤津之肠燥便秘。然麦冬微寒，清火与滋润之力虽稍弱，但滋腻性亦较小，而天冬苦寒之性较甚，清火与润燥之力强于麦冬。不同功效：麦冬又可清心除烦，宁心安神，常用治心阴不足及心热亢旺之心烦、失眠多梦、健忘、心悸怔忡等证。天冬又可滋肾阴，降虚火，常用治肾阴亏虚之眩晕、耳鸣、腰膝酸痛，及阴虚火旺之骨蒸潮热、内热消渴等证。

石斛

性能：甘，微寒。归胃、肾经。
功效：益胃生津，滋阴清热。
应用
1. 胃阴虚及热病伤津证。
2. 肾阴虚证。
用法用量：煎服，6～12g，鲜用15～30g。

玉竹

性能：甘，微寒。归肺、胃经。
功效：养阴润燥，生津止渴。
应用
1. 肺阴虚证。
2. 阴虚之体感受风温及冬温咳嗽、咽干痰结等。
3. 胃阴虚证。
4. 热伤心阴之烦热多汗、惊悸等证。
用法用量：煎服，6～12g。

黄精

性能：甘，平。归脾、肺、肾经。
功效：补气养阴，健脾，润肺，益肾。
应用
1. 阴虚肺燥，干咳少痰，肺肾阴虚，劳咳久咳。
2. 脾胃虚弱。
3. 肾精亏虚，内热消渴。
用法用量：煎服，9～15g。

枸杞子

性能：甘，平。归肝、肾经。
功效：滋补肝肾，益精明目。
应用：肝肾阴虚及早衰证。
用法用量：煎服，6～12g。

墨旱莲

性能：甘、酸，寒。归肝、肾经。
功效：滋补肝肾，凉血止血。
应用
1. 肝肾阴虚证。
2. 阴虚血热的失血证。
用法用量：煎服，6～12g。

女贞子

性能：甘、苦，凉。归肝、肾经。

功效：滋补肝肾，乌须明目。

应用：肝肾阴虚证。

用法用量：煎服，6～12g。

黑芝麻

性能：甘，平。归肝、肾、大肠经。

功效：补益肝肾，润肠通便。

应用

1. 精血亏虚，头晕眼花，须发早白。
2. 肠燥便秘。

用法用量：煎服，9～15g。

龟甲

性能：甘，寒。归肾、肝、心经。

功效：滋阴潜阳，益肾健骨，养血补心，止血。

应用

1. 阴虚阳亢，阴虚内热，阴虚风动。
2. 肾虚骨痿，囟门不合。
3. 阴血亏虚，惊悸，失眠，健忘。
4. 阴虚血热，冲任不固之崩漏、月经过多。

用法用量：煎服，9～24g。宜先煎。

鳖甲

性能：甘、咸，寒。归肝、肾经。

功效：滋阴潜阳，退热除蒸，软坚散结。

应用

1. 肝肾阴虚证。
2. 癥瘕积聚。

用法用量：煎服，9～24g。宜先煎。

鉴别用药：龟甲与鳖甲的共同功效：滋阴潜阳，退虚热，同可用治肾阴不足，虚火亢旺之骨蒸潮热、盗汗、遗精，及肝阴不足，肝阳上亢之头痛、眩晕等症。但龟甲长于滋肾，鳖甲长于退虚热。不同功效：龟甲又可健骨、补血、养心，常用治肝肾不足，筋骨痿弱，腰膝酸软，妇女崩漏，月经过多，及心血不足，失眠，健忘等证。鳖甲又可软坚散结，常用治腹内癥瘕积聚，疟疾日久不愈，胁下痞硬成块。

（宋捷民）

第二十三单元　收涩药

细目一　概述

要点一　收涩药的性能特点

收涩药味多酸涩，性温或平，主入肺、脾、肾、大肠经。有敛耗散、固滑脱之功，即陈藏器所谓“涩可固脱”、李时珍所谓“脱则故而不收，故用酸涩药，以敛其耗散”之意。

要点二　收涩药的功效

分别具有固表止汗、敛肺止咳、涩肠止泻、固精缩尿、收敛止血、止带等作用。

要点三　收涩药的适应范围

主要适应于久病体虚、正气不固、脏腑功能衰退所致的自汗、盗汗、久咳虚喘、久泻、久痢、遗精、滑精、遗尿、尿频、崩带不止等滑脱不禁的病证。

要点四　收涩药的使用注意事项

1. 本类药物性涩敛邪，故凡表邪未解，湿热内蕴所致之泻痢、带下，血热出血以及余热未清者，均不宜用，误用有“闭门留寇”之弊。

2. 某些收涩药除具收涩作用之外，还兼有清湿热、解毒等功效，则又当分别对待。

要点五　各类收涩药的性能特点

固表止汗药：本类药物性味多为甘平，性收敛，多入肺、心二经。

敛肺涩肠药：本类药物酸涩收敛，主入肺经或大肠经。

固精缩尿止带药：本类药物酸涩收敛，主入肾、膀胱经。某些药物性甘温。

要点六　各类收涩药的功效

固表止汗药：有固表汗止汗之功。

敛肺涩肠药：有敛肺止咳喘、涩肠止泻痢作用。

固精缩尿止带药：有固精、缩尿、止带作用。某些药物还兼有补肾之功。

要点七　各类收涩药的适应范围

固表止汗药：主要用于气虚肌表不固，腠理疏松，津液外泄而自汗；阴虚不能制阳，阳热迫津外泄而盗汗。

敛肺涩肠药：主要用于肺虚喘咳，久治不愈，或肺肾两虚，摄纳无权的虚喘证；大肠虚寒不能固摄或脾肾虚寒所致的久泻、久痢。

固精缩尿止带药：主要用于肾虚不固所致的遗精、滑精、遗尿、尿频以及带下清稀等证。

细目二　固表止汗药

麻黄根

性能：甘、微涩，平。归肺经。

功效：固表止汗。

应用：自汗，盗汗。为敛肺固表止汗之要药。

用法用量：煎服，3～9g。外用适量。

使用注意：有表邪者忌用。

浮小麦

性能：甘，凉。归心经。

功效：固表止汗，益气，除热。

应用

1. 自汗，盗汗。
2. 骨蒸劳热。

用法用量：煎服，15～30g；研末服，3～5g。

使用注意：表邪汗出者忌用。

糯稻根须

性能：甘，平。归心，肝经。

功效：固表止汗，益胃生津，退虚热。

应用

1. 自汗，盗汗。
2. 虚热不退，骨蒸潮热。

用法用量：煎服，15～30g。

细目三　敛肺涩肠药

五味子

性能：酸、甘，温。归肺、心、肾经。

功效：收敛固涩，益气生津，补肾宁心。

应用

1. 久咳喘咳。为治疗久咳虚喘之要药。
2. 自汗，盗汗。
3. 遗精、滑精。
4. 久泻不止。

5. 津伤口渴，消渴。
6. 心悸，失眠，多梦。

用法用量：煎服，3 ~6g；研末服，1 ~3g。

使用注意：凡表邪未解，内有实热，咳嗽初起，麻疹初期，均不宜用。

乌梅

性能：酸、涩，平。归肝、脾、肺、大肠经。

功效：敛肺止咳，涩肠止泻，安蛔止痛，生津止渴，消疮毒，炒炭固冲止漏。

应用

1. 肺虚久咳。
2. 久泻，久痢。
3. 蛔厥腹痛，呕吐。为安蛔之良药。
4. 虚热消渴。
5. 胬肉外突，头疮。
6. 崩漏不止，便血。

用法用量：煎服，3 ~10g，大剂量可用至30g。外用适量，捣烂或炒炭研末外敷。止泻止血宜炒炭用。

使用注意：外有表邪或内有实热积滞者均不宜服。

鉴别用药：五味子与乌梅二药的共同功效：敛肺，涩肠，生津，同可用治肺虚久咳，久泻，虚热消渴。不同功效：五味子又可止汗，益气，补肾涩精，宁心安神。常用治自汗，盗汗，热伤气阴，汗多口渴，肺肾两虚喘咳，遗精，滑精，及心悸，失眠，多梦等证。而乌梅又可安蛔止痛，炒炭止血。常用于蛔厥腹痛，呕吐，及崩漏不止，便血等证。

五倍子

性能：酸、涩，寒。归肺、大肠、肾经。

功效：敛肺降火，止咳止汗，涩肠止泻，固精止遗，收敛止血，收湿敛疮。

应用

1. 咳嗽，咯血。
2. 自汗，盗汗。
3. 久泻，久痢。
4. 遗精、滑精。
5. 崩漏，便血痔血。
6. 湿疮，肿毒。

用法用量：煎服，3 ~9g；入丸散服，每次1 ~1. 5g。外用适量。

使用注意：湿热泻痢者忌用。

罂粟壳

性能：酸、涩，平。有毒。归肺、大肠、肾经。

功效：涩肠止泻，敛肺止咳，止痛。

应用

1. 久泻，久痢。

2. 肺虚久咳。
3. 胃痛，腹痛，筋骨疼痛。
用法用量：煎服，3～6g。止咳蜜炙用，止血止痛醋炒用。
使用注意：本品过量或持续服用易成瘾。咳嗽或泻痢初起邪实者忌用。

诃子

性能：苦、酸、涩，平。归肺、大肠经。
功效：涩肠止泻，敛肺止咳，利咽开音。
应用
1. 久泻，久痢。
2. 久咳，失音。为治失音之要药。
用法用量：煎服，3～10g。涩肠止泻宜煨用。
使用注意：凡外有表邪、内有湿热积滞者忌用。

肉豆蔻

性能：辛，温。归脾、胃、大肠经。
功效：涩肠止泻，温中行气。
应用
1. 虚泻，冷痢。为治疗虚寒性泻痢之要药。
2. 胃寒胀痛，食少呕吐。
用法用量：煎服，3～9g；入丸散服，每次0.5～1g。内服须煨熟去油用。
使用注意：湿热泻痢者忌用。

赤石脂

性能：甘、涩，温。归大肠、胃经。
功效：涩肠止泻，收敛止血，敛疮生肌。
应用
1. 久泻，久痢。
2. 崩漏，便血。
3. 疮疡久溃。外用。
用法用量：煎服，10～20g。外用适量。
使用注意：湿热积滞泻痢者忌服。孕妇慎用。畏官桂。

细目四　固精缩尿止带药

山茱萸

性能：酸、涩，微温。归肝、肾经。
功效：补益肝肾，收敛固涩。
应用
1. 腰膝酸软，头晕耳鸣，阳痿。
2. 遗精滑精，遗尿尿频。

3. 崩漏，月经过多。
4. 大汗不止，体虚欲脱。为防止元气虚脱之要药。
5. 消渴证。

用法用量：煎服，5～10g，急救固脱20～30g。

使用注意：素有湿热而致小便淋涩者，不宜应用。

覆盆子

性能：甘、酸，微温。入肝、肾经。

功效：固精缩尿，益肝肾明目。

应用

1. 遗精滑精，遗尿尿频。
2. 肝肾不足，目暗不明。

用法用量：煎服，5～10g。

桑螵蛸

性能：甘、咸，平。归肝、肾经。

功效：固精缩尿，补肾助阳。

应用

1. 肾虚不固之遗精滑精、遗尿尿频、白浊。
2. 肾虚阳痿。

用法用量：煎服，6～10g。

使用注意：本品助阳固涩，故阴虚多火、膀胱有热而小便频数者忌用。

金樱子

性能：酸、涩，平。归肾、膀胱、大肠经。

功效：固精缩尿止带，涩肠止泻。

应用

1. 遗精滑精，遗尿尿频，带下。
2. 脾虚久泻、久痢。
3. 崩漏，脱肛，子宫脱垂等证。

用法用量：煎服，6～12g。

海螵蛸

性能：咸、涩，微温。归肝、肾经。

功效：固精止带，收敛止血，制酸止痛，收湿敛疮。

应用

1. 遗精，带下。
2. 崩漏，吐血，便血，外伤出血。
3. 胃痛吐酸。
4. 湿疮，湿疹，溃疡不敛。

用法用量：煎服，6～12g。散剂酌减。外用适量。

莲子

性能：甘、涩，平。归脾、肾、心经。

功效：益肾固精，补脾止泻止带，养心安神。

应用

1. 遗精滑精。
2. 带下。
3. 脾虚泄泻。
4. 心悸，失眠。

用法用量：煎服，10～15g，去心打碎用。

芡实

性能：甘、涩，平。归脾、肾经。

功效：益肾固精，健脾止泻，除湿止带。

应用

1. 遗精滑精。
2. 脾虚久泻。
3. 带下。

用法用量：煎服，10～15g。

椿皮

性能：苦、涩，寒。归大肠、肝经。

功效：清热燥湿，收敛止带、止泻、止血。

应用

1. 赤白带下。
2. 久泻久痢，湿热泻痢。
3. 崩漏经多，便血痔血。

此外，尚有杀虫功效，内服治蛔虫腹痛，外洗治疥癣瘙痒。

用法用量：煎服，6～9g；外用适量。

使用注意：脾胃虚寒者慎用。

（宋捷民）

第二十四单元 涌吐药

细目一 概述

要点一 涌吐药的性能特点

涌吐药味多酸、苦、辛，归胃经。

要点二　涌吐药的功效

具有涌吐毒物、宿食、痰涎的作用。

要点三　涌吐药的适应范围

主要用于误食毒物，停留胃中，未被吸收；或宿食停滞不化，尚未入肠，胃脘胀痛；或痰涎壅盛，阻于胸膈或咽喉，呼吸急促；或痰浊上涌，蒙蔽清窍，癫痫发狂等证。

要点四　涌吐药的使用注意事项

1. 涌吐药作用强烈，且多具毒性，易伤胃损正，故仅适用于形证俱实者。

2. 宜采用“小量渐增”的使用方法，切忌骤用大量；同时要注意“中病即止”，只可暂投，不可连服或久服，谨防中毒或涌吐太过，导致不良反应。

3. 若用药后不吐或未达到必要的呕吐程度，可饮热开水以助药力，或用翎毛探喉以助涌吐。

4. 若药后呕吐不止，应立即停药，并积极采取措施，及时抢救。吐后应适当休息，不宜马上进食，待胃肠功能恢复后，再进流质或易消化的食物，以养胃气，忌食油腻辛辣及不易消化之物。

5. 凡年老体弱、小儿、妇女胎前产后，以及素体失血、头晕、心悸、劳嗽喘咳等，均当忌用。

细目二　具体药物

常山

性能：苦、辛，寒。有毒。归肺、心、肝经。

功效：涌吐痰涎，截疟。

应用

1. 胸中痰饮证。

2. 疟疾。为治疟之要药。

用法用量：煎服，4.5～9g；入丸、散酌减。截疟宜酒制用。治疟宜在病发作前半天或2小时服用，并配伍陈皮、半夏等减轻其致吐的副作用。

使用注意：本品有毒，且能催吐，故用量不宜过大，体虚者及孕妇不宜用。

瓜蒂

性能：苦，寒。有毒。归胃经。

功效：涌吐痰食，祛湿退黄。

应用

1. 风痰、宿食停滞及食物中毒诸证。

2. 湿热黄疸。

用法用量：煎服，2.5～5g；入丸散服，每次0.3～1g；外用适量；研末吹鼻，待鼻中流出黄水即可停药。

使用注意：体虚、吐血、咯血、胃弱、孕妇及上部无实邪者忌用。

胆矾

性能：酸、涩、辛，寒。有毒。归肝、胆经。

功效：涌吐痰涎，解毒收湿，祛腐蚀疮。

应用

1. 喉痹、癫痫、误食毒物。
2. 风眼赤烂、口疮、牙疳。
3. 胬肉、疮疡。

用法用量：温水化服，0.3～0.6g；外用适量。

使用注意：体虚者忌用。

（宋捷民）

第二十五单元　攻毒杀虫止痒药

细目一　概述

要点一　攻毒杀虫止痒药的性能特点

以外用为主，兼可内服。

要点二　攻毒杀虫止痒药的功效

本类药物以攻毒疗疮、杀虫止痒为主要作用。

要点三　攻毒杀虫止痒药的适应范围

攻毒杀虫止痒药主要适用于某些外科、皮肤科及五官科病证，如疮痈疔毒、疥癣、湿疹、聤耳、梅毒及虫蛇咬伤、癌肿等。

要点四　攻毒杀虫止痒药的使用注意事项

1. 本类药物的外用方法因病因药而异，如研末外撒，或煎汤洗渍及热敷、浴泡、含漱，或用油脂及水调敷，或制成软膏涂抹，或做成药捻、栓剂用等。

2. 本类药物内服使用时，宜作丸散剂应用，使其缓慢溶解吸收，且便于掌握剂量。

3. 本类药物多具不同程度的毒性，所谓“攻毒”即有以毒制毒之意，无论外用或内服，均应严格掌握剂量及用法，不可过量或持续使用，以防发生毒副反应。

4. 制剂时应严格遵守炮制和制剂法度，以减低毒性而确保用药安全。

细目二　具体药物

雄黄

性能：辛，温。有毒。归肝、胃、大肠经。

功效：解毒，杀虫，祛痰截疟。

应用

1. 痈肿疔疮，湿疹疥癣，蛇虫咬伤。

2. 癫痫，小儿喘满咳嗽，疟疾。

用法用量：外用适量，研末敷，香油调搽或烟熏。内服 0.05～0.1g，入丸散用。

使用注意：内服宜慎，不可久服。外用不宜大面积涂搽及长期持续使用。孕妇禁用。切忌火煅。

硫黄

性能：酸，温。有毒。归肾、大肠经。

功效：外用解毒杀虫疗疮，内服补火助阳通便。

应用

1. 外用治疥癣，湿疹，阴疽疮疡。为治疗疥疮的要药。

2. 内服治阳痿、虚喘冷哮、虚寒便秘。

用法用量：外用适量，研末敷或加油调敷患处。内服 1.5～3g，炮制后入丸散服。

使用注意：阴虚火旺及孕妇忌服。

白矾

性能：酸、涩，寒。归肺、脾、肝、大肠经。

功效：外用解毒杀虫，燥湿止痒；内服止血，止泻，化痰。

应用

1. 外用治湿疹瘙痒，疮疡疥癣。

2. 内服治便血，吐衄，崩漏，久泻久痢，痰厥，癫狂痫证，湿热黄疸。

用法用量：外用适量，研末撒布、调敷或化水洗患处。内服 0.6～1.5g，入丸散服。

使用注意：体虚胃弱及无湿热痰火者忌服。

蛇床子

性能：辛、苦，温。有小毒。归肾经。

功效：杀虫止痒，燥湿祛风，温肾壮阳。

应用

1. 阴部湿痒，湿疹，疥癣。

2. 寒湿带下，湿痹腰痛。

3. 肾虚阳痿，宫冷不孕。

用法用量：外用适量，多煎汤熏洗或研末调敷。内服 3～9g。

使用注意：阴虚火旺或下焦有湿热者不宜内服。

蟾酥

性能：辛，温。有毒。归心经。

功效：解毒，止痛，开窍醒神。

应用

1. 痈疽疔疮，瘰疬，咽喉肿痛，牙痛。
2. 痧胀腹痛，神昏吐泻。

用法用量：内服，0.015~0.03g，研细，多入丸散用。外用适量。

使用注意：本品有毒，内服慎勿过量。外用不可入目。孕妇忌用。

大蒜

性能：辛，温。归脾、胃、肺经。

功效：解毒杀虫，消肿，止痢，健脾温胃。

应用

1. 痈肿疔毒，疥癣。
2. 痢疾，泄泻，肺痨，顿咳。
3. 钩虫病，蛲虫病。
4. 脘腹冷痛，食欲减退或饮食不消。

用法用量：外用适量，捣敷、切片擦或隔蒜灸。内服，5~10g，或生食，或制成糖浆服。

使用注意：外敷可引起皮肤发红、灼热甚至起泡，故不可敷之过久。阴虚火旺及有目、舌、喉、口齿诸疾者不宜服用。孕妇忌灌肠用。

（宋捷民）

第二十六单元　拔毒化腐生肌药

细目一　概述

要点一　拔毒化腐生肌药的性能特点

本类药物多为矿石重金属类，或经加工炼制而成，多具剧烈毒性或强大刺激性。

要点二　拔毒化腐生肌药的功效

以外用拔毒化腐、生肌敛疮为主要作用。

要点三　拔毒化腐生肌药的适应范围

主要适应于痈疽疮疡溃后脓出不畅，或溃后腐肉不去，新肉难生，伤口难以生肌愈合之证；癌肿；梅毒；有些还常用于皮肤湿疹瘙痒，五官科的口疮、喉证、目赤翳障等。

要点四　拔毒化腐生肌药的使用注意事项

1. 本类药物的外用方法，可根据病情和用途而定，如研末外撒，加油调敷，或制成药捻，或外用膏药敷贴，或点眼、吹喉、嗅鼻、滴耳等。

2. 拔毒化腐生肌药多具剧烈毒性或强大刺激性，使用时应严格控制剂量和用法，外用也不可过量或过久应用，有些药还不宜在头面及黏膜上使用，以防发生毒副反应而确保用药安全。其中含砷、汞、铅类的药物毒副作用甚强，更应严加注意。

细目二　具体药物

升药

性能：辛，热。有大毒。归肺、脾经。

功效：拔毒，去腐。

应用：痈疽溃后，脓出不畅，或腐肉不去，新肉难生。此外，升药也可治湿疮、黄水疮、顽癣及梅毒等。

用法用量：外用适量。本品只供外用，不能内服。且不用纯品，而多配煅石膏外用。用时，研极细粉末，干掺或调敷，或以药捻沾药粉使用。

使用注意：本品有大毒，外用亦不可过量或持续使用。外疡腐肉已去或脓水已尽者，不宜用。

轻粉

性能：辛，寒。有毒。归大肠、小肠经。

功效：外用攻毒杀虫，敛疮；内服逐水通便。

应用

1. 外用治疮疡溃烂，疥癣瘙痒，湿疹，酒皶鼻，梅毒下疳。

2. 内服治水肿胀满，二便不利。

用法用量：外用适量，研末调涂或干掺，或制膏外贴。内服，每次 0.1～0.2g，入丸散服。

使用注意：本品有毒，内服宜慎，且服后应漱口。体虚及孕妇忌服。

砒石

性能：辛，大热。有大毒。归肺、肝经。

功效：外用攻毒杀虫，蚀疮去腐；内服劫痰平喘，截疟。

应用

1. 腐肉不脱之恶疮，瘰疬，顽癣，牙疳，痔疮。

2. 寒痰哮喘。

用法用量：外用适量，研末撒敷，宜作复方散剂或入膏药、药捻用。内服，一次 0.002～0.004g，入丸散服。

使用注意：本品剧毒，内服宜慎；外用亦应注意，以防局部吸收中毒。孕妇忌服。不可作酒剂服。忌火煅。

铅丹

性能：辛，微寒。有毒。归心、肝经。

功效：拔毒生肌，杀虫止痒。

应用

1. 外用治疮疡溃烂，湿疹瘙痒，疥癣，狐臭，酒皶鼻。

2. 内服治惊痫癫狂，疟疾。

用法用量：外用适量，研末撒布或熬膏贴敷。内服每次0.3～0.6g，入丸散服。

使用注意：用之不当可引起铅中毒，宜慎用；不可持续使用，以防蓄积中毒。

炉甘石

性能：甘，平。归肝、胃经。

功效：解毒明目退翳，收湿止痒敛疮。

应用

1. 目赤翳障。

2. 溃疡不敛，湿疮，湿疹，眼睑溃烂。

用法用量：外用适量，研末撒布或调敷。水飞点眼、吹喉。一般不内服。

使用注意：宜炮制后用。

硼砂

性能：甘，咸，凉。归肺、胃经。

功效：外用清热解毒，内服清肺化痰。

应用

1. 咽喉肿痛，口舌生疮，目赤翳障。

2. 痰热咳嗽。

用法用量：外用适量，研极细末干撒或调敷患处，或化水含漱。内服，1.5～3g，入丸散用。

使用注意：本品以外用为主，内服宜慎。

（宋捷民）

方 剂 学

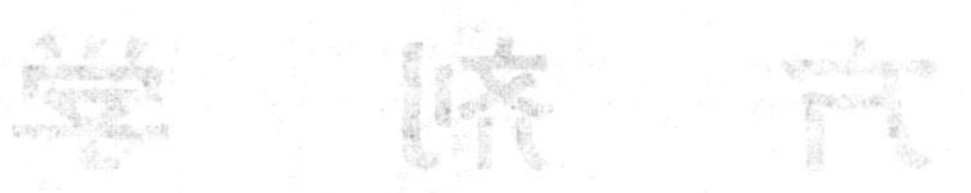

第一单元 概述

细目一 方剂与治法

要点一 方剂与治法的关系

临床过程中，在辨证的基础上确定治法，在治法的指导下选用适宜的药物组成方剂。方剂组成后，它的功用、主治必须与治法相一致。概而言之，治法是组方的依据，方剂是治法的体现，即“方从法出”，“法随证立”，“方即是法”。

要点二 常用治法

程钟龄将诸多治法概括为汗、吐、下、和、温、清、消、补“八法”。

1. 汗法是通过发汗解表、宣肺散邪的方法，使在表的六淫之邪随发散而解的一种治法。适用于外感表证、疹出不透、疮疡初起，以及水肿、泄泻、咳嗽、疟疾等而有表证者。

2. 吐法是通过涌吐的方法，使停留在咽喉、胸膈、胃脘的痰涎、宿食以及毒物等从口中吐出的一种治法。适用于中风痰壅，宿食壅阻胃脘，毒物尚在胃中，痰涎壅盛之癫狂、喉痹，以及干霍乱吐泻不得等证。

3. 下法是通过荡涤肠胃、通泻大便的方法，使停留在肠胃的有形积滞从大便排出的一种治法。适用于燥屎内结、冷积不化、瘀血内停、宿食不消、结痰停饮以及虫积等证。

4. 和法是通过和解与调和的方法，使半表半里之邪，或脏腑、阴阳失和之证得以解除的一种治法。其中，和解之法适用于邪犯少阳，证属半表半里者；调和之法适用于肝脾不和、寒热错杂、表里同病等。此外，尚有和营卫、和胃气等，亦属和法范畴。

5. 清法是通过清热、泻火、凉血等方法，使在里之热邪得以解除的一种治法。适用于热证、火证、热甚成毒以及虚热等。

6. 温法是通过温里祛寒的方法，使在里之寒邪得以消散的一种治法。适用于脏腑之沉寒痼冷、寒饮内停、寒湿不化，以及阳气衰微等。

7. 消法是通过消食导滞、行气活血、化痰利水以及驱虫等方法，使气、血、痰、食、水、虫等所结成的有形之邪渐消缓散的一种治法。适用于饮食停滞、气滞血瘀、癥瘕积聚、水湿内停、痰饮不化、疳积虫积以及疮疡痈肿等病证。

8. 补法是通过补益人体气血阴阳，以主治各种虚弱证候的一种治法。适用于各种虚证。

细目二　方剂的组成与变化

要点一　方剂的配伍目的

配伍的目的是通过合理组织药物，调其偏性，制其毒性，增强或改变原有功能，消除或缓解其对人体的不良因素，发挥其相辅或相反相成的综合作用，使各具特性的群药组合成一个新的有机整体。配伍的总体目的不外增效、减毒两个方面。

要点二　方剂的组方原则

1. 君药是针对主证或主病起主要治疗作用的药物。其药力居方中之首，用量较作为臣、佐药应用时要大，是不可缺少的药物。

2. 臣药有两种意义：一是辅助君药加强治疗主证或主病的药物。二是针对兼证或兼病起治疗作用的药物。它的药力小于君药。

3. 佐药其意义有三：一是佐助，即协助君臣药以加强治疗作用，或直接治疗次要兼证。二是佐制，即用以消除或减缓君臣药的毒性与烈性的药物。三是反佐，即根据病情需要，用与君药性味相反而又能起相成作用的药物。佐药的药力小于臣药，一般用量较轻。

4. 使药有两种意义：一是引经药，即能引方中诸药直达病所的药物。二是调和药，即具有调和诸药作用的药物。使药的药力较小，用量亦轻。

要点三　方剂的变化形式

1. 药味加减的变化。方剂中药味的增减，必然使方中药物间的配伍关系发生变化，从而导致方剂的功效相应发生变化。

2. 药量加减的变化。当方剂的组成药物相同而用量不相同时，则具体药物在方中的药力和地位发生变化，从而改变了方剂的功用与主治。

3. 剂型的变化。对方剂的功效有一定的影响，同一方剂其剂型不同，功效则有所差异。

细目三　常用剂型

要点　常用剂型的特点及临床意义

1. 汤剂的特点是吸收快，能迅速发挥药效，便于随证加减，适用于病证较重或病情不稳定的患者。

2. 丸剂的特点是吸收较慢，药效持久，节省药材，便于携带与服用。适用于慢性、虚弱性疾病。但亦有峻急者，此则多为芳香类药物与毒剧药物，不宜作汤剂煎服者。

3. 散剂分内服和外用两类。散剂的特点是制备方法简便，吸收较快，节省药材，性质较稳定，不易变质，便于服用与携带。外用散剂一般作为外敷，亦有作点眼、吹喉等用。

4. 膏剂有内服和外用两种，内服有流浸膏、浸膏、煎膏三种；外用分软膏、硬膏两种。

5. 酒剂又称药酒，是将药物用白酒或黄酒浸泡，或加温隔水炖煮，去渣取液供内服或外用。酒有活血通络、易于发散和助长药效的特性，故常于祛风通络和补益方剂中使用。

6. 丹剂分内服和外用两类。内服丹剂有丸剂，也有散剂，每以药品贵重或药效显著而名之曰丹。外用丹剂亦称丹药，是以某些矿物类药经高温烧炼制成的不同结晶形状的制品。常研粉涂疮面，亦可制成药条、药线。

7. 栓剂古称坐药或塞药，用于腔道并在其间融化或溶解而释放药物，有杀虫止痒、滑润、收敛等作用。

8. 注射剂亦称针剂，具有剂量准确、药效迅速、适于急救、不受消化系统影响的特点，对于神志昏迷，难于口服用药的病人尤为适宜。

（李冀）

第二单元 解表剂

细目一 概述

要点一 解表剂的适用范围

解表剂适用于六淫外邪侵袭人体肌表、肺卫所致的表证。凡风寒外感或温病初起，以及麻疹、疮疡、水肿、痢疾等病初起而有表证者，均为解表剂的适应范围。

要点二 解表剂的应用注意事项

不宜久煎。一般宜温服，或增衣被，或辅之以热粥，取微汗，汗后避风寒；汗出病瘥，即停服。注意忌食生冷、油腻之品。若外邪已入里，或麻疹已透，或疮疡已溃，或虚证水肿，均不宜使用。

细目二 辛温解表

要点一 桂枝汤《伤寒论》

【组成】桂枝三两 芍药三两 甘草（炙）二两 生姜三两 大枣十二枚

【用法】上五味，㕮咀，以水七升，微火煮取三升，适寒温，服一升。服已须臾，啜热稀粥一升余，以助药力。温覆令一时许，遍身漐漐微似有汗者益佳，不可令如水流漓，病必不除。若一服汗出病瘥，停后服，不必尽剂；若不汗，更服，依前法；又不汗，后服小促其间，半日许令三服尽。若病重者，一日一夜服，周时观之，服一剂尽，病证犹在者，更作服；若汗不出，乃服至二三剂。禁生冷、黏滑、肉、面、五辛、酒酪、臭恶等物。

【功用】解肌发表，调和营卫。

【主治】外感风寒表虚证。恶风发热，汗出头痛，鼻鸣干呕，苔白不渴，脉浮缓或浮弱。

【组方原理】本证由外感风寒，卫强营弱，营卫失和所致。治宜解肌发表，调和营卫。方以桂枝为君药，助卫阳，通经络，发汗解表而散卫中之邪气。臣以芍药，益阴敛营，敛固外泄之营阴。桂芍等量相伍，则发汗不伤阴，敛阴不留邪，散中有收，汗中寓补，针对卫强营弱之机。生姜散寒祛邪，兼能和胃止呕；大枣益血生津，并可补脾益气。二药合用，调和营卫，又调补脾胃，共为佐药。佐使以炙甘草，调和药性，合桂枝辛甘化阳以实卫，合芍药酸甘化阴以和营。本方为滋阴和阳、调和营卫、解肌发汗之总方。

【附方】桂枝加桂汤主治太阳病发汗太过，耗损心阳，肾中寒气凌心之奔豚，故以本方再加桂二两以增温通心阳、平冲降逆之力；桂枝加芍药汤主治太阳病误下伤中，邪陷太阴，土虚木乘之腹痛，故用桂枝汤通阳温脾，倍芍药以柔肝缓急止痛。

【鉴别】麻黄汤与桂枝汤同为辛温解表剂。麻黄汤发汗散寒力强，又能宣肺平喘，为辛温发汗之重剂，主治恶寒发热，无汗而喘之表实证；桂枝汤发汗解表之力逊于麻黄汤，但具调和营卫之功，为辛温解表之和剂，主治恶风发热而自汗出之表虚证。

要点二　九味羌活汤　张元素方，录自《此事难知》

【组成】羌活　防风　苍术各一两半　细辛五分　川芎　白芷　生地黄　黄芩　甘草各一两

【用法】水煎服。

【功用】发汗祛湿，兼清里热。

【主治】外感风寒湿邪，内有蕴热证。恶寒发热，无汗，头痛项强，肢体酸楚疼痛，口苦微渴，舌苔白或微黄，脉浮。

【组方原理】本证由外感风寒湿邪，内有蕴热所致。治宜疏风散寒，祛湿解表，兼清里热。方中羌活解表散寒，祛风胜湿，兼治太阳经头痛而为君药。防风、苍术发汗祛湿，助羌活解表祛邪，同为臣药。细辛、川芎、白芷祛风散寒，止头身痛；生地、黄芩清泻里热，并防诸辛温燥烈之品伤津之弊，共为佐药。甘草调和药性，为使药。方中细辛善止少阴头痛，白芷善解阳明头痛，川芎长于止少阳、厥阴头痛，体现分经论治的用药特点。

【常用加减】若湿邪较轻，肢体酸楚不甚者，可去苍术以减温燥之性；如肢体关节痛剧者，加独活、威灵仙、姜黄等以加强宣痹止痛之力。

要点三　小青龙汤《伤寒论》

【组成】麻黄　芍药　细辛　干姜　甘草（炙）　桂枝各三两　半夏半升　五味子半升

【用法】水煎服。

【功用】解表散寒，温肺化饮。

【主治】外寒内饮证。恶寒发热，头身疼痛，无汗，喘咳，痰涎清稀而量多，胸痞，或干呕，或不得平卧，或身体疼重，头面四肢浮肿，舌苔白滑，脉浮。

【组方原理】本证由外感风寒，内停水饮所致。治宜解表散寒与温化寒饮并举。方中麻黄、桂枝相须为君，发汗散寒以解表邪，且麻黄又能宣肺而平喘，桂枝温阳以化饮。干姜、细辛为臣，温肺化饮，兼助麻、桂解表祛邪。佐用五味子敛肺止咳，芍药和营养血。二药与辛散之品相配，有散有收，既可增止咳平喘之力，又可制约诸药辛散太过，防止温燥药伤津。半夏燥湿化痰，和胃降逆，亦为佐药。炙甘草为佐使，益气和中，又能调和药性。本方配伍散中有收，开中有合，使之散不伤正，收不留邪。

【常用加减】兼有热象而出现烦躁者，加生石膏以清郁热；兼喉中痰鸣，加杏仁、射干、款冬花以化痰降气平喘。

要点四　香苏散《太平惠民和剂局方》

【组成】香附子　紫苏叶各四两　甘草（炙）一两　陈皮二两

【用法】为散。

【功用】疏散风寒，理气和中。

【主治】外感风寒，内有气滞证。恶寒身热，头痛无汗，胸脘痞闷，不思饮食，舌苔薄白，脉浮。

【组方原理】本证由外感风寒，内伤气滞所致。治当疏散风寒，理气化滞。方以紫苏叶发表散寒，理气宽中，为君药。香附善疏肝理气，通调三焦气机，为臣药。二药气味芳香辛散，兼有辟秽之用。佐以陈皮理气醒脾以行气滞，燥湿和胃以除痞闷。炙甘草和中调药，为使。

【常用加减】气滞闷痛较甚者，加大腹皮、青皮；胃脘痞闷者，加木香、砂仁；不思饮食，湿甚苔腻者，加砂仁、苍术。

要点五　正柴胡饮《景岳全书》

【组成】柴胡一至三钱　防风一钱　陈皮一钱半　芍药二钱　甘草一钱　生姜五片

【用法】水煎服。

【功用】解表散寒。

【主治】外感风寒轻证。微恶风寒，发热，无汗，头疼身痛，舌苔薄白，脉浮。

【组方原理】本病系外感风寒之轻证。治宜轻疏肌表，微发其汗。方中以柴胡为君药，功能疏散表邪。防风为臣，散寒解表，祛风止痛。生姜辛温发散，助柴胡、防风解表透邪；陈皮疏畅气机，以助祛邪外出；芍药益阴和营，防辛散伤阴，共为佐药。甘草调药为使。

细目三　辛凉解表

要点一　银翘散《温病条辨》

【组成】连翘　银花各一两　苦桔梗　薄荷　牛蒡子各六钱　竹叶　芥穗各四钱　淡豆豉　生甘草各五钱

【用法】为散。鲜苇根汤煎，勿过煎，温服。

【功用】辛凉透表，清热解毒。

【主治】温病初起。发热，微恶风寒，无汗或有汗不畅，头痛口渴，咳嗽咽痛，舌尖红，苔薄白或薄黄，脉浮数。

【组方原理】本证为外感风热，卫气被郁，肺失清肃所致。治宜疏风透表，清热解毒。方中重用银花、连翘为君药，既疏散风热，清热解毒，又可辟秽化浊。薄荷、牛蒡子辛凉，疏散风热，清利头目，并可解毒利咽；芥穗、淡豆豉辛温发散，配入辛凉解表方中，可增辛散透表之力。四药共用以加强解表散邪之力，同为臣药。芦根清热生津；竹叶清上焦热；桔梗开宣肺气，止咳利咽，皆为佐药。生甘草清热解毒，调和药性，合桔梗又止咳利咽，为佐使药。全方辛凉之中配伍少量辛温之品，疏散风邪与清热解毒相伍。

【常用加减】渴甚者，为伤津较甚，加天花粉生津止渴；项肿咽痛者，系热毒较甚，加马勃、玄参清热解毒，利咽消肿；胸膈闷者，加藿香、郁金芳香化湿，辟秽祛浊。

【鉴别】银翘散与桑菊饮皆可治温病初起之表证，均有连翘、桔梗、甘草、薄荷、芦根五药，但银翘散解表清热之力强，为“辛凉平剂”；桑菊饮肃肺止咳之力大，而解表清热作用较弱，为“辛凉轻剂”。

要点二　麻黄杏仁甘草石膏汤《伤寒论》

【组成】麻黄四两　杏仁五十个　甘草（炙）二两　石膏半斤

【用法】水煎服。

【功用】辛凉疏表，清肺平喘。

【主治】外感风邪，邪热壅肺证。身热不解，咳逆气急，甚则鼻煽，口渴，有汗或无汗，舌苔薄白或黄，脉浮而数者。

【组方原理】本证由风邪化热，壅遏于肺，肺失宣降而致。治宜辛凉宣肺，清热平喘。方中麻黄宣肺平喘，解表散邪。石膏清泻肺胃之热以生津。二药相伍，既宣散肺中风热，又清解肺中郁热，共为君药。石膏倍于麻黄，使全方不悖辛凉之旨。麻黄得石膏，宣肺平喘而不助热；石膏得麻黄，清解肺热而不凉遏。杏仁降利肺气以平喘咳，与麻黄相配则宣降相因，与石膏相伍则清肃协同，为臣药。炙甘草既能益气和中，又防石膏寒凉伤中，更能调和于寒温宣降之间，为佐使药。

【常用加减】如肺热甚，壮热汗出者，宜增石膏用量，酌加桑白皮、黄芩、知母；表邪偏重，无汗而恶寒，石膏用量宜减，酌加薄荷、苏叶、桑叶。

要点三　柴葛解肌汤《伤寒六书》

【组成】干葛　柴胡　黄芩　芍药　羌活　白芷　桔梗　甘草

【用法】加生姜三片、大枣两个，槌法加石膏一钱，水煎服。

【功用】解肌清热。

【主治】外感风寒，郁而化热证。恶寒渐轻，身热增盛，无汗头痛，目疼鼻干，心烦不眠，咽干耳聋，眼眶痛，舌苔薄黄，脉浮微洪。

【组方原理】本证因外邪郁而化热，传入阳明、少阳，属三阳合病。治宜辛凉解肌，兼清里热。方中葛根、白芷、石膏善于清透阳明之邪热；柴胡、黄芩长于透解少阳之邪热；羌活发散太阳之风寒，如此三阳并治。桔梗宣肺解表；白芍、大枣敛阴养血，防止辛散太过伤阴；生姜发散风寒，合大枣调和营卫，均为佐药。甘草调药为使。

要点四　升麻葛根汤《太平惠民和剂局方》

【组成】升麻　白芍药　甘草（炙）各十两　葛根十五两

【用法】水煎服。

【功用】解肌透疹。

【主治】麻疹初起。疹发不透，身热头痛，咳嗽，目赤流泪，口渴，舌红，苔薄白，脉浮数。

【组方原理】本证属麻疹初起，透发不畅。治宜辛凉解肌，透疹解毒。方中升麻、葛根皆为解表透疹之要药。升麻善于解肌透疹解毒；葛根善于解肌透疹生津。二药相配，为解肌透疹之常用配伍，为君药。芍药和营泻热，为臣药。炙甘草调和诸药，为使药。

细目四　扶正解表

要点一　败毒散《太平惠民和剂局方》

【组成】柴胡　前胡　川芎　枳壳　羌活　独活　茯苓　桔梗　人参　甘草各三十两

【用法】散剂。加生姜、薄荷少许，水煎服。

【功用】散寒祛湿，益气解表。

【主治】气虚外感风寒湿。憎寒壮热，头项强痛，肢体酸痛，无汗，鼻塞声重，咳嗽有痰，胸膈痞满，舌淡苔白，脉浮而按之无力。

【组方原理】本证系正气素虚，风寒湿邪袭于肌表所致。治当散寒祛湿，益气解表。方中羌活、独活发散风寒，除湿止痛，羌活长于祛上部风寒湿邪，独活长于祛下部风寒湿邪，合用通治一身风寒湿邪，为君药。川芎行气活血祛风；柴胡解肌透邪行气，助君药解表逐邪，又可加强止痛之力，共为臣药。桔梗宣肺利膈，枳壳理气宽中，二药相伍，一升一降，畅通胸膈气机；前胡化痰止咳；茯苓渗湿消痰，俱为佐药。生姜、薄荷为引，助解表之力；甘草调和药性，益气和中，共为佐使之品。方中人参为佐，益气扶正，鼓邪外出，并寓防邪复入之义。喻嘉言用本方治外邪陷里而成之痢疾，意即疏散表邪，表气疏通，里滞亦除，其痢自止，故称此为“逆流挽舟”法。

【常用加减】若正气未虚，而表寒较甚者，去人参，加荆芥、防风；痢疾之腹痛、便脓血、里急后重甚者，可加白芍、木香。

【鉴别】参苏饮与败毒散皆治气虚外感风寒。但败毒散治风寒夹湿之表证为主，故用羌活、独活、川芎、柴胡祛邪为主，少佐人参以扶正祛邪；参苏饮所治为风寒表证，邪偏于肺，故用苏叶、葛根、人参益气解表宣肺为主，加之痰湿气滞，则又增半夏、木香、陈皮等化痰行气之品。

要点二　麻黄细辛附子汤《伤寒论》

【组成】麻黄二两　附子一枚　细辛二两

【用法】水煎服。

【功用】助阳解表。

【主治】素体阳虚，外感风寒证。发热，恶寒甚，神疲欲寐，脉微细。

【组方原理】本证为素体阳虚，外感风寒所致。治宜助阳与解表合用。方以麻黄发汗散寒；附子温肾助阳，共为君药。二药相伍，既能鼓邪外出，且无过汗亡阳之虞。细辛温经散寒，外可助麻黄解表，内可助附子温里，为臣佐药。

【常用加减】若阳气虚弱者，加人参、黄芪；兼咳痰者，加半夏、杏仁。

要点三　加减葳蕤汤《重订通俗伤寒论》

【组成】生葳蕤二钱至三钱　生葱白二枚至三枚　桔梗一钱至钱半　东白薇五分至一钱　淡豆豉三钱至四钱　苏薄荷一钱至钱半　炙草五分　红枣二枚

【用法】水煎服。

【功用】滋阴解表。

【主治】素体阴虚，外感风热证。头痛身热，微恶风寒，无汗或有汗不多，咳嗽，心烦，口渴，咽干，舌红，脉数。

【组方原理】本证由素体阴虚，外感风热所致。治宜滋阴与解表兼顾。方中葳蕤（即玉竹）润肺养胃，清热生津，滋而不腻，对阴虚而有表邪者颇宜；薄荷疏散风热，清利咽喉，为君药。葱白、淡豆豉助薄荷以增发散表邪之力，为臣药。白薇清热而不伤阴，于阴虚有热者甚宜；桔梗宣肺止咳；大枣甘润养血，为佐药。使以甘草调和药性。

【鉴别】银翘散与加减葳蕤汤均可治风热表证。但银翘散功善疏散风热，清解热毒，主治风温初起之实证；加减葳蕤汤滋阴解表，适于阴虚之体感受风热证。

（李冀）

第三单元　泻下剂

细目一　概述

要点一　泻下剂的适用范围

泻下剂适用于热结、寒结、燥结、水结等里实证，亦可用于体质虚弱而兼里实者。

要点二　泻下剂的应用注意事项

应用泻下剂，必待表邪已解，里实已成。若里实较急重，应峻攻急下；较缓者，宜轻下、缓下。泻下剂多峻烈，孕妇、产后、月经期及年老体弱、病后伤津或亡血者，应慎用或禁用。泻下剂易伤正气，应得效即止。

细目二　寒下

要点一　大承气汤《伤寒论》

【组成】大黄四两　厚朴半斤　枳实五枚　芒硝三合

【用法】水煎，先煎厚朴、枳实，后下大黄，芒硝冲服。

【功用】峻下热结。

【主治】

1. 阳明腑实证。大便不通，频转矢气，脘腹痞满，腹痛拒按，按之则硬，潮热谵语，手足濈然汗出，舌苔焦黑燥裂，甚则起芒刺，脉沉实。

2. 热结旁流证。下利清水，色纯青，其气臭秽，脐腹疼痛，按之坚硬有块，口舌干燥，脉滑实。

3. 里热结实证之热厥、痉病或发狂。

【组方原理】本方之阳明腑实证系由伤寒之邪内传阳明之腑，入里化热，或温热之邪入胃肠，热盛灼津，邪热与肠中燥屎互结成实所致。治宜峻下热结，以“釜底抽薪，急下存阴”之法。方中大黄苦寒通降，泻热通便，荡涤肠胃实热积滞，为君药；芒硝咸寒，软坚润燥，泻热通便，助大黄以除燥结，为臣药。重用厚朴下气除满，亦为君药；枳实行气消痞，亦为臣药；合而用之，既消痞除满，又行气通便。全方泻下与行气并重，泻下以利行气，行气以助泻下，使胃肠气机畅通，为峻下热结之最佳配伍。

【鉴别】小承气汤、调胃承气汤皆为大承气汤类方。大承气汤硝、黄并用，大黄后下，且加枳、朴，攻下之力颇峻，为“峻下剂”，主治痞、满、燥、实四症俱全之阳明热结重证；小承气汤不用芒硝，且三味同煎，枳、朴用量亦减，攻下之力较轻，称为“轻下剂”，主治痞、满、实之阳明热结轻证；调胃承气汤不用枳、朴，后纳芒硝，大黄与甘草同煎，泻下之力较大承气汤缓和，称为“缓下剂”，主治阳明燥热内结，燥、实而无痞、满之证。

要点二　大黄牡丹汤《金匮要略》

【组成】大黄四两　牡丹一两　桃仁五十个　冬瓜仁半升　芒硝三合

【用法】水煎服。

【功用】泻热破瘀，散结消肿。

【主治】肠痈初起，湿热瘀滞证。右少腹疼痛拒按，按之其痛如淋，甚则局部肿痞，或右足屈而不伸，伸则痛剧，小便自调，或时时发热，自汗恶寒，舌苔薄腻而黄，脉滑数。

【组方原理】本方所治之肠痈，多由肠中湿热郁蒸，气血凝滞所致。治宜泻热祛湿，破瘀消痈。方中大黄泻热逐瘀，涤荡肠中湿热瘀结；桃仁破血润燥，与大黄合而泻热破瘀，为君药。芒硝泻热导滞，软坚散结，助大黄涤荡实热；丹皮清热凉血，活血散瘀，共为臣药。冬瓜仁甘寒滑利，清肠利湿，排脓消痈为佐药。

要点三　大陷胸汤《伤寒论》

【组成】大黄六两　芒硝一升　甘遂一钱匕

【用法】水煎，溶芒硝，冲甘遂末服。

【功用】泻热逐水。

【主治】结胸证。从心下至少腹硬满而痛不可近，大便秘结，日晡小有潮热，或短气躁烦，舌上燥而渴，脉沉紧，按之有力。

【组方原理】本方之大结胸证系水热结实所致。治宜急泻其热，破结逐水。方中甘遂泻热散结，峻下泻水逐饮，使结于胸腹之水从二便而去，为君药。辅以大黄荡涤胸腹之邪热；芒硝泻热通滞，润燥软坚。二药相须为用，泻热破积，软坚通滞，共为臣佐药。

细目三　温下

要点一　温脾汤《备急千金要方·卷十三》

【组成】大黄五两　当归　干姜各三两　附子　人参　芒硝　甘草各二两

【用法】水煎服。

【功用】攻下冷积，温补脾阳。

【主治】阳虚寒积证。腹痛便秘，脐下绞结，绕脐不止，手足不温，苔白不渴，脉沉弦而迟。

【组方原理】本证由脾阳不足，阴盛寒积所致。治宜攻积与温阳并举。方中附子温壮脾阳，温散寒凝；大黄泻下攻积，与大热之附子相伍，则寒性去而泻下之功犹存，共为君药。芒硝软坚散结，助大黄泻下攻积；干姜温中助阳，助附子温中祛寒，均为臣药。人参、当归益气养血，使下不伤正，共为佐药。甘草益气调药，为佐使。

【鉴别】

1. 温脾汤与大黄附子汤均治冷积里实之腹痛便秘，均以大黄配伍附子为主。但大黄附子汤主治中气未虚，寒实积滞之腹痛便秘；而温脾汤主治脾阳不足，冷积阻滞，虚中夹实之便秘腹痛。

2. 卷十五之温脾汤较卷十三少芒硝、当归，大黄用四两，且附子用量大于干姜，该方主治久痢赤白，虽有寒积，但其证大便自利，故只用大黄，并减其用量，同时重用附子意在温阳；而卷十三之温脾汤其证以寒积为主，故芒硝、大黄并用，且干姜用量大于附子。

要点二　三物备急丸《金匮要略》

【组成】大黄一两　干姜一两　巴豆一两

【用法】为丸，用米汤或温水送下；口噤不开者，鼻饲。

【功用】攻逐寒积。

【主治】寒积急证。卒然心腹胀痛，痛如锥刺，气急口噤，大便不通，甚或暴厥，苔白，脉沉而紧。

【组方原理】本方是为寒凝气阻、里实寒积之急证而设。因发病暴急，非用急攻峻下之品不可。方中巴豆辛热峻下，为君药。干姜辛热温中，温经逐寒，助巴豆以攻逐肠胃寒积，为臣药。大黄泻下积滞，且能监制巴豆辛热之毒，为佐使药。

细目四　润下

要点一　麻子仁丸（脾约丸）《伤寒论》

【组成】麻子仁二升　芍药半斤　枳实半斤　大黄一斤　厚朴一尺　杏仁一升

【用法】炼蜜为丸。

【功用】润肠泻热，行气通便。

【主治】脾约证。肠胃燥热，津液不足，大便干结，小便频数。

【组方原理】本证由肠胃燥热，津液不足，肠失濡润所致。治宜润肠泻热，行气通便。方中麻子仁滋脾润肠而通便，为君药。大黄泻热通便；杏仁降气润肠；芍药养阴和里，共为臣药。枳实下气破结，厚朴行气除满。二者相伍，破结除满，以加强降泄通便之功，共为佐药。蜂蜜为使，润肠通便，又调和诸药。

【鉴别】麻子仁丸与五仁丸均可用于津亏便秘之证。然麻子仁丸润肠泻热，行气通便为功，主治肠胃燥热，津液不足之便秘；五仁丸集多脂之果仁组方，以润肠燥，通大便而不伤津液，用治津枯肠燥，或老年、产后血虚之便秘。

要点二　济川煎《景岳全书》

【组成】当归三至五钱　牛膝二钱　肉苁蓉二至三钱　泽泻一钱半　升麻五分至七分或一钱　枳壳一钱

【用法】水煎服。

【功用】补肾益精，润肠通便。

【主治】肾虚精亏之大便秘结。大便秘结，小便清长，腰膝酸软，头目眩晕，舌淡苔白，脉沉迟。

【组方原理】本证由肾虚开阖失司所致。治宜补肾益精，润肠通便。方中肉苁蓉为君药，温肾益精，润肠通便。当归养血润肠；牛膝补肾益精，引药下行，共为臣药。枳壳宽肠下气，升麻轻宣升阳。两药相伍，使清阳升，浊阴降，且有欲降先升之妙。泽泻甘淡渗利，分泄肾浊，与枳壳相伍，使浊阴降而大便自通，以上共为佐药。全方欲降先升，寓通于补。

【鉴别】麻子仁丸与济川煎均治津液不足之便秘。但麻子仁丸证为肠胃燥热所致，故以润肠药与小承气汤合方；而济川煎证为肾虚津亏而成，以补肾益精，养血润肠为法。

细目五　逐水

要点一　十枣汤《伤寒论》

【组成】芫花　甘遂　大戟各等分

【用法】捣为散。先煮大枣肥者十枚，内药末。

【功用】攻逐水饮。

【主治】

1. 悬饮。咳唾胸胁引痛，心下痞硬胀满，干呕短气，头痛目眩，胸背掣痛不得息，舌苔滑，脉沉弦。

2. 实水。一身悉肿，尤以身半以下为重，腹胀喘满，二便不利。

【组方原理】本证由水饮壅盛于里，停于胸胁，或水饮泛溢肢体所致。治宜攻逐水饮。方中甘遂善行经隧水湿，为君药。大戟善泻脏腑水湿，芫花善消胸胁伏饮痰癖，为臣药。以大枣肥者十枚为佐，煎汤送服，既可益气护胃，培土制水，使下不伤正，又可缓和诸药毒峻之性。四药合用，共成峻下逐水之剂。

【使用注意】本方药性峻猛，孕妇禁用，年老体弱者慎用。宜清晨空腹时服用，并从小量开始，或据病情增减用量。若服后虽泻不爽，水饮未尽，次日可渐加量再服，总以快利为度；若体虚邪实又非攻不可者，可与健脾补益之剂交替使用；若服药得快利后，当食糜粥以保养脾胃。

要点二　舟车丸《太平圣惠方》，录自《袖珍方》

【组成】黑丑四两　甘遂　芫花　大戟各一两　大黄二两　青皮　陈皮　木香　槟榔各五钱　轻粉一钱

【用法】为丸，清晨空腹服。

【功用】逐水泻热行气。

【主治】水肿水热内壅，气机阻滞证。口渴，气粗，腹胀而坚，大小便秘，脉沉数有力。

【组方原理】本证由水热壅盛，气机壅滞所致。治宜泻热逐水，调畅气机。方以甘遂、大戟、芫花三者共为君药，攻逐胸胁、脘腹、经隧之水。大黄泻热通便；黑丑通导二便，攻逐水热，为臣药。君臣相配，使水热之邪从二便分消。佐以青皮破气散结，陈皮理气燥湿，槟榔下气行水，木香调气导滞。轻粉通利二便，逐水消肿，为佐使药。

细目六　攻补兼施

要点一　黄龙汤《伤寒六书》

【组成】大黄　芒硝　枳实　厚朴　当归　人参　甘草

【用法】加桔梗一撮、生姜三片、大枣二枚水煎，芒硝冲服。

【功用】攻下热结，补气养血。

【主治】阳明腑实，气血不足证。自利清水，色纯青，或大便秘结，脘腹胀满，腹痛拒按，身热口渴，神疲少气，谵语，甚则循衣摸床，撮空理线，神昏肢厥，舌苔焦黑，脉虚。

【组方原理】本证因邪热与燥屎内结，腑气不通，气血不足所致。治当泻热通便，补气养血。方中大黄、芒硝、枳实、厚朴（类大承气）攻下热结，荡涤肠胃实热积滞，急下存阴。人参、当归益气补血，使攻不伤正。桔梗开肺气以利大肠，与大黄配伍，上宣下通，以降为主。姜、枣、草补益脾胃，甘草又能调和诸药。

【鉴别】新加黄龙汤与黄龙汤均治热结里实而正气内虚者。黄龙汤用大承气汤攻下热结，配伍益气养血之品，其攻下之力较峻；新加黄龙汤则以调胃承气汤缓下热结，配伍滋补阴液药与益气养血之品，其攻下之力较缓，而滋阴增液之力强。

要点二　增液承气汤《温病条辨》

【组成】玄参一两　麦冬八钱　细生地八钱　大黄三钱　芒硝一钱五分

【用法】水煎，芒硝冲服。

【功用】滋阴增液，泻热通便。

【主治】阳明温病，热结阴亏证。燥屎不行，或下之不通，口干唇燥，舌红苔黄，脉数。

【组方原理】本证由温病热邪入里，燥屎内结，阴津亏损，无水行舟所致。治宜滋阴增液与泻热通便并行。方中重用玄参为君，伍以生地、麦冬为臣，滋阴增液，润肠通便。三药并用，有滋养阴津、增水行舟之意。以大黄、芒硝为佐，泻热通便，软坚润燥，攻下热结。

（李冀）

第四单元　和解剂

细目一　概述

要点一　和解剂的适用范围

和解剂除和解少阳证外，还包括调和肝脾，调和肠胃，调和表里等。

要点二　和解剂的应用注意事项

和解剂以祛邪为主，纯虚者不宜用，以防其伤正。本类方剂又多兼顾正气，纯属实者亦不可选。

细目二　和解少阳

要点一　小柴胡汤《伤寒论》

【组成】柴胡半斤　黄芩三两　人参三两　甘草（炙）三两　半夏半升　生姜三两　大枣十二枚

【用法】去滓再煎，温服。

【功用】和解少阳。

【主治】

1. 伤寒少阳证。往来寒热，胸胁苦满，默默不欲饮食，心烦喜呕，口苦，咽干，目眩，舌苔薄白，脉弦者。

2. 热入血室证。妇人伤寒，经水适断，寒热发作有时。

3. 黄疸、疟疾以及内伤杂病而见少阳证者。

【组方原理】本证由邪入少阳，经气不利，郁而化热，胆热犯胃，胃失和降所致；或妇人经水适断，邪热乘虚传入血室，热与血结，少阳经气不利。邪在表里之间，治宜和解之法。方中柴胡透泻少阳之邪，又疏散气机之郁滞，为君药。黄芩清泻少阳之热，为臣药。柴胡与黄芩相伍，一散一清，共解少阳之邪。佐以半夏、生姜和胃降逆止呕；又佐人参、大枣益气健脾，一者取其扶正以祛邪，一者取其益气以御邪内传。生姜、大枣合用，又可调和脾胃，兼顾表里。炙甘草助人参、大枣扶正，且能调和诸药，为使药。

本方为和解少阳之代表方。原方"去滓再煎"，使药性更为醇和。服本方后亦有得汗而愈者，或先寒战后发热而汗出的"战汗"现象，均属正胜邪却之征。

【常用加减】若胸中烦而不呕，为热聚于胸，去半夏、人参，加瓜蒌；渴者，是热伤津液，去半夏，加天花粉；腹中痛，是肝气乘脾，宜去黄芩，加芍药；胁下痞硬，是气滞痰郁，去大枣，加牡蛎；心下悸，小便不利，为水气凌心，去黄芩，加茯苓；不渴，外有微热，是表邪仍在，去人参，加桂枝；咳者，为素有肺寒留饮，去人参、大枣、生姜，加五味子、干姜。

要点二　大柴胡汤《金匮要略》

【组成】柴胡半斤　黄芩三两　芍药三两　半夏半升　生姜五两　枳实四枚　大枣十二枚　大黄二两

【用法】水煎二次，去滓，再煎。

【功用】和解少阳，内泻热结。

【主治】少阳阳明合病。往来寒热，胸胁苦满，呕不止，郁郁微烦，心下痞硬，或心下满痛，大便不解或协热下利，舌苔黄，脉弦数有力。

【组方原理】本方主治少阳阳明合病，而以少阳为主之证。治宜表里兼顾。方中重用柴胡为君，黄芩为臣，二药相须为用，和解清泻，以除少阳之邪热；轻用大黄配枳实，以内泻阳明热结，行气消痞，俱为臣药。芍药柔肝缓急止痛，与大黄相配可治腹中实痛，与枳实相伍理气和血，以除心下满痛；半夏和胃降逆，配伍大量生姜，以治呕逆不止，共为佐药。大枣与生姜相配，能和营卫而行津液，并调和脾胃，功兼佐使。本方既不悖少阳禁下的原则，又和解少阳，内泻热结，使少阳与阳明合病得以双解。

【鉴别】大、小柴胡汤具和解少阳之功，但小柴胡汤专治少阳证，适宜于邪踞少阳，正气不足，胆胃不和者。而大柴胡汤主治少阳与阳明合病，以和解为主，辅以泻下。

要点三　蒿芩清胆汤《重订通俗伤寒论》

【组成】青蒿脑钱半至二钱　淡竹茹三钱　仙半夏钱半　赤茯苓三钱　青子芩钱半至三钱　生枳壳钱半　陈广皮钱半　碧玉散（滑石、甘草、青黛）三钱（包）

【用法】水煎服。

【功用】清胆利湿，和胃化痰。

【主治】少阳湿热证。寒热如疟，寒轻热重，口苦膈闷，吐酸苦水，或呕黄涎而黏，甚则干呕呃逆，胸胁胀疼，小便黄少，舌红苔白腻，间现杂色，脉数而右滑左弦。

【组方原理】本证为少阳胆热偏重，兼有湿热痰浊。治宜清胆利湿，和胃化痰。方中青蒿之嫩芽苦寒芳香，既清透少阳邪热，又辟秽化湿；黄芩善清胆热，并能燥湿。两药相合，既清少阳之热，又祛少阳之湿，共为君药。竹茹善清胆胃之热，化痰止呕；赤茯苓清热利湿，健脾和胃，为臣药。枳壳行气宽中，除痰消痞；半夏燥湿化痰，和胃降逆；陈皮理气化痰，宽胸畅膈，共为佐药。碧玉散清热利湿，导邪从小便而去，用为佐使药。

【鉴别】蒿芩清胆汤与小柴胡汤均能和解少阳，用于邪在少阳，往来寒热，胸胁不适者。但小柴胡汤和解中兼有益气扶正之功，宜于邪踞少阳，胆胃不和者；蒿芩清胆汤和解之中兼具清热利湿、理气化痰之效，宜于少阳胆热偏重，兼有湿热痰浊者。

细目三　调和肝脾

要点一　四逆散《伤寒论》

【组成】甘草（炙）　枳实　柴胡　芍药各十分

【用法】水煎服。

【功用】透邪解郁，疏肝理脾。

【主治】

1. 阳郁厥逆证。手足不温，或腹痛，或泄利下重，脉弦。

2. 肝脾不和证。胁肋胀闷，脘腹疼痛，脉弦。

【组方原理】本证之阳郁厥逆，缘于外邪入里，气机郁滞，阳气内郁，阴阳气不相顺接所致。此“四逆必不甚冷，或指头微温”。治宜透邪解郁，调畅气机。方中柴胡升发阳气，疏肝解郁，透邪外出，为君药。白芍敛阴养血柔肝，为臣。白芍与柴胡合用，以补养肝血，条达肝气，可使柴胡升散而不伤阴血。佐以枳实理气解郁，泻热破结。枳实与柴胡相伍，一升一降，疏畅气机，并奏升清降浊之效；与白芍相配，理气和血，使气血调和。使以甘草，调药和中，与白芍相伍，酸甘化阴，缓急止痛。本方亦有疏肝理脾之效，主治肝脾不和之证。

【常用加减】若咳者，加五味子、干姜；悸者，加桂枝；小便不利者，加茯苓；腹中痛者，加炮附子；泄利下重者，加薤白；气郁甚者，加香附、郁金；有热者，加栀子。

要点二　逍遥散《太平惠民和剂局方》

【组成】甘草（炙）半两　当归　白茯苓　白芍药　白术　柴胡各一两

【用法】加薄荷少许、烧生姜一块，水煎冲服。

【功用】疏肝解郁，养血健脾。

【主治】肝郁血虚脾弱证。两胁作痛，头痛目眩，口燥咽干，神疲食少，或月经不调，乳房胀痛，脉弦而虚者。

【组方原理】本证由肝郁血虚，脾失健运所致。治宜疏肝解郁，养血健脾。方中柴胡疏肝解郁，条达肝气，为君药。当归养血和血，兼可理气；白芍养血敛阴，柔肝缓急；归、芍与柴胡同用，补肝体而和肝用，共为臣药。白术、茯苓、甘草健脾益气，实土以御木侮，且使营血生化有源；薄荷少许，疏散透热；烧生姜辛散和中，共为佐药。柴胡为肝经引经药，甘草尚能调和诸药，兼使药之用。

【附方】加味逍遥散，本方加丹皮、栀子，用治肝郁血虚有热之月经不调，以及经期吐衄等。黑逍遥散，本方加地黄，治逍遥散证而血虚较甚者。

【鉴别】逍遥散与四逆散均具疏肝理气之功。但四逆散专于疏泄肝郁，主治阳郁厥逆或肝脾不和之证。逍遥散除疏肝解郁外，又有养血健脾之功，主治肝郁血虚脾弱证。

要点三　痛泻要方《丹溪心法》

【组成】白术三两　白芍药二两　陈皮一两五钱　防风一两

【用法】水煎服。

【功用】补脾柔肝，祛湿止泻。

【主治】脾虚肝旺之痛泻。肠鸣腹痛，大便泄泻，泻必腹痛，泻后痛缓，舌苔薄白，脉两关不调，左弦而右缓者。

【组方原理】本证由土虚木乘，肝脾不和所致。治宜补脾抑肝，祛湿止泻。方中白术补脾燥湿以治土虚，为君药。白芍柔肝缓急止痛，与白术相配，于土中泻木，为臣药。陈皮理气燥湿，醒脾和胃，为佐药。配伍少量防风，与白术、白芍相伍，辛香以疏肝脾，且有燥湿以助止泻之功，又为脾经引经药，为佐使之用。

【鉴别】逍遥散与痛泻要方均可治肝郁脾虚之证。但痛泻要方以治脾为主，兼事柔肝，主治脾虚肝旺之痛泻。逍遥散疏肝与健脾之力相当，又有养血之功，主治肝郁血虚脾弱证。

细目四　调和肠胃

要点　半夏泻心汤《伤寒论》

【组成】半夏半升　黄芩　干姜　人参各三两　黄连一两　大枣十二枚　甘草（炙）三两

【用法】水煎服。

【功用】寒热平调，消痞散结。

【主治】寒热错杂之痞证。心下痞，但满而不痛，或呕吐，肠鸣下利，舌苔腻而微黄。

【组方原理】本证由外邪乘虚入内，中虚失运，升降失常，寒热互结于心下所致。治宜寒热平调，散结消痞。方中以半夏为君，散结除痞，降逆止呕。臣以干姜，温中散寒；黄芩、黄连泻热开痞。人参、大枣甘温益气，以补脾虚，为佐药。使以甘草补脾和中而调诸药。全方寒热互用以和其阴阳，苦辛并进以调其升降，补泻兼施以顾其虚实，体现寒热并用、辛开苦降、补泻兼施之配伍特点。

【附方】生姜泻心汤即半夏泻心汤减干姜二两，加生姜四两而成，意在和胃而降逆，宣散水气而消痞满，配合辛开苦降、补益脾胃之品，适于水热互结于中焦，脾胃升降失常之痞证。甘草泻心汤，即半夏泻心汤加重炙甘草用量，重在调中补虚，适于胃气虚弱，寒热错杂之痞证。

（李冀）

第五单元　清热剂

细目一　概述

要点一　清热剂的适用范围

清热剂适用于里热证，凡温热疫毒邪气入气分、营血、脏腑或五志过极，脏腑阳气偏胜，生热化火而致里热证，均为清热剂的适应范围。

要点二　清热剂的应用注意事项

清热剂须在表证已解，里热炽盛，或里热尚未结实的情况下应用。热邪伤阴者忌用苦寒药。假热而真寒之象，不可误用寒凉。热邪炽盛，服清热剂入口即吐者，可采用反佐法。

细目二　清气分热

要点一　白虎汤《伤寒论》

【组成】石膏一斤　知母六两　甘草（炙）二两　粳米六合

【用法】以水煮米熟汤成，温服。

【功用】清热生津。

【主治】阳明、气分热盛证。壮热面赤，烦渴引饮，汗出恶热，脉洪大有力。

【组方原理】本证乃伤寒化热内传阳明之经，或温邪传入气分之热盛证。治当清热生津。方中重用石膏为君，清阳明、气分大热，又止渴除烦。臣以知母，既助石膏清肺胃之热，又滋阴润燥救已伤之阴津。君臣相须为用，为阳明、气分大热之最佳配伍。粳米、炙甘草益胃生津，亦可防大寒伤中之弊，均为佐药。炙甘草兼以调药为使。

【常用加减】若胃热津伤明显而见烦渴引饮，甚或消渴者，加天花粉、芦根、麦门冬；胃热化燥成实而兼见大便秘结者，加大黄、芒硝；气血两燔，引动肝风而见神昏谵语、抽搐者，加羚羊角、水牛角。

【附方】白虎加人参汤，即本方加人参，主治气分热盛，气津两伤，兼见背微恶寒，或饮不解渴，或脉浮大而芤，及暑病见有身大热，属气津两伤者；白虎加桂枝汤，本方加桂枝，主治温疟，症见其脉如平、身无寒但热、骨节疼烦、时呕，以及风湿热痹，见壮热、气粗烦躁、关节肿痛、口渴、苔白、脉弦数；白虎加苍术汤，本方加苍术，主治湿温病，症见身热胸痞、汗多、舌红苔白腻，以及风湿热痹，身大热、关节肿痛等。

要点二　竹叶石膏汤《伤寒论》

【组成】竹叶二把　石膏一斤　半夏半升　麦冬一升　人参二两　甘草（炙）二两

粳米半升

【用法】水煎服。

【功用】清热生津，益气和胃。

【主治】伤寒、温病、暑病，余热未清，气津两伤证。身热多汗，心胸烦闷，气逆欲呕，口干喜饮，或虚烦不寐，舌红苔少，脉虚数。

【组方原理】本证乃热病后期，余热未清，气津两伤，胃气不和所致。治当清热生津，益气和胃。方中石膏清热除烦，为君；麦冬养阴生津，兼除暑热，为臣；佐以人参益气升清，半夏苦燥降逆。二药相伍，脾升胃降，呕逆自除。半夏性温而燥，然倍用麦冬，则燥性去而降逆之用存。竹叶清热除烦，为佐。甘草、粳米和中养胃为佐使。本方清而不寒，补而不滞。

【鉴别】竹叶石膏汤与白虎汤均治气分热证。然白虎汤所治为正盛邪实之证，以大热、大汗、大渴、脉洪大有力为主要表现，为清泻之方。竹叶石膏汤证则为余热未清而气津两伤，为清补之方。

细目三　清营凉血

要点一　清营汤《温病条辨》

【组成】犀角三钱（水牛角代）　生地五钱　元参三钱　竹叶心一钱　麦冬三钱　丹参二钱　黄连一钱五分　银花三钱　连翘（带心）二钱

【用法】水煎服。

【功用】清营解毒，透热养阴。

【主治】邪热入营证。身热夜甚，神烦少寐，时有谵语，目常喜开或喜闭，口渴或不渴，斑疹隐隐，舌绛而干，脉数或细数。

【组方原理】本证乃邪热内传营分，耗伤营阴所致。治宜清营解毒为主，辅以透热养阴。方用犀角（水牛角代）清解营分之热毒为君。生地凉血滋阴，麦冬清热养阴生津，玄参滋阴降火解毒。三药即为增液汤，养阴生津，清营凉血解毒，共为臣药。佐以银花、连翘清热解毒，芳香透散，使营分热邪透转气分而解，宗叶氏“入营犹可透热转气”之说；黄连清心解毒；竹叶心专清心热；丹参清热凉血，并能散瘀以防血与热结，为佐药。本方以清营解毒为主，养阴生津与透热转气为辅。

要点二　犀角地黄汤（芍药地黄汤）《小品方》，录自《外台秘要》

【组成】犀角屑（水牛角代）一两　地黄半斤　芍药三分　丹皮一两

【用法】水煎。水牛角镑片，先煎，余药后下。

【功用】清热解毒，凉血散瘀。

【主治】

1. 热入血分证。身热谵语，斑色紫黑，舌绛起刺，脉细数；或喜忘如狂；或漱水不欲咽，大便色黑易解等。

2. 热伤血络证。斑色紫黑、吐血、衄血、便血、尿血等，舌红绛，脉数。

【组方原理】本证由热毒深入血分，耗血动血所致。治当清热解毒，凉血散瘀。方中君药犀角（水牛角代）清热凉血，清心解毒。生地凉血滋阴生津，既助犀角清热凉血，又能养血，为臣药。丹皮、白芍凉血散瘀为佐药，其中白芍助生地养血敛阴；丹皮既能凉血以止血，且使止血不留瘀。本方凉血与活血散瘀并用，使热清血宁而无耗血动血之虑，凉血止血而无留瘀之弊。

【鉴别】犀角地黄汤与清营汤均可治疗热入营血证。但犀角地黄汤在清热解毒之中配伍泻热散瘀药，寓凉血散血之意，用治热入血分而见耗血、动血之证。清营汤则是在清营解毒养阴中伍轻清宣透之品，寓有“透热转气”之意，适于热邪初入营分尚未动血之证。

细目四　清热解毒

要点一　黄连解毒汤《肘后备急方》，名见《外台秘要》引崔氏方

【组成】黄连三两　黄芩　黄柏各二两　栀子十四枚

【用法】水煎服。

【功用】泻火解毒。

【主治】三焦火毒证。大热烦躁，口燥咽干，错语不眠；或热病吐血、衄血；或热甚发斑；或身热下利；或湿热黄疸；或外科痈肿疔毒，小便黄赤，舌红苔黄，脉数有力。

【组方原理】本证由火毒充斥三焦所致。治宜泻火解毒，苦寒直折。方中君药黄连尤善泻心及中焦之火。臣以黄芩清泻上焦之火；黄柏清泻下焦之火。更配栀子通泻三焦之火，且可导热下行，为佐使之用。

【常用加减】若吐血、衄血、发斑者，酌加生地、白茅根、玄参、丹皮；发黄者，加茵陈、大黄；痈肿疔毒者，加地丁、蒲公英。

要点二　清瘟败毒饮《疫疹一得》

【组成】生石膏　小生地　乌犀角（水牛角代）真川连　生栀子　桔梗　黄芩　知母　赤芍　元参　连翘　甘草　丹皮　竹叶

【用法】先煎石膏、水牛角，后下诸药。

【功用】清热泻火，凉血解毒。

【主治】瘟疫热毒，气血两燔证。大热渴饮，头痛如劈，谵语神昏，口干咽痛，或发斑，或吐血、衄血，或四肢抽搐，或厥逆，脉沉细而数，或沉数，或浮大而数，舌绛唇焦。

【组方原理】本证为瘟疫热毒，充斥内外，气血两燔。病重势急，治当气血两清。方以白虎汤、犀角地黄汤、黄连解毒汤合而为方，意在清热凉血解毒，泻三焦火热之邪。配玄参滋阴降火解毒，连翘清热散结解毒，竹叶清心除烦，桔梗清利咽喉。

要点三　凉膈散《太平惠民和剂局方》

【组成】川大黄　朴硝　甘草（爁）各二十两　山栀子仁　薄荷叶　黄芩各十两　连翘二斤半

【用法】加白蜜、竹叶少许，水煎服。

【功用】泻热通便，清上泻下。

【主治】上中二焦火热证。烦躁口渴，面热头昏，舌肿目赤，口舌生疮，咽痛鼻衄，或睡卧不宁，谵语狂妄，便秘溲赤，或大便不畅，舌红苔黄，脉滑数。

【组方原理】本证由脏腑郁热，聚于胸膈所致。治宜泻火通便，清上泻下。方中重用连翘清热解毒，祛上焦之热，为君药；黄芩清胸膈郁热；山栀子通泻三焦，引火下行；大黄、芒硝泻火通便，"以泻代清"，共为臣药。薄荷、竹叶轻清上疏，兼有"火郁发之"之义；白蜜少许，润燥生津，共为佐药。使以甘草调和药性。全方清上与泻下并行，所谓"以泻代清"之法。

要点四　普济消毒饮《东垣试效方》

【组成】黄芩　黄连各半两　人参三钱　橘红　玄参　生甘草各二钱　连翘　板蓝根　马勃　黍粘子各一钱　白僵蚕（炒）　升麻各七分　柴胡　桔梗各二钱

【用法】水煎服。

【功用】清热解毒，疏风散邪。

【主治】大头瘟。恶寒发热，头面红肿焮痛，目不能开，咽喉不利，舌燥口渴，舌红苔黄，脉浮数有力。

【组方原理】本证由风热疫毒之邪，壅于上焦，攻冲头面所致。治宜疏散上焦风热，清解上焦疫毒。重用黄连、黄芩清泻心肺热毒，为君。牛蒡子（黍粘子）、连翘、僵蚕辛凉疏散上焦头面风热，为臣。玄参、马勃、板蓝根清热解毒，橘红理气消壅，人参扶正祛邪，桔梗、甘草清利咽喉，共为佐药。升麻、柴胡疏散风热，既引药上行，又有"火郁发之"之意，为佐使药。

本方出自《东垣试效方》，方中有人参，但其论述中有薄荷而无人参，后世《普济方》、《医方集解》等从其论；用薄荷而不用人参，薄荷之用意在疏散上焦之热，且清利咽喉。

【鉴别】普济消毒饮与银翘散均具疏散风热、清热解毒之功。普济消毒饮重在清上焦热毒，为治疗大头瘟之效方；银翘散以疏散风热为主，为治疗温病初起之代表方。

要点五　仙方活命饮（神仙活命饮）《女科万金方》

【组成】白芷六分　贝母　防风　赤芍药　生归尾　甘草节　皂角刺（炒）　穿山甲（炙）　天花粉　乳香　没药各一钱　金银花　陈皮各三钱

【用法】水煎或水酒各半煎服。

【功用】清热解毒，消肿溃坚，活血止痛。

【主治】痈疡肿毒初起。红肿焮痛，或身热凛寒，苔薄白或黄，脉数有力。

【组方原理】本证由热毒内壅，气滞血瘀痰结所致。法当清热解毒，理气活血，消肿止痛。方中金银花清热解毒，为治疮疡肿毒之要药，重用为君。归尾、赤芍、乳香、没药、陈皮行气活血通络，消肿止痛，共为臣。白芷、防风透达营卫，散结消肿；贝母、天花粉清热化痰，散结排脓，可使脓未成即消；山甲、皂角刺通行经络，透脓溃坚，可使脓成即溃，均为佐药。甘草清热解毒，调和诸药。煎药加酒者，借其通瘀而行周身，助药力直达病所，共为佐使。本方为“疡门开手攻毒之第一方也”。

【鉴别】仙方活命饮与五味消毒饮均具清热解毒、消散痈疮之功，用治热毒痈疮之证。但仙方活命饮清热解毒，并能活血理气，消肿溃坚，主治热毒壅结之痈疮初起。五味消毒饮则纯用清热解毒、消肿散结之品，适用于疔毒。

细目五　清脏腑热

要点一　导赤散《小儿药证直诀》

【组成】生地黄　木通　生甘草梢各等分

【用法】入竹叶水煎。

【功用】清心利水养阴。

【主治】心经火热证。心胸烦热，口渴面赤，意欲饮冷，以及口舌生疮；或心热移于小肠，小溲赤涩刺痛，舌红，脉数。

【组方原理】本证由心经火热或心热下移小肠所致。治当清心利水养阴。方中木通入心、小肠经，降火利水；生地入心、肾经，清热养阴以制心经火热。二药合用，清心养阴而不恋邪，利水通淋而不伤阴，共为君药。竹叶清心除烦，淡渗利水，导心经火热下行，为臣药。生甘草梢泻火解毒，可直达茎中而止痛，并能调和诸药，为佐使。

【鉴别】导赤散与清心莲子饮均有清心泻火之功。但导赤散原为小儿心热所设，药性平和，除清心之外，还配伍养阴利水之品，用于心经热盛或心火下移小肠之证；清心莲子饮治疗心火亢盛，并有气阴两虚、湿热下注之证，其清心之力优于导赤散。

要点二　龙胆泻肝汤《医方集解》

【组成】龙胆草（酒炒）　黄芩（炒）　栀子（酒炒）　泽泻　木通　车前子　当归（酒炒）　柴胡　生甘草　生地黄（酒炒）

【用法】水煎服。

【功用】清泻肝胆实火，清利肝经湿热。

【主治】

1. 肝胆实火上炎证。头痛目赤，胁痛口苦，耳聋，耳肿，舌红苔黄，脉弦数有力。

2. 肝经湿热下注证。阴肿，阴痒，阴汗，小便淋浊，妇女带下黄臭等，舌红苔黄腻，脉弦数有力。

【组方原理】本证由肝胆实火上炎，或湿热循经下注所致。治当清泻肝胆实火，清利肝经湿热。方用龙胆草大苦大寒，上清肝胆实火，下利肝经湿热，两擅其功，为君药。黄芩、栀子清上导下，增君药泻火除湿之力；泽泻、木通、车前子导湿热下行，使邪有出路，共为臣药。生地、当归滋阴养血，防苦燥渗利伤阴；柴胡疏畅肝胆之气，并引诸药入肝胆，伍生地、当归以适肝体阴用阳之性，俱为佐药。甘草调和诸药，为使药。

【鉴别】龙胆泻肝汤与当归龙荟丸均能泻肝经实火。但龙胆泻肝汤泻肝胆实火，并能清利湿热，用治肝胆实火上炎，或湿热下注之证；当归龙荟丸则着重于泻肝胆实火，使从二便分消，乃攻泻之剂，用治肝经实火证。

要点三　左金丸《丹溪心法》

【组成】黄连六两　吴茱萸一两

【用法】为丸。

【功用】清肝泻火，降逆止呕。

【主治】肝火犯胃证。胁肋疼痛，嘈杂吞酸，呕吐口苦，舌红苔黄，脉弦数。

【组方原理】本证由肝郁化火，横逆犯胃而成。治当清肝泻火为主，兼以降逆止呕。方中重用黄连为君，清泻肝火，肝火得清自不横逆犯胃；又善清泻胃火，一药两得。少佐辛热之吴茱萸，一则辛散以疏泄肝郁；二则佐制黄连苦寒之性，使泻火而无凉遏之弊；三则取其下气之用，助黄连和胃降逆；四则可引黄连入肝经，为佐使。

【鉴别】左金丸与龙胆泻肝汤均具清肝泻火之用。左金丸主要用于肝火犯胃之呕吐吞酸，有降逆和胃之功；龙胆泻肝汤除用于肝经实火之证外，且有清利湿热之功，亦用于肝经湿热下注之证。

要点四　清胃散《脾胃论》

【组成】生地黄　当归身各三分　牡丹皮半钱　黄连六分　升麻一钱

【用法】水煎服。

【功用】清胃凉血。

【主治】胃火牙痛。牙痛牵引头脑，面颊发热，其齿喜冷恶热，或牙宣出血，或牙龈红肿溃烂，或唇舌颊腮肿痛，口气热臭，口干舌燥，舌红苔黄，脉滑数。

【组方原理】本证为阳明胃中积热，循经上攻所致。治当清胃凉血。方中黄连直清胃腑之火，为君药。升麻清热解毒，有“火郁发之”之意。黄连得升麻，则泻火而无凉遏之弊；升麻得黄连，则散火而无升焰之虞。生地凉血滋阴；丹皮凉血清热，皆为臣药。当归引血归经，又养血活血，以助消肿止痛，为佐药。升麻兼以引经为使。

【常用加减】若肠燥便秘者，加大黄；若口渴饮冷者，加石膏、玄参、天花粉；若胃火牙衄，加牛膝。

【鉴别】泻黄散与清胃散均具清泻胃火之功。但泻黄散兼以泻脾中伏火，清泻与升发并用，脾胃兼顾，用治口疮口臭，脾热弄舌等；清胃散功善清胃凉血，升散解毒，用治胃火牙痛、牙宣、颊腮肿痛等。

要点五　玉女煎《景岳全书》

【组成】生石膏三至五钱　熟地三至五钱或一两　麦冬二钱　知母　牛膝各钱半

【用法】水煎服。

【功用】清胃热，滋肾阴。

【主治】胃热阴虚证。头痛，牙痛，齿松牙衄，烦热干渴，舌红苔黄而干。亦治消渴，消谷善饥等。

【组方原理】本证乃阴虚胃热，相因为病。治宜清胃热，滋肾阴。方中石膏清阳明有余之热，为君药。熟地滋补肾水之不足，为臣药。君臣配伍，清胃热而滋肾阴。知母滋阴清热，既助石膏清阳明有余之热，又助熟地黄滋养肾阴；麦门冬滋阴养液，配熟地滋少阴肾水不足，而兼清胃热，共为佐药。牛膝引血下行，且能滋补肝肾，用为佐使药。本方清胃与滋肾并进，虚实兼治，但以治实为主。

【鉴别】清胃散与玉女煎同治胃热牙痛。但清胃散重在清胃火，兼用凉血散瘀之品。玉女煎清胃热，滋肾阴，主治胃经有热而肾水不足之牙痛。

要点六　泻白散《小儿药证直诀》

【组成】地骨皮　桑白皮（炒）各一两　甘草（炙）一钱

【用法】为末，加粳米一撮。

【功用】泻肺清热，止咳平喘。

【主治】肺热喘咳证。气喘，咳嗽，皮肤蒸热，日晡尤甚，舌红苔黄，脉细数。

【组方原理】本证为肺有“伏火”郁热。治宜泻肺清热，止咳平喘。方中桑白皮清泻肺热，下气平喘为君药。地骨皮甘寒入肺，助君药清降肺中伏火为臣药。君臣相配，清泻肺中伏火郁热。粳米、炙甘草养胃和中，“培土生金”，共为佐使。本方清中有润，泻中有补，对小儿“稚阴”之体具标本兼顾之功。

【鉴别】泻白散与麻杏甘石汤均具泻肺清热、止咳平喘之功。泻白散所治属火热郁伏于肺；麻杏甘石汤所治属外邪未解，化热壅肺所致。

要点七　苇茎汤《外台秘要》引自《古今录验方》

【组成】苇茎一升　薏苡仁半升　桃仁五十个　瓜瓣半升

【用法】水煎服。

【功用】清肺化痰，逐瘀排脓。

【主治】肺痈之痰热瘀血证。身有微热，咳嗽痰多，咳吐腥臭脓血，胸中隐隐作痛，舌红苔黄腻，脉滑数。

【组方原理】本方主治之肺痈由热毒壅肺，痰瘀互结所致。治宜清肺化痰，逐瘀排脓。君药苇茎，善清肺热，为治肺痈要药。薏苡仁清肺热以排脓；瓜瓣清热化痰，利湿排脓，共为臣药。桃仁活血逐瘀，可助消痈，为佐药。

要点八　葛根黄芩黄连汤《伤寒论》

【组成】葛根半斤　甘草（炙）二两　黄芩三两　黄连三两

【用法】先煮葛根，后内诸药，分温再服。

【功用】解表清里。

【主治】表证未解，邪热入里之协热下利证。身热下利，胸脘烦热，口中作渴，喘而汗出，舌红苔黄，脉数或促。

【组方原理】本证因伤寒表证未解，邪陷阳明所致。治当外解肌表，内清肠胃。方中重用葛根为君，解肌发表以散热，升发脾胃清阳而止利。臣以黄芩、黄连清热燥湿，厚肠止利。使以甘草甘缓和中，调和诸药。四药合用，外疏内清，表里同治。原方用法中先煎葛根，则“解肌之力优而清中之气锐”。

要点九　芍药汤《素问病机气宜保命集》

【组成】芍药一两　当归　黄连各半两　槟榔　木香　甘草（炙）各二钱　大黄三钱　黄芩半两　官桂二钱半

【用法】水煎服。

【功用】清热燥湿，调和气血。

【主治】湿热痢疾。腹痛，便脓血，赤白相兼，里急后重，肛门灼热，小便短赤，舌苔黄腻，脉弦数。

【组方原理】本证由湿热壅滞肠中，气血失调所致。治宜清热燥湿，调和气血。黄连、黄芩燥湿清热，合而清肠中湿热，为君。重用芍药养血和营，柔肝缓急；配以当归养血活血，即“行血则便脓自愈”之义。木香、槟榔行气导滞，乃“调气则后重自除”之理。四药调和气血，为臣药。佐入大黄泻热导滞，兼破瘀活血，属“通因通用”之法。少佐肉桂，取其辛热之性，既防苦寒药伤中及冰伏湿遏，又助归芍以行血。使以甘草调和诸药，与芍药相配更能缓急止痛。本方清热燥湿与攻下积滞合用，柔肝理脾与调气和血并施。

【鉴别】芍药汤与白头翁汤同治痢疾。但芍药汤主治湿热并重、气血不和之痢疾，下痢赤白相兼。白头翁汤主治热重于湿、热毒深陷血分之痢疾，下痢脓血，赤多白少。

细目六　清虚热

要点一　青蒿鳖甲汤《温病条辨》

【组成】青蒿二钱　鳖甲五钱　细生地四钱　知母二钱　丹皮三钱

【用法】水煎服。

【功用】养阴透热。

【主治】热病后期，邪伏阴分证。夜热早凉，热退无汗，舌红苔少，脉细数。

【组方原理】本证为温病后期，邪热未尽，深伏阴分，阴液已伤所致。治宜养阴与透邪兼顾。方中鳖甲咸寒，直入阴分，滋阴退热；青蒿苦辛芳香，清热透络，引邪外出，共为君药。二药配伍，吴瑭称“此有先入后出之妙，青蒿不能直入阴分，有鳖甲领之入也；鳖甲不能独出阳分，有青蒿领之出也”。生地滋阴凉血；知母滋阴降火，共助鳖甲以养阴退虚热，为臣药。丹皮泻血中伏火，为佐药。

【鉴别】青蒿鳖甲汤与清骨散同治阴虚发热。但青蒿鳖甲汤养阴与透邪并进，治热病伤阴，邪伏阴分之夜热早凉，热退无汗；清骨散以一派清虚热之品组方，以清透为主，治阴虚内热之骨蒸潮热。

要点二　当归六黄汤《兰室秘藏》

【组成】当归　生地黄　黄芩　黄柏　黄连　熟地黄各等分　黄芪加一倍

【用法】水煎服。

【功用】滋阴泻火，固表止汗。

【主治】阴虚火旺之盗汗。发热盗汗，面赤心烦，口干唇燥，大便干结，小便黄赤，舌红苔黄，脉数。

【组方原理】本证由阴虚火扰所致。治宜滋阴泻火，固表止汗。方中生地、熟地、当归滋阴养血，使阴血充则水能制火，共为君药。臣以黄连清泻心火，合黄芩、黄柏泻火以除烦，清热以坚阴。倍用黄芪既益气实卫以固表，又可合熟地、当归以益气养血，亦为臣药。本方养血育阴与泻火除热并进，标本兼顾；益气固表与育阴泻火相配，育阴泻火为本，益气固表为标。

（袁宝权）

第六单元　祛暑剂

细目一　概述

要点一　祛暑剂的适用范围

祛暑剂适用于夏月感受暑邪之病，症见恶寒发热，吐泻腹痛，或身热面赤，烦渴喜饮，体倦汗多，小便不利，脉数等。

要点二　祛暑剂的应用注意事项

当辨暑病的性质属阴属阳。暑多夹湿，祛暑剂每多配伍祛湿药，应用本类方剂时须注意暑与湿的主次轻重。

细目二　祛暑解表

要点　香薷散《太平惠民和剂局方》

【组成】香薷一斤　白扁豆　厚朴各半斤

【用法】水煎或加酒少量同煎。

【功用】祛暑解表，化湿和中。

【主治】阴暑。恶寒发热，头重身痛，无汗，腹痛吐泻，胸脘痞闷，舌苔白腻，脉浮。

【组方原理】本证乃夏月乘凉饮冷，外感风寒，内伤于湿所致。治当祛暑解表，化湿和中。方中香薷辛香，为夏月祛暑解表要药，重用为君。厚朴行气除满，燥湿化滞为臣。白扁豆健脾和中，渗湿消暑为佐。入酒少许意在温通经脉，助药力通达全身。

【常用加减】若兼内热者，加黄连；湿盛于里者，加茯苓、甘草；胸闷、腹胀、腹痛甚者，可加砂仁、藿香、枳壳。

细目三　祛暑利湿

要点一　六一散《黄帝素问宣明方论》

【组成】滑石六两　甘草一两

【用法】包煎，或温开水调下。

【功用】清暑利湿。

【主治】暑湿证。身热烦渴，小便不利，或泄泻。

【组方原理】本证乃暑热夹湿所致。治宜清暑利湿。方中滑石为君，清解暑热而除烦止渴，渗利小便使暑湿之邪从下而泄。甘草生用为佐，清热泻火，益气和中，与滑石配伍，可防滑石寒滑伤胃，亦可甘寒生津，使小便利而津液不伤。

【附方】益元散，本方加辰砂三钱；功用：清暑利湿，镇惊安神；主治：暑湿证，烦渴多汗，心悸怔忡，失眠多梦，小便不利。碧玉散，本方加青黛；功用：祛暑利湿，清热解毒；主治：暑湿证兼肝胆郁热，目赤咽痛，或口舌生疮。鸡苏散，本方加薄荷叶末一分；功用：清暑利湿，辛凉解表；主治：暑湿证兼微恶风寒，头痛头胀，咳嗽不爽。

要点二　桂苓甘露散《黄帝素问宣明方论》

【组成】茯苓一两　甘草（炙）二两　白术半两　泽泻一两　官桂半两　石膏二两　寒水石二两　滑石四两　猪苓半两

【用法】水煎服。

【功用】清暑解热，化气利湿。

【主治】暑湿证。发热头痛，烦渴引饮，小便不利，以及霍乱吐泻。

【组方原理】本证由暑热夹湿所致。治宜清解暑热，化气利湿。本方即六一散合五苓散，加石膏、寒水石而成。方中重用滑石为君，清解暑热，利水渗湿。石膏、寒水石清解暑热为臣。猪苓、茯苓、泽泻利水祛湿；白术健脾化湿；肉桂助膀胱气化以行水湿，且防大寒之剂寒凉碍湿之弊，共为佐药。甘草调和诸药，且防“三石”寒遏重坠，为佐使。

细目四　清暑益气

要点　清暑益气汤《温热经纬》

【组成】西洋参　石斛　麦冬　黄连　竹叶　荷梗　知母　甘草　粳米　西瓜翠衣

【用法】水煎服。

【功用】清暑益气，养阴生津。

【主治】暑热气津两伤证。身热汗多，口渴心烦，小便短赤，体倦少气，精神不振，脉虚数。

【组方原理】本证由暑热耗伤气津所致。治当清热解暑，养阴生津。方中西洋参益气生津，养阴清热；西瓜翠衣清热解暑，生津止渴，共为君药。荷梗助西瓜翠衣清热解暑；

石斛、麦冬助西洋参养阴生津，且石斛兼能清热，麦冬兼能清心除烦，共为臣药。黄连泻火以助清热之力；知母泻火滋阴；竹叶清热除烦，均为佐药。甘草、粳米益胃和中，用为佐使药。

【鉴别】清暑益气汤与竹叶石膏汤皆可治暑热耗伤气津之证，症见身热汗多、口渴心烦、脉虚数等。但竹叶石膏汤以石膏与麦冬为主，功善清热泻火养阴，辅以人参、半夏调和脾胃，重在清解余热，兼以益气生津和胃。清暑益气汤以西洋参、石斛、麦冬为主，功善益气养阴，重在益气养阴生津。

（袁宝权）

第七单元　温里剂

细目一　概述

要点一　温里剂的适用范围

温里剂适用于里寒证。凡外寒传经入里或寒邪直中三阴，或素体阳虚，或误治，或过食寒凉伤阳，以致寒从内生所致之病证，症见畏寒肢凉，脘腹疼痛，口淡不渴，甚则四肢厥逆，恶寒蜷卧，舌质淡，脉沉迟等，均为温里剂的适应范围。

要点二　温里剂的应用注意事项

真热假寒证禁用。温热药易伤阴血，素体阴虚或失血之人应慎用。若阴寒太盛，或真寒假热，服药即吐者，可反佐少量寒凉药物，或热药冷服，避免格拒。

细目二　温中祛寒

要点一　理中丸《伤寒论》

【组成】人参　干姜　甘草（炙）　白术各三两

【用法】为丸。

【功用】温中祛寒，补气健脾。

【主治】

1. 脾胃虚寒证。脘腹疼痛，喜温喜按，恶心呕吐，不欲饮食，大便稀溏，畏寒肢冷，口不渴，舌淡苔白，脉沉细或沉迟无力。

2. 阳虚失血证。便血、衄血或崩漏等，血色暗淡或清稀。

3. 胸痹、小儿慢惊、病后喜唾涎沫、霍乱等属中焦虚寒者。

【组方原理】本证或因素体脾胃虚弱，或因寒凉伤及脾胃，或因外寒直中中焦所致。治当温中祛寒，补气健脾。方以干姜为君，温阳散寒。人参为臣，补益脾气。佐以白术燥湿运脾，与干姜相配，一温一燥，可使脾阳强，湿浊化，运化复常。佐使炙甘草，助人参、白术补脾益气；与干姜相配，辛甘化阳，以增强散寒之力；又可调和诸药。全方一温一补一燥，温补并用，以温为主，温中寓补，兼以燥湿。

胸痹、阳虚失血、小儿慢惊、病后涎唾多等病证属中阳不足者，应用本方温中散寒，补气健脾，是治病求本，异病同治之理。

【附方】附子理中丸，本方加附子；功用：温阳祛寒，补气健脾；主治：脾胃沉寒痼冷，或脾肾虚寒证，症见脘腹冷痛，手足厥寒，呕吐泄利，或霍乱吐利转筋等。桂枝人参汤，本方加桂枝；功用：温阳健脾，解表散寒；主治：脾胃虚寒，复感风寒表邪者。

要点二　小建中汤《伤寒论》

【组成】桂枝三两　甘草（炙）二两　大枣十二枚　芍药六两　生姜三两　胶饴一升

【用法】水煎取汁，兑入饴糖，文火加热熔化。

【功用】温中补虚，和里缓急止痛。

【主治】中焦虚寒，肝脾失调，阴阳不和证。脘腹拘急疼痛，时轻时重，喜温喜按，神疲乏力；或心中悸动，虚烦不宁；或四肢酸楚，手足烦热，咽干口燥，舌淡苔白，脉细弦。

【组方原理】本证由中焦虚寒，肝脾失调，阴阳不和所致。病机虽多，但以中焦虚寒，肝脾失和为要。治宜温补中焦为主，兼以调和肝脾，滋阴和阳。方中重用甘温质润之饴糖，温中补虚，缓急止痛，一药两擅其功而为君。臣以桂枝温阳气，祛寒气。饴糖与桂枝相伍，辛甘化阳，温中益气，使中气健旺，不受肝木之侮。更臣以芍药，滋养营阴；与饴糖相伍，酸甘化阴而缓急止痛；与桂枝相配，调和营卫，燮理阴阳。佐以生姜，助桂枝温胃散寒；大枣助饴糖补益脾虚。姜枣合用，又可调营卫，和阴阳。佐使炙甘草益气补虚，配芍药缓急止痛，又调和诸药。

【附方】黄芪建中汤，本方加黄芪一两半；功用：温中补气，和里缓急；主治气虚明显者，症见脘腹拘急疼痛，喜温喜按，形体羸瘦，面色无华，心悸气短，自汗盗汗等。当归建中汤，本方加当归四两；功用：温补气血，缓急止痛；主治血虚甚者，或产后虚羸不足，腹中疠痛不已，吸吸少气，或小腹拘急挛痛引腰背，不能饮食者。

【鉴别】小建中汤与理中丸同为温中祛寒之剂。小建中汤以甘温补脾柔肝为主，兼以调和阴阳，主治中焦虚寒，肝脾失和，腹痛拘急，兼有阴阳失调之证。理中丸则纯用温补，温中祛寒，补气健脾，主治中焦脾胃虚寒证，腹痛隐隐等。

要点三　吴茱萸汤《伤寒论》

【组成】吴茱萸一升　人参三两　生姜六两　大枣十二枚

【用法】水煎服。

【功用】温中补虚，降逆止呕。

【主治】

1. 胃寒呕吐证。食谷欲呕，或兼胃脘疼痛，吞酸嘈杂，舌淡，脉沉弦而迟。
2. 肝寒上逆证。干呕吐涎沫，头痛，巅顶痛甚，舌淡，脉沉弦。
3. 肾寒上逆证。呕吐下利，手足厥冷，烦躁欲死，舌淡，脉沉细。

【组方原理】本方主治有三证，病机则同属虚寒之邪上逆犯胃所致。治当温中补虚，降逆止呕。方中吴茱萸上可温胃寒，下可暖肝肾，又能降逆止呕，一药三擅其功而为君。重用生姜为臣，温胃散寒，降逆止呕。佐以人参补益脾胃之虚；佐使以大枣，益气补脾，调和诸药。全方肝、肾、胃同治，温、降、补并施。

【鉴别】

1. 理中丸与吴茱萸汤均可治中焦虚寒证。但理中丸温中祛寒，补气健脾，为治脾胃虚寒，腹痛吐利之基础方。吴茱萸汤以温胃降逆为主，兼补中虚，为治胃寒呕吐、肝寒及肾寒上逆之经典方。

2. 吴茱萸汤与左金丸皆治肝木犯胃之呕吐。但吴茱萸汤所治为肝寒上犯于胃而致胃脘疼痛，吞酸嘈杂，呕吐涎沫等。左金丸所治则为肝火犯胃之嘈杂吞酸，呕吐口苦等。

细目三　回阳救逆

要点一　四逆汤《伤寒论》

【组成】甘草（炙）二两　干姜一两半　附子（生用）一枚

【用法】水煎服。

【功用】回阳救逆。

【主治】心肾阳衰之寒厥证。四肢厥逆，神衰欲寐，面色苍白，恶寒踡卧，腹痛下利，呕吐不渴，甚则冷汗淋漓，舌淡苔白滑，脉微欲绝，以及误汗亡阳者。

【组方原理】本证系阴寒内盛，阳气衰微所致。治宜大辛大热之品，速回阳气，破散阴寒，以挽垂危之急。方以大辛大热之生附子为君，温壮元阳，破散阴寒，以救助心肾阳气。附子生用能迅达周身内外，是“回阳救逆第一品药”。臣以辛热之干姜，散寒助阳通脉。君臣相须为用，使阳气复，阴寒散，血脉通，为回阳救逆的最佳配伍。佐使之炙甘草，一有益气补虚之效；二则缓干姜、生附子峻烈之性，使其破阴回阳而无暴散虚阳之虞；三则调和药性，使药力持久。

【附方】通脉四逆汤，本方加重干姜、附子用量；功用：回阳复脉；主治：四逆汤证更见“身反不恶寒，其人面色赤，或腹痛，或干呕，或咽痛，或利止脉不出”等。四逆加人参汤，本方加人参；功用：回阳救逆，益气固脱；主治：四逆汤证利止而四逆证仍在，甚见气短、气促者。白通汤，本方去甘草，减干姜用量，再加葱白；功用：破阴回阳，宣通上下；主治：少阴病阴盛戴阳证，见手足厥逆，下利，脉微，面赤者。

【鉴别】四逆汤与参附汤均具回阳救逆之功。但四逆汤以生附子配干姜，重在温壮元阳，破散阴寒，以回阳救逆；参附汤则重用人参配炮附子，为峻补阳气以救暴脱之剂。

要点二　回阳救急汤《伤寒六书》

【组成】熟附子　干姜　人参　甘草　白术（炒）　肉桂　陈皮　五味子　茯苓　半夏（制）

【用法】加姜三片，水煎，麝香冲服。

【功用】回阳救逆，益气生脉。

【主治】寒邪直中三阴，真阳衰微证。四肢厥冷，神衰欲寐，恶寒踡卧，吐泻腹痛，或身寒战栗，或指甲口唇青紫，或吐涎沫，舌淡苔白，脉沉微，甚或无脉。

【组方原理】本证因寒邪直中三阴，阴寒内盛，真阳衰微所致。治疗急当破散阴寒，回阳救逆，固脱生脉。本方以四逆汤合六君子汤，加肉桂、五味子、麝香、生姜组成。方中熟附子温里散寒，回阳救逆；干姜温中散寒，助阳通脉；肉桂补元阳，通血脉。佐入六君子汤补益脾胃，固护中州。其中人参与附子相配，回阳救逆，益气固脱。更用麝香，通阳开窍，通行十二经脉。伍五味子，一者收敛虚阳以固脱；二者与人参相合，益气生脉；三者与麝香相合，散中有收，防麝香耗散正气。生姜温中散寒，并可解附子、半夏之毒。

细目四　温经散寒

要点一　当归四逆汤《伤寒论》

【组成】当归　桂枝　芍药　细辛各三两　甘草（炙）　通草各二两　大枣二十五枚

【用法】水煎服。

【功用】温经散寒，养血通脉。

【主治】血虚寒厥证。手足厥寒，口不渴，舌淡苔白，脉沉细或细而欲绝。或腰、股、腿、足、肩臂疼痛兼见畏寒肢冷者。

【组方原理】本证由素体营血虚弱，感受寒邪，血行不畅所致。治当温经补血，散寒通脉。方由桂枝汤去生姜，倍大枣，加当归、通草、细辛组成。桂枝温经散寒，温通血脉；细辛通达表里，温散寒凝，共为君药。当归养血和血；白芍滋养阴血，共为臣药。君臣相伍，一则散寒通脉，一则温补营血。佐入通草，通行经脉。重用大枣与甘草相伍，补中健脾而益气血，又防燥烈伤及阴血。全方温、补、通三者并用，温中有补，补中兼行，扶正祛邪，标本兼顾。

【常用加减】若腰、股、腿、足疼痛，属血虚寒凝者，加川断、半膝、木瓜等活血通经，除痹止痛；内有胃寒，呕吐腹痛者，加吴茱萸、生姜温胃散寒、降逆止呕；妇女血虚寒凝、经期腹痛，及男子寒疝，睾丸掣痛，牵引少腹冷痛，肢冷脉弦者，加乌药、茴香、良姜、香附等温行厥阴，理气止痛。

要点二　黄芪桂枝五物汤《金匮要略》

【组成】黄芪三两　芍药三两　桂枝三两　生姜六两　大枣十二枚

【用法】水煎服。

【功用】益气温经，和血通痹。

【主治】血痹。肌肤麻木不仁，恶风，易汗出，舌淡苔白，脉微涩而紧。

【组方原理】本证由素体气虚，营卫不足，肌表不固，复感风邪，血行不畅所致。治当益气温阳以固卫表，疏风和营以通血痹。方以黄芪为君，益气固表。臣以桂枝，温阳疏风，通行经脉。两药相配，温补之中兼以疏散，益气之中兼以通脉，使气旺血行，肌肤麻木得除。且黄芪得桂枝固表而不恋邪，桂枝得黄芪散邪而不伤正。更臣以芍药，养血和血，敛阴和营。桂、芍相配，疏散外风，调和营卫。生姜辛温表散；大枣甘温补血。姜、枣相伍，亦可和营卫，调诸药，为佐使药。

【鉴别】黄芪桂枝五物汤与当归四逆汤均由桂枝汤化裁而来。黄芪桂枝五物汤主治血痹，乃由素体气虚血弱，微受风邪，血行不畅而致肌肤麻木不仁；当归四逆汤主治血虚寒厥，则由阳虚血弱，寒凝经脉，血行不利而致手足厥寒。

要点三　阳和汤《外科证治全生集》

【组成】熟地黄一两　麻黄五分　鹿角胶三钱　白芥子二钱　肉桂一钱　生甘草一钱　炮姜炭五分

【用法】水煎服。

【功用】温阳补血，散寒通滞。

【主治】阴疽。漫肿无头，皮色不变，酸痛无热，口中不渴，舌淡苔白，脉沉细或迟细。或贴骨疽、脱疽、流注、痰核、鹤膝风等属阴寒证者。

【组方原理】本证多由素体阳虚，营血不足，寒凝痰滞而成。治当温阳气，补营血以治其本；散寒邪，化痰浊，通凝滞以治其标。方以熟地黄温补营血，补肾填精；鹿角胶补肾助阳，益精血，强筋骨，合而为君。臣以肉桂、姜炭温阳散寒通脉。佐以辛温之白芥子，祛皮里膜外之痰结。更佐少量麻黄宣通肌腠，伍肉桂、姜炭温散寒凝。使以生甘草解毒而调药。本方温阳与补血并用，祛痰与通脉兼施，温补而不恋邪，辛散而不伤正。

【鉴别】阳和汤与仙方活命饮均可治疮疡痈肿。但阳和汤所治属阴寒证，多由素体阳虚，营血不足，寒凝痰滞而成，方以温阳与补血并用，祛痰与通脉兼施。仙方活命饮所治则属阳热证，多由热毒内蕴，血瘀痰结气滞而成，方于清热解毒之中，伍以活血行气、散结消肿之品。

（袁宝权）

第八单元　补益剂

细目一　概述

要点一　补益剂的适用范围及配伍规律

补益剂适用于各种虚证，包括气虚、血虚、气血两虚、阴虚、阳虚、阴阳两虚等。

气虚重者应适当补血，血虚重者应适当补气。若血虚急证与大失血者，尤当着重补气。补阴方中常佐以温阳之品，补阳方中每配补阴之味。五脏之虚除直接补其虚外，亦可采取“虚则补其母”的治法。补益之药常少佐行气活血之品，以使其补而不滞。

要点二　补益剂的应用注意事项

应注意辨别虚实真假。补益剂多为滋腻之品，易碍胃气，故应酌加健胃消导之品。

细目二　补气

要点一　四君子汤《太平惠民和剂局方》

【组成】人参　白术　茯苓　甘草（炙）各等分

【用法】水煎服。

【功用】益气健脾。

【主治】脾胃气虚证。面色萎白，语声低微，气短乏力，食少便溏，舌淡苔白，脉虚弱。

【组方原理】本证由脾胃气虚，运化乏力所致。治宜补益脾胃之气。本方以人参为君，甘温益气，健补脾胃。臣以白术，既补脾胃之气，又运脾燥湿。佐以茯苓健脾利湿，又使参、术补而不滞。炙甘草益气兼调药，为佐使。

【附方】异功散，本方加陈皮，功兼行气化滞，适用于脾胃气虚兼气滞证；六君子汤，本方加半夏、陈皮，功兼和胃燥湿，适用于脾胃气虚兼痰湿证；香砂六君子汤，本方加半夏、陈皮、木香、砂仁，功在益气和胃，行气化痰，适于脾胃气虚，痰阻气滞证。

要点二　参苓白术散《太平惠民和剂局方》

【组成】莲子肉　薏苡仁　缩砂仁　桔梗各一斤　白扁豆一斤半　白茯苓　人参　甘草（炒）　白术　山药各二斤

【用法】上末枣汤调下。

【功用】益气健脾，渗湿止泻。

【主治】脾虚湿盛证。饮食不化，胸脘痞闷，肠鸣泄泻，四肢乏力，形体消瘦，面色萎黄，舌淡苔白腻，脉虚缓。

【组方原理】本证由脾虚湿盛所致。治宜补益脾胃，渗湿止泻。方中人参、白术、茯苓益气健脾渗湿为君。臣以山药、莲子肉助君药以健脾益气，兼能止泻；白扁豆、薏苡仁助白术、茯苓以健脾渗湿。佐以砂仁醒脾和胃，行气化湿；桔梗宣肺利气，以通调水道，又能载药上行。炒甘草健脾和中，调和诸药，为佐使。本方兼能补益肺气，培土生金，故亦可用于肺损虚劳证。

【鉴别】参苓白术散与四君子汤均具益气健脾之功，但四君子汤补气健脾之功专，为治脾胃气虚之基础方；参苓白术散则补气健脾与祛湿止泻并重，为治脾虚夹湿之主方。

要点三　补中益气汤《内外伤辨惑论》

【组成】黄芪（病甚、劳役热甚者一钱）　甘草（炙）各五分　人参三分　当归二分　橘皮二分或三分　升麻二分或三分　柴胡二分或三分　白术三分

【用法】水煎服。

【功用】补中益气，升阳举陷。

【主治】

1. 脾胃气虚证。饮食减少，体倦肢软，少气懒言，面色㿠白，大便稀薄，脉虚软。

2. 气虚下陷证。脱肛，子宫脱垂，久泻，久痢，崩漏等，气短乏力，舌淡，脉虚者。

3. 气虚发热证。身热，自汗，渴喜热饮，气短乏力，舌淡，脉虚大无力。

【组方原理】本证由饮食劳倦，损伤脾胃，清阳下陷所致。治宜补益脾胃中气，升阳举陷。方中重用黄芪补中益气，升阳固表，为君药。臣以人参、炙草、白术补气健脾，以增黄芪补益中气之功。当归养血和营，使血有所归；陈皮理气和胃，使补而不滞；以少量升麻、柴胡升阳举陷，助君药升提下陷之中气，共为佐药。炙甘草调药为使。全方补气与升提并用，使气虚者补之，气陷者升之，甘温而能除热，亦可治气虚发热。

要点四　生脉散《医学启源》

【组成】人参五分　麦门冬五分　五味子七粒

【用法】水煎服。

【功用】益气生津，敛阴止汗。

【主治】

1. 温热、暑热，耗气伤阴证。汗多神疲，体倦乏力，气短懒言，咽干口渴，舌干红少苔，脉虚数。

2. 久咳伤肺，气阴两虚证。干咳少痰，短气自汗，口干舌燥，脉虚细。

【组方原理】本证由感受暑热之邪，或温热病后期，伤气耗津所致。治宜补气养阴生津。方用人参为君，大补元气，并能止渴生津。臣以麦冬养阴，清热生津，且润肺止咳。五味子配人参补固正气，伍麦冬收敛阴津，为佐。三药一补一润一敛，共奏益气养阴、生津止渴、敛阴止汗之功。全方补正气以鼓动血脉，滋阴津以充养血脉，气阴生而脉气复。

【鉴别】生脉散与竹叶石膏汤均可治热病后期，气阴两伤，余热未尽之证。但竹叶石膏汤清热之力较强，兼以益气养阴，降逆和胃。生脉散重在益气养阴，生津止渴，敛阴止汗，适宜于热病后期，气阴两伤之重证。

要点五　玉屏风散《医方类聚》

【组成】防风一两　黄芪　白术各二两

【用法】研末，枣汤送服。

【功用】益气固表止汗。

【主治】表虚自汗。汗出恶风，面色㿠白，舌淡苔薄白，脉浮虚。亦治虚人腠理不固，易感风邪。

【组方原理】本证由卫气虚弱，不能固表所致。治宜益气实卫，固表止汗。本方以黄芪为君，内可大补脾肺之气，外可固表止汗。臣以白术益气健脾，助黄芪补气固表之力。佐以防风走表而祛风邪，且“黄芪得防风而功愈大”，相畏而相激也。三药补中寓散，散不伤正，补不留邪。

【鉴别】玉屏风散与桂枝汤均治表虚自汗。然桂枝汤之自汗，由外感风寒，营卫不和所致，虽云表虚，但为表实。玉屏风散证之自汗，是因卫气虚弱，腠理不固所致。二者均见汗出恶风，但桂枝汤证亦有发热、鼻鸣、身痛等外感表证。

要点六　完带汤《傅青主女科》

【组成】白术　山药各一两　人参二钱　白芍五钱　车前子　苍术各三钱　甘草

（炙）一钱　陈皮　黑芥穗各五分　柴胡六分

【用法】水煎服。

【功用】补脾疏肝，化湿止带。

【主治】脾虚肝郁，湿浊带下。带下色白，清稀如涕，面色㿠白，倦怠便溏，舌淡苔白，脉缓或濡弱。

【组方原理】本方所治之白带由脾虚肝郁，带脉失约，湿浊下注所致。治宜补脾益气，疏肝解郁，化湿止带。方中重用白术、山药益气补脾，白术又善健脾燥湿，山药并能补肾以固带脉，为君药。人参补脾益气，苍术燥湿运脾，助君药健脾祛湿；白芍柔肝扶土，同为臣药。佐以陈皮理气燥湿，使补而不滞；车前子清利湿热；柴胡、芥穗升散，得白术可升发脾胃清阳，配白芍可疏达肝气之郁。甘草补气调药，为佐使药。全方寓补于散，寄消于升。

【鉴别】完带汤与参苓白术散均具补脾祛湿之功。但完带汤以补脾祛湿之药配伍疏肝止带之品，主治脾虚肝郁，湿浊下注之带下。参苓白术散在益气健脾的基础上，又增渗湿止泻之功，主治脾胃气虚夹湿之泄泻。

细目三　补血

要点一　四物汤《仙授理伤续断秘方》

【组成】当归　川芎　白芍　熟干地黄各等分

【用法】水煎服。

【功用】补血调血。

【主治】营血虚滞证。头晕目眩，心悸失眠，面色无华，妇人月经不调，量少或经闭不行，脐腹作痛，甚或瘕块硬结，舌淡，口唇、爪甲色淡，脉细弦或细涩。

【组方原理】本证由营血亏虚，血行不畅所致。治宜补血和血。方中熟地滋补营血为君。当归补血和血为臣。芍药养血敛阴，柔肝和营，为佐。川芎活血行气，祛瘀止痛，使补而不滞，为使。四药重在滋补，且补中寓行，使补而不滞，行血而不伤血。

【常用加减】血热重者，易熟地为生地，用量宜重；血瘀重者，易白芍为赤芍；血虚重者，可加鹿角胶、阿胶，或适当加人参、黄芪。

【附方】胶艾汤，本方加阿胶、艾叶、甘草，侧重养血止血，兼以调经安胎，既可用于冲任虚损、血虚有寒之月经过多、产后下血不止，又可用治妊娠胎漏下血。桃红四物汤，本方加桃仁、红花，偏重活血化瘀，适用于血虚血瘀之月经不调、痛经。圣愈汤，本方加参、芪以补气摄血，适用于气血两虚而血失所统之月经先期量多。

要点二　当归补血汤《内外伤辨惑论》

【组成】黄芪一两　当归二钱

【用法】水煎服。

【功用】补气生血。

【主治】血虚阳浮发热证。肌热面赤，烦渴欲饮，脉洪大而虚，重按无力。亦治妇人经期、产后血虚发热头痛；或疮疡溃后，久不愈合者。

【组方原理】本证由劳倦内伤，血虚气弱，阳气浮越所致。治宜补气生血。方中重用黄芪（五倍于当归），一为大补脾肺之气，使气旺血生，即“有形之血不能速生，无形之气所当急固”；二则固护肌表，摄纳浮阳。臣以少量当归养血和营，则阳生阴长，气旺血生，虚热自退。

要点三 归脾汤《正体类要》

【组成】白术 当归 白茯苓 黄芪 远志 龙眼肉 酸枣仁各一钱 人参一钱 木香五分 甘草（炙）三分

【用法】加生姜、大枣，水煎服。

【功用】益气补血，健脾养心。

【主治】

1. 心脾气血两虚证。心悸怔忡，健忘失眠，盗汗，体倦食少，面色萎黄，舌淡，苔薄白，脉细弱。

2. 脾不统血证。便血，皮下紫癜，妇女崩漏，月经超前，量多色淡，或淋沥不止，舌淡，脉细弱。

【组方原理】本证因思虑过度，劳伤心脾，气血亏虚所致。治宜健脾养心，益气补血。方中黄芪补脾益气；龙眼肉补脾气，养心血，共为君药。人参、白术补脾益气，助黄芪补脾益气之力；当归补血养心，酸枣仁宁心安神，二药助龙眼肉补心血，安神志，均为臣药。佐以茯神养心安神；远志宁神益智；更佐木香，理气醒脾，使补而不滞。炙甘草补益心脾，并调和诸药，为佐使。姜枣调和脾胃。全方心脾同治，以补脾为主；气血双补，以补气为重。

【常用加减】崩漏下血偏寒者，可加炮姜炭、艾叶炭；偏热者酌加生地炭、地榆炭。

细目四 气血双补

要点一 炙甘草汤（复脉汤）《伤寒论》

【组成】甘草（炙）四两 生姜三两 桂枝三两 人参二两 生地黄一斤 阿胶二两 麦门冬半升 麻仁半升 大枣三十枚

【用法】水煎，阿胶烊化，冲服。

【功用】滋阴养血，益气温阳，复脉定悸。

【主治】

1. 阴血不足，阳气虚弱证。脉结代，心动悸，虚羸少气，舌光少苔，或质干而瘦小。

2. 虚劳肺痿。干咳无痰，或咳吐涎沫，量少，形瘦短气，虚烦不眠，自汗盗汗，咽干舌燥，大便干结，脉虚数。

【组方原理】本方原治“伤寒脉结代、心动悸”，至于虚劳肺痿，亦为气血阴阳皆亏所致。治宜补养阴阳气血。方中重用生地为君药，滋阴养血。臣以炙甘草益气养心；麦门冬滋养心阴；桂枝温通心阳。三药与生地相伍，可收气血阴阳并补之效。佐以人参补中益气；阿胶滋阴养血；麻仁滋阴润燥；大枣益气养血；生姜合桂枝以温通阳气，配大枣益脾胃，调阴阳，和气血。加酒可温通血脉，以行药势。全方滋而不腻，温而不燥，刚柔相济，相得益彰。

【常用加减】若气虚偏重，可加黄芪；血虚偏重，加熟地、当归；阳虚者易桂枝为肉桂，甚者可加鹿角胶、熟附子。

【附方】加减复脉汤由炙甘草汤化裁而成。因温病后期，热灼阴伤，故去益气温阳之人参、大枣、桂枝、生姜，加养血敛阴之白芍，变阴阳气血并补之剂为滋阴养液之方。

【鉴别】炙甘草汤与生脉散均有补肺气、养肺阴之功，可治疗肺气阴两虚之久咳不已。但炙甘草汤益气养阴作用较强，敛肺止咳之力不足，重在治本，偏于温补；而生脉散益气养阴之力虽不及本方，但伍用收敛之五味子，故止咳之功较著，偏于清补。

要点二　八珍汤（八珍散）《瑞竹堂经验方》

【组成】人参　白术　白茯苓　当归　川芎　白芍药　熟地黄　甘草（炙）各一两

【用法】加生姜、大枣，水煎服。

【功用】益气补血。

【主治】气血两虚证。面色苍白或萎黄，头晕目眩，四肢倦怠，气短懒言，心悸怔忡，饮食减少，舌淡苔薄白，脉细弱或虚大无力。

【组方原理】本证多由素体虚弱或劳役过度，或病后产后失调，或久病失治，或失血过多所致。治宜双补气血。本方用四君子汤补气，四物汤补血。姜枣为引，调和脾胃，为佐使。

【鉴别】十全大补汤、人参养荣汤均由八珍汤加减而成，皆有益气补血之功。十全大补汤较八珍汤多芪、桂，偏于温补；人参养荣汤较十全大补汤多远志、陈皮、五味子，并去川芎之辛窜，而增宁心安神之功。

要点三　泰山磐石散《古今医统大全》

【组成】人参　黄芪各一钱　白术　炙甘草各五分　当归一钱　川芎　白芍药　熟地黄各八分　川续断一钱　糯米一撮　黄芩一钱　砂仁五分

【用法】为散。

【功用】益气健脾，养血安胎。

【主治】堕胎、滑胎。胎动不安，或屡有堕胎宿疾，面色萎白，倦怠乏力，不思饮食，舌淡苔薄白，脉滑无力。

【组方原理】本证之妇女妊娠、胎动不安由气血虚弱所致。治宜补气血、养肝肾，固护胎元之法。本方以益气补血之八珍汤加减而成。但增续断补肝肾，益冲任，黄芪益气升阳以固胎元，黄芩、糯米、砂仁清热养胃安胎，且去茯苓之渗利，而成颐养胎元之专剂。

细目五　补阴

要点一　六味地黄丸（地黄丸）《小儿药证直诀》

【组成】熟地黄八钱　山萸肉　干山药各四钱　泽泻　牡丹皮　茯苓各三钱

【用法】为丸。

【功用】滋补肝肾。

【主治】肝肾阴虚证。腰膝酸软，头晕目眩，耳鸣耳聋，盗汗，遗精，消渴，骨蒸潮热，手足心热，口燥咽干，牙齿动摇，足跟作痛，小便淋沥，以及小儿囟门不合，舌红少苔，脉沉细数。

【组方原理】本证由阴精不足，虚热内扰所致。治宜滋补阴精为主，兼以清降虚火，即"壮水之主，以制阳光"。方中重用熟地为君药，填精益髓，滋阴补肾。臣以山萸肉，补养肝肾，并能涩精；山药既养脾阴，又固肾精。三药所谓"三阴并补"，但以滋补肾阴为主。泽泻利湿泄浊，并防熟地之滋腻；丹皮清泻相火，并制山萸肉之温涩；茯苓健脾渗湿，配山药补脾而助健运。此三药所谓"三泻"，泻湿浊而降相火。全方三补配三泻，以三补为主，但以补肾阴为重；三泻利湿降火，伍于大队滋补药中可使补而不滞。

【附方】都气丸，本方加五味子，适于肾不纳气之虚喘证；知柏地黄丸，本方加知母、黄柏，适于阴虚火旺之骨蒸潮热、遗精盗汗；杞菊地黄丸，本方加枸杞子、菊花，适于肝肾阴虚之两目昏花、视物模糊；麦味地黄丸，本方加麦冬、五味子，适于肺肾阴虚之喘嗽。

要点二　大补阴丸（大补丸）《丹溪心法》

【组成】熟地黄　龟板各六两　黄柏　知母各四两

【用法】为末，猪脊髓适量蒸熟，捣泥，炼蜜为丸。

【功用】滋阴降火。

【主治】阴虚火旺证。骨蒸潮热，盗汗遗精，咳嗽咯血，心烦易怒，足膝疼热，舌红少苔，尺脉数而有力。

【组方原理】本证由肝肾阴虚，相火亢盛所致。治宜大补真阴以治本，降火以治标。方用熟地滋补真阴，填精益髓；龟板滋阴潜阳，补肾健骨。二药补阴固本，滋水制火，共为君药。黄柏降相火；知母泻火滋阴。二药相须为用，善清降阴虚之火，为臣药。猪脊髓补髓养阴，蜂蜜补中润燥，共增滋补真阴之效，为佐药。全方培本清源，补泻兼施，但以滋阴培本为主，降火清源为辅。

【常用加减】若阴虚较重者，加天门冬、玄参；遗精者加金樱子、山萸肉、沙苑子；盗汗多者，加煅龙骨、煅牡蛎。

【鉴别】六味地黄丸与大补阴丸均属滋阴降火之剂。但六味地黄丸以滋补肾阴为主，降火之功稍逊，适于阴虚而虚火较轻者；而大补阴丸滋阴与降火并重，适于阴虚火旺俱甚者。

要点三　一贯煎《续名医类案》

【组成】北沙参　麦冬　当归身　生地黄　枸杞子　川楝子

【用法】水煎服。

【功用】滋阴疏肝。

【主治】肝肾阴虚，肝气郁滞证。胸脘胁痛，吞酸吐苦，咽干口燥，舌红少津，脉细弱或虚弦。亦治疝气瘕聚。

【组方原理】本证由肝肾阴血亏虚而肝气不疏所致。治宜重用滋养肝肾，兼以条达肝气。方中重用生地为君，滋养肝肾阴血，涵养肝木。臣以枸杞补养肝肾；当归补血养肝，且补中有行；沙参、麦冬养肺阴以清金制木，养胃阴以培土荣木。少佐川楝子疏肝泻热，理气止痛，顺其条达之性。全方在大队滋阴药中少佐理气之品，使行气而不伤阴，滋阴而不滞气。

【鉴别】一贯煎与逍遥散均能疏肝理气，主治肝气不疏之胁痛。但逍遥散疏肝养血健脾三者并重，主治肝郁脾虚血弱之胁肋疼痛；一贯煎则重在滋养肝肾之阴，主治阴虚气滞之胁肋疼痛。

要点四　左归丸《景岳全书》

【组成】大怀熟地八两　山药　枸杞　山茱萸各四两　川牛膝三两　鹿角胶　龟板胶　菟丝子各四两

【用法】为丸。

【功用】滋阴补肾，填精益髓。

【主治】真阴不足证。头晕目眩，腰酸腿软，遗精滑泄，自汗盗汗，口燥舌干，舌红少苔，脉细。

【组方原理】本证由真阴不足，肾精亏虚所致。治宜补肾滋阴，填精益髓。方中重用熟地滋肾阴，益精髓，补真阴之不足，为君药。山茱萸补养肝肾，固秘精气；山药补脾益阴，滋肾固精；龟板胶滋阴补髓；鹿角胶补益精血，温壮肾阳，有“阳中求阴”之义，皆为臣药。枸杞补肝肾，益精血；菟丝子补肝肾，助精髓；川牛膝益肝肾，强筋骨，俱为佐药。

【鉴别】左归丸与六味地黄丸均为滋阴补肾之剂。但六味地黄丸补肾阴之中佐以降相火之品，适于肾阴虚兼虚火妄动之证；左归丸纯甘壮水，补而不泻，其滋补肾阴之力胜六味地黄丸，适于真阴不足、精髓亏损之证。

细目六　补阳

要点一　肾气丸《金匮要略》

【组成】干地黄八两　山药　山茱萸各四两　泽泻　茯苓　牡丹皮各三两　桂枝　附子各一两

【用法】蜜丸。

【功用】补肾助阳化气。

【主治】肾阳气不足证。腰痛脚软，身半以下常有冷感，少腹拘急，小便不利，或小便反多，入夜尤甚，阳痿早泄，舌淡而胖，脉虚弱，尺部沉细，以及痰饮，水肿，消渴，脚气，转胞等。

【组方原理】本证皆由肾精不足，肾阳虚弱，气化失常所致。治宜滋养肾精，温补肾气。方用干地黄（今用熟地）为君，滋补肾阴，益精填髓。山茱萸补肝肾，涩精气；山药健脾气，固肾精；附子、桂枝温肾助阳，鼓舞肾气，于“阴中求阳”，共为臣药。佐以茯苓健脾益肾，泽泻、丹皮降相火而制浮阳，且茯苓、泽泻均有渗湿泄浊之功。全方"纳桂、附于滋阴剂中十倍之一，意不在补火，而在微微生火，即生肾气也"。

【常用加减】现多将干地黄易为熟地，桂枝改为肉桂。若用于肾阳虚衰，阳事痿弱者，宜加淫羊藿、巴戟天。

【附方】加味肾气丸由肾气丸加车前子、牛膝而成，但方中熟地等用量锐减，而附子之量倍增，重在温阳利水，补肾之力较轻，主治阳虚水肿而肾虚不著者。

要点二 右归丸《景岳全书》

【组成】熟地黄八两 山药四两 山茱萸三两 枸杞子三两 菟丝子四两 鹿角胶四两 杜仲四两 肉桂二两 当归三两 制附子二两（可加至五六两）

【用法】为丸。

【功用】温补肾阳，填精益髓。

【主治】肾阳不足，命门火衰证。年老或久病气衰神疲，畏寒肢冷，腰膝软弱，阳痿遗精，或阳衰无子，或饮食减少，大便不实，或小便自遗，舌淡苔白，脉沉而迟。

【组方原理】本证由命门火衰，阳气不振所致。治宜温补命门，填精益髓之法。方中附子、肉桂温壮元阳，鹿角胶温肾益精，为君药。熟地、山萸、枸杞、山药滋阴益肾，填精补髓，并养肝补脾，亦取"阴中求阳"之义，为臣药。佐以菟丝子、杜仲补肝肾，强腰膝；当归养血补肝，与补肾之品相合共补精血。

【鉴别】右归丸系肾气丸减去"三泻"，加鹿角胶、菟丝子、杜仲、枸杞子、当归诸补肾益精血之品，组成"纯甘补阳"之剂，则温肾阳、补精血之力较之肾气丸更胜一筹。

细目七 阴阳双补

要点一 地黄饮子（地黄饮）《圣济总录》

【组成】熟干地黄 巴戟天 山茱萸 石斛 肉苁蓉 附子 五味子 官桂 白茯苓 麦门冬 菖蒲 远志各半两

【用法】加姜枣、薄荷水煎。

【功用】滋肾阴，补肾阳，开窍化痰。

【主治】下元虚衰，痰浊上泛之喑痱证。舌强不能言，足废不能用，口干不欲饮，足冷面赤，脉沉细弱。

【组方原理】本证之"喑痱"由下元虚衰，阴阳两亏，虚阳上浮，痰阻清窍所致。治宜补养下元，摄纳浮阳，佐以开窍化痰。方用熟地、山茱萸滋补肾阴，肉苁蓉、巴戟天温壮肾阳，共为君药。臣以附子、肉桂以助温养下元，摄纳浮阳，引火归原；石斛、麦冬、五味子滋养肺肾，壮水以济火。佐以石菖蒲、远志、茯苓，开窍化痰，交通心肾。少佐薄荷解郁开窍。姜、枣和中调药，为佐使。全方标本兼治，阴阳并补，上下同治，而以治本治下为主。

要点二 龟鹿二仙胶《医便》

【组成】鹿角十斤 龟板五斤 人参十五两 枸杞子三十两

【用法】熬胶，空心以酒少许送服。

【功用】滋阴填精，益气壮阳。

【主治】真元虚损，精血不足证。全身瘦削，阳痿遗精，两目昏花，腰膝酸软，久不孕育。

【组方原理】本证由真元虚损，阴阳精血俱不足所致。治宜培补真元，填精补髓，益气养血，阴阳并补。方用血肉有情之鹿角胶、龟板胶，能峻补阴阳，填精补髓，滋养阴血，共为君药。人参大补元气，培补脾胃；枸杞子益肝肾，补精血，为臣药。

要点三　七宝美髯丹《本草纲目》引《积善堂方》

【组成】赤白何首乌各一斤　赤白茯苓各一斤　牛膝　当归　枸杞子　菟丝子各八两　补骨脂四两

【用法】为蜜丸，淡盐水送服。

【功用】补益肝肾，乌发壮骨。

【主治】肝肾不足证。须发早白，脱发，齿牙动摇，腰膝酸软，梦遗滑精，不育等。

【组方原理】本证由肝肾不足所致。治宜养肝补肾。方中重用赤、白何首乌补肝肾，益精血，乌须发，壮筋骨，为君药。赤、白茯苓补脾益气，宁心安神，以人乳制用，增滋补之力，为臣药。佐以枸杞子、菟丝子补肝肾，益精血；当归补血养肝；牛膝补肝肾，坚筋骨，活血脉。少佐补骨脂补肾温阳，固精止遗，寓“阳中求阴”之意。

（李冀）

第九单元　固涩剂

细目一　概述

要点一　固涩剂的适用范围

固涩剂适用于气、血、精、津液耗散滑脱之证，症见自汗、盗汗、久咳不止、久泻久痢、遗精滑泄、小便失禁，以及崩漏带下等。

要点二　固涩剂的应用注意事项

固涩剂多适宜于正虚无邪者，凡外邪未去，里实尚存者，均应慎用，以免“闭门留寇”，转生他变。

细目二　固表止汗

要点　牡蛎散《太平惠民和剂局方》

【组成】黄芪　麻黄根　牡蛎各一两

【用法】为粗散，加小麦，水煎服。

【功用】敛阴止汗，益气固表。

【主治】体虚自汗、盗汗证。自汗，夜卧更甚，心悸惊惕，短气烦倦，舌淡红，脉细弱。

【组方原理】本方证由气虚卫外不固，心阳不潜所致。治宜敛阴止汗，益气固表。方中煅牡蛎敛阴潜阳，固涩止汗，为君药。黄芪益气实卫，固表止汗，为臣药。麻黄根收敛止汗，为佐药。小麦入心经，养气阴，退虚热，为佐使药。

【鉴别】牡蛎散与玉屏风散均具固表止汗之功。但牡蛎散固表敛汗之力较强，主治卫气不固，心阳不潜之自汗、盗汗，属标本兼治之法；玉屏风散健脾益气之力较大，主治表虚自汗或体虚易感风邪者，属治本之法。

细目三　敛肺止咳

要点　九仙散《卫生宝鉴》，引王子昭方

【组成】人参　款冬　桑白皮　桔梗　五味子　阿胶　乌梅各一两　贝母半两　罂粟壳（蜜炒黄）八两

【用法】散或汤剂。

【功用】敛肺止咳，益气养阴。

【主治】久咳肺虚证。久咳不已，咳甚则气喘自汗，痰少而黏，脉虚数。

【组方原理】本方主治乃久咳不已，肺虚阴伤之证。方中重用罂粟壳，敛肺止咳甚著，为君药。五味子、乌梅收敛肺气，助君药敛肺止咳，并养阴润肺；人参益气生津，阿胶滋阴养肺，共为臣药。款冬花、桑白皮止咳平喘，贝母润肺止咳化痰；桔梗利肺化痰止咳，兼能载药上行，共为佐使药。

细目四　涩肠固脱

要点一　真人养脏汤《太平惠民和剂局方》

【组成】人参　当归　白术各六钱　肉豆蔻半两　肉桂　甘草（炙）各八钱　白芍药一两六钱　木香一两四钱　诃子一两二钱　罂粟壳三两六钱

【用法】汤剂。

【功用】涩肠固脱，温补脾肾。

【主治】久泻久痢，脾肾虚寒证。泻痢无度，滑脱不禁，甚至脱肛坠下，脐腹疼痛，喜温喜按，倦怠食少，舌淡苔白，脉迟细。

【组方原理】本证之久泻久痢，因脾肾虚寒，关门不固所致。治当涩肠固脱治标为主，温补脾肾治本为辅。方中重用罂粟壳涩肠固脱，为君药。肉豆蔻温中涩肠；诃子涩肠止泻，共为臣药。肉桂温肾暖脾；人参、白术补气健脾；当归、白芍养血和血；木香理气醒脾，又补而不滞，共为佐药。甘草和中调药，为佐使药。

【鉴别】真人养脏汤与芍药汤均可治痢疾。但真人养脏汤涩肠固脱之力较强，重在治标，适宜于脾肾虚寒，关门不固之泻痢无度；芍药汤偏于清热燥湿，调和气血，适宜于湿热壅滞肠中，气血失和之湿热痢疾。

要点二　四神丸《内科摘要》

【组成】肉豆蔻二两　补骨脂四两　五味子二两　吴茱萸一两

【用法】为末。另取生姜、大枣五十枚共煮，取枣肉为丸。

【功用】温肾暖脾，涩肠止泻。

【主治】脾肾阳虚之肾泄。五更泄泻，不思饮食，食不消化，或久泻不愈，腹痛喜温，腰酸肢冷，神疲乏力，舌淡，苔薄白，脉沉迟无力。

【组方原理】五更泄多由命门火衰，火不暖土所致。治宜温肾暖脾，固涩止泻。方中重用补骨脂补命门之火，以温养脾土，为君药。肉豆蔻温中涩肠，既助君药温肾暖脾，又涩肠止泻，为臣药。吴茱萸温脾暖胃以散阴寒；五味子固肾涩肠，合吴萸以助君臣药温涩止泻之力，共为佐药。重用姜、枣同煮，枣肉为丸，意在温补脾胃。

【鉴别】四神丸与理中丸、痛泻要方均可治泄泻。但四神丸偏于温肾涩肠，主治脾肾阳虚所致五更泄；理中丸重在温中祛寒，并补益脾胃，主治中焦虚寒之泄泻；痛泻要方补脾为主，兼以抑肝，主治脾虚肝旺之痛泻。

细目五　涩精止遗

要点一　金锁固精丸《医方集解》

【组成】沙苑蒺藜　芡实　莲须各二两　龙骨（酥炙）　牡蛎各一两

【用法】以莲子粉糊丸。

【功用】涩精补肾。

【主治】肾虚精关不固之遗精。遗精滑泄，神疲乏力，腰痛耳鸣，舌淡苔白，脉细弱。

【组方原理】本证由肾精亏虚，精关不固所致。方中沙苑蒺藜补肾固精为君。莲须固肾涩精，芡实、莲子益肾涩精，补脾养心，莲子并能交通心肾，三药共助君药补肾涩精之力，为臣药。煅龙骨、煅牡蛎收敛固涩，助君臣药涩精止遗，为佐药。

要点二　桑螵蛸散《本草衍义》

【组成】桑螵蛸　远志　菖蒲　龙骨　人参　茯神　当归　龟甲各一两

【用法】研末，睡前以人参汤调下。

【功用】涩精止遗，调补心肾。

【主治】心肾两虚之遗精、遗尿。小便频数，或尿如米泔色，或遗尿，或遗精，心神恍惚，健忘，舌淡苔白，脉细弱。

【组方原理】本证由心肾两虚，水火不交所致。方中桑螵蛸补肾涩精止遗，为君药。龙骨涩精止遗，镇心安神；龟甲滋阴潜阳，补益心肾，共为臣药。人参大补元气，当归补养营血，二者合用气血双补。茯神宁心安神，使心气下达于肾；远志安神定志，通肾气上达于心；菖蒲开心窍，益心智。三药合用以交通心肾，共为佐药。

【鉴别】桑螵蛸散与缩泉丸均具有缩尿止遗之功。但桑螵蛸散偏于调补心肾，主治心肾不交之遗精、遗尿。缩泉丸长于温肾祛寒，主治下元虚冷，膀胱失约之尿频、遗尿。

细目六　固崩止带

要点一　固冲汤《医学衷中参西录》

【组成】白术一两　生黄芪六钱　龙骨　牡蛎　萸肉各八钱　生杭芍　海螵蛸各四钱　茜草三钱　棕边炭二钱　五倍子五分

【用法】水煎服。

【功用】固冲摄血，益气健脾。

【主治】脾肾亏虚，冲脉不固之崩漏。血崩或月经过多，或漏下不止，色淡质稀，头晕肢冷，心悸气短，神疲乏力，腰膝酸软，舌淡，脉微弱。

【组方原理】本证由肾虚不固，脾虚不摄所致。治当急治其标，固冲摄血为主，辅以健脾益气。方中山萸肉既补益肝肾，又收敛固涩，重用为君药。煅龙骨、煅牡蛎助君药固涩滑脱；白术、黄芪补气健脾，以复统血之权，共为臣药。生白芍补益肝肾，养血敛阴；棕榈炭、五倍子收敛止血；海螵蛸、茜草止血化瘀，使血止而无留瘀之弊，共为佐药。

要点二　固经丸《丹溪心法》

【组成】黄芩　白芍　龟板（炙）各一两　黄柏三钱　椿根皮七钱半　香附二钱半

【用法】水泛丸。

【功用】固经止血，滋阴清热。

【主治】阴虚血热之崩漏。月经过多，或崩中漏下，血色深红或紫黑稠黏，手足心热，腰膝酸软，舌红，脉弦数。

【组方原理】本证由阴虚血热，迫血妄行所致。治宜固经止血，滋阴清热之法。方中重用龟板滋养肝肾，潜阳制火。白芍敛阴益血以养肝，与龟板合用肝肾并补，共为君药。黄芩清热泻火以止血；黄柏泻火坚阴，既助黄芩清热，又助龟板降火，共为臣药。椿根皮固涩止血；香附理气调经，共为佐药。

【鉴别】固经丸与固冲汤均有固涩止血之功，可用于治疗月经过多，崩漏下血。但固经丸用于阴虚火旺，迫血妄行之崩漏；固冲汤用于脾肾两虚，冲脉不固之血崩。

要点三　易黄汤《傅青主女科》

【组成】山药（炒）　芡实（炒）各一两　黄柏（盐炒）二钱　车前子（酒炒）一钱　白果十枚

【用法】水煎服。

【功用】补益脾肾，清热祛湿，收涩止带。

【主治】脾肾虚弱，湿热带下。带下黏稠量多，色如浓茶汁，其气臭秽，舌红，苔黄腻。

【组方原理】本方为脾肾两虚，湿热带下而设。方中重用炒山药、炒芡实，补脾益肾，固精止带，共为君药。白果收涩止带，为臣药。黄柏清热燥湿，车前子清热利湿，共为佐药。

【鉴别】易黄汤与完带汤均治带下。但完带汤乃因脾虚肝郁，湿浊下注所致；易黄汤乃因脾肾虚弱，湿热下注所致。

（范颖）

第十单元　安神剂

细目一　概述

要点一　安神剂的适用范围

安神剂适用于神志不安证，多表现为惊狂易怒，烦躁不安，心悸健忘，虚烦失眠等。

要点二　安神剂的应用注意事项

重镇安神剂多由金石、贝壳类药物组方，不宜久服。某些安神药，如朱砂等有一定的毒性，不宜久服、多服。

细目二　重镇安神

要点一　朱砂安神丸《内外伤辨惑论》

【组成】朱砂（另研，水飞为衣）五钱　黄连六钱　炙甘草五钱半　生地黄一钱半　当归二钱半

【用法】炼蜜为丸。

【功用】镇心安神，清热养血。

【主治】心火亢盛，阴血不足证。失眠多梦，惊悸怔忡，心烦神乱，或胸中懊侬，舌尖红，脉细数。

【组方原理】本证由心火亢盛，灼伤阴血扰及心神所致。治宜镇心安神，清热养血。方中朱砂长于重镇安神，清泻心火，为君药。黄连助君药清心泻火以除烦热，为臣药。生地滋阴清热，当归补养心血，俱为佐药。甘草调药和中，防朱砂质重碍胃，为佐使药。

要点二　珍珠母丸（真珠丸）《普济本事方》

【组成】真珠母三分　当归　熟干地黄各一两半　人参　酸枣仁　柏子仁各一两　犀角（水牛角代，镑）　茯神　沉香　龙齿各半两

【用法】蜜丸，辰砂为衣，银花、薄荷汤下。

【功用】镇心安神，平肝潜阳，滋阴养血。

【主治】阴血不足之神魂不安。夜卧不宁，状若惊悸，或入夜少寐，脉细弦。

【组方原理】本证由肝经阴血不足，肝不舍魂所致。治宜养阴血，安心神。方中珍珠母、龙齿平肝潜阳，镇惊安神，为君药。人参、酸枣仁、柏子仁、茯神宁神止悸；熟地、当归滋阴养血，为臣药。犀角（水牛角代）加强清热镇惊之力；沉香摄纳浮阳，为佐药。银花、薄荷汤送服，增平肝清热之效；辰砂加强镇惊安神之效，共为佐使。

【鉴别】珍珠母丸与磁朱丸均为重镇安神之剂。但珍珠母丸主治肝经阴血不足之心神不安。磁朱丸主治心肾不交之视物昏花，耳鸣耳聋，心悸失眠等，亦治癫痫。

细目三　滋养安神

要点一　酸枣仁汤《金匮要略》

【组成】酸枣仁二升　甘草一两　知母　茯苓　川芎各二两

【用法】水煎服。

【功用】养血安神，清热除烦。

【主治】肝血不足，虚热内扰证。虚烦失眠，心悸不安，头目眩晕，咽干口燥，舌红，脉弦细。

【组方原理】本证由肝血不足，阴虚内热所致。治宜养血安神，清热除烦。方中重用酸枣仁补肝养血，宁心安神，为君药。茯苓宁心安神；知母滋阴润燥，清热除烦，为臣药。川芎伍酸枣仁，辛散与酸收并用，具养血调肝之妙，为佐药。甘草和中缓急调药，为佐使。

要点二　天王补心丹《校注妇人良方》

【组成】人参　茯苓　玄参　丹参　桔梗　远志各五钱　当归　五味子　麦门冬　天门冬　柏子仁　酸枣仁各一两　生地黄四两

【用法】为丸，朱砂水飞为衣，温水或桂圆肉煎汤送服。

【功用】滋阴清热，养血安神。

【主治】阴虚血少，神志不安证。心悸怔忡，虚烦失眠，神疲健忘，或梦遗，手足心热，口舌生疮，舌红少苔，脉细数。

【组方原理】本证由心肾两亏，阴虚血少，虚火内扰所致。治宜滋阴清热，养血安神。方中重用生地，滋阴养血，壮水以制虚火，为君药。天冬、麦冬滋阴清热；当归补血润燥；酸枣仁、柏子仁养心安神，共为臣药。玄参滋阴降火；茯苓、远志养心安神；人参补气生血，安神益智；五味子敛心气，安心神；丹参清心活血，使补而不滞；朱砂镇心安神，共为佐药。桔梗载药上行，为使药。

【鉴别】天王补心丹、柏子养心丸二方同治阴血亏虚之虚烦不眠。但天王补心丹重用生地配伍二冬、玄参等大队滋阴清热药以滋补心肾之阴，以补心为主，主治以阴虚内热为主的心神不安证；柏子养心丸重用柏子仁与枸杞子配伍熟地黄、当归等，滋阴之力弱，适宜于心肾两虚之轻证。

要点三　甘麦大枣汤《金匮要略》

【组成】甘草三两　小麦一升　大枣十枚

【用法】水煎服。

【功用】养心安神，和中缓急。

【主治】脏躁。精神恍惚，喜悲伤欲哭，心中烦乱，睡眠不安，甚则言行失常，呵欠频作，舌淡红苔少，脉细略数。

【组方原理】本证由思虑过度，心肝气失养所致。当宗“肝苦急，急食甘以缓之”之旨，宜养心安神，和中缓急。方中重用小麦甘凉，补心养肝，益阴除烦，宁心安神，为君药。甘草甘平，补养心气，和中缓急，为臣药。大枣甘温，益气和中，润燥缓急，为佐药。

（范颖）

第十一单元　开窍剂

细目一　概述

要点一　开窍剂的适用范围

开窍剂适用于窍闭神昏之证。本证可分为热闭和寒闭两种。热闭多见高热，神昏，谵语，甚或痉厥等；寒闭多见突然昏倒，牙关紧闭，不省人事等。

要点二　开窍剂的应用注意事项

首先应辨别闭证和脱证，其次辨清闭证之寒热属性。对于阳明腑实证而见神昏谵语者，只宜寒下，不宜用开窍剂，但兼有邪陷心包之证，可开窍与寒下并用。开窍剂多辛香走窜，不宜久服。

细目二　凉开

要点一　安宫牛黄丸《温病条辨》

【组成】牛黄　郁金　犀角(水牛角代)　黄连　朱砂各一两　梅片　麝香各二钱五分　真珠五钱　山栀　雄黄　黄芩各一两

【用法】炼蜜为丸，金箔为衣，蜡护。脉虚者人参汤下，脉实者银花、薄荷汤下。

【功用】清热解毒，开窍醒神。

【主治】邪热内陷心包证。高热烦躁，神昏谵语，舌謇肢厥，舌红或绛，脉数有力。亦治中风昏迷，小儿惊厥，属邪热内闭者。

【组方原理】本证由温热之邪内陷心包，痰热蒙蔽心窍所致。治宜清热解毒，开窍醒神。方中牛黄清心解毒，豁痰开窍；麝香通达十二经，为开窍醒神之要药。二药清心开窍，芳香辟秽，共为君药。犀角（水牛角代）清心凉血解毒；冰片善通诸窍，兼散郁火；珍珠清心肝之热，又能镇惊坠痰，共为臣药。黄连、黄芩、栀子清热泻火解毒；郁金行气解郁；雄黄劫痰解毒；朱砂镇心安神，兼能凉心；金箔镇心安神，共为佐药。蜂蜜和胃调中为使。

【鉴别】安宫牛黄丸与牛黄清心丸均具清心开窍之功。但安宫牛黄丸清热解毒及芳香开窍之功较著，常作为温热之邪内陷心包，痰热蒙蔽清窍重证之急救品。牛黄清心丸清心开窍之力较逊，适于热闭神昏之轻证。

要点二　至宝丹《灵苑方》引郑感方，录自《苏沈良方》

【组成】生乌犀（水牛角代）生玳瑁　琥珀　朱砂　雄黄各一两　牛黄　龙脑　麝香各一分　安息香一两半　金银箔各五十片

【用法】为丸，人参汤下。

【功用】化浊开窍，清热解毒。

【主治】热闭心包证。神昏谵语，身热烦躁，舌红苔黄垢腻，脉滑数。亦治中风、中暑、小儿惊厥属于痰热内闭者。

【组方原理】本证由温热秽浊之邪内闭心包所致。治宜清解热毒，芳香开窍，豁痰化浊。方中犀角（水牛角代）清心凉血解毒；麝香通达十二经，芳香开窍，为君药。安息香、龙脑辛香开窍，清热辟秽；玳瑁镇心安神，清热解毒，息风定惊；牛黄豁痰开窍，为臣药。佐以朱砂重镇安神，清泻心火；琥珀镇惊安神；雄黄豁痰解毒；金箔、银箔镇心安神定惊。

【鉴别】至宝丹与安宫牛黄丸、紫雪皆为凉开之常用方，有清热开窍作用，合称“凉开三宝”。相比而言，“安宫牛黄丸最凉，紫雪次之，至宝又次之”。安宫牛黄丸长于清热解毒，适于痰热偏盛而神昏较重者；紫雪长于息风止痉，适于热闭神昏而见痉厥抽搐者；至宝丹长于芳香开窍，化浊辟秽，适于痰浊偏盛而热邪略轻者。

细目三　温开

要点一　苏合香丸《广济方》，录自《外台秘要》

【组成】白术　光明砂　麝香　诃黎勒皮　香附子　沉香　青木香　丁子香　安息香　白檀香　荜茇　犀角（水牛角代）各一两　薰陆香　苏合香　龙脑香各半两

【用法】白蜜和丸。

【功用】芳香开窍，行气止痛。

【主治】寒闭证。突然昏倒，牙关紧闭，不省人事，苔白，脉迟。亦治心腹卒痛，甚则昏厥，属寒凝气滞者。

【组方原理】方中苏合香、安息香、麝香、冰片开窍醒神，辟秽祛痰，通络散瘀。香附、木香、沉香、白檀香、熏陆香（乳香）、丁香、荜茇芳香辛散温通，散寒止痛，行气解郁。犀角（水牛角代）清心解毒，朱砂重镇安神，以助醒神之功。白术补气健脾，燥湿化浊；诃子温涩敛气化痰。二药合用，既补气，又敛气，可防辛散太过耗气伤正，均为佐药。诸药合用，共奏芳香开窍、行气止痛之功。

要点二　紫金锭《丹溪心法附余》

【组成】雄黄一两　文蛤三两　山慈菇二两　红芽大戟一两半　千金子（去油取霜）一两　朱砂五钱　麝香三钱

【用法】糯米糊作锭。

【功用】化痰开窍，辟秽解毒，消肿止痛。

【主治】暑令时疫。脘腹胀闷疼痛，恶心呕吐，泄泻，痢疾，舌润，苔厚腻或浊腻，以及痰厥。外敷治疔疮肿毒，虫咬损伤，无名肿毒，以及痄腮、丹毒、喉风等。

【组方原理】本证由秽恶痰浊之邪郁阻，气机闭塞，升降失常所致。治宜化痰开窍，辟秽解毒，消肿止痛。方中山慈菇、麝香芳香辟秽解毒，散瘀消肿止痛。千金子霜、大戟攻逐痰浊，有缓下攻逐邪毒之用。五倍子化痰解毒；雄黄辟秽解毒；朱砂清热解毒。至于疔疮肿毒、痄腮、丹毒、喉风等，外敷可收消肿止痛之功。

（范颖）

第十二单元　理气剂

细目一　概述

要点一　理气剂的适用范围

理气剂适用于气滞或气逆证。气滞以脾胃气滞和肝气郁滞为多见，症见胃脘、胁肋疼痛，或疝气痛，或月经不调，或痛经等。气逆以肺胃气逆为主，主要表现为咳喘、呕吐、嗳气、呃逆等症。

要点二　理气剂的应用注意事项

注意辨别气滞与气逆。理气剂多辛燥伤津耗气，勿使过剂。年老体弱、阴虚火旺、孕妇或素有崩漏吐衄者，更应慎之。

细目二　行气

要点一　越鞠丸（芎术丸）《丹溪心法》

【组成】香附　川芎　苍术　栀子　神曲各等分

【用法】水丸。

【功用】行气解郁。

【主治】六郁证。胸膈痞闷，脘腹胀痛，嗳腐吞酸，恶心呕吐，饮食不消。

【组方原理】本方所治气、血、痰、火、湿、食六郁之证，乃由情志失常，或饮食失节、寒温不适所致。六郁之中以气郁为主，故治宜行气解郁为要，使气行则血行，气行则痰、火、湿、食诸郁自解。方中香附治气郁，川芎治血郁，栀子治火郁，苍术治湿郁，神曲治食郁。因痰郁由气滞湿聚而成，若气行湿化，则痰郁得解，故不另用治痰之品。

【常用加减】若偏气郁，重用香附，酌加木香、郁金；若偏血郁，重用川芎，酌加桃仁、红花；若偏湿郁，重用苍术，酌加茯苓、泽泻；若偏火郁，重用栀子，酌加黄芩、黄连；若偏食郁，重用神曲，酌加山楂、麦芽；若偏痰郁，酌加半夏、陈皮。

要点二　枳实薤白桂枝汤《金匮要略》

【组成】枳实四枚　厚朴四两　薤白半升　桂枝一两　瓜蒌一枚

【用法】水煎服。

【功用】通阳散结，祛痰下气。

【主治】胸阳不振，痰气互结之胸痹。胸满而痛，甚或胸痛彻背，喘息咳唾，短气，气从胁下冲逆，上攻心胸，舌苔白腻，脉沉弦或紧。

【组方原理】本证因胸阳不振，痰浊中阻，气结于胸所致。治宜通阳散结，祛痰下气。方中瓜蒌涤痰散结，开胸通痹；薤白通阳散结，化痰散寒，乃治疗胸痹之要药，共为君药。枳实下气破结，消痞除满；厚朴燥湿化痰，下气除满，二者同用，共助君药宽胸散结、下气除满、通阳化痰之效，均为臣药。桂枝通阳散寒，降逆平冲，为佐药。

【鉴别】枳实薤白桂枝汤与瓜蒌薤白白酒汤、瓜蒌薤白半夏汤均有通阳散结、行气祛痰之功。瓜蒌薤白白酒汤以通阳散结，行气祛痰为主，适于胸痹而痰浊较轻者；瓜蒌薤白半夏汤祛痰散结之力较大，适于胸痹而痰浊较盛者；枳实薤白桂枝汤通阳散结之力尤大，并能下气祛痰，消痞除满，用以治胸痹而痰气互结较甚，胸中痞满，并有逆气从胁下上冲心胸者。

要点三　半夏厚朴汤《金匮要略》

【组成】半夏一升　厚朴三两　茯苓四两　生姜五两　苏叶二两

【用法】水煎服。

【功用】行气散结，降逆化痰。

【主治】痰气互结之梅核气。咽中如有物阻，咯吐不出，吞咽不下，胸膈满闷，或咳或呕，舌苔白润或白滑，脉弦缓或弦滑。

【组方原理】本证由七情郁结，痰气交阻所致。治宜行气散结，降逆化痰。方中半夏化痰散结，降逆和胃，为君药。厚朴行气开郁，下气除满，为臣药。两者相配，痰气并治。生姜降逆消痰，助半夏化痰散结，和胃止呕，并解半夏之毒；茯苓渗湿健脾，则痰无由生，为佐药。苏叶芳香疏散，开郁散结，并能引药上行，为使药。

要点四　厚朴温中汤《内外伤辨惑论》

【组成】厚朴　陈皮各一两　甘草（炙）　茯苓　草豆蔻仁　木香各五钱　干姜七分

【用法】加姜水煎。

【功用】行气除满，温中燥湿。

【主治】脾胃寒湿气滞证。脘腹胀满或疼痛，不思饮食，四肢倦怠，舌苔白腻，脉沉弦。

【组方原理】本证由脾胃伤于寒湿，气机壅滞所致。治宜行气除满，温中燥湿。方中重用厚朴行气消胀，为君药。草豆蔻燥湿行气，温中散寒；橘皮、木香行气宽中散寒，助厚朴行气燥湿，为臣药。干姜、生姜并用以温中散寒；茯苓、炙甘草健脾渗湿和中，均为佐药。炙甘草调药为使。

【鉴别】厚朴温中汤与理中丸均有温中散寒之功。但厚朴温中汤以行气燥湿为主，主治脾胃寒湿气滞之证；理中丸则温中补虚并重，而无行气之功，主治中焦虚寒证。

要点五　天台乌药散《圣济总录》

【组成】乌药　木香　茴香　青橘皮　高良姜各半两　槟榔二个　楝实十个　巴豆（同楝实二味用麸一升炒，候麸黑色，拣去巴豆并麸不用）七十粒

【用法】为散。

【功用】行气疏肝，散寒止痛。

【主治】肝经寒凝气滞证。小肠疝气，少腹痛引睾丸，舌淡苔白，脉沉弦。亦治妇女痛经、瘕聚。

【组方原理】本证由寒凝肝脉，气机阻滞所致。治宜行气疏肝，散寒止痛。方中乌药疏肝行气，散寒止痛，为君药。青皮疏肝行气，木香理气止痛；茴香暖肝散寒，良姜散寒止痛。四药合用，增君药行气散寒之力，俱为臣药。槟榔下气导滞，能直达下焦而破坚；川楝子理气止痛，虽其性苦寒，但与辛热之巴豆同炒，则寒性减，而行气散结之力增，为佐药。

【鉴别】天台乌药散与橘核丸均能入肝行气止痛，治疗疝气疼痛。但天台乌药散功专行气散寒，适于寒凝气滞之小肠疝气，以少腹痛引睾丸，偏坠肿胀为特征；橘核丸兼能活血软坚散结，主治寒湿客于肝脉，肝经气血凝滞之㿉疝，以睾丸肿胀硬痛为特征。

要点六　暖肝煎《景岳全书》

【组成】当归二钱　枸杞子三钱　小茴香二钱　肉桂一钱　乌药二钱　沉香一钱　茯苓二钱

【用法】加生姜水煎服。

【功用】温补肝肾，行气止痛。

【主治】肝肾不足，寒滞肝脉证。睾丸冷痛，或小腹疼痛，疝气痛，畏寒喜暖，舌淡苔白，脉沉迟。

【组方原理】本证由肝肾不足，寒客肝脉，气机郁滞所致。治宜温补肝肾，行气止痛。方中肉桂温肾暖肝，祛寒止痛；小茴香暖肝散寒，理气止痛，二药温肾暖肝散寒，为君药。当归养血补肝，枸杞子补肝益肾，二药均补肝肾不足之本；乌药、沉香散寒行气止痛，以治其标，同为臣药。茯苓渗湿健脾，生姜散寒和胃，均为佐药。诸药相合，温补肝肾以治其本，行气逐寒以治其标，标本兼顾。

【鉴别】暖肝煎与一贯煎均可治疗疝气。但暖肝煎所治之疝乃因肝肾阴寒，气机阻滞所致。一贯煎所治之疝乃因肝肾阴虚，肝气郁滞所致。

细目三 降气

要点一 苏子降气汤《太平惠民和剂局方》

【组成】紫苏子 半夏各二两半 川当归一两半 甘草二两 前胡 厚朴各一两 肉桂一两半

【用法】加姜枣、苏叶，水煎服。

【功用】降气平喘，祛痰止咳。

【主治】上实下虚喘咳证。咳喘痰多，胸膈满闷，喘咳短气，呼多吸少，或腰疼脚弱，肢体倦怠，或肢体浮肿，舌苔白滑或白腻，脉弦滑。

【组方原理】本证由肺气壅实所致。治以降气平喘，祛痰止咳为重，兼顾下元。方中紫苏子降气平喘，祛痰止咳，为君药。半夏燥湿化痰降逆，厚朴下气宽胸除满，前胡下气祛痰止咳，三药助紫苏子降气祛痰平喘之功，共为臣药。君臣相配，以治上实。肉桂温补下元，纳气平喘；当归既治咳逆上气，又养血润燥，同肉桂以温补下虚；略加生姜、苏叶以散寒宣肺，共为佐药。甘草、大枣和中调药为使。

要点二 定喘汤《摄生众妙方》

【组成】白果二十一枚 麻黄三钱 苏子二钱 甘草一钱 款冬花三钱 杏仁一钱五分 桑白皮三钱 黄芩一钱五分 法制半夏三钱

【用法】水煎服。

【功用】宣降肺气，清热化痰。

【主治】风寒外束，痰热内蕴之喘证。咳喘痰多气急，痰稠色黄，或微恶风寒，舌苔黄腻，脉滑数。

【组方原理】本证因素有痰热，复感风寒，肺失宣降所致。治宜宣肺降气，止咳平喘，清热祛痰。方用麻黄宣肺散邪，白果敛肺定喘。白果伍麻黄，一散一收，既可增平喘之功，又可防麻黄耗散肺气，共为君药。苏子、杏仁、半夏、款冬花降气平喘，止咳祛痰，均为臣药。桑白皮、黄芩清泻肺热，止咳平喘，为佐药。甘草调和诸药为使。

要点三 旋覆代赭汤《伤寒论》

【组成】旋覆花三两 人参二两 生姜五两 代赭石一两 炙甘草三两 半夏半升 大枣十二枚

【用法】水煎服。

【功用】降逆化痰，益气和胃。

【主治】胃虚痰阻气逆证。心下痞硬，噫气不除，或反胃呃逆，甚或呕吐，舌苔白腻，脉缓或滑。

【组方原理】本证由胃气虚弱，痰浊内阻所致。治宜降逆化痰，益气补虚。方中重用旋覆花下气消痰，降逆止噫，为君药。代赭石质重沉降，善镇冲逆；半夏祛痰散结，降逆和胃；生姜用量独重，和胃降逆以止呕，宣散水气以祛痰，共为臣药。人参、大枣、炙甘草益气补脾养胃，为佐药。炙甘草调药为使。

【鉴别】旋覆代赭汤与吴茱萸汤均治胃虚气逆之呕吐。但旋覆代赭汤重在降逆，主治胃气虚弱，痰浊内阻之心下痞硬，噫气不除；吴茱萸汤重在温中降逆，主治中焦虚寒，胃气失和之呕吐。

要点四　橘皮竹茹汤《金匮要略》

【组成】橘皮二升　竹茹二升　大枣三十枚　生姜半斤　甘草五两　人参一两

【用法】水煎服。

【功用】降逆止呃，益气清热。

【主治】胃虚有热之呃逆。呃逆或干呕，虚烦少气，口干，舌红嫩，脉虚数。

【组方原理】本证由胃虚有热，气逆不降所致。治以清补降逆。方中橘皮行气和胃以止呃；竹茹清热安胃以止呕，皆重用为君。人参益气补虚，与橘皮合用，行中有补；生姜和胃止呕，共为臣药。甘草、大枣补中调药为佐使。

【鉴别】橘皮竹茹汤与丁香柿蒂汤均具降逆止呕、益气养胃之功。但橘皮竹茹汤以清热降逆为主，主治胃虚有热之呃逆；丁香柿蒂汤则以温胃降逆为主，主治胃虚呃逆偏于寒者。

（范颖）

第十三单元　理血剂

细目一　概述

要点一　理血剂的适用范围及配伍规律

理血剂适用于血瘀证及出血证。凡下焦蓄血证，或瘀血内停之胸腹胁肋诸痛，妇女经闭、痛经或产后恶露不行，外伤瘀肿、痈肿初起等，以及吐血、衄血、咳血、便血、尿血、崩漏等各种出血证，均为理血剂的适应范围。

活血祛瘀剂常配伍理气药，使气行则血行；或配伍养血补血药，使祛瘀血不伤血。止血剂常配伍活血药，使止血不留瘀；上部出血，多配沉降药；下部出血，多配升提药，以增强止血之力。

要点二　理血剂的应用注意事项

辨清瘀血或出血的原因，分清标本缓急。逐瘀需防伤正，止血慎防留瘀。至于瘀血内阻，血不循经之出血，法当祛瘀为先。活血祛瘀剂其性破泄，易于动血、伤胎，凡妇女经期、月经过多及孕妇当慎用或忌用。

细目二　活血祛瘀

要点一　桃核承气汤《伤寒论》

【组成】桃仁五十个　大黄四两　桂枝二两　甘草（炙）二两　芒硝二两

【用法】水煎，芒硝冲服。

【功用】逐瘀泻热。

【主治】下焦蓄血证。少腹急结，小便自利，神志如狂，甚则烦躁谵语，至夜发热；以及血瘀经闭，痛经，脉沉实而涩者。

【组方原理】本证属瘀热互结下焦，治当因势利导，逐瘀泻热。本方由调胃承气汤减芒硝之量，再加桃仁、桂枝而成。方中桃仁活血破瘀；大黄下瘀泻热。二药瘀热并治，共为君药。芒硝泻热软坚，助大黄下瘀泻热；桂枝通行血脉，既助桃仁活血祛瘀，又防硝、黄寒凉凝血之弊，共为臣药。炙甘草护胃安中，并缓诸药之峻烈，为佐使药。

【鉴别】桃核承气汤与下瘀血汤均有破血下瘀之功。但下瘀血汤专以攻下血瘀为用，主治产妇“干血著于脐下”之腹痛拒按。桃核承气汤逐瘀泻热，适于瘀热互结下焦之少腹急结等。

要点二　血府逐瘀汤《医林改错》

【组成】桃仁四钱　红花　当归　生地黄各三钱　川芎一钱半　赤芍二钱　牛膝三钱　桔梗一钱半　柴胡一钱　枳壳　甘草各二钱

【用法】水煎服。

【功用】活血化瘀，行气止痛。

【主治】胸中血瘀证。胸痛，头痛，日久不愈，痛如针刺而有定处，或呃逆日久不止，或饮水即呛，干呕，或内热瞀闷，或心悸怔忡，失眠多梦，急躁易怒，入暮潮热，唇暗或两目暗黑，舌质暗红，或舌有瘀斑、瘀点，脉涩或弦紧。

【组方原理】本证由瘀血内阻胸部，气机郁滞所致。治宜活血化瘀，兼以行气止痛。方中桃仁破血行滞而润燥，红花活血祛瘀以止痛，共为君药。赤芍、川芎助君药活血祛瘀；牛膝活血祛瘀止痛，引血下行，共为臣药。佐以生地、当归养血活血；桔梗、枳壳，一升一降，宽胸行气；柴胡疏肝解郁，与桔梗、枳壳同用，使气行则血行。桔梗并能载药上行，甘草调药为使。全方活血与行气相伍，祛瘀与养血同施，升降兼顾。

【附方】通窍活血汤，由赤芍、川芎、桃仁、红花、麝香、老葱、生姜、红枣、黄酒组成，辛香温通作用较好，重在活血通窍，主治瘀阻头面之头痛等；膈下逐瘀汤，由五灵脂、当归、川芎、桃仁、丹皮、赤芍、元胡、甘草、红花、香附、乌药、枳壳组成，行气止痛作用较好，善治瘀阻膈下之腹痛、胁痛；少腹逐瘀汤，由元胡、没药、当归、川芎、赤芍、蒲黄、五灵脂、干姜、肉桂、小茴香组成，偏于温经散寒止痛，用治寒凝血瘀之少腹疼痛、痛经、月经不调最宜；身痛逐瘀汤，由川芎、桃仁、红花、甘草、没药、当归、五灵脂、香附、牛膝、地龙、秦艽、羌活组成，长于活血通络，宣痹止痛，用于瘀阻脉络之痹痛。

要点三　补阳还五汤《医林改错》

【组成】黄芪四两　当归尾二钱　赤芍一钱半　地龙　川芎　红花　桃仁各一钱

【用法】水煎服。

【功用】补气活血通络。

【主治】中风之气虚血瘀证。半身不遂，口眼㖞斜，语言謇涩，口角流涎，小便频数或遗尿失禁，舌暗淡，苔白，脉缓无力。

【组方原理】本证由正气亏虚，脉络瘀阻所致，以气虚为本，血瘀为标。治当以补气为主，活血通络为辅。原方重用生黄芪四两，补益元气，意在气旺则血行，瘀去而络通，为君药。臣以当归尾活血通络而不伤血。佐以赤芍、川芎、桃仁、红花活血祛瘀；地龙通经活络，以行药力。重用补气药，少佐活血药，为本方配伍特点。

要点四　复元活血汤《医学发明》

【组成】柴胡半两　瓜蒌根　当归各三钱　红花　甘草　穿山甲各二钱　大黄一两　桃仁五十个

【用法】为末，加黄酒，水煎服。

【功用】活血祛瘀，疏肝通络。

【主治】跌打损伤，瘀血阻滞证。胁肋瘀肿，痛不可忍。

【组方原理】本证由跌打损伤，瘀血留于胁肋所致。治当活血祛瘀，兼以疏肝行气通络。方中重用酒制大黄，荡涤留瘀败血，导瘀下行；柴胡疏肝行气，引诸药入肝经，共为君药。臣以桃仁、红花活血祛瘀，消肿止痛；穿山甲破瘀通络，消肿散结。佐以当归补血活血，使祛瘀而不伤血；瓜蒌根入血分而消瘀散结，又清热润燥。甘草缓急止痛，调和诸药，是为佐使。加酒煎服，增活血通络之力。

【鉴别】血府逐瘀汤与复元活血汤同具活血化瘀止痛之功，主治血瘀证。但血府逐瘀汤证为血停于胸部，除重用活血化瘀药外，配伍柴胡、枳壳、桔梗、牛膝等行气引血之品，活血化瘀与行气止痛之力均较强。复元活血汤证为瘀血留于胁肋，配伍大黄、山甲等，活血破瘀之力较强，兼以疏肝通络。

要点五　七厘散《同寿录》

【组成】朱砂一钱二分　麝香　冰片各一分二厘　乳香　没药　红花各一钱五分　血竭一两　儿茶二钱四分

【用法】治外伤，先以药七厘，烧酒冲服，复用药以烧酒调敷伤处。

【功用】散瘀消肿，定痛止血。

【主治】跌打损伤，筋断骨折之瘀血肿痛，或刀伤出血。并治无名肿毒，烧伤烫伤等。伤轻者不必服，只用敷。

【组方原理】本方所治皆为气血瘀阻，脉络受损之证。治宜活血祛瘀，行气止痛，收敛止血。方中重用血竭活血散瘀止痛，敛疮生肌止血。红花、乳香、没药活血行气，消肿止痛；麝香、冰片通行经络。儿茶助君药收敛止血，并治疮肿；朱砂镇惊安神。

【鉴别】七厘散与活络效灵丹均可治跌打伤损，血瘀气滞之瘀肿疼痛，以及痈疮肿痛等。但七厘散既活血止痛，又能止血生肌。活络效灵丹功专散瘀止痛。

要点六　温经汤《金匮要略》

【组成】吴茱萸三两　当归　芍药　川芎　人参　桂枝　阿胶　牡丹皮　生姜　甘草各二两　半夏半升　麦冬一升

【用法】水煎，阿胶烊化冲服。

【功用】温经散寒，养血祛瘀。

【主治】冲任虚寒，瘀血阻滞证。漏下不止，血色暗而有块，淋沥不畅，或月经超前或延后，或逾期不止，或一月再行，或经停不至，而见少腹里急，腹满，傍晚发热，手心烦热，唇口干燥，舌质暗红，脉细而涩。亦治妇人宫冷，久不受孕。

【组方原理】本证属虚、寒、瘀、热错杂，以冲任虚寒，瘀血阻滞为主。治当温经散寒，祛瘀养血，兼清虚热。方中吴茱萸、桂枝温经散寒，通利血脉，为君药。臣以当归、川芎活血祛瘀，养血调经；丹皮活血散瘀，又清血分虚热。佐以阿胶、白芍、麦冬养血调肝，滋阴润燥，且清虚热，并制吴萸、桂枝之温燥；人参、甘草益气健脾，以资生化之源；半夏、生姜辛开散结，通降胃气，以助祛瘀调经。甘草调药为使。

要点七　生化汤《傅青主女科》

【组成】全当归八钱　川芎三钱　桃仁十四枚　干姜五分　甘草（炙）五分

【用法】水煎，或加黄酒同煎。

【功用】养血祛瘀，温经止痛。

【主治】血虚寒凝，瘀血阻滞证。产后恶露不行，小腹冷痛。

【组方原理】本证由产后血虚寒凝，瘀血内阻所致。治宜活血养血，温经止痛。方中重用全当归补血活血，化瘀生新，为君药。臣以川芎活血行气，桃仁活血祛瘀，炮姜温经散寒止痛，黄酒温通血脉以助药力，共为佐药。炙甘草和中缓急，调药为使。原方另用童便同煎，乃取其益阴化瘀、引败血下行之意。

【鉴别】温经汤与生化汤同为温经散寒、养血散瘀之剂。温经汤温养散瘀之力较强，温清消补并用，主治冲任虚寒、瘀血阻滞之证。生化汤长于化瘀生新，但温养之力不及温经汤，主治妇人产后血虚寒凝、瘀血内阻之证。

要点八　失笑散《太平惠民和剂局方》

【组成】五灵脂　蒲黄各二钱

【用法】为末，用黄酒或醋冲服。

【功用】活血祛瘀，散结止痛。

【主治】瘀血停滞证。心腹刺痛，或产后恶露不行，或月经不调，少腹急痛等。

【组方原理】本证主治诸痛皆由瘀血内停，脉络阻滞，血行不畅所致。治宜活血祛瘀止痛。方中五灵脂、蒲黄相须为用，活血祛瘀，散结止痛。以黄酒或醋冲服，意在行血脉，助药势，化瘀血，并祛五灵脂之腥气。

【鉴别】失笑散与金铃子散均有活血止痛之功。但失笑散长于化瘀散结止痛，主治瘀血内停，脉道阻滞之心腹刺痛。金铃子散疏肝泻热，活血行气止痛，主治肝郁化火，气滞血瘀之心腹胁肋诸痛。

要点九　桂枝茯苓丸《金匮要略》

【组成】桂枝　茯苓　丹皮　桃仁　芍药各等分
【用法】炼蜜和丸。
【功用】活血化瘀，缓消癥块。
【主治】瘀阻胞宫证。妇人素有癥块，妊娠漏下不止，或胎动不安，血色紫黑晦暗，腹痛拒按，或经闭腹痛，或产后恶露不尽而腹痛拒按者，舌质紫暗或有瘀点，脉沉涩。
【组方原理】本证由瘀血留结胞宫所致。治宜活血化瘀，缓消癥块。方中桂枝通利血脉以行瘀滞，为君药。桃仁活血化瘀，助君药化瘀消癥，为臣药。丹皮散血行瘀，兼清瘀热；芍药益阴养血，使祛瘀不伤正；茯苓利湿以助消癥，健脾益胃以扶正气，共为佐药。白蜜甘缓补中，可收渐消缓散之效，兼调和诸药，为佐使药。
【鉴别】桂枝茯苓丸与鳖甲煎丸均有化瘀消癥之功。桂枝茯苓丸化瘀消癥之力和缓，主治瘀血留结胞宫之妊娠漏下不止等。鳖甲煎丸软坚消癥力强，主治久疟不愈之疟母，瘀血痰湿相搏之癥瘕。

细目三　止血

要点一　十灰散《十药神书》

【组成】大蓟　小蓟　荷叶　侧柏叶　茅根　茜根　山栀　大黄　牡丹皮　棕榈皮各等分
【用法】烧灰研末，纸包，碗盖于地上一夕。用白藕捣汁或萝卜汁磨京墨调服。
【功用】凉血止血。
【主治】血热妄行之出血证。呕血、吐血、咯血、嗽血、衄血等，血色鲜红，来势急暴，舌红，脉数。
【组方原理】本证因火热炽盛，气火上冲，损伤血络，迫血妄行所致。治宜清降凉血止血，佐以收涩之法。方中大蓟、小蓟凉血止血，兼能祛瘀，为君药。臣以白茅根、荷叶、侧柏叶凉血止血。佐以大黄、栀子清热泻火，导热下行；棕榈皮收敛止血；茜草、丹皮配大黄既凉血止血，又活血以行留瘀。诸药烧炭可增收涩止血之力。以藕汁或萝卜汁磨京墨调服，亦在加强凉血止血之效。全方集凉血、止血、清降、祛瘀诸法，为止血之良剂。

要点二　咳血方《丹溪心法》

【组成】青黛（水飞）　瓜蒌仁　海粉　山栀子（炒黑）　诃子
【用法】为丸。
【功用】清肝宁肺，凉血止血。
【主治】肝火犯肺之咳血证。咳嗽痰稠带血，咯吐不爽，心烦易怒，胸胁作痛，咽干口苦，颊赤便秘，舌红苔黄，脉弦数。

【组方原理】本证由肝火犯肺所致。治当清肝泻火。方中青黛清肝泻火，凉血止血；山栀子清热凉血，泻火除烦，炒黑可入血分而止血。两药合用，澄本清源，共为君药。臣以瓜蒌仁清热化痰，润肺止咳；海粉清肺降火，软坚化痰。佐以诃子清降敛肺，化痰止咳。

要点三 小蓟饮子《重订严氏济生方》

【组成】生地四两 小蓟 滑石 木通 蒲黄 藕节 淡竹叶 当归 山栀子 甘草各半两

【用法】水煎服。

【功用】凉血止血，利水通淋。

【主治】热结下焦之血淋、尿血。尿中带血，小便频数，赤涩热痛，舌红，脉数。

【组方原理】本证因下焦瘀热，损伤膀胱血络，气化失司所致。治宜凉血止血，利水通淋。方中生地凉血止血，养阴清热为君。臣以小蓟凉血止血，蒲黄、藕节助君药凉血止血，并能消瘀。佐以滑石、竹叶、木通清热利水通淋；栀子清泻三焦之火，导热从下而出；当归养血和血，引血归经，且防诸药寒凉滞血之弊。使以甘草缓急止痛，和中调药。

【鉴别】导赤散与小蓟饮子均具清热利水通淋之功。导赤散能上清心火，下利小便，用治心火上炎或心火下移小肠之溺赤涩痛。小蓟饮子由导赤散加味而成，善能凉血止血，利水通淋，用治热结下焦，损伤膀胱血络之血淋、尿血。

要点四 槐花散《普济本事方》

【组成】槐花 柏叶 荆芥穗 枳壳

【用法】为末。

【功用】清肠止血，疏风行气。

【主治】肠风、脏毒下血。便前出血，或便后出血，或粪中带血，以及痔疮出血，血色鲜红或晦暗，舌红苔黄，脉数。

【组方原理】本方所治肠风、脏毒皆因风热或湿热邪毒，壅遏肠道血分，损伤脉络，血渗外溢所致。治宜清肠凉血，疏风行气。方中槐花善清大肠湿热，凉血止血，为君药。臣以侧柏叶清热止血。荆芥穗炒用，入血分而止血；枳壳行气宽肠，共为佐药。诸药合用，寓行气于止血之中，寄疏风于清肠之内。

要点五 黄土汤《金匮要略》

【组成】甘草 干地黄 白术 附子 阿胶 黄芩各三两 灶心黄土半斤

【用法】先将灶心土水煎过滤取汤，再煎余药，阿胶烊化冲服。

【功用】温阳健脾，养血止血。

【主治】阳虚便血。大便下血，先便后血，以及吐血、衄血、妇人崩漏，血色暗淡，四肢不温，面色萎黄，舌淡苔白，脉沉细无力。

【组方原理】本证由脾阳不足，统摄无权所致。治宜温阳止血，健脾养血。方中灶心黄土（即伏龙肝）温中收涩止血，用以为君。臣以白术、附子温阳健脾以复统血之权。生地、阿胶滋阴养血止血；与黄芩合用，又能制约术、附温燥之性；而生地、阿胶得术、附则滋而不腻，避呆滞碍脾之弊，均为佐药。甘草调药和中，为使。全方寒热并用，刚柔相济，标本兼顾。

【鉴别】黄土汤与归脾汤均可用治脾不统血之便血、崩漏。黄土汤温阳健脾而摄血，适于脾阳不足、统摄无权之出血证；归脾汤补气健脾与养心安神并重，适于脾气不足、气不摄血之出血证，亦治心脾气血两虚之神志不宁证。

（王均宁）

第十四单元　治风剂

细目一　概述

要点一　治风剂的适用范围

治风剂适用于外风侵袭及肝风内动引起的风病。外风证，症见头痛，恶风，肌肤瘙痒，肢体麻木，筋骨挛痛，关节屈伸不利，或口眼歪斜，甚则角弓反张，及破伤风等；内风证，症见眩晕，震颤，四肢抽搐，甚则卒然昏倒，口角歪斜，半身不遂等。

要点二　治风剂的应用注意事项

当辨别风病属内、属外。应分清病邪的兼夹以及病情的虚实。外风与内风常相互影响，应分清主次，全面兼顾。

细目二　疏散外风

要点一　川芎茶调散《太平惠民和剂局方》

【组成】川芎　荆芥各四两　白芷　羌活　甘草各二两　细辛一两　防风一两半　薄荷叶八两

【用法】为细末，饭后清茶调服。

【功用】疏风止痛。

【主治】外感风邪头痛。偏正头痛，或巅顶作痛，目眩鼻塞，或恶风发热，舌苔薄白，脉浮。

【组方原理】本方为外感风邪头痛而设。方中川芎善祛风止痛，为治头痛要药，尤善治少阳、厥阴经头痛，为君药。羌活善治太阳经头痛；白芷善治阳明头痛，均为臣药。薄荷重用八两辛凉散风，荆芥、防风疏散风邪，细辛祛风止痛，为佐药。甘草调药和中，使升散不致耗气；清茶上清头目，可监制风药之辛燥，均为使药。

【鉴别】九味羌活汤与川芎茶调散均有祛风散邪之功。但九味羌活汤以发汗解表，祛风寒湿邪为主，兼清里热，主治外感风寒湿邪表证，兼有里热之证。川芎茶调散长于发散头面部位之风邪，具疏风止痛、清利头目之功，主治外感风邪之偏正头痛。

要点二　大秦艽汤《素问病机气宜保命集》

【组成】秦艽三两　川芎　独活　当归　白芍药　石膏　甘草各二两　羌活　防风　白芷　黄芩　白术　白茯苓　生地黄　熟地黄各一两　细辛半两

【用法】水煎服。

【功用】疏风清热，养血活血。

【主治】风邪初中经络证。口眼㖞斜，舌强不能言语，手足不能运动，或恶寒发热，苔白或黄，脉浮数或弦细。

【组方原理】本证由风邪乘虚入中经络，气血痹阻所致。治宜疏风清热，活血通络，兼补养气血之法。方中秦艽祛风清热，通经活络为君。羌活、防风散太阳之风，白芷散阳明之风，独活、细辛搜少阴之风，俱为臣药。佐入当归、川芎、白芍、生地、熟地以养血柔筋，活血通络；白术、茯苓、甘草益气健脾，以资生气血；石膏、黄芩清风阳所化之热，为佐药。甘草调药为使。

【鉴别】大秦艽汤与地黄饮子均可治舌强不能言语，肢体痿废不用之病症。但大秦艽汤重用诸祛风药祛风通络，佐以补益气血之品，主治正气亏虚，风邪初中经络证。地黄饮子则滋肾阴、补肾阳，佐以化痰开窍，主治下元虚衰，虚阳上浮，痰阻清窍之喑痱证。

要点三　牵正散《杨氏家藏方》

【组成】白附子　白僵蚕　全蝎各等分

【用法】为末，温酒送服。

【功用】祛风化痰，通络止痉。

【主治】风中经络，口眼㖞斜。

【组方原理】本证由风痰阻于头面经络所致。治宜祛风痰，通经络，止痉挛。方中白附子善祛头面之风痰，为君药。全蝎、僵蚕搜风通络，祛风止痉。用热酒调服，可宣通血脉，助药势以直达病所。

要点四　小活络丹（活络丹）《太平惠民和剂局方》

【组成】川乌　草乌　天南星　地龙各六两　乳香　没药各二两二钱

【用法】蜜丸，用陈酒或温水送服。

【功用】祛风除湿，化痰通络，活血止痛。

【主治】风寒湿痹。肢体筋脉疼痛，麻木拘挛，关节屈伸不利，疼痛游走不定。亦治中风手足不仁，日久不愈，经络中有湿痰瘀血，而见腰腿沉重，或腿臂间作痛。

【组方原理】本证由风寒湿邪与痰瘀痹阻经络，气血不畅所致。治宜祛风散寒，除湿化痰，活血通络。方中制川乌、制草乌祛风除湿，温通经络，并长于止痛。天南星祛风燥湿化痰，以除经络中的风湿顽痰。乳香、没药行气活血，通络止痛；地龙性善走窜，功专通经活络。陈酒以助药势，引药直达病所。

要点五　消风散《外科正宗》

【组成】荆芥　防风　牛蒡子　蝉蜕　苍术　苦参　石膏　知母　当归　生地　胡麻

各一钱　木通　生甘草各五分

【用法】水煎服。

【功用】疏风除湿，清热养血。

【主治】风疹、湿疹。皮肤瘙痒，疹出色红，或遍身云片斑点，抓破后渗出津水，苔白或黄，脉浮数。

【组方原理】本证因风湿或风热浸淫血脉，郁于肌腠所致。荆芥、防风、牛蒡子、蝉蜕疏风止痒，共为君药。苍术散风祛湿，苦参清热燥湿，木通渗利湿热，石膏、知母清热泻火，均为臣药。当归、生地、胡麻养血活血，滋阴润燥，寓“治风先治血，血行风自灭”之意，是为佐药。生甘草清热解毒，调和诸药，是为使药。

【鉴别】防风通圣散与消风散均有疏风清热止痒之功，可治风热隐疹瘙痒。但防风通圣散疏风解表，清热通里并用，主治风热壅盛，表里俱实之隐疹瘙痒。消风散疏散风邪，清热祛湿，养血活血同用，善治风疹、湿疹。

细目三　平息内风

要点一　羚角钩藤汤《通俗伤寒论》

【组成】羚羊角片（先煎）一钱半　双钩藤（后入）三钱　霜桑叶二钱　滁菊花三钱　鲜生地五钱　生白芍三钱　京川贝四钱　淡竹茹（与羚羊角先煎代水）五钱　茯神木三钱　生甘草八分

【用法】水煎服。

【功用】凉肝息风，增液舒筋。

【主治】肝热生风证。高热不退，烦闷躁扰，手足抽搐，发为痉厥，甚则神昏，舌绛而干，或舌焦起刺，脉弦而数。

【组方原理】本证由温热病邪传入厥阴，肝经热盛，热极动风所致。治宜清热凉肝，息风止痉之法。方中羚羊角凉肝息风，钩藤清热平肝，息风止痉，共为君药。桑叶疏散肝热，菊花平肝息风，助君药以清热息风，共为臣药。鲜生地、生白芍、生甘草酸甘化阴，增液缓急；邪热易灼津为痰，故用川贝、竹茹清热化痰；茯神木平肝宁心安神，以上共为佐药。生甘草又能调和诸药，兼以为使。

【鉴别】紫雪与羚角钩藤汤均有清热凉肝、息风解痉之功。紫雪重在清热开窍醒神，兼以凉肝息风，主治热闭心包，引动肝风之高热烦躁，神昏谵语，痉厥等。羚角钩藤汤以凉肝息风为主，兼以增液化痰，舒筋通络，主治肝热生风之高热不退，烦躁抽搐，发为痉厥，甚则神昏等。

要点二　镇肝熄风汤《医学衷中参西录》

【组成】怀牛膝　生赭石各一两　生龙骨　生牡蛎　生龟板　生杭芍　玄参　天冬各五钱　川楝子　生麦芽　茵陈各二钱　甘草钱半

【用法】水煎服。

【功用】镇肝息风，滋阴潜阳。

【主治】类中风。头目眩晕，目胀耳鸣，脑部热痛，面色如醉，心中烦热，或时常噫气，或肢体渐觉不利，口眼渐形㖞斜；甚或眩晕颠仆，昏不知人，移时始醒，或醒后不能复原，脉弦长有力。

【组方原理】本证为肝肾阴亏，肝阳上亢，肝风内动，气血逆乱所致。方中重用怀牛膝引血下行以治标，补益肝肾以治本，为君药。代赭石、龙骨、牡蛎降逆潜阳，镇肝息风，为臣药。佐以龟板、玄参、天冬、白芍滋养阴液，以制阳亢；茵陈、川楝子、生麦芽清泻肝阳，条达肝气，以利肝阳之平降。使以甘草调和诸药，合麦芽和胃调中，防金石药碍胃。全方重用潜镇清降，配伍滋阴疏肝之品，标本兼治，而以治标为主。

【鉴别】镇肝熄风汤与建瓴汤均具镇肝息风、滋阴潜阳、引血下行之功。但镇肝熄风汤镇潜清降之力较强，且能条达肝气，适于阳亢风动，气血逆乱之证；建瓴汤镇肝养阴之力稍逊，而宁心安神之力略优，适于阴虚阳亢，肝风内动之病情较轻者。

要点三　天麻钩藤饮《中医内科杂病证治新义》

【组成】天麻　钩藤（后下）　石决明（先煎）　山栀　黄芩　川牛膝　杜仲　益母草　桑寄生　夜交藤　朱茯神

【用法】水煎服。

【功用】平肝息风，清热活血，补益肝肾。

【主治】肝阳偏亢，肝风上扰证。头痛，眩晕，失眠多梦，舌红苔黄，脉弦。

【组方原理】本证由肝肾阴虚，肝阳偏亢，火热上扰所致。治宜平肝息风为主，辅以清热活血，补益肝肾。方中天麻平肝阳，息肝风，善治眩晕；钩藤清肝热，息风止痉，共为君药。石决明平肝潜阳，山栀、黄芩清热泻火，使肝经之热不致上扰，为臣药。益母草活血利水；川牛膝引血下行，以利肝阳之平降；杜仲、桑寄生补益肝肾；夜交藤、朱茯神安神定志，俱为佐药。

【鉴别】镇肝熄风汤与天麻钩藤饮均具平肝息风之功。但镇肝熄风汤镇潜降逆之力较强，兼能条达肝气，多用于肝阳上亢，肝风内动，气血逆乱之类中风证。天麻钩藤饮镇潜平肝息风之力较缓，但兼有清热活血安神之效，适于肝阳偏亢，肝风上扰之眩晕，头痛等。

要点四　大定风珠《温病条辨》

【组成】生白芍六钱　阿胶三钱　生龟板四钱　干地黄六钱　麻仁二钱　五味子二钱　生牡蛎四钱　麦冬六钱　炙甘草四钱　鸡子黄二枚　鳖甲（生）四钱

【用法】水煎，入阿胶烊化，再入鸡子黄。

【功用】滋阴息风。

【主治】阴虚风动证。手足瘈疭，形消神倦，舌绛少苔，脉气虚弱，时时欲脱者。

【组方原理】本证因温病迁延日久，邪热灼伤真阴，或因误汗、妄攻，重伤阴液，水不涵木，虚风内动所致。治宜滋阴养液以补欲竭之真阴，平肝潜阳以息内动之虚风。方中重用生地、麦冬、白芍滋阴柔肝，壮水涵木，共为君药。臣以龟板、鳖甲、牡蛎滋阴潜阳，平肝息风。阿胶、鸡子黄滋阴润燥，养血息风。麻仁养阴润燥，五味子敛阴生津，与甘草合酸甘化阴，共为佐药；甘草调药为使。

【鉴别】大定风珠与三甲复脉汤同属滋阴息风、养血舒筋之剂。但三甲复脉汤以滋阴潜阳、养血复脉为功，息风之力略逊。大定风珠较三甲复脉汤滋阴息风之力强，兼能收敛阴气，适用于阴虚风动之重证。

（王均宁）

第十五单元　治燥剂

细目一　概述

要点一　治燥剂的适用范围

治燥剂适用于燥邪侵袭人体肌表、肺卫，或脏腑津液亏耗所致的燥证。凡秋季外感温燥或凉燥之邪，以及脏腑津液亏耗所致的干咳少痰，口干咽燥，大便干燥，皮肤干燥甚或开裂等，均为治燥剂的适应范围。

要点二　治燥剂的应用注意事项

应分清外燥和内燥。燥邪最易化热伤津耗气，常佐清热泻火或生津益气之品，而辛香耗津、苦寒化燥之品，则非燥病所宜。

细目二　轻宣外燥

要点一　杏苏散《温病条辨》

【组成】苏叶　杏仁　桔梗　枳壳　前胡　半夏　茯苓　陈皮　甘草　生姜　大枣

【用法】水煎服。

【功用】轻宣凉燥，理肺化痰。

【主治】外感凉燥证。头微痛，恶寒无汗，咳嗽痰稀，鼻塞咽干，苔白，脉弦。

【组方原理】本证为凉燥犯表，肺失宣降所致。治宜轻宣凉燥，理肺化痰。方中苏叶辛温不燥，发表散邪，开宣肺气；杏仁苦温而润，宣利肺气，润燥止咳，共为君药。前胡降气化痰，疏风散邪；桔梗、枳壳一升一降，理肺化痰，同为臣药。半夏、橘皮燥湿化痰，理气行滞；茯苓渗湿健脾，以杜生痰之源；生姜、大枣调和营卫，滋脾行津，俱为佐药。甘草调和诸药，合桔梗宣肺利咽，功兼佐使。

要点二　桑杏汤《温病条辨》

【组成】桑叶一钱　杏仁一钱五分　沙参二钱　象贝　香豉　栀皮　梨皮各一钱

【用法】水煎服。

【功用】清宣温燥，润肺止咳。

【主治】外感温燥证。头痛，身热不甚，微恶风寒，口渴，咽干鼻燥，干咳无痰或痰少而黏，舌红，苔薄白而干，脉浮数而右脉大者。

【组方原理】本证由温燥外袭，津液受灼所致。治宜清宣燥热，润肺止咳。方中桑叶清宣燥热；杏仁宣利肺气，润燥止咳，共为君药。豆豉辛凉透散；贝母清化热痰；沙参养阴生津，同为臣药。栀子皮质轻，清泻肺热；梨皮清热润燥，止咳化痰，俱为佐药。

【鉴别】桑杏汤与桑菊饮均可用于外感咳嗽。但桑菊饮为辛凉解表之法，侧重于疏散风热，主治风温初起，津伤不甚之证；桑杏汤辛凉与甘润合法，主治外感温燥，津伤程度相对较甚者。

要点三　清燥救肺汤《医门法律》

【组成】桑叶三钱　石膏二钱五分　甘草一钱　人参七分　胡麻仁一钱　真阿胶八分　麦门冬一钱二分　杏仁七分　枇杷叶一片

【用法】水煎服。

【功用】清燥润肺。

【主治】温燥伤肺。身热头痛，干咳无痰，气逆而喘，咽喉干燥，口渴鼻燥，胸满胁痛，舌干少苔，脉虚大而数。

【组方原理】本证为温燥伤肺之重证。治当清肺润燥，养阴益气。方中重用桑叶轻宣燥热，透邪外出，为君药。臣以石膏清泻肺热；麦冬养阴润肺。君臣相伍，宣中有清，清中有润，祛邪不伤气，清热不碍宣散，滋阴而不留邪。人参、甘草益气生津，培土生金；胡麻仁、阿胶养阴润肺；用少量杏仁、枇杷叶降利肺气，俱为佐药。甘草调和诸药，兼作使药。全方宣、清、润、补、降五法并用，则肺金之燥热得以清宣，肺气之上逆得以肃降。

【鉴别】清燥救肺汤与桑杏汤均可轻宣温燥，养阴润肺，用于温燥伤肺之证。但桑杏汤辛凉甘润合法，长于清宣燥热，润肺止咳，适宜于外感温燥，邪伤肺卫，肺津受灼之轻证；清燥救肺汤宣、清、润、补、降五法并用，长于清燥润肺，养阴益气，适宜于外感温燥，燥热伤肺，气阴两伤之重证。

细目三　滋阴润燥

要点一　增液汤《温病条辨》

【组成】玄参一两　麦冬　细生地各八钱

【用法】水煎服。

【功用】增液润燥。

【主治】阳明温病，津亏便秘证。大便秘结，口渴，舌干红，脉细数或沉而无力者。

【组方原理】本方所治大便秘结为热病耗津，无水而舟停。治当增水行舟，润燥通便。方中重用玄参滋阴润燥，壮水制火，启肾水以润肠燥，为君药。生地、麦冬清热养阴，壮水生津，以增玄参滋阴润燥之力，同为臣药。三药合用，大补阴液，增水行舟，然非重用不为功。

【常用加减】若胃阴不足，舌质光绛，口干唇燥者，可加沙参、石斛。

要点二　麦门冬汤《金匮要略》

【组成】麦门冬七升　半夏一升　人参三两　甘草二两　粳米三合　大枣十二枚

【用法】水煎服。

【功用】清养肺胃，降逆和中。

【主治】

1. 虚热肺痿。咳嗽气喘，咽喉不利，咳唾涎沫，口干咽燥，舌红少苔，脉虚数。

2. 胃阴不足证。呕吐，呃逆，舌红少苔，脉虚数。

【组方原理】本证由肺胃阴亏，虚火上炎，气机上逆所致。治宜润肺益胃，降逆下气。方中重用麦门冬甘寒清润，既养肺胃之阴，又清肺胃虚热，为君药。臣以半夏降逆下气，化其痰涎。半夏虽温燥，但与大剂麦门冬相配，则燥性减而降逆之用存，且能开胃行津以润肺，又使麦门冬滋而不腻。人参益气生津以补肺胃之气。粳米、大枣、甘草益气养胃，“培土生金”，共为佐药。甘草并能润肺利咽，调药为使。本方甘润之中佐以辛温，滋补之中辅以降逆，滋而不腻，温而不燥，肺胃并治，培土生金。

【鉴别】

1. 麦门冬汤与炙甘草汤均可治疗肺痿。但炙甘草汤功在滋养阴血，益气温阳，为气血阴阳俱补之剂，用治气血阴阳俱虚之虚劳肺痿。麦门冬汤功在清养肺胃，培土生金，降逆下气，属滋阴润燥之剂，用治肺胃阴虚，气火上逆之虚热肺痿。

2. 麦门冬汤与清燥救肺汤均有润肺止咳之功。但麦门冬汤证为肺胃阴虚，气火上逆，重在滋阴润肺，培土生金，兼以降气化痰，主治虚热肺痿证。清燥救肺汤证为外感温燥，耗气伤阴，重在清宣燥热，兼以益气养阴，主治温燥伤肺重证。

要点三　益胃汤《温病条辨》

【组成】沙参三钱　麦冬五钱　冰糖一钱　细生地五钱　玉竹一钱五分

【用法】水煎服。

【功用】养阴益胃。

【主治】胃阴不足证。饥不欲食或不思食，口干咽燥，大便干结，舌红少津，脉细数。

【组方原理】本方治证为胃阴不足所致。治宜甘凉生津，养阴益胃。方中重用生地、麦冬养阴清热，生津润燥。北沙参、玉竹养阴生津，助生地、麦冬益胃养阴之力。冰糖濡养肺胃，调和诸药。

【鉴别】益胃汤与玉液汤均具滋阴生津之力，用治阴液不足之证。但玉液汤主治消渴之气阴两虚证，故以益气滋阴、固肾止渴之品配伍滋阴固涩之品。益胃汤主治阳明温病，胃阴不足证，治以养阴益胃生津之品为主。

要点四　百合固金汤《慎斋遗书》

【组成】生地　熟地　当归身各三钱　麦冬　百合　贝母各一钱半　白芍　甘草各一钱　桔梗　玄参各八分

【用法】水煎服。

【功用】滋养肺肾，止咳化痰。

【主治】肺肾阴亏，虚火上炎证。咳嗽气喘，痰中带血，咽喉燥痛，头晕目眩，午后潮热，舌红少苔，脉细数。

【组方原理】本证由肺肾阴虚，虚火上炎所致。治宜滋养肺肾之阴，清热化痰止咳。方中生熟二地为君，滋补肾阴亦养肺阴，熟地兼能补血，生地兼能凉血。臣以百合、麦冬滋养肺阴，润肺止咳；玄参咸寒滋肾，且降虚火。佐以贝母清热润肺，化痰止咳；桔梗载药上行，并利咽喉；当归、芍药补血敛肺止咳。诸药相合，肺肾同治，金水相生。

【鉴别】百合固金汤与咳血方均可治咳嗽，痰中带血等症。但百合固金汤主治肺肾阴亏，虚火上炎之咳嗽痰血证，偏于滋肾养肺，并能清热化痰。咳血方主治肝火灼肺之咳血证，偏于清肝宁肺，兼以化痰止咳。

要点五　养阴清肺汤《重楼玉钥》

【组成】大生地二钱　麦冬一钱二分　生甘草五分　元参钱半　贝母八分　丹皮八分　薄荷五分　炒白芍八分

【用法】水煎服。

【功用】养阴清肺，解毒利咽。

【主治】白喉之阴虚燥热证。喉间起白如腐，不易拭去，咽喉肿痛，初期或发热或不发热，鼻干唇燥，或咳或不咳，呼吸有声，似喘非喘，脉数无力或细数。

【组方原理】本证之白喉为素体肺肾阴虚，复感燥气疫毒所致。治宜养阴清肺，兼散疫毒。方中重用生地滋阴壮水，清热凉血，为君药。麦冬养阴润肺清热，玄参滋阴解毒利咽，同为臣药。丹皮散瘀消肿，白芍和营泻热，贝母润肺散结，薄荷散邪利咽，俱为佐药。生甘草清热解毒，调药为使。本方扶正与攻毒同用，标本兼顾。

（王均宁）

第十六单元　祛湿剂

细目一　概述

要点一　祛湿剂的适用范围

祛湿剂适用于湿邪所致的多种病证。湿分内外两类，外湿，症见恶寒发热，头痛身重，肢节酸痛，或面目浮肿等；内湿，症见胸脘痞满，呕恶泄泻，水肿黄疸，癃闭淋浊等。

要点二　祛湿剂的应用注意事项

湿邪重浊腻滞，易阻气机，须酌情配伍宜降肺气、健脾助运、温肾化气之药。祛湿剂多芳香温燥或甘淡渗利，易伤阴津，有碍胎元，素体阴虚津亏、病后体弱以及孕妇等慎用。

细目二　燥湿和胃

要点一　平胃散《简要济众方》

【组成】苍术四两　厚朴三两　陈橘皮二两　甘草（炙）一两

【用法】为散。

【功用】燥湿运脾，行气和胃。

【主治】湿滞脾胃证。脘腹胀满，不思饮食，口淡无味，恶心呕吐，嗳气吞酸，肢体沉重，怠惰嗜卧，常多自利，舌苔白腻而厚，脉缓。

【组方原理】本证由湿困中焦，脾失健运，胃失和降，气机不畅所致。治宜燥湿运脾，行气和胃。方中苍术燥湿运脾，为君药。厚朴燥湿行气，为臣药。二药配伍，燥湿之功相得益彰，并使气行则湿化。陈皮理气和胃，燥湿醒脾。甘草补中调药，为佐使药。煎煮时少加生姜、大枣以助调和脾胃。

【常用加减】若湿从热化，口苦，舌苔黄腻者，加黄连、黄芩以清热燥湿；若湿从寒化，脘腹冷痛，手足不温者，加干姜、草豆蔻以散寒除湿；若泄泻较甚者，加茯苓、泽泻以渗利水湿。

【附方】不换金正气散较平胃散多藿香、半夏二味，故燥湿和胃、降逆止呕之力益著，兼可解表，用于湿邪中阻，兼有表寒之证。柴平汤即小柴胡与平胃散合方，功在和解少阳，燥湿化痰，用于治疗素多痰湿，复感外邪，寒多热少之湿疟。

要点二　藿香正气散《太平惠民和剂局方》

【组成】大腹皮　白芷　紫苏　茯苓各一两　半夏曲　白术　陈皮　厚朴（姜汁炙）苦桔梗各二两　藿香三两　甘草（炙）二两半

【用法】为末。

【功用】解表化湿，理气和中。

【主治】外感风寒，内伤湿滞证。霍乱吐泻，恶寒发热，头痛，胸膈满闷，脘腹疼痛，舌苔白腻，脉浮或濡缓。以及山岚瘴疟等。

【组方原理】本证由风寒犯表，湿浊中阻，脾胃失和所致。治宜解表化湿，理气和中。方中藿香外散风寒，内化湿滞，辟秽止呕，为治霍乱吐泻之要药，故重用为君。白术、茯苓健脾运湿以止泻；半夏曲、陈皮理气燥湿，和胃降逆以止呕，同为臣药。紫苏、白芷辛温发散，助藿香外散风寒；紫苏尚可醒脾宽中，行气止呕，白芷兼能燥湿化浊；大腹皮、厚朴行气化湿，寓气行湿化之义；桔梗宣肺利膈，既益解表，又助化湿，俱为佐药。甘草调和药性，用为使药。煎加姜枣，内调脾胃，外和营卫。感受山岚瘴气以及水土不服，症见呕吐腹泻，舌苔白腻者，亦可以本方散寒祛湿，辟秽化浊，和中悦脾而治之。

【鉴别】香薷散与藿香正气散均可治夏月感寒伤湿，脾胃失和之证。香薷散药简力薄，宜于外感于寒，内伤暑湿之证；藿香正气散解表散寒与化湿和中之力皆胜于香薷散，宜于外感风寒，内伤湿滞之重证。此外，香薷散多治夏季之阴暑；藿香正气散则四时感冒皆宜。

细目三　清热祛湿

要点一　茵陈蒿汤《伤寒论》

【组成】茵陈六两　栀子十四枚　大黄二两

【用法】水煎服。

【功用】清热利湿退黄。

【主治】湿热黄疸。一身面目俱黄，黄色鲜明，身热，无汗或但头汗出，口渴欲饮，恶心呕吐，腹微满，小便短赤，大便不爽或秘结，舌红苔黄腻，脉沉数或滑数有力。

【组方原理】本证乃湿热内蕴，熏蒸肝胆，胆汁外溢，发为阳黄。治宜清热利湿退黄。方中重用茵陈蒿为君药，清利脾胃肝胆湿热，为治黄疸要药。栀子泻热降火，清利三焦湿热，合茵陈蒿使湿热从小便而去，为臣药。大黄泻热逐瘀，通利大便，伍茵陈蒿令湿热瘀滞由大便而去，为佐药。

【常用加减】若湿重于热而身热口渴不甚，食少便溏者，加茯苓、泽泻；若热重于湿而舌红苔黄燥者，加龙胆草、虎杖；若肝气郁滞而胁痛明显者，加柴胡、川楝子。

要点二　八正散《太平惠民和剂局方》

【组成】车前子　瞿麦　萹蓄　滑石　山栀子仁　甘草（炙）　木通　大黄（面裹煨）各一斤

【用法】为散。每服二钱，水一盏，入灯心，煎至七分，温服。

【功用】清热泻火，利水通淋。

【主治】湿热淋证。尿频尿急，溺时涩痛，淋沥不畅，尿色浑赤，甚则癃闭不通，小腹急满，口燥咽干，舌苔黄腻，脉滑数。

【组方原理】本证由湿热蕴于膀胱，水道不利所致。治宜清热泻火，利水通淋。方中滑石、木通清热利水通淋，共为君药。萹蓄、瞿麦、车前子助滑石、木通利水通淋，同为臣药。山栀子仁清热泻火，除三焦湿热；大黄荡涤邪热，通利肠腑，合诸药令湿热由二便分消，俱为佐药。甘草调和诸药，兼以缓急止茎中痛，为佐使药。煎药时加灯心以增利水通淋之效。

【鉴别】八正散与小蓟饮子同具清热通淋之功，均可治疗淋证。八正散集大队寒凉降泄、清利湿热之品，故专于清热利水通淋，主治热淋；小蓟饮子则以凉血止血药与利水通淋之品为伍，故宜于膀胱有热，灼伤血络之血淋。

要点三　三仁汤《温病条辨》

【组成】杏仁五钱　飞滑石六钱　白通草　白蔻仁　竹叶　厚朴各二钱　生薏苡仁六钱　半夏五钱

【用法】水煎服。

【功用】宣畅气机，清利湿热。

【主治】湿温初起或暑温夹湿之湿重于热证。头痛恶寒，身重疼痛，面色淡黄，胸闷不饥，午后身热，苔白不渴，脉弦细而濡。

【组方原理】本方是为湿温初起，湿重于热，湿热内蕴，气机失畅之证而设。治宜宣畅气机，利湿清热之法。方中滑石长于清热利湿，为君药。杏仁宣利上焦肺气以通利水道，白蔻仁畅达中焦气机以助祛湿，薏苡仁渗利下焦湿热以健脾。三仁并用，宣上畅中渗下，同为臣药。通草、竹叶渗利下焦湿热，半夏、厚朴理气和胃化湿，俱为佐药。原方以甘澜水煎服药，意在取其益脾胃而不滞邪。

要点四　甘露消毒丹《医效秘传》

【组成】飞滑石十五两　淡黄芩十两　绵茵陈十一两　石菖蒲六两　川贝母　木通各五两　藿香　连翘　白蔻仁　薄荷　射干各四两

【用法】每服三钱，开水调下，或神曲糊丸，开水化服亦可。

【功用】利湿化浊，清热解毒。

【主治】湿温时疫，湿热并重证。发热口渴，胸闷腹胀，肢酸倦怠，颐咽肿痛，或身目发黄，小便短赤，或泄泻淋浊，舌苔白腻或黄腻或干黄，脉濡数或滑数。

【组方原理】本证由湿热疫毒充斥气分，弥漫三焦，湿热并重所致。治宜利湿化浊，清热解毒。方中重用滑石、茵陈、黄芩清热祛湿，泻火解毒，为君药。白豆蔻、石菖蒲、藿香行气化湿，悦脾和中，令气行湿化，助君药祛湿之力；连翘、薄荷、射干、贝母清热解毒，透邪散结，消肿利咽，助君药解毒之功；木通清热通淋，助君药导湿热从小便而去，俱为佐药。

【鉴别】甘露消毒丹与三仁汤均具清热利湿之力，治疗湿温邪留气分之证。三仁汤清利湿热，宣上畅中渗下，宜于湿重热轻之湿温初起或暑温夹湿证；甘露消毒丹利湿化浊与清热解毒并举，适宜于湿热并重之疫毒充斥气分证。

要点五　连朴饮《霍乱论》

【组成】制厚朴二钱　川连　石菖蒲　制半夏各一钱　香豉　焦栀各三钱　芦根二两

【用法】水煎服。

【功用】清热化湿，理气和中。

【主治】湿热霍乱。上吐下泻，胸脘痞闷，心烦溺赤，舌苔黄腻，脉濡数。

【组方原理】本方原为湿热内蕴，脾胃升降失调，清浊相干以致霍乱吐泻而设。治宜清热化湿，理气和中。方中芦根用量独重，清热止呕除烦，为君药。黄连清热燥湿，姜制以增和胃止呕之功；厚朴宣畅气机，化湿除满，同为臣药。半夏降逆和胃，栀子清热利湿，石菖蒲化湿醒脾，淡豆豉合栀子清宣郁热而除烦，俱为佐药。

要点六　二妙散《丹溪心法》

【组成】黄柏（炒）　苍术（炒）

【用法】上为末，沸汤入姜汁调服。

【功用】清热燥湿。

【主治】湿热下注证。筋骨疼痛，或两足痿软，或足膝红肿疼痛，或湿热带下，或下部湿疮，小便短赤，舌苔黄腻者。

【组方原理】本证由湿热注于下焦所致。治宜清热燥湿。方中黄柏擅清下焦湿热，为君药。苍术长于燥湿健脾助运，为臣药。再入姜汁少许调药，藉其辛散以助祛湿，亦防黄柏苦寒伤中。

【附方】三妙丸即二妙散加牛膝以补肝肾，强筋骨，引药下行，故专治下焦湿热之两脚麻木，痿软无力。四妙丸乃三妙丸再加薏苡仁以渗湿健脾，舒筋缓急，故适宜于湿热下注之痿证。

要点七　当归拈痛汤（拈痛汤）《医学启源》

【组成】羌活半两　防风三钱　升麻一钱　葛根二钱　白术一钱　苍术三钱　当归身三钱　人参二钱　甘草五钱　苦参二钱　黄芩一钱　知母三钱　茵陈五钱　猪苓三钱　泽泻三钱

【用法】水煎服。

【功用】利湿清热，疏风止痛。

【主治】湿热相搏，外受风邪证。遍身肢节烦痛，或肩背沉重，或脚气肿痛，足膝生疮，舌苔白腻或微黄，脉濡数。

【组方原理】本证由风湿热邪留滞经脉关节，气血运行失畅所致。治宜祛湿清热，疏风止痛。方中羌活祛风胜湿，通痹止痛；茵陈苦泄下降，清热利湿，共为君药。猪苓、泽泻渗利湿热，黄芩、苦参清热解毒，防风、升麻、葛根祛风胜湿，同为臣药。苍术、白术健脾燥湿，知母清热滋阴，人参、甘草益气补脾，当归养血和营，使祛邪而不伤正，俱为佐药。甘草调和诸药，兼作使药。

细目四　利水渗湿

要点一　五苓散《伤寒论》

【组成】猪苓十八铢　泽泻一两六铢　白术十八铢　茯苓十八铢　桂枝半两

【用法】为散，以白饮和服，日三服，多饮暖水，汗出愈。

【功用】利水渗湿，温阳化气。

【主治】

1. 蓄水证。小便不利，头痛微热，烦渴欲饮，甚则水入即吐，舌苔白，脉浮。
2. 痰饮。脐下动悸，吐涎沫而头眩，或短气而咳者。
3. 水湿内停证。水肿，泄泻，小便不利，以及霍乱吐泻等。

【组方原理】本方原治外有表证，膀胱气化不利之“蓄水证”。治以淡渗利湿，温阳化气，解表散邪。方中重用泽泻，利水渗湿，为君药。茯苓、猪苓助君药渗利水湿，为臣药。白术补气健脾燥湿，合茯苓健脾制水之效益彰；桂枝温阳化气以助利水，兼以解表，俱为佐药。诸药配伍，利水渗湿之效颇佳。

【附方】四苓散，即五苓散减去桂枝，重在健脾渗湿，适宜于脾失健运，湿胜泄泻；春泽汤乃五苓散减桂枝，加人参而成，故益气补脾之功较胜，适宜于水湿停蓄而兼神疲乏力、口渴、泄泻等脾虚征象者；胃苓汤系五苓散与平胃散合方，有燥湿和中，行气利水之效，适宜于水湿内盛、气机阻滞之水肿、泄泻、腹胀、舌苔厚腻者；茵陈五苓散为五苓散与倍量茵陈相合而成，具利湿清热退黄之功，适宜于黄疸之湿重热轻证。

要点二　猪苓汤《伤寒论》

【组成】猪苓　茯苓　泽泻　阿胶　滑石各一两

【用法】先煮四味，内阿胶烊消。

【功用】利水渗湿，清热养阴。

【主治】水热互结伤阴证。小便不利，发热，口渴欲饮，或心烦不寐，或咳嗽，或呕恶，或下利，舌红苔白或微黄，脉细数。

【组方原理】本证由水热结于下焦，热伤阴津所致。治宜利水渗湿，清热养阴。方中猪苓淡渗利水，为君药。泽泻、茯苓助君药利水渗湿，泽泻兼可泻热，茯苓长于健脾，同为臣药。滑石清热利水，阿胶滋阴止血，俱为佐药。

【鉴别】猪苓汤与五苓散均具利水渗湿之功。五苓散证由水湿内盛，膀胱气化不利而致，为温阳化气利水之剂；猪苓汤治证乃因邪气入里化热，水热互结，灼伤阴津而成里热阴虚，水湿停蓄，为利水清热养阴之方。

要点三　防己黄芪汤《金匮要略》

【组成】防己一两　甘草（炒）半两　白术七钱半　黄芪一两一分

【用法】加姜枣，水煎服。

【功用】益气祛风，健脾利水。

【主治】气虚受风，水湿内停证。汗出恶风，身重微肿，或肢节疼痛，小便不利，舌淡苔白，脉浮。亦治风水表虚证。

【组方原理】本证由肺脾气虚，风湿外袭，或脾虚失运，水湿内停，复感风邪所致。治宜祛风胜湿，益气固表，健脾利水。方中防己祛风利水以止痛，黄芪益气补虚而固表。二药合用，祛风除湿而不伤正，益气固表而不恋邪，共为君药。白术补气健脾祛湿，助君药祛湿行水，益气固表，为臣药。煎加生姜、大枣以助祛风湿，和营卫，调脾胃，为佐药。甘草和中调药，为佐使药。

【鉴别】防己黄芪汤与玉屏风散均有益气固表健脾之功，可治肺卫气虚，自汗恶风之证。防己黄芪汤中又配入祛风利水的防己，宜用于风湿表虚，身重浮肿者；玉屏风散中配防风，宜用于表虚易感风邪或自汗之疾。

要点四　五皮散《华氏中藏经》

【组成】生姜皮　桑白皮　陈橘皮　大腹皮　茯苓皮各等分

【用法】上为末。

【功用】利水消肿，理气健脾。

【主治】水停气滞之皮水证。一身悉肿，肢体沉重，心腹胀满，上气喘急，小便不利，以及妊娠水肿，苔白腻，脉沉缓。

【组方原理】本证由脾失健运，水停气滞所致。治宜健脾渗湿，利水消肿，理气除满。

方中茯苓皮健脾渗湿，擅行皮肤水湿，利水消肿，为君药。大腹皮行气消胀，利水消肿；橘皮理气和胃，醒脾化湿，同为臣药。生姜皮散皮间水气以消肿，桑白皮肃降肺气以通调水道，俱为佐药。

细目五　温化寒湿

要点一　苓桂术甘汤《金匮要略》

【组成】茯苓四两　桂枝三两　白术二两　甘草（炙）二两

【用法】水煎服。

【功用】温阳化饮，健脾利水。

【主治】中阳不足，痰饮内停证。胸胁支满，目眩心悸，短气而咳，舌苔白滑，脉弦滑或沉紧。

【组方原理】本证由脾阳不足，健运失职，水津停滞，聚而成饮所致。“病痰饮者，当以温药和之”，治宜温阳化饮，健脾利水。方中茯苓健脾利水，渗湿化饮，为君药。桂枝温阳化气，为臣药。白术健脾燥湿，配茯苓彰健脾化饮之效，为佐药。炙甘草合桂枝辛甘化阳，以温补中阳；合白术益气健脾，以崇土制水；兼调和诸药，为佐使药。

要点二　真武汤《伤寒论》

【组成】茯苓三两　芍药三两　白术二两　生姜三两　附子（炮）一枚

【用法】水煎服。

【功用】温阳利水。

【主治】

1. 阳虚水泛证。肢体浮肿或沉重，腰以下为甚，畏寒肢冷，腹痛泄泻，小便不利，或心悸头眩，舌淡胖，苔白滑，脉沉细。

2. 太阳病发汗太过，阳虚水泛证。汗出不解，其人仍发热，心下悸，头眩，身体瞤动，振振欲擗地。

【组方原理】本证由脾肾阳虚，气不化水，水湿泛溢所致。治宜温肾助阳，健脾利水。方中附子温肾暖脾，化气行水，为君药。茯苓、白术补气健脾，利水渗湿，同为臣药。生姜配附子温阳散寒，伍苓、术辛散水气，又能和胃止呕；白芍之用有三：柔肝缓急以止腹痛，敛阴舒筋以解筋肉瞤动，利小便以行水气，俱为佐药。

【常用加减】若水寒射肺而咳者，加干姜、细辛、五味子；若阴盛阳衰而下利甚者，去芍药，加干姜；若水寒犯胃而呕者，生姜用量酌增，或再加吴茱萸、半夏。

【附方】附子汤为真武汤中生姜易人参，两方均主治阳虚湿胜证。然附子汤得用附、术，配伍人参，重在温补脾阳而祛寒湿，适宜于阳虚寒湿内盛的身体骨节疼痛；真武汤中附子与茯苓配伍，佐以白术、生姜，故重在温阳而散水气，适宜于阳虚水泛的水肿。

要点三　实脾散《重订严氏济生方》

【组成】厚朴　白术　木瓜　木香　草果仁　大腹子　附子　白茯苓　干姜各一两

甘草（炙）半两

【用法】加生姜五片、大枣一枚，水煎服。

【功用】温阳健脾，行气利水。

【主治】阳虚水肿。身半以下肿甚，手足不温，口中不渴，胸腹胀满，大便溏薄，舌苔白腻，脉沉迟。

【组方原理】本证由脾肾阳虚，水湿内停，阻滞气机，泛溢肌肤所致。治宜温阳健脾，行气利水。方中附子、干姜温肾暖脾，扶阳抑阴，共为君药。茯苓、白术健脾渗湿，利水消肿，同为臣药。木瓜除湿和中，厚朴、木香、大腹子行气利水，草果温中燥湿，俱为佐药。甘草调和药性，为使药。煎时加生姜温散水气，大枣益脾和中。

【鉴别】真武汤与实脾散均具温补脾肾、利水渗湿之功，可治阳虚水肿。真武汤偏于温肾，并善散水消肿，兼可敛阴缓急，宜于阳虚水肿，或阳虚水泛而见身瞤动者；实脾散温脾之力胜于真武汤，且配行气除满之品，宜于阳虚水肿兼有胸腹胀满者。

要点四　萆薢分清饮《杨氏家藏方》

【组成】益智　川萆薢　石菖蒲　乌药各等分

【用法】为末。水一盏半，入盐一捻同煎。

【功用】温肾利湿，分清化浊。

【主治】虚寒白浊。小便频数，浑浊不清，白如米泔，凝如膏糊，舌淡苔白，脉沉。

【组方原理】本证由下元虚冷，湿浊下注，清浊不分所致。治宜温暖下元，利湿化浊。方中萆薢利湿分清化浊，为治小便浑浊之要药，为君药。益智仁温暖脾肾，固精缩尿，为臣药。石菖蒲芳香化浊，温肠暖胃；乌药温暖下元，行气散寒，俱为佐药。入盐煎服，取其咸以入肾，引药直达下焦，用以为使。

【鉴别】萆薢分清饮与桑螵蛸散皆可治肾虚膀胱失约之小便频数，白如米泔。萆薢分清饮利湿分清之功胜，宜于肾虚湿浊下注而致者；桑螵蛸散固肾涩精之效佳，兼可宁心安神，宜于心肾两虚，膀胱失约，心神失宁而致者。

细目六　祛风胜湿

要点一　羌活胜湿汤《脾胃论》

【组成】羌活　独活各一钱　藁本　防风　甘草（炙）各五分　蔓荆子三分　川芎二分

【用法】水煎服。

【功用】祛风胜湿止痛。

【主治】风湿犯表。头痛身重，肩背、腰脊疼痛，难以转侧，苔白，脉浮。

【组方原理】本证由外感风湿，邪客肌表经络，太阳经气不畅所致。治宜祛风胜湿，通络止痛。方中羌活善祛上部风湿，独活善祛下部风湿，合用发散一身上下之风湿，通利关节而止痹痛，共为君药。防风祛风胜湿，通痹止痛；川芎祛风散邪，活血行气，同为臣药。藁本、蔓荆子善达头面，疏风胜湿，俱为佐药。甘草缓诸药之辛散，并调药以为佐使。

【鉴别】羌活胜湿汤与九味羌活汤均具祛风胜湿止痛之功，用于外感风寒湿证。九味羌活汤解表发汗之功较著，兼清里热，宜于风寒湿邪在表且内有蕴热之证；羌活胜湿汤善祛一身上下之风湿，而发汗散寒之力逊之，宜于风湿客于肌表经络之证。

要点二　独活寄生汤《备急千金要方》

【组成】独活三两　桑寄生　杜仲　牛膝　细辛　秦艽　茯苓　肉桂心　防风　川芎　人参　甘草　当归　芍药　干地黄各二两

【用法】水煎服。

【功用】祛风湿，止痹痛，益肝肾，补气血。

【主治】痹证日久，肝肾两虚，气血不足证。腰膝疼痛、痿软，肢节屈伸不利，或麻木不仁，畏寒喜温，心悸气短，舌淡苔白，脉细弱。

【组方原理】本证由风寒湿痹日久不愈，累及肝肾，耗伤气血所致。治宜祛风散寒胜湿，补益肝肾气血。方中独活祛风散寒胜湿，善治腰膝腿足之痛，为君药。细辛祛风散寒止痛，秦艽祛风胜湿舒筋，桂心温经散寒通脉，防风祛一身风湿，同为臣药。桑寄生、杜仲、牛膝益肝肾，祛风湿，强筋骨；地黄、当归、芍药、川芎养血和血；人参、茯苓、甘草益气健脾，俱为佐药。芍药与甘草相合，有缓急舒筋之功；当归、川芎、牛膝、桂心相伍，有活血通脉之效。甘草调和诸药，兼作使药。

【常用加减】若腰腿肢节疼痛较剧者，酌加制川乌、制草乌、白花蛇；若寒邪偏盛者，加附子、干姜；若湿邪偏盛者，去地黄，加防己、薏苡仁、苍术。

（樊巧玲）

第十七单元　祛痰剂

细目一　概述

要点一　祛痰剂的适用范围及配伍规律

祛痰剂适用于痰浊留滞于脏腑、经络、肢体而导致的痰病，临床可见于咳喘，头痛，眩晕，胸痹，呕吐，中风，痰厥，癫狂，惊痫，以及痰核、瘰疬等多种疾病。

本类方剂常配伍温里祛寒、清热降火、健脾燥湿、滋阴润肺、疏风散邪或平肝息风，以及疏通经络、软坚散结之品；并酌伍理肺、运脾、温肾等药以治生痰之源；注重配伍调理气机之药使气顺痰消。

要点二　祛痰剂的应用注意事项

辨明痰证寒、热、燥、湿之属性。阴虚燥咳，痰中带血者，慎用辛温燥烈之品以防加重出血。表邪未解或痰多者，慎用滋润之品以防壅滞留邪。

细目二　燥湿化痰

要点一　二陈汤《太平惠民和剂局方》

【组成】半夏　橘红各五两　白茯苓三两　甘草（炙）一两半

【用法】加生姜七片、乌梅一个，同煎。

【功用】燥湿化痰，理气和中。

【主治】湿痰证。咳嗽痰多，色白易咯，胸膈痞闷，不欲饮食，恶心呕吐，或头眩心悸，肢体困倦，舌苔白滑，脉滑。

【组方原理】本证由脾失健运，湿聚成痰，壅滞气机所致。治宜燥湿化痰，健脾助运，理气和胃。方中半夏燥湿化痰，和胃止呕，为君药。橘红理气行滞，使气顺痰消，并助半夏燥湿和胃，为臣药。茯苓渗湿健脾，治生痰之源，为佐药。炙甘草和中调药，为使药。煎煮时加生姜，降逆化痰，制半夏之毒；入乌梅收敛肺气，合半夏、橘红散中有收，使痰化而正气无损。

【附方】导痰汤为二陈汤去乌梅，加南星、枳实而成，燥湿行气化痰作用较二陈汤为著，适用于痰湿较甚，痰阻气滞及顽痰胶固的痰厥眩晕，咳喘痞胀等；涤痰汤在导痰汤中加入菖蒲、竹茹、人参，较之导痰汤又增涤痰开窍、益气扶正之力，宜于痰湿壅盛，内迷心窍所致中风、舌强不能言等。

要点二　温胆汤《三因极一病证方论》

【组成】半夏　竹茹　枳实各二两　陈皮三两　甘草（炙）一两　茯苓一两半

【用法】加姜枣煎服。

【功用】理气化痰，清胆和胃。

【主治】胆胃不和，痰热内扰证。胆怯易惊，虚烦不眠，口苦吐涎，或呕吐呃逆，或惊悸不宁，或癫痫，舌苔腻，脉弦滑或略数。

【组方原理】本证由痰热内扰，胆胃不和所致。治宜理气化痰，清胆和胃。方中半夏燥湿化痰，降逆和胃，为君药。竹茹清热化痰，除烦止呕，为臣药。枳实破气消痰，散结除痞；陈皮理气和胃，燥湿化痰；茯苓健脾渗湿，杜生痰之源，俱为佐药。炙甘草调和诸药，为使药。煎加生姜、大枣调和脾胃。

【附方】黄连温胆汤在温胆汤中加入黄连，故清心泻火之效较温胆汤为优，宜于痰热内扰且热邪较甚者。十味温胆汤乃温胆汤减竹茹，加人参、熟地、五味子、酸枣仁、远志而成，故化痰和胃之中兼能益气养血，宁心安神，宜于痰浊内扰，气血不足之心胆虚怯，神志不宁者。

【鉴别】温胆汤与蒿芩清胆汤皆可治痰热内蕴，胆胃失和之证。温胆汤重在燥湿化痰，清热力微，宜于痰浊内扰，胆胃失和而热象不显者；蒿芩清胆汤清热之力较著，兼可透邪，宜于少阳胆热较甚，兼有湿热痰浊之证。

要点三　茯苓丸《是斋百一选方》，录自《全生指迷方》

【组成】茯苓一两　枳壳半两　半夏二两　风化朴硝一分

【用法】为末，生姜汁煮糊为圆，生姜汤下。

【功用】燥湿行气，软坚消痰。

【主治】痰停中脘，流于经络证。两臂疼痛，手不得上举，或左右时复转移，或两手麻木，或四肢浮肿，舌苔白腻，脉弦滑。

【组方原理】本证由脾湿生痰，流于四肢所致。治宜燥湿化痰，理气行滞。方中半夏燥湿化痰，为君药。茯苓健脾渗湿，为臣药。二药配伍，既消已成之痰，又杜生痰之源。枳壳理气宽中，使气顺痰消；风化朴硝软坚润下，荡涤中脘伏痰，为佐药。姜汁糊丸，取其制半夏之毒，兼以化痰散结。

细目三 清热化痰

要点一 清气化痰丸《医方考》

【组成】陈皮 杏仁 枳实 黄芩 瓜蒌仁 茯苓各一两 胆南星 制半夏各一两半

【用法】姜汁为丸。

【功用】清热化痰，理气止咳。

【主治】热痰咳嗽。咳嗽痰黄，黏稠难咯，胸膈痞闷，甚则气急呕恶，舌质红，苔黄腻，脉滑数。

【组方原理】本证由痰热壅结于肺所致。治宜清热化痰，理气止咳。方中胆南星清热豁痰，为君药。瓜蒌仁清热化痰，黄芩清泻肺火，半夏化痰散结，降逆止呕，同为臣药。枳实行气消痞，陈皮理气化痰，茯苓健脾渗湿，杏仁降气止咳，俱为佐药。以生姜汁为丸，以制半夏之毒，并增祛痰降逆之效。

要点二 小陷胸汤《伤寒论》

【组成】黄连一两 半夏半升 瓜蒌实一枚

【用法】先煮瓜蒌，后内诸药。

【功用】清热化痰，宽胸散结。

【主治】痰热互结之小结胸证。胸脘痞闷，按之则痛，或咳痰黄稠，口苦，舌苔黄腻，脉滑数。

【组方原理】本方为伤寒表证误下，邪热内陷，痰热结于心下之小结胸证而设。治宜清热化痰，宽胸散结。方中瓜蒌实清热涤痰，宽胸散结，为君药。黄连泻热降火，为臣药。半夏祛痰降逆，开结消痞，为佐药。半夏与黄连相伍，辛开苦降，清热化痰，开郁散结。

【常用加减】痰阻气滞而胸脘胀闷者，加枳实、郁金、柴胡；痰热甚而痰黄稠者，加胆南星、浙贝母。

要点三 滚痰丸（礞石滚痰丸）《泰定养生主论》，录自《玉机微义》

【组成】大黄 片黄芩各八两 礞石（捶碎，同焰硝一两，火煅红）一两 沉香半两

【用法】水丸。

【功用】泻火逐痰。

【主治】实热老痰证。癫狂惊悸，或怔忡昏迷，或不寐或寐怪梦，或咳喘痰稠，或胸脘痞闷，或眩晕耳鸣，或绕项结核，或口眼蠕动，或骨节卒痛难以名状，或噎塞烦闷，大便秘结，舌苔黄厚腻，脉滑数有力。

【组方原理】本证乃实热老痰，久积不去，变生诸疾之象。治宜降火逐痰。方中礞石下气坠痰，镇惊平肝，为君药。大黄荡涤实热，开痰火下行之路，为臣药。黄芩清热泻火，沉香行气开郁，俱为佐药。

细目四　润燥化痰

要点　贝母瓜蒌散《医学心悟》

【组成】贝母一钱五分　瓜蒌一钱　花粉　茯苓　橘红　桔梗各八分

【用法】水煎服。

【功用】润肺清热，理气化痰。

【主治】燥痰咳嗽。咳嗽痰少，咯痰不爽，涩而难出，咽干口燥哽痛，或上气喘促，苔白而干。

【组方原理】本证由燥热伤肺，灼津成痰，肺失清肃所致。治宜润肺清热，理气化痰。方中贝母清热化痰，润肺止咳，为君药。瓜蒌清热化痰，宽胸散结，为臣药。天花粉清热润肺，茯苓健脾渗湿，橘红理气燥湿化痰，桔梗宣肺化痰止咳，俱为佐药。

细目五　温化寒痰

要点一　三子养亲汤《皆效方》，录自《杂病广要》

【组成】白芥子　苏子　莱菔子

【用法】上药微炒，击碎。每剂不过三钱，别生绢袋盛之，煮饮代茶，不宜煎太过。

【功用】化痰消食，降气平喘。

【主治】痰壅食滞气逆证。咳嗽喘逆，痰多胸痞，食少难消，舌苔白腻，脉滑。

【组方原理】本证由痰食壅滞，气机不畅，肺失肃降所致。治宜化痰消食，降逆下气，止咳平喘。方中白芥子温肺化痰，利气散结；苏子降气化痰，止咳平喘；莱菔子消食导滞，下气祛痰。临证可视痰壅、气逆、食滞之轻重酌定君药。

要点二　苓甘五味姜辛汤《金匮要略》

【组成】茯苓四两　甘草　干姜　细辛各三两　五味子半升

【用法】水煎服。

【功用】温肺化饮。

【主治】寒饮咳嗽证。咳嗽痰多，色白而清稀，口淡喜唾，胸膈痞满，舌苔白滑，脉弦滑。

【组方原理】本证由脾阳不足，运化失司，聚湿成饮，寒饮停肺所致。治宜温阳健脾，祛湿化饮。方中干姜温肺散寒以化饮，温运脾阳以祛湿，为君药。细辛温肺化饮，茯苓健脾渗湿，同为臣药。五味子敛肺止咳，伍干姜、细辛则散中有收，防辛散耗气之虞，为佐药。甘草和中调药，为使药。

【鉴别】苓甘五味姜辛汤与苓桂术甘汤均有温化痰饮之功。苓甘五味姜辛汤温肺散寒之功较著，宜于肺寒留饮，久咳气喘之证；苓桂术甘汤健脾祛湿，温阳化饮之效为佳，对于中阳虚痰饮内停者尤宜。

细目五　治风化痰

要点一　止嗽散《医学心悟》

【组成】桔梗　荆芥　紫菀　百部　白前各二斤　甘草十二两　陈皮一斤

【用法】上为末。

【功用】止咳化痰，疏表宣肺。

【主治】风邪犯肺之咳嗽。咳嗽咽痒，咯痰不爽，或微有恶风发热，舌苔薄白，脉浮缓。

【组方原理】本证由外感风邪，肺失宣降，津凝为痰所致。治宜疏表宣肺，化痰止咳。方中紫菀、百部润肺止咳化痰，为君药。桔梗宣肺止咳，白前降气化痰，为臣药。荆芥疏风散邪，陈皮理气化痰，为佐药。甘草调药为使。

要点二　半夏白术天麻汤《医学心悟》

【组成】半夏一钱五分　天麻　茯苓　橘红各一钱　白术三钱　甘草五分

【用法】加姜枣煎服。

【功用】化痰息风，健脾祛湿。

【主治】风痰上扰证。眩晕，头痛，胸膈痞满，痰多，呕恶，舌苔白腻，脉弦滑。

【组方原理】本证由湿痰内盛，肝风夹痰上扰清空所致。治宜化痰息风，健脾祛湿。方中半夏燥湿化痰，天麻平肝息风，二者为治风痰眩晕头痛之要药，共为君药。白术健脾燥湿，茯苓健脾渗湿以治生痰之本，为臣药。橘红理气化痰为佐药。甘草调药为使。煎加生姜、大枣以调和脾胃。

【鉴别】半夏白术天麻汤与天麻钩藤饮均有平肝息风之功。半夏白术天麻汤兼可燥湿化痰，理气和中，故宜于肝风夹痰上扰清空之证；天麻钩藤饮长于清热平肝潜阳，故宜于肝阳上亢，肝风内动之证。

（樊巧玲）

第十八单元　消食剂

细目一　概述

要点一　消食剂的适用范围

消食剂适用于食积内停之证，常见脘腹胀满、嗳腐吞酸、恶食呕逆、腹痛泄泻等症。

要点二　消食剂的应用注意事项

食积每致伤中、阻气、生湿、化热之变，治疗时需合理遣药配伍组方。不宜长期或过量服用，纯虚无实者禁用。

细目二　消食化滞

要点一　保和丸《丹溪心法》

【组成】山楂六两　神曲二两　半夏　茯苓各三两　陈皮　连翘　莱菔子各一两

【用法】炊饼为丸。

【功用】消食和胃。

【主治】食积证。脘腹痞满胀痛，嗳腐吞酸，恶食呕恶，或大便泄泻，舌苔厚腻微黄，脉滑。

【组方原理】本证由饮食过量，脾运不及，停滞为积所致。治宜消食化滞，理气和胃之法。方中山楂、神曲、莱菔子同用，消诸饮食积滞。半夏和胃降逆，陈皮理气和中，茯苓健脾渗湿，连翘清热散结。

要点二　枳实导滞丸《内外伤辨惑论》

【组成】大黄一两　枳实　神曲各五钱　茯苓　黄芩　黄连　白术各三钱　泽泻二钱

【用法】汤浸蒸饼为丸。

【功用】消食导滞，清热祛湿。

【主治】湿热食积证。脘腹胀痛，下痢泄泻，或大便秘结，小便黄赤，舌苔黄腻，脉沉有力。

【组方原理】本证由食积停滞，生湿化热，或素有湿热又与食积互结，阻于肠胃所致。治宜消食导滞，清热利湿。方中大黄攻积泻热，为君药。枳实行气消积导滞，神曲消食化滞和胃，同为臣药。黄芩、黄连清热燥湿止痢，茯苓、泽泻利水渗湿止泻，白术益气健脾燥湿，俱为佐药。

【鉴别】枳实导滞丸与木香槟榔丸均为消下并用，为“通因通用”之剂，皆可治疗湿热积滞之痢疾或便秘。枳实导滞丸清热利湿效佳而攻逐泻下力缓，宜于湿热积滞之泻痢；木香槟榔丸行气攻积之力较著，宜于积滞重而气滞胀满甚者。

细目三 健脾消食

要点一 健脾丸《证治准绳》

【组成】白术二两半 木香 黄连 甘草各七钱半 白茯苓二两 人参一两五钱 神曲 陈皮 砂仁 麦芽 山楂 山药 肉豆蔻（煨去油）各一两

【用法】蒸饼为丸。

【功用】健脾和胃，消食止泻。

【主治】脾虚食积证。食少难消，脘腹痞闷，大便溏薄，倦怠乏力，舌苔腻而微黄，脉虚弱。

【组方原理】本证由脾胃虚弱，食积内停所致。治宜健脾助运，消食和胃。方中人参、白术、茯苓健脾化湿止泻，共为君药。山楂、神曲、麦芽消食化滞和胃，为臣药。肉豆蔻、山药益气健脾止泻，木香、砂仁、陈皮理气醒脾和胃，黄连清热燥湿，俱为佐药。甘草补中益气，调和诸药，为佐使药。

【鉴别】健脾丸与参苓白术散均皆具益气健脾、渗湿止泻之功，可治疗脾虚夹湿之证。健脾丸兼具消食化滞、清热燥湿之力，宜于脾虚食积内停，生湿蕴热之证；参苓白术散功擅渗湿止泻，兼可保肺，宜于脾虚生湿，下渗肠道之泄泻。

要点二 枳实消痞丸《兰室秘藏》

【组成】干生姜 炙甘草 麦芽曲 白茯苓 白术各二钱 半夏曲 人参各三钱 厚朴（炙）四钱 枳实 黄连各五钱

【用法】汤浸蒸饼为丸。

【功用】行气消痞，健脾和胃。

【主治】脾虚气滞，寒热互结证。心下痞满，不欲饮食，倦怠乏力，大便不调，苔腻略黄，脉弦无力。

【组方原理】本证乃脾虚气滞，寒热互结而致。治当行气健脾，清热温中。方中枳实行气消痞为君。厚朴下气除满，与枳实相须为用，以增其行气消痞之效，而为臣。黄连清热燥湿；半夏曲散结除痞，降逆和胃；干姜温中散寒。三药配伍，辛开苦降，寒热同调，散结除痞。另取四君子汤方，健脾益气，化湿和中，以复脾运；麦芽消食和胃，共为佐药。甘草调药和中，亦兼使药之用。方中黄连用量大于干姜，清热之力大于温中。

（樊巧玲）

第十九单元 驱虫剂

要点 乌梅丸《伤寒论》

【组成】乌梅三百枚 细辛六两 干姜十两 黄连十六两 当归四两 附子六两 蜀椒四两 桂枝六两 人参六两 黄柏六两

【用法】炼蜜为丸。

【功用】温脏安蛔。

【主治】蛔厥证。腹痛时作，手足厥冷，时静时烦，时发时止，得食而呕，常自吐蛔。兼治久利。

【组方原理】本证之蛔厥由寒热错杂，寒重热轻，蛔虫内扰所致。治宜寒热并调，温脏安蛔。因“蛔得酸则静，得辛则伏，得苦则下”，故方中重用乌梅，酸以安蛔，并以苦酒（醋）渍之，为君药。细辛、蜀椒辛可伏蛔，温脏祛寒；黄连、黄柏苦以下蛔，清泻内热，同为臣药。附子、干姜、桂枝合细辛、蜀椒，温里祛寒之功益增，以利蛔虫安伏肠内；人参、当归补养气血，俱为佐药。以蜜为丸，调和诸药。至于久痢、久泻，属寒热错杂，正气虚弱者，本方集酸收涩肠、温中补虚、清热燥湿诸法，亦切中病机，可谓异病同治之用。

（樊巧玲）

中 医 诊 断 学

中医诊断学是根据中医学的理论，研究诊察病情、判断病种、辨别证候的基础理论、基本知识和基本技能的一门学科。主要包括诊法、辨证、诊病及病案等内容。本部分考试内容主要为诊法和辨证。

第一单元 问诊

“问诊”是询问病人有关疾病的情况、病人的自觉症状、既往病史、生活习惯等，从而了解患者的各种病态感觉以及疾病的发生、发展、诊疗等情况的诊察方法。

细目一 问诊的内容

要点一 一般情况

一般情况包括姓名、性别、年龄、婚况、民族、职业、籍贯、工作单位、现住址等。

询问一般情况，一是便于与病人或家属进行联系和随访，对病人的诊治负责；二是可使医生获得与疾病有关的资料，为疾病的诊断提供一定的依据。

要点二 主诉

主诉是病人就诊时最感痛苦的症状、体征及持续时间。

主诉往往是疾病的主要矛盾所在，一般只有一两个症状，即是主症。通过主诉常可初步估计疾病的范畴和类别、病情的轻重缓急，是了解、分析和认识疾病的重要线索。

要点三 现病史

现病史是指病人从起病到此次就诊时疾病的发生、发展及其诊治的经过。

1. 发病情况

主要包括发病的时间，是突然发作，还是缓慢发生；发病的原因或诱因；最初的症状及其性质、部位，当时曾做何处理等。一般凡起病急、时间短者，多属实证；凡患病已久，反复发作，经久不愈者，多属虚证，或为虚实夹杂证。

2. 病变过程

按疾病发生的时间顺序进行询问。某一阶段出现哪些症状，症状的性质、程度；何时病情好转或加重；何时出现新的病情，病情有无变化规律等。通过询问病变过程，可以了解疾病邪正斗争的情况，以及疾病的发展趋势。

3. 诊治经过

询问曾做过哪些检查，结果怎样；做过何种诊断，诊断的依据是什么；经过哪些治疗，治疗的效果及反应如何等。

4. 现在症状

现在症状是指病人就诊时感到的病痛及与病情相关的全身情况。通过问现在症状可了解到唯有病人自我能感觉到的症状，是问诊的主要内容。

要点四　既往史

既往史又称过去史，主要包括病人的既往健康状况和患病情况。

1. 既往健康状况

病人平素健康状况，可能与其现患疾病有一定的关系，故对分析判断现发疾病的病情具有重要的参考价值。如素体健壮，现患疾病多为实证；素体虚弱，现患疾病多为虚证或虚实夹杂证；素体阴虚，易感温燥之邪，多为热证；素体阳虚，易感寒湿之邪，多为寒证，或寒湿病证。

2. 既往患病情况

病人过去曾患过何种疾病，是否接受过预防接种，有无药物或其他物品的过敏史，做过何种手术治疗等。

要点五　个人生活史

个人生活史，主要包括生活经历、精神情志、饮食起居、婚姻生育、小儿出生前后情况等。

1. 生活经历

询问病人的出生地、居住地及经历地，应注意某些地方病或传染病的流行区域，以便判断所患疾病是否与此相关。

2. 精神情志

了解病人的社会生活环境、性格特征、当前精神情志状况及其与疾病的关系等，有助于对疾病的诊断，并可提示医生对因精神情志刺激所导致的疾病采取适当的治疗措施。

3. 饮食起居

了解饮食嗜好，生活起居情况，对分析判断病情有一定的意义。

4. 婚姻生育

对成年男女病人，应注意询问其是否结婚，结婚年龄，配偶的健康状况，以及有无传染病或遗传性疾病。对育龄期女性应询问月经的初潮年龄、月经周期、行经天数、月经的色、质、量和带下的变化，以及绝经年龄和绝经前后的情况。已婚女性还应询问妊娠次数、生产胎数，以及有无流产、早产、难产等。

5. 小儿出生前后情况

新生儿（出生后至1个月）的疾病多与先天因素或分娩情况有关，故应着重询问妊娠期及产育期母亲的营养健康状况，有何疾病，曾服何药，分娩时是否难产、早产等，以了解小儿的先天情况。

要点六　家族史

家族史是指病人家庭成员（包括父母、兄弟姐妹、爱人、子女等）的健康和患病情况。

询问家族史，对于遗传性疾病和一些传染性疾病的诊断有一定的意义。

细目二　问寒热

要点一　问寒热的含义

“寒”指病人自觉怕冷的感觉。临床上有恶风、恶寒和畏寒之分。病人遇风觉冷，避之可缓者，谓之恶风；病人自觉怕冷，多加衣被或近火取暖而不能缓解者，谓之恶寒；病人自觉怕冷，多加衣被或近火取暖而能够缓解者，谓之畏寒。

“热”指发热，包括病人体温升高，或体温正常而病人自觉全身或局部（如手心或足心）发热。

寒与热的产生，主要取决于病邪的性质和机体阴阳的盛衰两个方面。邪气致病者，由于寒为阴邪，其性清冷，故寒邪致病，恶寒症状突出；热为阳邪，其性炎热，故热邪致病，发热症状明显。机体阴阳失调时，阳盛则热，阴盛则寒，阴虚则热，阳虚则寒。

要点二　寒热症状的常见类型、临床表现及意义

1. 恶寒发热的临床表现及意义

恶寒发热，是指病人恶寒的同时，伴有体温升高，是表证的特征性症状。恶寒发热产生的原因是由于外邪袭表，影响卫阳“温分肉”的功能所致。肌表失煦则恶寒；正气奋起抗邪，则阳气趋向于表，又因寒邪外束，玄府闭塞，阳气不得宣发，则郁而发热。

根据恶寒发热的轻重不同和有关兼症，又可分为以下三种类型：

（1）恶寒重发热轻：是风寒表证的特征。因寒为阴邪，束表伤阳，故恶寒明显。

（2）发热轻而恶风：是伤风表证的特征。因风性开泄，使玄府开张，故自汗恶风。

（3）发热重恶寒轻：是风热表证的特征。因热为阳邪，易致阳盛，故发热明显。

表证寒热的轻重，除与感受外邪的性质有关外，还与感邪轻重关系密切。一般而言：病邪轻者，则恶寒发热俱轻；病邪重者，则恶寒发热俱重。

2. 但寒不热的临床表现及意义

但寒不热是指病人只感寒冷而不发热的症状，是里寒证的寒热特征。临床常有新病恶寒、久病畏寒之分。

（1）新病恶寒：指病人突然感觉怕冷，且体温不高的症状。常伴有四肢不温，或脘腹、肢体冷痛，或呕吐泄泻，或咳喘痰鸣，脉沉紧等症。主要见于里实寒证。多因感受寒邪较重，寒邪直中脏腑、经络，郁遏阳气，机体失于温煦所致。

（2）久病畏寒：指病人经常怕冷，四肢凉，得温可缓的症状。常兼有面色㿠白，舌淡胖嫩，脉弱等症。主要见于里虚寒证。因阳气虚衰，形体失于温煦所致。

3. 但热不寒的临床表现及意义

但热不寒是指病人只发热而无怕冷感觉的症状，是里热证的寒热特征。根据发热的不同临床表现可有壮热、潮热、微热之别。

（1）壮热：即病人身发高热，持续不退（体温超过39℃以上），属里实热证。可见满面通红、口渴饮冷、大汗出、脉洪大等症，是风寒之邪入里化热，或风热内传，正盛邪实，邪正剧争，里热亢盛，蒸达于外的表现。多见于伤寒阳明经证和温病气分阶段。

（2）潮热：即病人定时发热或定时热甚，有一定的规律，如潮汐之有定时。

①日晡潮热：其特点是热势较高，日晡热甚，兼见腹胀、便秘等，属阳明腑实证。因热结于阳明胃与大肠，日晡（申时，即下午3～5时）为阳明经气当旺之时，阳明气盛而又加之有实热，故日晡热甚。

②骨蒸潮热：午后或夜间潮热，其特点是午后和夜间有低热。有热自骨内向外透发的感觉者，称为骨蒸发热，多属阴虚火旺所致。由于阴液亏虚，不能制阳，机体阳气偏亢，午后卫阳渐入于里，夜间卫阳行于里，使体内偏亢的阳气更加亢盛而生内热。

③湿温潮热：午后发热明显，其特点是身热不扬，肌肤初扪之不觉很热，扪之稍久即觉灼手，此属湿温，为湿郁热蒸之象。

④瘀血潮热：午后和夜间有低热，可兼见肌肤甲错，舌有瘀点瘀斑者，属瘀血积久，郁而化热。

（3）微热：指发热不高，体温一般在37℃～38℃之间，或仅自觉发热的症状。常见于某些内伤病和温热病的后期。按病机有气虚发热、血虚发热、阴虚发热、气郁发热和气阴两虚导致的小儿夏季发热。

①气虚发热：长期微热，烦劳则甚，兼见有少气自汗、倦怠乏力等症。

②血虚发热：时有低热，兼面白、头晕、舌淡脉细等症。

③阴虚发热：长期低热，兼颧红、五心烦热等症。

④气郁发热：每因情志不舒而时有微热，兼胸闷、急躁易怒等症。

⑤小儿夏季热：小儿在夏季气候炎热时长期发热不已，兼见烦躁、口渴、无汗、多尿等症，至秋凉时不治自愈，是由于小儿气阴不足，不能适应夏令炎热气候所致。

4. 寒热往来的临床表现及意义

寒热往来是指病人自觉恶寒与发热交替发作的症状，是正邪相争，互为进退的病理反应，为半表半里证寒热的特征。在临床上有以下两种类型：

（1）寒热往来无定时：病人自觉时冷时热，一日多次发作而无时间规律的症状，多见于少阳病。兼见口苦、咽干、目眩、胸胁苦满、不欲饮食、脉弦等症，是外感病邪由表入里而尚未达于里，邪气停于半表半里之间的阶段。因邪正交争于半表半里之间，邪胜则恶寒，正胜则发热，故恶寒与发热交替发作。

（2）寒热往来有定时：病人恶寒战栗与高热交替发作，发有定时，每日发作一次，或二三日发作一次的症状，兼见头痛剧烈、口渴、多汗等症，常见于疟疾。是因疟邪侵入人体，潜伏于半表半里的膜原部位，疟邪内入与阴争则恶寒战栗，外出与阳争则身发壮热，故寒战与壮热交替出现。

细目三　问汗

要点　异常汗出的常见类型、临床表现及意义

1. 自汗的临床表现及意义

自汗指清醒时经常汗出，活动后尤甚的症状。兼见畏寒、神疲、乏力等症，多见于气虚证和阳虚证。因阳虚（卫阳不足）不能固密肌表，玄府不密，津液外泄，故自汗出。活动时机体阳气敷张，津随阳敷外泄，故出汗更为明显。

2. 盗汗的临床表现及意义

盗汗指睡时汗出，醒则汗止的症状。兼见潮热、颧红等症，多见于阴虚证。因阴虚阳亢而生内热，入睡时卫阳入里，不能固密肌表，虚热蒸津外泄，故睡眠时汗出较多；醒时卫气复出于表，肌表固密，故醒则汗止。

3. 绝汗的临床表现及意义

绝汗指在病情危重的情况下，出现大汗不止的症状，常是亡阳或亡阴的表现。若病人冷汗淋漓，兼见面色苍白、四肢厥冷、脉微欲绝者，属亡阳证，是阳气暴脱于外，不能固密津液，津无所依而随阳气外泄之象；若汗热而黏腻如油，兼见躁扰烦渴、脉细数疾者，属亡阴证，为内热逼涸竭之阴外泄之象。

4. 战汗的临床表现及意义

战汗指病人先恶寒战栗，表情痛苦，几经挣扎而后汗出的症状。战汗者多属邪盛正馁，邪伏不去。一旦正气来复，邪正剧争，则发战汗。见于温病或伤寒病邪正相争剧烈之时，是疾病发展的转折点。如汗出后热退脉缓，则是邪去正安、疾病好转的表现；如汗出后仍身发高热，脉来急疾，则是邪盛正衰、疾病恶化的表现，故战汗为疾病好转或恶化的转折点。

5. 冷汗的临床表现及意义

指所出之汗有冷感的症状。多因阳气虚或惊吓所致。

6. 热汗的临床表现及意义

指所出之汗有热感的症状。多因里热蒸迫所致。

7. 黄汗的临床表现及意义

指汗出沾衣，色如黄柏汁的症状。多因风湿热邪交蒸所致。

8. 头汗的临床表现及意义

头汗指病人仅头部或头颈部出汗较多，又称为“但头汗出”。多因上焦热盛，或中焦湿热蕴结，或病危虚阳上越所致。

9. 手足心汗的临床表现及意义

手足心汗指病人手足心汗出较多的症状。可因阴经郁热熏蒸，或阳明燥热内结，或脾虚运化失常所致。

10. 半身汗的临床表现及意义

半身汗是指病人仅半侧身体汗出的症状，或左侧，或右侧，或上半身，或下半身。经常无汗出的半侧是病变的部位，可见于中风、痿证、截瘫等病人。多因为风痰、痰瘀、风湿等阻滞经络，营卫不能周流，气血失和所致。

11. 心胸汗的临床表现及意义

指心胸部易出汗或汗出过多的症状。多见于虚证。伴心悸、失眠、腹胀、便溏者，多为心脾两虚；伴心悸、心烦、失眠、腰膝酸软者，多为心肾不交。

12. 阴汗的临床表现及意义

指外生殖器及其周围汗出的症状。多因下焦湿热郁蒸所致。

细目四　问疼痛

要点一　疼痛的性质及其临床意义

不同病因、病机所致的疼痛，其性质特点表现各异，故询问疼痛的性质特点，有助于辨析疼痛的病因与病机。常见疼痛的性质如下：

1. 胀痛

指疼痛带有胀满的症状，是气滞作痛的特点。如胸胁脘腹等处胀痛，时发时止，多属肺、肝、胃肠气滞之证；但头目胀痛，多见于肝阳上亢或肝火上炎的病证。

2. 刺痛

指疼痛如针刺之状，是瘀血致痛的特征之一。以头部、胸胁、脘腹等处较为常见。

3. 冷痛

指疼痛伴有冷感而喜暖的症状，是寒证疼痛的特点。常见于腰脊、脘腹及四肢关节等处。因寒邪侵入，阻滞脏腑、组织、经络所致者，属实寒证；因阳气不足，脏腑、组织、经络失于温煦所致者，属虚寒证。

4. 灼痛

指疼痛伴有灼热感而喜凉的症状，是热证疼痛的特点。常见于咽喉、口舌、胁肋、脘腹、关节等处。因火邪窜络，阳热熏灼所致者，属实热证；因阴虚火旺所致者，属虚热证。

5. 重痛

指疼痛伴有沉重感的症状，多因湿邪困阻气机所致。常见于头部、四肢及腰部。但头部重痛，亦可因肝阳上亢、气血上壅所致。

6. 酸痛

指疼痛伴有酸软不适感的症状，多因风湿侵袭，气血运行不畅，或肾虚、气血不足，组织失养所致。常见于四肢、腰背的关节、肌肉处。

7. 绞痛

指疼痛剧烈如刀绞一般而难以忍受的症状，多因瘀血、气滞、结石、虫积等有形实邪阻闭气机，或寒邪凝滞气机所致。如心脉痹阻引起的真心痛，结石阻塞尿路引起的腰腹痛，寒邪内侵胃肠所致的脘腹痛等，往往都具有绞痛的特点。

8. 空痛

指疼痛带有空虚感的症状，是虚证疼痛的特点。常见于头部、腹部，多因阴精不足，或气血亏虚，组织器官失养所致。

9. 隐痛

指痛势较缓，尚可忍耐，但绵绵不休的症状，是虚证疼痛的特点。常见于头部、脘腹、胁肋、腰背等部位，多因精血亏虚，或阳气不足，机体失养所致。

10. 走窜痛

指疼痛的部位游走不定，或走窜攻冲作痛的症状，或为气滞所致，或见于行痹。若胸胁脘腹疼痛而走窜不定者，称为窜痛，多因肝郁气滞所致；若肢体关节疼痛而游走不定者，称为游走痛，多见于痹病的行痹。

11. 固定痛

指疼痛部位固定不移的症状。若胸胁脘腹等处固定作痛，多是瘀血为患；若四肢关节固定作痛，多因寒湿、湿热阻滞，或热壅血瘀所致。

12. 掣痛

指抽掣牵引作痛，由一处连及他处的症状。也称引痛、彻痛。多因筋脉失养，或筋脉阻滞不通所致。一般而言，新病疼痛，痛势剧烈，持续不解，或痛而拒按，多属实证；久病疼痛，痛势较轻，时痛时止，或痛而喜按，多属虚证。

要点二 疼痛的部位及其临床意义

1. 头痛

指头的某一部位或整个头部疼痛的症状。

根据头痛部位的不同，可辨识病在何经。

（1）前额部连眉棱骨痛，属阳明经头痛。

（2）侧头部痛，痛在两侧太阳穴附近为甚者，属少阳经头痛。

（3）后头部连项痛，属太阳经头痛。

（4）巅顶痛，属厥阴经头痛。

（5）全头重痛，多为太阴经头痛。

（6）脑中痛，或牵及于齿，多属少阴经头痛等。

头痛有虚实的不同。凡外感风、寒、暑、湿、燥、火以及瘀血、痰浊、郁火等阻滞或上扰脑窍所致者，多属实证；凡气血阴精亏虚，不能上荣于头，脑窍空虚所致者，多属虚证。

2. 胸痛

指胸的某一部位疼痛的症状。胸痛多与心肺病变有关。

（1）左胸心前区憋闷作痛，时痛时止者，多因痰、瘀等邪气阻滞心脉所致。

（2）胸痛剧烈，面色青灰，手足青冷者，多因心脉急骤闭塞不通所致，可见于真心痛等病。

（3）胸痛，壮热面赤，喘促鼻煽者，多因热邪壅肺，脉络不利所致，可见于肺热病等。

（4）胸痛，颧赤盗汗，午后潮热，咳痰带血者，多因肺阴亏虚，虚火灼络所致，可见于肺痨等病。

（5）胸痛，壮热，咳吐脓血腥臭痰者，多因痰热阻肺，热壅血瘀所致，可见于肺痈等病。

3. 胁痛

指胁的一侧或两侧疼痛的症状。胁痛多与肝胆病变有关。

肝郁气滞、肝胆湿热、肝胆火盛、肝阴亏虚及饮停胸胁等，均可导致胁痛。

4. 胃脘痛

指上腹部、剑突下，胃之所在部位疼痛的症状。因胃失和降，气机不畅而导致。

（1）实证多在进食后疼痛加剧，虚证多在进食后疼痛缓解。

（2）胃脘突然剧痛暴作，出现压痛及反跳痛者，多因胃脘穿孔所致。

（3）胃脘疼痛失去规律，痛无休止而明显消瘦者，应考虑胃癌的可能。

5. 腹痛

指剑突下至耻骨毛际以上的腹部疼痛（胃脘所在部位除外）。

腹有大腹、小腹和少腹之分。大腹疼痛多属脾胃之病变；小腹疼痛多属膀胱、大小肠及胞宫的病变；少腹疼痛多属肝经的病变。

（1）腹部持续性疼痛，阵发性加剧，伴腹胀、呕吐、便闭者，多见于肠痹或肠结，因肠道麻痹、梗阻、扭转或套叠，气机闭塞不通所致。

（2）全腹痛，有压痛及反跳痛者，多因腹部脏器穿孔或热毒弥漫所致。

（3）脐外侧及下腹部突然剧烈绞痛，向大腿内侧及阴部放射，尿血者，多系结石所致。

（4）腹部脏器破裂，或癌瘤亦可引起腹痛，疼痛部位多是破裂脏器或癌瘤所在部位。

（5）妇女小腹及少腹部疼痛，常见于痛经、异位妊娠破裂等病。

另外，某些心肺病变可引起上腹部疼痛。肠痨、脂膜痨等病，可致全腹、脐周或右少腹疼痛。

6. 腰痛

指腰部两侧，或腰脊正中疼痛的症状。

（1）腰部经常酸软而痛，多因肾虚所致。

（2）腰部冷痛沉重，阴雨天加重，多因寒湿所致。

（3）腰部刺痛，或痛连下肢者，多因瘀血阻络所致。

（4）腰部突然剧痛，向少腹部放射，尿血者，多因结石阻滞所致。

7. 四肢痛

指四肢的肌肉、筋脉和关节等部位疼痛的症状。

多因风、寒、湿邪侵袭，或风湿郁而化热，或痰瘀、瘀热阻止气血运行所致。

独见足跟痛或胫膝酸痛者，多因肾虚所致。

细目五　问头身胸腹

要点　头晕、胸闷、心悸的临床表现及意义

1. 头晕的临床表现及意义

头晕是指病人自觉头脑眩晕，轻者闭目自止，重者感觉自身或眼前景物旋转，不能站立的症状。

（1）头晕而胀，烦躁易怒，舌红苔黄，脉弦数者，多因肝火上炎。

（2）头晕胀痛，头重脚轻，舌红少津，脉弦细者，多因肝阳上亢。

（3）头晕面白，神疲乏力，舌淡，脉细弱者，多因气血亏虚。

（4）头晕且重，如物裹缠，痰多苔腻者，多因痰湿内阻。

（5）头晕耳鸣，腰酸遗精者，多因肾虚精亏。

（6）若外伤后头晕刺痛者，多属瘀血阻络。

2. 胸闷的临床表现及意义

胸闷是指患者自觉胸部痞塞满闷的症状。胸闷与心、肺等脏气机不畅，肺失宣降，肺气壅滞有关。

（1）胸闷，心悸气短者，多属心气不足，或心阳不足。

（2）胸闷，咳喘痰多者，多属痰饮停肺。

（3）胸闷，壮热，鼻翼煽动者，多因热邪或痰热壅肺。

（4）胸闷气喘，畏寒肢冷者，多因寒邪客肺。

（5）胸闷气喘，少气不足以息者，多因肺气虚或肾气虚所致。

3. 心悸的临床表现及意义

心悸是指病人自觉心跳不安的症状。

心悸有惊悸与怔忡之分：因惊恐而心悸，或心悸易惊，恐惧不安者，称为惊悸。无明显外界诱因，心跳剧烈，上至心胸，下至脐腹，悸动不安者，称为怔忡。

形成心悸的原因主要有：心胆气虚，突受惊吓；胆郁痰扰，心神不安；心阳气不足，鼓动乏力；心阴血亏虚，心神失养；心脉痹阻，血行不畅；脾肾阳虚，水气凌心等。

细目六　问耳目

要点一　耳部病变的临床表现及意义

1. 耳鸣、耳聋的临床表现及意义

耳鸣是指患者自觉耳内鸣响的症状。耳聋是指听力减退，甚至听觉完全丧失的症状。耳鸣、耳聋的病因病机及辨证基本相同。

（1）突发耳鸣，声大如雷，按之鸣声不减，或新病暴聋者，多属实证。可因肝胆火

盛、肝阳上亢、痰火壅结、气血瘀阻、风邪上袭或药毒损伤耳窍等所致。

（2）渐起耳鸣，声细如蝉，按之可减，或耳渐失聪而听力减退者，多属虚证。可因肾精亏虚、脾气亏虚、肝阴血不足等引起。

2. 重听的临床表现及意义

重听是指患者自觉听力减退，听音不清，声音重复的症状。

日久渐致重听，以虚证居多，常因肾之精气虚衰，耳窍失荣所致，多见于年老体衰的患者。

若耳骤发重听，以实证居多，常因痰浊上蒙，或风邪上袭耳窍所致。

3. 耳胀、耳闭的临床表现及意义

耳胀是指自觉耳内胀闷不适的症状。耳闭是指耳内胀闷，且有堵塞感，听力减退的症状。

耳胀反复发作，迁延日久，多成耳闭，耳胀、耳闭是同一疾病由轻变重的两个不同阶段。多因风邪侵袭，经气痞塞，或痰湿蕴结于耳，或邪毒滞留，气血瘀阻所致。

要点二　目部病变的临床表现及意义

1. 目痛的临床表现及意义

目痛指病人自觉单目或双目疼痛的症状。

一般痛剧者，多属实证，常因肝火上炎，或风热上袭所致；痛微者，多属虚证，多由阴虚火旺所引起。

2. 目眩的临床表现及意义

目眩是指病人自觉视物旋转动荡，如在舟车之上，或眼前如有蚊蝇飞动的症状。实者，多因肝阳上亢、肝火上炎、肝阳化风及痰湿上蒙清窍所致；虚者，多因气虚、血亏、阴精不足、目失充养所致。

3. 目昏、雀盲、歧视的临床表现及意义

目昏是指视物昏暗不明、模糊不清的症状。雀盲是指白昼视力正常，每至黄昏视物不清，如雀之盲的症状。歧视是指视一物成二物而不清的症状。

目昏、雀盲、歧视的病因、病机基本相同，多由肝肾亏虚，精血不足，目失充养而致。常见于久病或年老、体弱之人。

4. 目痒的临床表现及意义

目痒是指自觉眼睑、眦内或目珠瘙痒的症状，轻者揉拭则止，重者极痒难忍。

（1）两目痒甚如虫行，伴畏光流泪、灼热者，多属实证，因肝火上扰或风热上袭等所致。

（2）目微痒而势缓，多属虚证，因血虚、目失濡养所致，亦可见于实性目痒初起或剧痒渐愈，邪退正复之时。

细目七　问睡眠

要点　失眠、嗜睡的临床表现及意义

1. 失眠的临床表现及意义

失眠指病人经常不易入睡，或睡而易醒，不能再睡，或睡而不酣，时易惊醒，甚至彻夜不眠的症状。

失眠是阳不入阴，神不守舍的病理表现。常因心失所养或心神不安而致。病因病机有虚实之分：由阴血亏虚，心神失养；或心虚胆怯，神魂不安；或阴虚火旺，内扰心神所致者，属虚证。由火邪、痰热内扰心神，使心神不宁，或食滞内停而致者，属实证。

2. 嗜睡的临床表现及意义

嗜睡指患者神疲困倦，睡意很浓，经常不自主地入睡的症状。嗜睡常因痰湿内盛，或阳虚阴盛导致。

（1）困倦嗜睡，伴头目昏沉，胸闷脘痞，肢体困重者，乃痰湿困脾，清阳不升所致。

（2）若饭后嗜睡，兼神疲倦怠，食少纳呆者，多由脾失健运，清阳不升所致。

（3）大病之后，精神疲乏而嗜睡，是正气未复的表现。

（4）精神极度疲惫，神志朦胧，困倦欲睡，肢冷脉微者，系心肾阳衰，神失温养所致。

细目八　问饮食口味

要点一　口渴与饮水异常的临床表现及意义

询问病人口渴与饮水的情况，可以了解病人津液的盛衰和输布是否障碍，以及病性的寒热虚实。口渴饮水的多少直接反映体内津伤的程度。

1. 口不渴饮

口不渴饮指口不渴，亦不欲饮，为津液未伤。多见于寒证、湿证及无明显燥热的病证。

2. 口渴欲饮

口渴欲饮指口干，欲饮水，饮水则舒的症状。临床可见以下多种表现：

（1）口渴咽干，鼻干唇燥，发于秋季者，多因燥邪伤津。

（2）口干微渴，兼发热者，多见于外感温热病初期，伤津较轻。

（3）大渴喜冷饮，兼壮热面赤，汗出，脉洪数者，属里热炽盛，津液大伤，多见于里实热证。

（4）口渴多饮，伴小便量多，多食易饥，体渐消瘦者，为消渴病。

（5）口渴咽干，夜间尤甚，兼颧红盗汗，舌红少津者，属阴虚证。

（6）渴不多饮，兼身热不扬，头身困重，苔黄腻者，属湿热证。

（7）口渴饮水不多，兼身热夜甚，心烦不寐，舌红绛者，属温病营分证。
（8）渴喜热饮，饮水不多，或饮后即吐者，多为痰饮内停。
（9）口干但欲漱水而不欲咽，兼面色黧黑，或肌肤甲错者，为瘀血内停。

要点二　食欲与食量异常的临床表现及意义

询问病人的食欲和食量情况，可以了解脾胃功能的强弱、判断疾病的轻重和估计预后的好坏。

1. 食欲减退

食欲减退指病人进食的欲望减退，甚至不思进食的症状。
（1）食欲减退，兼见面色萎黄，食后腹胀，疲乏无力者，多属脾胃虚弱。
（2）纳呆少食，兼见脘闷腹胀，头身困重，便溏苔腻者，多属湿邪困脾。

2. 厌食

厌食指患者厌恶食物，或恶闻食味的症状。
（1）厌食，兼脘腹胀满，嗳气酸腐，舌苔厚腻者，多属食滞胃脘。
（2）厌食油腻之物，兼脘腹痞闷，呕恶便溏，肢体困重者，多属湿热蕴脾。
（3）厌食油腻厚味，伴胁肋胀痛灼热，口苦泛呕，身目发黄者，为肝胆湿热。

妇女在妊娠早期，若有择食或厌食反应，多为妊娠后冲脉之气上逆，影响胃之和降所致，属生理现象。但严重者，反复出现恶心呕吐，厌食，甚至食入即吐，则属病态，称为妊娠恶阻。

3. 消谷善饥

消谷善饥指患者食欲过于旺盛，进食量多，食后不久即感饥饿的症状。
（1）消谷善饥，兼多饮多尿，形体消瘦者，多见于消渴病。
（2）消谷善饥，兼大便溏泻者，多属胃强脾弱。

4. 饥不欲食

饥不欲食指病人虽然有饥饿感，但不想进食或进食不多。

饥不欲食，兼脘痞，胃中有嘈杂、灼热感，舌红少苔，脉细数者，是因胃阴不足，虚火内扰所致。

5. 偏嗜食物或异物

指嗜食生米、泥土等的症状。多见于小儿虫积。妇女妊娠期间，偏食酸辣等食物，为生理现象。

6. 食量变化

主要指进食量的改变。疾病过程中，食欲渐复，食量渐增，是胃气渐复，疾病向愈之征；若食欲渐退，食量渐减，是脾胃功能渐衰之兆，提示疾病逐渐加重。若危重病人，本来毫无食欲，突然索食，食量大增，称为“除中”，是假神的表现之一，因胃气败绝所致。

要点三　口味异常的临床表现及意义

口味异常是指病人口中的异常味觉。询问病人口味的异常变化，可诊察内在脏腑的疾病。

1. 口淡

口淡是指病人味觉减退，口中乏味，甚至无味的症状。多见于脾胃虚弱证。

2. 口甜

口甜是指病人自觉口中有甜味的症状。多见于脾胃湿热或脾虚之证。

3. 口黏腻

口黏腻是指病人自觉口中黏腻不爽的症状。常见于痰热内盛、湿热蕴脾及寒湿困脾之证。

4. 口酸

口酸是指病人自觉口中有酸味，或泛酸。多因肝胃郁热或饮食停滞所致。

5. 口苦

口苦是指病人自觉口中有苦味的症状。多见于心火上炎或肝胆火热之证。

6. 口涩

口涩是指病人自觉口有涩味，如食生柿子的症状。多为燥热伤津或脏腑热盛所致。

7. 口咸

口咸是指病人自觉口中有咸味的症状。多见于肾病或寒水上泛的病证。

细目九　问二便

要点一　大便异常的临床表现及意义

1. 便次异常

（1）便秘：指大便燥结，排出困难，便次减少，甚则多日不便。

便秘可因胃肠积热，或阳虚寒凝，或气血阴津亏损，或腹内癥块阻结等，导致肠道燥化太过，肠失濡润，或推运无力，传导迟缓，气机阻滞所致。

（2）泄泻：指大便次数增多，粪质稀薄不成形，甚至呈水样的症状。

泄泻可因外感风寒湿热疫毒之邪，或饮食所伤，食物中毒，痨虫或寄生虫寄生于肠道，或情志失调，肝气郁滞，或脾肾阳气亏虚等，导致脾失健运所致。

2. 便质异常

除便秘便燥、泄泻便稀外，常见的便质异常有：

（1）完谷不化：即大便中含有较多未消化食物的症状，多见于脾虚、肾虚或食滞胃肠的泄泻。

（2）溏结不调：即大便时干时稀的症状。多因肝郁脾虚所致。若大便先干后溏，多属脾虚。

（3）脓血便：即大便中含有脓血黏液。多见于痢疾或肠癌，常因湿热疫毒等邪，阻滞肠道，肠络受损所致。

（4）便血：指血从肛门排出体外，或大便带血，或便血相混，或便后滴血，或全为血便。多因脾胃虚弱，气不摄血，或胃肠积热，湿热蕴脾，气血瘀滞等所致。

①便黑如柏油，或便血紫暗，其来较远，为远血，多见于胃脘等部位出血。

②便血鲜红，血附在大便表面，或于排便前后滴出者，为近血，多见于内痔、肛裂等。

3. 排便感异常

（1）肛门灼热：指排便时肛门有灼热感的症状。多因大肠湿热下注，或大肠郁热下迫直肠所致，见于湿热泄泻或湿热痢疾。

（2）里急后重：指腹痛窘迫，时时欲便，肛门重坠，便出不爽的症状。多因湿热内阻，肠道气滞所致，常见于湿热痢疾。

（3）排便不爽：指排便不通畅，有滞涩难尽之感的症状。多因湿热蕴结，肠道气机不畅；或肝气犯脾，肠道气滞；或因食滞胃肠等所致。

（4）大便失禁：指大便不能控制，滑出不禁，甚则便出而不自知的症状。多因脾肾虚衰、肛门失约所致。见于久病年老体衰，或久泻不愈的患者。

（5）肛门气坠：指肛门有下坠之感的症状。常于劳累或排便后加重。多属脾虚中气下陷，常见于久泻或久痢不愈的患者。

要点二　小便异常的临床表现及意义

1. 尿次异常

（1）小便频数：指排尿次数增多，时欲小便的症状。

①小便短赤，频数急迫者，为淋证，是湿热蕴结下焦，膀胱气化不利所致。

②小便澄清，频数量多，夜间明显者，是因肾阳虚或肾气不固，膀胱失约所致。

（2）癃闭：小便不畅，点滴而出为“癃”；小便不通，点滴不出为“闭”，一般统称为“癃闭”。

癃闭有虚实的不同。因湿热蕴结，或瘀血、结石或湿热、败精阻滞、阴部手术者，多属实证；因老年气虚，肾阳不足，膀胱气化不利者，多属虚证。

2. 尿量异常

（1）尿量增多：指尿次、尿量皆明显超过正常量次的症状。

①小便清长量多，属虚寒证。

②多饮多尿而形体消瘦者，属消渴病，是肾阴亏虚，开多阖少所致。

（2）尿量减少：指尿次、尿量皆明显少于正常量次的症状。

①小便短赤量少，多属实热证，或汗、吐、下后伤津所致。

②尿少浮肿，是肺、脾、肾三脏功能失常，气化不利，水湿内停所致。

3. 排尿感异常

（1）尿道涩痛：即排尿不畅，且伴有急迫、疼痛、灼热感，见于淋证。多因湿热蕴结、热灼津伤、结石或瘀血阻塞等所致。

（2）余溺不尽：即排尿后小便点滴不净，多因老年人肾阳亏虚，肾气不固所致。

（3）小便失禁：病人神志清醒时，小便不能随意控制而自遗。多属肾气不固，膀胱失约所致。

（4）遗尿：即睡时不自主排尿，多属肾气不足，膀胱虚衰。

细目十 问经带

要点一 月经异常的临床表现及意义

1. 经期异常

（1）月经先期：指月经周期提前7天以上，并连续两个月经周期以上的症状。多因脾气亏虚，肾气不足，冲任不固；或因阳盛血热，肝郁化热，阴虚火旺，热扰冲任，血海不宁所致。

（2）月经后期：指月经周期延后7天以上，并连续两个月经周期以上的症状。因营血亏损，肾精不足，或因阳气虚衰，生血不足，使血海空虚所致者，属虚证；因气滞或寒凝血瘀，痰湿阻滞，冲任受阻所致者，属实证。

（3）月经先后不定期：指经期不定，月经或提前或延后7天以上，并连续两个月经周期以上的症状。多因肝气郁滞，或脾肾虚损，使冲任气血失调，血海蓄溢失常所致。

2. 经量异常

（1）月经过多：指月经周期、经期基本正常，但经量较常量明显增多。多因热伤冲任，迫血妄行；或气虚，冲任不固；或瘀阻胞络，络伤血溢等所致。

（2）月经过少：月经周期基本正常，但经量较常量明显减少，甚至点滴即净。属虚者，多因精血亏少，血海失充所致；属实者，常因寒凝瘀阻，痰湿阻滞，冲任气血不畅所致。

（3）崩漏：非行经期间，阴道内大量出血，或持续下血，淋漓不止者，称为崩漏。一般来势急，出血量多者，称为崩，或称崩中；来势缓，出血量少者，称为漏，或称漏下。

崩与漏在病势上虽有缓急之分，但发病机理基本相同，在疾病演变的过程中，又常互相转化，交替出现，故统称为崩漏。其形成多因热伤冲任，迫血妄行；或脾肾气虚，冲任不固；或瘀阻冲任，血不归经所致。

3. 经色、经质异常

（1）经色淡红质稀，多属气虚或血少不荣。

（2）经色深红质稠，多属血热内炽。

（3）经色紫暗，夹有血块，兼小腹冷痛者，多属寒凝血瘀。

4. 痛经

痛经是指正值经期或行经前后，出现周期性小腹疼痛，或痛引腰骶，甚至剧痛难忍的症状。

（1）经前或经期小腹胀痛或刺痛，多属气滞或血瘀。

（2）小腹冷痛，得温痛减者，多属寒凝或阳虚。

（3）经期或经后小腹隐痛，多属气血两虚，胞脉失养所致。

5. 闭经

指女子年逾 18 周岁月经尚未来潮，或已行经，未受孕或不在哺乳期而停经达 3 个月以上的症状。多因肝肾不足，气血亏虚，阴虚血燥，血海空虚；或因痨虫侵及胞宫，或气滞血瘀，阳虚寒凝，痰湿阻滞胞脉，冲任不通所致。

要点二　带下异常的临床表现及意义

1. 白带

白带是指带下色白量多，质稀如涕，淋漓不绝的症状，多属脾肾阳虚，寒湿下注所致。

2. 黄带

黄带是指带下色黄，质黏，气味臭秽的症状，多属湿热下注或湿毒蕴结所致。

3. 赤白带

赤白带是指白带中混有血液，赤白杂见的症状，多属肝经郁热，或湿热下注所致。

（陆小左　魏红）

第二单元　望诊

望诊，是医生运用视觉对人体外部情况进行有目的的观察，以了解健康状况，测知病情的方法。

细目一　望神

要点一　得神、少神、失神、假神的临床表现、相关鉴别及临床意义

1. 得神

得神即有神，是精充气足神旺的表现。

（1）得神的临床表现：神志清楚，语言清晰，目光明亮，精彩内含；面色荣润含蓄，表情丰富自然，反应灵敏，动作灵活，体态自如；呼吸平稳，肌肉不削。

（2）临床意义：提示经气充盛，体健神旺，为健康的表现，或虽病而精气未衰，病轻易治，预后良好。

2. 少神

少神又称为神气不足，是指精气不足，神气不旺的表现。介于得神与失神之间。

（1）少神的临床表现：精神不振，两目乏神，面色少华，肌肉松软，倦怠乏力，少气懒言，动作迟缓等。

（2）临床意义：提示正气不足，精气轻度损伤，脏腑功能减弱。常见于虚证患者，或病后恢复期病人。

3. 失神

失神即无神，是精亏神衰或邪盛神乱的表现。

（1）精亏神衰

①临床表现：精神萎靡，意识模糊，反应迟钝，面色无华，晦暗暴露，目无光彩，眼球呆滞，呼吸微弱，或喘促无力，肉消著骨，动作艰难等。

②临床意义：提示脏腑精气亏虚已极，正气大伤，功能活动衰竭。多见于慢性久病重病之人，预后不良。

（2）邪盛神乱

①临床表现：神昏谵语，躁扰不宁，循衣摸床，撮空理线；或猝然昏倒，双手握固，牙关紧闭等。提示邪气亢盛，热扰神明，邪陷心包；或肝风夹痰，蒙蔽清窍，阻闭经络。

②临床意义：提示气血功能严重障碍，气血津液失调，多见于急性病人，亦属病重。

4. 假神

假神是指久病、重病患者，精气本已极度衰竭，而突然一时间出现某些神气暂时“好转”的虚假表现，是脏腑精气极度衰竭的表现。

（1）临床表现：如久病、重病患者，本已神昏或精神极度萎靡，突然神志清楚，想见亲人，言语不休，但精神烦躁不安；或原本目无光彩，突然目光转亮，但却浮光外露，目睛直视；或久病面色晦暗无华，突然两颧泛红如妆等；或原本身体沉重难移，忽思起床活动，但并不能自己转动；或久病脾胃功能衰竭，本无食欲，而突然欲进饮食等。

（2）临床意义：提示脏腑精气耗竭殆尽，正气将绝，阴不敛阳，虚阳外越，阴阳即将离决，属病危。常见于临终之前，为死亡的预兆。故古人比喻为回光返照、残灯复明。

得神、少神、失神、假神鉴别表

	得 神	少 神	失 神	假 神
目 光	两目灵活 明亮有神	两目晦滞 目光乏神	两目晦暗 目无光彩	虽目似有光 但浮光暴露
面 色	面色荣润 含蓄不露	面色少华 暗淡不荣	面色无华 晦暗暴露	虽面似有华 但泛红如妆
神 情	神志清晰 表情自然	精神不振 思维迟钝	精神萎靡 意识模糊	虽神志似清 但烦躁不安
体 态	肌肉不削 反应灵敏	肌肉松软 动作迟缓	形体羸瘦 反应迟钝	虽思欲活动 但不能自转

要点二　神乱的临床表现及意义

神乱是指神志错乱失常。临床常表现为焦虑恐惧、狂躁不安、淡漠痴呆和猝然昏倒等，多见于癫、狂、痴、痫、脏躁等病人。

1. 焦虑恐惧

焦虑恐惧是指病人时时恐惧，焦虑不安，心悸气促，不敢独处的症状。多由心胆气虚，心神失养所致，常见于卑惵、脏躁等病人。

2. 狂躁不安

狂躁不安是指患者毫无理智，狂躁不安，胡言乱语，少寐多梦，甚者打人毁物，不避亲疏的症状。多由痰火扰乱心神所致，常见于狂病等。

3. 淡漠痴呆

淡漠痴呆是指病人表情淡漠，神志痴呆，喃喃自语，哭笑无常，悲观失望的症状。多由痰浊蒙蔽心神，或先天禀赋不足所致，常见于癫病、痴呆等。

4. 猝然昏倒

猝然昏倒是指病人突然昏倒，口吐白沫，目睛上视，四肢抽搐，移时苏醒，醒后如常的症状。多由于脏气失调，肝风夹痰上逆，蒙蔽清窍所致，属痫病。

细目二　望面色

要点一　常色的分类、临床表现及意义

常色指健康人面部皮肤的色泽，表示人体精神气血津液的充盈。

我国正常人的面色应是红黄隐隐，明润含蓄，是有神气、有胃气的表现。所谓有神气，即光明润泽；所谓有胃气，即隐约微黄，含蓄不露。由于时间、气候、环境等变化，常色又有主色、客色之分。

1. 主色

主色为人生来就有的基本面色，属于个体特征，终生基本不变。但由于种族、禀赋的原因，主色也有偏白、偏黑、偏红、偏黄、偏青的差异。

2. 客色

客色因外界因素（如季节、昼夜、阴晴气候等）的不同，或生活条件的差异，而微有相应变化的面色。如春应稍青，夏应稍红，长夏应稍黄，秋应稍白，冬应稍黑等。

主色和客色都是正常生理的现象。此外，如饮酒、运动、七情等一时的影响，或因职业、工作关系少见阳光，或久经日晒，以及风土、种族等而有所变化，也不是病色，诊断时必须注意。

要点二　病色的分类、临床表现及意义

病色是指人体在疾病状态时面部显示的色泽。病色是以晦暗（即面部皮肤枯槁发暗而无光泽）、暴露（即某种面色异常明显地显露于外）为特点。

一般情况下，面部颜色的显露程度与光泽的有无，受疾病轻重等不同情况的直接影响。一般而言，新病、轻病、阳证，面色多显露但尚有光泽；久病、重病、阴证，面色则多暴露而晦暗。观察病色的关键在于分辨面色的善、恶。

1. 善色

善色指病人面色虽有异常，但仍光明润泽。说明病变尚轻，脏腑精气未衰，胃气尚能

上荣于面。其病易治，预后较好。

2. 恶色

恶色指病人面色异常，且枯槁晦暗。说明病变深重，脏腑精气已衰，胃气不能上荣于面。其病难治，预后较差。

要点三　五色主病的具体临床表现及意义

病色大致可分为赤、白、黄、青、黑五种，分别见于不同脏腑和不同性质的疾病。

1. 赤色

赤色主热证，亦可见于戴阳证。

（1）满面通红者，多属外感发热，或脏腑火热炽盛的实热证。

（2）两颧潮红者，多属阴虚阳亢的虚热证。

（3）久病重病面色苍白，颧颊部嫩红如妆，游移不定者，属戴阳证。因脏腑精气衰竭殆尽，阴阳虚极，阴不敛阳，虚阳浮越所致，属病重。

2. 白色

白色主虚证（包括血虚、气虚、阳虚）、寒证、失血证。

（1）面色淡白无华，舌、唇色淡者，多属血虚证或失血证。

（2）面色㿠白者，多属阳虚证；面色㿠白而虚浮者，多属阳虚水泛。

（3）面色苍白（白中透青）者，多属阳气暴脱之亡阳证；或阴寒凝滞，血行不畅之实寒证；或大失血之人。

3. 黄色

黄色主虚证、湿证。

（1）面色淡黄，枯槁无华，称“萎黄”。常见于脾胃气虚，气血不足者。

（2）面黄虚浮，称为“黄胖”。多是脾气虚衰，湿邪内阻所致。

（3）若面目一身俱黄，称为“黄疸”。黄而鲜明如橘子色者，属“阳黄”，为湿热熏蒸之故；黄而晦暗如烟熏者，属“阴黄”，为寒湿郁阻之故。

4. 青色

青色主寒证、气滞、血瘀、疼痛和惊风。

（1）面色淡青或青黑者，属寒盛、痛剧。

（2）突然面色青灰，口唇青紫，肢凉脉微，多为心阳暴脱，心血瘀阻之象。

（3）久病面色与口唇青紫，多属心气、心阳虚衰，血行瘀阻，或肺气闭塞，呼吸不利。

（4）面色青黄（苍黄），多见于肝郁脾虚。

（5）小儿眉间、鼻柱、唇周色青者，多属惊风或惊风先兆。

5. 黑色

黑色主肾虚、寒证、水饮、瘀血、剧痛。

（1）面黑暗淡者，多属肾阳虚。

（2）面黑干焦者，多属肾阴虚。

（3）眼眶周围色黑者，多属肾虚水饮或寒湿带下。

（4）面色黧黑、肌肤甲错者，多由瘀血日久所致。

要点四　望色十法的含义及具体内容

望色十法是清代汪宏在《望诊遵经》中提出的色诊方法。其内容是：浮、沉、清、浊、微、甚、散、抟、泽、夭。分别用以判断疾病的表、里、阴、阳、虚、实、新、久、轻、重，也可作为观察动态变化的参考。

1. 浮沉

浮是面色浮显于皮肤之表，主表证；沉是面色沉隐于皮肤之内，主里证。面色由浮转沉，是病由表入里；由沉转浮，是病自里出表。

2. 清浊

清是面色清明，主阳证；浊是面色浊暗，主阴证。面色由清转浊，是病从阳转阴；由浊转清，是病由阴转阳。

3. 微甚

微是面色浅淡，主虚证；甚是面色深浓，主实证。面色由微转甚，是病因虚致实；由甚转微，是病由实转虚。

4. 散抟

散是面色疏散，主新病，或病邪将解；抟是面色壅滞，主久病，或病邪渐聚。面色由抟转散，是病虽久而邪将解；由散转抟，是病虽近而邪渐聚。

5. 泽夭

泽是面色润泽，主精气未衰，病轻易治；夭是面色枯槁，主精气已衰，病重难医。面色由泽转夭，是病趋重危；由夭转泽，是病情好转。

细目三　望形

要点　形体强弱胖瘦的临床表现及意义

1. 形体强弱

（1）体强：指身体强壮。表现为胸廓宽厚，筋强骨健，肌肉充实有力，皮肤光滑润泽，同时精力充沛，食欲旺盛。说明内脏坚实，气血旺盛，抗病力强，这种人不易患病，即使有病，也容易治愈，预后较好。

（2）体弱：指身体衰弱。表现为胸廓狭窄，筋细骨弱，肌肉瘦软无力，皮肤干枯不泽，同时精神不振，食少乏力。说明内脏脆弱，气血不足，抗病力弱，这种人容易患病，且病后多迁延难愈，预后较差。

2. 形体胖瘦

（1）肥胖：体重超过正常标准 20% 者，一般可视为肥胖。其体形特点是头圆形，颈短粗，肩宽平，胸厚短圆，大腹便便，体形肥胖。

①若形体肥胖，肌肉坚实，食欲旺盛，为形气有余。

②若形体肥胖，肉松皮缓，食少懒动，动则乏力气短，属形盛气虚。

肥胖多因嗜食肥甘，喜静少动，脾失健运，痰湿脂膏积聚等所致。因形盛气虚，水湿难以周流，则痰湿积聚，故有“肥人湿多”、“肥人多痰”之说。

（2）消瘦：指体重明显下降，较标准体重减少10%以上者。其体形特点是头长形，颈细长，肩狭窄，胸狭平坦，大腹瘦瘪，体形显瘦长。形体较瘦但精力充沛，神旺有力，抗病力强，也应属正常健康之人。

①形瘦食多，为中焦有火。

②形瘦食少，为中气虚弱。

由于消瘦者，形瘦皮皱，多属阴血不足，内有虚火的表现，易患肺痨等病，故有“瘦人多火”之说。

细目四　望态

要点　动静姿态、异常动作的临床表现及意义

1. 动静姿态

（1）坐形

①坐而喜仰，但坐不得卧，卧则气逆，多为咳喘肺胀，或水饮停于胸腹等所致的肺实气逆。

②坐而喜俯，少气懒言，多属体弱气虚。

③但卧不得坐，坐则神疲或昏眩，多为气血俱虚，或夺气脱血，或肝阳化风。

④坐时常以手抱头，头倾不能昂，凝神熟视，为精神衰败。

（2）卧式

①卧时常向外，躁动不安，身轻能自转侧，多为阳证、热证、实证。

②卧时喜向里，喜静懒动，身重不能转侧，多为阴证、寒证、虚证。

③蜷卧缩足，喜加衣被者，多为虚寒证。

④仰卧伸足，掀去衣被，多属实热证。

⑤咳逆倚息不得卧，卧则气逆，多为肺气壅滞，或心阳不足，水气凌心，或肺有伏饮。

（3）立姿

①站立不稳，伴见眩晕者，多属肝风内动，或脑有病变。

②不耐久站，站立时常欲依靠他物支撑，多属气虚血衰。

③若以两手护腹，俯身前倾者，多为腹痛之征。

（4）行态

①以手护腰，弯腰曲背，行动艰难，多为腰腿疼。

②行走之际，突然止步不前，以手护心，多为脘腹痛或心痛。

③行走时身体颤动不定，为肝风内动。

2. 异常动作

（1）病人睑、面、唇、指（趾）不时颤动者，在外感热病中，多是动风预兆；在内伤杂病中，多是气血不足，筋脉失养，虚风内动。

（2）四肢抽搐或拘挛，项背强直，角弓反张者，常见于小儿惊风、痫病、破伤风、子痫、马钱子中毒等。

（3）猝然昏倒，不省人事，口眼㖞斜，半身不遂者，属中风病。卒倒神昏，口吐涎沫，四肢抽搐，醒后如常者，属痫病。

（4）恶寒战栗（寒战），见于疟疾发作，或伤寒、温病邪正剧争，欲作战汗之时。

（5）肢体软弱无力，行动不灵而无痛，是痿病。关节拘挛，屈伸不利，多属痹病。

（6）儿童手足伸曲扭转，挤眉眨眼，努嘴伸舌，状似舞蹈，不能自制，多由气血不足，风湿内侵所致。

细目五　望头面

要点一　望头部病变的临床表现及意义

1. 望头颅

（1）头大：小儿头颅均匀增大，颅缝开裂，面部较小，智力低下者，多为先天不足，肾精亏损，水液停聚于颅脑所致。

（2）头小：小儿头颅狭小，头顶尖圆，颅缝早闭，智力低下者，多因先天肾精不足，颅骨发育不良所致。

（3）方颅：小儿前额左右突出，头顶平坦，颅呈方形者，是肾精不足或脾胃虚弱，颅骨发育不良的表现，可见于佝偻病、先天性梅毒等患儿。

（4）头摇：病人头摇不能自主，不论成人或小儿，多为肝风内动之兆，或为老年气血虚衰，脑神失养所致。

2. 望囟门

（1）囟陷：即小儿囟门下陷，多属虚证。可见于吐泻伤津，或气血不足，或先天肾精不足，脑髓失充。

（2）囟填：即囟门高突，多属实热证。可见于温病火邪上攻者，或脑髓有病，或颅内水液停聚。

（3）解颅：即囟门迟闭，骨缝不合，属肾气不足，或发育不良的表现。常见于小儿佝偻病。

3. 望头发

（1）发黄：指发黄干枯，稀疏易落。多属精血不足，可见于慢性虚损病人或大病之后精血未复。

①小儿头发稀疏黄软，生长迟缓，甚至久不生发，或枕后发稀，或头发稀疏不匀者，多因先天不足，肾精亏损而致。

②小儿发结如穗，枯黄无泽，伴见面黄肌瘦，多为疳积病。

(2) 发白：指青少年白发。发白伴有耳鸣、腰酸者属肾虚；伴有失眠健忘症状者为劳神伤血所致；但亦有因先天禀赋不足所致者。

(3) 脱发：突然片状脱发，脱落处显露圆形或椭圆形光亮头皮而无自觉症状，称为斑秃，多为血虚受风所致。

①青壮年头发稀疏易落，有眩晕、健忘、腰膝酸软等表现者，多为肾虚。

②头发已脱，头皮瘙痒，多屑多脂者，多为血热化燥所致。

要点二　望面部病变的临床表现及意义

1. 面肿

面部浮肿，按之凹陷者，为水肿病，属全身水肿的一部分。

(1) 颜面浮肿，发病迅速者，为阳水，多为外感风邪，肺失宣降所致。

(2) 颜面浮肿，兼见面色㿠白，发病缓慢者属阴水，多由脾肾阳虚，水湿泛滥所致。

(3) 颜面浮肿，兼见面唇青紫，心悸气喘，不能平卧者，多属心肾阳虚，血行瘀滞，水气凌心所致。

2. 腮肿

(1) 痄腮：指一侧或两侧腮部以耳垂为中心肿起，边缘不清，局部灼热疼痛的症状。为外感温毒之邪所致，多见于儿童，属传染病。

(2) 发颐：指颧下颌上耳前发红肿起，伴有寒热、疼痛的症状。为阳明热毒上攻所致。

3. 口眼㖞斜

(1) 口僻：单见口眼㖞斜，肌肤不仁，面部肌肉患侧偏缓，健侧紧急，患侧目不能合，口不能闭，不能皱眉鼓腮，饮食言语皆不利者，为风邪中络所致。

(2) 中风：若口角㖞斜兼半身不遂者，则为中风病。

4. 面脱

面削颧耸，称面脱。指面部肌肉消瘦，两颧高耸，眼窝、颊部凹陷。因气血虚衰，脏腑精气耗竭所致，多见于慢性病的危重阶段。

5. 特殊面容

(1) 惊怖貌：指患者面部呈现恐惧的症状。多见于小儿惊风、客忤以及癫病、瘿气等病。若遇声、光、风刺激，或见水、闻水声时出现者，可能为狂犬病。

(2) 苦笑貌：指患者面部呈现无可奈何的苦笑样症状。由于面部肌肉痉挛所致，乃破伤风的特殊征象。

细目六　望五官

要点一　望目部病变的临床表现及意义

1. 五轮学说的内容

目内眦及外眦的血络属心，称为“血轮”；黑珠属肝，称为“风轮”；白睛属肺，称为"气轮"；瞳仁属肾，称为"水轮"；眼胞属脾，称为"肉轮"。

2. 望目色

（1）目赤肿痛：多属实热证。如白睛色红为肺火或外感风热；两眦赤痛为心火；睑缘赤烂为脾有湿热；全目赤肿为肝经风热上攻。

（2）白睛发黄：为黄疸的主要标志。多由湿热或寒湿内蕴，肝胆疏泄失常，胆汁外溢所致。

（3）目眦淡白：属血虚、失血。由血少不能上荣于目所致。

（4）目胞色黑晦暗：多属肾虚。

（5）黑睛灰白混浊，称为目生翳。多因邪毒侵袭，或肝胆实火上攻，或湿热熏蒸，或阴虚火炎等，使黑睛受伤而成。

3. 望目形

（1）目胞浮肿：为水肿的常见表现。

（2）眼窠凹陷：多为伤津耗液或气血不足，可见于吐泻伤津或气血虚衰的病人；若久病重病眼球深陷，伴形瘦如柴，则为脏腑精气竭绝，正气衰竭，属病危。

（3）眼球突出：眼球突出兼喘满上气者，属肺胀，为痰浊阻肺、肺气不宣、呼吸不利所致。若眼球突出兼颈前微肿，急躁易怒者，称为瘿病，因肝郁化火、痰气壅结所致。

（4）胞睑红肿：睑缘肿起结节如麦粒，红肿较轻者，称为针眼；胞睑漫肿，红肿较重者，称为眼丹，皆为风热邪毒或脾胃蕴热上攻于目所致。

4. 望目态

（1）瞳孔缩小：可见于川乌、草乌、毒蕈、有机磷类农药及吗啡、氯丙嗪等药物中毒。

（2）瞳孔散大：可见于颅脑损伤（如头部外伤）、出血中风病等，提示病情危重；若两侧瞳孔完全散大，对光反射消失，则是临床死亡的指征之一；也可见于青风内障或颠茄类药物中毒等。

（3）目睛凝视：指病人两眼固定，不能转动。固定前视者，称瞪目直视；固定上视者，称戴眼反折；固定侧视者，称横目斜视。多属肝风内动所致。

（4）睡眠露睛：指病人昏昏欲睡，睡后胞睑未闭而睛珠外露。多属脾气虚弱，气血不足，胞睑失养所致。常见于吐泻伤津和慢脾风的患儿。

（5）胞睑下垂：又称睑废，指胞睑无力张开而上睑下垂者。双睑下垂者，多为先天不足，脾肾亏虚；单睑下垂者，多见于外伤所致。

要点二　望口与唇病变的临床表现及意义

1. 望口

（1）口之形色

①口角流涎：小儿见之多属脾虚湿盛；成人见之多为中风口喎不能收摄。

②口疮：唇内和口腔肌膜出现灰白色小溃疡，周围红晕，局部疼痛。多由心、脾二经积热上熏所致。

③口糜：口腔肌膜糜烂成片，口气臭秽，多由湿热内郁，上蒸口腔而成。

④鹅口疮：小儿口腔、舌上出现片状白屑，状如鹅口者，多因感受邪毒，心脾积热，

上熏口舌所致。

（2）口之动态

①口张：口开而不闭，属虚证。若状如鱼口，但出不入，则为肺气将绝。

②口噤：口闭而难开，牙关紧急，属实证，多因筋脉拘急所致，可见于中风、痫病、惊风、破伤风等。

③口撮：上下口唇紧聚，不能吸吮，可见于小儿脐风。

④口㖞：口角向一侧㖞斜，见于风邪中络，或中风病的中经络。

⑤口振：战栗鼓颔，口唇振摇，多为阳虚寒盛或邪正剧争所致，可见于温病、伤寒欲作汗时，或疟疾发作时。

⑥口动：口频繁开合，不能自禁，是胃气虚弱的表现；若口角掣动不止，是热极生风或脾虚生风之象。

2. 察唇

（1）唇之色泽

①唇色红润：此为正常人的表现，说明胃气充足，气血调匀。

②唇色淡白：多属血虚或失血。

③唇色深红：多属热盛。

④口唇赤肿而干：多为热极。

⑤口唇呈樱桃红色者：多见于煤气中毒。

⑥口唇青紫：多属瘀血证。

⑦口唇青黑：多属寒盛、痛极。

（2）唇之形态

①口唇干裂：为津液损伤，多属燥热伤津或阴虚液亏。

②口唇糜烂：多为脾胃积热上蒸。

③唇内溃烂，其色淡红：为虚火上炎。

④唇边生疮，红肿疼痛：为心脾积热。

⑤唇角生疔，麻木痒痛，多为锁口疔；人中部生疔，多为人中疔。

⑥人中满唇反：久病而人中沟变平，口唇翻卷不能覆齿，称“人中满唇反”，为脾气将绝，属病危。

要点三　望齿与龈病变的临床表现及意义

1. 察牙齿

（1）牙齿色泽

①牙齿洁白润泽：是津液内充、肾气充足的表现。

②牙齿干燥：为胃阴已伤。

③牙齿光燥如石：是阳明热盛，津液大伤。

④牙齿燥如枯骨：是肾阴枯涸，精不上荣，见于温热病的晚期。

⑤牙齿枯黄脱落：见于久病者，多为骨绝。

⑥齿焦有垢，为胃肾热盛，但气液未竭；齿焦无垢，为胃肾热甚，气液已竭。

（2）牙齿动态

①牙关紧急：多属风痰阻络或热极生风。

②咬牙啮齿：为热盛动风。

③睡中啮齿：多因胃热或虫积所致，也可见于正常人。

2. 望牙龈

（1）牙龈色泽

①牙龈淡红而润泽：是胃气充足、气血调匀的表现。

②牙龈淡白：多是血虚或失血。

③牙龈红肿疼痛：多是胃火亢盛。

（2）牙龈形态

①齿缝出血，痛而红肿，多为胃热伤络；若不痛不红微肿者，多为气虚，或肾火伤络。

②牙宣：龈肉萎缩，牙根暴露，牙齿松动，多属肾虚或胃阴不足。

③牙疳：牙龈溃烂，流腐臭血水，多因外感疫疠之邪，积毒上攻所致。

要点四　望咽喉病变的临床表现及意义

1. 咽喉色泽

（1）咽部深红，肿痛明显：属实热证，多因肺胃热毒壅盛所致。

（2）咽部嫩红，肿痛不显：属阴虚证，多由肾水亏少、阴虚火旺所致。

（3）咽喉淡红漫肿：多属痰湿凝聚所致。

2. 咽喉形态

（1）乳蛾：一侧或两侧喉核红肿肥大，形如乳头或乳蛾，表面或有脓点，咽痛不适。属肺胃热盛，邪客喉核，或虚火上炎，气血瘀滞所致。

（2）喉痈：咽喉部红肿高突，疼痛剧烈，吞咽困难。多因脏腑蕴热，复感外邪，热毒客于咽喉所致。

（3）咽喉腐烂：溃烂成片或凹陷者，为肺胃热毒壅盛；若腐烂分散浅表者，为肺胃之热尚轻；若溃腐日久，周围淡红或苍白者，多属虚证。

（4）伪膜：咽部溃烂处上覆白腐，形如白膜者。如伪膜松厚，容易拭去，去后不复生，此属肺胃热浊上壅于咽，证较轻；如伪膜坚韧，不易剥离，重剥则出血，或剥去随即复生，此属重证，多是白喉，又称“疫喉”，因肺胃热毒伤阴而成，属烈性传染病。

（5）成脓：咽喉局部红肿高突，有波动感，压之柔软凹陷者，多已成脓；压之坚硬则尚未成脓。

细目七　望躯体

要点一　望颈项病变的临床表现及意义

1. 瘿瘤

瘿瘤指颈部结喉处有肿块突起，或大或小，或单侧或双侧，可随吞咽而上下移动。多因肝郁气结痰凝，或水土失调，痰气搏结所致。

2. 瘰疬

瘰疬指颈侧颌下有肿块如豆，累累如串珠。多由肺肾阴虚，虚火内灼，炼液为痰，结于颈部，或外感风火时毒，夹痰结于颈部所致。

3. 颈瘘

颈瘘指颈部痈肿、瘰疬溃破后，久不收口，形成管道，病名曰鼠瘘。因痰火久结，气血凝滞，疮孔不收而成。

4. 项痈、颈痈

项部或颈部两侧焮红漫肿，疼痛灼热，甚至溃烂流脓者，谓之项痈或颈痈。多由风热邪毒蕴蒸，气血壅滞，痰毒互结于颈项所致。

5. 气管偏移

指气管不居中，向一侧偏移。多为胸膈有水饮或气体，或因单侧瘿瘤、肿物等，挤压、牵拉气管所致，可见于悬饮、气胸、石瘿、肉瘿、肺部肿瘤等病。

6. 项强

指项部拘紧或强硬。

（1）项部拘急牵引不舒，兼有恶寒、发热，是风寒侵袭太阳经脉，经气不利所致。

（2）项部强硬，不能前俯，兼壮热、神昏、抽搐者，多属温病火邪上攻，或脑髓有病。

（3）项强不适，兼头晕者，多属阴虚阳亢，或经气不利所致。

（4）睡眠之后，项强而痛，并无他苦者，为落枕，多因睡姿不当，项部经络气滞所致。

7. 项软

指颈项软弱，抬头无力。小儿项软，多因先天不足，肾精亏损。后天失养，发育不良，可见于佝偻病患儿。久病、重病颈项软弱，头垂不抬，眼窝深陷，多为脏腑精气衰竭之象，属病危。

8. 颈脉搏动

指在安静状态时出现颈侧人迎脉搏动明显，可见于肝阳上亢或血虚重证等病人。

9. 颈脉怒张

指颈部脉管明显胀大，平卧时更甚。多见于心血瘀阻、肺气壅滞及心肾阳衰、水气凌心的病人。

要点二 望手足病变的临床表现及意义

1. 外形

（1）四肢萎缩：指四肢或某一肢体肌肉消瘦、萎缩、松软无力。多因气血亏虚或经络闭阻，肢体失养所致。

（2）肢体肿胀：指四肢或某一肢体肿胀。

①四肢红肿疼痛者，多为热壅血瘀所致。

②足部或下肢肿胀，甚至全身浮肿者，多见于水肿。

③下肢肿胀，皮肤粗厚如橡皮者，多见于丝虫病。

（3）膝部肿大

①膝部红肿热痛，屈伸不利，多见于热痹，为风湿郁久化热所致。

②膝部肿大而股胫消瘦，称为“鹤膝风”，多因寒湿久留，气血亏虚所致。

（4）小腿青筋：指小腿青筋暴露，形似蚯蚓。多因寒湿内侵，络脉血瘀所致。

（5）下肢畸形：指膝内翻、膝外翻、足内翻、足外翻等。直立时两踝并拢而两膝分离，称为膝内翻（又称“O”型腿）；两膝并拢而两踝分离，称为膝外翻（又称“X”型腿）。若踝关节呈固定型内收位，称足内翻；呈固定外展位，称足外翻。均属先天不足，肾气不充，或后天失养，发育不良。

2. 动态

（1）肢体痿废：指肢体肌肉萎缩，筋脉弛缓，痿废不用，多见于痿病。常因精津亏虚或湿热浸淫，筋脉失养所致。若双下肢痿废不用者，多见于截瘫病人。

（2）四肢抽搐：指四肢筋脉挛急与弛张间作，舒缩交替，动作有力。多因肝风内动，筋脉拘急所致。

（3）手足拘急：指手足筋肉挛急不舒，屈伸不利，多因寒邪凝滞，或气血亏虚，筋脉失养所致。

（4）手足颤动：指双手或下肢颤抖，或振摇不定，不能自主。多由血虚筋脉失养，或饮酒过度所致。

（5）手足蠕动：指手足时时掣动，动作弛缓无力，如虫之蠕行。多为阴虚动风所致。

（6）扬手掷足：指热病中，神志不清，昏迷，手足躁动不宁，是热扰心神所致。

（7）循衣摸床，撮空理线：指重病神志不清，病人不自主地伸手抚摸衣被、床沿，或伸手向空，手指时分时合，为病重失神之象。

细目八　望皮肤

要点一　皮肤色泽、形态异常的临床表现及意义

1. 色泽异常

（1）皮肤发赤

皮肤突然鲜红成片，色如涂丹，边缘清楚，灼热肿胀者，为丹毒。

发于头面者，名抱头火丹；发于小腿足部者名流火；发于全身、游走不定者，名赤游丹。发于上部者多由风热化火所致，发于下部者多因湿热化火而成，亦有因外伤染毒而引起者。

（2）皮肤发黄

面目、皮肤、爪甲俱黄者，为黄疸，多因外感湿热、疫毒，内伤酒食，或脾虚湿困，血瘀气滞等所致。

其黄色鲜明如橘皮色者，属阳黄，因湿热蕴蒸，胆汁外溢肌肤而成。黄色晦暗如烟熏色者，属阴黄，因寒湿阻遏，胆汁外溢肌肤所致。

（3）皮肤紫黑

面、手、乳晕、腋窝、外生殖器、口腔黏膜等处呈弥漫性棕黑色改变者，多为黑疸，由劳损伤肾所致；周身皮肤发黑，亦可见于肾阳虚衰的病人。

（4）皮肤白斑

四肢、面部等处出现白斑，大小不等，界限清楚，病程缓慢者，为白驳风。多因风湿侵袭，气血失和，血不荣肤所致。

2. 形态异常

（1）皮肤干燥

皮肤干燥是指皮肤干枯无华，甚至皲裂、脱屑的症状。多因阴津已伤，营血亏虚，肌肤失养，或因外邪侵袭，气血滞涩等所致。

（2）肌肤甲错

肌肤甲错是指皮肤干枯粗糙，状若鱼鳞的症状。多属血瘀日久，肌肤失养所致。

（3）皮肤硬化

皮肤硬化是指皮肤粗厚硬肿，失去弹性，活动度减低的症状。可因外邪侵袭、禀赋不足、阳虚血液亏少、情志内伤、饮食不节、瘀血阻滞等引起肌肤失养所致。

要点二　斑疹、水疱、疮疡的临床表现及意义

1. 斑疹

斑和疹都是全身性疾病表现于皮肤的症状。

（1）斑：指皮肤黏膜出现深红色或青紫色片状斑块，平摊于皮肤，摸之不碍手，压之不褪色的症状。可由外感温热邪毒，热毒窜络，内迫营血，或脾虚血失统摄，或阳衰寒凝血瘀，或外伤血溢肌肤所致。

（2）疹：指皮肤出现红色或紫红色、粟粒状疹点，高出皮肤，抚之碍手，压之褪色的症状。常见于麻疹、风疹、隐疹等病，也可见于温热病中。多因外感风热时邪，或过敏，或热入营血所致。

在外感病中，若斑疹色红，先从胸腹出现，然后延及四肢，斑疹发后热退神清者，是邪气透泄的佳兆，是轻证、顺证；若布点稠密，色现深红或紫黑，并且斑疹先从四肢出现，然后内延胸腹，同时大热不退，神志昏迷，为正不胜邪，邪气内陷，是重证、逆证。

2. 水疱

（1）白㾦：又称白疹。指皮肤上出现的一种白色小疱疹。其特点是晶莹如粟，高出皮肤，擦破流水，多发于颈胸部，四肢偶见，面部不发。白㾦的出现，多因外感湿热之邪，郁于肌表，汗出不彻而发，见于湿温病。白㾦有晶㾦、枯㾦之分。色白，点细，形如粟，明亮滋润像水晶的，称晶㾦，是顺证；若㾦色干枯则称为枯㾦，是津液枯竭，为逆证。

（2）水痘：指小儿皮肤出现粉红色斑丘疹，很快变成椭圆形小水疱，晶莹明亮，浆液稀薄，皮薄易破，分批出现，大小不等，兼有轻度恶寒发热表现者，称为水痘。因外感时邪，内蕴湿热所致，属儿科常见的传染病。

（3）湿疹：指周身皮肤出现红斑，迅速形成丘疹、水疱，破后渗液，出现红色湿润之糜烂面者。多因湿热蕴结，复感风邪，郁于肌肤而发。

（4）热气疮：口角、唇边、鼻旁出现成簇粟米大小的水疱，灼热痒痛。多因外感风热或肺胃蕴热上熏。

3. 疮疡

（1）痈：指患部红肿高大，根盘紧束，伴有焮热疼痛，并能形成脓疡的疾病。具有未脓易消，已脓易溃，疮口易敛的特点，属阳证。多由湿热火毒内蕴，气血瘀滞所致。

（2）疽：指患部漫肿无头，肤色不变，疼痛不已的疾病。具有难消、难溃、难敛，溃后易伤筋骨的特点，属阴证。多由气血亏虚，阴寒凝滞所致。

（3）疔：指患部初起如粟如米，根脚坚硬较深，麻木或发痒，顶白而痛的疾病。多发于颜面和手足。因竹木刺伤，或感受疫毒、火毒等邪所致。

（4）疖：指患部形小而圆，红肿热痛不甚，根浅、脓出即愈的疾病。因外感火热毒邪或湿热蕴结所致。

细目九　望排出物

要点一　望痰、望涕的临床表现及意义

1. 望痰

（1）痰黄黏稠，坚而成块者，属热痰。因热邪煎熬津液之故。

（2）痰白而清稀，或有灰黑点者，属寒痰。因寒伤阳气，气不化津，湿聚为痰之故。

（3）痰白滑而量多，易咯出者，属湿痰。因脾虚不运，水湿不化，聚而成痰之故。

（4）痰少而黏，难于咯出者，属燥痰。因燥邪伤肺，或肺阴虚津亏所致。

（5）痰中带血，色鲜红者，为热伤肺络。因肺阴亏虚，或肝火犯肺，或痰热壅肺所致。

（6）咳吐脓血腥臭痰，属肺痈。因热毒蕴肺，化腐成脓所致。

2. 望涕

（1）新病鼻塞流清涕，是外感风寒；鼻流浊涕，是外感风热。

（2）阵发性清涕，量多如注，伴喷嚏频作，多属鼻鼽，是风寒束于肺胃所致。

（3）久流浊涕，质稠、量多、气腥臭者，为鼻渊，是湿热蕴阻所致。

要点二　望呕吐物的临床表现及意义

（1）呕吐物清稀无臭，多因胃阳不足，难以腐熟水谷，或寒邪犯胃，损伤胃阳，导致水饮内停，胃失和降所致。

（2）呕吐物秽浊酸臭，多因邪热犯胃，胃失和降所致。

（3）呕吐物酸腐，夹杂不化食物，多属伤食，因暴饮暴食，损伤脾胃，宿食不化，胃气上逆所致。

（4）呕吐黄绿苦水，多为肝胆湿热或郁热。

（5）吐血色暗红或紫暗有块，夹杂食物残渣，多属胃有积热，或肝火犯胃，或胃腑素有瘀血所致。

（陆小左　魏红）

第三单元　舌诊

舌诊是观察病人舌质和舌苔的变化以诊察疾病的方法，是望诊的重要内容，是中医诊法的特色之一。

细目一　舌诊原理

要点　舌与脏腑、经络、气血、津液的关系

1. 舌与脏腑、经络的联系

舌由肌肉、血脉和经络所构成，三者都与脏腑存在着密切的联系。

（1）舌可反映心、神的病变

①舌为心之苗，手少阴心经之别系舌本。因心主血脉，而舌的脉络丰富，心血上荣于舌，故人体气血运行的情况，可反映在舌质的颜色上。

②心主神明，舌体的运动又受心神的支配，因而舌体运动是否灵活自如，语言是否清晰，与神志密切相关，故舌可反映心、神的病变。

（2）舌可反映脾胃的功能状态

舌为脾之外候，足太阴脾经连舌本、散舌下，舌居口中，司味觉。舌苔是禀胃气而生，与脾胃运化功能相应，故舌可反映脾胃的功能状态；脾胃为后天之本、气血的生化之源，故舌象亦是全身营养和代谢功能的反映，代表了全身气血津液的盛衰。

（3）舌可反映其他脏腑的病变

①肝藏血、主筋，足厥阴肝经络舌本。

②肾藏精，足少阴肾经循喉咙、夹舌本。

③足太阳膀胱经经筋结于舌本。

④肺系上达咽喉，与舌根相连。

⑤其他脏腑组织，由经络沟通，也直接、间接与舌产生联系，因此，脏腑的病变亦必然通过经络气血的变化而反映于舌。

2. 脏腑的病变反映于舌，具有一定的规律

（1）舌质多候五脏病变，侧重血分。

（2）舌苔多候六腑病变，侧重气分。

（3）舌尖多反映上焦心肺的病变。

（4）舌中多反映中焦脾胃的病变。

（5）舌根多反映下焦肾的病变。

(6) 舌两侧多反映肝胆的病变。

(7) 另外，还有“舌尖属上脘，舌中属中脘，舌根属下脘”的说法。

舌尖红赤或破溃，多为心火上炎；舌体两侧出现青紫色斑点，多为肝经气滞血瘀；若舌见厚腻苔，多见于脾失健运所致的湿浊、痰饮、食积等；若舌苔出现剥脱，在舌中多为胃阴不足，在舌根多为肾阴虚等。

3. 舌与气血、津液的联系

(1) 舌与气血

舌为血脉丰富的肌性组织，有赖气血的濡养和津液的滋润。舌体的形质和舌色与气血的盈亏和运行状态有关。

(2) 舌与津液

舌苔和舌体的润燥与津液的多少有关。舌下肉阜部有唾液腺腺体的开口，中医认为，唾为肾液，涎为脾液，为津液的一部分，其生成、输布离不开脏腑功能，尤其与肾、脾胃等脏腑密切相关，所以通过观察舌体的润燥，可以判断体内津液的盈亏及邪热的轻重。

细目二　正常舌象

要点　正常舌象的特点及临床意义

1. 舌诊的内容

舌诊的内容主要分望舌质和舌苔两方面。

(1) 舌质，又称舌体，是舌的肌肉脉络组织。

(2) 舌苔，是舌体上附着的一层苔状物。

2. 正常舌象的主要特征

正常舌象的主要特征为：舌色淡红鲜明，舌质滋润，舌体大小适中、柔软灵活，舌苔均匀薄白而润。简称“淡红舌，薄白苔”。

正常舌象受体内外环境的影响，可以产生生理性变异，如受年龄因素的影响，儿童的舌质多淡嫩，舌苔偏少易剥，老年人的舌色多暗红；受女性生理特点的影响，在月经期可以出现蕈状乳头充血而舌质偏红，或舌尖边部有明显的红刺，月经过后可以恢复正常；受禀赋、体质因素的影响，舌象可以出现一些差异，如先天性裂纹舌、齿痕舌、地图舌等，均属于先天性者；受气候、环境因素的影响，夏天舌苔多厚，秋天舌苔偏干燥，冬季舌常湿润等。

3. 正常舌象的临床意义

正常舌象说明胃气旺盛，气血津液充盈，脏腑功能正常。

细目三　望舌质

要点一　舌色异常的表现特征及临床意义

舌色是指舌质的颜色。

1. 淡红舌

（1）表现特征

淡红舌指舌体颜色淡红润泽、白中透红的表现。

（2）临床意义

淡红舌为气血调和的征象，多见于正常人，或病之轻者。

淡红舌为心血充足，胃气旺盛的生理状态。若外感病初起，病情轻浅，尚未伤及气血及内脏，舌色仍可保持正常。

2. 淡白舌

（1）表现特征

淡白舌指舌色较正常人的淡红色浅淡，白色偏多，红色偏少，甚至全无血色者（枯白舌）的表现。

（2）临床意义

淡白舌主气血两虚、阳虚。枯白舌主脱血夺气。

气血两亏，血不荣舌，或阳气不足，推动血液运行无力，致使血液不能充分营运于舌质中，故舌色浅淡。脱血夺气，病情危重，舌无血气充养，则显枯白无华。

①淡白湿润，舌体胖嫩：多为阳虚水湿内停。

②淡白光莹，舌体瘦薄：属气血两亏。

3. 红舌

（1）表现特征

舌色较淡红色为深，甚至呈鲜红色的表现。红舌可见于整个舌体，亦可只见于舌尖。

（2）临床意义

红舌主实热、阴虚。血得热则行，热盛则气血沸涌，舌体脉络充盈；或阴液亏虚，虚火上炎，故舌色鲜红。

①舌色稍红，或舌边尖略红：多属外感风热表证初期。

②舌色鲜红，舌体不小，或兼黄苔：多属实热证。

③舌尖红：多为心火上炎。

④舌两边红：多为肝经有热。

⑤舌体小，舌鲜红而少苔，或有裂纹，或光红无苔：属虚热证。

4. 绛舌

（1）表现特征

绛舌指舌色较红色更深，或略带暗红色的表现。

（2）临床意义

绛舌主里热亢盛、阴虚火旺。

绛舌多由红舌进一步发展而来。其形成是因热入营血，耗伤营阴，血液浓缩而瘀滞，或虚火上炎，舌体脉络充盈。

①舌绛有苔，或伴有红点、芒刺：多属温病热入营血，或脏腑内热炽盛。

②舌绛少苔或无苔，或有裂纹：多属久病阴虚火旺，或热病后期阴液耗损。

5. 紫舌

（1）表现特征

全舌呈现紫色，或局部出现青紫斑点的表现。舌淡而泛现青紫者，为淡紫舌；舌红而泛现紫色者，为紫红舌；舌绛而泛现紫色者，为绛紫舌；舌体局部出现青紫色斑点者，为斑点舌。

（2）临床意义

紫舌，主血行不畅。

①全舌青紫：多是全身性血行瘀滞。

②舌有紫色斑点：多属瘀血阻滞于某局部。

③舌色淡红中泛现青紫：多因肺气壅滞，或肝郁血瘀，亦可见于先天性心脏病，或某些药物、食物中毒。

④舌淡紫而湿润：阴寒内盛，或阳气虚衰而致寒凝血瘀。

⑤舌紫红或绛紫而干枯少津：为热盛伤津，气血壅滞。

要点二　舌形异常的表现特征及临床意义

舌形是指舌体的形状。

1. 老舌

（1）表现特征

舌质纹理粗糙或皱缩，坚敛而不柔软，舌色较暗者，为苍老舌。

（2）临床意义

老舌：多见于实证。实邪亢盛，充斥体内，而正气未衰，邪正交争，邪气壅滞于上，故舌质苍老。

2. 嫩舌

（1）表现特征

舌质纹理细腻，浮胖娇嫩，舌色浅淡者，为娇嫩舌。

（2）临床意义

娇嫩舌：多见于虚证。气血不足，舌体脉络不充，或阳气亏虚，运血无力，寒湿内生，故舌嫩色淡白。

3. 胖舌

（1）表现特征

舌体较正常舌大而厚，伸舌满口者，称为胖大舌；舌体肿大，盈口满嘴，甚者不能闭口，不能缩回者，称为肿胀舌。

（2）临床意义

胖大舌：多主水湿内停、痰湿热毒上泛。

①舌淡胖大：多为脾肾阳虚，水湿内停。

②舌红胖大：多属脾胃湿热或痰热内蕴。

③肿胀舌：舌红绛肿胀者，多见于心脾热盛，热毒上壅。

④先天性舌血管瘤患者，可呈现青紫肿胀。

4. 瘦舌

（1）表现特征

舌体比正常舌瘦小而薄者，称为瘦薄舌。

（2）临床意义

瘦薄舌：多主气血阴液不足。

①舌体瘦薄而色淡：多是气血两虚。

②舌体瘦薄而色红绛干燥：多见于阴虚火旺，津液耗伤。

5. 点、刺舌

（1）表现特征

点、刺相似，多见于舌的边尖部分。

①点是指鼓起于舌面的红色或紫红色星点。大者为星，称红星舌；小者为点，称红点舌。

②刺是指舌乳头突起如刺，摸之棘手的红色或黄黑色点刺，称为芒刺舌。

（2）临床意义

点、刺舌提示脏腑热极，或血分热盛。

点、刺是由蕈状乳头增生，数目增多，充血肿大而形成。一般点、刺越多，邪热越盛。

①舌红而起芒刺：多为气分热盛。

②舌红而点刺色鲜红：多为血热内盛，或阴虚火旺。

③舌红而点刺色绛紫：多为热入营血而气血壅滞。

（3）根据点刺出现的部位，可区分热在何脏

①舌尖生点刺：多为心火亢盛。

②舌边有点刺：多属肝胆火盛。

③舌中生点刺：多为胃肠热盛。

6. 裂纹舌

（1）表现特征

指舌面出现各种多少不等、深浅不一、各种形态明显的裂沟，有深如刀割剪碎的，有横直皱纹而短小的，有纵形、横形、井字形、爻字形，以及辐射状、脑回状、鹅卵石状等。

（2）临床意义

裂纹舌统属阴血亏损，不能荣润舌面所致。

①舌红绛而有裂纹：多是热盛伤津，或阴液虚损。

②舌淡白而有裂纹：多为血虚不润。

③舌淡白胖嫩，边有齿痕而又有裂纹：属脾虚湿侵。

④健康人舌面上出现裂纹、裂沟，裂纹中一般有舌苔覆盖，且无不适感觉者，为先天性舌裂，应与病理性裂纹舌相鉴别。

7. 齿痕舌

（1）表现特征

齿痕舌指舌体边缘见牙齿压迫的痕迹。

（2）临床意义

齿痕舌多主脾虚、水湿内停证。齿痕舌多因舌体胖大而受齿缘压迫所致，故常与胖大舌同见。

①舌淡胖大，润而有齿痕：多属寒湿壅盛，或阳虚水湿内停。

②舌淡红而有齿痕：多是脾虚或气虚。

③舌红肿胀而有齿痕：为内有湿热痰浊壅滞。

④舌淡红而嫩，舌体不大而边有轻微齿痕：可为先天性齿痕；如病中见之提示病情较轻，多见于小儿或气血不足者。

要点三　舌态异常的表现特征及临床意义

舌态是指舌体的动态。

1. 痿软舌

（1）表现特征

痿软舌指舌体软弱，无力屈伸，痿废不灵的表现。

（2）临床意义

痿软舌多见于伤阴，或气血俱虚。

痿软舌多因气血亏虚，阴液亏损，舌肌筋脉失养而废弛，致使舌体痿软。

①舌淡白而痿软：多是气血俱虚。

②新病舌干红而痿软：多是热灼津伤。

③久病舌绛少苔或无苔而痿软：多见于外感病后期，热极伤阴，或内伤杂病，阴虚火旺。

2. 强硬舌

（1）表现特征

强硬舌指舌体板硬强直，运动不灵活的表现。

（2）临床意义

强硬舌多见于热入心包，或高热伤津，或风痰阻络。

外感热病，热入心包，扰乱心神，使舌无主宰；高热伤津，筋脉失养，使舌体失其灵活与柔和；肝风夹痰，阻于廉泉络道，以致舌体强硬失和。

①舌红绛少津而强硬：多因邪热炽盛。

②舌胖大兼厚腻苔而强硬：多见于风痰阻络。

③舌强语言謇涩，伴肢体麻木、眩晕：多为中风先兆。

3. 歪斜舌

（1）表现特征

歪斜舌指伸舌时舌体偏向一侧，或左或右。

（2）临床意义

歪斜舌多见于中风、喑痱或中风先兆。

多因肝风内动，夹痰或夹瘀，痰瘀阻滞一侧经络，受阻侧舌肌弛缓，收缩无力，而健侧舌肌如常所致。

4. 颤动舌

（1）表现特征

颤动舌指舌体震颤抖动，不能自主的表现。轻者仅伸舌时颤动，重者不伸舌时亦抖颤难宁。

（2）临床意义

颤动舌为肝风内动的表现，可因热盛、阳亢、阴亏、血虚等所致。

气血两虚，使筋脉失于濡养而无力平稳伸展舌体；或因热极阴亏而动风、肝阳化风等导致舌抖颤难安。

①久病舌淡白而颤动：多属血虚动风。

②新病舌绛而颤动：多属热极生风。

③舌红少津而颤动：多属阴虚动风。

④酒毒内蕴，亦可见舌体颤动。

5. 吐弄舌

（1）表现特征

舌伸于口外，不立即回缩者，为“吐舌”；舌微露出口，立即收回，或舐口唇上下左右，摇动不停者，叫做“弄舌”。

（2）临床意义

吐弄舌两者皆因心、脾二经有热所致。心热则动风，脾热则津耗，以致筋脉紧缩不舒，频频动摇。

①吐舌：可见于疫毒攻心或正气已绝。

②弄舌：多见于热甚动风先兆。

③吐弄舌：可见于小儿智能发育不全。

6. 短缩舌

（1）表现特征

指舌体卷短、紧缩，不能伸长的表现。

（2）临床意义

短缩舌，多属危重证候的表现。

①舌短缩，色淡白或青紫而湿润：多属寒凝筋脉。

②舌短缩，色淡白而胖嫩：多属气血俱虚。

③舌短缩，体胖而苔滑腻：多属痰浊内蕴。

④舌短缩，色红绛而干：多属热盛伤津。

要点四 舌下络脉异常的表现特征及临床意义

舌下络脉是指位于舌下舌系带两侧的大络脉。正常的舌下络脉，是由细到粗，颜色呈淡紫色，少有纡曲。舌下络脉的变化可反映气血的运行情况。

望舌下络脉，主要观察其长度、形态、色泽、粗细、舌下小血络等情况。

（1）舌下络脉粗胀，或呈青紫、绛、绛紫、紫黑色，或舌下细小络脉呈暗红色或紫色网络，或舌下络脉曲张如紫色珠子大小不等的结节改变，均为血瘀的征象。可因气滞、寒凝、热郁、痰湿、气虚、阳虚等所致，需结合其他症状进行分析。

（2）舌下络脉短而细，周围小络脉不明显，舌色偏淡者，多属气血不足。

细目四 望舌苔

要点一 望苔质的内容及临床意义

苔质，是指舌苔的质地、形态。主要观察舌苔的厚薄、润燥、腐腻、剥落、真假等方面的改变。

1. 薄、厚苔

（1）表现特征

苔质的厚薄以“见底”和“不见底”为标准，即透过舌苔能隐隐见到舌体的为“薄苔”，不能见到舌体则为“厚苔”。

（2）临床意义

苔的厚薄主要反映邪正的盛衰和邪气之深浅。

①薄苔：本是胃气所生，属正常舌苔；若有病见之，亦属疾病轻浅，正气未伤，邪气不盛。故薄苔主外感表证，或内伤轻病。

②厚苔：是胃气夹湿、邪气熏蒸所致，故厚苔主邪盛入里，或内有痰湿、食积等。

（3）舌苔厚薄变化的临床意义

①舌苔由薄转厚：提示邪气渐盛，或表邪入里，为病进。

②舌苔由厚转薄：提示正气胜邪，内邪消散外达，为病退的征象。

③舌苔的厚薄变化，一般是渐变的过程，如果薄苔突然增厚，提示邪气极盛，迅速入里。

④舌苔骤然消退，舌上无新生舌苔，为正不胜邪，或胃气暴绝。

2. 润、燥苔

（1）表现特征

①润苔：舌苔干湿适中，不滑不燥。

②滑苔：舌面水分过多，伸舌欲滴，扪之湿而滑。

③燥苔：舌苔干燥，扪之无津，甚则舌苔干裂。

④糙苔：苔质粗糙如砂石，扪之糙手，津液全无。

（2）临床意义

舌苔的润燥主要反映体内津液的盈亏和输布情况。

①润苔：是正常的舌苔表现。疾病过程中见润苔，提示体内津液未伤，多见于风寒表证、湿证初起、食滞、瘀血等。

②滑苔：舌面水分过多，伸舌欲滴，扪之湿而滑。滑苔多因水湿之邪内聚，主寒证、主湿证、主痰饮。外感寒邪、湿邪，或脾阳不振，寒湿、痰饮内生，均可出现滑苔。

③燥苔：提示体内津液已伤。如高热、大汗、吐泻、久不饮水或过服温燥药物等，导致津液不足，舌苔失于濡润而干燥。亦有因痰饮、瘀血内阻，阳气被遏，不能上蒸津液濡润舌苔而见燥苔者，属津液输布障碍。

④糙苔：糙苔可由燥苔进一步发展而成。多见于热盛伤津之重症。若苔质粗糙而不干者，多为秽浊之邪盘踞中焦。

（3）舌苔润燥变化的临床意义

①舌苔由润变燥：表示热重津伤，或津失输布。

②舌苔由燥变润：主热退津复，或饮邪始化。

但在特殊情况下也有湿邪苔反燥而热邪苔反润者，如湿邪传入气分，气不化津，则舌苔反燥；热邪传入血分，阳邪入阴，蒸动阴气，则舌苔反润，均宜四诊合参。

3. 腻苔

（1）表现特征

腻苔：指苔质颗粒细腻致密，揩之不去，刮之不脱，如涂有油腻之状，中间厚、边周薄者。

（2）临床意义

腻苔多由湿浊内蕴，阳气被遏，湿浊痰饮停聚于舌面所致。

①舌苔薄腻，或腻而不板滞：多为食积，或脾虚湿困。

②舌苔白腻而滑：为痰浊、寒湿内阻。

③舌苔黏腻而厚，口中发甜：为脾胃湿热。

④舌苔黄腻而厚：为痰热、湿热、暑湿等邪内蕴。

4. 腐苔

（1）表现特征

腐苔：指苔质颗粒疏松，粗大而厚，形如豆腐渣堆积舌面，揩之可去者。若舌上黏厚一层，有如疮脓，则称“脓腐苔”。

（2）临床意义

腐苔，主痰浊、食积；脓腐苔主内痈。腐苔的形成，多因阳热有余，蒸腾胃中腐浊，邪气上泛，聚集于舌面而成。

①腐苔：多见于食积胃肠，或痰浊内蕴。

②脓腐苔：多见于内痈，或邪毒内结，是邪盛病重的表现。

③病中腐苔渐退，续生薄白新苔：为正气胜邪之象，是病邪消散。

④病中腐苔脱落，不能续生新苔：为病久胃气衰败，属于无根苔。

5. 剥落苔

（1）表现特征

剥落苔指舌面本有苔，疾病过程中舌苔全部或部分脱落，脱落处光滑无苔。根据舌苔剥脱的部位和范围大小，可分为以下几种：

①光剥苔：舌苔全部退去，以致舌面光洁如镜（又称为光滑舌或镜面舌）。

②花剥苔：舌苔剥落不全，剥脱处光滑无苔，余处斑斑驳驳地残存舌苔，界限明显。

③地图舌：舌苔不规则地大片脱落，边缘厚苔界限清楚，形似地图。

④类剥舌：剥脱处并不光滑，似有新生颗粒。

⑤前剥苔：舌前半部分苔剥脱。

⑥中剥苔：舌中部分苔剥脱。

⑦根剥苔：舌根部分苔剥脱。

⑧鸡心苔：舌苔周围剥脱，仅留中心一小块。

（2）临床意义

观苔之剥落，可了解胃气胃阴之存亡及气血的盛衰，从而判断疾病预后。

①舌红苔剥：多为阴虚。

②舌淡苔剥或类剥：多为血虚或气血两虚。

③镜面舌而舌色红绛：胃阴枯竭，胃乏生气。

④舌色㿠白如镜，甚至毫无血色：主营血大虚，阳气虚衰。

⑤舌苔部分脱落，未剥处仍有腻苔者：为正气亏虚，痰浊未化。

⑥动态观察舌苔之剥脱。舌苔从全到剥：是胃的气阴不足，正气衰败的表现。舌苔剥脱后，复生薄白之苔：为邪去正胜，胃气渐复之佳兆。

6. 偏、全苔

（1）表现特征

①偏苔：舌苔仅布于前、后、左、右之某一局部。

②全苔：舌苔遍布舌面。

（2）临床意义

①偏苔：常提示舌所分候的脏腑有邪气停聚。如舌苔偏于舌尖部，是邪气入里未深，而胃气却已先伤；舌苔偏于舌根部，是外邪虽退，但胃滞依然；舌苔仅见于舌中，常是痰饮、食浊停聚中焦。

②全苔：主邪气散漫。多为痰湿阻滞之征。

7. 真、假苔

（1）表现特征

①真苔：指舌苔紧贴舌面，似从舌里生出，乃胃气所生，又称为有根苔。

②假苔：指舌苔浮涂舌上，不像从舌上长出来者，又称为无根苔。

判断舌苔之真假，以有根、无根作为标准。

（2）临床意义

舌苔之真假，对于辨别疾病的轻重与预后有重要意义。

①真苔：真苔是脾胃生气熏蒸食浊等邪气上聚于舌面而成。病之初期、中期，舌见真

苔且厚，为胃气壅实，病邪深重；久病见真苔，说明胃气尚存。

②假苔：假苔乃胃气告匮，不能接生新苔，而旧苔仅浮于舌面，并逐渐脱离舌苔。新病出现假苔，乃邪浊渐聚，病情较轻；久病出现假苔，是胃气匮乏，不能上潮，病情危重。

要点二　望苔色的内容及临床意义

苔色，指舌苔的颜色。主要有白、黄、灰黑苔。

1. 白苔

白苔一般常见于表证、寒证、湿证。但在特殊情况下，白苔也主热证。

（1）薄白苔：正常舌象，或见于表证初期，或是里证病轻，或是阳虚内寒。

（2）苔薄白而滑：多为外感寒湿，或脾肾阳虚，水湿内停。

（3）苔薄白而干：多见于外感风热。

（4）苔白厚腻：多为湿浊内停，或为痰饮、食积。

（5）苔白厚而干：主痰浊湿热内蕴。

（6）苔白如积粉，扪之不燥（称“积粉苔”）：常见于瘟疫或内痈等病，系秽浊时邪与热毒相结而成。

（7）苔白燥裂如砂石，扪之粗糙（“糙裂苔”）：提示内热暴起，津液暴伤。

2. 黄苔

黄苔一般主里证、热证。因热邪熏灼所致。淡黄热轻，深黄热重，焦黄为热结。

外感病苔由白转黄，或黄白相兼，为外感表证处于入里化热的阶段。

（1）薄黄苔：提示热势轻浅，多见于外感风热表证或风寒化热。

（2）苔淡黄而滑润多津（黄滑苔）：多是阳虚寒湿之体，痰饮聚久化热，或为气血亏虚，复感湿热之邪。

（3）苔黄而干燥，甚至干裂：多见于邪热伤津，燥结腑实之证。

（4）苔黄而腻：主湿热或痰热内蕴，或食积化腐。

3. 灰黑苔

苔色浅黑，为灰苔；苔色深黑，为黑苔。灰苔与黑苔只是颜色深浅之别，故常并称为灰黑苔。

灰黑苔主阴寒内盛，或里热炽盛。

（1）苔灰黑而湿润：主阳虚寒湿内盛，或痰饮内停。

（2）苔灰黑而干燥：主热极津伤。

（3）苔黄黑（霉酱苔）：多见于胃肠素有湿浊宿食，积久化热，或湿热夹痰。

细目五　舌质舌苔的综合分析及临床意义

要点一　舌质舌苔的综合分析

舌体颜色、形质主要反映脏腑气血津液的情况。舌苔的变化主要与感受病邪和病证的性质有关，所以，观察舌体可以了解脏腑虚实，气血津液的盛衰；察舌苔重在辨病邪的寒热、邪正消长。

1. 舌苔或舌质单方面异常

一般无论病之久暂，舌苔或舌质单方面异常意味着病情尚属单纯。如淡红舌而伴有干、厚、腻、滑、剥等苔质变化，或苔色出现黄、灰、黑等异常时，主要提示病邪性质、病程长短、病位深浅、病邪盛衰和消长等方面的情况，正气尚未明显损伤，故临床治疗时应以祛邪为主。舌苔薄白而出现舌质老嫩，舌体胖瘦或出现舌色红绛、淡白、青紫等变化时，主要反映脏腑功能强弱，或气血、津液的盈亏以及运行的畅滞，或为病邪损及营血的程度等，临床治疗应着重于调整阴阳，调和气血，扶正祛邪。

2. 舌质和舌苔均出现异常

（1）舌苔和舌体变化一致：提示病机相同，所主病证一致，说明病变比较单纯。例如，舌质红，舌苔黄而干燥，主实热证；舌体红绛而有裂纹，舌苔焦黄干燥，多主热极津伤；青紫舌与白腻苔并见，提示气血瘀阻、痰湿内阻等病理特征。

（2）舌苔和舌体变化不一致：多提示病因病机复杂，应对二者的病因病机以及相互关系进行综合分析。如淡白舌黄腻苔者，其舌淡白多主虚寒，而苔黄腻又常为湿热之征，舌色和苔色虽有寒热之别，但是舌质主要反映正气，舌苔主要反映病邪，所以脾胃虚寒而感受湿热之邪可见上述之舌象，表明本虚标实、寒热夹杂的病变特征。又如红绛舌白滑腻苔，舌色红绛属内热盛，而白滑腻苔又常见于寒湿内阻，苔和舌亦反映了寒、热两种病证，分析其成因可能是由于外感热病，营分有热，故舌色红绛，但气分有湿则苔白滑而腻；又有素体阴虚火旺，复感寒湿之邪或饮食积滞，亦可见红绛舌白滑腻苔。所以，当舌苔和舌体变化不一致时，往往提示体内存在两种或两种以上的病理变化，病情一般比较复杂，临床诊疗中要注意处理好多方面的标本缓急关系。

3. 舌象的动态分析

无论外感与内伤病，在疾病发展过程中，都有一个发生、发展、变化的动态过程，舌象亦随之相应变化。因此，观察舌象的动态改变，可以了解疾病的进退、顺逆。

（1）外感病中舌苔由薄变厚，表明邪由表入里；舌苔由白转黄，为病邪化热的征象。

（2）舌色转红，舌苔干燥为邪热充斥，气营两燔。

（3）舌苔剥落，舌质红绛为热入营血，气阴俱伤。

（4）在内伤杂病的发展过程中，舌象亦会产生一定的变化规律，如中风病人舌色淡红，舌苔薄白，表示病情较轻，预后良好，如舌色由淡红转红，转暗红、红绛、紫暗，舌苔黄腻或焦黑，或舌下络脉怒张，表明风痰化热，瘀血阻滞。反之，舌色由暗红、紫暗转为淡红，舌苔渐化，多提示病情趋向稳定好转。

要点二　舌诊的临床意义

舌象变化能较客观地反映病情，故对临床辨证、立法、处方、用药以及判断疾病转归，分析病情预后，都有十分重要的意义。

1. 判断邪正盛衰

邪正的盛衰能明显地在舌上反映出来，如气血充盛则舌色淡红而润；气血不足则舌色淡白；气滞血瘀则舌色青紫或舌下络脉怒张。津液充足则舌质舌苔滋润；津液不足则舌干苔燥。舌苔有根，表明胃气旺盛；舌苔无根或光剥无苔，表明胃气衰败等。

2. 区别病邪性质

不同的病邪致病，舌象特征亦各异。如外感风寒，苔多薄白；外感风热，苔多薄黄。寒湿为病，舌淡而苔白滑；痰饮、湿浊、食滞或外感秽浊之气，均可见舌苔厚腻；燥热为病，则舌红苔燥；瘀血内阻，舌紫暗或有瘀点等。故风、寒、热、燥、湿、痰、瘀、食等诸种病因，大多可从舌象上加以辨别。

3. 辨别病位浅深

病邪轻、浅多见舌苔变化，而病情深、重可见舌苔舌体同时变化。以外感温热病而言，其病位可划分为卫、气、营、血四个层次。邪在卫分，则舌苔薄白；邪入气分，舌苔白厚而干或见黄苔，舌色红；舌绛则为邪入营分；舌色深红、紫绛或紫暗，舌枯少苔或无苔为邪入血分。说明不同的舌象提示病位的浅深不同。

4. 推断病势进退

病情发展的进退趋势，可从舌象上反映出来。从舌苔上看，舌苔由白转黄，由黄转焦黑色，苔质由润转燥，提示热邪由轻变重、由表及里、津液耗损；反之，苔由厚变薄，由黄转白，由燥变润，为邪热渐退，津液复生，病情向好的趋势转变。若舌苔突然剥落，舌面光滑无苔，是邪盛正衰，胃气、胃阴暴绝的征候；薄苔突然增厚，是病邪急剧入里的表现。从舌质观察，舌色淡红转红、绛，甚至转为绛紫，或舌上起刺，是邪热深入营血，有伤阴、血瘀之势；舌色由淡红转为淡白、淡青紫，或舌胖嫩湿润，则为阳气受伤，阴寒渐盛，病邪由表入里，由轻转重，由单纯变复杂，病势在进展。

5. 估计病情预后

舌荣有神，舌面薄苔，舌态正常者为邪气未盛，正气未伤之象，预后较好。舌质枯晦，舌苔无根，舌态异常者为正气亏损，胃气衰败，病情多凶险。

（陆小左　魏红）

第四单元　闻诊

闻诊是通过听声音和嗅气味来诊察疾病的方法。听声音包括诊察病人的声音、呼吸、语言、咳嗽、心音、呕吐、呃逆、嗳气、太息、喷嚏、呵欠、肠鸣等各种响声。嗅气味包括嗅病体发出的异常气味、排出物的气味及病室的气味。

细目一　听声音

要点一　声音异常的表现及临床意义

1. 发声

发声指语声的高低清浊。

（1）疾病状态下，语声高亢洪亮有力，声音连续者，多属阳证、实证、热证。

（2）语声低微细弱，懒言而沉静，声音断续者，多属阴证、虚证、寒证。

（3）语声重浊者，称为声重，多属外感风寒，或湿浊阻滞，以致肺气不宣，鼻窍不通所致。

2. 音哑与失音

语声嘶哑者为音哑，语而无声者为失音，或称为“喑”。前者病轻，后者病重。

（1）新病音哑或失音者，多属实证，多因外感风寒或风热袭肺，或痰湿壅肺，肺失清肃，邪闭清窍所致，即所谓“金实不鸣”。

（2）久病音哑或失音者，多属虚证，多因各种原因导致阴虚火旺，肺肾精气内伤所致，即所谓“金破不鸣”。

（3）暴怒喊叫或持续高声宣讲，伤及喉咙所致音哑或失音者，亦属气阴耗伤。

（4）久病重病，突见语声嘶哑，多是脏气将绝之危象。

（5）妇女妊娠末期出现音哑或失音者，称为妊娠失音（子喑），系因胎儿渐长，压迫肾之络脉，使肾精不能上荣于舌咽所致。

3. 鼻鼾

鼻鼾指熟睡或昏迷时鼻喉发出的一种声响。是气道不利所发出的异常呼吸声。

熟睡鼾声若无其他明显症状，多因慢性鼻病，或睡姿不当所致，体胖、老年之人较常见。

若昏睡不醒或神志昏迷而鼾声不绝者，多属高热神昏，或中风入脏之危候。

4. 呻吟

呻吟指病痛难忍所发出的痛苦哼哼声。

（1）新病呻吟，声音高亢有力，多为实证、剧痛。

（2）久病呻吟，声音低微无力，多为虚证。

临床常结合姿态变化，判断病痛部位，如呻吟护腹者，多为脘痛或腹痛；扪腮者多为齿痛。

5. 惊呼

惊呼指患者突然发出的惊叫声。其声尖锐，表情惊恐者，多为剧痛或惊恐所致。小儿阵发惊呼，多为受惊。成人发出惊呼，除惊恐外，多属剧痛，或精神失常。

6. 喷嚏

喷嚏指肺气上逆于鼻而发出的声响。应注意喷嚏的次数及有无兼症。偶发喷嚏，不属病态。

（1）若新病喷嚏，兼有恶寒发热，鼻流清涕等症状，多因外感风寒，刺激鼻道之故，属表寒证。

（2）久病阳虚之人，突然出现喷嚏，多为阳气回复，病有好转的趋势。

7. 呵欠

呵欠是张口深吸气，微有响声的一种表现。因困倦欲睡而欠者，不属病态。病者不拘时间，呵欠频频不止，称“数欠”，多为体虚阴盛阳衰之故。

8. 太息

太息又称叹息，指情志抑郁，胸闷不畅时发出的长吁或短叹声。不自觉地发出太息声，太息之后自觉宽舒者，是情志不遂、肝气郁结之象。

要点二　语言异常的表现及临床意义

1. 谵语

谵语指神志不清，语无伦次，声高有力的症状。多属邪热内扰神明所致，属实证，故《伤寒论》谓“实则谵语”。见于外感热病，温邪内入心包或阳明实热证、痰热扰乱心神等。

2. 郑声

郑声指神志不清，语言重复，时断时续，语声低弱模糊的症状。多因久病脏气衰竭，心神散乱所致，属虚证，故《伤寒论》谓“虚则郑声”。见于多种疾病的晚期、危重阶段。

3. 夺气

夺气指语言低微，气短不续，欲言不能复言的症状，是宗气大虚之象。

4. 独语

独语指自言自语，喃喃不休，见人语止，首尾不续的症状。多因心气虚弱，神气不足，或气郁痰阻，蒙蔽心神所致，属阴证。常见于癫病、郁病。

5. 错语

错语指病人神志清楚而语言时有错乱，语后自知言错的症状。证有虚实之分，虚证多因心气虚弱，神气不足所致，多见于久病体虚或老年脏气衰微之人；实证多为痰湿、瘀血、气滞阻碍心窍所致。

6. 狂言

狂言指精神错乱，语无伦次，狂叫骂詈的症状。《素问·脉要精微论》说：“衣被不敛，言语善恶，不避亲疏者，此神明之乱也。”多因情志不遂，气郁化火，痰火互结，内扰神明所致。多属阳证、实证，常见于狂病、伤寒蓄血证。

7. 言謇

言謇指神志清楚、思维正常而吐字困难，或吐字不清。因习惯而成者，不属病态。病中言语謇涩，每与舌强并见者，多因风痰阻络所致，为中风之先兆或后遗症。

要点三　呼吸异常的表现及临床意义

1. 喘

即气喘，指呼吸困难、急迫，张口抬肩，甚至鼻翼煽动，难以平卧。常由肺、心病变及白喉、急喉风等导致，而辨证还与脾、肾有关。喘有虚实之分。

（1）发作急骤，呼吸深长，息粗声高，唯以呼出为快者，为实喘。多为风寒袭肺或痰热壅肺，痰饮停肺，肺失宣肃，或水气凌心所致。

（2）病势缓慢，呼吸短浅，急促难续，息微声低，唯以深吸为快，动则喘甚者，为虚喘。是肺肾亏虚，气失摄纳，或心阳气虚所致。

2. 哮

指呼吸急促似喘，喉间有哮鸣音的症状。多因痰饮内伏，复感外邪所诱发，或因久居寒湿之地，或过食酸咸生冷所诱发。

喘不兼哮，但哮必兼喘。喘以气息急迫、呼吸困难为主，哮以喉间哮鸣声为特征。临床上哮与喘常同时出现，所以常并称为哮喘。

3. 短气

指呼吸气急而短促，气短不足以息，数而不相接续的症状。其表现似喘而不抬肩，气急而无痰声，即只自觉短促，他觉征象不明显。短气有虚实之别。

（1）虚证短气，兼有形瘦神疲，声低息微等，多因体质衰弱或元气虚损所致。

（2）实证短气，常兼有呼吸声粗，或胸部窒闷，或胸腹胀满等，多因痰饮、胃肠积滞、气滞或瘀阻所致。

4. 少气

又称气微。指呼吸微弱而声低，气少不足以息，言语无力的症状。属诸虚劳损，多因久病体虚或肺肾气虚所致。

要点四　咳嗽异常的表现及临床意义

咳嗽指肺气向上冲击喉间而发出的一种“咳－咳”声音。古人将其分为三种，有声无痰谓之咳，有痰无声谓之嗽，有痰有声谓之咳嗽。多因六淫外邪袭肺、有害气体刺激、痰饮停肺、气阴亏虚等而致肺失清肃宣降，肺气上逆所致。临床上首先应分辨咳声和痰的色、量、质的变化，其次参考时间、病史及兼症等，以鉴别病证的寒热虚实性质。

（1）咳声重浊沉闷，多属实证，是寒痰湿浊停聚于肺，肺失肃降所致。

（2）咳声轻清低微，多属虚证，多因久病肺气虚损，失于宣降所致。

（3）咳声不扬，痰稠色黄，不易咯出，多属热证，多因热邪犯肺，肺津被灼所致。

（4）咳有痰声，痰多易咯，多属痰湿阻肺所致。

（5）干咳无痰或少痰，多属燥邪犯肺或阴虚肺燥所致。

（6）咳声短促，呈阵发性、痉挛性，连续不断，咳后有鸡鸣样回声，并反复发作者，称为顿咳（百日咳），多因风邪与痰热搏结所致，常见于小儿。

（7）咳声如犬吠，伴有声音嘶哑，吸气困难，是肺肾阴虚，疫毒攻喉所致，多见于白喉。

要点五　胃肠声音异常的表现及临床意义

1. 呕吐

呕吐指饮食物、痰涎从胃中上涌，由口中吐出的症状。是胃失和降，胃气上逆的表现。前人以有声有物为呕吐，有物无声为吐，有声无物为干呕。但临床上难以截然分开，一般统称为呕吐。根据呕吐声音的强弱和吐势的缓急，可判断证候的寒热虚实等。

（1）吐势徐缓，声音微弱，呕吐物清稀者，多属虚寒证。常因脾胃阳虚，脾失健运，胃失和降，胃气上逆所致。

（2）吐势较猛，声音壮厉，呕吐出黏稠黄水，或酸或苦者，多属实热证。常因热伤胃津，胃失濡养所致。

（3）呕吐呈喷射状者，多为热扰神明，或因头颅外伤，颅内有瘀血、肿瘤等，使颅内压力增高所致。

（4）呕吐酸腐味的食糜，多因暴饮暴食，或过食肥甘厚味，以致食滞胃脘，胃失和降，胃气上逆所致。

（5）共同进餐者皆发吐泻，多为食物中毒。朝食暮吐、暮食朝吐者，为胃反，多属脾胃阳虚证。

（6）口干欲饮，饮后则吐者，称为水逆，因饮邪停胃，胃气上逆所致。

2. 呃逆

呃逆指从咽喉发出的一种不由自主的冲击声，声短而频，呃呃作响的症状。俗称“打呃”，唐代以前称“哕”，是胃气上逆的表现。临床上根据呃声的高低强弱，间歇时间的长短不同，来判断病证的虚实寒热性质。

（1）呃声频作，高亢而短，其声有力者，多属实证；呃声低沉，声弱无力，多属虚证。

（2）新病呃逆，其声有力，多属寒邪或热邪客于胃；久病、重病呃逆不止，声低气怯无力者，属胃气衰败之危候。

（3）突发呃逆，呃声不高不低，无其他病史及兼症者，多属饮食刺激，或偶感风寒，一时胃气上逆动膈所致，一般为时短暂，不治自愈。

3. 嗳气

嗳气指胃中气体上出咽喉所发出的一种声长而缓的症状，古称“噫”，是胃气上逆的一种表现。饱食之后，或饮汽水后，偶有嗳气，无其他兼症者，是饮食入胃排挤胃中气体上出所致，不属病态。临床根据嗳声和气味的不同，可判断虚实寒热。

（1）嗳气酸腐，兼脘腹胀满者，多因宿食内停，属于实证。

（2）嗳气频作而响亮，嗳气后脘腹胀减，嗳气发作因情志变化而增减者，多为肝气犯胃，属于实证。

（3）嗳气频作，兼脘腹冷痛，得温症减者，多为寒邪犯胃，或为胃阳亏虚。

（4）嗳声低沉断续，无酸腐气味，兼见纳呆食少者，为胃虚气逆，属虚证。多见于老年人或体虚之人。

4. 肠鸣

又称腹鸣，是气体或液体通过肠道而产生的一种气过水声或沸泡音。在正常情况下，肠鸣声低弱而和缓，一般难以直接闻及，肠鸣声高时，患者或旁人可以直接听到。借助听诊器诊察肠鸣音，在脐部听得较为清楚，大约4~5次/分钟，若超过10次/分钟则为肠鸣频繁，持续3~5分钟才听到1次者为肠鸣稀少。

肠鸣发生的频率、强度、音调等与胃肠功能、进食情况、感邪性质等有关。当肠道传导失常或阻塞不通时，则肠鸣声高亢而频急，或肠鸣音减少，甚至完全消失。

（1）肠鸣增多

①当患者动摇身体，或推抚脘部时，脘腹部鸣响如囊裹浆，辘辘有声者，称为振水声，若是饮水过后出现多属正常，若非饮水而常见此声者，多为水饮留聚于胃。

②鸣响在脘腹，如饥肠辘辘，得温得食则减，饥寒则重者，为中气不足，胃肠虚寒。

③肠鸣高亢而频急，脘腹痞满，大便泄泻者，多为感受风寒湿邪以致胃肠气机紊乱所致。

④肠鸣阵作，伴有腹痛欲泻，泻后痛减，胸胁满闷不舒者，为肝脾不调。

（2）肠鸣稀少

肠鸣稀少主要显示肠道传导功能障碍。可因实热蕴结肠胃，肠道气机受阻；肝脾不调，气机郁滞，肠道腑气欠通；脾肺气虚，肠道虚弱，传导无力；阴寒凝滞，气机闭阻，肠道不通等所致。

（3）肠鸣音完全消失

肠鸣音完全消失，腹胀满痛者，多属肠道气滞不通之重症，可见于肠痹或肠结等病。

细目二　嗅气味

要点　口气、病室气味异常的表现及临床意义

1. 口气

口气指从口中散发出的异常气味。正常人呼吸或讲话时，口中无异常气味散出。若口中散发臭气者，称为口臭，多与口腔不洁、龋齿、便秘或消化不良有关。

（1）口气酸臭，并伴食欲不振，脘腹胀满者，多属食积胃肠。

（2）口气臭秽者，多属胃热。

（3）口气腐臭，或兼咳吐脓血者，多是内有溃腐脓疡。

（4）口气臭秽难闻，牙龈腐烂者，为牙疳。

2. 病室气味

病室气味由病体本身或排出物、分泌物散发而形成。气味从病体发展到充斥病室，说明病情重笃。临床上通过嗅病室气味，可作为推断病情及诊断特殊疾病的参考。

（1）病室臭气触人，多为瘟疫类疾病。

（2）病室有血腥味，病者多患失血。

（3）病室散有腐臭气，病者多患溃腐疮疡。

（4）病室尸臭，多为脏腑衰败，病情重笃。

（5）病室尿臊气（氨气味），见于肾衰。

（6）病室有烂苹果样气味（酮体气味），多为消渴厥患者，属危重病症。

（7）病室有蒜臭气味，多见于有机磷中毒。

（陆小左　魏红）

第五单元 脉诊

脉诊又称切脉，是医生用手指对患者身体某些特定部位的动脉进行切按，体验脉动应指的形象，以了解健康或病情，辨别病证的一种诊察方法。

细目一 诊脉概说

要点一 寸口诊法的部位、原理及寸口分候脏腑

1. 寸口诊法的部位

寸口又称气口或脉口，是指单独切按桡骨茎突内侧一段桡动脉的搏动，根据其脉动形象，以推测人体生理、病理状况的一种诊察方法。寸口脉分为寸、关、尺三部。通常以腕后高骨（桡骨茎突）为标记，其内侧的部位关前（腕侧）为寸，关后（肘侧）为尺。两手各有寸、关、尺三部，共六部脉。寸关尺三部又可施行浮、中、沉三候。

2. 寸口诊法的原理

（1）寸口部为“脉之大会”。寸口脉属手太阴肺经之脉，气血循环流注起始于手太阴肺经，营卫气血遍布周身，循环五十度又终止于肺经，复会于寸口，为十二经脉的始终。脉气流注肺而总会聚于寸口，故全身各脏腑生理功能的盛衰，营卫气血的盈亏，均可从寸口部的脉象上反映出来。

（2）寸口部脉气最明显。寸口部是手太阴肺经“经穴”（经渠）和“输穴”（太渊）的所在处，为手太阴肺经经气流注和经气渐旺，以至达到最旺盛的特殊反应点，故前人有“脉会太渊”之说，其脉象变化最有代表性。

（3）可反映宗气的盛衰。肺、脾同属太阴经，脉气相通，手太阴肺经起于中焦，而中焦为脾胃所居之处，脾将通过胃所受纳腐熟的食物之精微上输于肺，肺朝百脉而将营气与呼吸之气布散至全身，脉气变化见于寸口，故寸口脉动与宗气一致。

（4）寸口处为桡动脉，该动脉所在桡骨茎突处，其行径较为固定，解剖位置亦较浅表，毗邻组织比较分明，方便易行，便于诊察，脉搏强弱易于分辨，同时诊寸口脉沿用已久，在长期医疗实践中，积累了丰富的经验，所以说寸口部为诊脉的理想部位。

3. 寸口分候脏腑

左寸候心，右寸候肺，并统括胸以上及头部的疾病；左关候肝胆，右关候脾胃，统括膈以下、脐以上部位的疾病；两尺候肾，并包括脐以下至足部的疾病。

要点二 诊脉方法

1. 患者体位

诊脉时患者应取正坐位或仰卧位，前臂自然向前平展，与心脏置于同一水平，手腕伸直，手掌向上，手指微微弯曲，在腕关节下面垫一松软的脉枕，使寸口部位充分伸展，局

部气血畅通，便于诊察脉象。

2. 医生指法

诊脉指法主要包括有选指、布指、运指三部分。

（1）选指：医生用左手或右手的食指、中指和无名指三个手指的指目诊察，指目是指尖和指腹交界棱起之处，是手指触觉较灵敏的部位。诊脉者的手指指端要平齐，即三指平齐，手指略呈弓形，与受诊者体表约呈 45 度左右为宜，这样的角度可以使指目紧贴于脉搏搏动处。

（2）布指：中指定关，医生先以中指按在掌后高骨内侧动脉处，然后食指按在关前（腕侧）定寸，无名指按在关后（肘侧）定尺。布指的疏密要与患者手臂长短与医生手指的粗细相适应，如病人的手臂长或医者手指较细者，布指宜疏，反之宜密。定寸时可选取太渊穴所在位置（腕横纹上），定尺时可考虑按寸到关的距离确定关到尺的长度，以明确尺的位置。寸、关、尺不是一个点，而是一段脉管的诊察范围。

（3）运指：医生运用指力的轻重、挪移及布指变化以体察脉象。常用的指法有举、按、寻、循、总按和单诊等，注意诊察患者的脉位（浮沉、长短）、脉次（至数与均匀度）、脉形（大小、软硬、紧张度等）、脉势（强弱与流利度等）及左右手寸关尺各部的表现。

常用的具体指法：

①举法：是指医生用较轻的指力，按在寸口脉搏跳动部位，以体察脉搏部位的方法。亦称“轻取”或“浮取”。

②按法：是指医生用较重的指力，甚至按到筋骨体察脉象的方法。此法又称“重取”或“沉取”。医生手指用力适中，按至肌肉以体察脉象的方法称为“中取”。

③寻法：寻是指切脉时指力从轻到重，或从重到轻，左右推寻，调节最适当指力的方法。在寸口三部细细寻找脉动最明显的部位，统称寻法，以捕获最丰富的脉象信息。

④循法：循是指切脉时三指沿寸口脉长轴循行，诊察脉之长短，比较寸、关、尺三部脉象的特点。

⑤总按：总按即三指同时用力诊脉的方法。从总体上辨别寸、关、尺三部和左右两手脉象的形态、脉位的浮沉等。总按时一般指力均匀，但亦有三指用力不一致的情况。

⑥单诊：用一个手指诊察一部脉象的方法。主要用于分别了解寸、关、尺各部脉象的形态特征。

首先应先用总按的方法，从总体上辨别脉象的形态、脉位的浮沉，然后再使用循法和单诊手法等辨别左右手寸、关、尺各部脉象的形态特征。

3. 平息

医生在诊脉时注意调匀呼吸，即所谓“平息”。一方面医生保持呼吸调匀，清心宁神，可以用自己的呼吸计算病人的脉搏至数；另一方面，平息有利于医生思想集中，可以仔细地辨别脉象。

4. 切脉时间

一般每次诊脉每手应不少于 1 分钟，两手以 3 分钟左右为宜。

诊脉时需注意每次诊脉的时间，至少应在 50 动，一则有利于仔细辨别脉象变化，再则切脉时初按和久按的指感有可能不同，对临床辨证有一定的意义，所以切脉的时间要适当长些。

5. 小儿脉诊法

小儿寸口部位甚短，一般用“一指（拇指或食指）定关法”，不必细分寸、关、尺三部。

具体操作方法是：用左手握住小儿的手，对3岁以下的小儿，可用右手大拇指按于小儿掌后高骨部脉上，不分三部，以定至数为主；对4岁以上的小儿，则以高骨中线为关，以一指向两侧转动以寻查三部；7～8岁的小儿，则可挪动拇指诊三部；9～10岁以上，可以次第下指，依寸、关、尺三部诊脉；15岁以上，可按成人三部脉法进行辨析。

要点三 脉象要素

1. 传统脉象要素——四要素

（1）脉位

脉位指脉搏跳动显现的部位和长度。每次诊脉均应诊察脉搏显现部位的浅深、长短。正常脉搏的脉位不浮不沉，中取可得，寸、关、尺三部有脉。

①脉位表浅者为浮脉。

②脉位深沉者为沉脉等。

③脉搏超越寸、关、尺三部者为长脉。

④脉动不及寸、尺者为短脉。

（2）脉数

脉数指脉搏跳动的至数和节律。每次诊脉均应诊察脉搏的频率快慢和节律是否均匀。正常成人，脉搏的频率约每分钟72～80次，且节律均匀，没有歇止。

①如一息五至以上为数脉等。

②一息不满四至为迟脉。

③出现歇止者，有促、结、代等脉的不同。

④脉率快慢不匀者，为三五不调。

（3）脉形

脉形指脉搏跳动的宽度等形态。每次诊脉均应诊察脉搏的大小、软硬等形状。脉形主要与脉管的充盈度、脉搏搏动的幅度等因素有关。

①如脉管较充盈，搏动幅度较大者为洪脉。

②脉管充盈度较小，搏动幅度较小者为细脉。

③脉管弹性差、欠柔和者为弦脉。

④脉体柔软无力者为濡脉、缓脉等。

（4）脉势

脉势指脉搏应指的强弱、流畅等趋势。脉势包含着多种因素，如脉动的轴向和径向力度；主要有由心脏和阻力影响所产生的流利度；由血管弹性和张力影响而产生的紧张度等。每次诊脉均应诊察脉动势力的强弱及流畅程度。正常脉象，应指和缓，力度适中。

①应指有力为实脉。

②应指无力为虚脉。

③通畅状态较好，脉来流利圆滑者为滑脉。

④通畅状态较差，脉来艰涩不畅者为涩脉等。

2. 现代脉象要素——八要素

（1）脉位：指脉动显现部位的浅深。脉位表浅为浮脉；脉位深沉为沉脉。

（2）脉率（至数）：指脉搏的频率。中医以一个呼吸周期为脉搏的计量单位。一呼一吸为“一息”。一息脉来4~5至为平脉，一息6至为数脉，一息3至为迟脉。

（3）脉长：指脉动应指的轴向范围长短。即脉动范围超越寸、关、尺三部称为长脉；应指不及三部，但见关部或寸部者均称为短脉。

（4）脉势（脉力）：指脉搏的强弱。脉搏应指有力为实脉；应指无力为虚脉。

（5）脉宽：指脉动应指的径向范围大小，即手指感觉到脉道的粗细（不等于血管的粗细）。脉道宽大的为大脉；狭小的为细脉。

（6）流利度：指脉搏来势的流利通畅程度。脉来流利圆滑者为滑脉；来势艰难，不流利者为涩脉。

（7）紧张度：指脉管的紧急或弛缓程度。脉管绷紧为弦脉；弛缓为缓脉。

（8）均匀度：均匀度包括两个方面，一是脉动节律是否均匀，脉律不均匀，脉搏搏动无规律，可见于散脉、微脉等，出现歇止者，有促、结、代等脉的不同；二是脉搏力度、大小是否一致，一致为均匀，不一致为参差不齐。

细目二　正常脉象

要点一　正常脉象的特点

正常脉象的主要特点是：寸、关、尺三部有脉，一息4~5至，相当于72~80次/分；不浮不沉，不大不小，从容和缓，节律一致，尺部沉取有一定力量，并随生理活动、气候、季节和环境不同而有相应变化。这些特征在脉学中称为“有胃”、“有神”、“有根”。

要点二　胃、神、根的含义

1. 胃

也称胃气。脉之胃气主要反映脾胃运化功能的盛衰和营养状况的优劣。脉有胃气的特点是徐和、从容、软滑的感觉。

2. 神

脉搏有力是有神的标志，故有胃即有神。脉之有神是指：脉象有力柔和，节律整齐。

3. 根

脉之有根关系到肾。脉之有根主要表现在尺脉有力、沉取不绝两个方面。

总之，胃、神、根是从不同侧面强调了正常脉象所必备的条件，三者相互补充而不能截然分开。

细目三 常见病脉

要点一 常见病脉的脉象特征及鉴别

1. 常见病脉的脉象特征

（1）浮脉：轻取即得，重按稍减而不空，举之有余，按之不足。其脉象特征是脉管的搏动在皮下较浅表的部位，即位于皮下浅层。因此，轻取即得，按之稍减而不空。

（2）散脉：浮取散漫，中候似无，沉取不应，伴节律不齐或脉力不匀。其脉象特征是浮取散漫，中取似无，沉取不应，并常伴有脉动不规则，时快时慢而不匀（但无明显歇止），或脉力往来不一致。

（3）芤脉：浮大中空，如按葱管。其脉象特征是应指浮大而软，按之上下或两边实而中间空。说明芤脉位偏浮、形大、势软而中空。

（4）革脉：浮而搏指，中空外坚，如按鼓皮。其脉象特征是浮取感觉脉管搏动的范围较大而且较硬，有搏指感，但重按则乏力，有豁然而空之感，因而恰似以指按压鼓皮上的外急内空之状。

（5）沉脉：轻取不应，重按始得，举之不足，按之有余。其脉象特征是脉管搏动的部位在皮肉之下靠近筋骨之处，因此用轻指力按触不能察觉，用中等指力按触搏动也不明显，只有用重指力按到筋骨间才能感觉到脉搏明显的跳动。

（6）伏脉：重按推筋着骨始得，甚则暂时伏而不显。其脉象特征是脉管搏动的部位比沉脉更深，隐伏于筋下，附着于骨上。因此，诊脉时浮取、中取均不见，需用重指力直接按至骨上，然后推动筋肉才能触到脉动，甚至伏而不见。

（7）牢脉：沉取实大弦长，坚牢不移。其脉象特征是脉位沉长，脉势实大而弦。牢脉轻取、中取均不应，沉取始得，但搏动有力，势大形长，为沉、弦、大、实、长五种脉象的复合脉。

（8）迟脉：脉来迟慢，一息不足四至（相当于每分钟脉搏在 60 次以下）。其脉象特征是脉管搏动的频率小于正常脉率。

（9）缓脉：其义有二，一是脉来和缓，一息四至（每分钟 60 ~ 70 次），应指均匀，脉有胃气的一种表现，称为平缓，多见于正常人；二是脉来怠缓无力，弛纵不鼓的病脉。

（10）数脉：脉来急促，一息五至以上而不满七至（每分钟约在 90 ~ 120 次之间）。其脉象特征是脉率较正常为快，比疾脉慢。

（11）疾脉：脉来急疾，一息七八至（每分钟 121 次以上）。其脉象特征是脉率比数脉更快。

（12）虚脉：三部脉举之无力，按之空豁，应指松软。亦是无力脉象的总称。其脉象特征是脉搏搏动力量软弱，寸、关、尺三部，浮、中、沉三候均无力。

（13）短脉：首尾俱短，常只显于关部，而在寸、尺两部多不显。其脉象特征是脉搏搏动的范围短小，脉体不如平脉之长，脉动不满本位，多在关部及寸部应指较明显，而尺部常不能触及。

（14）实脉：三部脉充实有力，其势来去皆盛。亦为有力脉象的总称。其脉象特征是脉搏搏动力量强，寸、关、尺三部，浮、中、沉三候均有力量，脉管宽大。

（15）长脉：首尾端直，超过本位。其脉象特征是脉搏的搏动范围显示较长，超过寸、关、尺三部。

（16）洪脉：脉体宽大，充实有力，来盛去衰，状若波涛汹涌。其脉象特征主要表现在脉搏显现的部位、形态和气势三个方面。脉体宽大，搏动部位浅表，指下有力。

（17）大脉：脉体宽大，但无脉来汹涌之势。其脉象特征是寸口三部皆脉大而和缓、从容。

（18）细脉：脉细如线，但应指明显。其脉象特征是脉道狭小，指下寻之往来如线，但按之不绝，应指起落明显。

（19）濡脉：浮细无力而软。其脉象特征是位浮、形细、势软。其脉管搏动的部位在浅层，形细而软，如絮浮水，轻取即得，重按不显。

（20）弱脉：沉细无力而软。其脉象特征是位沉、形细、势软。由于脉管细小且不充盈，其搏动部位在皮肉之下靠近筋骨处，指下感到细而无力。

（21）微脉：极细极软，按之欲绝，若有若无。其脉象特征是脉形极细小，脉势极软弱，以致轻取不见，重按起落不明显，似有似无。

（22）滑脉：往来流利，应指圆滑，如盘走珠。其脉象特征是脉搏形态应指圆滑，如同圆珠流畅地由尺部向寸部滚动，浮、中、沉取皆可感到。

（23）动脉：见于关部，滑数有力。其脉象特征是具有短、滑、数三种脉象的特点，其脉搏搏动部位在关部明显，应指如豆粒动摇。

（24）涩脉：形细而行迟，往来艰涩不畅，脉势不匀。其脉象特征是脉形较细，脉势滞涩不畅，如“轻刀刮竹”；至数较缓而不匀，脉力大小亦不均，呈三五不调之状。

（25）弦脉：端直以长，如按琴弦。其脉象特征是脉形端直而似长，脉势较强，脉道较硬，切脉时有挺然指下、直起直落的感觉。

（26）紧脉：绷急弹指，状如牵绳转索。其脉象特征是脉势紧张有力，坚搏抗指，脉管的紧张度、力度均比弦脉高，其指感比弦脉更加绷急有力，且有旋转绞动或左右弹指的感觉，但脉体较弦脉柔软。

（27）结脉：脉来缓慢，时有中止，止无定数。其脉象特征是脉来迟缓，脉律不齐，有不规则的歇止。

（28）代脉：脉来一止，止有定数，良久方还。其脉象特征是脉律不齐，表现为有规则的歇止，歇止的时间较长，脉势较软弱。

（29）促脉：脉来数而时有一止，止无定数。其脉象特征是脉率较快且有不规则的歇止。

2. 脉象鉴别

（1）比类法鉴别

①归类：或称分纲，即将29种脉象进行归类、分纲，就能提纲挈领，执简驭繁。如浮脉类有浮、洪、濡、散、芤、革，沉脉类有沉、伏、弱、牢，迟脉类有迟、缓、涩、结，数脉类有数、疾、促、动，虚脉类有虚、细、微、代、短，实脉类有实、滑、弦、紧、长、大。

②辨异：在了解同类脉象相似特征的基础上，再将不同之处进行比较而予以区别，这

就是脉象的辨异。

相似脉部位比较表

脉位	脉名与脉象特征	
脉位表浅	浮脉	举之有余，重按稍减而不空，脉形不大不小
	芤脉	浮大中空，有边无中
脉位表浅	濡脉	浮细而无力
	革脉	浮取弦大搏指，外急中空，如按鼓皮
	散脉	浮而无根，至数不齐，脉力不匀
脉位在皮下深层	沉脉	轻取不应，重按始得
	伏脉	脉位更深更沉，须推筋着骨始得，甚则暂时伏而不见
	牢脉	沉取实大弦长，坚牢不移
	弱脉	弱脉沉而软小无力

相似脉至数比较表

至数	脉名与脉象特征	
脉率快于正常脉象	数脉	一息五至以上，不足七至
	疾脉	一息七八至
	促脉	不仅脉率每息在五至以上，且有不规则的歇止
脉率慢于正常脉象	迟脉	一息不足四至
	缓脉	缓脉虽为一息四至，但脉来怠缓无力
	结脉	结脉不仅脉率不及四至，而且有不规则的歇止

相似脉节律比较表

节律不整	脉名与脉象特征	
有间歇的不整脉象	促脉	数而时止，止无定数
	结脉	缓而时止，止无定数
	代脉	脉来一止，止有定数，良久方还
无间歇的不整脉象	涩脉	脉律不齐，三五不调，往来艰涩，形态不匀
	散脉	脉律不齐，浮散无根

相似脉脉宽比较表

脉象宽细	脉名与脉象特征	
具有细的特征的脉象	细脉	脉细如线，应指显然
	濡脉	脉浮细而软，轻取即得
	弱脉	脉极沉细而软，重按乃得
	微脉	脉极细极软，似有若无
具有宽的特征的脉象	洪脉	脉体宽大，充实有力，来盛去衰
	实脉	三部脉充实有力，其势来去皆盛

相似脉脉长比较表

脉象长短	脉名与脉象特征	
具有长的特征的脉象	长脉	脉动应指超逾三部
	弦脉	端直以长，如按琴弦
	牢脉	长而沉实弦
具有短的特征的脉象	短脉	短脉指脉动应指不及三部，且常兼迟涩
	动脉	动脉以短而滑数为特征

相似脉脉紧张度比较表

脉体紧张度	脉名与脉象特征	
脉体较硬	弦脉	脉长而坚硬，如按琴弦
	紧脉	紧张有力，如按绳索，在脉势绷急和脉形宽大两方面超过弦脉
	革脉	浮大搏指，弦急中空，如按鼓皮
脉体柔软	濡脉	脉浮细而软
	弱脉	脉沉而软小无力
	缓脉	脉来怠缓无力，弛纵不鼓

相似脉脉流利度比较表

流利度	脉名与脉象特征	
脉来流利	数脉	频率快，一息五至以上而不满七至
	滑脉	往来流利圆滑，如珠走盘
	动脉	动则短而滑数，厥厥动摇
脉来艰涩	涩脉	形细而行迟，往来艰涩不畅，脉势不匀，如轻刀刮竹

（2）对举法鉴别

对举法就是把两种相反的脉象对比而加以鉴别的方法。如分别进行浮与沉、迟与数、虚与实、滑与涩、洪与细、长与短、弦与紧、紧与缓、散与牢的鉴别比较。

要点二 常见病脉的临床意义

（1）浮脉：一般见于表证，亦见于虚阳浮越证。

（2）散脉：多见于元气离散，脏腑精气衰败，尤其是心、肾之气将绝的危重病症。

（3）芤脉：常见于大量失血、伤阴之际。

（4）革脉：多见于亡血、失精、半产、漏下等病症。

（5）沉脉：多见于里证。有力为里实；无力为里虚。亦可见于正常人。

（6）伏脉：常见于邪闭、厥病和痛极的病人。

（7）牢脉：多见于阴寒内盛、疝气癥积之实证。

（8）迟脉：多见于寒证，迟而有力为实寒；迟而无力为虚寒。亦见于邪热结聚之实热证。

（9）缓脉：多见于湿病、脾胃虚弱，亦可见于正常人。

（10）数脉：多见于热证，亦见于里虚证。

（11）疾脉：多见于阳极阴竭，元气欲脱之证。

（12）虚脉：见于虚证，多为气血两虚。

（13）短脉：多见于气虚或气郁。

（14）实脉：见于实证。亦见于常人。

（15）长脉：常见于阳证、热证、实证，亦可见于平人。

（16）洪脉：多见于阳明气分热盛。

（17）大脉：多见于健康人，或为病进。

（18）细脉：多见于气血两虚、湿邪为病。

（19）濡脉：多见于虚证或湿困。

（20）弱脉：多见于阳气虚衰，气血俱虚。

（21）微脉：多见于气血大虚，阳气衰微。

（22）滑脉：多见于痰湿、食积和实热等病证。亦是青壮年的常脉，或妇女的孕脉。

（23）动脉：常见于惊恐、疼痛等症。

（24）涩脉：多见于气滞、血瘀、精伤、血少。

（25）弦脉：多见于肝胆病、疼痛、痰饮等，或为胃气衰败者。亦见于老年健康者。

（26）紧脉：见于实寒证、疼痛和食积等。

（27）结脉：多见于阴盛气结、寒痰血瘀，亦可见于气血虚衰。

（28）代脉：见于脏气衰微、疼痛、惊恐、跌仆损伤等病症。

（29）促脉：多见于阳盛实热、气血痰食停滞，亦见于脏气衰败。

脉象鉴别表

脉纲	共同特点	相类脉		
		脉名	脉象	主病
浮脉类	轻取即得	浮	举之有余，按之不足	表证，亦见于虚阳浮越证
		洪	脉体阔大，充实有力，来盛去衰	热盛
		濡	浮细无力而软	虚证，湿困
		散	浮取散漫而无根，伴至数或脉力不匀	元气离散，脏气将绝
		芤	浮大中空，如按葱管	失血，伤阴之际
		革	浮而搏指，中空边坚	亡血、失精、半产、崩漏
沉脉类	重按始得	沉	轻取不应，重按始得	里证
		伏	重按推至筋骨始得	邪闭、厥病、痛极
		弱	沉细无力而软	阳气虚衰，气血俱虚
		牢	沉按实大弦长	阴寒内积、疝气、癥积
迟脉类	一息不足四至	迟	一息不足四至	寒证，亦见于邪热结聚
		缓	一息四至，脉来怠缓	湿病，脾胃虚弱，亦见于平人
		涩	往来艰涩，迟滞不畅	精伤、血少、气滞、血瘀、痰食内停
		结	迟而时有一止，止无定数	阴盛气结，寒痰瘀血，气血虚衰
数脉类	一息五至以上	数	一息五至以上，不足七至	热证，亦主里虚证
		疾	脉来急疾，一息七八至	阳极阴竭，元气欲脱
		促	数而时有一止，止无定数	阳热亢盛，瘀滞、痰食停积，脏气衰败
		动	脉短如豆，滑数有力	疼痛，惊恐
虚脉类	应指无力	虚	举按无力，应指松软	气血两虚
		细	脉细如线，应指明显	气血俱虚，湿证
		微	极细极软，似有似无	气血大虚，阳气暴脱
		代	迟而中止，止有定数	脏气衰微，疼痛，惊恐，跌仆损伤
		短	首尾俱短，不及本部	有力主气郁，无力主气损
实脉类	应指有力	实	举按充实而有力	实证，亦见于平人
		滑	往来流利，应指圆滑	痰湿、食积、实热，亦见于青壮年或孕妇
		弦	端直以长，如按琴弦	肝胆病、疼痛、痰饮等，亦见于老年健康者
		紧	绷急弹指，状如转索	实寒证、疼痛、宿食
		长	首尾端直，超过本位	阳证、热证、实证，亦见于平人
		大	脉体宽大，无汹涌之势	健康人，亦见于病进

细目四　相兼脉

要点　常见相兼脉的表现及临床意义

相兼脉指两种或两种以上的单因素脉相兼出现，复合构成的脉象。临床常见的相兼脉及其临床意义如下：

（1）浮紧脉：多见于外感寒邪之表寒证，或风寒痹病疼痛。

（2）浮缓脉：多见于风邪伤卫、营卫不和的太阳中风证。

（3）浮数脉：多见于风热袭表的表热证。

（4）浮滑脉：多见于表证夹痰，常见于素体多痰湿而又感受外邪者。

（5）沉迟脉：多见于里寒证。

（6）沉弦脉：多见于肝郁气滞，或水饮内停。

（7）沉涩脉：多见于血瘀，尤常见于阳虚而寒凝血瘀者。

（8）沉缓脉：多见于脾虚，水湿停留。

（9）沉细数脉：多见于阴虚内热或血虚。

（10）弦紧脉：多见于寒证、痛证，常见于寒滞肝脉，或肝郁气滞等所致的疼痛等。

（11）弦数脉：多见于肝郁化火或肝胆湿热、肝阳上亢。

（12）弦滑数脉：多见于肝火夹痰，肝胆湿热或肝阳上扰，痰火内蕴等病证。

（13）弦细脉：多见于肝肾阴虚或血虚肝郁，或肝郁脾虚等证。

（14）滑数脉：多见于痰热（火）、湿热或食积内热。

（15）洪数脉：多见于阳明经证、气分热盛，多见于外感热病。

细目五　真脏脉

要点　真脏脉的表现及临床意义

真脏脉又称“败脉”、“绝脉”、“死脉”、“怪脉”，是在疾病危重期出现的无胃、无神、无根的脉象，表示病邪深重，元气衰竭，胃气已败。

1. 无胃之脉

无胃的脉象以无冲和之意，应指坚搏为主要特征。临床提示邪盛正衰，胃气不能相从，心、肝、肾等脏气独现，是病情重危的征兆之一。

（1）如脉来弦急，如循刀刃，称偃刀脉。

（2）脉动短小而坚搏，如循薏苡子，为转豆脉。

（3）急促而坚硬，如弹石，称弹石脉。

2. 无神之脉

无神之脉象以脉律无序，脉形散乱为主要特征。主要由脾（胃）、肾阳（气）衰败所致，提示神气涣散，生命即将告终。

（1）如脉在筋肉间连连数急，三五不调，止而复作，如雀啄食状，称雀啄脉。

（2）如屋漏残滴，良久一滴者，称屋漏脉。

（3）脉来乍疏乍密，如解乱绳状，称解索脉。

3. 无根之脉

无根脉象以虚大无根或微弱不应指为主要特征，为三阴寒极，亡阳于外，虚阳浮越的征象。

（1）若浮数之极，至数不清，如釜中沸水，浮泛无根，称釜沸脉，为三阳热极，阴液枯竭之候。

（2）脉在皮肤，头定而尾摇，似有似无，如鱼在水中游动，称鱼翔脉。

（3）脉在皮肤，如虾游水，时而跃然而去，须臾又来，伴有急促躁动之象，称虾游脉。

七怪脉形态及临床意义

脉名	脉象特征	临床意义
雀啄脉	脉位较深，脉来数急，三五不调，止而复作	脾胃之气将绝
屋漏脉	脉位较深，脉良久一滴，间歇不匀	胃气、营气俱绝
弹石脉	脉位深，脉来急促，坚硬如弹石	肾绝
解索脉	脉位较深，乍疏乍密，散乱无序	肾与命门皆亡
鱼翔脉	脉位表浅，头定尾摇，至数不清，似有似无	三阴寒极，亡阳之候
虾游脉	脉位表浅，如虾跃水，伴急促躁动	神魂将去
釜沸脉	脉位表浅，浮数之极，至数不清，泛泛无根	三阳热极，阴液枯竭

细目六　诊小儿脉

要点一　小儿正常脉象的特点

由于小儿脏腑娇嫩，形气未充，且又生机旺盛，发育迅速，故正常小儿的平和脉象，较成人脉软而速，年龄越小，脉搏越快。若按成人正常呼吸定息，2~3 岁的小儿，脉动 6~7 次为常脉，约每分钟脉跳 100~120 次；5~10 岁的小儿，脉动 6 次为常脉，约每分钟脉跳 100 次左右，4~5 至为迟脉。

要点二　常见小儿病脉的临床意义

由于小儿疾病一般都比较单纯，故其病脉也不似成人那么复杂。主要以脉的浮、沉、迟、数辨病证的表、里、寒、热，以脉的有力、无力定病证的虚、实。

1. 浮脉多见于表证，浮而有力为表实，浮而无力为表虚。
2. 沉脉多见于里证，沉而有力为里实，沉而无力为里虚。
3. 迟脉多见于寒证，迟而有力为实寒，迟而无力为虚寒。

4. 数脉多见于热证，浮数为表热，沉数为里热，数而有力为实热，数而无力为虚热。

（陆小左 魏红）

第六单元 按诊

按诊是医生用手直接触摸或按压病人的某些部位，以了解局部冷热、润燥、软硬、压痛、肿块或其他异常变化，从而推断疾病部位、性质和病情轻重等情况的一种诊断方法。

细目一 按诊的方法与意义

要点一 按诊的手法

按诊的手法主要有触、摸、按、叩四法。

1. 触法

医生将自然并拢的第2、3、4、5手指掌面或全手掌轻轻接触或轻柔地进行滑动触摸病人局部皮肤，以了解肌肤的凉热、润燥等情况，用于分辨病属外感还是内伤，是否汗出，以及阳气津血的盈亏。

2. 摸法

医生用指掌稍用力寻抚局部，如胸腹、腧穴、肿胀部位等，探明局部的感觉情况，如有无疼痛和肿物、肿胀部位的范围及肿胀程度等，以辨别病位及病性的虚实。

3. 按法

医生以重手按压或推寻局部，如胸腹部或某一肿胀或肿瘤部位，了解深部有无压痛或肿块，肿块的形态、大小，质地的软硬、光滑度，活动程度等，以辨脏腑虚实和邪气的痼结情况。

4. 叩法

医生用手叩击病人身体某部，使之震动而产生叩击音、波动感或震动感，以此确定病变的性质和程度的一种检查方法。叩击法有直接叩击法和间接叩击法两种。

（1）直接叩击法

医生用中指指尖或并拢的第2、3、4、5指的掌面轻轻地直接叩击或拍打按诊部位，通过听音响和叩击手指的感觉来判断病变部位的情况。

（2）间接叩击法

有拳掌叩击法和指指叩击法。

①拳掌叩击法：医生用左手掌平贴在病人的诊察部位，右手握成空拳叩击左手背，边叩边询问患者叩击部位的感觉，有无局部疼痛，医生根据病人感觉以及左手震动感，以推测病变部位、性质和程度。临床常用以诊察腹部和腰部疾病。

②指指叩击法：医生用左手中指第2指节紧贴病体需诊察的部位，其他手指稍微抬起，勿与体表接触，右手指自然弯曲，第2、4、5指微翘起，以中指指端叩击左手中指第

2 指节前端，叩击方向应与叩击部位垂直，叩时应用腕关节与掌指关节活动之力，指力要均匀适中，叩击动作要灵活、短促、富有弹性，叩击后右手中指应立即抬起，以免影响音响。此法病人可采取坐位或仰卧位，常用于对胸背腹及肋间的诊察，如两肋叩击音实而浊，多为悬饮之表现。

要点二　按诊的意义

按诊是切诊的重要组成部分，是诊法中不容忽视的一环。按诊不仅可以进一步确定望诊之所见，补充望诊之不足，而且亦可为问诊提示重点。

按诊对脘腹部疾病的诊断有着更为重要的作用，例如肠痈、癥瘕（肿瘤、肥气、肝积、肠覃、石瘕之类）等，通过按诊可以进一步探明疾病的部位、性质和程度，使其表现客观化，是临床诊断疾病不可缺少的一环。通过按压病人的有关部位，用以了解病变的寒热、虚实变化，以资助辨证诊断。

按诊简便易行，无创伤，无痛苦，在医学非常发达的今天仍不失它的实用价值。

细目二　按诊的内容

要点一　按虚里的内容及临床意义

1. 虚里的部位

虚里即心尖搏动处，位于左乳下第 4 ~ 5 肋间，乳头下稍内侧，当心脏收缩时，心尖向胸壁冲击而引起的局部胸壁的向外搏动，可用手指指尖触到。

2. 正常表现

虚里为诸脉之所宗。虚里按之应手，动而不紧，缓而不怠，动气聚而不散，节律清晰一致，一息 4 ~ 5 至，是心气充盛，宗气积于胸中的正常征象。

3. 按虚里的病理表现与临床意义

（1）虚里按之，其动微弱者为不及，是宗气内虚之征，或为饮停心包之支饮。

（2）搏动迟弱，或久病体虚而动数者，多为心阳不足。

（3）按之弹手，洪大而搏，或绝而不应者，是心肺气绝，属于危候。

（4）孕妇胎前产后，虚里动高者为恶候。

（5）虚损劳瘵之病，虚里日渐动高者为病进。

（6）虚里搏动数急而时有一止，为宗气不守。

（7）胸高而喘，虚里搏动散漫而数者，为心肺气绝之兆。

（8）虚里动高，聚而不散者，为热甚，多见于外感热邪、小儿食滞或痘疹将发之时。

（9）因惊恐、大怒或剧烈运动后，虚里动高，片刻之后即能平复如常不属病态；肥胖之人因胸壁较厚，虚里搏动不明显，亦属生理现象。

要点二　按脘腹的内容及临床意义

1. 按脘腹的凉热

（1）腹部按之肌肤凉而喜温者，属寒证。

（2）腹部按之肌肤灼热而喜凉者，属热证。

（3）按诊腹部皮肤温凉，对判断真热假寒证有非常重要的意义，无论患者四肢温凉与否，只要胸腹灼热，就基本可以断定疾病的实热本质。

2. 按腹部的紧张度

（1）正常人腹壁按之柔软，张力适度。

（2）全腹紧张度降低，触之松软无力，多见于久病重病之人，精气耗损，气血亏虚以及体弱年老之人和经产妇等。

（3）若全腹紧张度消失，多见于痿病和脊髓受损而导致腹肌瘫痪等。

（4）全腹高度紧张，状如硬板，常因急性胃肠穿孔或脏器破裂引起。

（5）右下腹紧张，多见于肠痈患者。

（6）湿热蕴结胆腑，胆汁淤滞者，可见右上腹紧张。

3. 腹满的虚实鉴别

（1）脘腹部按之手下饱满充实而有弹性、有压痛者，多为实满。

（2）若脘腹部虽然膨满，但按之手下虚软而缺乏弹性，无压痛者，多属虚满。

（3）脘腹部按之有形而胀痛，推之辘辘有声音，为胃中有水饮。

4. 鼓胀的鉴别

（1）腹部高度胀大，如鼓之状者，称为鼓胀。

（2）鉴别鼓胀类别时，医生两手分置于腹部两侧相对位置，一手轻轻叩拍腹壁，另一手则有波动感，按之如囊裹水者，为水鼓。

（3）一手轻轻叩拍腹壁，另一手无波动感，以手叩击如击鼓之膨膨然者，为气鼓。

（4）肥胖之人腹大如鼓，按之柔软，无脐突，无病证表现者，不属病态。

5. 癥瘕积聚的鉴别

（1）凡肿块推之不移，肿块痛有定处者，为癥积，病属血分。

（2）肿块推之可移，或痛无定处，聚散不定者，为瘕聚，病属气分。

（3）肿块大者为病深；形状不规则，表面不光滑者为病重。

（4）坚硬如实者为恶候。

（5）腹中结块，按之起伏聚散，往来不定，或按之形如条索状，久按转移不定，或按之手下如蚯蚓蠕动者，多为虫积。

（6）小腹部触及肿物，若触之有弹性，不能被推移，呈横置的椭圆或球形，按压时有压痛，有尿意，排空尿后肿物消失者，多系因积尿所致而胀大的膀胱。

（7）排空尿后小腹肿物不消，若系妇女停经后者，多为怀孕而胀大的胞宫；否则可能是石瘕等胞宫或膀胱的肿瘤。

6. 腹痛的虚实鉴别

（1）腹痛喜按，按之痛减，腹壁柔软者，多为虚证，常见的有脾胃气虚等。

（2）腹痛拒按，按之痛甚，并伴有腹部硬满者，多为实证，如饮食积滞、胃肠积热之阳明腑实、瘀血肿块等。

（3）局部肿胀拒按者，多为内痈。

（4）按之疼痛，固定不移，多为内有瘀血。

（5）按之胀痛，病处按此联彼者，为病在气分，多为气滞气闭。

7. 腹部压痛

（1）右季肋部压痛，见于肝、胆、右肾和升结肠的病变。

（2）上腹部压痛，见于肝、胆、胃、胰和横结肠病变。

（3）左季肋部压痛，见于脾、左肾、降结肠等病变。

（4）右腰部压痛，多见于肾和升结肠病变。

（5）脐部压痛，见于小肠、横结肠、输尿管病变。

（6）左腰部压痛，见于左肾、降结肠病变。

（7）下腹部压痛，常见于膀胱疾病、肠痈或女性生殖器官病变。

（8）左少腹作痛，按之累累有硬块者，多为肠中有宿粪。

（9）右少腹作痛而拒按，或出现"反跳痛"（按之局部有压痛，若突然移去手指，腹部疼痛加剧），或按之有包块应手者，常见于肠痈等病。

（10）妇女妊娠 3 个月后，一般可以在其小腹部触及胀大的胞宫；妊娠 5～6 个月时，胞宫底约与脐平；妊娠 7 个月时，胞宫底在脐上 3 横指；妊娠 9 个月至足月时，胞宫底在剑突下 2 横指。

（11）妊娠后腹形明显大于正常，皮肤光亮，按之胀满者，多为胎水肿满。

（12）腹形明显小于正常，而胎儿尚存活者，多为胎萎不张。

（13）在吸气时能触到 1/2 以上的肾脏，即可以诊断为肾下垂。

（14）当触及肾脏肿大时，多提示肾痈、肾盂积水或肾脏肿瘤。

（15）肾水、肾痺、肾著、肾痨、肾石等肾病患者，有的可以在肾区（肋脊角处）出现不同程度的叩击痛。

要点三　按肌肤的内容及临床意义

1. 诊寒热

按肌肤的寒热可了解人体阴阳的盛衰、表里虚实和邪气的性质。

（1）肌肤寒冷、体温偏低者为阳气衰少。

（2）肌肤冷而大汗淋漓、面色苍白、脉微欲绝者为亡阳之征象。

（3）肌肤灼热，体温升高者为阳气盛，多为实热证。

（4）若汗出如油，四肢肌肤尚温而脉躁疾无力者，为亡阴之征。

（5）身灼热而肢厥为阳热内盛，格阴于外所致，属真热假寒证。

（6）外感病汗出热退身凉，为表邪已解。

（7）皮肤无汗而灼热者，为热甚。

（8）身热初按热甚，久按热反转轻者为热在表；久按其热反甚者为热在里。

（9）肌肤初扪之不觉很热，但扪之稍久即感灼手者，称身热不扬。常兼头身困重，脘痞、苔腻等症。主湿热蕴结证。

(10) 局部病变通过按肌肤之寒热可辨证之阴阳。皮肤不热，红肿不明显者，多为阴证；皮肤灼热而红肿疼痛者，多为阳证。

2. 诊润燥滑涩

通过触摸患者皮肤的滑润和燥涩，可以了解汗出与否及气血津液的盈亏情况。

(1) 皮肤干燥者，尚未出汗。

(2) 干瘪者，为津液不足。

(3) 湿润者，身已出汗。

(4) 肌肤滑润者，为气血充盛。

(5) 肌肤枯涩者，为气血不足。

(6) 新病皮肤多滑润而有光泽，为气血未伤之表现。

(7) 久病肌肤枯涩者，为气血两伤；肌肤甲错者，多为血虚失荣或瘀血所致。

3. 诊疼痛

通过触摸肌肤疼痛的程度，可以分辨疾病的虚实。

(1) 肌肤濡软，按之痛减者，为虚证。

(2) 硬痛拒按者，为实证。

(3) 轻按即痛者，病在表浅。

(4) 重按方痛者，病在深部。

4. 诊肿胀

(1) 按之凹陷，举手不能即起者，为水肿。

(2) 按之凹陷，举手即起者，为气肿。

5. 诊疮疡

触按疮疡局部的凉热、软硬，来判断证之阴阳寒热。

(1) 肿硬不热者，属寒证。

(2) 肿处烙手而压痛者，属热证。

(3) 根盘平塌漫肿者，属虚证。

(4) 根盘收束而隆起者，属实证。

(5) 患处坚硬多无脓；边硬顶软的已成脓。

6. 诊尺肤

即触摸从肘部内侧至掌后横纹处之间的皮肤。根据其缓急、滑涩、寒热的情况，来判断疾病的性质。

(1) 尺肤热甚，其脉象洪滑数盛者，多为温热证。

(2) 尺肤凉，而脉象细小者，多为泄泻、少气。

(3) 按尺肤窅而不起者，多为风水。

(4) 尺肤粗糙如枯鱼之鳞者，多为精血不足，或脾阳虚衰、水饮不化之痰饮病。

要点四　按手足的内容及临床意义

诊手足寒温，对判断阳气存亡，推测疾病预后，具有重要意义。

1. 阳虚之证，四肢犹温，为阳气尚存；若四肢厥冷，多病情深重。

2. 手足俱冷者，为阳虚寒盛，属寒证。

3. 手足俱热者，多为阳盛热炽，属热证。

4. 热证见手足热者，属顺候；热证反见手足逆冷者，属逆候。

5. 手足心与手足背比较，若手足背热甚者，多为外感发热；手足心热甚者，多为内伤发热。

6. 手心热与额上热比较，若额上热甚于手心热者为表热；手心热甚于额上热者为里热。

要点五　按腧穴的内容及临床意义

按腧穴是按压身体的某些特定穴位，通过穴位的变化和反应来判断内脏某些疾病的方法。腧穴是脏腑经络之气转输之处，是内脏病变反映于体表的反应点。

1. 按腧穴的方法

按腧穴可据按诊需要，取坐位或卧（仰卧、俯卧、侧卧）位，医生用单手或双手的食指或拇指按压腧穴，若有结节或条索状物时，手指应在穴位处滑动按寻，进一步了解指下物的形态、大小、软硬程度、活动情况等。

按腧穴要注意发现穴位上是否有结节或条索状物，有无压痛或其他敏感反应，然后结合望、闻、问诊所得的资料综合分析，以判断疾病。

2. 按腧穴的临床表现

正常腧穴按压时有酸胀感，无压痛，无结节或条索状物，无异常感觉和反应。腧穴的病理反应，则有明显压痛，或有结节，或有条索状物，或其他敏感反应等。

3. 诊断脏腑病变的常用腧穴

（1）肺病：中府、肺俞、太渊。

（2）心病：巨阙、膻中、大陵。

（3）肝病：期门、肝俞、太冲。

（4）脾病：章门、太白、脾俞。

（5）肾病：气海、太溪。

（6）大肠病：天枢、大肠俞。

（7）小肠病：关元。

（8）胆病：日月、胆俞。

（9）胃病：胃俞、足三里。

（10）膀胱病：中极。

4. 诊断疾病的特定穴位

（1）天枢：急泻、久泻、大瘕泻。

（2）定志：痫病。

（3）肾俞、环跳：腰痹、偏痹。

（4）生殖点、肾俞：精癃、精浊。

（5）大肠俞、孔最：痔疾、脾约。

(6) 阑尾穴（上巨虚穴下1~2寸处）：肠痈。

(7) 大杼、天宗：项痹。

(8) 肩俞、天宗：肩痹。

(9) 胆囊点：胆瘅、胆胀。

(10) 肺俞、中府：肺病。

(11) 肝俞、期门：肝病。

（陆小左　魏红）

第七单元　八纲辨证

八纲：指表、里、寒、热、虚、实、阴、阳八个纲领。

根据病情资料，运用八纲进行分析综合，从而辨别疾病现阶段病变部位的浅深、病情性质的寒热、邪正斗争的盛衰和病证类别的阴阳，以作为辨证纲领的方法，称为八纲辨证。

细目一　八纲基本证候

要点一　表里证候的临床表现及鉴别要点

表证指六淫、疫疠等邪气，经皮毛、口鼻侵入机体的初期阶段，正（卫）气抗邪于肌表浅层，以新起恶寒发热为主要表现的轻浅证候。

里证指病变部位在内，脏腑、气血、骨髓等受病所反映的证候。

1. 表证与里证的临床表现

(1) 表证的临床表现

表证常见的临床表现有新起恶风寒，或恶寒发热，头身疼痛，喷嚏，鼻塞，流涕，咽喉痒痛，微有咳嗽、气喘，舌淡红，苔薄，脉浮。

表证是正气抗邪于外的表现，一般以新起恶寒，或恶寒发热并见，脉浮，内部脏腑的症状不明显为共同特征。多见于外感病初期，具有起病急、病位浅、病程短的特点。

(2) 里证的临床表现

里证的范围极为广泛，其临床表现多种多样，概而言之，凡非表证（及半表半里证）的特定证候，一般都属里证的范畴，即所谓“非表即里”。其证候特征是无新起恶寒发热并见，以脏腑症状为主要表现。

里证可见于外感疾病的中、后期阶段，或为内伤疾病。不同的里证，可表现为不同的证候，故很难用几个症状全面概括，但其基本特征是一般病情较重，病位较深，病程较长。

2. 表证与里证的鉴别要点

表证和里证的辨别，主要审察寒热症状，内脏证候是否突出，舌象、脉象等的变化。《医学心悟·寒热虚实表里阴阳辨》说：“一病之表里，全在发热与潮热，恶寒与恶热，头痛与腹痛，鼻塞与口燥，舌苔之有无，脉之浮沉以分之。假如发热恶寒，头痛鼻塞，舌上无苔（或作薄白），脉息浮，此表也；如潮热恶热，腹痛口燥，舌苔黄黑，脉息沉，此里也。”可作为辨别表里证的参考。

（1）外感病中，发热恶寒同时并见者属表证；但热不寒或但寒不热者属里证；寒热往来者属半表半里证。

（2）表证以头身疼痛，鼻塞或喷嚏等为常见症状，内脏证候不明显；里证以内脏证候如咳喘、心悸、腹痛、呕泻之类的表现为主症，鼻塞、头身痛等非其常见症状；半表半里证则有胸胁苦满等特有表现。

（3）表证及半表半里证的舌苔变化不明显，里证舌苔多有变化；表证多见浮脉，里证多见沉脉或其他多种脉象。

（4）辨表里证尚应参考起病的缓急、病情的轻重、病程的长短等。

要点二　寒热证候的临床表现及鉴别要点

寒证指感受寒邪，或阳虚阴盛，导致机体功能活动衰退所表现的具有冷、凉特点的证候。

热证指感受热邪，或脏腑阳气亢盛，或阴虚阳亢，导致机体机能活动亢进所表现的具有温、热特点的证候。

1. 寒证与热证的临床表现

（1）寒证的临床表现

寒证常见的临床表现有恶寒，畏寒，冷痛，喜暖，口淡不渴，肢冷踡卧，痰、涎、涕清稀，小便清长，大便稀溏，面色白，舌淡，苔白而润，脉紧或迟等。

（2）热证的临床表现

热证常见的临床表现有发热，恶热喜冷，口渴欲饮，面赤，烦躁不宁，痰、涕黄稠，小便短黄，大便干结，舌红，苔黄燥少津，脉数等。

2. 寒证与热证的鉴别要点

寒证与热证的鉴别，应对疾病的全部表现进行综合观察，尤其是恶寒发热、对寒热的喜恶、口渴与否、面色的赤白、四肢的温凉、二便、舌象、脉象等，是辨别寒证与热证的重要依据。《医学心悟·寒热虚实表里阴阳辨》说：“一病之寒热，全在口渴与不渴，渴而消水与不消水，饮食喜热与喜冷，烦躁厥逆，溺之长短赤白，便之溏结，脉之迟数以分之。假如口渴而能消水，喜冷饮食，烦躁，溺短赤，便结，脉数，此热也；假如口不渴，或假渴而不能消水，喜饮热汤，手足厥冷，溺清长，便溏，脉迟，此寒也。”可作为辨别寒热证的参考。

寒证与热证的鉴别

	寒证	热证
寒热喜恶	恶寒喜温	恶热喜凉
口渴	不渴	渴喜冷饮
面色	白	红

续表

	寒证	热证
四肢	冷	热
大便	稀溏	秘结
小便	清长	短赤
舌象	舌淡苔白润	舌红苔黄
脉象	迟或紧	数

要点三 虚实证候的临床表现及鉴别要点

虚证指人体阴阳、气血、津液、精髓等正气亏虚，而邪气不著，表现为不足、松弛、衰退特征的各种证候。

实证指人体感受外邪，或疾病过程中阴阳气血失调，体内病理产物蓄积，以邪气盛、正气不虚为基本病理，表现为有余、亢盛、停聚特征的各种证候。

1. 虚证与实证的临床表现

（1）虚证的临床表现

一般久病、势缓者多虚证，耗损过多者多虚证，体质素弱者多虚证。由于各种虚证的表现极不一致，各脏腑虚证的表现更是各不相同，所以很难用几个症状全面概括。

（2）实证的临床表现

一般新起、暴病者多实证，病情急剧者多实证，体质壮实者多实证。由于感受邪气的性质及致病特点的差异，以及病邪侵袭、停积部位的不同，实证的证候表现各不相同，所以很难以哪几个症状作为实证的代表。

2. 虚证与实证的鉴别要点

虚实证候主要可从病程、病势、体质、症状、舌脉等方面加以鉴别。

虚证与实证的鉴别

	虚 证	实 证
病程	长（久病）	短（新病）
体质	多虚弱	多壮实
精神	萎靡	兴奋
声息	声低息微	声高气粗
疼痛	喜按	拒按
胸腹胀满	按之不痛，胀满时减	按之疼痛，胀满不减
发热	五心烦热，午后微热	蒸蒸壮热
恶寒	畏寒，得衣近火则减	恶寒，添衣加被不减
舌象	质嫩，苔少或无苔	质老，苔厚腻
脉象	无力	有力

要点四　阴阳证候的临床表现及鉴别要点

阴证凡见抑制、沉静、衰退、晦暗等表现的里证、寒证、虚证，以及症状表现于内的、向下的、不易发现的，或病邪性质为阴邪致病、病情变化较慢等，均属阴证范畴。

阳证凡见兴奋、躁动、亢进、明亮等表现的表证、热证、实证，以及症状表现于外的、向上的、容易发现的，或病邪性质为阳邪致病、病情变化较快等，均属阳证范畴。

1. 阴证与阳证的临床表现

（1）阴证的临床表现

阴证的特征性表现有：面色苍白或暗淡，精神萎靡，身重踡卧，畏冷肢凉，倦怠无力，语声低怯，纳差，口淡不渴，小便清长或短少，大便溏泻气腥，舌淡胖嫩，脉沉迟、微弱、细。

（2）阳证的临床表现

阳证的特征性表现有：面色赤，恶寒发热，肌肤灼热，烦躁不安，语声高亢，呼吸气粗，喘促痰鸣，口干渴饮，小便短赤涩痛，大便秘结奇臭，舌红绛，苔黄黑生芒刺，脉浮数、洪大、滑实。

2. 阴证与阳证的鉴别要点

阴证与阳证的鉴别，其要点可见于表里、寒热、虚实证候的鉴别之中，亦可从四诊角度进行对照鉴别。

阴证与阳证的鉴别

四诊	阴　证	阳　证
问	恶寒畏冷，喜温，食少乏味，不渴或喜热饮，小便清长或短少，大便溏泻气腥	身热，恶热，喜凉，恶食，心烦，口干渴引饮，小便短赤涩痛，大便干硬，或秘结不通，或有奇臭
望	面色苍白或暗淡，身重踡卧，倦怠无力，精神萎靡，舌淡胖嫩，舌苔润滑	面色潮红或通红，狂躁不安，口唇燥裂，舌红绛，苔黄燥或黑而生芒刺
闻	语声低微，静而少言，呼吸怯弱，气短	语声壮厉，烦而多言，呼吸气粗，喘促痰鸣
切	腹痛喜按，肢凉，脉沉、细、迟、无力等	腹痛拒按，肌肤灼热，脉浮、洪、数、大、滑、有力等

细目二　八纲证候间的关系

八纲证候间的关系，主要可归纳为证候相兼、证候错杂、证候转化、证候真假四个方面。

要点一　证候相兼的内容

广义的证候相兼，指各种证候的相兼存在。本处所指为狭义的证候相兼，即在疾病某一阶段，其病位无论是在表还是在里，在病情性质上没有寒与热、虚与实等相反的证候存在。

临床常见的八纲相兼证候有表实寒证、表实热证、里实寒证、里实热证、里虚寒证、里虚热证等，其临床表现一般是有关纲领证候的相加。如恶寒重发热轻，头身疼痛，无汗，脉浮紧等，为表实寒证；五心烦热，盗汗，口咽干燥，颧红，舌红少津，脉细数等，为里虚热证。

所谓表虚，主要是指卫表（阳）不固证（偏于虚寒），然而以往常将表证有汗出者，称之为“表虚”，表证无汗者，称之为“表实”，其实表证的有无汗出，只是在外邪的作用下，毛窍的闭与未闭，是邪正相争的不同反应，毛窍未闭、肌表疏松而有汗出，不等于疾病的本质属虚。

要点二　证候错杂的内容

证候错杂指疾病的某一阶段，不仅表现为病位的表里同时受病，而且呈现寒、热、虚、实性质相反的证候。

八纲中表里寒热虚实的错杂关系，可以表现为表里同病、寒热错杂、虚实夹杂，临床辨证应对其进行综合分析。证候间的错杂关系有四种情况：第一类是表里同病而寒热虚实性质并无矛盾，如表里实寒证；第二类是表里同病，寒热性质相同，但虚实性质相反的证候，如表实寒里虚寒证；第三类是表里同病，虚实性质相同，但寒热性质相反的证候，如表实寒里实热证，即“寒包火”证；第四类是表里同病，而寒与热、虚与实的性质均相反的证候，临床上除可有表实寒里虚热证外，其余组合则极少见到。

要点三　证候转化的内容

证候转化指疾病在其发展变化过程中，其病位、病性，或邪正盛衰的状态发生变化，由一种证候转化为对立的另一种证候。证候的转化包括表里出入、寒热转化、虚实转化。

1. 表里出入

表里出入是指病情表与里的相互转化，或病情由表入里而转化为里证，或病邪由里出表而有出路。一般而言，这种病位上的变化，由表入里多提示病情转重，由里出表多预示病情减轻。掌握病势的表里出入变化，对于预测疾病的发展与转归，及时改变治法，及时截断、扭转病势，或因势利导，均具有重要意义。

（1）由表入里：指证候由表证转化为里证，即表证入里。表明病情由浅入深，病势发展。

（2）由里出表：指在里的病邪有向外透达所表现的证候。表明邪有出路，病情有向愈的趋势。

2. 寒热转化

指疾病的寒热性质发生相反的转变。寒证化热示阳气旺盛，热证转寒示阳气衰惫。

（1）寒证化热：指原为寒证，后出现热证，而寒证随之消失。

寒证化热常见于外感寒邪未及时发散，而机体阳气偏盛，阳热内郁到一定程度，寒邪化热，形成热证；或是寒湿之邪郁遏，而机体阳气不衰，由寒而化热；或因使用温燥之品太过，亦可使寒证转化为热证。如寒湿痹病，初为关节冷痛、重着、麻木，病程日久，或过服温燥药物，而变成患处红肿灼痛；哮病因寒引发，痰白稀薄，久之见舌红苔黄，痰黄而稠；痰湿凝聚的阴疽冷疮，其形漫肿无头、皮色不变，以后转为红肿热痛而成脓等，均属寒证转化为热证。

（2）热证转寒：指原为热证，后出现寒证，而热证随之消失。

热证转寒常见于邪热毒气严重的情况之下，或因失治、误治，以致邪气过盛，耗伤正气，正不胜邪，机能衰败，阳气耗散，故而转为虚寒证，甚至出现亡阳的证候。如疫毒痢初期，高热烦渴，舌红脉数，泻利不止，若急骤出现四肢厥冷、面色苍白、脉微，或病程日久，进而表现出畏冷肢凉，面白舌淡，皆是由热证转化为寒证。

3. 虚实转化

指疾病的虚实性质发生相反的转变。提示邪与正之间的盛衰关系出现了本质性的变化。实证转虚为疾病的一般规律；虚证转实常常是证候的虚实夹杂。

（1）实证转虚：指原先表现为实证，后来表现为虚证。提示病情发展。

实证转虚，是邪正斗争的趋势，或是正气胜邪而向愈，或是正不胜邪而迁延，故病情日久，或失治误治，正气伤而不足以御邪，皆可形成实证转化为虚证。如本为咳嗽吐痰、息粗而喘、苔腻脉滑，久之见气短而喘、声低懒言、面白、舌淡、脉弱；或初期见高热、口渴、汗多、脉洪数，后期见神疲嗜睡、食少、咽干、舌嫩红无苔、脉细数等，均是邪虽去而正已伤，由实证转化为虚证。

（2）虚证转实：指正气不足，脏腑功能衰退，组织失却濡润充养，或气机运化迟钝，以致气血阻滞，病理产物蓄积，邪实上升为矛盾的主要方面，而表现以实为主的证候。

虚证转实，实际上是因虚而致实，故并非病势向好的方向转变，而是提示病情发展。如心阳气虚日久，温煦无能，推运无力，则可血行迟缓而成瘀，在原有心悸、气短、脉弱等心气虚证的基础上，而后出现心胸绞痛、唇舌紫暗、脉涩等症，则是心血瘀阻证，血瘀之实已超过心气之虚，可视作虚证转实。

要点四　证候真假的内容及鉴别

某些疾病在病情的危重阶段，可以出现一些与疾病本质相反的“假象”，掩盖着病情的真象。所谓“真”，是指与疾病内在本质相符的证候；所谓“假”，是指疾病表现出某些不符合常规认识的假象，即与病理本质所反映的常规证候不相应的某些表现。证候真假的内容主要包括寒热真假与虚实真假。其鉴别主要指真寒假热与真热假寒的鉴别以及真虚假实与真实假虚的鉴别。

1. 寒热真假的内容

当病情发展到寒极或热极的时候，有时会出现一些与其寒、热本质相反的“假象”症状或体征，即所谓真寒假热、真热假寒。

（1）真热假寒

指内有真热而外见某些假寒的“热极似寒”证候。其临床表现有四肢凉甚至厥冷，神志昏沉，面色紫暗，脉沉迟；身热，胸腹灼热，口鼻气灼，口臭息粗，口渴引饮，小便短黄，舌红苔黄而干，脉有力。

由于邪热内盛，阳气郁闭于内而不能布达于外，故可表现出四肢凉甚至厥冷、脉沉迟等类似阴证的假寒现象；邪热内闭，气血不畅，故见神志昏沉、面色紫暗；热邪内蕴，伤津耗液，故见身热、胸腹灼热、口鼻气灼、口臭息粗、口渴引饮、小便短黄、舌红苔黄而干、脉有力等实热证的表现。

真热假寒证常有热深厥亦深的特点，故可称作热极肢厥证，古代亦有称阳盛格阴证者。

（2）真寒假热

指内有真寒而外见某些假热的“寒极似热”证候。其临床表现有自觉发热，欲脱衣揭被，触之胸腹无灼热，下肢厥冷；面色浮红如妆，非满面通红；神志躁扰不宁，疲乏无力；口渴但不欲饮；咽痛而不红肿；脉浮大或数，按之无力；便秘而便质不燥，或下利清谷；小便清长，或尿少浮肿，舌淡，苔白。

由于阳气虚衰，阴寒内盛，逼迫虚阳浮游于上、格越于外，故可表现为自觉发热，欲脱衣揭被，面色浮红如妆，躁扰不宁，口渴咽痛，脉浮大或数等颇似阳热证的表现。但因其本质为阳气虚衰，肢体失其温煦，水液不得输布、气化，故触之胸腹必然无灼热，且下肢厥冷，口渴而不欲饮，咽部不红肿，面色亦不会满面通红，并见疲乏无力，小便清长，或尿少而浮肿，便质不燥，甚至下利清谷，脉按之无力，舌淡，苔白等里虚寒的证候，故可知其所现“热”症为假象。

真寒假热的实际是阳虚阴盛而阳气浮越，故又称虚阳浮越证，古代亦有称阴盛格阳证、戴阳证者。

2. 寒热真假的鉴别

辨别寒热证候的真假，应以表现于内部、中心的症状为准、为真，肢末、外部的症状是现象，可能为假象，故胸腹的冷热是辨别寒热真假的关键，胸腹灼热者为热证，胸腹部冷而不灼热者为寒证。

对于寒热真假的辨别，《温疫论·论阳证似阴》指出：“捷要辨法，凡阳证似阴，外寒而内必热，故小便血赤；凡阴证似阳者，格阳之证也，上（外）热下（内）寒，故小便清白。但以小便赤白为据，以此推之，万不失一。”确为经验之谈。

3. 虚实真假的内容

虚证与实证，都有真假疑似的情况。《内经知要》所谓“至虚有盛候”、“大实有羸状”，就是指证候的虚实真假。

（1）真实假虚

指本质为实证，反见某些虚羸现象的证候。其临床表现可有神情默默，倦怠懒言，身体羸瘦，脉象沉细等表现。但虽默默不语却语时声高气粗；虽倦怠乏力却动之觉舒；肢体羸瘦而腹部硬满拒按；脉沉细而按之有力。

由于热结肠胃、痰食壅积、湿热内蕴、瘀血停蓄等，邪气大积大聚，以致经脉阻滞，气血不能畅达，因而表现出神情默默、倦怠懒言、身体羸瘦、脉象沉细等类似虚证的假象。但病变的本质属实，故虽默默不语却语时声高气粗，虽倦怠乏力却动之觉舒，虽肢体羸瘦而腹部硬满拒按，脉虽沉细却按之有力。因此，《顾氏医镜》云：“聚积在中，按之则痛，色红气粗，脉来有力，实也；甚则默默不欲语，肢体不欲动，或眩晕昏花，或泄泻不实，是大实有羸状。”

（2）真虚假实

指本质为虚证，反见某些盛实现象的证候。其临床表现可有腹部胀满，呼吸喘促，或二便闭涩，脉数等表现。但腹虽胀满而有时缓解，或触之腹内无肿块而喜按；虽喘促但气短息弱；虽大便闭塞而腹部不甚硬满；虽小便不利但无舌红口渴等症。并有神疲乏力，面色萎黄或淡白，舌淡胖嫩，脉虚弱等症。

真虚假实多为脏腑虚衰，气血不足，运化无力，气机不畅，故可出现腹部胀满、呼吸喘促、二便闭塞等类似实证的假象。但其本质属虚，故腹部胀满而有时缓解，或内无肿块而喜按，可知并非实邪内积，而是脾虚不运所致；喘促而气短息弱，可知并非邪气壅滞、肺失宣降，而是肺肾气虚、摄纳无权之故；大便闭塞而腹部不甚硬满，系阳气失其温运之能而腑气不行的表现；阳气亏虚而不能气化水液，或肾关开阖不利，可表现为小便不通；神疲乏力，面色萎黄或淡白，舌淡胖嫩，脉虚弱，更是正气亏虚的本质表现。因此，《顾氏医镜》云："心下痞痛，按之则止，色悴声短，脉来无力，虚也；甚则胀极而不得食，气不舒，便不利，是至虚有盛候。"

4. 虚实真假的鉴别

虚实真假的辨别，关键在于脉象的有力无力、有神无神，其中尤以沉取之象为真谛；其次是舌质的嫩胖与苍老，言语呼吸的高亢粗壮与低怯微弱；病人的体质状况、病之新久、治疗经过等，也是辨析的依据。

（陆小左　魏红）

第八单元　病性辨证

细目一　六淫辨证

要点　风淫证候、寒淫证候、暑淫证候、湿淫证候、燥淫证候、火淫证候的临床表现及意义

1. 风淫证

风淫证指风邪侵袭人体肌表、经络，卫外功能失常，表现出符合"风"性特征的证候。

（1）临床表现

恶风寒，微发热，汗出，苔薄白，脉浮缓。或有鼻塞、流清涕、喷嚏；或伴咽喉痒痛、咳嗽；或为突发皮肤瘙痒、丘疹；或为突发肌肤麻木、口眼㖞斜；或肢关节游走作痛；或新起面睑、肢体浮肿等。

（2）意义

风为阳邪，其性开泄，易袭阳位，善行而数变，常兼夹其他邪气为患。故风淫证具有发病迅速，变化快，游走不定的特点。由于风邪侵袭的部位及兼夹的邪气不同，风淫证常见风邪袭表、风邪犯肺、风客肌肤、风中经络、风毒窜络、风胜行痹、风水相搏证等。

风邪袭表，肺卫失调，腠理疏松，卫气不固，则具有恶寒发热、脉浮等表证的特征症状，并以汗出、恶风、脉浮缓为特点，是为风邪袭表证；外邪易从肺系而入，风邪侵袭肺系，肺气失宣，鼻窍不利，则见咳嗽、咽喉痒痛、鼻塞、流清涕或喷嚏等症，而为风邪犯肺证。

风邪侵袭肌腠，邪气与卫气搏击于肌表，则见皮肤瘙痒、丘疹，从而形成风客肌肤证。风邪或风毒侵袭经络、肌肤，经气阻滞，肌肤麻痹，则可出现肌肤麻木、口眼㖞斜等症，是为风邪中络证。风与寒湿合邪，侵袭筋骨关节，阻痹经络，则见肢体关节游走疼痛，从而形成风胜行痹证。风邪侵犯肺卫，宣降失常，通调水道失职，则见突起面睑、肢体浮肿，是为风水相搏证。

2. 寒淫证

寒淫证指寒邪侵袭机体，阳气被遏，以恶寒甚、无汗、头身或胸腹疼痛、苔白、脉弦紧等为主要表现的实寒证候。

（1）临床表现

恶寒重，或伴发热，无汗，头身疼痛，鼻塞或流清涕，脉浮紧。或见咳嗽、哮喘、咯稀白痰；或为脘腹疼痛、肠鸣腹泻、呕吐；或为肢体厥冷、局部拘急冷痛等；或口不渴，小便清长，面色白甚或青，舌苔白，脉弦紧或脉伏。

（2）意义

寒淫证主要是因感受阴寒之邪所致。寒为阴邪，具有凝滞、收引、易伤阳气的特性。寒淫证有伤寒证和中寒证之分，两者在病因、病位、证候表现、病机等方面有异有同。

伤寒证是指寒邪外袭于肌表，阻遏卫阳，阳气抗邪于外所表现的表实寒证，又称外寒证、表寒证、寒邪束表证、太阳表实证、太阳伤寒证等。寒邪袭表，郁闭肌肤，阳气失却温煦，故见恶寒、头身疼痛、无汗、苔白、脉浮紧等症。

中寒证是指寒邪直接内侵脏腑、气血，遏制及损伤阳气，阻滞脏腑气机和血液运行所表现的里实寒证，又称内寒证、里寒证等。寒邪客于不同脏腑，可有不同的证候特点：寒邪客肺，肺失宣降，故见咳嗽、哮喘、咯稀白痰等症；寒滞胃肠，使胃肠气机失常，运化不利，则见脘腹疼痛、肠鸣腹泻、呕吐等症。

寒邪常与风、湿、燥、痰、饮等邪共存，而表现为风寒证、寒湿证、凉燥证、寒痰证、寒饮证等。寒邪侵袭，常可形成寒凝气滞证、寒凝血瘀证，耗伤阳气则可演变成虚寒证，甚至导致亡阳。

3. 暑淫证

暑淫证指感受暑热之邪，耗气伤津，以发热口渴、神疲气短、心烦头晕、汗出、小便短黄、舌红苔黄干等为主要表现的证候。

（1）临床表现

发热恶热，汗出，口渴喜饮，气短，神疲，肢体困倦，小便短黄，舌红，苔白或黄，脉虚数。或发热，猝然昏倒，汗出不止，气喘，甚至昏迷、惊厥、抽搐等；或见高热，神昏，胸闷，腹痛，呕恶，无汗等。

（2）意义

本证因感受暑热之邪所致。暑为阳邪，具有暑性炎热升散，耗气伤津，易夹湿邪等致病特点。

由于暑性炎热升散，故见发热恶热，汗出多；暑邪耗气伤津，而见口渴喜饮，气短神疲，尿短黄等症；暑夹湿邪，阻碍气机，故见肢体困倦，苔白或黄；暑闭心神，引动肝风，则见神昏，甚至猝然昏倒、昏迷、惊厥、抽搐；暑闭气机，心胸气滞而见胸闷；脾胃运化失司，气机升降失调，则表现为腹痛、呕恶；肺气闭阻，玄府不通，则为无汗、气喘。

4. 湿淫证

湿淫证指感受外界湿邪，或体内水液运化失常而形成湿浊，阻遏气机与清阳，以身体困重、肢体酸痛、腹胀腹泻、纳呆、苔滑、脉濡等为主要表现的证候。

（1）临床表现

头昏沉如裹，嗜睡，身体困重，胸闷脘痞，口腻不渴，纳呆，恶心，肢体关节、肌肉酸痛，大便稀，小便混浊。或为局部渗漏湿液，或皮肤出现湿疹、瘙痒，妇女可见带下量多，面色晦垢，舌苔滑腻，脉濡缓或细等。

（2）意义

湿淫证既可因外湿侵袭，如淋雨下水、居处潮湿、冒受雾露等而形成，又可因脾失健运，水液不能正常输布而化为湿浊，或多食油腻、嗜酒饮冷等而湿浊内生所致。

湿为阴邪，具有阻遏气机，损伤阳气，黏滞缠绵，重浊趋下等致病特点。湿邪阻滞气机，困遏清阳，故湿淫证以困重、闷胀、酸楚、腻浊、脉濡缓或细等为证候特点。外湿、内湿在证候表现上，有一定的差异，外湿以肢体困重、酸痛为主，或见皮肤湿疹、瘙痒，或有恶寒微热，病位偏重于体表，是因湿郁于肌表，阻滞经气所致；内湿以脘腹痞胀、纳呆、恶心、便稀等为主，病位多偏重于内脏，是因湿邪阻滞气机，脾胃运化失调所致。

5. 燥淫证

燥淫证指外界气候干燥，耗伤津液，以皮肤、口鼻、咽喉干燥等为主要表现的证候。

（1）临床表现

皮肤干燥甚至皲裂、脱屑，口唇、鼻孔、咽喉干燥，口渴饮水，舌苔干燥，大便干燥，或见干咳少痰，痰黏难咯，小便短黄，脉象偏浮等。

燥邪具有干燥，伤津耗液，损伤肺脏等致病特点，有凉燥与温燥之分。除以上临床表现外，凉燥常有恶寒发热，无汗，头痛，脉浮缓或浮紧等表寒症状；温燥常见发热有汗，咽喉疼痛，心烦，舌红，脉浮数等表热症状。

（2）意义

燥淫证是秋天的常见证候，有明显的季节性。发于初秋气温者为温燥，发于深秋气凉者为凉燥。

燥邪侵袭，易伤津液，而与外界接触的皮肤、清窍和肺系首当其冲，所以燥淫证的证候主要表现为皮肤、口唇、鼻孔、咽喉、舌苔干燥，干咳少痰等症；大便干燥，小便短黄，口渴饮水，系津伤自救的表现。由于燥淫证主要是感受外界燥邪所致，所以除了“干燥”的证候以外，还有“表证”的一般表现，如轻度恶寒或发热、脉浮等。

6. 火热证

火热证指外感火热邪毒，阳热内盛，以发热、口渴、胸腹灼热、面红、便秘、尿黄、舌红苔黄而干、脉数或洪等为主要表现的证候。

（1）临床表现

发热恶热，烦躁，口渴喜饮，汗多，大便秘结，小便短黄，面色赤，舌红或绛，苔黄干燥或灰黑，脉数有力（洪数、滑数、弦数等）。甚者或见神昏、谵语、惊厥、抽搐、吐血、衄血、痈肿疮疡等。

（2）意义

本证多因外界阳热之邪侵袭，或过食辛辣燥热之品，或寒湿等邪气郁久化热，或情志过极而化火，脏腑气机过旺等所致。火为阳邪，具有炎上，耗气伤津，生风动血，易致肿疡等特性。

阳热之气过盛，火热燔灼急迫，气血沸涌，则见发热恶热，颜面色赤，舌红或绛，脉数有力；热扰心神，则见烦躁不安；邪热迫津外泄，则汗多；阳热之邪耗伤津液，则见口渴喜饮，大便秘结，小便短黄等。

由火热所导致的病理变化，最常见者为伤津耗液，甚至亡阴；火热迫血妄行可见各种出血；火热使局部气血壅聚，血肉腐败而形成痈肿脓疡；火热炽盛可致肝风内动，则见抽搐、惊厥；火热闭扰心神，则见神昏谵语等，其中不少为危重证候。

细目二　阴阳虚损辨证

要点一　阳虚证、阴虚证的临床表现及意义

1. 阳虚证

指体内阳气亏损，机体失却温养，推动、蒸腾、气化等作用减退，以畏冷肢凉为主要表现的虚寒证候。

（1）临床表现

畏冷，肢凉，口淡不渴，或喜热饮，或自汗，小便清长或尿少不利，大便稀薄，面色白，舌淡胖，苔白滑，脉沉迟（或为细数）无力。可兼有神疲、乏力、气短等气虚的表现。

（2）意义

本证多因久病损伤，阳气亏虚，或气虚进一步发展；久居寒凉之处，或过服寒凉清苦之品，阳气逐渐耗伤；年高而命门之火渐衰所致。

由于阳气亏虚，机体失却温煦，不能抵御阴寒之气，而寒从内生，故见畏冷肢凉等一派虚寒的证候；阳气不能蒸腾、气化水液，则见便溏、尿清或尿少不利、舌淡胖等症；阳虚水湿不化，则口淡不渴；阳虚不能温化和蒸腾津液上承，则可见渴喜热饮。

阳虚可见于许多脏器组织的病变，临床常见心阳虚证、脾阳虚证、胃阳虚证、肾阳虚证、胞宫（精室）虚寒证以及虚阳浮越证等，并表现有各自脏器的证候特征。

阳虚证易与气虚同存，即阳气亏虚证；阳虚则寒，必有寒象并易感寒邪；阳虚可发展演变成阴虚（即阴阳两虚）和亡阳；阳虚可导致气滞、血瘀、水泛，产生痰饮等病理变化。

2. 阴虚证

指体内阴液亏少而无以制阳，滋润、濡养等作用减退，以咽干、五心烦热、脉细数等

为主要表现的虚热证候。

(1) 临床表现

形体消瘦，口燥咽干，两颧潮红，五心烦热，潮热，盗汗，小便短黄，大便干结，舌红少津或少苔，脉细数等。

(2) 意义

本证多因热病之后，或杂病日久，伤耗阴液；情志过极，火邪内生，久而伤及阴精；房事不节，耗伤阴精；过服温燥之品，使阴液暗耗所致。

阴液亏少，则机体失却濡润滋养，同时由于阴不制阳，则阳热之气相对偏旺而生内热，故表现为一派虚热、干燥不润、虚火内扰的证候。

阴虚证可见于多个脏器组织的病变，常见肺阴虚证、心阴虚证、胃阴虚证、肝阴虚证、肾阴虚证等，并表现出各自脏器的证候特征。

阴虚可与气虚、血虚、阳虚、阳亢、精亏、津液亏虚以及燥邪等证候同时存在，或互为因果，表现为气阴亏虚证、阴血亏虚证、阴阳两虚证、阴虚阳亢证、阴精亏虚证、阴津（液）亏虚证、阴虚燥热证等。阴虚进而可发展成阳虚、亡阴，阴虚可导致动风、气滞、血瘀、水停等病理变化。

要点二　亡阳证、亡阴证的临床表现、鉴别要点及意义

1. 亡阳证

指体内阳气极度衰微而欲脱，以冷汗、肢厥、面白、脉微等为主要表现的危重证候。

(1) 临床表现

冷汗淋漓，汗质稀淡，神情淡漠，肌肤不温，手足厥冷，呼吸气弱，面色苍白，舌淡而润，脉微欲绝等。

(2) 意义

亡阳一般是在阳气由虚而衰基础上的进一步发展，但亦可因阴寒之邪极盛而致阳气暴伤，或因大汗、失精、大失血等阴血消亡而阳随阴脱，或因剧毒刺激、严重外伤、瘀痰阻塞心窍等而使阳气暴脱所致。

由于阳气极度衰微而欲脱，失却温煦、固摄、推动之能，故见冷汗、肢厥、面色苍白、神情淡漠、气息微弱、脉微等垂危病状。

2. 亡阴证

指体内阴液严重耗损而欲竭，以身灼烦渴、唇焦面赤、脉数疾、汗出如油为主要表现的危重证候。

(1) 临床表现

汗热味咸而黏，如珠如油，身灼肢温，虚烦躁扰，恶热，口渴饮冷，皮肤皱瘪，小便极少，面赤颧红，呼吸急促，唇舌干燥，脉细数疾等。

(2) 意义

亡阴可以是在病久而阴液亏虚基础上的进一步发展，也可因壮热不退、大吐大泻、大汗不止、大量出血、严重烧伤致阴液暴失而成。

由于阴液欲绝，阴不能制阳，故见脉细数疾，身灼烦渴，面赤唇焦，呼吸急促等阴竭

阳盛的证候，阳热逼迫欲绝之阴津外泄，故见汗出如油。

3. 亡阳证与亡阴证的鉴别

亡阳证与亡阴证均在疾病的危重阶段，突然大汗淋漓，必须及时、准确地辨识。根据汗质的稀冷如水或黏热如油，结合病情，身凉或身灼、四肢厥逆或温和、面白或面赤、脉微或数疾等，一般不难辨别。

亡阳证与亡阴证的鉴别

证名	汗出	寒热	四肢	面色	气息	口渴	舌象	脉象
亡阳	汗冷清稀	身冷畏寒	厥冷	苍白	微弱	不渴或渴喜热饮	白润	脉微欲绝
亡阴	汗热黏稠	身热恶热	温暖	面赤颧红	息粗	渴喜冷饮	红干	脉细数疾而无力

细目三　辨气血类证候

要点一　气虚类证的临床表现及意义

1. 气虚证

指元气不足，气的推动、固摄、防御、气化等功能减退，或脏器组织的功能减退，以气短、乏力、神疲、脉虚等为主要表现的虚弱证候。

（1）临床表现

气短声低，少气懒言，精神疲惫，体倦乏力，舌质淡嫩，脉虚，或有头晕目眩，自汗，动则诸症加重。

（2）意义

气虚证所反映的是机体元气生成不足，消耗太过的状态，其原因主要有：久病、重病、劳累过度等，使元气耗伤太过；先天不足，后天失养，致元气生成匮乏；年老体弱，脏腑功能减退而元气自衰。由于元气不足，脏腑功能衰退，故出现气短、声低、懒言、神疲、乏力；气虚而不能推动营血上荣，则头晕目眩，舌淡嫩；卫气虚弱，不能固护肌表，故为自汗；“劳则气耗”，故活动劳累则诸症加重；气虚鼓动血行之力不足，故脉象虚弱。气虚证临床常见于心、肺、脾、肾、胃等脏腑。除见气虚证的一般表现外，还有各脏腑气虚的特定表现。

2. 气陷证

指气虚无力升举，清阳之气下陷，以自觉气坠或脏器下垂为主要表现的虚弱证候。

（1）临床表现

头晕眼花，气短疲乏，脘腹坠胀感，大便稀溏，形体消瘦，或见内脏下垂、脱肛、阴挺等。

（2）意义

气陷多是气虚的发展，或为气虚的一种特殊表现形式，一般指脾（中）气的下陷。清阳之气不升，则自觉气短、气坠，头晕眼花；气陷而机体失却营精的充养，则见神疲乏力，形体消瘦；脾失健运，水谷精微下趋，则见大便稀溏；气陷无力升举，不能维持脏器的正常位置，故觉脘腹坠胀，甚至出现内脏下垂。

3. 气不固证

指气虚失其固摄之能，以自汗，或大便、小便、经血、精液、胎元等不固为主要表现的虚弱证候。

（1）临床表现

气短，疲乏，面白，舌淡，脉虚无力；或见自汗不止；或为流涎不止；或见遗尿，余溺不尽，小便失禁；或为大便滑脱失禁；或妇女出现崩漏，或为滑胎、小产；或见男子遗精、滑精、早泄等。

（2）意义

本证因气虚固摄失职所致。气不固，包括不能固摄津液、血液、小便、大便、精液、胎元等。其辨证是有气虚证的一般证候表现，并有各自“不固”的证候特点。气不摄血则可导致妇女崩漏及各种慢性出血；气不摄津则可表现为自汗、流涎；气虚不能固摄二便，可表现为遗尿、余溺不尽、小便失禁，或大便滑脱失禁；气不摄精则见遗精、滑精、早泄；气虚胎元不固，可导致滑胎、小产。

4. 气脱证

指元气亏虚已极，急骤外泄，以气息微弱、汗出不止等为主要表现的危重证候。

（1）临床表现

呼吸微弱而不规则，汗出不止，口开目合，全身瘫软，神志朦胧，二便失禁，面色苍白，口唇青紫，舌淡，舌苔白润，脉微。

（2）意义

本证可由气虚证、气不固证发展而来；也可以在大失血、大汗、大吐、大泻、出血、中风等情况下，出现“气随血脱”、“气随津脱”；或于长期饥饿、极度疲劳、暴邪骤袭等状态下发生。

真气欲脱，则心、肺、脾、肾等脏腑之气皆衰。气息微弱欲绝、汗出不止，为肺气外脱之征；面白、脉微、神志朦胧，为心气外越之象；二便失禁为肾气欲脱的表现；全身瘫软、口开、手撒，为脾气外泄之征。

要点二　血虚类证的临床表现及意义

1. 血虚证

指血液亏虚，不能濡养脏腑、经络、组织，以面、睑、唇、舌色白，脉细为主要表现的虚弱证候。

（1）临床表现

面色淡白或萎黄，眼睑、口唇、舌质、爪甲的颜色淡白，头晕，或见眼花，两目干涩，心悸，多梦，健忘，神疲，手足发麻，或妇女月经量少、色淡、延期甚或经闭，脉细无力等。

（2）意义

本证多因血液耗损过多或生化不足所致。可因先天禀赋不足，或因脾胃、肾脏病变，生化乏源；或因各种急慢性出血，或因思虑劳神过度，暗耗阴血；或因虫积肠道，耗吸营养等导致。

血液亏虚，脉络空虚，形体组织缺乏濡养荣润，则见颜面、眼睑、口唇、舌质、爪甲的颜色淡白，脉细无力；血虚而脏器、组织得不到足够的营养，则见头晕，眼花，两目干涩，心悸，手足发麻，妇女月经量少、色淡；血虚失养而心神不宁，故症见多梦，健忘，神疲等。

2. 血脱证

指突然大量出血或长期反复出血，血液亡脱，以面色苍白、心悸、脉微或芤为主要表现的危重证候。

（1）临床表现

面色苍白，头晕，眼花，心悸，气短，四肢逆冷，舌色枯白，脉微或芤。

（2）意义

导致血脱证的主要原因是突然大量出血，诸如呕血、便血、崩漏、外伤失血等，也可以因长期失血、血虚进一步发展而成。所以，大失血、严重血虚等病史可以作为血脱证的主要诊断依据。

血液大量耗失，血脉空虚，不得荣润，则见面色苍白，舌色枯白，脉微或芤；血液亡失，心脏、清窍失养，则见心悸、头晕、眼花等症。

要点三　气滞类证的临床表现及意义

1. 气滞证

指人体某一部分或某一脏腑经络的气机阻滞，运行不畅，以胀闷疼痛为主要表现的证候。

（1）临床表现

胸胁、脘腹等处或损伤部位胀闷或疼痛，疼痛性质可为胀痛、窜痛、攻痛，症状时轻时重，部位不固定，按之一般无形，痛胀常随嗳气、肠鸣、矢气等而减轻，或症状随情绪变化而增减，脉象多弦，舌象可无明显变化。

（2）意义

本证多因情志不舒，气机郁结，或因寒湿、痰饮、瘀血、宿食、蛔虫、砂石等邪气内阻，或脏腑虚弱，运行无力所致。

气滞证候的主要机理是气的运行发生障碍，气机不畅则痞胀，障碍不通则疼痛，气得运行则症减，故气滞以胀闷疼痛为主要临床表现。临床常见的气滞证有肝气郁结证、胃肠气滞证、肝胃气滞（不和）证等，并表现出各自的证候特征。

2. 气逆证

指气机失调，气上冲逆，以咳嗽喘促、呃逆、呕吐等为主要表现的证候。

（1）临床表现

咳嗽频作，呼吸喘促；呃逆、嗳气不止，或呕吐、呕血；头痛、眩晕，甚至昏厥、咯血等。

（2）意义

导致气逆的原因，有外邪侵袭、痰饮瘀血内停、寒热刺激、情志过激等。

由于气逆证有肺气上逆、胃气上逆、肝气上逆的不同，故可表现出不同的证候。肺气上逆以咳喘为主症；胃气上逆以呃逆、呕恶、嗳气等为主症；肝气上逆以头痛眩晕、昏厥、呕血或咯血等为主症。

3. 气闭证

指邪气阻闭神机或脏器、管腔，以突发昏厥或绞痛为主要表现的实性急重证候。

（1）临床表现

突然发生势急、症重之昏厥，或内脏绞痛，或二便闭塞，呼吸气粗，声高，脉沉弦有力等。

（2）意义

本证多因强烈的精神刺激，使神机闭塞；或因瘀血、结石、虫积、痰浊等阻塞脉络、管腔；或因溺水、电击等意外事故，致使心、肺气闭所致。

极度精神刺激，神机闭塞，则见突发昏厥；痰浊、瘀血、砂石、蛔虫等阻塞脉络、管腔等，导致气机闭塞，则突发绞痛，或见二便不通；证因邪实所致，病体不虚，故声高而息粗，脉沉弦有力。

要点四　血瘀证的临床表现及意义

指瘀血内阻，血行不畅，以固定刺痛、肿块、出血、瘀血色脉征为主要表现的证候。

（1）临床表现

疼痛特点为刺痛，痛久拒按，固定不移，常在夜间痛甚；肿块的性状是在体表者包块色青紫，腹内者触及质硬而推之不移；出血的特征是出血反复不止，色紫暗或夹血块，或大便色黑如柏油状，或妇女血崩、漏血；瘀血色脉征主要有面色黧黑，或唇甲青紫，或皮下紫斑，或肌肤甲错，或腹露青筋，或皮肤出现丝状红缕，或舌有紫色斑点、舌下络脉曲张，脉多细涩或结、代、无脉等。

（2）意义

本证多因气滞而血行不畅，或阳气亏虚，运血无力；或血寒、血热，或外伤出血等引起；也可因湿热、痰浊、砂石阻遏，使血行不畅，脉络阻滞不通所致。

血瘀证的机理主要为瘀血内积，气血运行受阻，不通则痛，故有刺痛、固定、拒按等特点；夜间阳气内藏，阴气用事，血行较缓，瘀滞益甚，故夜间痛增；血液瘀积不散而凝结成块，则见肿块紫暗、出血紫暗成块；血不循经而溢出脉外，则见各种出血；血行障碍，气血不能濡养肌肤，则见皮肤干涩、肌肤甲错；血行瘀滞，则血色变紫变黑，故见面色黧黑、唇甲青紫；脉络瘀阻，则见络脉显露、丝状红缕、舌现斑点、脉涩等症。

瘀血可阻滞于各种脏器、组织，进而有不同的血瘀证名，如心脉瘀阻证、瘀阻脑络证、胃肠血瘀证、肝经血瘀证、瘀阻胞宫证、瘀滞胸膈证、下焦瘀血证、瘀滞肌肤证、瘀滞脉络证等，并表现出各自脏器、组织的证候特点。

要点五　血热证的临床表现及意义

指火热内炽，侵迫血分，以身热口渴、斑疹吐衄、烦躁谵语、舌绛、脉数等为主要表现的实热证候，即血分的热证。

（1）临床表现

身热夜甚，或潮热，口渴，面赤，心烦，失眠，躁扰不宁，甚或狂乱，神昏谵语，或见各种出血色深红，或斑疹显露，或为疮痈，舌绛，脉数疾等。

（2）意义

本证多因外感温热之邪，或情志过极，气郁化火，或过食辛辣燥热之品，导致火热内炽所致。

热在血分，血行加速，脉道扩张，则见面红目赤，舌绛，脉数疾；血热迫血妄行，可见各种出血；血热内扰心神，而见心烦，失眠，躁扰不宁，甚则狂乱，神昏谵语；热邪内犯营血，灼肉腐血，可为疮痈脓疡；身热夜甚，口渴，为热邪升腾，耗伤津液之象。

血热证常见于外感温热病中，即卫气营血辨证中的血分证；又可见于外科疮疡病、妇科月经病、其他杂病之中。

要点六　血寒证的临床表现及意义

指寒邪客于血脉，凝滞气机，血行不畅，以患处冷痛拘急、畏寒、唇舌青紫、妇女月经后期、经色紫暗夹块等为主要表现的实寒证候，即血分的寒证。

（1）临床表现

畏寒，手足或少腹等患处冷痛拘急，得温痛减，肤色紫暗发凉，或为痛经，月经衍期，经色紫暗并夹有血块，唇舌青紫，苔白滑，脉沉迟弦涩等。

（2）意义

血寒证主要因寒邪侵犯血脉，或阴寒内盛，凝滞脉络而成。

寒凝脉络，气血运行不畅，阳气不得流通，组织失于温养，故常表现为患处的寒冷、疼痛；寒性凝滞收引，故其痛具有拘急冷痛、得温痛减的特点；肤色紫暗、月经衍期、经色紫暗、夹有血块、唇舌青紫、脉沉迟弦涩等，均为血行不畅之瘀血征象。

血寒证属实寒证的范畴，寒滞肝脉证、寒凝胞宫证、寒凝脉络证等，均属于血寒证。

要点七　气血同病类证的临床表现及意义

气病或血病发展到一定的程度，往往影响到另一方的生理功能而发生病变，从而表现为气血同病的证候。

临床常见的气血同病证候，有气滞血瘀证、气虚血瘀证、气血两虚证、气不摄血证和气随血脱证等。各证的临床表现，一般是两个基本证候的相合而同时存在。

1. 气血两虚证

指气虚证和血虚证同时存在所表现的证候。

（1）临床表现

头晕目眩，少气懒言，神疲乏力，自汗，面色淡白或萎黄，唇甲淡白，心悸失眠，形体消瘦，舌淡而嫩，脉细弱。

（2）意义

本证多由久病不愈，气虚不能生血，或血虚无以化气所致。气血互根、互化，血虚则脏腑组织失养，气虚则功能活动减退，故见气血亏虚的表现。气血两虚证，以气虚与血虚的证候共见为辨证要点。少气懒言，乏力自汗，为脾肺气虚之象；心悸失眠，为血不养心所致；血虚不能充盈脉络，见唇甲淡白，脉细弱；气血两虚不得上荣于面、舌，则见面色淡白或萎黄，舌淡嫩；不得外养肌肉而致形体瘦弱。

2. 气虚血瘀证

指气虚运血无力，导致血液瘀滞于体内所产生的证候，属本虚标实证。

（1）临床表现

面色淡白，神疲乏力，气短懒言，食少纳呆，面色晦滞，局部青紫、肿胀，刺痛不移而拒按，或肢体瘫痪、麻木，或可触及肿块，舌淡紫或有瘀点、瘀斑，脉细涩。

（2）意义

气为血之帅，气虚则推动血行无力，导致血液瘀滞难行，形成气虚血瘀证，故见气虚和血瘀的表现。气虚血瘀证虚中夹实，以气虚和血瘀的证候表现为辨证要点。面色淡白，身倦乏力，气短懒言，食少纳呆为气虚之证；气虚运血无力，血行缓慢，终致瘀阻络脉，故面色晦滞，局部青紫、肿胀；血行瘀阻，不通则痛，故疼痛如刺，拒按不移，瘀阻脑络则肢体瘫痪、麻木，结成癥瘕积聚时可触及肿块；气虚舌淡，血瘀舌紫暗，气虚血少则脉细，涩脉主瘀，是为气虚血瘀证的常见舌脉。

3. 气不摄血证

指气虚摄血无力，导致血溢脉外所产生的证候。

（1）临床表现

吐血，便血，崩漏，皮下瘀斑，鼻衄，神疲乏力，气短懒言，面色淡白，舌淡，脉弱。

（2）意义

气为血之帅，统摄血液运行。气虚则统血无权，血不归经而外溢，故见气虚及各种出血表现。气不摄血证，以出血和气虚证共见为辨证要点。血液能循行脉内而不溢于脉外，全赖气的统摄作用，如气虚统摄无权，血即离经而外溢，溢于胃肠，便为吐血、便血；溢于肌肤，则见皮下瘀斑；脾虚统摄无权，冲任不固，渐成月经过多或崩漏；气虚则气短，倦怠乏力，血虚则面白无华；舌淡，脉细弱，皆为气血不足之征。

4. 气随血脱证

气随血脱证是指由于大失血，导致元气外脱所产生的危重证候。

（1）临床表现

大出血时，突然面色苍白，大汗淋漓，四肢厥冷，呼吸微弱，甚至晕厥，舌淡，脉微欲绝或见芤脉。

（2）意义

血为气之母，血脱则气无所依附，元气随血外脱，导致温运、推动、固摄等功能失职所致。本证以大出血时突然出现气脱之证为审证要点。由于气血相互依存，当血液大量亡失之时，则气无所依，乃随之外脱。气脱阳亡，不能上荣于面，故面色苍白；不能温煦四末，故手足厥冷；不能温固肌表，故见大汗淋漓；神随气散，神无所主，故昏厥；舌淡，脉微欲绝或芤，皆为失血亡阳气脱之象。

5. 气滞血瘀证

指气机郁滞，导致血行瘀阻所产生的证候。

（1）临床表现

胸胁胀满疼痛，乳房胀痛，情志抑郁或易怒，兼见痞块刺痛、拒按，妇女痛经，经血紫暗有块，或闭经，舌紫暗或有瘀点、瘀斑，脉弦涩。

（2）意义

气机郁滞日久，血行瘀阻不畅，故见气滞及血瘀证的表现。本证以情志不舒，同时伴有胸胁胀满疼痛、刺痛，女子月经不调为诊断要点。肝主疏泄而藏血，具有条达气机、调节情志的功能，情志不遂或外邪侵袭肝脉则肝气郁滞，疏泄失职，故情绪抑郁或急躁易怒，胸胁胀满疼痛，乳房胀痛；气为血帅，肝郁气滞，日久不解，必致瘀血内停，故渐成胁下痞块，刺痛拒按；肝主藏血，为妇女经血之源，肝血瘀滞，瘀血停滞，积于血海，阻碍经血下行，经血不畅则致经闭、痛经；舌质紫暗或有瘀斑，脉弦涩，均为瘀血内停之症。

细目四　辨津液类证候

要点　痰证、饮证、水停证、津液亏虚证的临床表现、证候鉴别与临床意义

1. 痰证

指痰浊内阻或流窜，以咳吐痰多、胸闷、呕恶、眩晕、体胖或局部有圆滑包块、苔腻、脉滑等为主要表现的证候。

（1）临床表现

常见咳嗽痰多，痰质黏稠，胸脘痞闷，呕恶，纳呆，或头晕目眩，或形体肥胖，或神昏而喉中痰鸣，或神志错乱而为癫、狂、痴、痫，或某些部位出现圆滑柔韧的包块等，舌苔腻，脉滑。

（2）意义

本证多因外感六淫、饮食不当、情志刺激、过逸少动等，影响肺、脾、肾等脏的气化功能，以致水液未能正常输布而停聚凝结成痰所致。

痰的生成与脾的运化功能失常，水湿不化而凝聚密切相关；痰浊为病，颇为广泛，见症多端。痰浊最易内停于肺，进而影响肺气的宣发肃降，故痰证以咳吐痰多、胸闷等为基本表现。痰浊中阻，胃失和降，可见脘痞、纳呆、泛恶呕吐痰涎等症；痰的流动性小而难以消散，故常凝积聚于某些局部而形成圆滑包块；痰亦可随气升降，流窜全身，如痰蒙清窍，则头晕目眩；痰蒙心神则见神昏、神乱；痰泛于肌肤，则见形体肥胖；苔腻、脉滑等为痰浊内阻的表现。

2. 饮证

指水饮停聚于腔隙或胃肠，以胸闷脘痞、呕吐清水、咳吐清稀痰涎、肋间饱满、苔滑等为主要表现的证候。

（1）临床表现

脘腹痞胀，泛吐清水，脘腹部水声辘辘；肋间饱满，咳唾引痛；胸闷，心悸，息促不得

卧；身体、肢节疼重；咳吐清稀痰涎，或喉间哮鸣有声；头目眩晕，舌苔白滑，脉弦或滑等。

（2）意义

本证可因外邪侵袭，或为中阳素虚，使水液输布障碍而停聚成饮所致。饮邪主要停积于胃肠、胸胁、心包、肺等身体的管腔部位。

饮邪停留于胃肠，阻滞气机，胃失和降，可见泛吐清水，脘腹痞胀，腹部水声漉漉，是为狭义的“痰饮”；饮邪停于胸胁，阻碍气机，压迫肺脏，则有肋间饱满、咳唾引痛、胸闷息促等症，为悬饮；饮邪停于心包，阻遏心阳，阻滞气血运行，则见胸闷心悸、气短不得卧等症，为支饮；饮邪犯肺，肺失宣降，气道滞塞，则见胸部紧闷、咳吐清稀痰涎或喉间哮鸣有声；饮邪内阻，清阳不能上升，则见头目眩晕；舌苔白滑、脉弦或滑等，亦为饮证的表现。

根据饮停主要部位的不同，临床有饮停胃肠证、饮停胸胁证、饮停心包证、饮邪客肺证等，并表现出各自的证候特点。

（3）痰饮、悬饮、支饮、溢饮四饮的鉴别

痰饮、悬饮、支饮、溢饮的鉴别表

分类	临床表现	临床意义
痰饮（饮停胃肠）	脘腹痞胀，呕吐清涎，胃中振水音，肠间水声漉漉	饮停胃肠，胃失和降
悬饮（饮停胸胁）	胸胁饱满、胀痛，咳嗽，转侧则痛增，脉弦	饮停胸胁，阻碍气机
支饮（饮停心包）	胸闷心悸，气短不能平卧等	饮停心包，阻遏心阳
溢饮（饮溢四肢）	肢体沉重、酸痛，或浮肿，小便不利	饮溢四肢

3. 水停证

指体内水液因气化失常而停聚，以肢体浮肿，小便不利，或腹部痞胀，舌淡胖等为主要表现的证候。

（1）临床表现

头面、肢体甚或全身水肿，按之凹陷不易起，或为腹水而见腹部膨隆，叩之音浊，小便短少不利，身体困重，舌淡胖，苔白滑，脉濡缓等。

（2）意义

本证多因风邪外袭，或湿邪内阻，亦可因房劳伤肾，或久病肾虚等，影响肺、脾、肾的气化功能，使水液运化、输布失常而停聚为患。此外，瘀血内阻，经脉不利，亦可影响水液的运行，使水蓄腹腔等部位，而成血瘀水停。

水为有形之邪，水液输布失常而泛溢肌肤，故以水肿、身体困重为主症；水液停聚腹腔，而成腹水，故见腹部膨隆，叩之音浊；膀胱气化失司，水液停蓄而不泄，故见小便不利；舌淡胖，苔白滑，脉濡，是水湿内停之征。

根据形成水停的机理、脏器的不同，临床常见的水停证有风水相搏（风袭水停）证、脾虚水泛证、肾虚水泛证、水气凌心证等。

（3）阳水与阴水的鉴别

阳水与阴水的鉴别表

类型	病因	病机	性质	发病特点	临床表现
阳水	多因外邪侵袭所致	风邪犯肺，通调失职；湿邪困脾，脾失健运	实证	发病急、病程短	眼睑、颜面先肿，迅速遍及全身，皮薄光亮，小便短少，伴咽喉肿痛、咳嗽及表证
阴水	多因久病，脾肾阳气虚衰所致	脾肾阳气虚衰，运化、主水失职	虚实夹杂	发病缓、病程长	足胫、下肢先肿，渐至全身，腰以下肿甚，按之凹陷难复，小便短少，兼脾肾阳虚的表现

4. 津液亏虚证

指体内津液亏少，脏腑、组织、官窍失却滋润、濡养、充盈，以口渴尿少，口、鼻、唇、舌、皮肤、大便干燥等为主要表现的证候。

（1）临床表现

口、鼻、唇、舌、咽喉、皮肤、大便等干燥，皮肤枯瘪而缺乏弹性，眼球深陷，口渴欲饮水，小便短少而黄，舌红，脉细数无力等。

（2）意义

本证多因大汗、大吐、大泻、高热、烧伤等，使津液耗损过多；或外界气候干燥，或体内阳气偏亢，使津液耗损；饮水过少，或脏气虚衰，使津液生成不足所致。

津液亏少，不能充养、濡润脏器、组织、官窍，则见口、鼻、唇、舌、咽喉、皮肤、大便等干燥，皮肤枯瘪而缺乏弹性，眼球深陷，口渴欲饮水等一派干燥少津的症状；津液亏少，阳气偏旺，则有舌红、脉细数等症。

津液亏虚的常见证有肺燥津伤证、胃燥津亏证、肠燥津亏证等，均有干燥见症，并表现出各自脏器的证候重点。

细目五　辨情志证候

要点　喜证、怒证、悲恐证、忧思证的临床表现及意义

1. 喜证

指由于过度喜乐，导致神气失常，以嬉笑不休、精神涣散等为主要表现的情志证候。

（1）临床表现

嬉笑不休，心神不安，精神涣散，思想不集中，甚则语无伦次，举止失常，肢体疲软，脉缓。

（2）意义

喜则气缓，喜乐无制，则可损伤心神，使心气弛缓，神气不敛，故见肢体疲软，喜笑不休，心神不安，精神涣散，思想不集中等症；暴喜过度，神不守舍，诱发痰火扰乱心神，则见语无伦次，举止失常等症。

2. 怒证

指由于暴怒或过于愤怒，导致肝气横逆、阳气上亢，以烦躁多怒、胸胁胀闷、面赤头痛等为主要表现的情志证候。

（1）临床表现

烦躁多怒，胸胁胀闷，头胀头痛，面红目赤，眩晕，或腹胀，泄泻，甚至呕血、发狂、昏厥，舌红苔黄，脉弦劲有力。

（2）意义

怒则气上，大怒不止，可使肝气升发太过，阳气上亢而成本证。肝气郁滞而欲发，则见胸胁胀闷，烦躁易怒；肝气上逆，血随气涌，故见面红目赤，头胀头痛，眩晕，甚至呕血；阳气暴张而化火，冲扰神气，可表现为发狂，或突致昏厥；肝气横逆犯脾，则见腹胀、泄泻；舌红苔黄，脉弦劲有力，为气逆阳亢之征。

3. 悲恐证

指由于悲伤过度，或经受过度惊骇，使气机消沉，以情绪悲哀或恐惧、胆怯易惊、神疲乏力等为主要表现的情志证候。

（1）临床表现

善悲喜哭，精神萎靡，疲乏少力，面色惨淡；或胆怯易惊，恐惧不安，心悸失眠，常被噩梦惊醒，甚则二便失禁，或为滑精、阳痿等。

（2）意义

悲则气消，悲哀太过，则神气涣散，意志消沉，故见悲哀好哭，精神萎靡，疲乏无力，面色惨淡；惊恐伤肾，恐则气下，肾气不固，胆气不壮，神气不宁，故见胆怯易惊，恐惧不安，心悸失眠，常被噩梦惊醒，甚至出现二便失禁、滑精、阳痿等症。

4. 忧思证

指由于思虑过度，或过分忧愁，导致心、脾等脏腑气机紊乱，以忧愁不乐、失眠多梦等为主要表现的情志证候。

（1）临床表现

情志抑郁，忧愁不乐，表情淡漠，胸闷胁胀，善太息，失眠多梦，头晕健忘，心悸，倦怠乏力，纳谷不馨，腹胀，脉沉弦等。

（2）意义

思则气结，神气郁滞，故见情绪忧虑，郁郁寡欢，表情淡漠，胸闷胁胀，善太息；思虑过度，暗耗心血，血不养神，则有头晕，健忘，失眠，多梦，心悸等症；思伤脾，忧思过度，最易损伤脾胃，使中焦气机不畅，受纳、运化失常，则见纳谷不馨，腹胀等症；脾气不运，营气不充，故可见倦怠乏力。

（陆小左　魏红）

第九单元　脏腑辨证

细目一　辨心病证候

要点一　心病各证候的临床表现

1. 心血虚证

指血液亏虚，心与心神失于濡养，以心悸、失眠、多梦及血虚症状为主要表现的虚弱证候。

临床表现：心悸，头晕眼花，失眠，多梦，健忘，面色淡白或萎黄，舌色淡，脉细无力。本证多有久病、失血等病史，以心悸、失眠、多梦与血虚症状共见为辨证的主要依据。

2. 心阴虚证

指阴液亏损，心与心神失养，虚热内扰，以心烦、心悸、失眠及阴虚症状为主要表现的虚热证候。

临床表现：心烦，心悸，失眠，多梦，口燥咽干，形体消瘦，或见手足心热，潮热盗汗，两颧潮红，舌红少苔乏津，脉细数。本证以心烦、心悸、失眠与阴虚症状共见为辨证的主要依据。

3. 心气虚证

指心气不足，鼓动无力，以心悸、神疲及气虚症状为主要表现的虚弱证候。

临床表现：心悸，胸闷，气短，精神疲倦，或有自汗，活动后诸症加重，面色淡白，舌质淡，脉虚。本证以心悸、神疲与气虚症状共见为辨证的主要依据。

4. 心阳虚证

指心阳虚衰，温运失司，鼓动无力，虚寒内生，以心悸怔忡、心胸憋闷及阳虚症状为主要表现的虚寒证候。

临床表现：心悸怔忡，心胸憋闷或痛，气短，自汗，畏冷肢凉，神疲乏力，面色㿠白，或面唇青紫，舌质淡胖或紫暗，苔白滑，脉弱或结或代。本证以心悸怔忡、心胸憋闷与阳虚症状共见为辨证的主要依据。

5. 心阳虚脱证

指心阳衰极，阳气欲脱，以心悸胸痛、冷汗、肢厥、脉微为主要表现的危重证候。

临床表现：在心阳虚证的基础上，突然冷汗淋漓，四肢厥冷，面色苍白，呼吸微弱，或心悸，心胸剧痛，神志模糊或昏迷，唇舌青紫，脉微欲绝。本证以心悸胸痛、冷汗、肢厥、脉微等表现为辨证依据。

6. 心火亢盛证

指火热内炽，扰乱心神，迫血妄行，上炎口舌，热邪下移，以发热、心烦、吐衄、舌赤生疮、尿赤涩灼痛等为主要表现的实热证候。

临床表现：发热，口渴，心烦，失眠，便秘，尿黄，面红，舌尖红绛，苔黄，脉数有力。甚或口舌生疮、溃烂疼痛；或见小便短赤、灼热涩痛；或见吐血、衄血；或见狂躁谵语、神志不清。本证以发热、心烦、吐衄、舌赤生疮、尿赤涩灼痛等症为辨证的主要依据。

（1）以口舌生疮、赤烂疼痛为主者，称为心火上炎证。

（2）兼小便赤、涩、灼、痛者，称为心火下移证，习称为心移热于小肠。

（3）吐血、衄血表现突出者，称为心火迫血妄行证。

（4）以狂躁谵语、神志不清为主症者，称为热扰心神证或热闭心神证。

7. 心脉痹阻证

指瘀血、痰浊、阴寒、气滞等因素阻痹心脉，以心悸怔忡、胸闷、心痛为主要表现的证候，又名心血（脉）瘀阻证。由于诱因的不同，临床又有瘀阻心脉证、痰阻心脉证、寒凝心脉证、气滞心脉证等之分。

临床表现：心悸怔忡，心胸憋闷疼痛，痛引肩背内臂，时作时止；或以刺痛为主，舌质晦暗或有青紫斑点，脉细、涩、结、代；或以心胸憋闷为主，体胖痰多，身重困倦，舌苔白腻，脉沉滑或沉涩；或以遇寒痛剧为主，得温痛减，畏寒肢冷，舌淡苔白，脉沉迟或沉紧；或以胀痛为主，与情志变化有关，喜太息，舌淡红，脉弦。本证以心悸怔忡、心胸憋闷疼痛与瘀血症状共见为辨证的主要依据。

（1）瘀阻心脉：以刺痛为特点，伴见舌暗，或有青紫色斑点，脉细涩或结或代等瘀血内阻的症状。

（2）痰阻心脉：以闷痛为特点，多伴体胖痰多，身重困倦，苔白腻，脉沉滑或沉涩等痰浊内盛的症状。

（3）寒凝心脉：以痛势剧烈，突然发作，遇寒加剧，得温痛减为特点，伴见畏寒肢冷，舌淡苔白，脉沉迟或沉紧等寒邪内盛的症状。

（4）气滞心脉：以胀痛为特点，其发作往往与精神因素有关，常伴见胁胀，善太息，脉弦等气机郁滞的症状。

8. 痰蒙心神证

指痰浊蒙蔽心神，以神志抑郁、错乱、痴呆、昏迷为主要表现的证候，又名痰迷心窍（包）证。

临床表现：神情痴呆，意识模糊，甚则昏不知人，或神情抑郁，表情淡漠，喃喃独语，举止失常；或突然昏仆，不省人事，口吐涎沫，喉有痰声；并见面色晦暗，胸闷，呕恶，舌苔白腻，脉滑等症。本证以神志抑郁、错乱、痴呆、昏迷与痰浊症状共见为辨证的主要依据。

9. 痰火扰神证

指火热痰浊交结，扰闭心神，以狂躁、神昏及痰热症状为主要表现的证候，又名痰火扰心（闭窍）证。

临床表现：发热，口渴，胸闷，气粗，咯吐黄痰，喉间痰鸣，心烦，失眠，甚则神昏谵语，或狂躁妄动，打人毁物，不避亲疏，胡言乱语，哭笑无常，面赤，舌质红，苔黄腻，脉滑数。本证以神志狂躁、神昏谵语与痰热症状共见为辨证的主要依据。

10. 瘀阻脑络证

指瘀血犯头，阻滞脑络，以头痛、头晕及瘀血症状为主要表现的证候。

临床表现：头晕、头痛经久不愈，痛如锥刺，痛处固定，或健忘，失眠，心悸，或头部外伤后昏不知人，面色晦暗，舌质紫暗或有斑点，脉细涩。本证以头痛、头晕与瘀血症状共见为辨证的主要依据。

要点二　心病各证候的鉴别要点

1. 心血虚证与心阴虚证的鉴别

心血虚与心阴虚虽均可见心悸、失眠、多梦等症，但血虚以“色白”为特征而无热象，阴虚以“色赤”为特征而有明显热象。详见下表：

心血虚证与心阴虚证的鉴别

证名	相同症状	不同症状
心血虚证	因心失所养，心神不安，故心悸，失眠，多梦	有血虚的表现——面色淡白或萎黄，唇舌色淡，脉细无力
心阴虚证		有阴虚的表现——口燥咽干，形体消瘦，五心烦热，潮热盗汗，两颧潮红，舌红少苔乏津，脉细数

2. 心气虚证与心阳虚证的鉴别

心阳虚证与心气虚证的鉴别：两证均有心悸、胸闷气短、自汗等心气虚证。但心阳虚证重，常由心气虚发展而来，表现为心悸怔忡，胸闷或心痛，有畏寒肢冷等阳虚寒证的表现，或面唇青紫，舌淡胖或紫暗，苔白滑，脉沉迟无力。

心气虚与心阳虚均可见心悸、胸闷、气短等症，但阳虚证有畏冷肢凉等表现，气虚证则疲乏等症表现明显。

3. 心气虚证、心阳虚证与心阳暴脱证的鉴别

心气虚证、心阳虚证、心阳暴脱证的病理联系及临床特征：心气虚证、心阳虚证、心阳暴脱证是心的功能损伤由轻到重的三个阶段，三者之间相互联系。心气虚证以心悸、胸闷兼气虚证为特征；心阳虚证是在心气虚的基础上，出现心胸闷痛、畏寒肢冷等虚寒证候；心阳暴脱证是在心阳虚的基础上，突然出现冷汗、肢厥、脉微等亡阳证候。

4. 心脉痹阻证的鉴别

心脉痹阻只是病理结果，导致心脉不通的原因主要有瘀血、痰浊、阴寒、气滞几个方面。心脉痹阻证以心悸怔忡、心胸憋闷疼痛、痛引肩背内臂、时作时止为主症。但由于导致心脉痹阻的原因不同，临床必须辨证求因。心脉痹阻证的辨证比较见下表：

心脉痹阻证的鉴别表

主症	分型	临床表现
心悸怔忡，心胸憋闷作痛，痛引肩背内臂，时作时止	瘀阻心脉	心胸刺痛，舌暗或有青紫斑点，脉细涩或结代
	痰阻心脉	心胸闷痛，体胖痰多，身重困倦，苔白腻，脉沉滑或沉涩
	寒凝心脉	心痛剧痛，遇寒加重，得温痛减，形寒肢冷，舌淡苔白，脉沉迟或沉紧
	气滞心脉	心胸胀痛，胁胀，善太息，舌淡红，脉弦

5. 痰蒙心神证、热扰心神证与痰火扰神证的鉴别

痰蒙心神证、热扰心神证与痰火扰神证均有神志异常的表现，均可或见神昏。但痰蒙心神证为痰浊，其症以抑郁、痴呆、错乱为主，无热证表现；热扰心神证为火热，其症以狂躁、谵语、神昏为主，一派火热证候；痰火扰神证则既有痰，又有火，其症为前两者的兼并。

细目二　辨肺病证候

要点一　肺病各证候的临床表现

1. 肺气虚证

指肺气虚弱，呼吸无力，卫外不固，以咳嗽无力、气短而喘、自汗等为主要表现的虚弱证候。

临床表现：咳嗽无力，气短而喘，动则尤甚，咯痰清稀，声低懒言，或有自汗，畏风，易于感冒，神疲体倦，面色淡白，舌淡苔白，脉弱。本证以咳嗽无力、气短而喘、自汗与气虚症状共见为辨证的主要依据。

2. 肺阴虚证

指肺阴亏虚，虚热内扰，以干咳少痰、潮热、盗汗等为主要表现的虚热证候，又名肺虚热证。

临床表现：干咳无痰，或痰少而黏，不易咯出，或痰中带血，声音嘶哑，口燥咽干，形体消瘦，五心烦热，潮热盗汗，两颧潮红，舌红少苔乏津，脉细数。本证以干咳、痰少难咯、潮热、盗汗等为辨证的主要依据。

3. 风寒犯肺证

指风寒侵袭，肺卫失宣，以咳嗽、咯稀白痰、恶风寒等为主要表现的证候。

临床表现：咳嗽，咯少量稀白痰，气喘，微有恶寒发热，鼻塞，流清涕，喉痒，或见身痛无汗，舌苔薄白，脉浮紧。本证多有外感风寒的病史，以咳嗽、咯稀白痰与风寒表证共见为辨证的主要依据。

4. 风热犯肺证

指风热侵袭，肺卫失宣，以咳嗽、发热恶风等为主要表现的证候。本证在三焦辨证中属上焦病证，在卫气营血辨证中属卫分证。

临床表现：咳嗽，痰少而黄，气喘，鼻塞，流浊涕，咽喉肿痛，发热，微恶风寒，口微渴，舌尖红，苔薄黄，脉浮数。本证多有感受风热的病史，以咳嗽、痰少色黄与风热表证共见为辨证的主要依据。

5. 燥邪犯肺证

指外感燥邪，肺失宣降，以干咳痰少、鼻咽口舌干燥等为主要表现的证候，简称肺燥证。燥邪有偏寒、偏热的不同，而有温燥袭肺证和凉燥袭肺证之分。

临床表现：干咳无痰，或痰少而黏，不易咯出，甚则胸痛，痰中带血，或见鼻衄，口、唇、鼻、咽、皮肤干燥，尿少，大便干结，舌苔薄而干燥少津，或微有发热恶风寒，无汗或少汗，脉浮数或浮紧。本证与气候干燥有关，以干咳痰少、鼻咽口舌干燥等为辨证的主要依据。

6. 肺热炽盛证

指火热炽盛，壅积于肺，肺失清肃，以咳喘气粗、鼻翼煽动等为主要表现的实热证候，简称肺热证或肺火证。本证在卫气营血辨证中属气分证，在三焦辨证中属上焦病证。

临床表现：发热，口渴，咳嗽，气粗而喘，甚则鼻翼煽动，鼻息灼热，胸痛，或有咽喉红肿疼痛，小便短黄，大便秘结，舌红苔黄，脉洪数。本证新病势急，以咳喘气粗、鼻翼煽动与火热症状共见为辨证的主要依据。

7. 痰热壅肺证

指痰热交结，壅滞于肺，肺失清肃，以发热、咳喘、痰多黄稠等为主要表现的证候。

临床表现：咳嗽，咯痰黄稠而量多，胸闷，气喘息粗，甚则鼻翼煽动，喉中痰鸣，或咳吐脓血腥臭痰，胸痛，发热口渴，烦躁不安，小便短黄，大便秘结，舌红苔黄腻，脉滑数。本证以发热、咳喘、痰多黄稠等为辨证的主要依据。

8. 寒痰阻肺证

指寒饮或痰浊停聚于肺，肺失宣降，以咳喘、痰白量多易咯等为主要表现的证候，又名寒饮停肺证、痰浊阻肺证。

临床表现：咳嗽，痰多色白、质稠或清稀易咯，胸闷，气喘，或喉间有哮鸣声，恶寒，肢冷，舌质淡，苔白腻或白滑，脉弦或滑。本证以咳喘、痰白量多易咯等为辨证的主要依据。痰稀者为寒饮停肺证，痰稠者为寒痰阻肺证。

9. 饮停胸胁证

指水饮停于胸腔，阻碍气机，以胸廓饱满、胸胁胀闷或痛等为主要表现的证候。

临床表现：胸廓饱满，胸胁部胀闷或痛，咳嗽，气喘，呼吸、咳嗽或身体转侧时牵引胁痛，或有头目晕眩，舌苔白滑，脉沉弦。本证以胸廓饱满、胸胁胀闷或痛等为辨证的主要依据。

10. 风水相搏证

指风邪外袭，肺卫失宣，水湿泛溢肌肤，以突起头面浮肿及卫表症状为主要表现的证候。

临床表现：眼睑头面先肿，继而遍及全身，上半身肿甚，来势迅速，皮肤薄而发亮，小便短少，或见恶寒重、发热轻，无汗，舌苔薄白，脉浮紧；或见发热重、恶寒轻，咽喉肿痛，舌苔薄黄，脉浮数。本证以突起头面浮肿与卫表症状共见为辨证的主要依据。

要点二　肺病各证候的鉴别要点

1. 风寒犯肺证、风热犯肺证与燥邪犯肺证的鉴别

三证均因外邪侵袭肺系，肺卫失宣所致；均以咳嗽、咯痰为主症，兼外感表证。但因病邪性质不同，故痰的性状（寒痰、热痰、燥痰）及表证的特征（表寒证、表热证、燥邪犯表证）各异。

风寒犯肺证、风热犯肺证与燥邪犯肺证的鉴别

证型	病机	辨证要点	临床表现
风寒犯肺证	风寒袭肺，肺卫失宣	咳嗽、痰稀白及风寒表证	咳嗽，痰稀色白，恶寒重、发热轻，鼻塞，流清涕，喉痒，身痛无汗，舌苔薄白，脉浮紧
风热犯肺证	风热犯肺，肺卫失宣	咳嗽、痰黄稠及风热表证	咳嗽，痰稠色黄，恶寒轻、发热重，鼻塞，流黄浊涕，身热恶风，口干咽痛，舌尖红，苔薄黄，脉浮数
燥邪犯肺证	燥邪犯肺，肺卫失宣	干咳、痰少质黏及燥邪犯表证	干咳，痰少质黏，口舌、咽喉干燥，恶寒发热，无汗或少汗，舌苔薄而干燥，脉浮偏数

2. 肺阴虚证与燥邪犯肺证的鉴别

两者均属燥证，均有燥咳及津液不足的表现，但病因病机不同，两证的主要区别在于有无阴虚内热证或燥邪犯表证的证候。详见下表：

肺阴虚证与燥邪犯肺证的鉴别

证型	病机	共同表现	鉴别要点
肺阴虚证	内伤久病，肺津受损，虚热内生	干咳或少痰，痰黏难咯，或咯血（燥痰），口舌咽干	属内燥，兼颧红、潮热盗汗、五心烦热、脉细数等阴虚内热的表现
燥邪犯肺证	新病外感，发于秋季，燥邪犯肺，肺卫失宣		属外燥，兼发热、微恶风寒、苔薄、脉浮等燥邪犯表证

3. 风热犯肺证与痰热壅肺证的鉴别

两证均以咳嗽、痰稠黄（热痰）为特征。但病位重点不同，痰热壅肺证的病位在肺，属里实热证，痰多，苔黄腻，脉滑数。风热犯肺证乃肺卫受邪，必兼风热表证，病情轻，病程较短，预后良好，但亦可发展成痰热壅肺证。两证的鉴别详见下表：

风热犯肺证与痰热壅肺证的鉴别

证型	病机	共同表现	鉴别要点
痰热壅肺证	痰热蕴结于肺，肺气壅逆	咳嗽，痰稠黄	病位在肺，病情较重，属里实热证；咳喘胸痛，痰多黄稠或脓血腥臭痰，苔黄腻，脉滑数等
风热犯肺证	风热犯肺，肺卫失宣		肺卫受邪，兼风热表证（发热恶寒，苔薄黄，脉浮数）；病情轻，病程较短，预后良好，但亦可发展成痰热壅肺证

细目三　辨脾病证候

要点一　脾病各证候的临床表现

1. 脾气虚证

指脾气不足，运化失职，以食少、腹胀、便溏及气虚症状为主要表现的虚弱证候。

临床表现：不欲食，纳少，脘腹胀满，食后胀甚，或饥时饱胀，大便稀溏，肢体倦怠，神疲乏力，少气懒言，形体消瘦，或肥胖，浮肿，面色淡黄或萎黄，舌淡苔白，脉缓或弱。本证以食少、腹胀、便溏与气虚症状共见为辨证的主要依据。

2. 脾虚气陷证

指脾气虚弱，中气下陷，以脘腹重坠、内脏下垂及气虚症状为主要表现的虚弱证候，又名脾（中）气下陷证。

临床表现：脘腹重坠作胀，食后益甚，或便意频数，肛门重坠，或久泻不止，甚或脱肛，或小便混浊如米泔，或内脏、子宫下垂，气短懒言，神疲乏力，头晕目眩，面白无华，食少，便溏，舌淡苔白，脉缓或弱。本证以脘腹重坠、内脏下垂与气虚症状共见为辨证的主要依据。

3. 脾阳虚证

指脾阳虚衰，失于温运，阴寒内重，以食少、腹胀腹痛、便溏等为主要表现的虚寒证候，又名脾虚寒证。

临床表现：食少，腹胀，腹痛绵绵，喜温喜按，畏寒怕冷，四肢不温，面白少华或虚浮，口淡不渴，大便稀溏，甚至完谷不化，或肢体浮肿，小便短少，或白带清稀量多，舌质淡胖或有齿痕，舌苔白滑，脉沉迟无力。本证以食少、腹胀腹痛、便溏与虚寒症状共见为辨证的主要依据。

4. 脾不统血证

指脾气虚弱，不能统摄血行，以各种慢性出血为主要表现的虚弱证候，又名脾（气）不摄血证。

临床表现：各种慢性出血，如便血、尿血、吐血、鼻衄、紫斑，妇女月经过多、崩漏，食少便溏，神疲乏力，气短懒言，面色萎黄，舌淡，脉细无力。本证以各种慢性出血与气血两虚证共见为辨证的主要依据。

5. 寒湿困脾证

指寒湿内盛，困阻脾阳，脾失温运，以纳呆、腹胀、便溏、身重等为主要表现的寒湿证候，又名湿困脾阳证、寒湿中阻证、太阴寒湿证。

临床表现：脘腹胀闷，口腻纳呆，泛恶欲呕，口淡不渴，腹痛便溏，头身困重，或小便短少，肢体肿胀，或身目发黄，面色晦暗不泽，或妇女白带量多，舌体淡胖，舌苔白滑或白腻，脉濡缓或沉细。本证以纳呆、腹胀、便溏、身重、苔白腻等为辨证的主要依据。

6. 湿热蕴脾证

指湿热内蕴，脾失健运，以腹胀、纳呆、发热、身重、便溏不爽等为主要表现的湿热证候，又名中焦湿热证、脾经湿热证。

临床表现：脘腹胀闷，纳呆，恶心欲呕，口中黏腻，渴不多饮，便溏不爽，小便短黄，肢体困重，或身热不扬，汗出热不解，或见面目发黄鲜明，或皮肤发痒，舌质红，苔黄腻，脉濡数或滑数。本证以腹胀、纳呆、发热、身重、便溏不爽、苔黄腻等为辨证的主要依据。

要点二　脾病各证候的鉴别要点

1. 脾气虚证、脾阳虚证、脾虚气陷证与脾不统血证的鉴别

四证均以脾气虚为病理基础，但因各证的病机不尽相同，故临床表现各有特点。

脾气虚证以脾气亏虚，失于健运为主要病机，以食少、腹胀、便溏，兼神疲乏力等气虚表现为特征。脾阳虚证是在脾气虚的基础上，阳虚生寒所致，以腹部冷痛绵绵、喜温喜按、形寒肢冷等虚寒见症与脾气虚证并见为特征。脾虚气陷证是因脾气亏虚，升举无力而清阳下陷所致，以脘腹坠胀或内脏下垂等下陷证候与脾气虚证并见为特征。脾不统血证因脾气亏虚，统血无权而致，以各种慢性出血（便血，尿血，吐血，肌衄，或月经过多，崩漏）与脾气虚证并见为特征。

脾气虚证、脾阳虚证、脾虚气陷证与脾不统血证的鉴别

<table>
<tr><th>证候</th><th>病机</th><th>相同症状</th><th>不同症状</th><th>舌象</th><th>脉象</th></tr>
<tr><td>脾气虚证</td><td>脾气亏虚，运化失职</td><td rowspan="4">纳呆腹胀，食后尤甚，便溏肢倦，食少懒言，神疲乏力，面色萎黄</td><td>或浮肿，或消瘦</td><td>舌质淡或胖嫩，有齿痕，苔白润</td><td>脉缓弱或沉细弱或虚大</td></tr>
<tr><td>脾阳虚证</td><td>脾阳虚衰，失于温运，阴寒内生</td><td>腹痛，喜温喜按，肢冷尿少等</td><td>舌质淡胖或边有齿痕，苔白滑</td><td>脉沉迟无力</td></tr>
<tr><td>脾虚气陷证</td><td>脾气亏虚，升举无力而反下陷</td><td>脘腹坠胀，或便意频数，肛门坠重，甚则脱肛，或子宫下垂等脏器脱垂表现</td><td>舌质淡，苔薄白</td><td>脉缓弱</td></tr>
<tr><td>脾不统血证</td><td>脾气虚弱，不能统摄血液</td><td>便血，尿血，鼻衄，或妇女月经过多、崩漏等各种出血证</td><td>舌淡苔白</td><td>脉细弱</td></tr>
</table>

2. 寒湿困脾证与脾阳虚证的鉴别

寒湿困脾证是寒湿内侵，中阳受阻，以纳呆、腹胀、便溏、身重、苔白腻等为主要临床表现。脾阳虚证是在脾气虚的基础上，阳虚生寒所致，以腹部冷痛绵绵、喜温喜按、形寒肢冷等虚寒见症与脾气虚证并见为特征。二者一实一虚，病性不同。

寒湿困脾证与脾阳虚证的鉴别

证候	病机	性质	相同症状	不同症状	舌象	脉象
寒湿困脾证	寒湿内侵，中阳受阻	实寒证	纳呆食少，腹胀，腹部冷痛，畏寒喜温，便溏	脘腹痞胀，泛恶欲呕	舌淡，苔白腻	脉濡缓
脾阳虚证	脾虚失运，寒生湿阻	虚寒证		四肢不温，神疲乏力	舌淡胖，苔白滑	脉沉迟无力

3. 湿热蕴脾证与寒湿困脾证的鉴别

两证均因湿邪困脾，脾胃纳运失职所致，可见脘腹痞闷，纳呆呕恶，便溏，肢体困重，面目发黄，苔腻，脉濡等。区别在于兼热、兼寒之不同。前者病性属湿热，故有舌质红，苔黄腻，身热不扬，阳黄，脉濡数等湿热内蕴的表现；后者病性属寒湿，故见舌淡，苔腻白滑，腹痛喜暖，口淡不渴，带下量多清稀，阴黄，脉濡缓等寒湿内停的表现。

湿热蕴脾证与寒湿困脾证的鉴别

证候	相同症状	不同症状	舌象	脉象
湿热蕴脾证	脘腹痞闷，纳呆，恶心呕吐，便溏，肢体困重	身热起伏，汗出热不解，肌肤发黄，色泽鲜明，皮肤发痒，小便短赤	舌红，苔黄腻	脉濡数
寒湿困脾证		口淡不渴，肢体浮肿，小便不利	舌淡，苔白腻	脉濡缓

细目四　辨肝病证候

要点一　肝病各证候的临床表现

1. 肝血虚证

指血液亏损，肝失濡养，以眩晕、视力减退、经少、肢麻手颤及血虚症状为主要表现的虚弱证候。

临床表现：头晕眼花，视力减退或夜盲，或肢体麻木，关节拘急，手足震颤，肌肉瞤动，或妇女月经量少、色淡，甚则闭经，爪甲不荣，面白无华，舌淡，脉细。本证以眩晕、视力减退、经少、肢麻手颤等与血虚症状共见为辨证的主要依据。

2. 肝阴虚证

指阴液亏损，肝失濡润，阴不制阳，虚热内扰，以头晕、目涩、胁痛、烦热等为主要表现的虚热证候，又名肝虚热证。

临床表现：头晕眼花，两目干涩，视力减退，或胁肋隐隐灼痛，面部烘热或两颧潮红，或手足蠕动，口咽干燥，五心烦热，潮热盗汗，舌红少苔乏津，脉弦细数。本证以头晕、目涩、胁痛等与虚热症状共见为辨证的主要依据。

3. 肝郁气滞证

指肝失疏泄，气机郁滞，以情志抑郁、胸胁或少腹胀痛等为主要表现的证候，又名肝气郁结证，简称肝郁证。

临床表现：情志抑郁，善太息，胸胁、少腹胀满疼痛，走窜不定；或咽部异物感，或颈部瘿瘤、瘰疬，或胁下肿块；妇女可见乳房作胀疼痛，月经不调，痛经；舌苔薄白，脉弦。病情轻重与情绪变化关系密切。本证多与情志因素有关，以情志抑郁、胸胁或少腹胀痛等为辨证的主要依据。

4. 肝火炽盛证

指火热炽盛，内扰于肝，气火上逆，以头痛、烦躁、耳鸣、胁痛及火热症状为主要表现的实热证候，又名肝火上炎证、肝经实火证，简称肝火（热）证。

临床表现：头晕胀痛，痛如刀劈，面红目赤，口苦口干，急躁易怒，耳鸣如潮，甚或突发耳聋，失眠，噩梦纷纭，或胁肋灼痛，吐血、衄血，小便短黄，大便秘结，舌红苔黄，脉弦数。本证以头痛、烦躁、耳鸣、胁痛等与火热症状共见为辨证的主要依据。

5. 肝阳上亢证

肝阳亢扰于上，肝肾阴亏于下，以眩晕耳鸣、头目胀痛、面红、烦躁、腰膝酸软等为主要表现的证候。

临床表现：眩晕耳鸣，头目胀痛，面红目赤，急躁易怒，失眠多梦，头重脚轻，腰膝酸软，舌红少津，脉弦有力或弦细数。本证以眩晕耳鸣、头目胀痛、面红、烦躁、腰膝酸软等为辨证的主要依据。

6. 肝风内动证

（1）肝阳化风证

指肝阳上亢，亢则化风，肝风内动，以眩晕、肢麻震颤、头胀痛、面赤，甚至突然昏仆、口眼㖞斜、半身不遂等为主要表现的证候。

临床表现：眩晕欲仆，步履不稳，头胀头痛，急躁易怒，耳鸣，项强，头摇，肢体震颤，手足麻木，语言謇涩，面赤，舌红，或苔腻，脉弦细有力；甚至突然昏仆，口眼㖞斜，半身不遂，舌强语謇。本证以眩晕、肢麻震颤、头胀痛、面赤，甚至突然昏仆、口眼㖞斜、半身不遂等为辨证的主要依据。

（2）热极生风证

指邪热炽盛，热极动风，以高热、神昏、抽搐为主要表现的证候。本证在卫气营血辨证中归属血分证。

临床表现：高热口渴，烦躁，谵语或神昏，颈项强直，两目上视，手足抽搐，角弓反张，牙关紧闭，舌质红绛，苔黄燥，脉弦数。本证以高热、神昏、抽搐为辨证的主要依据。

（3）阴虚动风证

指肝阴亏虚，虚风内动，以眩晕、手足震颤、蠕动或肢体抽搐及阴虚症状为主要表现的证候。

临床表现：手足震颤、蠕动，或肢体抽搐，眩晕耳鸣，口燥咽干，形体消瘦，五心烦热，潮热颧红，舌红少津，脉弦细数。本证以眩晕、手足震颤、蠕动与阴虚内热症状共见为辨证的主要依据。

（4）血虚生风证

指肝血亏虚，虚风内动，以眩晕、肢体震颤、麻木、拘急、瞤动、瘙痒及血虚症状为主要表现的证候。

临床表现：眩晕，肢体震颤、麻木，手足拘急，肌肉瞤动，皮肤瘙痒，爪甲不荣，面白无华，舌质淡白，脉细或弱。本证以眩晕、肢麻、震颤、瘙痒、拘急、瞤动等与血虚症状共见为辨证的主要依据。

7. 寒滞肝脉证

指寒邪侵袭，凝滞肝经，以少腹、前阴、巅顶等肝经经脉循行部位冷痛为主要表现的实寒证候，又名寒凝肝经证、肝寒证、肝经实寒证。

临床表现：少腹冷痛，阴部坠胀作痛，或阴器收缩引痛，或巅顶冷痛，得温则减，遇寒痛增，恶寒肢冷，舌淡，苔白润，脉沉紧或弦紧。本证以少腹、前阴、巅顶冷痛与实寒症状共见为辨证的主要依据。

要点二　肝病各证候的鉴别要点

1. 肝血虚证与肝阴虚证的鉴别

两者均属肝的虚证，均有头晕等表现。但前者为血虚，无热象，常见眩晕、视物模糊、经少、肢麻手颤等症；后者为阴虚，虚热表现明显，常见眼干涩、潮热、颧红、手足蠕动等症。

2. 肝火炽盛证与肝阳上亢证的鉴别

两证的共同表现：头晕胀痛，面红目赤，口苦口干，急躁易怒，耳鸣，失眠。但前者属火热过盛的实证，以目赤头痛、胁肋灼痛、口苦口渴、便秘、尿黄等火热证候为主，阴虚证候不突出，病程较短，病势较急；后者属上实下虚，虚实夹杂，系肝肾阴虚阳亢所致，以眩晕、头目胀痛、头重脚轻等上亢症状为主，且见腰膝酸软、耳鸣等下虚症状，阴虚证候明显，病程较长。

3. 肝风内动四证的鉴别

肝风内动四证的成因与证候有别。肝阳化风证为阳亢阴虚，上盛下虚，表现为眩晕欲仆，头胀痛，头摇，肢麻震颤，步履不稳等；热极生风证为火热炽盛所致，病势急而重，表现为高热，神昏，抽搐；阴虚动风证多见于热病后期，阴液亏损，表现为眩晕、手足震颤、蠕动及虚热证候；血虚生风证多见于慢性久病，血虚失养，表现为眩晕、肢麻、震颤、拘急、面白舌淡等。

肝风内动四证的鉴别表

证候	性质	主症	兼症	舌象	脉象
肝阳化风证	上实下虚证	眩晕欲仆，头摇肢颤，言语謇涩或舌强不语	手足麻木，步履不正	舌红，苔白或腻	脉弦而有力
热极生风证	实热证	手足抽搐，颈项强直，两目上视，牙关紧闭，角弓反张	高热神昏，躁热如狂	舌质红绛	脉弦数
阴虚动风证	虚证	手足蠕动	午后潮热，五心烦热，口咽干燥，形体消瘦	舌红少津	脉弦细数
血虚生风证	虚证	手足震颤，肌肉瞤动，关节拘急不利，肢体麻木	眩晕耳鸣，面白无华	舌淡，苔白	脉细

细目五　辨肾病证候

要点一　肾病各证候的临床表现

1. 肾阳虚证

指肾阳亏虚，机体失却温煦，以腰膝酸冷、性欲减退、夜尿多为主要表现的虚寒证候，又名元阳亏虚（虚衰）证、命门火衰证。

临床表现：头目眩晕，面色㿠白或黧黑，腰膝酸冷疼痛，畏冷肢凉，下肢尤甚，精神萎靡，性欲减退，男子阳痿早泄、滑精精冷，女子宫寒不孕，或久泻不止，完谷不化，五更泄泻，或小便频数清长，夜尿频多，舌淡，苔白，脉沉细无力，尺脉尤甚。本证以腰膝酸冷、性欲减退、夜尿多与虚寒症状共见为辨证的主要依据。

2. 肾虚水泛证

指肾的阳气亏虚，气化无权，水液泛溢，以水肿下肢为甚、尿少、畏冷肢凉等为主要表现的证候。

临床表现：腰膝酸软，耳鸣，身体浮肿，腰以下尤甚，按之没指，小便短少，畏冷肢凉，腹部胀满，或见心悸，气短，咳喘痰鸣，舌质淡胖，苔白滑，脉沉迟无力。本证以水肿下肢为甚、尿少、畏冷肢凉等为辨证的主要依据。

3. 肾阴虚证

指肾阴亏损，失于滋养，虚热内扰，以腰酸而痛、遗精、经少、头晕耳鸣等为主要表现的虚热证候。

临床表现：腰膝酸软而痛，头晕，耳鸣，齿松，发脱，男子阳强易举、遗精、早泄，女子经少或经闭、崩漏，失眠，健忘，口咽干燥，形体消瘦，五心烦热，潮热盗汗，骨蒸发热，午后颧红，小便短黄，舌红少津，少苔或无苔，脉细数。本证以腰酸而痛、遗精、经少、头晕耳鸣等与虚热症状共见为辨证的主要依据。

4. 肾精不足证

指肾精亏损，脑与骨、髓失充，以生长发育迟缓、早衰、生育功能低下等为主要表现的虚弱证候。

临床表现：小儿生长发育迟缓，身体矮小，囟门迟闭，智力低下，骨骼痿软；男子精少不育，女子经闭不孕，性欲减退；成人早衰，腰膝酸软，耳鸣耳聋，发脱齿松，健忘恍惚，神情呆钝，两足痿软，动作迟缓，舌淡，脉弱。本证多与先天不足有关，以生长发育迟缓、早衰、生育功能低下等为辨证的主要依据。

5. 肾气不固证

指肾气亏虚，失于封藏、固摄，以腰膝酸软，小便、精液、经带、胎气不固等为主要表现的虚弱证候。

临床表现：腰膝酸软，神疲乏力，耳鸣失聪；小便频数而清，或尿后余沥不尽，或遗尿，或夜尿频多，或小便失禁；男子滑精、早泄；女子月经淋漓不尽，或带下清稀量多，或胎动易滑；舌淡，苔白，脉弱。本证以腰膝酸软，小便、精液、经带、胎气不固与气虚症状共见为辨证的主要依据。

要点二　肾病各证候的鉴别要点

1. 肾阳虚证与肾虚水泛证的鉴别

两者均以肾阳亏虚为病理基础，都有畏寒肢冷，腰膝酸冷，面白神疲等虚寒之象。但前者以温煦失职，生殖功能减退为主；后者以气化无权，水湿泛滥之水肿尿少为主要表现。

肾阳虚证与肾虚水泛证的鉴别表

证型	病机	辨证要点	临床表现	舌象	脉象
肾阳虚证	命门火衰，温煦失职，火不暖土，气化不行	腰膝酸冷、性欲减退夜尿频多等与虚寒症状共见	头晕目眩，面色㿠白或黧黑，腰膝酸冷疼痛，畏寒肢冷，下肢尤甚，精神萎靡，性欲减退，男子阳痿早泄、滑精精冷，女子宫寒不孕，或久泻不止，完谷不化，五更泄泻，或小便频数清长，夜尿频多	舌淡苔白	脉沉细无力，尺部尤甚
肾虚水泛证	肾阳虚弱，气化无权，水液泛滥	水肿下肢为甚、尿少与畏凉肢冷共见	腰膝酸软，耳鸣，身体浮肿，腰以下为甚，按之没指，小便短少	舌质淡胖，苔白滑	脉沉迟无力

2. 肾阴虚证与肾精不足证的鉴别

两者皆属肾的虚证，均可见腰膝酸软、头晕耳鸣、齿松发脱等症。但前者有阴虚内热的表现，性欲偏亢，梦遗，经少；后者主要为生长发育迟缓，早衰，生育功能低下，无虚热表现。

肾阴虚证与肾精不足证的鉴别表

证候	相同症状	不同症状	舌苔	脉象
肾阴虚证	腰膝酸软	失眠多梦，阳强易举，遗精早泄，潮热盗汗，咽干颧红，溲黄便干	舌红少津	脉细数
肾精不足证		男子精少，女子经闭，发脱齿摇，健忘耳聋，动作迟缓，足痿无力，精神呆钝	舌淡红，苔白	脉沉细

细目六　辨腑病证候

要点一　腑病各证候的临床表现

1. 胃气虚证

指胃气虚弱，胃失和降，以胃脘隐痛或痞胀、喜按、食少等为主要表现的虚弱证候。

临床表现：胃脘隐痛或痞胀，按之觉舒，食欲不振，或得食痛缓，食后胀甚，嗳气，口淡不渴，面色萎黄，气短懒言，神疲倦怠，舌质淡，苔薄白，脉弱。本证以胃脘痞满、隐痛喜按、食少与气虚症状共见为辨证的主要依据。

2. 胃阳虚证

指阳气不足，胃失温煦，以胃脘冷痛、喜温喜按、畏冷、肢凉等为主要表现的虚寒证候，又名胃虚寒证。

临床表现：胃脘冷痛，绵绵不已，时发时止，喜温喜按，食后缓解，泛吐清水或夹有不消化食物，食少脘痞，口淡不渴，倦怠乏力，畏寒肢冷，舌淡胖嫩，脉沉迟无力。本证以胃脘冷痛、喜温喜按、畏冷肢凉为辨证的主要依据。

3. 胃阴虚证

指阴液亏虚，胃失濡润、和降，以胃脘嘈杂、饥不欲食、脘腹痞胀、灼痛等为主要表现的虚热证候，又名胃虚热证。虚热证不明显者，则称胃燥津亏证。

临床表现：胃脘嘈杂，饥不欲食，或痞胀不舒，隐隐灼痛，干呕，呃逆，口燥咽干，大便干结，小便短少，舌红少苔乏津，脉细数。本证以胃脘嘈杂、灼痛、饥不欲食与虚热症状共见为辨证的主要依据。

4. 胃热炽盛证

指火热壅滞于胃，胃失和降，以胃脘灼痛、消谷善饥等为主要表现的实热证候，又名胃（实）热（火）证。

临床表现：胃脘灼痛、拒按，渴喜冷饮，或消谷善饥，或口臭，牙龈肿痛溃烂，齿衄，小便短黄，大便秘结，舌红苔黄，脉滑数。本证以胃脘灼痛、消谷善饥等与实火症状共见为辨证的主要依据。

5. 寒饮停胃证

指寒饮停积于胃，胃失和降，以脘腹痞胀、胃中有振水声、呕吐清水等为主要表现的证候。

临床表现：脘腹痞胀，胃中有振水声，呕吐清水痰涎，口淡不渴，眩晕，舌苔白滑，脉沉弦。本证以脘腹痞胀、胃中有振水声、呕吐清水等为辨证的主要依据。

6. 寒滞胃肠证

指寒邪侵袭胃肠，阻滞气机，以胃脘、腹部冷痛、痛势急剧等为主要表现的实寒证候，又名中焦实寒证。

临床表现：胃脘、腹部冷痛，痛势暴急，遇寒加剧，得温则减，恶心呕吐，吐后痛缓，口淡不渴，或口泛清水，腹泻清稀，或腹胀便秘，面白或青，恶寒肢冷，舌苔白润，脉弦紧或沉紧。本证多有寒冷刺激的诱因，以胃脘、腹部冷痛、痛势急剧等为辨证的主要依据。

7. 食滞胃肠证

指饮食停积胃肠，以脘腹痞胀疼痛、呕泻酸馊腐臭食物等为主要表现的证候。

临床表现：脘腹胀满疼痛、拒按，厌食，嗳腐吞酸，呕吐酸馊食物，吐后胀痛得减，或腹痛，肠鸣，矢气臭如败卵，泻下不爽，大便酸腐臭秽，舌苔厚腻，脉滑或沉实。本证多有伤食病史，以脘腹痞胀疼痛、呕泻酸馊腐臭等为辨证的主要依据。

8. 胃肠气滞证

指胃肠气机阻滞，以脘腹胀痛走窜、嗳气、肠鸣、矢气等为主要表现的证候。

临床表现：胃脘、腹部胀满疼痛，走窜不定，痛而欲吐或欲泻，泻而不爽，嗳气，肠鸣，矢气，得嗳气、矢气后痛胀可缓解，或无肠鸣、矢气则胀痛加剧，或大便秘结，苔厚，脉弦。本证以脘腹胀痛走窜、嗳气、肠鸣、矢气等为辨证的主要依据。

9. 虫积肠道证

指蛔虫等寄生肠道，耗吸营养，阻滞气机，以腹痛、面黄体瘦、大便排虫等为主要表现的证候。

临床表现：胃脘嘈杂，时作腹痛，或嗜食异物，大便排虫，或突发腹痛，按之有条索状物，甚至剧痛，呕吐蛔虫，面黄体瘦，睡中啮齿，鼻痒，或面部出现白色斑，唇内有粟粒样白点，白睛见蓝斑。本证以腹痛、面黄体瘦、大便排虫等为辨证的主要依据。

10. 肠热腑实证

指里热炽盛，腑气不通，以发热、大便秘结、腹满硬痛为主要表现的实热证候，又名大肠热结证、大肠实热证。六经辨证中称为阳明腑证，卫气营血辨证中属气分证，三焦辨证中属中焦证。

临床表现：高热，或日晡潮热，汗多，口渴，脐腹胀满硬痛、拒按，大便秘结，或热结旁流，大便恶臭，小便短黄，甚则神昏谵语、狂乱，舌质红，苔黄厚而燥，或焦黑起刺，脉沉数（或迟）有力。本证以发热、大便秘结、腹满硬痛为辨证的主要依据。

11. 肠燥津亏证

指津液亏损，肠失濡润，传导失职，以大便燥结、排便困难及津亏症状为主要表现的证候。

临床表现：大便干燥如羊屎，艰涩难下，数日一行，腹胀作痛，或可于左少腹触及包块，口干，或口臭，或头晕，舌红少津，苔黄燥，脉细涩。本证多属病久而势缓，以大便燥结、排便困难与津亏症状共见为辨证的主要依据。

12. 肠道湿热证

指湿热内蕴，阻滞肠道，以腹痛、暴泻如下、下痢脓血、大便黄稠秽臭及湿热症状为主要表现的证候，又名大肠湿热证。

临床表现：身热口渴，腹痛腹胀，下痢脓血，里急后重，或暴泻如水，或腹泻不爽，粪质黄稠秽臭，肛门灼热，小便短黄，舌质红，苔黄腻，脉滑数。本证以腹痛、暴泻如水、下痢脓血、大便黄稠秽臭等与湿热症状共见为辨证的主要依据。

13. 膀胱湿热证

指湿热侵袭，蕴结膀胱，以小便频急、灼涩疼痛及湿热症状为主要表现的证候。

临床表现：小便频数，排尿灼热涩痛，小便短赤，尿血或有砂石，小腹胀痛，腰痛，发热口渴，舌红，苔黄腻，脉濡数。本证属新病势急，以小便频急、灼涩疼痛等与湿热症状共见为辨证的主要依据。

14. 胆郁痰扰证

指痰浊或痰热内扰，胆郁失宣，以胆怯、惊悸、烦躁、失眠、眩晕等为主要表现的证候。

临床表现：胆怯易惊，惊悸不宁，失眠多梦，烦躁不安，胸胁胀闷，善太息，头晕目眩，口苦呕恶，舌淡红或红，苔白腻或黄滑，脉弦缓或弦数。本证以胆怯、惊悸、烦躁、失眠、眩晕、呕恶等为辨证的主要依据。

要点二　腑病各证候的鉴别要点

1. 脾气虚证与胃气虚证、脾阳虚证与胃阳虚证的鉴别

四者均有食少、脘腹隐痛及气虚或阳虚的共同症状。但脾阳虚、脾气虚以脾失运化为主，胀或痛的部位在大腹，腹胀腹痛、便溏、水肿等症突出；胃阳虚、胃气虚以受纳腐熟功能减弱，胃失和降为主，胀或痛的部位在胃脘，脘痞隐痛、嗳气等症明显。

2. 胃阴虚证与胃热炽盛证的鉴别

两者均属胃的热证，可见脘痛、口渴、脉数等症。但前者为虚热，常见嘈杂，饥不欲食，舌红少苔，脉细；后者为实热，常见消谷善饥，口臭，牙龈肿痛，齿衄，脉滑。

胃阴虚证与胃热炽盛证的鉴别表

证候	疼痛性质	呕吐	口味与口渴	大便	舌象	脉象
胃热炽盛证	灼痛	吞酸	渴喜冷饮	秘结	舌红苔黄	脉滑数
胃阴虚证	隐痛	干呕	口咽干燥	干结	舌红少苔	脉细数

3. 寒滞胃肠证与胃肠气滞证的鉴别

两者均有气滞的病机，故胃肠气滞证与寒滞胃肠证均可见脘腹痞胀、疼痛、呕泻等症。但寒滞胃肠证有寒邪刺激的病因，有冷痛喜温、恶寒肢冷、脉紧等属寒的表现；胃肠气滞证则以胀痛为主，嗳气、肠鸣、矢气等症明显，而无寒因、寒症。

4. 湿热蕴脾证与肠道湿热证的鉴别

两者均属湿热为病，可见发热、口渴、尿黄、舌红、苔黄腻、脉滑数等症。但前者病势略缓，除有腹胀、纳呆、呕恶、便溏等胃肠症状外，并有身热不扬、汗出热不解、肢体困重、口腻、渴不多饮，或有黄疸、肤痒等症状；后者则病势较急，病位以肠道为主，腹痛、暴泻如水、下痢脓血、大便黄稠秽臭等为突出表现。

5. 心火下移证与膀胱湿热证的鉴别

两者均可见小便频急、灼涩疼痛等症。但前者为火热炽盛，灼伤津液，兼有心烦、口舌生疮等症；后者为湿热蕴结膀胱，气机不畅，有苔黄腻、脉滑数等湿热证候。

细目七　辨脏腑兼病证候

要点一　脏腑兼病各证候的临床表现

1. 心肾不交证

指心与肾的阴液亏虚，阳气偏亢，以心烦、失眠、梦遗、耳鸣、腰酸等为主要表现的虚热证候，又名心肾阴虚阳亢（火旺）证。

临床表现：心烦失眠，惊悸健忘，头晕，耳鸣，腰膝酸软，梦遗，口咽干燥，五心烦热，潮热盗汗，便结尿黄，舌红少苔，脉细数。本证以心烦、失眠、腰酸、耳鸣、梦遗与虚热症状共见为辨证的主要依据。

2. 心肾阳虚证

指心与肾的阳气虚衰，失于温煦，以心悸、水肿等为主要表现的虚寒证候，又名心肾虚寒证。水肿明显者，可称水气凌心证。

临床表现：畏寒肢冷，心悸怔忡，胸闷气喘，肢体浮肿，小便不利，神疲乏力，腰膝酸冷，唇甲青紫，舌淡紫，苔白滑，脉弱。本证以心悸、水肿与虚寒症状共见为辨证的主要依据。

3. 心肺气虚证

指心肺两脏气虚，以咳喘、心悸、胸闷等为主要表现的虚弱证候。

临床表现：胸闷，咳嗽，气短而喘，心悸，动而尤甚，吐痰清稀，神疲乏力，声低懒言，自汗，面色淡白，舌淡苔白，或唇舌淡紫，脉弱或结或代。本证以咳喘、心悸、胸闷与气虚症状共见为辨证的主要依据。

4. 心脾气血虚证

指脾气亏虚，心血不足，以心悸、神疲、头晕、食少、腹胀、便溏等为主要表现的虚弱证候。简称心脾两虚证。

临床表现：心悸怔忡，头晕，多梦，健忘，食欲不振，腹胀，便溏，神疲乏力，或见皮下紫斑，女子月经量少、色淡、淋漓不尽，面色萎黄，舌淡嫩，脉弱。本证以心悸、神疲、头晕、食少、腹胀、便溏等为辨证的主要依据。

5. 心肝血虚证

指血液亏少，心肝失养，以心悸、多梦、眩晕、肢麻、经少及血虚症状为主要表现的证候。

临床表现：心悸心慌，多梦健忘，头晕目眩，视物模糊，肢体麻木、震颤，女子月经量少、色淡，甚则经闭，面白无华，爪甲不荣，舌质淡白，脉细。本证以心悸、多梦、眩晕、肢麻等与血虚症状共见为辨证的主要依据。

6. 脾肺气虚证

指脾肺两脏气虚，以咳嗽、气喘、咯痰、食少、腹胀、便溏等为主要表现的虚弱证候，又名脾肺两虚证。

临床表现：食欲不振，食少，腹胀，便溏，久咳不止，气短而喘，咯痰清稀，面部虚浮，下肢微肿，声低懒言，神疲乏力，面白无华，舌淡，苔白滑，脉弱。本证以咳嗽、气喘、咯痰、食少、腹胀、便溏与气虚症状共见为辨证的主要依据。

7. 肺肾气虚证

指肺肾气虚，摄纳无权，以久病咳喘、呼多吸少、动则尤甚等为主要表现的虚弱证候，又名肾不纳气证。

临床表现：咳嗽无力，呼多吸少，气短而喘，动则尤甚，吐痰清稀，声低，乏力，自汗，耳鸣，腰膝酸软，或尿随咳出，舌淡紫，脉弱。本证以久病咳喘、呼多吸少、动则尤甚与气虚症状共见为辨证的主要依据。

8. 肺肾阴虚证

指肺肾阴液亏虚，虚热内扰，以干咳、少痰、腰酸、遗精等为主要表现的虚热证候。

临床表现：咳嗽痰少，或痰中带血，或声音嘶哑，腰膝酸软，形体消瘦，口燥咽干，骨蒸潮热，盗汗，颧红，男子遗精，女子经少，舌红，少苔，脉细数。本证以干咳、少痰、腰酸、遗精等与虚热症状共见为辨证的主要依据。

9. 肝火犯肺证

指肝火炽盛，上逆犯肺，肺失肃降，以胸胁灼痛、急躁、咳嗽痰黄或咳血等为主要表现的实热证候。

临床表现：胸胁灼痛，急躁易怒，头胀头晕，面红目赤，口苦口干，咳嗽阵作，痰黄稠黏，甚则咳血，舌红，苔薄黄，脉弦数。本证以胸胁灼痛、急躁、咳嗽痰黄或咳血等与实热症状共见为辨证的主要依据。

10. 肝胆湿热证

指湿热内蕴，肝胆疏泄失常，以身目发黄、胁肋胀痛及湿热症状为主要表现的证候。以阴痒、带下黄臭等为主要表现者，称肝经湿热（下注）证。

临床表现：身目发黄，胁肋胀痛，或胁下有痞块，纳呆，厌油腻，泛恶欲呕，腹胀，大便不调，小便短赤，发热或寒热往来，口苦口干，舌红，苔黄腻，脉弦滑数；或为阴部潮湿、瘙痒、湿疹，阴器肿痛，带下黄稠臭秽等。本证以胁肋胀痛、身目发黄，或阴部瘙痒、带下黄臭等与湿热症状共见为辨证的主要依据。

11. 肝胃不和证

指肝气郁结，胃失和降，以脘胁胀痛、嗳气、吞酸、情绪抑郁等为主要表现的证候，又名肝气犯胃证、肝胃气滞证。

临床表现：胃脘、胁肋胀满疼痛，走窜不定，嗳气，吞酸嘈杂，呃逆，不思饮食，情绪抑郁，善太息，或烦躁易怒，舌淡红，苔薄黄，脉弦。本证以脘胁胀痛、嗳气、吞酸、情绪抑郁等为辨证的主要依据。

12. 肝郁脾虚证

指肝失疏泄，脾失健运，以胁胀作痛、情志抑郁、腹胀、便溏等为主要表现的证候，又称肝脾不调证。

临床表现：胸胁胀满窜痛，善太息，情志抑郁，或急躁易怒，食少，腹胀，肠鸣矢气，便溏不爽，或腹痛欲便，泻后痛减，或大便溏结不调，舌苔白，脉弦或缓。本证以胁胀作痛、情志抑郁、腹胀、便溏等为辨证的主要依据。

13. 肝肾阴虚证

指肝肾阴液亏虚，虚热内扰，以腰酸胁痛、眩晕、耳鸣、遗精等为主要表现的虚热证候，又名肝肾虚火证。

临床表现：头晕，目眩，耳鸣，健忘，胁痛，腰膝酸软，口燥咽干，失眠多梦，低热或五心烦热，颧红，男子遗精，女子月经量少，舌红，少苔，脉细数。本证以腰酸胁痛、眩晕、耳鸣、遗精等与虚热症状共见为辨证的主要依据。

14. 脾肾阳虚证

指脾肾阳气亏虚，虚寒内生，以久泻久痢、水肿、腰腹冷痛等为主要表现的虚寒证候。

临床表现：腰膝、下腹冷痛，畏冷肢凉，久泻久痢，或五更泄泻，完谷不化，便质清冷，或全身水肿，小便不利，面色㿠白，舌淡胖，苔白滑，脉沉迟无力。本证以久泻久痢、水肿、腰腹冷痛等与虚寒症状共见为辨证的主要依据。

要点二　脏腑兼病各证候的鉴别要点

1. 心脾气血虚证与心肝血虚证的鉴别

两者均有心血不足，心及心神失养，而见心悸、失眠多梦等症。但前者兼有脾虚失运，血不归经的表现，常见食少、腹胀、便溏、慢性失血等症；后者兼有肝血不足，失于充养的表现，常见眩晕、肢麻、视力减退、经少等症。

2. 心肺气虚证、脾肺气虚证与肺肾气虚证的鉴别

三者均有肺气虚，呼吸功能减退，而见咳喘无力、气短、咯痰清稀等症。心肺气虚证则兼有心悸怔忡、胸闷等心气不足的证候；肺脾气虚证则兼有食少、腹胀、便溏等脾失健运的证候；肺肾气虚证则兼有呼多吸少、腰酸耳鸣、尿随咳出等肾失摄纳的证候。

3. 肝胃不和证、肝郁脾虚证与胃肠气滞证的鉴别

前两者均有肝气郁结，而见胸胁胀满疼痛、情志抑郁或烦躁等表现。但肝胃不和证兼胃失和降，常有胃脘胀痛、嗳气、呃逆等症；肝郁脾虚证兼脾失健运，常有食少、腹胀、

便溏等症；胃肠气滞证则肝气郁结的证候不明显，只见胃肠气机阻滞的症状，以脘腹胀痛走窜、嗳气、肠鸣、矢气等为主要表现。

肝胃不和证、肝郁脾虚证与胃肠气滞证的鉴别表

证候	病机	相同症状	不同症状	舌象	脉象
肝胃不和证	肝失疏泄，横逆犯胃，胃失和降	抑郁易怒，胸胁胀痛及纳少	腹胀、呕恶、呃逆、嗳气、嘈杂等胃气上逆的症状	舌苔薄白或薄黄	脉弦或带数
肝郁脾虚证	肝失疏泄，横逆犯脾，脾失健运		腹痛肠鸣，腹泻不爽	舌苔白	脉弦或缓弱
胃肠气滞证	多因情志不遂，外邪内侵，病理产物或病邪停滞，导致胃肠气机阻滞而成	脘腹胀痛走窜、嗳气、肠鸣、矢气	肝气郁结的证候不明显，以脘腹胀痛走窜、嗳气、肠鸣、矢气等为主要表现	舌苔厚	脉弦

4. 心肾不交证、肺肾阴虚证与肝肾阴虚证的鉴别

三者都有肾阴虚的证候，均见腰膝酸软、耳鸣、遗精及阴虚内热的表现。但心肾不交证兼心阴亏虚，虚火扰神，故心悸、心烦、失眠多梦等症明显；肺肾阴虚证兼肺阴亏损，肺失清肃，故有干咳、痰少难咯等表现；肝肾阴虚证兼肝阴虚损，失于滋养，常见胁痛、目涩、眩晕等症。

5. 脾肾阳虚证与心肾阳虚证的鉴别

两者均有畏冷肢凉、舌淡胖、苔白滑等虚寒证候，且有腰膝酸冷、小便不利、浮肿等肾阳虚水湿内停的表现。但前者并有久泻久痢、完谷不化等脾阳虚、运化无权的表现；后者心悸怔忡、胸闷气喘、面唇紫暗等心阳不振、血行不畅的症状转为突出。

6. 肝胆湿热证与湿热蕴脾证的鉴别

两证均因湿热内蕴所致，可见湿热证候及脾胃纳运升降失职的表现，均可出现脘腹胀满、纳呆呕恶、身目发黄、色泽鲜明、大便不调、小便短黄、舌质红、苔黄腻、脉滑数等症。肝胆与脾胃之间在病理上相互影响，由于二者主要的病位病机不同，故症状有别。

肝胆湿热证的病位主要在肝胆（疏泄功能失职），故以胁肋胀痛、胁下痞块、黄疸、口苦等肝胆疏泄失常症状为主，尚可出现寒热往来及阴部瘙痒、妇女带下黄臭等症。湿热蕴脾证的病位主要在脾胃（纳运升降失职），故以脘腹胀闷、纳呆呕恶、大便溏泻等受纳运化功能失常的症状为主，还可出现肢体困重、身热不扬等症状。

7. 肝火犯肺证、燥邪犯肺证、热邪壅肺证与肺阴虚证的鉴别

四证均可能有咳嗽、咳血的表现。但肝火犯肺证系肝经气火上逆犯肺，肺失清肃，有急躁易怒、胁肋灼痛等肝火内炽的症状；燥邪犯肺证只发于秋季，必兼发热恶寒之表证；热邪壅肺证系邪热内盛，痰热互结，壅闭于肺，有典型的实热表现；肺阴虚证系内伤久病，肺津受损，虚热内生，有潮热盗汗等阴虚内热的症状。四证的舌脉表现也各有不同。

肝火犯肺证、燥邪犯肺证、热邪壅肺证与肺阴虚证的鉴别表

证候	病机	相同症状	不同症状	舌象	脉象
肝火犯肺证	肝经气火上逆犯肺，肺失清肃	咳嗽，咳血	急躁易怒、胁肋灼痛等肝火内炽的症状	舌红，苔薄黄	脉弦数
燥邪犯肺证	外界燥邪侵犯肺卫，肺系津液耗伤		只发于秋季，必兼发热恶寒之表证	苔薄而干燥少津	脉浮数或浮紧
热邪壅肺证	邪热内盛，痰热互结，壅闭于肺		一般与情志无关，肝经症状不明显，有实热表现	舌红，苔黄或黄腻	脉数或滑数
肺阴虚证	内伤久病，肺津受损，虚热内生		潮热盗汗等阴虚内热的症状	舌苔白	脉弦或缓弱

8. 肝肾阴虚证与肝阳上亢证的鉴别

两证均有肝肾阴亏、阴不制阳的病机，均有头晕目眩、耳鸣、腰膝酸软等症。但肝肾阴虚证为虚证，以颧红盗汗、五心烦热等虚火内扰的表现为主；肝阳上亢证为本虚标实之证，急躁易怒、头目胀痛、头重脚轻等肝阳亢逆、气血上冲的症状比较突出。

肝肾阴虚证与肝阳上亢证的鉴别表

证候	病机	相同症状	不同症状	舌象	脉象
肝肾阴虚证	肝肾阴液亏虚，阴不制阳，虚热内扰	头晕目眩，耳鸣，腰膝酸软	颧红盗汗、五心烦热等虚火内扰的表现	舌红少苔	脉细数
肝阳上亢证	肝肾阴亏，阴不制阳，亢阳上扰		面红目赤、急躁易怒、头目胀痛、头重脚轻等肝阳亢逆、气血上冲的症状	舌红	脉弦或弦细数

（陆小左　魏红）

第十单元　其他辨证方法概要

细目一　辨六经病证

六经辨证是《伤寒论》辨证论治的纲领。由东汉·张仲景在《素问·热论》的基础上，根据伤寒病的证候特点和传变规律而总结出来的一种辨证方法。

六经，指太阳、阳明、少阳、太阴、少阴和厥阴。六经辨证，就是以六经所系经络、脏腑的生理病理为基础，将外感病过程中所出现的各种证候，综合归纳为太阳病证、阳明病证、少阳病证、太阴病证、少阴病证和厥阴病证六类证候，用来阐述外感病不同阶段的

病理特点，并指导临床治疗。

要点一　太阳病证的辨证要点

太阳病证指风寒之邪侵犯人体肌表，正邪抗争，营卫失和，以恶风寒、脉浮、头痛等为主要表现的证候。

1. 太阳经证

（1）太阳中风证：指以风邪为主的风寒之邪侵袭太阳经脉，卫强营弱，以发热、恶风、汗出、脉浮缓等为主要表现的证候。

临床表现：发热，恶风，汗出，脉浮缓，或见鼻鸣，干呕。

辨证要点：本证以恶风、汗出、脉浮缓为辨证依据。

（2）太阳伤寒证：指以寒邪为主的风寒之邪侵犯太阳经脉，卫阳被遏，毛窍闭伏，以恶寒、发热、无汗、头身疼痛、脉浮紧等为主要表现的证候。

临床表现：恶寒，发热，头项强痛，身体疼痛，无汗，脉浮紧，或见气喘。

辨证要点：本证以恶寒、无汗、头身痛、脉浮紧为辨证依据。

2. 太阳腑证

（1）太阳蓄水证：指太阳经证不解，邪与水结，膀胱气化不利，水液停蓄，以发热恶寒、小便不利等为主要表现的证候。

临床表现：发热恶寒，小便不利，小腹满，口渴，或水入即吐，脉浮或浮数。

辨证要点：本证以太阳经证与小便不利、小腹满并见为辨证依据。

（2）太阳蓄血证：指太阳经证不解，邪热传里，与血相结于少腹，以少腹急强或硬满、大便色黑等为主要表现的证候。

临床表现：少腹急结或硬满，小便自利，如狂或发狂，善忘，大便色黑如漆，脉沉涩或沉结。

辨证要点：本证以少腹急结、小便自利、大便色黑等为辨证依据。

要点二　阳明病证的辨证要点

阳明病证指伤寒病发展过程中，阳热亢盛，胃肠燥热所表现的证候。主要病机是“胃家实”，属里实热证，为邪正斗争的极期阶段。阳明病证又可分为阳明经证和阳明腑证。

1. 阳明经证

指邪热亢盛，充斥阳明之经，弥漫全身，肠中尚无燥屎内结，以高热、汗出、口渴、脉洪等为主要表现的证候。

临床表现：身大热，不恶寒，反恶热，汗大出，大渴引饮，心烦躁扰，面赤，气粗，苔黄燥，脉洪大。

辨证要点：本证以大热、大汗、大渴、脉洪大为辨证要点。

2. 阳明腑证

指邪热内盛，与肠中糟粕相搏，燥屎内结，以潮热汗出、腹满痛、便秘、脉沉实等为主要表现的证候。

临床表现：日晡潮热，手足汗出，脐腹胀满疼痛、拒按，大便秘结，甚则神昏谵语，狂躁不得眠，舌苔黄厚干燥，或起芒刺，甚至苔焦黑燥裂，脉沉实或滑数。

辨证要点：本证以潮热汗出、腹满痛、便秘、脉沉实等为辨证要点。

要点三　少阳病证的辨证要点

少阳病证指邪犯少阳胆腑，枢机不运，经气不利，以寒热往来、胸胁苦满等为主要表现的证候。

临床表现：口苦，咽干，目眩，寒热往来，胸胁苦满，默默不欲饮食，心烦欲呕，脉弦。

辨证要点：本证以寒热往来、胸胁苦满等为辨证依据。

要点四　太阴病证的辨证要点

指脾阳虚弱，寒湿内生，以腹满而痛、不欲食、腹泻等为主要表现的虚寒证候。

临床表现：腹满而吐，食不下，泄泻，口不渴，时腹自痛，四肢欠温，脉沉缓或弱。

辨证要点：本证以腹满时痛、腹泻等虚寒表现为辨证要点。

要点五　少阴病证的辨证要点

1. 少阴寒化证

指心肾阳气虚衰，阴寒独盛，病性从阴化寒，以畏寒肢凉、下利清谷等为主要表现的虚寒证候。

临床表现：无热恶寒，但欲寐，四肢厥冷，下利清谷，呕不能食，或食入即吐，或身热反不恶寒，甚至面赤，脉微细。

辨证要点：本证以畏寒肢厥、下利清谷、脉微细等为辨证依据。

2. 少阴热化证

指心肾阴虚阳亢，病性从阳化热，以心烦不寐、舌尖红、脉细数等为主要表现的虚热证候。

临床表现：心烦不得眠，口燥咽干，舌尖红，脉细数。

辨证要点：本证以心烦不得眠以及阴虚证候为辨证依据。

要点六　厥阴病证的辨证要点

厥阴病证指伤寒病发展传变的较后阶段，表现为阴阳对峙、寒热交错、厥热胜复的证候。

临床表现：消渴，气上撞心，心中疼热，饥而不欲食，食则吐蛔。

辨证要点：本证以消渴、气上撞心、心中疼热、饥而不欲食为辨证依据。

要点七　六经病证的传变

1. 传经

病邪自外侵入，逐渐向里发展，由某一经病证转变为另一经病证，称为“传经”。其中若按伤寒六经的顺序相传者，即太阳病证→阳明病证→少阳病证→太阴病证→少阴病证→厥阴病证，称为“循经传”；若是隔一经或两经以上相传者，称为“越经传”；若相互表里的两经相传者，称为“表里传”，如太阳病传少阴病等。

2. 直中

伤寒病初起不从阳经传入，病邪直入于三阴者，称为“直中”。

3. 合病

伤寒病不经过传变，两经或三经同时出现的病证，称为“合病”。如太阳阳明合病、太阳太阴合病等。

4. 并病

伤寒病凡一经病证未罢，又见他经病证者，称为“并病”。如太阳少阴并病、太阴少阴并病等。

细目二　辨卫气营血病证

卫气营血辨证，是清代叶天士在《外感温热篇》中所创立的一种适用于外感温热病的辨证方法。即将外感温热病发展过程中，不同病理阶段所反映的证候，分为卫分证、气分证、营分证、血分证四类，用以说明病位的浅深、病情的轻重和传变的规律，并指导临床治疗。

要点一　卫分证的辨证要点

卫分证指温热病邪侵袭肌表，卫气功能失调，肺失宣降，以发热、微恶风寒、脉浮数等为主要表现的表热证候。

临床表现：发热，微恶风寒，少汗，头痛，全身不适，口微渴，舌边尖红，苔薄黄，脉浮数，或有咳嗽、咽喉肿痛。

辨证要点：本证以发热而微恶风寒、舌边尖红、脉浮数等为辨证要点。

要点二　气分证的辨证要点

气分证指温热病邪内传脏腑，正盛邪炽，阳热亢盛所表现的里实热证候。根据邪热侵犯肺、胸膈、胃肠、胆等脏腑的不同，兼有不同的表现。

临床表现：发热不恶寒，口渴，汗出，心烦，尿赤，舌红，苔黄，脉数有力；或兼咳喘胸痛，咯痰黄稠；或兼心烦懊侬，坐卧不安；或兼潮热，腹胀痛、拒按；或时有谵语、狂乱，大便秘结或下秽臭稀水，苔黄燥，甚则焦黑起刺，脉沉实；或见口苦，胁痛，心烦，干呕，脉弦数等。

辨证要点：气分证以发热不恶寒、舌红苔黄、脉数有力为辨证要点。

要点三　营分证的辨证要点

营分证指温热病邪内陷，营阴受损，心神被扰，以身热夜甚、心烦不寐、斑疹隐隐、舌绛等为主要表现的证候。

临床表现：身热夜甚，口不甚渴或不渴，心烦不寐，甚或神昏谵语，斑疹隐隐，舌质红绛，无苔，脉细数。

辨证要点：本证以身热夜甚、心烦不寐、舌绛、脉细数等为辨证要点。

要点四　血分证的辨证要点

血分证指温热病邪深入血分，耗血、伤阴，动血、动风，以发热、谵语神昏、抽搐或手足蠕动、斑疹、吐衄、舌质深绛等为主要表现的证候。

临床表现：身热夜甚，躁扰不宁，甚或谵语神昏，斑疹显露、色紫黑，吐血、衄血、便血、尿血，舌质深绛，脉红数；或见抽搐，颈项强直，角弓反张，目睛上视，牙关紧闭，脉弦数；或见手足蠕动、瘛疭等；或见持续低热，暮热早凉，五心烦热，神疲欲寐，耳聋，形瘦，脉虚细。

辨证要点：本证以身热夜甚、谵语神昏、抽搐或手足蠕动、斑疹、吐衄、舌质深绛、脉细数等为辨证要点。

要点五　卫气营血病证的传变

顺传：指病变多从卫分开始，依次传入气分、营分、血分，反映了温病由浅入深的演变规律。

逆传：指邪入卫分后，不经过气分阶段而直接深入营、血分。实际上，“逆传”只是顺传规律中的一种特殊类型，病情更加急剧、重笃。

细目三　辨三焦病证

要点一　上焦病证的辨证要点

上焦病证指温热之邪侵袭手太阴肺和手厥阴心包，以发热汗出、咳嗽气喘或谵语神昏等为主要表现的证候。

临床表现：发热，微恶风寒，头痛，汗出，口渴，咳嗽，舌边尖红，脉浮数或两寸独大；或见但热不寒，咳嗽，气喘，口渴，苔黄，脉数；甚则高热，大汗，谵语神昏或昏愦不语，舌謇肢厥，舌质红绛。

辨证要点：本证以发热汗出、咳嗽气喘或谵语神昏等为辨证的主要依据。

要点二　中焦病证的辨证要点

中焦病证指温热之邪侵袭中焦脾胃，邪从燥化和邪从湿化，以发热口渴、腹满便秘或身热不扬、呕恶脘痞、便溏等为主要表现的证候。

临床表现：身热面赤，呼吸气粗，腹满，便秘，神昏谵语，渴欲饮冷，口干唇裂，小便短赤，苔黄燥或焦黑起刺，脉沉实有力；或身热不扬，头身重痛，胸脘痞闷，泛恶欲呕，大便不爽或溏泻，舌苔黄腻，脉濡数。

辨证要点：本证以发热口渴、腹满便秘或身热不扬、呕恶脘痞、便溏等为辨证的主要依据。

要点三　下焦病证的辨证要点

下焦病证指温热之邪犯及下焦，劫夺肝肾之阴，以身热颧红、手足蠕动或瘛疭、舌绛苔少等为主要表现的证候。

临床表现：身热颧红，手足心热，口燥咽干，神倦，耳聋，或见手足蠕动、瘛疭，心中憺憺大动，舌绛苔少，脉细数或虚大。

辨证要点：本证以身热颧红、手足蠕动或瘛疭、舌绛苔少等为辨证的主要依据。

（陆小左　魏红）

诊断学基础

第一单元　症状学

细目一　发热

要点一　发热的病因

1. 感染性发热

各种病原体（如病毒、细菌、支原体、立克次体、螺旋体、真菌、寄生虫）均可引起感染性发热。

2. 非感染性发热

（1）无菌性坏死物质的吸收：①机械性、物理性或化学性损害，如大手术、内出血、大面积烧伤等。②因血管栓塞或血栓形成而引起心肌、肺、脾等脏器的梗死或肢体坏死等。③组织坏死与细胞破坏，如癌、白血病、淋巴瘤、溶血反应等。

（2）抗原－抗体反应：如风湿热、血清病、药物热、结缔组织病等。

（3）内分泌与代谢障碍：如甲状腺功能亢进症、严重脱水等。

（4）皮肤散热减少：如广泛性皮炎、鱼鳞癣以及慢性心力衰竭等。

（5）体温调节中枢功能失常：如中暑、安眠药中毒、脑出血、脑外伤等。

（6）植物神经功能紊乱：由于植物神经紊乱，影响正常的体温调节过程，使产热大于散热所致。

要点二　发热的临床表现

1. 发热的临床分度

按发热的高低可分为：

（1）低热：37.5℃～38℃。

（2）中等度热：38.1℃～39℃。

（3）高热：39.1℃～41℃。

（4）超高热：41℃以上。

2. 热型

临床常见的热型有下列几种：

（1）稽留热：体温持续在39℃～40℃以上，达数日或数周，24小时波动范围不超过1℃。见于肺炎链球菌肺炎、伤寒等的高热期。

（2）弛张热：体温在39℃以上，但波动幅度大，24小时内体温差达2℃以上，最低时一般仍高于正常水平。常见于败血症、风湿热、重症肺结核、化脓性炎症等。

（3）间歇热：高热期与无热期交替出现，体温波动幅度可达数度，无热期（间歇期）可持续 1 日至数日，反复发作。见于疟疾、急性肾盂肾炎等。

（4）回归热：体温骤升至 39℃以上，持续数日后又骤降至正常水平，高热期与无热期各持续若干日后即有规律地交替 1 次。见于回归热、霍奇金病等。

（5）波状热：体温逐渐升高达 39℃或以上，数天后逐渐下降至正常水平，数天后再逐渐升高，如此反复多次。见于布鲁菌病。

（6）不规则热：发热无一定规律，可见于结核病、风湿热、支气管肺炎、渗出性胸膜炎等。

根据热型可判断发热病因。但须注意，由于抗生素、解热镇痛药与糖皮质激素的广泛应用，使一些疾病的热型变为不典型。此外，热型也和个体反应有关，年龄、营养状态均可影响热型。

要点三　发热的伴随症状

1. 伴寒战，常见于肺炎链球菌肺炎、败血症、急性胆囊炎、急性肾盂肾炎、疟疾等。
2. 伴意识障碍，常提示中枢神经系统的疾患。
3. 伴皮疹，应注意是否为急性出疹性传染病及药物热等。
4. 伴口唇单纯疱疹，常见于肺炎链球菌肺炎、流行性脑脊髓膜炎、流行性感冒等。
5. 伴结膜充血，常见于麻疹、流行性出血热、斑疹伤寒、钩端螺旋体病等。
6. 伴淋巴结肿大，常见于传染性单核细胞增多症、风疹、淋巴结结核、淋巴瘤、白血病、转移癌等。
7. 伴肝脾肿大，常见于传染性单核细胞增多症、病毒性肝炎、肝及胆道感染、结缔组织病、白血病等。

要点四　发热的问诊要点

1. 起病时间、季节、起病情况（缓急）、病程、发热程度、频度、诱因。
2. 传染病接触史、不洁饮食史、疫水接触史、手术史、流产或分娩史、服药史、职业特点等。
3. 伴随症状。
4. 诊治经过。
5. 患病以来的一般情况。

细目二　胸痛

要点一　胸痛的病因

1. 胸壁疾病

皮肤及皮下组织病变、肌肉病变、肋骨病变、肋间神经病变。

2. 呼吸系统疾病

支气管及肺部病变、胸膜病变。

3. 心血管疾病

冠心病、心包及心肌病变、血管病变、心脏神经症。

4. 其他原因

食管疾病、纵隔疾病、腹部疾病。

要点二 胸痛的问诊要点

1. 发病年龄

青壮年应注意结核性胸膜炎、自发性气胸、心肌炎、心肌病，40 岁以上者应多考虑心绞痛、心肌梗死与肺癌等。

2. 胸痛的部位

胸壁疾病所致的胸痛常固定于病变部位，局部常有压痛。带状疱疹沿一侧肋间神经分布伴胸痛，疱疹不超过体表正中线。非化脓性肋软骨炎多侵犯第 1、2 肋软骨。心绞痛与急性心肌梗死的疼痛常位于胸骨后或心前区，疼痛常牵涉至左肩背、左臂内侧达无名指及小指。食管、膈和纵隔肿瘤的疼痛也位于胸骨后。

3. 胸痛的性质

带状疱疹呈阵发性的灼痛或刺痛。肌痛常呈酸痛。骨痛呈刺痛。食管炎常呈灼痛或灼热感。心绞痛常呈压榨样痛，可伴有窒息感。心肌梗死则疼痛更为剧烈并有恐惧、濒死感。干性胸膜炎常呈尖锐刺痛。肺梗死为突然剧烈刺痛或绞痛，常伴有呼吸困难与发绀。

4. 胸痛持续时间

平滑肌痉挛或血管狭窄缺血所致的疼痛为阵发性，如心绞痛发作时间短暂，而心肌梗死疼痛持续时间长且不易缓解。炎症、肿瘤、栓塞或梗死所致的疼痛呈持续性。

5. 胸痛的诱因与缓解因素

心绞痛常因劳累、体力活动或精神紧张而诱发，含服硝酸甘油可迅速缓解，而对心肌梗死的胸痛则无效。心脏神经症的胸痛在体力活动后反而减轻。胸膜炎、自发性气胸的胸痛则可因深呼吸与咳嗽而加剧。胸壁疾病所致的胸痛常于局部压迫或因胸廓活动时加剧。食管疾病的胸骨后疼痛常于吞咽食物时出现或加剧。反流性食管炎的胸骨后烧灼痛，在服用抗酸剂后减轻或消失。

6. 伴随症状

伴咳嗽、咯痰见于气管、支气管、肺或胸膜疾病；伴咯血见于肺炎、肺脓肿、肺梗死或支气管肺癌；伴呼吸困难提示肺部较大面积病变，如肺炎链球菌肺炎、自发性气胸、渗出性胸膜炎或其他重症心、肺疾病；伴吞咽困难提示食管疾病；伴面色苍白、大汗、血压下降或休克多考虑急性心肌梗死、夹层动脉瘤或大块肺栓塞等严重疾病。

细目三　腹痛

要点一　腹痛的病因

1. 腹部疾病

腹膜炎、腹腔脏器炎症、空腔脏器梗阻或扩张、脏器扭转或破裂、腹腔或脏器包膜牵张、化学性刺激、肿瘤压迫与浸润等。

2. 胸腔疾病的牵涉痛

如急性心肌梗死、肺炎、肺梗死、胸膜炎等，疼痛可牵涉腹部，类似急腹症。

3. 全身性疾病

如尿毒症、铅中毒等。

4. 其他原因

如荨麻疹、过敏性紫癜等。

要点二　腹痛的问诊要点

1. 腹痛的病因、诱因及发病缓急

暴饮暴食后出现的急性腹痛多为急性胰腺炎、急性胃扩张或急性胆囊炎；进食油腻食物后突发腹痛多见于急性胆囊炎、胆石症或急性胰腺炎；腹部外伤后突发腹痛有休克者应考虑肝、脾破裂；反复发作的饥饿性腹痛伴反酸、嗳气者多为十二指肠溃疡。

2. 腹痛部位

右上腹痛多为肝、胆疾患；右下腹痛多见于阑尾炎；脐周疼痛多为小肠病变；左下腹痛多为降结肠、乙状结肠病变；中上腹痛多为胃、十二指肠或胰腺病变；全腹痛见于弥漫性腹膜炎。

3. 腹痛的性质与程度

腹痛的性质与病变性质密切相关。烧灼样痛多与化学性刺激有关，如胃酸的刺激；绞痛多为空腔脏器痉挛、扩张或梗阻引起，如胆绞痛、肾绞痛及肠绞痛；持续性的钝痛可能为实质脏器牵张或腹膜外刺激所致；剧烈的刀割样疼痛多为脏器穿孔或严重炎症所致；隐痛或胀痛反应病变轻微，可能为脏器轻度扩张或包膜牵扯等引起。

4. 腹痛与体位的关系

胃黏膜脱垂者左侧卧位时疼痛减轻；胰腺癌者卧位时疼痛明显，前倾位或俯卧位疼痛减轻；反流性食管炎腹痛在立位时减轻。

5. 腹痛的伴随症状

伴寒战、高热提示急性炎症；伴黄疸提示肝、胆、胰腺疾病，急性溶血等；伴血尿多见于尿路结石；伴休克常见于急性腹腔内出血、急性胃肠穿孔、急性心肌梗死、中毒性菌痢等；伴呕吐、腹胀、停止排便排气提示胃肠梗阻。

6. 腹痛与年龄、性别、职业的关系

儿童要多考虑肠道蛔虫症及肠套叠；青壮年则以消化性溃疡、阑尾炎多见；中老年人则应警惕恶性肿瘤的可能；育龄妇女要考虑卵巢囊肿扭转、异位妊娠破裂等；有长期铅接触史要考虑铅中毒。

7. 既往病史

询问相关病史如酗酒史、停经史、消化性溃疡病史等对腹痛的诊断颇有帮助。

细目四　咳嗽与咯痰

要点一　咳嗽的病因

1. 呼吸道疾病

从鼻咽部至小支气管整个呼吸道黏膜受到刺激（如刺激性气体、炎症、粉尘、出血、肿瘤、异物等）时，均可引起咳嗽与咯痰。

2. 胸膜疾病

如胸膜炎、自发性气胸、胸腔穿刺等。

3. 心血管疾病

如二尖瓣狭窄或其他原因所致的肺淤血与肺水肿、肺栓塞等。

4. 中枢神经因素

大脑皮质可引起随意性咳嗽，也能在一定程度上抑制咳嗽反射。

5. 其他原因

如胃食管反流病、服用血管紧张素转化酶抑制剂等。

要点二　咳嗽与咯痰的问诊要点

1. 发病年龄与性别

婴幼儿呛咳要考虑是否有异物吸入。青壮年长期咳嗽须考虑肺结核或支气管扩张；对40岁以上长期吸烟的男性患者，则须考虑慢性支气管炎、肺气肿或肺癌；对青年女性患者则须注意支气管内膜结核等。

2. 咳嗽的性质

（1）干性咳嗽：常见于急性咽喉炎、急性支气管炎初期、胸膜炎、轻症肺结核、肺癌等。

（2）湿性咳嗽：常见于慢性支气管炎、支气管扩张症、肺炎、肺脓肿、空洞型肺结核等。

3. 咳嗽出现的时间与节律

（1）突然发生的咳嗽：常见于吸入刺激性气体、气管与支气管异物等。

（2）阵发性咳嗽：见于支气管异物、支气管哮喘、支气管淋巴结结核、支气管肺癌、百日咳等。

（3）长期慢性咳嗽：见于慢性支气管炎、支气管扩张、慢性肺脓肿、空洞型肺结核等。

（4）晨咳或夜间平卧时（即改变体位时）加剧并伴咯痰：常见于慢性支气管炎、支气管扩张和肺脓肿等病。

（5）左心衰竭夜间咳嗽明显。

4. 咳嗽的音色

（1）声音嘶哑的咳嗽多见于声带炎、喉炎、喉癌，以及肺癌、扩张的左心房或主动脉瘤压迫喉返神经。

（2）犬吠样咳嗽多见于急性喉炎或气道异物。

（3）带有鸡鸣样吼声常见于百日咳。

5. 痰的性质与量

痰的性质可分为黏液性、浆液性、脓性、黏液脓性、浆液血性、血性等。急性呼吸道炎症时痰量较少；支气管扩张、空洞型肺结核、肺脓肿等痰量常较多。支气管扩张与肺脓肿患者痰量多时，痰可出现分层现象：上层为泡沫，中层为浆液或浆液脓性，下层为坏死性物质。大叶性肺炎咯吐铁锈色痰，肺水肿时痰呈粉红色泡沫状。

6. 伴随症状

（1）伴发热：多见于呼吸道感染、胸膜炎、肺结核等。

（2）伴胸痛：见于累及胸膜的疾病，如肺炎、胸膜炎、支气管肺癌、自发性气胸等。

（3）伴哮喘：可见于支气管哮喘、喘息型慢性支气管炎、心源性哮喘等。

（4）伴呼吸困难：见于喉头水肿、喉肿瘤、慢性阻塞性肺病、重症肺炎以及重症肺结核、大量胸腔积液、气胸、肺淤血、肺水肿等。

（5）伴咯血：常见于肺结核、支气管扩张、肺脓肿、支气管肺癌及风湿性二尖瓣狭窄等。

细目五　咯血

要点一　咯血的病因

1. 支气管疾病

支气管扩张、支气管肺癌、支气管内膜结核和慢性支气管炎等。

2. 肺部疾病

肺结核、肺炎链球菌肺炎、肺脓肿等。

3. 心血管疾病

如二尖瓣狭窄、先天性心脏病所致的肺动脉高压、肺栓塞等。

4. 其他

血液病，如血小板减少性紫癜、白血病等；某些急性传染病，如肺出血型钩端螺旋体病、流行性出血热等。

要点二　咯血的问诊要点

1. 病史

了解病人的年龄，居住地，有无心、肺、血液系统疾病，有无结核病接触史等。

2. 咯血的量及其性状

大量咯血常见于空洞型肺结核、支气管扩张和肺脓肿；中等量以上的咯血可见于二尖瓣狭窄；其他原因所致的咯血量较少，或仅为痰中带血。咯粉红色泡沫痰见于急性左心衰竭。多次反复少量咯血，要警惕支气管肺癌。

3. 伴随症状

伴发热、胸痛、咳嗽、咯痰，首先须考虑肺炎、肺结核、肺脓肿等；伴有呛咳、杵状指须考虑支气管肺癌；伴皮肤黏膜出血应考虑钩端螺旋体病、流行性出血热、血液病等。

要点三　咯血与呕血的鉴别

咯血与呕血的鉴别

	咯血	呕血
病史	肺结核、支气管扩张、肺癌、心脏病等	消化性溃疡、肝硬化等
出血前症状	喉部痒感、胸闷、咳嗽等	上腹不适、恶心、呕吐等
出血方式	咯出	呕出，可为喷射状
出血颜色	鲜红	棕黑色或暗红色，有时鲜红色
血内混有物	泡沫和（或）痰	食物残渣、胃液
黑便	无（如咽下血液时可有）	有，可在呕血停止后仍持续数日
酸碱反应	碱性	酸性

细目六　呼吸困难

要点一　呼吸困难的病因

引起呼吸困难的原因很多，主要为胸肺部病变和心血管系统疾病。

1. 胸肺部病变

常见于肺部疾病、呼吸道梗阻、胸廓活动障碍。

2. 心血管系统

各种原因所致的重度心力衰竭。

3. 中毒

如吗啡中毒、巴比妥类中毒、一氧化碳中毒等。

4. 血液病

如重度贫血、高铁血红蛋白血症等。

5. 神经精神因素

如脑出血、脑肿瘤、脑外伤、脑炎、神经肌肉病变、癔症等。

要点二　呼吸困难的临床表现

1. 肺源性呼吸困难

（1）吸气性呼吸困难：表现为吸气时三凹征。

（2）呼气性呼吸困难：呼气费力，呼气时间延长，伴有广泛哮鸣音。

（3）混合性呼吸困难：吸气与呼气均感费力，呼吸频率浅而快。

2. 心源性呼吸困难

（1）劳力性呼吸困难：在体力活动时出现或加重，休息时减轻或缓解。

（2）端坐呼吸：表现为平卧时加重，端坐位时减轻。

（3）夜间阵发性呼吸困难：多在夜间入睡后感到气闷而被憋醒。患者被迫坐起喘气和咳嗽，轻者数十分钟后症状消失，重者表现为面色青紫，大汗，呼吸有哮鸣声，咳浆液性粉红色泡沫痰，查体示两肺底湿啰音，心率增快，可出现奔马律。

3. 中毒性呼吸困难

（1）代谢性酸中毒：血中酸性代谢产物增多，强烈刺激呼吸中枢，出现深大而规则的呼吸，可伴有鼾声，称库斯莫尔呼吸或酸中毒大呼吸。

（2）呼吸抑制药物及毒物：如吗啡、巴比妥类、有机磷农药等药物过量或中毒。

4. 中枢性呼吸困难

重症颅脑疾病，呼吸中枢因受增高的颅内压和供血减少的刺激，使呼吸变慢而深，并常伴有呼吸节律的异常。

5. 癔症性呼吸困难

其特点是呼吸非常频速（可达 60 ~ 100 次/分钟）和表浅，并常因换气过度而发生呼吸性碱中毒，经暗示疗法，分散其注意力，或在睡眠中，可使呼吸困难减轻或消失。

要点三　呼吸困难的伴随症状

1. 伴发热，见于肺炎、肺脓肿、肺结核、胸膜炎、急性心包炎等。

2. 伴咳嗽、咳痰，见于慢性支气管炎、肺炎、肺脓肿等；呼吸困难伴粉红色泡沫痰见于急性左心衰竭。

3. 伴哮鸣音，多见于支气管哮喘、心源性哮喘等。

4. 伴胸痛，见于肺炎链球菌肺炎、肺梗死、气胸、支气管肺癌、急性心包炎、急性心肌梗死等。

5. 伴昏迷，见于脑出血、脑膜炎、尿毒症、糖尿病酮症酸中毒、肺性脑病、急性中毒等。

要点四 呼吸困难的问诊要点

1. 发生的诱因：包括有无引起呼吸困难的基础病因和直接诱因，如心肺疾病、代谢性疾病病史等，还应询问有无药物、毒物摄入史及头痛、意识障碍、颅脑外伤史。

2. 呼吸困难的特点：注意询问是吸气性、呼气性呼吸困难，还是混合性呼吸困难；呼吸困难与活动、体位的关系。

3. 伴随症状。

细目七 发绀

要点一 发绀的病因与临床表现

血液中还原血红蛋白增多引起的发绀可分为以下3种类型：

1. 中心性发绀

特点是全身性发绀，但皮肤温暖。主要因为心、肺疾病导致SaO_2降低所致。可分为以下两种：

（1）肺性发绀：见于呼吸道（喉、气管、支气管）阻塞、肺部疾病（肺炎、肺气肿、肺淤血等）和胸膜疾病（胸腔积液、气胸等）。

（2）心性混血性发绀：见于存在动静脉血相混合的先天性心脏病，如法洛四联征等。

2. 周围性发绀

发绀常见于肢体末梢，如肢端、耳垂或耳尖，且皮肤冰冷。主要因周围循环血流障碍所致。可分为以下两种：

（1）淤血性周围性发绀：见于右心衰竭、缩窄性心包炎、局部静脉病变等。

（2）缺血性周围性发绀：见于重症休克、血栓闭塞性脉管炎、雷诺病等。

3. 混合性发绀

中心性与周围性发绀并存，见于心力衰竭、急性高原反应等。

广义的发绀也包括由于异常血红蛋白衍生物所致的皮肤青紫现象。如高铁血红蛋白血症，见于食用含大量硝酸盐的变质蔬菜或腌菜后发生。

要点二 发绀的问诊要点

1. 发病年龄与性别

自出生或幼年即出现发绀者应考虑先天性心脏病或先天性高铁血红蛋白血症。特发性阵发性高铁血红蛋白血症可见于育龄妇女，且发绀的出现多与月经周期有关。

2. 发绀部位及特点

发绀部位及特点用以判断发绀的类型。如为周围性，须询问有无心肺疾病的症状，如心悸、胸痛、咳嗽等。

3. 发病诱因及病程

急性起病又无心肺疾病表现的发绀，则应询问有无摄入相关药物、化学物品、变质蔬菜和在持久便秘情况下过多食蛋类与硫化物的病史。

细目八　水肿

要点一　水肿的病因

1. 全身性水肿

（1）心源性水肿：常见于右心衰竭。

（2）肾源性水肿：可见于各型肾炎和肾病。

（3）肝源性水肿：见于各种病因引起的肝硬化、重症肝炎等。

（4）营养不良性水肿：见于低蛋白血症和维生素 B_1 缺乏。

（5）其他：如内分泌疾病、结缔组织疾病、妊娠高血压综合征等。

2. 局部性水肿

如血栓性静脉炎、丝虫病、局部炎症、创伤或过敏等。

要点二　水肿的问诊要点

1. 水肿的开始部位及蔓延情况、全身性或局部性、是否凹陷、与体位变化及活动的关系。

2. 有无心、肝、肾、内分泌及过敏性疾病病史及其相关症状。

3. 水肿与药物、饮食、月经及妊娠的关系。

4. 伴随症状：伴颈静脉怒张、肝－颈静脉回流征阳性见于心源性水肿；伴高血压、蛋白尿、管型尿等见于肾源性水肿；伴肝掌、蜘蛛痣、腹壁静脉曲张、脾肿大等见于肝源性水肿。

细目九　恶心与呕吐

要点一　恶心与呕吐的病因

1. 反射性呕吐

（1）消化系统疾病是引起反射性呕吐最常见的病因。常见于急慢性胃炎、急性食物中毒、消化性溃疡、胃肿瘤、幽门梗阻、急性肠炎、急性阑尾炎、肠梗阻、急慢性胆囊炎、胆石症、急性胰腺炎、急性腹膜炎等。

（2）其他各系统疾病均可能导致反射性恶心、呕吐，如肺炎、胸膜炎、急性心肌梗死、急性肾炎等。

2. 中枢性呕吐

（1）中枢神经系统疾病：如高血压脑病、脑梗死、脑出血、脑炎、脑膜炎、脑脓肿、脑寄生虫、偏头痛等。

（2）全身性疾病：如感染、甲亢危象、糖尿病酮症酸中毒、尿毒症、休克、缺氧、中暑等。

（3）药物反应与中毒：如洋地黄、吗啡等药物；如有机磷农药中毒、毒蕈中毒等。

（4）精神因素：胃神经症、癔症等。

3. 前庭障碍性呕吐

常见于迷路炎、梅尼埃病、晕动病。

要点二　恶心与呕吐的问诊要点

1. 呕吐与进食的关系

进食后出现的呕吐多见于胃源性呕吐。如餐后骤起而集体发病见于集体食物中毒。

2. 呕吐发生的时间

晨间呕吐发生在育龄女性要考虑早孕反应。服药后出现呕吐应考虑药物反应。乘飞机、车、船发生呕吐常提示晕动病。餐后6小时以上呕吐多见于幽门梗阻。

3. 呕吐的特点

有恶心先兆，呕吐后感轻松者多见于胃源性呕吐。喷射状呕吐多见于颅内高压。

4. 呕吐物的性质

呕吐物呈咖啡色，见于上消化道出血。呕吐隔餐或隔日食物，并含腐酵气味，见于幽门梗阻。呕吐物含胆汁者多见于十二指肠乳头以下的十二指肠或空肠梗阻。呕吐物有粪臭者提示低位肠梗阻。呕吐物中有蛔虫者见于胆道蛔虫、肠道蛔虫。

5. 伴随症状

（1）伴发热：见于全身或中枢神经系统感染、急性细菌性食物中毒。

（2）伴剧烈头痛：见于颅内高压、偏头痛、青光眼。

（3）伴眩晕及眼球震颤：见于前庭器官疾病。

（4）伴腹泻：见于急性胃肠炎、急性中毒、霍乱等。

（5）伴腹痛：见于急性胰腺炎、急性阑尾炎及空腔脏器梗阻等。

（6）伴黄疸：见于急性肝炎、胆道梗阻、急性溶血。

（7）伴贫血、水肿、蛋白尿：见于肾功能不全。

细目十　呕血与黑便

要点一　呕血与黑便的病因

1. 食管疾病

食管与胃底静脉曲张破裂、食管炎、食管癌、食管贲门黏膜撕裂、食管异物、食管裂孔疝。

2. 胃及十二指肠疾病

最常见的原因是消化性溃疡。非甾体类抗炎药及应激所致的胃黏膜病变出血也较常见。其他病因有胃肿瘤、急慢性胃炎、十二指肠炎等。

3. 肝、胆、胰的疾病

肝硬化、门静脉高压引起的食管与胃底静脉曲张破裂是引起上消化道出血的常见病因。胆道感染、胆石症、胆道肿瘤可引起胆道出血。胰腺癌、急性重症胰腺炎也可引起上消化道出血，但少见。

4. 全身性疾病

如白血病、再生障碍性贫血、血小板减少性紫癜、过敏性紫癜、弥散性血管内凝血、肾综合征出血热、钩端螺旋体病、尿毒症、肺心病等。

引起上消化道出血的前三位病因是：消化性溃疡、食管与胃底静脉曲张破裂、急性胃黏膜病变。

要点二　呕血与黑便的问诊要点

1. 是否为上消化道出血

呕血应与咯血及口、鼻、咽喉部位的出血相鉴别。黑便应与食动物血、铁剂、铋剂等造成的黑便相鉴别。

2. 估计出血量

出血量达 5ml 以上可出现大便隐血试验阳性。达 60ml 以上可出现黑便，胃内蓄积血量达 300ml 可出现呕血。出血量一次达 400ml 以上可出现头昏、眼花、口干、乏力、皮肤苍白、心悸不安、出冷汗，甚至昏倒。出血量达 800 ~ 1000ml 以上可出现周围循环衰竭。评估出血量还应参考呕血及便血量、血压及脉搏情况、贫血程度等。

3. 诱因

如饮食不节、饮酒及服用某些药物、严重创伤等。

4. 既往病史

重点询问有无消化性溃疡、肝炎、肝硬化以及长期服药史。

5. 伴随症状

（1）伴慢性、周期性、节律性上腹痛：见于消化性溃疡。

（2）伴蜘蛛痣、肝掌、黄疸、腹壁静脉曲张、腹水、脾肿大：见于肝硬化门静脉高压。

（3）伴皮肤黏膜出血：见于血液病及急性传染病。

（4）伴右上腹痛、黄疸、寒战高热：见于急性梗阻性化脓性胆管炎。

细目十一　腹泻

要点一　腹泻的病因

1. 急性腹泻

（1）急性肠道疾病：各种病原微生物及寄生虫引起的急性感染、细菌性食物中毒、Crohn 病或溃疡性结肠炎急性发作、急性出血性坏死性肠炎等。

（2）急性中毒：如毒蕈、鱼胆、河豚、砷、有机磷等中毒。

（3）全身性疾病：如伤寒、副伤寒、败血症等感染性疾病、过敏性紫癜、甲亢危象及某些药物副作用等。

2. 慢性腹泻

（1）消化系统疾病：见于慢性肠道感染、胃肠道肿瘤、吸收不良性腹泻、非感染性炎性病变。

（2）全身性疾病：如甲状腺功能亢进、肾上腺皮质功能减退、糖尿病、药物性腹泻、神经功能紊乱等。

要点二　腹泻的问诊要点

1. 起病情况

发病季节，夏秋季多见于急性肠道感染。是否有诱因，如不洁饮食史、药物及食物过敏史等。起病急缓。

2. 大便情况

水样便见于急性胃肠炎；米泔样便见于霍乱；黏液脓血便见于细菌性痢疾；果酱样便见于阿米巴痢疾等。

3. 伴随症状

（1）伴发热：见于急性肠道感染、细菌性食物中毒、全身感染等。

（2）伴里急后重：见于细菌性痢疾、直肠癌等。

（3）伴明显消瘦：见于恶性肿瘤、肠结核、吸收不良综合征。

（4）伴皮疹或皮下出血：见于伤寒、败血症、过敏性紫癜。

（5）伴腹部肿块：见于肿瘤、肠结核、血吸虫病、Crohn 病等。

细目十二　黄疸

要点一　黄疸的分类及其特点

1. 黄疸的分类

临床上一般分为溶血性、肝细胞性、胆汁淤积性 3 种类型。

2. 黄疸的特点

（1）溶血性黄疸：轻度黄疸，不伴皮肤瘙痒。急性溶血时，起病急骤，出现寒战、高热、头痛、腰痛、呕吐，严重者出现周围循环衰竭及急性肾功能衰竭。慢性溶血常有贫血、黄疸、脾肿大三大特征。实验室检查以非结合胆红素增多为主，结合胆红素一般正常。尿胆原增多，尿胆红素阴性。贫血，网织红细胞增多。

（2）肝细胞性黄疸：黄疸呈浅黄至深黄。有乏力、食欲下降、恶心呕吐甚至出血等肝功能受损的症状及肝脏肿大等体征。实验室检查示血清结合及非结合胆红素均增多。尿中尿胆原增多，尿胆红素阳性。有转氨酶升高等肝功能受损的表现。

（3）胆汁淤积性黄疸：黄疸色深，伴皮肤瘙痒及心动过缓。尿色深，粪色变浅。实验室检查示血清结合胆红素明显增多。尿胆原减少或阴性，尿胆红素阳性。血清碱性磷酸酶增高。

要点二　黄疸的问诊要点

1. 年龄与性别

新生儿黄疸常见于生理性黄疸、新生儿溶血性黄疸、新生儿败血症及先天性胆道闭锁等。儿童与青少年时期出现的黄疸要考虑先天性与遗传性疾病。病毒性肝炎多见于儿童及青年人。中年以后胆道结石、肝硬化、原发性肝癌较为常见。老年人应多考虑肿瘤。胆石症、原发性胆汁性肝硬化多见于女性；而原发性肝癌、胰腺癌多见于成年男性。

2. 原因与诱因

输血早期出现黄疸见于误输异型血，之后出现的黄疸见于输血引起的病毒性肝炎。有无食鲜蚕豆及毒蕈史。有无服氯丙嗪、异烟肼等药物及接触锑剂、氟烷等毒物。

3. 既往史

有无溶血家族史、病毒性肝炎及肝硬化病史，有无胆道结石史、酗酒史、血吸虫病史等。

4. 黄疸的时间与波动情况

有利于区别梗阻性与肝细胞性黄疸。

5. 伴随症状

询问有无寒战、高热、腹痛、皮肤瘙痒、贫血、脾肿大等症状有助于鉴别诊断。

细目十三　皮肤黏膜出血

要点一　皮肤黏膜出血的病因

1. 血管壁功能异常

（1）先天性：如遗传性出血性毛细血管扩张症、血管性假性血友病等。

（2）获得性：过敏性紫癜、单纯性紫癜、药物中毒、严重感染、维生素 C 缺乏症等。

2. 血小板数量与功能异常

（1）血小板减少：①生成减少：如再生障碍性贫血、急性白血病、感染或放化疗后的骨髓抑制等。②破坏增多：如特发性血小板减少性紫癜、脾功能亢进等。③消耗过多：如弥散性血管内凝血、血栓性血小板减少性紫癜、溶血性尿毒综合征等。

（2）血小板增多：原发性血小板增多症、慢性粒细胞白血病、脾切除术后等。

（3）血小板功能异常：如血小板无力症，或继发于感染、药物、尿毒症、肝病等。

3. 凝血功能障碍

（1）先天性：血友病、凝血酶原缺乏症、纤维蛋白缺乏症等。

（2）获得性：严重肝功能不全、尿毒症、维生素 K 缺乏症等。

（3）抗凝血物质增多或纤溶亢进：常见于中毒（如蛇毒）、抗凝药过量、原发或继发纤溶亢进。

要点二　皮肤黏膜出血的问诊要点

1. 发病年龄、性别、家族史、过敏及外伤史、感染、中毒及肝肾病史。

2. 出血病程、部位、范围、特点、诱因等。

3. 伴随症状：伴关节痛、腹痛见于过敏性紫癜；伴关节腔出血或关节畸形见于血友病。

细目十四　抽搐

要点一　抽搐的病因

1. 颅脑疾病

（1）感染性：如各种脑炎及脑膜炎、脑脓肿、脑寄生虫病等。

（2）非感染性：脑外伤、脑肿瘤、脑血管性疾病、癫痫、先天异常及变性疾病等。

2. 全身性疾病

（1）感染性：如中毒性肺炎、中毒性菌痢、败血症、狂犬病、破伤风、小儿高热惊厥等。

（2）非感染性：缺氧、中毒、代谢性疾病、物理损伤、癔症性抽搐等。

要点二　抽搐的问诊要点

1. 发作情况

有无诱因及先兆，有无意识丧失及大小便失禁，发作时肢体抽动次序及分布。

2. 病史、发病年龄

包括出生史、发育史、颅脑疾病史、长期服药史，有无心、肺、肝、肾及内分泌疾病史，既往有无抽搐史等。

3. 伴随症状

（1）伴高热：见于颅内与全身感染性疾病、小儿高热惊厥等。

（2）伴高血压：见于高血压脑病、高血压脑出血、妊娠高血压综合征、颅内高压等。

（3）伴脑膜刺激征：见于各种脑膜炎及蛛网膜下腔出血。
（4）伴瞳孔散大、意识丧失、大小便失禁：见于癫痫大发作。
（5）不伴意识丧失：见于破伤风、狂犬病、低钙抽搐、癔症性抽搐。
（6）伴肢体偏瘫者：见于脑血管疾病及颅内占位性病变。

细目十五　意识障碍

要点一　意识障碍的病因

1. 颅脑疾病

（1）感染性：各种脑炎、脑膜炎、脑脓肿、脑寄生虫感染等。
（2）非感染性：颅内占位性病变、脑血管疾病、颅脑外伤、癫痫等。

2. 全身性疾病

（1）感染性：如伤寒、中毒型细菌性痢疾、重症肝炎、肾综合征出血热、钩端螺旋体病、中毒性肺炎、败血症等。
（2）非感染性：心血管疾病、内分泌与代谢性障碍、中毒、物理性损伤等。

要点二　意识障碍的临床表现

意识障碍一般可分为以下几种类型：

1. 嗜睡

嗜睡是最轻的意识障碍，表现为持续性睡眠。轻刺激可被唤醒，醒后能回答简单的问题或做一些简单的活动。刺激停止后，又迅速入睡。

2. 昏睡

患者近乎不省人事，处于熟睡状态，不易唤醒。虽在强刺激下（如压迫眶上神经）可被唤醒，但不能回答问题或答非所问，而且很快又再入睡。

3. 昏迷

意识丧失，任何强大的刺激都不能唤醒。昏迷是最严重的意识障碍。按程度不同可分为以下两种：

（1）浅昏迷：意识大部分丧失，强刺激也不能唤醒，但对疼痛刺激有痛苦表情及躲避反应，角膜反射、瞳孔对光反射、吞咽反射、眼球运动等都存在。

（2）深昏迷：意识全部丧失，对疼痛等各种刺激均无反应，角膜反射、瞳孔对光反射、眼球运动均消失，可出现病理反射。

4. 意识模糊

意识模糊是一种常见的轻度意识障碍，意识障碍程度较嗜睡重。具有简单的精神活动，但定向力（即对时间、空间、人物的判断能力）有障碍。

5. 谵妄

谵妄是一种以兴奋性增高为主的急性高级神经中枢活动失调状态。表现为意识模糊，定向力障碍，伴错觉、幻觉、躁动不安、谵语。

要点三　意识障碍的伴随症状

1. 伴发热

先发热后出现意识障碍见于严重的感染性疾病；先出现意识障碍后发热见于体温调节中枢功能失常而引起发热的疾病。

2. 伴呼吸缓慢

见于吗啡或巴比妥类中毒、颅内高压等。

3. 伴呼吸深大

见于尿毒症、糖尿病酮症酸中毒等。

4. 伴瞳孔散大

见于酒精中毒、癫痫、低血糖昏迷等。

5. 伴瞳孔缩小

见于海洛因、吗啡、巴比妥类、有机磷等中毒。

6. 伴高血压

常见于脑出血、高血压脑病、肾炎、颅内高压等。

7. 伴脑膜刺激征

见于各种脑膜炎及蛛网膜下腔出血。

要点四　意识障碍的问诊要点

1. 发病情况：突然出现的意识障碍多为急性中毒、颅脑外伤、急性感染、脑血管疾病等。缓慢出现者见于肺性脑病、肝性脑病、尿毒症等。
2. 有无诱因及病因：如中毒、外伤、中暑、传染病接触史等。
3. 既往史：如高血压、肺心病、肝硬化、慢性肾炎、糖尿病等病史。
4. 伴随症状。

（孙士玲）

第二单元　问诊

细目　问诊的方法及内容

要点一　问诊的方法

问诊时首先要关心体贴患者，营造宽松和谐的气氛。医师应避免暗示性或诱导性提问。问诊的过程中，医师应边提问边思考，随时分析，归纳患者所陈述的各种症状之间的内在联系，分清主次，去伪存真，采集全面、准确的病史。

要点二　问诊的内容

1. 一般项目

包括姓名、性别、年龄、民族、婚姻、住址、工作单位、职业、入院日期、记录日期、病史陈述者及其可靠性。

2. 主诉

主诉是迫使患者就医的最明显、最主要的症状或体征及持续时间，也就是本次就诊的最主要原因。

3. 现病史

现病史为问诊的最重要内容，争取做到全面而详细的询问。

（1）起病情况与患病时间：包括病因或诱因。

（2）主要症状的特点：此为诊断疾病的主要依据，应详细询问。其特点包括主要症状的部位、性质、持续时间、程度、缓解和加剧的因素。

（3）病情的发展与演变：症状的变化或新症状的出现，都是病情的发展与演变的表现。

（4）伴随症状：常是鉴别诊断的重要依据。

（5）诊治经过：应询问既往的重要诊断和检查、主要治疗措施及用药情况，以便为制定本次诊断和治疗方案时参考。

（6）一般情况：病后的精神、体力状态、食欲及食量、睡眠、大小便、体重变化等情况也应详细询问。

4. 既往史

包括患者既往的健康状况和过去曾经患过的疾病（包括各种传染病）、外伤手术、预防接种、过敏史等，尤其是与现病有密切关系的疾病的历史。

5. 个人史

包括出生地及居住地区，职业和工作条件，习惯与嗜好，冶游史等。

6. 婚姻史

婚姻史包括未婚或已婚，结婚年龄，配偶的健康状况，性生活情况，夫妻关系等。

7. 月经史及生育史

月经史包括月经初潮年龄，月经周期和经期天数，经血的量和颜色，经期症状，有无痛经与白带，末次月经日期，闭经日期，绝经年龄。记录格式如下：

$$\text{初潮年龄}\ \frac{\text{行经期（天）}}{\text{月经周期（天）}}\ \text{末次月经时间或闭经年龄}$$

生育史包括妊娠与生育次数和年龄，人工或自然流产的次数，有无死产、手术产、产褥热及计划生育状况等。

8. 家族史

包括双亲与兄弟姐妹及子女的健康状况，特别应询问有无患同样疾病者，有无与遗传有关的疾病以及传染病。

（孙士玲）

第三单元　检体诊断

细目一　基本检查法

要点一　视诊

视诊是医师用视觉来观察患者全身或局部表现的诊断方法。

要点二　触诊

1. 浅部触诊

用于检查体表浅在病变、关节、软组织、浅部的动脉与静脉、神经、阴囊和精索等。

2. 深部触诊

主要用于腹部检查。

（1）深部滑行触诊：用于检查腹腔深部的包块和脏器。

（2）双手触诊：用于肝、脾、肾、子宫和腹腔肿物的检查。

（3）深压触诊：用于探测腹部深在病变部位或确定腹部压痛点。

（4）冲击触诊：用于大量腹水而肝脾难以触及时。

要点三　叩诊

1. 叩诊方法

（1）间接叩诊法：临床最常用，如心脏、肺脏、肝脏、腹部等的叩诊检查。

（2）直接叩诊法：用于胸部或腹部面积较广泛病变的性质判定，如大量气胸、大量胸水或腹水等。

2. 叩诊音

临床常见的叩诊音有以下5种：

（1）清音：是正常的肺部叩诊音。

（2）过清音：肺气肿时的特征性叩诊音。

（3）鼓音：正常情况下，存在于左下胸的胃泡区及腹部。病理情况下，见于肺空洞、气胸或气腹等。

（4）浊音：叩击被少量含气组织覆盖的实质脏器时产生的声音，如被肺覆盖的心脏或肝脏部分。病理情况下，见于肺组织含气减少，如肺部炎症、少量胸腔或腹腔积液等。

（5）实音（绝对浊音）：是不含气组织（如骨骼、心脏、肝脏）的正常叩诊音。病理状态下，见于大量胸腔积液、肺实变等。

要点四　听诊

听诊的注意事项：

1. 环境安静，温度适宜。
2. 患者取坐位或卧位，必要时，嘱患者变换体位进行听诊。
3. 充分暴露检查部位，切忌隔衣听诊。

要点五　嗅诊

常见异常气味的临床意义：

1. 呼吸气味

意识障碍伴浓烈的酒味见于酒精中毒；刺激性蒜味伴意识障碍见于有机磷农药中毒；烂苹果味见于糖尿病酮症酸中毒；氨味见于尿毒症；腥臭味见于肝昏迷。

2. 痰液味

血腥味痰见于大咯血者；恶臭味见于厌氧菌感染。

3. 呕吐物味

粪臭味见于肠梗阻；酒味见于饮酒和醉酒；腐臭味见于幽门梗阻。

4. 粪便

腥臭味见于细菌性痢疾，肝腥味见于阿米巴痢疾。

细目二　一般检查

要点一　全身状态检查

1. 体温

（1）体温的测量方法及正常范围：①口测法：将消毒后的口表水银端斜放于舌下，紧闭口唇，5 分钟后读数。正常值为 36.3℃～37.2℃。该法结果较准确，但不能用于婴幼儿及神志不清者。②肛测法：患者屈膝侧卧，将肛表水银端涂布润滑剂后，徐徐插入肛门，深达肛表的 1/2，5 分钟后读数。正常值为 36.5℃～37.7℃。该法测值稳定，多用于婴幼儿及神志不清者。③腋测法：将体温计水银端置于患者的干燥腋窝深处，嘱其夹紧，10 分钟后读数。正常值为 36℃～37℃。该法简便、安全，为最常用的体温测定方法。

生理情况下，体温有一定的波动，早晨略低，下午稍高，但 24 小时内波动幅度一般不超过 1℃；运动或进食后体温稍高；老年人体温略低；月经期前或妊娠期妇女体温略高。

体温高于正常称为发热，见于感染、创伤、恶性肿瘤、抗原－抗体反应等；体温低于正常称为体温过低，见于大量失血、休克、甲状腺功能减退等。

（2）体温测量误差的常见原因：①测量前未将体温计的汞柱甩到 36℃以下。②消瘦、病情危重或神志不清的患者使用腋表时，未能将体温计夹紧。③体温计附近存在冷热物品。

2. 脉搏

多检查桡动脉，也可触摸肱动脉、颈动脉等。

（1）脉率：正常成人在安静状态下脉率为 60 ~ 100 次/分钟。儿童较快，婴幼儿可达 130 次/分。发热、疼痛、贫血、甲亢、心力衰竭、休克、心肌炎等脉率增快；颅内高压、伤寒、病态窦房结综合征、Ⅱ度以上窦房或房室传导阻滞，或服用强心甙、钙拮抗剂、β受体阻滞剂等药时，脉率减慢。

（2）节律：正常人的节律规整。心房颤动时，节律不规则，并且强弱不一。

3. 血压

（1）血压水平的定义和分类。

成人血压水平的定义和分类

类别	收缩压（mmHg）	舒张压（mmHg）
正常血压	<120	<80
正常高值	120 ~ 139	80 ~ 89
1 级高血压（轻度）	140 ~ 159	90 ~ 99
2 级高血压（中度）	160 ~ 179	100 ~ 109
3 级高血压（重度）	≥180	≥110
单纯收缩期高血压	≥140	<90

注：如收缩压与舒张压水平不在一个级别的，按其中较高级别分类。

（2）血压变异的临床意义：①高血压：收缩压≥140mmHg 和（或）舒张压≥90mmHg，即为高血压。高血压绝大多数见于高血压病（即原发性高血压）；继发性高血压可见于肾脏病、肾上腺皮质或髓质肿瘤、肢端肥大症、甲亢、妊娠高血压综合征等。②低血压：血压低于 90/60mmHg 时，称为低血压。常见于休克、急性心肌梗死、心力衰竭、心包填塞、肾上腺皮质功能减退等。③脉压增大和减小：脉压 >40mmHg 称为脉压增大，见于主动脉瓣关闭不全、动脉导管未闭、动静脉瘘、高热、甲亢、严重贫血、老年主动脉硬化等。脉压 <30mmHg 称为脉压减小，见于主动脉瓣狭窄、心力衰竭、休克、心包积液、缩窄性心包炎等。④上、下肢血压差异常：双上肢血压差大于 10mmHg 见于多发性大动脉炎、血栓闭塞性脉管炎、先天性动脉畸形等。下肢血压等于或低于上肢血压，见于主动脉缩窄、胸腹主动脉型大动脉炎等。

4. 发育与体型

发育正常与否，通常以年龄与体格成长状态（身高、体重、第二性征）、智力之间的关系来判断。发育正常时，年龄与智力和体格的成长状态是相应的。发育成熟前如有脑垂体前叶功能亢进，可致体格异常高大，称为巨人症；反之，垂体功能减退时，体格异常矮小，称为垂体性侏儒症。

体型是身体各部发育的外观表现，包括骨骼、肌肉的成长与脂肪分布的状态等。临床上把正常人的体型分为匀称型、矮胖型、瘦长型 3 种。

5. 营养状态

（1）营养状态的判断方法：根据被检者的皮肤、毛发、皮下脂肪及肌肉发育情况进行判断。最简便而迅速的方法是观察皮下脂肪充实的程度，方法是观察前臂屈侧或上臂背侧下 1/3 处脂肪的分布。

（2）营养状态的分级：分为良好、中等、不良 3 个等级。①良好：皮肤黏膜红润、有光泽、弹性良好，皮下脂肪丰满而有弹性，肌肉结实，指甲、毛发润泽，肋间隙及锁骨上窝深浅适中，肩胛部和股部肌肉丰满。②不良：皮肤黏膜干燥、弹性降低，皮下脂肪菲薄，肌肉松弛无力，指甲粗糙无光泽，毛发稀疏，肋间隙、锁骨上窝凹陷，肩胛骨、髂骨嶙峋突出。③中等：介于两者之间。

（3）理想体重：理想体重（kg）= 身高（cm）- 105

（4）常见的营养异常：①营养不良：当体重减轻至不足理想体重的 90% 时称为消瘦，极度消瘦者称为恶病质。营养不良常见于胃肠功能不良或手术后、肝脏、胆囊、胰腺病变或结核病、糖尿病、甲亢、癌症患者等。②营养过度：体内中性脂肪积聚过多，导致体重增加，超过标准体重的 20% 以上者称为肥胖。亦可计算体重指数［体重（kg）/身高（m^2）］，按 WHO 的标准，男性 >27，女性 >25 即为肥胖症。

6. 意识状态

意识是大脑功能活动的综合表现，即对环境的知觉状态。正常人的意识清晰，定向力正常，反应敏锐精确，思维和情感活动正常，语言流畅、准确，表达能力良好，凡能影响大脑功能活动的疾病均可引起程度不等的意识改变，称为意识障碍。

判断意识状态多采用问诊，通过交谈了解患者的思维、反应、情感、计算及定向力等方面的情况；对较为严重者，尚应进行痛觉试验、瞳孔反射等检查，以确定患者意识障碍的程度。意识障碍分为嗜睡、意识模糊、昏睡、昏迷。

7. 面容与表情

（1）急性病容：面色潮红，兴奋不安，口唇干燥，呼吸急促，表情痛苦，有时鼻翼煽动，口唇疱疹。见于肺炎链球菌肺炎、疟疾、流行性脑脊髓膜炎等急性感染性疾病。

（2）慢性病容：面容憔悴，面色晦暗或苍白无华，双目无神，表情淡漠等。见于肝硬变、严重肺结核、恶性肿瘤等慢性消耗性疾病。

（3）甲亢面容：眼裂增大，眼球突出，目光闪烁，呈惊恐貌，兴奋不安，烦躁易怒。见于甲状腺功能亢进症。

（4）黏液性水肿面容：面色苍白，睑厚面宽，颜面浮肿，目光呆滞，反应迟钝，眉毛、头发稀疏，舌色淡、胖大。见于甲状腺功能减退症。

（5）二尖瓣面容：面色晦暗，双颊紫红，口唇轻度发绀。见于风心病二尖瓣狭窄。

（6）伤寒面容：表情淡漠，反应迟钝，呈无欲状态。见于伤寒。

（7）苦笑面容：发作时牙关紧闭，面肌痉挛，呈苦笑状。见于破伤风。

（8）满月面容：面圆如满月，皮肤发红，常伴痤疮和小须。见于库欣综合征及长期应用肾上腺皮质激素者。

（9）肢端肥大症面容：头颅增大，脸面变长，下颌增大，向前突出，眉弓及两颧隆起，唇舌肥厚，耳鼻增大。见于肢端肥大症。

8. 体位

（1）自动体位：活动自如，不受限制，见于正常人、轻病或疾病早期。

（2）被动体位：不能随意调整或变换体位，需别人帮助才能改变体位。见于极度衰弱或意识丧失者。

（3）强迫体位：患者为减轻疾病所致的痛苦而被迫采取的某些特殊体位。①强迫仰卧位：患者仰卧，双腿蜷曲，借以减轻腹部肌肉的紧张，见于急性弥漫性腹膜炎等。②强迫俯卧位：见于脊柱疾病。③强迫侧卧位：患者侧卧于患侧，以减轻疼痛，且有利于健侧代偿呼吸，见于一侧大量胸腔积液。④强迫坐位（端坐呼吸）：以减轻心肺的负担，减轻喘憋症状，见于心肺功能不全者。⑤辗转体位：患者坐卧不安，辗转反侧，见于胆绞痛、肾绞痛、肠绞痛等。⑥角弓反张位：患者颈及脊背肌肉强直，以致头向后仰，胸腹前凸，背过伸，躯干呈反弓形，见于破伤风及小儿脑膜炎。

9. 步态

（1）偏瘫步态：见于脑血管病后遗症。

（2）剪刀步态：见于双侧锥体束损害及脑性瘫痪等。

（3）醉酒步态：见于小脑病变、酒精中毒等。

（4）慌张步态：见于震颤麻痹。

（5）蹒跚步态（鸭步）：见于佝偻病、大骨节病、进行性肌营养不良或先天性双髋关节脱位等。

要点二　皮肤检查

1. 皮肤弹性

皮肤弹性与年龄、营养状态、皮下脂肪及组织间隙所含液量有关。长期消耗性疾病或严重脱水者皮肤弹性减弱。

2. 皮肤颜色

（1）发红：因毛细血管扩张充血、血流加速及增多所致。病理情况见于发热性疾病、阿托品中毒等；一氧化碳中毒者的皮肤、黏膜呈樱桃红色；皮肤持久性发红见于库欣综合征、真性红细胞增多症。

（2）苍白：多因贫血、末梢毛细血管痉挛或充盈不足引起。常见于贫血、寒冷、休克、虚脱等；只有肢端苍白者，见于雷诺病、血栓闭塞性脉管炎。

（3）黄染：轻微时仅见于巩膜及软腭黏膜，较明显时见于全身皮肤。见于各种原因的黄疸。过多食用胡萝卜、南瓜、橘子等，血中的胡萝卜素含量增加，也可使皮肤黄染，但发黄部位多在手掌、足底部，一般不发生于巩膜和口腔黏膜。长期服用阿的平、呋喃类药物也可使皮肤发黄，严重者可表现为巩膜黄染，但黄染以角膜缘周围最明显，离角膜缘越远，黄染越浅。

（4）发绀：见于各种原因的缺氧，以舌、口唇、耳郭、指端容易见到。

（5）色素沉着：全身性色素沉着多见于慢性肾上腺皮质功能减退，有时也见于肝硬变、肝癌晚期等。使用某些药物如砷剂、抗癌药等，也可引起不同程度的皮肤色素沉着。妇女在妊娠期，面部、额部可发生棕褐色对称性色素斑片，称为妊娠斑。老年人全身或面部也可发生散在的色素斑，称老年斑 。

（6）色素脱失：局部色素脱失见于白癜风、口腔或女性外阴部白斑，全身色素脱失见于白化症。

3. 湿度与出汗

皮肤的湿度与汗腺的分泌功能有关。出汗增多见于风湿热、结核病、甲亢、佝偻病等。盗汗（夜间睡后出汗）见于肺结核活动期。冷汗（手脚皮肤发凉、大汗淋漓）见于休克与虚脱。无汗时皮肤异常干燥，见于维生素 A 缺乏症、黏液性水肿、硬皮病和脱水等。

4. 皮疹

检查时应注意皮疹出现与消失的时间、发展顺序、分布部位、形状及大小、颜色、压之是否退色、平坦或隆起、有无瘙痒和脱屑等。常见的皮疹如下：

（1）斑疹：局部皮肤发红，一般不高出皮肤，见于麻疹初起、斑疹伤寒、丹毒、风湿性多形性红斑等。

（2）玫瑰疹：鲜红色圆形斑疹，直径 2 ~ 3mm，由病灶周围的血管扩张所形成，压之退色，松开时又复现，多出现于胸腹部。对伤寒或副伤寒具有诊断意义。

（3）丘疹：皮疹局部发红并凸出皮肤表面，见于药物疹、麻疹及湿疹等。

（4）斑丘疹：在丘疹周围有发红的皮肤底盘称为斑丘疹，见于风疹、猩红热、湿疹及药物疹等。

（5）荨麻疹（风团块）：是一种边缘清楚的红色或苍白色的瘙痒性皮肤损害，出现得快，消退也快，消退后不留痕迹，见于食物或药物过敏。

5. 皮下出血

皮肤或黏膜下出血直径小于 2mm 者称为瘀点；皮下出血直径在 3 ~ 5mm 者称为紫癜；皮下出血直径大于 5mm 者称为瘀斑；片状出血并伴有皮肤显著隆起者称为血肿。皮肤黏膜出血常见于造血系统疾病、重症感染、某些血管损害的疾病以及某些毒物或药物中毒等。小的出血点需与皮疹或小红痣相鉴别，皮疹压之退色，出血点压之不退色，小红痣加压虽不退色，但触诊时可稍高出平面，并且表面发亮。

6. 蜘蛛痣

蜘蛛痣是体内雌激素增多导致皮肤小动脉末端分支扩张所形成的血管痣，检查时用火柴杆等压迫蜘蛛痣的中心，周围辐射状的小血管随之消退，解除压迫后又复现，则证明为蜘蛛痣。多出现在上腔静脉分布区，如面、颈、手背、上臂、前胸和肩部等处。常见于慢性肝炎、肝硬化患者，也可见于妊娠妇女。慢性肝病患者的手掌大、小鱼际处常发红，加压后退色，称为肝掌。肝掌的发生机制与蜘蛛痣相同。

7. 皮下结节

位于关节附近或长骨骺端的圆形硬质小结，无压痛，多为风湿小结。

8. 水肿

全身性水肿常见于肾炎和肾病、心力衰竭、肝硬变失代偿期及营养不良等；局限性水肿见于局部炎症、外伤、过敏、血栓形成等；黏液性水肿见于甲状腺功能减退；象皮肿见于丝虫病。后两者均为非凹陷性水肿。

9. 皮下气肿

外观如同水肿，指压可凹陷，去掉压力后迅速恢复原形，按压时有握雪感，见于肺部外伤或产气杆菌感染。

要点三　淋巴结检查

1. 表浅淋巴结的检查顺序及注意事项

正常浅表淋巴结直径多为0.2～0.5cm，质地柔软，表面光滑，与邻近组织无粘连，不易触及，可移动，无压痛。表浅淋巴结的检查顺序是：耳前、耳后、乳突区、枕骨下区、颌下、颏下、颈后三角、颈前三角、锁骨上窝、腋窝、滑车上、腹股沟、腘窝。发现有淋巴结肿大时，应记录其数目、大小、质地、移动度，表面是否光滑，有无红肿、压痛和波动，是否有瘢痕、溃疡和瘘管等，同时应注意寻找引起淋巴结肿大的病灶。

2. 浅表淋巴结肿大的临床意义

（1）局限性淋巴结肿大：①局部炎症：肿大的淋巴结表面光滑，有触痛，无粘连，质不硬。②淋巴结结核：常发生在颈部血管周围，多发性，质地较硬，大小不等，可互相粘连或与邻近组织、皮肤粘连，移动性稍差；破溃后形成瘘管，愈合后可形成瘢痕。③恶性肿瘤转移：肿大的淋巴结质硬或有橡皮样感，一般无压痛，表面可光滑或有突起，与周围组织粘连而不易推动。左锁骨上窝淋巴结肿大，多为腹腔脏器癌肿转移；右锁骨上窝淋巴结肿大，多为胸腔脏器癌肿转移；鼻咽癌易转移到颈部淋巴结；乳腺癌常引起腋下淋巴结肿大。

（2）全身淋巴结肿大：见于传染性单核细胞增多症、白血病、淋巴瘤等。

细目三　头部检查

要点一　头颅检查

1. 大小与形态

小头畸形见于先天性痴呆症；方颅见于小儿佝偻病、先天性梅毒；巨颅见于脑积水。

2. 头颅运动

正常人的头部活动自如。头部活动受限见于颈椎病；头部不随意颤动见于震颤麻痹（帕金森病）；与颈动脉搏动节律一致的点头运动见于严重的主动脉瓣关闭不全。

3. 颜面

两侧腮腺肿大致耳垂被托起，颜面增宽，见于流行性腮腺炎。

要点二　头部器官检查

1. 眼

（1）眼睑：①上睑下垂：双上眼睑下垂见于重症肌无力、先天性上眼睑下垂；单侧上眼睑下垂见于动眼神经麻痹。②眼睑水肿：多见于肾炎、肝炎、贫血、营养不良、血管神经性水肿等。③眼睑闭合不全：双侧眼睑闭合不全常见于甲亢；单侧眼睑闭合不全见于面神经麻痹。

（2）结膜：检查时注意结膜的颜色，有无充血、水肿、乳头肥大、滤泡增生、瘢痕形成等。结膜发红、水肿、血管充盈，见于结膜炎、角膜炎、沙眼早期；结膜苍白见于贫血；结膜发黄见于黄疸；睑结膜有滤泡或乳头见于沙眼；结膜有散在出血点见于亚急性感染性心内膜炎；结膜下片状出血见于外伤及出血性疾病，亦可见于高血压、动脉硬化；球结膜透明而隆起为球结膜下水肿，见于脑水肿或输液过多。

（3）巩膜：显性黄疸时可在巩膜看到均匀的黄染。

（4）角膜：检查角膜时用斜照光更易观察其透明度。检查时应注意角膜的透明度，有无白斑、云翳、溃疡、角膜软化和血管增生等。角膜边缘出现黄色或棕褐色环，外缘清晰，内缘模糊，是铜代谢障碍的体征，称为凯－费环（角膜色素环），见于肝豆状核变性。

（5）瞳孔：正常瞳孔的直径为 2～5mm，两侧等大等圆。检查时应注意大小、形态、双侧是否相同、对光反射和调节反射是否正常。①瞳孔大小改变：病理情况下，瞳孔缩小见于虹膜炎、有机磷农药中毒、毒蕈中毒、吗啡、氯丙嗪、毛果云香碱等药物的影响；瞳孔扩大见于外伤、青光眼绝对期、视神经萎缩、完全失明、濒死状态、颈交感神经刺激和阿托品、可卡因等药物的影响；双侧瞳孔大小不等，常见于脑外伤、脑肿瘤、脑疝及中枢神经梅毒等。②瞳孔对光反射迟钝或消失，见于昏迷病人。③调节反射与聚合反射：嘱被检查者注视 1m 以外的目标，然后逐渐将目标移至距被检查者眼球约 10cm 处，正常反应是双侧瞳孔逐渐缩小（调节反射）、双眼球向内聚合（聚合反射）。当动眼神经受损害时，调节和聚合（辐辏）反射消失。

（6）眼球：检查时注意眼球的外形和运动。①眼球突出：双侧突出见于甲亢。单侧突出见于局部炎症或眶内占位性病变。②眼球凹陷：双侧凹陷见于重度脱水，单侧凹陷见于 Horner 综合征和眶尖骨折。③眼球运动：眼球运动受动眼神经（Ⅲ）、滑车神经（Ⅳ）和外展神经（Ⅵ）支配，这些神经麻痹时，会引起眼球运动障碍，并伴有复视。双侧眼球出现一系列快速水平或垂直的往返运动，称为眼球震颤。自发的眼球震颤见于耳源性眩晕及小脑疾患等。

2. 耳

（1）外耳：外耳道有脓性分泌物、耳痛及全身症状见于中耳炎；外耳道有血性或脑脊液流出，多为颅底骨折。

（2）乳突：乳突压痛、耳郭后皮肤红肿见于乳突炎。

3. 鼻

（1）鼻的外形：鼻梁部皮肤出现红色斑块，病损处高出皮面且向两侧面颊扩展为蝶形红斑见于红斑狼疮；鼻部皮肤发红并有小脓疱或小丘疹见于痤疮；鼻尖及鼻翼皮肤发红，并有毛细血管扩张、组织肥厚见于酒糟鼻；鞍鼻见于鼻骨骨折、鼻骨发育不全和先天性梅毒；蛙状鼻见于肥大鼻息肉者。

（2）鼻翼煽动：见于肺炎球菌肺炎、支气管哮喘、心源性哮喘等。

（3）鼻窦：包括上颌窦、额窦、筛窦和蝶窦 4 对。鼻窦炎时鼻窦区有压痛。

（4）鼻出血：单侧鼻出血见于局部血管损伤；双侧鼻出血见于高热、血液病、高血压、肝脏疾病等。

4. 口腔

（1）口唇：口唇苍白见于贫血、主动脉瓣关闭不全或虚脱。唇色深红见于急性发热性疾病。口唇单纯疱疹常伴发于肺炎链球菌肺炎、感冒、流行性脑脊髓膜炎、疟疾等。口唇干燥并有皲裂见于重度脱水患者。口角糜烂见于核黄素缺乏。口唇发绀见于先天性心脏病、慢性阻塞性肺气肿、心力衰竭、休克等。

(2) 口腔黏膜：正常人的口腔黏膜光洁呈粉红色。出现蓝黑色色素沉着见于肾上腺皮质功能减退。在第2磨牙处的颊黏膜出现直径约1mm的灰白色小点，外有红色晕圈，为麻疹黏膜斑，是麻疹的早期（发疹前24～48小时）特征。黏膜下出现出血点或瘀斑见于出血性疾病或维生素C缺乏。口腔黏膜溃疡见于慢性复发性口疮。乳白色薄膜覆盖于口腔黏膜、口角等处，为鹅口疮（白色念珠菌感染），多见于体弱重症者，或长期使用广谱抗生素者。

(3) 牙齿及牙龈：检查牙齿要注意有无龋齿、缺齿、义齿、残根，以及牙齿的颜色、形状。牙齿呈黄褐色为斑釉牙，见于长期饮用含氟量高的水或服用四环素等药物后。切牙切缘凹陷呈月牙形伴牙间隙过宽见于先天性梅毒。单纯性牙间隙过宽见于肢端肥大症。

正常人的牙龈呈粉红色并与牙颈部紧密贴合。齿龈水肿及流脓见于慢性牙周炎。牙龈萎缩见于牙周病。牙龈出血可见于牙石、牙周炎、血液系统疾病及坏血病等。齿龈的游离缘出现灰黑色点线为铅线，见于慢性铅中毒。在铋、汞、砷中毒时，也可出现类似黑褐色点线状的色素沉着。

(4) 舌：正常人的舌质淡红，湿润柔软，活动自如，无震颤。舌面干燥见于脱水、大出血、高热；地图舌见于核黄素缺乏者；草莓舌见于猩红热或长期发热患者；牛肉舌见于糙皮病（烟酸缺乏）；镜面舌见于缺铁性贫血、恶性贫血及慢性萎缩性胃炎；舌震颤见于甲亢；舌伸出后偏向患侧，见于舌下神经麻痹。

(5) 咽部及扁桃体：急性咽炎可见咽部充血红肿。咽部充血，表面粗糙，有淋巴滤泡呈簇状增生见于慢性咽炎。扁桃体发炎时，腺体红肿、增大。扁桃体肿大分三度：不超过咽腭弓者为Ⅰ度；超过咽腭弓者为Ⅱ度；达到或超过咽后壁中线者为Ⅲ度。化脓性扁桃体炎时，扁桃体上可见脓性分泌物，或形成苔片状假膜，容易与扁桃体剥离，而咽白喉在扁桃体所形成的假膜不易剥离，若强行剥离则易引起出血。

(6) 喉：急性失音多见于急性喉炎；慢性失音见于喉结核、喉癌；喉返神经受损时可出现声音嘶哑或失音。

5. 腮腺

腮腺位于耳屏、下颌角与颧弓所构成的三角区内。腮腺导管开口于相当上颌第2磨牙牙冠相对的颊黏膜上。正常的腮腺腺体软薄，不能触清其轮廓。腮腺肿大时可出现以耳垂为中心的隆起，并可触及包块。一侧或双侧腮腺肿大，触诊边缘不清，有轻压痛，腮腺导管口红肿，见于流行性腮腺炎。腮腺导管有脓性分泌物见于化脓性腮腺炎。腮腺肿瘤也可致腮腺肿大。

细目四 颈部检查

要点一 颈部姿势与运动

正常的颈部转动自如。斜颈见于先天性颈肌痉挛、外伤、瘢痕挛缩等；颈部活动受限见于炎症、颈肌扭伤、颈椎骨质增生、结核及肿瘤等。

要点二　颈部皮肤、包块及血管检查

1. 颈部皮肤与包块

注意颈部皮肤有无感染、蜘蛛痣、瘢痕、瘘管、皮损等；如发现包块须注意是肿大淋巴结还是囊肿，或是甲状腺肿大等。

2. 颈静脉

正常人立位或坐位时颈静脉常不显露，平卧时可稍见充盈，充盈的水平仅限于锁骨上缘至下颌角下缘距离的下 1/3 以内。若取 30°～45°的半卧位时静脉充盈度超过正常水平，或立位与坐位时可见明显的静脉充盈称为颈静脉怒张，提示静脉压增高，见于右心衰竭、缩窄性心包炎、心包积液或上腔静脉梗阻。

正常情况下看不到颈静脉搏动，三尖瓣关闭不全伴颈静脉怒张时可见颈静脉搏动。

3. 颈动脉

安静状态下出现颈动脉明显搏动，见于主动脉瓣关闭不全、高血压、甲亢及严重贫血者。

要点三　甲状腺检查

1. 检查方法

甲状腺位于甲状软骨下方和两侧，表面光滑柔软，不易触及。做吞咽动作时可随吞咽向上移动，以此可与颈前其他包块鉴别。触诊方法：一是从后面检查，医师站在被检查者身后，用双手触摸甲状腺；二是从前面触摸甲状腺。触到肿大的甲状腺，应注意肿大程度、硬度、对称性、表面是否光滑、有无结节、压痛和震颤，与周围组织有无粘连，听诊有无血管杂音。

2. 甲状腺肿大的分度

不能看出肿大但能触及者为Ⅰ度；既可看出肿大又能触及，但在胸锁乳突肌以内者为Ⅱ度；肿大超出胸锁乳突肌外缘为Ⅲ度。

3. 甲状腺肿大的临床意义

（1）单纯性甲状腺肿：缺碘为主要的原因。甲状腺呈对称性肿大，质地柔软，多为弥漫性，也可为结节性，没有甲亢的表现。

（2）甲状腺功能亢进症：甲状腺对称性或非对称性肿大，质地多柔软，可听到连续性血管杂音并触及震颤。

（3）甲状腺肿瘤：甲状腺癌肿常呈不对称性肿大，表面凹凸不平，呈结节性，质地坚硬而固定，与周围组织发生粘连波及喉返神经时，可引起声音嘶哑。甲状腺腺瘤呈圆形或椭圆形肿大，多为单发，质地坚韧，无压痛。

（4）慢性淋巴细胞性甲状腺炎：多为对称性、弥漫性肿大，也可呈结节性肿大，与四周无粘连而边界清楚，表面光滑，质地坚韧而有弹性。

要点四　气管检查

正常人的气管位于颈前正中部。检查时让患者取坐位或仰卧位，使颈部处于自然正中位置，医师将右手食指与环指分别置于两侧胸锁关节上，将中指置于气管之上，观察中指是否在食指与环指的正中间，如不在正中表示气管有偏移。根据气管的偏移方向可以判断病变的性质。大量胸腔积液、积气、纵隔肿瘤以及单侧甲状腺肿大可将气管推向健侧，而肺不张、胸膜粘连可将气管拉向患侧。

细目五　胸壁及胸廓检查

要点一　胸部体表标志

1. 胸骨角

与第2肋软骨相连接，以此作为标记来计数前胸壁上的肋骨和肋间隙。气管分叉位于胸骨角的水平。

2. 肩胛下角

直立位、两手自然下垂时，肩胛下角平第7肋骨或第7肋间隙，或相当于第8胸椎水平。

要点二　胸廓检查

1. 正常胸廓

正常成人胸廓前后径较横径（左右径）短，前后径与横径之比约为1∶1.5，小儿和老年人前后径略小于或等于横径。

2. 异常胸廓

（1）桶状胸：胸廓前后径增大，与横径几乎相等，外观呈圆桶形，见于肺气肿、支气管哮喘发作时，亦见于部分老年人及矮胖体型者。

（2）扁平胸：胸廓扁平，前后径常不到横径的一半，见于瘦长体型者，以及肺结核等慢性消耗性疾病。

（3）佝偻病胸（鸡胸）：为佝偻病所致的胸部病变，多见于儿童，胸骨特别是胸骨下部显著前凸，两侧肋骨凹陷，形似鸡胸而得名。

（4）漏斗胸：胸骨下端剑突处内陷，有时连同依附的肋软骨一起内陷而形似漏斗，见于佝偻病、胸骨下部长期受压者。

要点三　胸壁检查

1. 胸壁静脉

正常胸壁无明显静脉可见。上腔静脉或下腔静脉回流受阻建立侧支循环时，胸壁静脉可充盈或曲张。上腔静脉受阻时，胸壁静脉的血流方向自上向下；下腔静脉受阻时，胸壁静脉的血流方向自下向上。

2. 胸壁压痛

用手指轻压或轻叩胸壁，正常人无疼痛的感觉。胸壁炎症、肿瘤浸润、肋软骨炎、肋间神经痛、带状疱疹、肋骨骨折等，可有局部压痛。白血病时，常有胸骨压痛或叩击痛。

要点四　乳房检查

1. 视诊

注意两侧乳房的大小、对称性、外表、乳头状态及有无溢液等。乳房外表发红、肿胀并伴疼痛、发热者，见于急性乳腺炎。乳房皮肤表皮水肿隆起，毛囊及毛囊孔明显下陷，皮肤呈“橘皮样”，多为浅表淋巴管被乳癌堵塞后局部皮肤出现淋巴性水肿所致；近期发生的乳头内陷或位置偏移可能为癌变；乳头有血性分泌物见于乳管内乳头状瘤、乳癌。

2. 触诊

被检者采取坐位，先两臂下垂，然后双臂高举超过头部或双手叉腰再进行检查。按外上、外下、内下、内上、中央（乳头、乳晕）的顺序滑动触诊，然后检查腋窝，锁骨上、下窝等处淋巴结。

急性乳腺炎时乳房红、肿、热、痛，常局限于一侧乳房的某一象限，触诊有明显压痛的硬块，患侧腋窝淋巴结肿大、压痛。

乳房肿块见于乳癌、乳房纤维腺瘤等。恶性肿瘤以乳癌最多，常见于中年以上的妇女，肿块质硬，形状不规则，表面凹凸不平，边界不清，压痛不明显，晚期与皮肤及深部组织粘连而固定，易向腋窝等处淋巴结转移。

细目六　肺和胸膜检查

要点一　视诊

1. 呼吸类型

成年女性以胸式呼吸为主，儿童及成年男性以腹式呼吸为主。肺炎、重症肺结核、胸膜炎、肋骨骨折、肋间肌麻痹等胸部疾患时，胸式呼吸减弱而腹式呼吸增强。腹膜炎、腹水、巨大卵巢囊肿、肝脾极度肿大、胃肠胀气等腹部疾病及妊娠晚期，腹式呼吸减弱而胸式呼吸增强。

2. 呼吸频率、深度及节律

平静状态下，正常成人的呼吸频率为 12～22 次/分钟，呼吸与脉搏之比为 1：4。

（1）呼吸频率变化：呼吸频率超过 22 次/分钟，为呼吸过速，病理情况下，见于发热、疼痛、贫血、甲亢、心力衰竭、肺炎等。呼吸频率低于 12 次/分钟，称为呼吸频率过缓，见于深睡、颅内高压、黏液性水肿、吗啡及巴比妥中毒等。

（2）呼吸深度变化：严重代谢性酸中毒时，呼吸深而大称为库斯莫尔呼吸，又称酸中毒大呼吸，见于尿毒症、糖尿病酮症酸中毒等疾病。呼吸浅快可见于肺气肿、胸膜炎、胸腔积液、气胸、呼吸肌麻痹、大量腹水、肥胖、鼓肠等，呼吸浅慢见于颅内高压、麻醉剂或镇静剂过量等。

3. 呼吸运动

正常时，两侧呼吸运动对称。双侧呼吸运动减弱见于阻塞性肺气肿；双侧呼吸运动增强见于剧烈运动以及高热、甲亢、库斯莫尔呼吸等。一侧呼吸运动减弱或消失见于患侧大量胸腔积液、气胸、胸膜肥厚、大面积肺实变、肺不张等。

要点二 触诊

1. 触觉语颤（语颤）

正常情况下，前胸上部语颤较下部强；后胸下部语颤较上部强；右上胸语颤较左上胸强。

（1）语颤增强见于：①肺实变：如肺炎链球菌肺炎、肺梗死、肺结核、肺脓肿及肺癌等。②压迫性肺不张：胸腔积液上方受压而萎瘪的肺组织及受肿瘤压迫的肺组织。③较浅而大的肺空洞：见于肺结核、肺脓肿、肺肿瘤所致的空洞。

（2）语颤减弱或消失见于：①肺泡内含气量增多：如肺气肿及支气管哮喘发作时。②支气管阻塞：如阻塞性肺不张、气管内分泌物增多。③胸壁距肺组织距离加大：如胸腔积液、气胸、胸膜高度增厚及粘连、胸壁水肿或皮下气肿等。④体质衰弱者，大量胸腔积液、严重气胸时，语颤可消失。

2. 胸膜摩擦感

见于干性胸膜炎，在腋中线第5～7肋间隙最易感觉到。

要点三 叩诊

1. 肺部正常叩诊音

肺部正常叩诊音为清音。

2. 肺界叩诊

（1）肺下界：正常成人的右肺下界在右侧锁骨中线、腋中线、肩胛线，分别为第6、第8、第10肋间。左肺下界除在左锁骨中线上变动较大（因有胃泡鼓音区）外，其余与右侧大致相同。病理情况下，肺下界下移见于肺气肿；肺下界上移见于肺不张、肺萎缩，以及腹水、鼓肠、肝脾肿大、腹腔肿瘤。下叶肺实变、胸腔积液、胸膜增厚时，肺下界不易叩出。

（2）肺下界移动度：正常成人两侧肺下界的移动度为6～8cm。肺下界移动度减小见于阻塞性肺气肿、肺不张、肺炎及各种原因所致的腹压增高；胸腔大量积液、积气或广泛胸膜增厚及粘连时，肺下界移动度难以叩出。

3. 肺部异常叩诊音

（1）浊音或实音：见于以下几种情况：①肺组织含气量减少或消失：如肺炎、肺结核、肺梗死、肺不张、肺水肿、肺硬化等。②肺内不含气的病变：如肺肿瘤、肺包囊虫病、未穿破的肺脓肿等。③胸膜腔病变：如胸腔积液、胸膜增厚及粘连等；④胸壁疾病：如胸壁水肿、肿瘤等。

（2）鼓音：见于气胸及直径大于3～4cm的浅表肺空洞，如空洞型肺结核、肺脓肿或肺肿瘤空洞。

（3）过清音：见于肺气肿、支气管哮喘发作时。

要点四　听诊

1. 正常呼吸音

（1）支气管呼吸音：指气流在声门及气管、支气管内形成的湍流和摩擦所产生的声音。正常人在喉部、胸骨上窝、背部第 6 颈椎至第 2 胸椎附近可听到支气管呼吸音，肺部其他部位听到支气管呼吸音则为病理现象。

（2）肺泡呼吸音：指气流进出肺泡所产生的声音，正常人在肺部任何区域都可听到。

（3）支气管肺泡呼吸音（混合呼吸音）：正常人在胸骨角附近、肩胛间区的第 3、4 胸椎水平及右肺尖可以听到。

2. 病理性呼吸音

（1）病理性肺泡呼吸音：①肺泡呼吸音减弱或消失：见于呼吸运动障碍（如全身衰弱、呼吸肌瘫痪、腹压过高、胸膜炎、肋骨骨折、肋间神经痛等）、呼吸道阻塞（如支气管炎、支气管哮喘、喉或大支气管肿瘤等）、肺顺应性降低（如肺气肿、肺淤血、肺间质炎症等）、胸腔内肿物（如肺癌、肺囊肿等）、胸膜疾患（如胸腔积液、气胸、胸膜增厚及粘连等）。②肺泡呼吸音增强：双侧增强见于运动、发热、甲亢、贫血、代谢性酸中毒时；肺脏或胸腔病变使一侧或一部分肺的呼吸功能减弱或丧失，则健侧或无病变部分的肺泡呼吸音可出现代偿性增强。③呼气延长：见于阻塞性肺气肿、支气管哮喘发作时。

（2）病理性支气管呼吸音：常见于以下几种情况：①肺组织实变。②肺内大空洞。③压迫性肺不张。

（3）病理性支气管肺泡呼吸音（正常肺泡呼吸音分布区域听到的支气管肺泡呼吸音）：常见于肺实变区，且与正常肺组织掺杂存在，或肺实变部位较深并被正常肺组织所遮盖。

3. 啰音

指呼吸音以外的附加音。

（1）干啰音：气流通过狭窄支气管时发生漩涡，或气流通过有黏稠分泌物的管腔时冲击黏稠分泌物引起的震动所致。

听诊特点：①吸气和呼气都可听到，但呼气时更加清楚。②性质多变且部位变换不定。③几种不同性质的干啰音可同时存在。

临床意义：干啰音是支气管病变的表现。两肺干啰音见于急慢性支气管炎、支气管哮喘、支气管肺炎、心源性哮喘等；局限性干啰音见于支气管局部结核、肿瘤、异物或黏稠分泌物附着；局部而持久的干啰音见于肺癌早期或支气管内膜结核。

（2）湿啰音（水泡音）：气流通过气道、肺泡或空洞内的稀薄液体（渗出物、黏液、血液、漏出液、分泌液）时形成水泡并立即破裂时所产生的声音。

听诊特点：①吸气和呼气都可听到，以吸气末时多而清楚。②部位较恒定，性质不易改变。③大、中、小湿啰音可同时存在。

临床意义：湿啰音是肺与支气管病变的表现。①粗湿啰音（大水泡音）：见于肺结核空洞、支气管扩张症、肺水肿、昏迷或濒死患者。②中湿啰音（中水泡音）：见于支气管肺炎、支气管炎、肺梗死、肺结核等。③细湿啰音（小水泡音）：见于细支气管炎、支气管肺炎、肺结核早期、肺淤血、肺水肿及肺梗死等。两肺散在分布的湿啰音，常见于支气管炎、支气管肺炎、血行播散型肺结核、肺水肿；两肺底分布的湿啰音多见于肺淤血、肺水肿及支气管肺炎；一侧或局限性分布的湿啰音见于肺炎、肺结核（多在肺上部）、支气管扩张症（多在肺下部）、肺脓肿、肺癌及肺出血等。

（3）捻发音：是一种微小湿啰音。生理情况下见于老年人、深睡或长期卧床者，深吸气时可在肺底听到，数次深呼吸或咳嗽后可消失，无特殊临床意义；持续存在的捻发音，见于肺炎早期、肺结核早期、肺淤血、纤维性肺泡炎等。

4. 胸膜摩擦音

胸膜摩擦音是干性胸膜炎的体征，见于结核性胸膜炎、化脓性胸膜炎、尿毒症胸膜炎等。一般吸气、呼气均可听到，但屏住呼吸时消失，借此可与心包摩擦音区别。胸膜摩擦音在胸膜任何部位都可听到，以胸廓下侧沿腋中线处最清楚。

要点五　肺与胸膜常见病的体征

肺与胸膜常见疾病的体征

	视诊		触诊		叩诊	听诊	
	胸廓	呼吸动度	气管位置	语颤		呼吸音	听觉语音
肺实变	对称	患侧减弱	居中	患侧增强	浊音或实音	呼吸音消失，可闻及病理性支气管呼吸音	患侧增强
阻塞性肺气肿	桶状	减弱	居中	减弱	过清音，肺下界下降，移动度减少	减弱，呼气延长	减弱
气胸	患侧饱满	患侧减弱或消失	推向健侧	患侧减弱或消失	鼓音	减弱或消失	减弱或消失
胸腔积液	患侧饱满	患侧减弱	推向健侧	患侧减弱或消失	浊音或实音	减弱或消失	减弱或消失

细目七　心脏、血管检查

要点一　视诊

1. 心前区隆起

①某些先天性心脏病，如法洛四联症、肺动脉瓣狭窄等。②慢性风湿性心脏病伴右心室增大者。

2. 心尖搏动

（1）正常成人心尖搏动：位于左侧第5肋间隙、锁骨中线内侧0.5～1.0cm处，搏动范围的直径约为2.0～2.5cm。

（2）心尖搏动位置改变：①生理因素：卧位时心尖搏动可稍上移；左侧卧位时，心尖搏动可向左移2～3cm；右侧卧位时可向右移1.0～2.5cm。小儿及妊娠时心脏常呈横位，心尖搏动可向上外方移位；瘦长体型者，心脏呈垂直位，心尖搏动可向下、向内移至第6肋间隙。②病理因素：左心室增大时，心尖搏动向左下移位；右心室增大时，心尖搏动向左移位；肺不张、粘连性胸膜炎时，心尖搏动移向患侧；胸腔积液、气胸时，心尖搏动移向健侧；大量腹水、肠胀气、腹腔巨大肿瘤或妊娠等，心尖搏动位置向上外移位。

（3）心尖搏动强度及范围改变：患甲亢、重症贫血、发热等疾病时，心尖搏动增强；心包积液、左侧气胸或胸腔积液、肺气肿等，心尖搏动减弱甚或消失；负性心尖搏动见于粘连性心包炎。

要点二　触诊

1. 左心室肥大时，心尖搏动呈抬举性。

2. 震颤（猫喘）是器质性心血管疾病的体征。震颤出现的时期、部位和临床意义见下表：

心脏常见震颤的临床意义

时期	部位	临床意义
收缩期	胸骨右缘第2肋间	主动脉瓣狭窄
	胸骨左缘第2肋间	肺动脉瓣狭窄
	胸骨左缘第3、4肋间	室间隔缺损
舒张期	心尖部	二尖瓣狭窄
连续性	胸骨左缘第2肋间及其附近	动脉导管未闭

3. 心包摩擦感，是干性心包炎的体征，见于结核性、化脓性心包炎，也可见于风湿热、急性心肌梗死、尿毒症、系统性红斑狼疮等引起的心包炎。通常在胸骨左缘第4肋间最易触及，心脏收缩期和舒张期均可触及，以收缩期较为明显。坐位稍前倾或深呼气末更易触及。

要点三　叩诊

1. 叩诊方法

采用间接叩诊法，沿肋间隙从外向内、自下而上叩诊，板指与肋间隙平行并紧贴胸壁。叩诊心脏左界时，从心尖搏动外2～3cm处由外向内进行叩诊。如心尖搏动不明显，则自第6肋间隙左锁骨中线外的清音区开始，然后按肋间隙逐一上移，至第2肋间隙为止；叩诊心脏右界时，自肝浊音界的上一肋间隙开始，逐一叩诊至第2肋间隙。

2. 心脏浊音界改变的临床意义

（1）心脏与血管本身病变：①左心室增大：心脏浊音界向左下扩大，使心界呈靴形，见于主动脉瓣关闭不全、高血压性心脏病。②右心室增大：右心室显著增大时，心界向左、右两侧扩大，以向左增大较为显著。常见于单纯二尖瓣狭窄、肺心病。③左心房增大或合并肺动脉段扩大：心腰部饱满或膨出，心脏浊音区呈梨形，见于二尖瓣狭窄。④左、右心室增大：心界向两侧扩大，称为普大型心脏，见于扩张型心肌病等。⑤心包积液：坐位时心脏浊音界呈烧瓶形，卧位时心底部浊音界增宽。

（2）心外因素：大量胸腔积液、积气时，心浊音界向健侧移位；胸膜增厚及粘连、肺不张，则使心界移向患侧；肺气肿时心浊音界变小。

要点四　听诊

（一）心脏瓣膜听诊区

1. 二尖瓣区

位于左侧第5肋间隙，锁骨中线内侧。

2. 主动脉瓣区

①主动脉瓣区：位于胸骨右缘第2肋间隙，主动脉瓣狭窄时的收缩期杂音在此区最响。②主动脉瓣第二听诊区位于胸骨左缘第3、4肋间隙，主动脉瓣关闭不全时的舒张期杂音在此区最响。

3. 肺动脉瓣区

在胸骨左缘第2肋间隙。

4. 三尖瓣区

在胸骨体下端近剑突偏右或偏左处。

（二）听诊内容

1. 心率

正常成人的心率为60～100次/分钟。心率超过100次/分钟为心动过速，临床意义同脉率增快；心率低于60次/分钟为窦性心动过缓，临床意义同脉率减慢。

2. 心律

正常人的心律基本是规则的。窦性心律不齐常见于健康青少年及儿童，表现为吸气时心率增快，呼气时心率减慢。期前收缩（过早搏动）见于情绪激动、酗酒、饮浓茶以及各种心脏病、心脏手术、心导管检查、低血钾等。心房颤动（房颤）多见于二尖瓣狭窄、冠心病、甲亢，具有以下听诊特点：①心律绝对不规则。②S_1强弱不等。③脉搏短绌。

3. 心音

（1）正常心音

正常心音有4个。按其在心动周期中出现的顺序，依次命名为第一心音（S_1）、第二心音（S_2）、第三心音（S_3）及第四心音（S_4）。通常听到的是S_1和S_2，在儿童和青少年中有时可听到S_3，一般听不到S_4。

第一、第二心音的区别

区别点	第一心音	第二心音
声音特点	音强，调低，时限较长	音弱，调高，时限较短
最强部位	心尖部	心底部
与心尖搏动及动脉搏动的关系	与心尖搏动和动脉搏动同时出现	心尖搏动之后出现
与心动周期的关系	S_1 和 S_2 之间的间隔（收缩期）较短	S_2 到下一心动周期 S_1 的间隔（舒张期）较长

（2）心音改变及其临床意义

两个心音同时增强：见于胸壁较薄、情绪激动、甲亢、发热、贫血等。两个心音同时减弱：见于肥胖、胸壁水肿、左侧胸腔积液、肺气肿、心包积液、缩窄性心包炎、甲状腺功能减退症、心肌炎、心肌病、心肌梗死、心功能不全等。

S_1增强：见于发热、甲亢、二尖瓣狭窄等。S_1减弱：见于心肌炎、心肌病、心肌梗死、二尖瓣关闭不全等。

A_2增强：见于高血压病、主动脉粥样硬化等。A_2减弱：见于低血压、主动脉瓣狭窄和关闭不全。

P_2增强：见于肺动脉高压、二尖瓣狭窄、左心功能不全、室间隔缺损、动脉导管未闭、肺心病。P_2减弱：见于肺动脉瓣狭窄或关闭不全。

钟摆律或胎心律见于心肌有严重病变时，如大面积急性心肌梗死、重症心肌炎等。

S_2分裂临床上较常见，以肺动脉瓣区较为明显。见于右心室排血时间延长，肺动脉瓣关闭明显延迟（如完全性右束支传导阻滞、肺动脉瓣狭窄），或左心室射血时间缩短，主动脉关闭时间提前（如二尖瓣关闭不全、室间隔缺损等）。

4. 额外心音（在正常心音之外的附加心音）

（1）舒张早期奔马律：是病理性 S_3，又称 S_3奔马律或室性奔马律。在心尖部容易听到，提示心脏有严重的器质性病变，见于各种原因的心力衰竭。

（2）开瓣音（二尖瓣开放拍击音）：见于二尖瓣狭窄而瓣膜弹性尚好时，是二尖瓣分离术适应证的重要参考条件。

5. 心脏杂音

（1）杂音产生的机制：①血流加速：见于剧烈运动后、发热、贫血、甲亢等。②瓣膜口狭窄：如二尖瓣狭窄、主动脉瓣狭窄、肺动脉瓣狭窄等。③瓣膜关闭不全：如二尖瓣关闭不全、主动脉瓣关闭不全等。④异常通道：如室间隔缺损、动脉导管未闭及动静脉瘘等。⑤心腔内漂浮物：如心内膜炎时赘生物产生的杂音等。⑥大血管腔瘤样扩张：如动脉瘤。

（2）杂音的特性：①最响的部位：一般来说，杂音最响的部位，就是病变所在的部位。②出现的时期：按杂音出现的时期不同，将杂音分为收缩期杂音、舒张期杂音、连续性杂音、双期杂音。舒张期杂音及连续性杂音均为病理性，收缩期杂音多为功能性。③杂音的性质：分为吹风样、隆隆样（或雷鸣样）、叹气样、机器样及乐音样等，进一步分为粗糙、柔和。④收缩期杂音强度：采用 Levine 6 级分级法。1 级——杂音很弱，所占时间很短，须仔细听诊才能听到。2 级——较易听到，杂音柔和。3 级——中等响亮的杂音。4 级——响亮的杂音，常伴有震颤。5 级——很响亮的杂音，震耳，但听诊器如离开胸壁则听不到，伴有震颤。6 级——极响亮，听诊器稍离胸壁时亦可听到，有强烈的震颤。⑤杂音强度的表示法：6 作分母，杂音级别作分子。4 级杂音记为“4/6 级收缩期杂音”。一般而言，3/6 级和以上的收缩期杂音多为器质性。但应注意，杂音的强度不一定与病变的严重程度成正比。病变较重时，杂音可能较弱；相反，病变较轻时也可能听到较强的杂音。⑥传导方向：二尖瓣关闭不全的收缩期杂音在心尖部最响，并向左腋下及左肩胛下角处传导；主动脉瓣关闭不全的舒张期杂音在主动脉瓣第二听诊区最响，并向胸骨下端或心尖部传导；主动脉瓣狭窄的收缩期杂音以主动脉瓣区最响，可向上传至右侧胸骨上窝及颈部；肺动脉瓣关闭不全的舒张期杂音在肺动脉瓣区最响，可传至胸骨左缘第 3 肋间。⑦较局限的杂音：二尖瓣狭窄的舒张期杂音常局限于心尖部；肺动脉瓣狭窄的收缩期杂音常局限于胸骨左缘第 2 肋间；室间隔缺损的收缩期杂音常局限于胸骨左缘第 3、4 肋间。⑧与体位的关系：体位改变可使某些杂音减弱或增强，有助于病变部位的诊断。例如，左侧卧位可使二尖瓣狭窄的舒张中晚期隆隆样杂音更明显；前倾坐位可使主动脉瓣关闭不全的舒张期杂音更易于听到；仰卧位则使肺动脉瓣、二尖瓣、三尖瓣关闭不全的杂音更明显。⑨与呼吸的关系：深吸气时可使右心（三尖瓣、肺动脉瓣）的杂音增强；深呼气时可使左心（二尖瓣、主动脉瓣）的杂音增强。⑩与运动的关系：运动后心率加快，增加循环血流量及流速，在一定的心率范围内可使杂音增强，如运动可使二尖瓣狭窄的舒张中晚期杂音增强。

（3）各瓣膜区杂音的临床意义：①二尖瓣区收缩期杂音：见于二尖瓣关闭不全、二尖瓣脱垂、冠心病乳头肌功能不全等，杂音为吹风样，较粗糙，响亮，多在 3/6 级以上，可占全收缩期；左心室扩张引起的二尖瓣相对关闭不全（如高血压性心脏病、扩张型心肌病等），杂音为 3/6 级以下柔和的吹风样，传导不明显；运动、发热、贫血、妊娠、甲亢等产生的杂音一般为 2/6 级以下，性质柔和，较局限，病因去除后杂音消失。②二尖瓣区舒张期杂音：器质性病变见于二尖瓣狭窄，为心尖部舒张中晚期隆隆样杂音，呈递增型，音调较低而局限，左侧卧位呼气末时较清楚，常伴有 S_1 亢进、二尖瓣开放拍击音及舒张期震颤，P_2 亢进及分裂；主动脉瓣关闭不全所致的相对性二尖瓣狭窄杂音，称为奥 - 弗杂音（Austin - Flint 杂音），性质柔和，不伴有 S_1 亢进、开瓣音，无震颤。③主动脉瓣区收缩期杂音：见于各种病因的主动脉瓣狭窄，杂音为喷射性，响亮而粗糙，呈递增 - 递减型，沿大血管向颈部传导，常伴有收缩期震颤；主动脉粥样硬化、高血压性心脏病等引起的相对性主动脉瓣狭窄，杂音柔和，常有 A_2 增强。④主动脉瓣区舒张期杂音：器质性者常见于风湿性主动脉瓣关闭不全、主动脉粥样硬化、梅毒，为叹气样，递减型，可传至胸骨下端左侧或心尖部，前倾坐位，在主动脉瓣第二听诊区深呼气末最易听到，伴有 A_2 减弱及周围血管征。⑤肺动脉瓣区收缩期杂音：见于肺动脉瓣狭窄，多为先天性，杂音粗糙，呈喷射性，强度在 3/6 级以上，常伴收缩期震颤；二尖瓣狭窄、房间隔缺损等引起的相对性肺动脉瓣狭窄，杂音时限较短，较柔和，伴 P_2 增强亢进。⑥肺动脉瓣区舒张期杂音：器质性极少，多由相对性肺动脉瓣关闭不全所引起，常见于二尖瓣狭窄、肺心病等，伴明显的肺动脉高压，杂音为叹气样，柔和，递减型，卧位吸气末增强，常伴 P_2 亢进，称为格 - 斯杂音（Graham - Steell 杂音）。⑦三尖瓣区收缩期杂音：器质性者极少见，多为右心室扩大导致的相对性三尖瓣关闭不全，见于二尖瓣狭窄、肺心病等，杂音柔和，在3/6级以下。⑧胸骨左缘第3、4肋间听到响亮而粗糙的收缩期杂音，或伴收缩期震颤，见于室间隔缺损或肥厚型梗阻性心肌病。⑨连续性杂音：是一种连续、粗糙、类似机器转动的声音，在胸骨左缘第2肋间隙及其附近听到，见于动脉导管未闭。

器质性与功能性收缩期杂音的鉴别

区别点	器质性	功能性
部位	任何瓣膜听诊区	肺动脉瓣区和（或）心尖部
持续时间	长，常占全收缩期，可遮盖 S_1	短，不遮盖 S_1
性质	吹风样，粗糙	吹风样，柔和
传导	较广而远	比较局限
强度	常在3/6级或以上	一般在2/6级或以下
心脏大小	有心房和（或）心室增大	正常

6. 心包摩擦音

在胸骨左缘第3、4肋间隙较易听到，病人坐位稍前倾，深呼气后屏住呼吸时易于听到，见于急性心包炎。

要点五 血管检查

1. 毛细血管搏动征

用手指轻压病人指甲床末端，或以干净玻片轻压病人的口唇黏膜，如见到红白交替的、与病人心搏一致的节律性微血管搏动现象，称为毛细血管搏动征。

2. 水冲脉

脉搏骤起骤降，急促而有力。检查者用手紧握患者的手腕掌面，将患者的前臂高举过头，则水冲脉更易触知。

3. 交替脉

此为一种节律正常而强弱交替的脉搏，为左室衰竭的重要体征，见于高血压性心脏病、急性心肌梗死或主动脉瓣关闭不全等。

4. 重搏脉

见于伤寒、肥厚型梗阻性心肌病等。

5. 奇脉

指吸气时脉搏明显减弱或消失的现象，又称为吸停脉。常见于心包积液和缩窄性心包炎，是心包填塞的重要体征之一。

6. 无脉

即脉搏消失，见于严重休克及多发性大动脉炎。

7. 枪击音与杜氏双重杂音

将听诊器体件放在肱动脉等外周较大动脉的表面，可听到与心跳一致的“嗒——嗒——”

音，称为枪击音。如再稍加压力，则可听到收缩期与舒张期双重杂音，即杜氏双重杂音。

8. 其他血管杂音

①在甲亢病人肿大的甲状腺上可听到血管杂音，常为连续性，收缩期较强。②主动脉瘤时，在相应部位可听到收缩期杂音。③动－静脉瘘时，在病变部位可听到连续性杂音。④肾动脉狭窄时，可在腰背部及腹部听到收缩期杂音。

9. 周围血管征

包括头部随脉搏呈节律性点头运动、颈动脉搏动明显、毛细血管搏动征、水冲脉、枪击音与杜氏双重杂音。它们均由脉压增大所致，常见于主动脉瓣关闭不全、发热、贫血及甲亢等。

要点六 循环系统常见病的体征

循环系统常见病的体征

病变	视诊	触诊	叩诊	听诊
二尖瓣狭窄	二尖瓣面容，心尖搏动略向左移	心尖搏动向左移，心尖部触及舒张期震颤	心浊音界早期稍向左，以后向右扩大，心腰部膨出，呈梨形	心尖部 S_1 亢进，较局限的递增型舒张中晚期隆隆样杂音，可伴开瓣音，P_2 亢进、分裂，肺动脉瓣区 Graham Steell 杂音
二尖瓣关闭不全	心尖搏动向左下移位	心尖搏动向左下移位，常呈抬举性	心浊音界向左下扩大	心尖部 S_1 减弱，心尖部有 3/6 级或以上较粗糙的吹风样全收缩期杂音，范围广泛，常向左腋下及左肩胛下角传导，并可掩盖 S_1
主动脉瓣狭窄	心尖搏动向左下移位	心尖搏动向左下移位，呈抬举性，主动脉瓣区收缩期震颤	心浊音界向左下扩大	主动脉瓣区高调、粗糙的递增－递减型收缩期杂音，向颈部传导，心尖部 S_1 减弱，A_2 减弱
主动脉瓣关闭不全	颜面较苍白，颈动脉搏动明显，心尖搏动向左下移位且范围较广，可见点头运动	心尖搏动向左下移位并呈抬举性，周围血管征阳性	心浊音界向左下扩大，心脏呈靴形	主动脉瓣第二听诊区叹气样递减型舒张期杂音，可向心尖部传导；心尖部 S_1 减弱，A_2 减弱或消失，可闻及 Austin－Flint 杂音
右心衰竭	颈静脉怒张，口唇发绀，浮肿	肝脏肿大、压痛，肝－颈静脉回流征阳性，下肢或腰骶部凹陷性水肿	心界扩大，可有胸水或腹水体征	心率增快，心尖部舒张期奔马律

细目八　腹部检查

要点一　视诊

1. 腹部外形

正常的腹部平坦。腹部明显膨隆或凹陷见于以下几种情况：

（1）全腹膨隆：见于各种原因的肠梗阻或肠麻痹、气腹、腹腔巨大肿块（如巨大卵巢囊肿等）、肝硬化门脉高压症、右心衰竭、缩窄性心包炎、肾病综合征、结核性腹膜炎、腹膜转移癌等引起的腹腔积液（腹腔大量积液时，仰卧位时腹部外形宽而扁，呈蛙腹状）。

（2）局部膨隆：常见于腹部炎性包块、胃肠胀气、脏器肿大、腹内肿瘤、腹壁肿瘤和疝等。左上腹膨隆见于脾肿大、巨结肠或结肠脾曲肿瘤；上腹中部膨隆见于肝左叶肿大、胃扩张、胃癌、胰腺囊肿或肿瘤；右上腹膨隆见于肝肿大（淤血、脓肿、肿瘤）、胆囊肿大及结肠肝曲肿瘤；腰部膨隆见于大量肾盂积水或积脓、多囊肾、巨大肾上腺瘤；左下腹部膨隆见于降结肠肿瘤、干结粪块；下腹部膨隆多见于妊娠、子宫肌瘤、卵巢囊肿、尿滞留等；右下腹膨隆见于阑尾周围脓肿、回盲部结核或肿瘤等。

（3）全腹凹陷：见于严重脱水、明显消瘦及恶病质等，严重者呈舟状腹。

2. 腹壁静脉

正常时腹壁静脉一般不显露。当门静脉高压或上、下腔静脉回流受阻导致侧支循环形成时，腹壁静脉呈现扩张、迂曲状态，称为腹壁静脉曲张。①门脉高压时，腹壁曲张的静脉以脐为中心向周围伸展，脐以上腹壁静脉血流方向从下向上，脐以下腹壁静脉血流方向自上向下。②上腔静脉梗阻时，胸腹壁静脉血流方向自上向下，流入下腔静脉。③下腔静脉梗阻时，腹壁浅静脉血流方向向上，进入上腔静脉。

3. 蠕动波

正常人的腹部一般看不到蠕动波及胃型和肠型，有时在腹壁菲薄或松弛的老年人、极度消瘦者或经产妇可能见到。

幽门梗阻时，可见到胃蠕动波自左肋缘下向右缓慢推进（正蠕动波），有时可见到逆蠕动波；脐部出现肠蠕动波见于小肠梗阻。严重梗阻时，脐部可见横行排列呈多层梯形的肠型和较大的肠蠕动波；结肠梗阻时，宽大的肠型多出现于腹壁周边，同时盲肠多胀大呈球形。

4. 皮疹

伤寒时的玫瑰疹多见于上腹壁皮肤。

5. 腹纹

肥胖者和高度水肿者可见腹壁白色纵形腹纹；经产妇的银白色条纹称为妊娠纹；肾上腺皮质功能亢进患者的腹部、腰部及臀部都可出现紫红色纵形条纹，称紫纹。

6. 脐

正常的脐与腹壁相平或稍凹陷。脐深陷见于腹壁肥胖者；脐稍突出见于少年和腹壁菲薄者；脐明显突出见于大量腹水；腹腔压力增加时，腹腔内容物经脐部向外膨出而形成脐疝；脐部发炎、溃烂见于化脓性或结核性感染；脐部溃疡使局部坚硬、固定而突出的，多为癌肿。

7. 疝

腹腔内容物易经腹壁或骨盆壁的间隙或薄弱部分向体表突出而形成疝。手术瘢痕愈合不良处可有切口疝；股疝位于腹股沟韧带中部，多见于女性；腹股沟疝则发生于髂窝部偏内侧，男性腹股沟斜疝可下降至阴囊，该疝在直立位或咳嗽用力时明显，平卧位时可缩小或消失，如有嵌顿，则可引起急性腹痛。

8. 腹部体毛

腹部体毛增多或女性阴毛呈男性型分布，多见于皮质醇增多症；腹部阴毛稀少见于垂体前叶功能减退症、黏液性水肿等。

要点二　触诊

（一）触诊的方法及注意事项

被检者采取仰卧位，两手平放于躯干两侧，两腿并拢屈曲，使腹壁肌肉放松，做缓慢的腹式呼吸运动。医生站在其右侧，面向被检者，以便观察其有无疼痛等表情。检查时手应温暖，动作应轻柔；触诊时可与被检者交谈，转移其注意力，使腹肌放松。检查顺序：从健康部位开始，逐渐移向病变区域，一般常规体检先从左下腹开始，循逆时针方向，由下而上，先左后右，由浅入深，将腹部各区进行仔细触诊，左右对比。

（二）触诊的内容

包括腹壁紧张度、有无压痛和反跳痛、腹部包块、液波震颤及肝脾等腹内脏器的情况。

1. 腹壁紧张度

正常人的腹壁柔软，无抵抗。在某些病理情况下可使全腹或局部紧张度增加、减弱或消失。

（1）腹壁紧张度增加（腹肌紧张）：①弥漫性腹肌紧张多见于胃肠道穿孔或实质脏器破裂所致的急性弥漫性腹膜炎，此时腹壁常强直，硬如木板，故称为板状腹。②局限性腹肌紧张多系局限性腹膜炎所致，如右下腹腹壁紧张多见于急性阑尾炎，右上腹腹壁紧张多见于急性胆囊炎；腹膜慢性炎症时，触诊如揉面团一样，称为揉面感，常见于结核性腹膜炎、癌性腹膜炎。

（2）腹壁紧张度减低或消失：全腹紧张度减低见于慢性消耗性疾病或刚放出大量腹水者，也可见于身体瘦弱的老年人和经产妇；全腹紧张度消失见于脊髓损伤所致的腹肌瘫痪和重症肌无力等。

2. 压痛及反跳痛

（1）压痛：①广泛性压痛见于弥漫性腹膜炎。②局限性压痛见于局限性腹膜炎或局部脏器的病变。明确而固定的压痛点是诊断某些疾病的重要依据。如麦氏（Mc Burney）点（右髂前上棘与脐连线中外1/3交界处）压痛多考虑急性阑尾炎；胆囊区（右腹直肌外缘与肋弓交界处）压痛考虑胆囊病变。

（2）反跳痛：反跳痛表示炎症已波及腹膜壁层，腹肌紧张伴压痛、反跳痛称为腹膜刺激征，是急性腹膜炎的可靠体征。

3. 腹部包块

腹腔脏器的肿大、异位、肿瘤、囊肿或脓肿、炎性组织粘连或肿大的淋巴结等均可形成包块。如触到包块要鉴别其来源于何种脏器；是炎症性还是非炎症性；是实质性还是囊性；是良性还是恶性；在腹腔内还是在腹壁上。还须注意包块的部位、大小、形态、质地、压痛、搏动、移动度、与邻近器官的关系等。

4. 液波震颤

检查时患者仰卧，医师用手掌面贴于患者的腹壁一侧，以另一手并拢屈曲的四指指端并迅速叩击腹壁另一侧，如腹腔内有大量游离液体时，贴于腹壁的手掌就可感到液波的冲击，称为液波震颤。

5. 腹内脏器触诊

（1）肝脏：①检查方法：采用单手或双手触诊法，分别在右侧锁骨中线延长线和前正中线上触诊肝脏右叶和左叶。检查时患者取仰卧位，双腿稍屈曲，使腹壁松弛，医师位于患者的右侧检查。②正常肝脏：正常成人的肝脏一般触不到，但腹壁松弛的瘦者于深吸气时可触及肝下缘，多在肋弓下 1cm 以内，剑突下如能触及肝左叶，多在 3cm 以内。2 岁以下小儿的肝脏相对较大，易触及。正常的肝脏质地柔软，边缘较薄，表面光滑，无压痛和叩击痛。③触诊的注意事项：触及肝脏时，应详细描述其大小、质地、表面光滑度及边缘情况、有无压痛及搏动等。④肝脏大小变化的临床意义：弥漫性肝肿大见于肝炎、脂肪肝、肝淤血、早期肝硬化、白血病、血吸虫病等；局限性肝肿大见于肝脓肿、肝囊肿（包括肝包虫病）、肝肿瘤等；肝脏缩小见于急性和亚急性肝坏死、晚期肝硬化。⑤肝脏质地分级：分为质软、质韧（中等硬度）和质硬 3 级。正常的肝脏质地柔软，如触口唇；急性肝炎及脂肪肝时，质地稍韧；慢性肝炎质韧，如触鼻尖；肝硬化质硬，肝癌质地最硬，如触前额。⑥肝脏常见病的表现：急性肝炎时肝脏轻度肿大，质稍韧，表面光滑，边缘钝，有压痛；慢性肝炎时肝脏肿大较明显，质韧或稍硬，压痛较轻；肝硬化早期肝常肿大，晚期则缩小变硬，表面呈结节状，边缘较薄，无压痛；肝癌时肝脏进行性肿大，质坚硬如石，表面呈大小不等的结节状或巨块状，高低不平，边缘不整，压痛明显；脂肪肝所致的肝肿大，质软或稍韧，表面光滑，无压痛；肝淤血时肝脏明显肿大，质韧，表面光滑，边缘圆钝，有压痛；右心功能不全引起肝淤血肿大时，压迫肝脏，颈静脉怒张更明显，称为肝颈静脉回流征阳性。

（2）胆囊：①胆囊点：右侧腹直肌外缘与肋弓交界处即为胆囊点。②胆囊触痛的检查方法：医生将左手掌平放在被检者的右肋，拇指放在胆囊点，用中等压力按压腹壁，然后嘱被检者缓慢深呼吸，如果深吸气时被检者因疼痛而突然屏气，则称胆囊触痛征（墨菲征）阳性，见于急性胆囊炎。③临床意义：正常时胆囊不能触及。急性胆囊炎引起胆囊肿大时墨菲征阳性；胰头癌压迫胆总管导致胆囊肿大时无压痛，但有逐渐加深的黄疸，称库瓦济埃征阳性；胆囊肿大，有实性感者，见于胆囊结石或胆囊癌。

（3）脾脏：正常时脾脏不能触及。内脏下垂、左侧大量胸腔积液或积气时，脾向下移而可触及。除此之外，若能触及脾脏，则提示脾肿大。①检查方法：仰卧位或右侧卧位，右下肢伸直，左下肢屈髋、屈膝进行检查。②注意事项：触及脾脏后应注意其大小、质地、表面形态、有无压痛及摩擦感等。③脾肿大分度：深吸气时脾脏在肋下不超过3cm者为轻度肿大；超过3cm但在脐水平线以上为中度肿大；超过脐水平线或前正中线为高度肿大，又称巨脾。中度以上脾肿大时，其右缘常可触及脾切迹，这一特征可与左肋下其他包块相区别。④脾肿大的测量方法：用三线记录法（单位：cm），ab线测量左锁骨中线与左肋缘交点（a点）至脾下缘（b点）之间的距离；ac线是测量a点至脾脏最远端（c点）之间的距离；de线是测量脾右缘（d点）与前正中线之间的距离；如脾脏高度增大，向右越过前正中线，则测量脾右缘至前正中线的最大距离，以“+”表示；未超过前正中线，则测量脾右缘与前正中线的最短距离，以“-”表示。⑤脾肿大的临床意义：轻度脾大见于慢性肝炎、粟粒性肺结核、伤寒、感染性心内膜炎、败血症和急性疟疾等，一般质地较柔软；中度脾大见于肝硬化、慢性溶血性黄疸、慢性淋巴细胞性白血病、系统性红斑狼疮、疟疾后遗症及淋巴瘤等，一般质地较硬；高度脾大，表面光滑者见于慢性粒细胞性白血病、慢性疟疾和骨髓纤维化症等，表面不平而有结节者见于淋巴瘤等；脾脓肿、脾梗死和脾周围炎时，可触到摩擦感且压痛明显。

（4）肾脏：肾脏触诊常用双手触诊法。患者可取仰卧位或立位。医师位于患者的右侧，将左手掌放在其右后腰部向上托（触诊左肾时，左手绕过患者前方托住左后腰部），右手掌平放于被检侧季肋部，以微弯的手指指端放在肋弓下方，随患者呼气，右手逐渐深压向后腹壁，与在后腰部向上托起的左手试图接近，双手夹触肾。如未触及肾脏，应让患者深吸气，此时随吸气下移的肾脏可能滑入双手之间而被触知。如能触及肾脏大部分，则可将其在两手间夹住，同时患者常有类似恶心或酸痛的不适感。有时只能触及光滑、圆钝的肾下极，它常从触诊的手中滑出。

触及肾脏时应注意其大小、形状、质地、表面状态、敏感性和移动度等。正常的肾脏表面光滑而圆钝，质地结实而富有弹性，有浮沉感。正常人的肾脏一般不能触及，身材瘦长者有时可触及右肾下极。肾脏代偿性增大、肾下垂及游走肾常被触及。肾脏肿大见于肾盂积水或积脓、肾肿瘤及多囊肾等。肾盂积水或积脓时，其质地柔软，富有弹性，有波动感；肾肿瘤则质地坚硬，表面凹凸不平；多囊肾时，不规则增大的肾脏有囊性感。

肾脏和尿路疾病，尤其是炎性疾病时，可在一些部位出现压痛点：①季肋点：在第10肋骨前端。②上输尿管点：在脐水平线上，腹直肌外缘。③中输尿管点：在两侧髂前上棘水平线上，腹直肌外缘，相当于输尿管第2狭窄处（入骨盆腔处）。④肋脊点：在背部脊柱与第12肋所成的夹角顶点，又称肋脊角。⑤肋腰点：在第12肋与腰肌外缘的夹角顶点，又称肋腰点。季肋点压痛亦提示肾脏病变。输尿管有结石、化脓性或结核性炎症时，在上或中输尿管点出现压痛。肋脊点和肋腰点是肾脏炎症性疾病（如肾盂肾炎、肾结核或肾脓肿等）常出现压痛的部位。如炎症深隐于肾实质内，可无压痛而仅有叩击痛。

6. 正常腹部可触到的脏器

腹主动脉、腰椎椎体与骶骨岬、横结肠、乙状结肠、盲肠等。

7. 膀胱触诊

用单手滑行触诊法。正常的膀胱空虚时不能查到。当膀胱积尿而充盈时，在下腹正中部可触到圆形、表面光滑的囊状物，排尿后包块消失，此点可与腹部其他包块相鉴别。尿潴留常见于尿道梗阻、脊髓病、昏迷、腰椎或骶椎麻醉及手术后患者。导尿后肿块消失即可确诊膀胱潴留。

要点三　叩诊

1. 肝脏叩诊

体型对肝脏位置有一定的影响，匀称型者正常肝上界在右锁骨中线上第5肋间，下界位于右季肋下缘。右锁骨中线上，肝浊音区上下径之间的距离约为9～11cm；在右腋中线上，肝上界在第7肋间，下界相当于第10肋骨水平；在右肩胛线上，肝上界为第10肋间，下界不易叩出。瘦长型者肝上下界均可低一个肋间，矮胖型者则可高一个肋间。

病理情况下，肝浊音界向上移位见于右肺不张、右肺纤维化、气腹及鼓肠等；肝浊音界向下移位见于肺气肿、右侧张力性气胸等。肝浊音界扩大见于肝炎、肝脓肿、肝淤血、肝癌和多囊肝等；肝浊音界缩小见于急性肝坏死、晚期肝硬化和胃肠胀气等；肝浊音界消失代之以鼓音者，是急性胃肠穿孔的一个重要征象，亦可见于人工气腹等。

肝区叩击痛对肝炎、肝脓肿有一定的诊断意义。

2. 胃泡鼓音区

胃泡鼓音区上界为膈及肺下缘，下界为肋弓，左界为脾脏，右界为肝左缘。此区明显扩大见于幽门梗阻；明显缩小见于胸腔积液、心包积液、脾肿大及肝左叶肿大等。此区鼓音消失见于急性胃扩张或溺水者。

3. 脾脏叩诊

脾浊音区宜采用轻叩法，在左腋中线自上而下进行叩诊。正常时脾浊音区在该线上第9～11肋间，宽约4～7cm，前方不超过腋前线。脾浊音区缩小或消失见于左侧气胸、胃扩张及鼓肠等；脾浊音区扩大见于脾肿大。

4. 膀胱叩诊

膀胱空虚时，因小肠位于耻骨上方遮盖膀胱，故叩诊呈鼓音，叩不出膀胱的轮廓。膀胱充盈时，耻骨上方叩出圆形浊音区。妊娠的子宫、卵巢囊肿或子宫肌瘤等，该区叩诊也呈浊音，应予鉴别。腹水时，耻骨上方叩诊可呈浊音区，但此区的弧形上缘凹向脐部，而膀胱胀大的浊音区弧形上缘凸向脐部。排尿或导尿后复查，如为浊音区转为鼓音，即为尿潴留而致的膀胱胀大。

5. 腹水的检查

当腹腔内有较多的游离液体（在1000ml以上）时，如患者仰卧位，液体因重力作用多积聚于腹腔低处，含气的肠管漂浮其上，故叩诊腹中部呈鼓音，腹部两侧呈浊音；在患者侧卧位时，液体随之流动，叩诊上侧腹部转为鼓音，下侧腹部呈浊音。这种因体位不同而出现浊音区变动的现象，为移动性浊音阳性。

要点四　听诊

1. 肠鸣音（肠蠕动音）

正常肠鸣音大约每分钟4～5次，在脐部或右下腹部听得最清楚。肠鸣音超过每分钟

10次称为肠鸣音频繁，见于服泻药后、急性肠炎或胃肠道大出血等；如肠鸣音次数多，且呈响亮、高亢的金属音，称肠鸣音亢进，见于机械性肠梗阻；肠鸣音明显少于正常，或3~5分钟以上才听到1次，称肠鸣音减弱或稀少，见于老年性便秘、电解质紊乱（低血钾）及胃肠动力低下等；如持续听诊3~5分钟未闻及肠鸣音，称肠鸣音消失或静腹，见于急性腹膜炎或各种原因所致的麻痹性肠梗阻。

2. 振水音

患者仰卧，医师用耳凑近患者的上腹部，或将听诊器体件放于此处，然后用稍弯曲的手指以冲击触诊法连续迅速冲击患者上腹部，如听到胃内液体与气体相撞击的声音为振水音。正常人餐后或饮入多量液体时，振水音阳性。若空腹或餐后6~8小时以上仍有此音，则提示胃内有液体潴留，见于胃扩张、幽门梗阻及胃液分泌过多等。

3. 血管杂音

上腹部的两侧出现收缩期血管杂音常提示肾动脉狭窄；左叶肝癌压迫肝动脉或腹主动脉时，可在包块部位闻及吹风样血管杂音；中腹部收缩期血管杂音提示腹主动脉瘤或腹主动脉狭窄；肝硬化门脉高压侧支循环形成时，在脐周可闻及连续性的嗡鸣音。

要点五　腹部常见疾病的体征

腹部常见疾病的体征

病变	视诊	触诊	叩诊	听诊
肝硬化	肝病面容、蜘蛛痣及肝掌，晚期患者黄疸，腹部膨隆，呈蛙腹状，腹壁静脉曲张	早期肝肿大，质地偏硬；晚期肝脏缩小，脾大，腹水	早期肝浊音区轻度扩大，晚期肝浊音区缩小，移动性浊音阳性	肠鸣音正常
幽门梗阻	脱水、消瘦，上腹部可见胃蠕动波、胃型及逆蠕动波	上腹部紧张度增加	上腹部浊音或实音	可出现振水音
急性腹膜炎	急性病容，强迫仰卧位，腹式呼吸消失，肠麻痹时腹部膨隆	出现典型的腹膜刺激征——腹壁紧张、压痛及反跳痛	鼓肠或有气腹时，肝浊音区缩小或消失，移动性浊音阳性	肠鸣音减弱或消失
急性阑尾炎	急性病容，腹式呼吸减弱	麦氏点压痛或反跳痛，结肠充气试验阳性	右下腹部可有叩击痛	肠鸣音无明显变化
急性胆囊炎	急性病容，右上腹部稍膨隆，腹式呼吸减弱	右肋下胆囊区腹壁紧张，墨菲征阳性	右肋下胆囊区有叩击痛	肠鸣音无明显变化
急性胰腺炎	急性病容，出血坏死型可见脐周皮肤青紫	上腹或左上腹压痛，重者腹膜刺激征阳性	可出现移动性浊音	肠鸣音减弱或消失

续表

病变	视诊	触诊	叩诊	听诊
肠梗阻	急性病容，腹式呼吸减弱或消失，可见肠型及蠕动波	腹壁紧张，压痛，绞窄性肠梗阻有压痛性包块及反跳痛	腹部鼓音明显	早期肠鸣音亢进呈金属调；麻痹性肠梗阻时肠鸣音减弱或消失

细目九　肛门、直肠检查

要点　肛门、直肠指诊

肛门指诊或直肠指诊对肛门、直肠疾病的诊断有重要价值。指诊有剧烈触痛见于肛裂与感染；触痛并有波动感见于肛门、直肠周围脓肿；触及柔软光滑而有弹性物见于直肠息肉；触及质地坚硬、表面凹凸不平的包块应考虑直肠癌。指诊后指套带有黏液、脓液或血液，说明存在炎症并有组织破坏。

细目十　脊柱与四肢检查

要点一　脊柱检查

1. 脊柱弯曲度

（1）检查法：患者取立位或坐位，先从侧面观察脊柱有无过度的前凸与后凸；然后从后面用手指沿脊椎棘突用力从上向下划压，划压后的皮肤出现一条红色充血线，观察脊柱有无侧弯。

（2）临床意义：①脊柱后凸多发生于胸段，见于佝偻病、脊柱结核、强直性脊柱炎、脊柱退行性变等。②脊柱前凸多发生于腰段，见于大量腹水、腹腔巨大肿瘤、髋关节结核及髋关节后脱位等。③脊柱侧凸：姿势性侧凸多见于儿童发育期坐立位姿势不良、椎间盘突出症、脊髓灰质炎等；器质性侧凸时，改变体位不能使侧凸得到纠正，见于佝偻病、脊椎损伤、胸膜肥厚等。

2. 脊柱压痛与叩击痛

（1）检查法：①检查脊柱压痛时，患者取坐位，身体稍向前倾，医师用右手拇指自上而下逐个按压脊椎棘突及椎旁肌肉。②脊柱叩击痛检查：患者取坐位，医师用手指或用叩诊锤直接叩击各个脊椎棘突，了解患者是否有叩击痛，此为直接叩诊法；或患者取坐位，医师将左手掌置于患者头顶部，右手半握拳，以小鱼际肌部位叩击左手背，了解患者的脊柱是否有疼痛，此为间接叩诊法。

（2）临床意义：正常人的脊柱无压痛与叩击痛，若某一部位有压痛与叩击痛，提示该处有病变，如脊椎结核、脊椎骨折、脊椎肿瘤、椎间盘突出等。

3. 脊柱活动度

（1）检查方法：检查颈段活动时，固定被检查者的双肩，让其做颈部的前屈、后伸、侧弯、旋转等动作；检查腰段活动时，固定被检查者的骨盆，让其做腰部的前屈、后伸、侧弯、旋转等动作。若已有外伤性骨折或关节脱位时，应避免做脊柱运动，以防损伤脊髓。

（2）脊柱活动受限的原因：软组织损伤、骨质增生、骨质破坏、脊椎骨折或脱位、腰椎间盘突出。

要点二　四肢检查

1. 形态异常

（1）匙状甲（反甲）：常见于缺铁性贫血，偶见于风湿热。

（2）杵状指（趾）：常见于支气管扩张、支气管肺癌、慢性肺脓肿、脓胸以及发绀型先天性心脏病、亚急性感染性心内膜炎等。

（3）指关节变形：以类风湿性关节炎引起的梭形关节最为常见。

（4）膝内翻、膝外翻：膝内翻为“O”形腿，膝外翻为“X”形腿。常见于佝偻病及大骨节病。

（5）膝关节变形：常见于风湿性关节炎活动期、结核性关节炎。

（6）足内翻、足外翻：多见于先天畸形、脊髓灰质炎后遗症等。

（7）肢端肥大症：见于腺垂体功能亢进、生长激素分泌过多引起的肢端肥大症。

（8）下肢静脉曲张：多见于小腿，因下肢浅静脉血液回流受阻或静脉瓣功能不全所致。表现为下肢静脉如蚯蚓状怒张、弯曲，久立位更明显，严重时有小腿肿胀感，局部皮肤颜色暗紫红色或有色素沉着，甚至形成溃疡。常见于从事站立性工作者或栓塞性静脉炎患者。

2. 运动功能

关节活动障碍见于相应部位的骨折、脱位、炎症、肿瘤、退行性变等。

细目十一　神经系统检查

要点一　中枢性与周围性面神经麻痹的鉴别方法

中枢性与周围性面神经麻痹的鉴别方法

	中枢性面神经麻痹	周围性面神经麻痹
病因	核上组织（包括皮质、皮质脑干纤维、内囊、脑桥等）受损	面神经核或面神经受损
临床表现	病灶对侧颜面下部肌肉麻痹，可见鼻唇沟变浅，露齿时口角下垂（或口角歪向病灶侧），不能吹口哨和鼓腮等	病灶同侧全部面肌瘫痪，从上到下表现为不能皱额、皱眉、闭目，角膜反射消失，鼻唇沟变浅，不能露齿、鼓腮、吹口哨，口角下垂（或口角歪向病灶对侧）

续表

	中枢性面神经麻痹	周围性面神经麻痹
临床意义	多见于脑血管病变、脑肿瘤和脑炎等	多见于受寒、耳部或脑膜感染、神经纤维瘤引起的周围型面神经麻痹，还可出现舌前2/3味觉障碍等

要点二　感觉功能的检查

1. 感觉功能的检查内容

（1）浅感觉：包括痛觉、触觉、温度觉。

（2）深感觉：包括运动觉、位置觉、振动觉。

（3）复合感觉（皮质感觉）：包括定位觉、两点辨别觉、立体觉和图形觉。

2. 感觉障碍的表现形式

有疼痛、感觉减退、感觉异常、感觉过敏、感觉过度和感觉分离。

3. 感觉障碍的类型

（1）末梢型：表现为肢体远端对称性完全性感觉缺失，呈手套状、袜子状分布，也可有感觉异常、感觉过度和疼痛等。多见于多发性神经炎。

（2）神经根型：感觉障碍的范围与某种神经根的节段分布一致，呈节段型或带状，在躯干呈横轴走向，在四肢呈纵轴走向。疼痛较剧烈，常伴有放射痛或麻木感，因脊神经后根损伤所致。见于椎间盘突出症、颈椎病和神经根炎等。

（3）脊髓型：根据脊髓受损程度分为：①脊髓横贯型：为脊髓完全被横断，其特点为病变平面以上完全正常，病变平面以下各种感觉均缺失，并伴有截瘫或四肢瘫，排尿排便障碍。多见于急性脊髓炎、脊髓外伤等。②脊髓半横贯型：脊髓仅一半被横断，又称布朗－塞卡尔综合征，其特点为病变同侧损伤平面以下深感觉丧失及痉挛性瘫痪，对侧痛、温觉丧失。见于脊髓外肿瘤和脊髓外伤等。

（4）内囊型：表现为病灶对侧半身感觉障碍、偏瘫、同向偏盲，常称为三偏征，常见于脑血管疾病。

（5）脑干型：特点是同侧面部感觉缺失和对侧躯干及肢体感觉缺失，见于炎症、肿瘤和血管病变。

（6）皮质型：特点为上肢或下肢感觉障碍，并有复合感觉障碍。

要点三　运动功能检查

1. 肌力

（1）肌力分级：分为6级。

0级：无肢体活动，也无肌肉收缩，为完全性瘫痪。

1级：可见肌肉收缩，但无肢体活动。

2级：肢体能在床面上做水平移动，但不能抬起。

3级：肢体能抬离床面，但不能抵抗阻力。

4 级：能做抵抗阻力的动作，但较正常差。

5 级：正常肌力。

其中，0 级为全瘫，1 ~4 级为不完全瘫痪（轻瘫），5 级为正常肌力。

（2）瘫痪的表现形式：①单瘫：单一肢体瘫痪，多见于脊髓灰质炎。②偏瘫：为一侧肢体（上、下肢）瘫痪，常伴有同侧脑神经损害，多见于颅内病变或脑卒中。③交叉性偏瘫：为一侧偏瘫及对侧脑神经损害。④截瘫：为双下肢瘫痪，是脊髓横贯性损伤，见于脊髓外伤、炎症等。

2. 肌张力

正常时肌肉有一定的张力。张力过低或缺失见于周围神经、脊髓灰质前角及小脑病变。折刀样张力过高见于锥体束损害，铅管样肌张力过高见于锥体外系损害。

3. 不自主运动

（1）震颤：静止性震颤见于帕金森病；动作性震颤见于小脑病变；扑翼样震颤主要见于肝性脑病。

（2）舞蹈症：多见于儿童脑风湿病变。

（3）手足搐搦：见于低钙血症和碱中毒。

4. 共济运动

（1）检查方法：指鼻试验、对指试验、轮替动作、跟 - 膝 - 胫试验等。

（2）临床意义：正常人的动作协调、稳准，如动作笨拙和不协调时称为共济失调。按病损部位分为小脑性、感觉性及前庭性共济失调。

要点四　中枢性与周围性瘫痪的鉴别方法

中枢性与周围性瘫痪的鉴别方法

	中枢性瘫痪	周围性瘫痪
瘫痪分布	范围较广，单瘫、偏瘫、截瘫	范围较局限，以肌群为主
肌张力	增强	降低
肌萎缩	不明显	明显
膝腱反射	亢进	减弱或消失
病理反射	有	无
肌束颤动	无	可有

要点五　神经反射检查

1. 浅反射

（1）角膜反射：直接角膜反射存在，间接角膜反射消失，为受刺激对侧的面神经瘫痪；直接角膜反射消失，间接角膜反射存在，为受刺激侧的面神经瘫痪；直接、间接角膜反射均消失，为受刺激侧三叉神经病变；深昏迷患者角膜反射也消失。

（2）腹壁反射：上部腹壁反射消失，说明病变在胸髓7～8节；中部腹壁反射消失，说明病变在胸髓9～10节；下部腹壁反射消失，说明病变在胸髓11～12节；一侧腹壁反射消失，多见于同侧锥体束病损；上、中、下腹壁反射均消失，见于昏迷或急腹症患者；肥胖、老年人、经产妇也可见腹壁反射消失。

（3）提睾反射：一侧反射减弱或消失见于锥体束损害，或腹股沟疝、阴囊水肿、睾丸炎等；双侧反射消失见于腰髓1～2节病损。

2. 深反射

（1）检查内容：肱二头肌反射、肱三头肌反射、桡骨骨膜反射、膝反射、踝反射。

（2）临床意义：①深反射减弱或消失多为器质性病变，是相应脊髓节段或所属的脊神经的病变，常见于末梢神经炎、神经根炎、脊髓灰质炎、脑或脊髓休克状态等。②深反射亢进见于锥体束的病变，如急性脑血管病、急性脊髓炎休克期过后等。

3. 病理反射

（1）检查内容：巴宾斯基（Babinski）征、奥本海姆（Oppenheim）征、戈登（Gordon）征、查多克（Chaddock）征、霍夫曼（Hoffmann）征、肌阵挛（髌阵挛、踝阵挛）。

（2）临床意义：锥体束病变时，失去对脑干和脊髓的抑制功能而出现的低级反射现象称为病理反射。1岁半以内的婴幼儿由于锥体束尚未发育完善，可以出现上述反射现象。成人出现则为病理反射。

4. 脑膜刺激征

（1）颈强直：患者去枕仰卧，下肢伸直，医师左手托其枕部做被动屈颈动作，正常时下颏可贴近前胸。如下颏不能贴近前胸且医师感到有抵抗感，患者感颈后疼痛时为阳性。

（2）凯尔尼格（Kernig）征：患者去枕仰卧，一腿伸直，医师将另一下肢先屈髋、屈膝成直角，然后抬小腿并伸直其膝部，正常人的膝关节可伸达135°以上。如小于135°时就出现抵抗，且伴有疼痛及屈肌痉挛时为阳性。

（3）布鲁津斯基（Brudzinski）征：患者去枕仰卧，双下肢自然伸直，医师左手托患者枕部，右手置于患者胸前，使颈部前屈，如两膝关节和髋关节反射性屈曲为阳性。

（4）临床意义：脑膜刺激征阳性见于各种脑膜炎、蛛网膜下腔出血等。颈强直也可见于颈椎病、颈部肌肉病变。凯尔尼格征也可见于坐骨神经痛、腰骶神经根炎等。

5. 拉塞格征

（1）检查法：患者仰卧，两下肢伸直，医师一手压在一侧膝关节上，使下肢保持伸直，另一手将下肢抬起，正常时可抬高70°以上，如不到30°即出现由上而下的放射性疼痛为阳性。以同样的方法再检查另一侧。

（2）临床意义：阳性见于坐骨神经痛、腰椎间盘突出或腰骶神经根炎等。

（韩力军）

第四单元 实验诊断

细目一 血液的一般检查

要点一 血红蛋白测定与红细胞计数

（一）参考值

血红蛋白（Hb）：男性 120～160g/L，女性 110～150g/L。

红细胞（RBC）：男性（4.0～5.5）$\times 10^{12}$/L，女性（3.5～5.0）$\times 10^{12}$/L。

（二）临床意义

血红蛋白测定与红细胞计数的临床意义基本相同。

1. 红细胞及血红蛋白减少

贫血的诊断标准：男性 Hb＜120g/L，女性 Hb＜110g/L，孕妇 Hb＜100g/L。

（1）生理性减少：见于妊娠中、后期，6 个月至 2 岁的婴幼儿，老年人。

（2）病理性减少：见于各种病因的贫血。①红细胞生成减少：造血原料不足，如缺铁性贫血、巨幼细胞贫血；造血功能障碍，如再生障碍性贫血、白血病；一些慢性疾病，如慢性感染、恶性肿瘤、慢性肾病等。②红细胞破坏过多：见于各种原因引起的溶血性贫血，如异常血红蛋白病、珠蛋白生成障碍性贫血、阵发性睡眠性血红蛋白尿、免疫性溶血性贫血、脾功能亢进等。③红细胞丢失过多：见于急性失血性贫血、月经过多、钩虫病等引起的慢性失血。

2. 红细胞及血红蛋白增多

判定标准：成年男性 Hb＞170g/L，RBC＞6.0$\times 10^{12}$/L；成年女性 Hb＞160g/L，RBC＞5.5$\times 10^{12}$/L。

（1）相对性增多：见于严重腹泻、频繁呕吐、大量出汗、大面积烧伤、糖尿病酮症酸中毒、尿崩症等引起的血液浓缩。

（2）绝对性增多：①继发性：生理性见于新生儿及高原生活者；病理性见于阻塞性肺气肿、肺源性心脏病、发绀型先天性心脏病等。②原发性：见于真性红细胞增多症。

3. 红细胞形态异常的临床意义

（1）大小改变：①小红细胞：小细胞低色素性见于缺铁性贫血。②大红细胞：见于溶血性贫血、急性失血性贫血、巨幼细胞贫血。③巨红细胞：见于叶酸或维生素 B_{12} 缺乏引起的巨幼细胞贫血。④红细胞大小不均：反映骨髓中红细胞系增生旺盛，见于增生性贫血，如溶血性贫血、失血性贫血、巨幼细胞贫血，尤其以巨幼细胞贫血更为显著。

（2）形态改变：①球形红细胞：主要见于遗传性球形红细胞增多症。②椭圆形红细胞：主要见于遗传性椭圆形红细胞增多症。③靶形红细胞：常见于珠蛋白生成障碍性贫血、异常血红蛋白病。④口形红细胞：主要见于遗传性口形红细胞增多症，少量可见于 DIC 及乙醇中毒。⑤镰形细胞：见于镰形细胞性贫血。⑥泪滴形细胞：见于骨髓纤维化，也可见于珠蛋白生成障碍性贫血、溶血性贫血。

要点二　白细胞计数及分类计数

（一）参考值

1. 白细胞总数

成人：（4.0～10.0）$\times 10^9$/L。

2. 分类计数

5 种白细胞的正常百分数和绝对值

细胞类型	百分数（%）	绝对值（$\times 10^9$/L）
杆状核（中性粒细胞）	1～5	0.04～0.5
分叶核（中性粒细胞）	50～70	2.0～7.0
嗜酸性粒细胞	0.5～5.0	0.02～0.5
嗜碱性粒细胞	0～1	0～0.1
淋巴细胞	20～40	0.8～4.0
单核细胞	3～8	0.12～0.8

（二）临床意义

成人白细胞数 $>10.0\times 10^9$/L 称为白细胞增多，$<4.0\times 10^9$/L 称为白细胞减少。白细胞总数的增减主要受中性粒细胞数量的影响。

1. 中性粒细胞

（1）增多：生理性增多见于新生儿、妊娠后期、分娩、剧烈运动或劳动后。病理性增多见于：①急性感染：化脓性感染最为常见，如流行性脑脊髓膜炎、肺炎链球菌肺炎、阑尾炎等。②急性大出血及溶血。③严重组织损伤：如大手术后、大面积烧伤、急性心肌梗死等。④急性中毒：如代谢性酸中毒（尿毒症、糖尿病酮症酸中毒）、化学药物中毒（安眠药中毒）、有机磷农药中毒等。⑤恶性肿瘤及白血病。

（2）减少：中性粒细胞绝对值 $<1.5\times 10^9$/L 称为粒细胞减少症，$<0.5\times 10^9$/L 称为粒细胞缺乏症。病理性减少见于：①感染：病毒感染最为常见，如流行性感冒、病毒性肝炎、麻疹、风疹、水痘等；某些革兰阴性杆菌感染，如伤寒及副伤寒等；某些原虫感染，如恙虫病、疟疾等。②血液病：如再生障碍性贫血、粒细胞缺乏症等。③自身免疫性疾病：如系统性红斑狼疮等。④脾功能亢进：如肝硬化等。⑤药物及理化因素损伤：物理因素，如 X 线、γ 射线、放射性核素等；化学物质，如苯、铅、汞等；化学药物，如氯霉素、磺胺类药、抗肿瘤药、抗糖尿病及抗甲状腺药物等。

（3）中性粒细胞的核象变化：①核左移：周围血中杆状核粒细胞增多并出现晚幼粒、中幼粒、早幼粒等细胞。常见于感染，特别是急性化脓性感染，也可见于急性大出血、急性溶血反应、急性中毒等。②核右移：正常人血中的中性粒细胞以3叶者为主，若5叶者超过3%时称为核右移。常伴有白细胞总数减少，为骨髓造血功能减退或缺乏造血物质所致。主要见于巨幼细胞贫血、恶性贫血。

2. 嗜酸性粒细胞

（1）增多：①变态反应性疾病：如支气管哮喘、血管神经性水肿、荨麻疹、药物过敏、血清病等。②寄生虫病：如血吸虫病、蛔虫病、钩虫病等。③血液病：如慢性粒细胞白血病、淋巴瘤、多发性骨髓瘤等。

（2）减少：见于伤寒、副伤寒、应激状态、休克、库欣综合征等。

3. 嗜碱性粒细胞

增多见于慢性粒细胞性白血病、嗜碱性粒细胞白血病、转移癌、骨髓纤维化等。减少一般无临床意义。

4. 淋巴细胞

（1）增多：①感染性疾病：主要为病毒感染，如麻疹、风疹、水痘、流行性腮腺炎、传染性单核细胞增多症、病毒性肝炎、流行性出血热等；某些杆菌感染，如结核病、百日咳、布鲁菌病。②某些血液病：急性和慢性淋巴细胞白血病、淋巴瘤等。淋巴细胞相对比例增高，但绝对值不增高，见于再生障碍性贫血、粒细胞缺乏症。

（2）减少：主要见于接触放射线，应用肾上腺皮质激素、烷化剂，免疫缺陷性疾病等。

5. 单核细胞

单核细胞增多见于：①某些感染：如感染性心内膜炎、活动性结核病、疟疾、急性感染的恢复期等。②某些血液病：单核细胞白血病、粒细胞缺乏症恢复期等。减少一般无临床意义。

要点三　血小板检测

1. 参考值

（100～300）$\times 10^9$/L。

2. 临床意义

血小板 >400 $\times 10^9$/L 称为血小板增多，<100 $\times 10^9$/L 称为血小板减少。

（1）增多：①反应性增多：见于急性大出血及溶血之后、脾切除术后等。②原发性增多：见于原发性血小板增多症、真性红细胞增多症、慢性粒细胞性白血病、骨髓纤维化早期等。

（2）减少：①生成障碍：见于再生障碍性贫血、急性白血病、放射性损伤、骨髓纤维化晚期等。②破坏或消耗增多：见于原发性血小板减少性紫癜、脾功能亢进、系统性红斑狼疮、淋巴瘤等。

要点四　网织红细胞计数

1. 参考值

百分数为0.005~0.015（0.5%~1.5%），绝对值为（24~84）$\times 10^9$/L。

2. 临床意义

网织红细胞计数反映骨髓造血的功能状态，对贫血的鉴别诊断及指导治疗有重要意义。

（1）增多：表示骨髓红细胞系增生旺盛。①明显增多：见于溶血性贫血和急性失血性贫血。②贫血治疗的疗效判断指标：缺铁性贫血及巨幼细胞贫血的病人，治疗前网织红细胞轻度增多，给予铁剂或叶酸治疗后可迅速增高。

（2）减少：表示骨髓造血功能减低，见于再生障碍性贫血、骨髓病性贫血（如急性白血病）。

要点五　红细胞沉降率（血沉）检查

1. 参考值

男性0~15mm/h；女性0~20mm/h。

2. 临床意义

（1）生理性增快：见于妇女月经期、妊娠3个月以上、60岁以上高龄者。

（2）病理性增快：①各种炎症：细菌性急性炎症、结核病和风湿热活动期。②组织损伤及坏死：急性心肌梗死血沉增快，而心绞痛时则正常。③恶性肿瘤：恶性肿瘤血沉增快，良性肿瘤血沉正常。④各种原因导致的高球蛋白血症：如慢性肾炎、多发性骨髓瘤、肝硬化、感染性心内膜炎、系统性红斑狼疮等。⑤贫血和高胆固醇血症时血沉可增快。

细目二　血栓与止血检查

要点一　毛细血管脆性试验

1. 检查方法

在上臂用脉压带以被检查者收缩压和舒张压之间的压力加压，维持8分钟，然后观察前臂屈侧在直径5cm圆圈内的出血点。

2. 参考值

新出血点数量：女性和儿童<10个，男性<5个。超过为阳性，说明毛细血管脆性增加。

3. 临床意义

毛细血管脆性增加见于：①毛细血管壁异常：如遗传性出血性毛细血管扩张症、过敏性紫癜、单纯性紫癜及维生素C缺乏症；中毒性损害，如败血症、感染性心内膜炎、尿毒症、砷中毒。②血小板量与质异常：如原发性或继发性血小板减少性紫癜、血小板无力症。③血管性血友病等。

要点二 出血时间测定

1. 参考值

不同的检测方法正常值不同。

2. 临床意义

出血时间（BT）延长见于：①血小板显著减少：如原发性或继发性血小板减少性紫癜。②血小板功能不良：如血小板无力症、巨大血小板综合征。③毛细血管壁异常：如遗传性出血性毛细血管扩张症、维生素C缺乏症。④某些凝血因子严重缺乏：如血管性血友病、DIC。

要点三 凝血因子检测

（一）凝血时间（CT）测定

1. 参考值

6～12分钟（试管法）。

2. 临床意义

（1）CT延长：①血浆Ⅷ、Ⅸ、Ⅺ因子明显减少：如重症A、B型血友病和遗传性因子Ⅺ缺乏症。②凝血酶原严重减少：如先天性凝血酶原缺乏症。③纤维蛋白原严重减少：如先天性纤维蛋白减少症。④纤溶亢进：DIC后期继发纤溶亢进。

（2）CT缩短：见于血液高凝状态时，如DIC早期、脑血栓形成、心肌梗死。

（二）血浆凝血酶原时间（PT）测定

1. 参考值

正常为11～13秒，超过正常对照值3秒以上为异常。

2. 临床意义

（1）PT延长：①先天性凝血因子异常：如因子Ⅱ、Ⅴ、Ⅶ、Ⅹ减少及纤维蛋白原缺乏。②后天性凝血因子异常：如严重肝病、维生素K缺乏、DIC后期及使用双香豆素抗凝时。

（2）PT缩短：主要见于血液高凝状态时，如DIC早期、脑血栓形成、心肌梗死等。

（三）血浆纤维蛋白原（Fg）测定

1. 参考值

2～4g/L。

2. 临床意义

（1）增高：见于急性心肌梗死、系统性红斑狼疮、急性感染、急性肾炎、糖尿病、多发性骨髓瘤、休克、大手术后、妊娠高血压综合征、恶性肿瘤及血栓前状态等。

（2）减低：见于DIC、重症肝炎和肝硬化等。

要点四　D－二聚体测定

1. 参考值

胶乳凝集法：阴性。ELISA 法：小于 200μg/L。

2. 临床意义

本试验为鉴别原发与继发纤溶症的重要指标。①继发纤溶症：为阳性或增高，见于 DIC、恶性肿瘤、各种栓塞及心、肝、肾疾病等。②原发纤溶症：为阴性或不升高。

要点五　DIC 检查法

1. 检查项目

①血小板计数。②血浆纤维蛋白原测定。③3P 试验或血浆纤维蛋白原降解产物测定或 D－二聚体测定。④血浆凝血酶原时间测定。⑤纤溶酶原含量及活性测定。⑥抗凝血酶Ⅲ活性测定。⑦血浆因子Ⅷ：C 活性测定。⑧血浆内皮素－1 测定。

2. 诊断标准

DIC 的实验诊断标准：同时有 3 项以上异常者。

细目三　血型鉴定与交叉配血试验

要点一　ABO 血型系统的临床意义

ABO 血型系统在临床输血上有重要意义。输血前必须准确鉴定供血者与受血者的血型，选择同型人的血液，并经过交叉配血试验，证明完全相配时才可输用。为防止输血反应，必须坚持同型输血。血型不合或不同亚型之间输血都可能引起输血反应，威胁生命。非同型患者输入 O 型血仍有可能发生溶血反应，O 型血并非“万能血”。另外，在器官移植上，如果供者与受者 ABO 血型系统不和，也会加大排异反应，增加移植的失败率。

要点二　交叉配血试验

1. 试验内容

包括主试验和副试验。①主试验：受血者血清＋供血者红细胞悬液。②副试验：供血者血清＋受血者红细胞悬液。两者合称为交叉配血试验。

2. 试验结果

①主、副试验均无凝集反应（配血完全相适合），可输血。②当主试验有凝集，其血绝对不可输用。③若主试验无凝集，副试验出现凝集时，如病情紧急又无同型血可用而凝集又较弱时，可输少量（不超过 200ml）。

3. 临床意义

进行交叉配血试验可以检出 ABO 血型系统的不规则抗原，发现 ABO 血型系统以外的配血不合，防止因血型定错所导致的输血事故。

细目四 骨髓检查

要点一 骨髓细胞学检查的临床意义

1. 诊断造血系统疾病

①对各型白血病、恶性组织细胞病、巨幼细胞性贫血、再生障碍性贫血、多发性骨髓瘤、典型的缺铁性贫血、原发性血小板减少性紫癜等，具有明确诊断的作用。②对增生性贫血、粒细胞缺乏症、骨髓增生异常综合征、骨髓增殖性疾病、类白血病反应等有辅助诊断价值。

2. 诊断其他非造血系统疾病

①感染性疾病：如疟疾、感染性心内膜炎、伤寒等。②某些骨髓转移癌（瘤）。③某些代谢疾病等。

3. 鉴别诊断

如不明原因的发热，肝、脾、淋巴结肿大的鉴别诊断等。

要点二 骨髓增生度分级

骨髓内有核细胞的多少反映骨髓的增生情况，一般以成熟红细胞和有核细胞的比例判断骨髓增生的程度。骨髓增生程度的分级，见下表。

骨髓增生程度的分级

增生程度	成熟红细胞：有核细胞	有核细胞（%）	常见的原因
极度活跃	1:1	>50	各种白血病
明显活跃	10:1	10~50	白血病、增生性贫血
活跃	20:1	1~10	正常骨髓、某些贫血
减低	50:1	0.5~1	慢性型再障、粒细胞减少或缺乏症
极度减低	200:1	<0.5	急性型再障

细目五 肝脏病常用的实验室检查

要点一 蛋白质代谢检查

（一）参考值

血清总蛋白（STP）60~80g/L，白蛋白（A）40~55g/L，球蛋白（G）20~30g/L；A/G为（1.5~2.5）:1。

（二）临床意义

STP<60g/L或A<25g/L称为低蛋白血症；STP>80g/L或G>35g/L，分别称为高蛋

白血症或高球蛋白血症。

1. 肝脏疾病

（1）急性或局限性肝损害：血清蛋白检查可无明显异常。

（2）慢性肝病：慢性肝炎、肝硬化、肝癌时可有白蛋白减少，球蛋白增加，A/G 比值减低。

（3）A/G 比值倒置：表示肝功能严重损害，如重度慢性肝炎、肝硬化。

（4）低蛋白血症：常出现严重水肿及胸、腹水。

2. 肝外因素

（1）低蛋白血症见于：①蛋白质摄入不足或消化吸收不良。②蛋白质丢失过多，如肾病综合征、大面积烧伤、急性大出血等。③消耗增加，见于慢性消耗性疾病，如重症结核、甲状腺功能亢进症、恶性肿瘤等。

（2）高蛋白血症：主要是因球蛋白增高引起，见于以下几种情况：①慢性肝病，如肝硬化、慢性肝炎。②M 球蛋白血症，如多发性骨髓瘤、淋巴瘤。③自身免疫性疾病，如系统性红斑狼疮、类风湿性关节炎。④慢性炎症与慢性感染，如结核病、疟疾、黑热病等。

要点二　胆红素代谢检查

1. 参考值

（1）血清总胆红素（STB）3.4～17.1μmol/L；结合胆红素（CB）0～6.8μmol/L；非结合胆红素（UCB）1.7～10.2μmol/L。

（2）尿胆红素定性：阴性。

（3）尿胆原定性：阴性或弱阳性。

2. 临床意义

任何原因使红细胞破坏过多、肝细胞功能受损及胆道阻塞，均可影响胆红素的代谢过程而引起黄疸。通过检测血清总胆红素、结合胆红素、非结合胆红素及尿胆红素、尿胆原，临床可鉴别 3 种类型的黄疸，见下表。

3 种类型黄疸的实验室检查鉴别表

类型	STB	CB	UCB	CB/STB	尿胆原	尿胆红素
溶血性黄疸	↑↑	轻度↑或正常	↑↑	<20%	强（+）	（-）
阻塞性黄疸	↑↑	↑↑	轻度↑或正常	>50%	（-）	强（+）
肝细胞性黄疸	↑↑	↑	↑	20%～50%	（+）或（-）	（+）

要点三　常用血清酶检查

肝脏病常用的血清酶及同工酶检查包括：丙氨酸氨基转移酶（ALT）、天门冬氨酸氨基转移酶（AST）、碱性磷酸酶（ALP）、γ-谷氨酰转移酶（GGT，γ-GT）、乳酸脱氢酶（LDH）及其同工酶（LDH_1、LDH_2、LDH_3、LDH_4、LDH_5）。

1. 参考值

（1）ALT 10～40U/L；AST 10～40U/L；ALT/AST≤1。

（2）成人 ALP 40～110U/L；儿童 ALP＜250U/L。

（3）GGT 0～50U/L。

（4）LDH（连续检测法）104～245U/L；LDH（速率法）95～200U/L。

2. 临床意义

（1）ALT、AST：ALT 主要分布在肝脏，AST 主要分布在心肌。①急性病毒性肝炎：两者均显著增高，ALT 增高更明显，ALT/AST＞1。②慢性病毒性肝炎：两者轻度增高或正常，ALT/AST＞1；若 ALT/AST＜1，提示慢性肝炎进入活动期。③肝硬化：转氨酶活性取决于肝细胞进行性坏死程度。④非病毒性肝病及肝内、外胆汁淤积：转氨酶轻度增高或正常。⑤急性心肌梗死：6～8 小时后 AST 增高，18～24 小时达高峰，4～5 天恢复正常，若再次增高提示梗死范围扩大或有新的梗死发生。

（2）ALP：ALP 主要分布在肝脏、骨骼、肾、小肠及胎盘中，血清中大部分 ALP 来源于肝脏与骨骼，ALP 经胆汁排入小肠。ALP 增高见于：①肝胆系统疾病：各种肝内、外胆管阻塞性疾病，如胰头癌、胆道结石，ALP 明显增高；累及肝细胞的疾病，如肝炎、肝硬化，ALP 轻度增高。②骨骼疾病：如纤维性骨炎、骨肉瘤、佝偻病、骨软化症、成骨细胞瘤及骨折恢复期等，ALP 均可增高。

（3）GGT：血清中的 GGT 主要来自肝脏。增高见于：①胆道阻塞：如原发性胆汁性肝硬化、硬化性胆管炎，GGT 明显增高。②肝脏疾病：肝癌明显增高，可高达正常的 10 倍以上；急性病毒性肝炎中度增高；慢性病毒性肝炎、肝硬化活动期可增高；急性和慢性酒精性肝炎、药物性肝炎可明显或中度以上增高。

（4）LDH 及其同工酶：LDH 在心肌、骨骼肌、肾脏和红细胞中的含量较为丰富；LDH_1 和 LDH_2 主要来自心肌，LDH_3 主要来自肺、脾，LDH_4 和 LDH_5 主要来自肝脏、骨骼肌，血清中的 LDH_2 含量最高。①急性心肌梗死：发病后 8～18 小时开始增高，24～72 小时达高峰，6～10 天恢复正常；病程中 LDH 持续增高或再次增高，提示梗死面积扩大或再次出现梗死；LDH_1 和 LDH_2 均增高，LDH_1 增高更明显，$LDH_1/LDH_2>1$。②肝脏疾病：急性和慢性活动性肝炎、肝癌（尤其是转移性肝癌），LDH 明显增高；肝细胞损伤时 LDH_5 增高明显，$LDH_5>LDH_4$；阻塞性黄疸时 $LDH_4>LDH_5$。③恶性肿瘤：大多数以 LDH_3、LDH_4 及 LDH_5 增高为主。

要点四　病毒性肝炎标志物检测的临床意义

1. 甲型肝炎病毒（HAV）标志物检测

①HAVAg 阳性：证实 HAV 在体内的存在，出现于感染后 10～20 天的粪便中，见于甲肝急性期。②抗 HAV－IgM 阳性：说明机体正在感染 HAV，感染 1 周后产生，是早期诊断甲肝的特异性指标。③抗 HAV－IgA 阳性：是早期诊断甲肝的指标之一，见于甲肝早期、急性期。④抗 HAV－IgG 阳性：是保护性抗体，出现于恢复期，且持久存在，是获得免疫力的标志，提示既往感染，可作为流行病学调查的指标。

2. 乙型肝炎病毒（HBV）标志物检测

①HBsAg 阳性：是 HBV 感染的标志，见于乙型肝炎和 HBV 携带者。②抗 - HBs 阳性：感染后 3 ~6 个月出现，是一种保护性抗体，见于注射过乙肝疫苗和曾经感染过 HBV 者。③HBeAg 阳性：是病毒复制的标志，传染性强，乙型肝炎处于活动期；HBeAg 持续阳性，表明肝细胞损害较重，且可转为慢性乙型肝炎或肝硬化。④抗 - HBe 阳性：多见于 HBeAg 转阴的病人，表示大部分 HBV 被消除，复制减少，传染性降低，但并非保护性抗体，见于 HBV 感染的恢复期。⑤HBcAg 阳性：提示病人血清中有感染的 HBV，病毒复制活跃，传染性强。⑥抗 - HBc 阳性：是反映肝细胞受到 HBV 感染的可靠指标，抗 HBc - IgG 能反映抗 - HBc 总抗体的情况，阳性表明患有乙型肝炎且 HBV 正在复制。

3. 丙型肝炎病毒（HCV）标志物检测

①抗 HCV - IgM 阳性：见于急性丙型肝炎。②抗 HCV - IgG 阳性：表明已有 HCV 感染，输血后肝炎患者 80% ~90% 出现阳性。③HCV - RNA 阳性：提示 HCV 复制活跃，传染性强，治愈后很快消失。

4. 丁型肝炎病毒（HDV）标志物检测

①HDVAg 阳性：出现早，持续时间短，HDVAg 与 HBsAg 常同时阳性，表示 HDV 与 HBV 同时感染。②抗 HDV - IgG 阳性：是诊断丁型肝炎的可靠指标。③抗 HDV - IgM 阳性：出现早，可用于丁型肝炎的早期诊断。④HDV - RNA 阳性：可特异性确诊丁型肝炎。

5. 戊型肝炎病毒（HEV）标志物检测

95% 的急性期病人抗 HEV - IgM 阳性，是确诊戊型肝炎较为可靠的指标。

细目六　肾功能检查

要点一　内生肌酐清除率测定

1. 参考值

成人（体表面积以 $1.73m^2$ 计）80 ~120ml/min。

2. 临床意义

内生肌酐清除率（Ccr）是判断肾小球损害的敏感指标，根据 Ccr 可将肾功能分为 4 级：①肾衰竭代偿期：Ccr 51 ~80ml/min。②肾衰竭失代偿期：Ccr 50 ~20ml/min。③肾衰竭期（尿毒症早期）：Ccr 19 ~10ml/min。④肾衰竭终末期（尿毒症晚期）：Ccr <10ml/min。Ccr 测定还可指导临床用药。

要点二　血肌酐测定

1. 参考值

全血 Cr：88 ~ 177μmol/L。血清或血浆 Cr：男性 53 ~ 106μmol/L，女性 44 ~ 97μmol/L。

2. 临床意义

当肾小球滤过功能下降至正常人的1/3时，血肌酐（Cr）才明显升高。因此，血肌酐不是检测肾功能的敏感指标。检测的临床意义是：①评估肾功能的损害程度：Cr增高程度与慢性肾功能衰竭程度成正比。肾功能衰竭代偿期，Cr常＜178μmol/L；肾功能衰竭失代偿期，Cr为178～445μmol/L；肾功能衰竭期，Cr常＞445μmol/L。②鉴别肾前性与肾实质性少尿：肾前性少尿，Cr增高，一般≤200μmol/L；肾实质性少尿，Cr增高，可达200μmol/L以上。

要点三　血清尿素氮测定

1. 参考值

成人3.2～7.1mmol/L。

2. 临床意义

血清尿素氮（BUN）测定反映肾小球的滤过功能，但不是敏感和特异性指标。BUN增高见于：①肾前性因素：肾血流量减少，如心功能不全、水肿、脱水、休克等；蛋白质分解增加，如急性传染病、上消化道出血、大面积烧伤、大手术后、甲状腺功能亢进症等。②肾脏因素：见于严重肾脏疾病引起的慢性肾衰竭，如慢性肾炎、肾盂肾炎、肾结核、肾肿瘤、肾动脉硬化症等。BUN测定对尿毒症的诊断及预后估计有重要意义。③肾后性因素：尿路结石、前列腺肥大、泌尿系肿瘤等引起的尿路梗阻。

要点四　血清尿酸测定

1. 参考值

男性268～488μmol/L，女性178～387μmol/L。

2. 临床意义

血清尿酸（UA）增高见于：①痛风：UA明显增高是诊断痛风的主要依据。②肾脏疾病：如急性或慢性肾炎。③妊娠高血压综合征。④白血病和恶性肿瘤。

要点五　血浆二氧化碳结合力测定

1. 参考值

22～31mmol/L。

2. 临床意义

①血浆二氧化碳结合力（CO_2CP）下降：见于代谢性酸中毒，如急性或慢性肾衰竭、糖尿病酮症酸中毒、严重腹泻；呼吸性碱中毒，如支气管哮喘、脑炎、癔症。②CO_2CP增高：见于代谢性碱中毒，如急性胃炎、幽门梗阻所致的剧烈呕吐；呼吸性酸中毒，如慢性肺源性心脏病、慢性阻塞性肺气肿、广泛肺纤维化等。

要点六　浓缩稀释试验的临床意义

浓缩稀释试验主要反映远曲小管和集合管的重吸收功能。正常人24小时尿量为1000～

2000ml，尿最高比重＞1.020。①尿量少比重高：见于肾前性少尿（血容量不足）、肾性少尿（如急性肾炎）。②夜尿多比重低：见于慢性肾盂肾炎、慢性肾炎。③尿比重固定在1.010（等张尿）：表明肾小管重吸收功能很差，见于慢性肾炎、慢性肾盂肾炎晚期等。

细目七　常用生化检查

要点一　血清钾测定

（一）参考值

3.5～5.5mmol/L。

（二）临床意义

1. 高钾血症（血钾＞5.5mmol/L）

（1）排出减少：如急性或慢性肾衰竭少尿期、肾上腺皮质功能减退症。

（2）摄入过多：如高钾饮食、静脉输注大量钾盐、输入大量库存血液。

（3）细胞内钾外移增多：如严重溶血、大面积烧伤、挤压综合征、组织缺氧和代谢性酸中毒等。

2. 低钾血症（血钾＜3.5mmol/L）

（1）摄入不足：如长期低钾饮食、禁食。

（2）丢失过多：如频繁呕吐、腹泻、胃肠引流、肾上腺皮质功能亢进症、醛固酮增多症、长期应用排钾利尿剂。

（3）分布异常：如心功能不全、肾性水肿、大量应用胰岛素、碱中毒等。

要点二　血清钠测定

（一）参考值

135～145mmol/L。

（二）临床意义

1. 高钠血症（血钠＞145mmol/L）

（1）摄入过多：如输注大量高渗盐水。

（2）水分丢失过多：如大量出汗、长期腹泻、呕吐。

（3）抗利尿激素分泌过多：如肾上腺皮质功能亢进症、醛固酮增多症、脑性高钠血症（如脑外伤、急性脑血管病等）。

2. 低钠血症（血钠＜135mmol/L）

（1）胃肠道失钠：如幽门梗阻、严重呕吐、腹泻、胃肠引流。

（2）尿排出过多：如慢性肾衰竭多尿期、大量应用利尿剂、肾上腺皮质功能减退症。

（3）皮肤失钠：如大量出汗、大面积烧伤。

（4）消耗性低钠：如肺结核、肿瘤等慢性消耗性疾病等。

（5）摄入不足：长期低钠饮食、营养不良等。

要点三　血清氯测定

（一）参考值

95～105mmol/L。

（二）临床意义

1. 高氯血症（血清氯＞105mmol/L）

（1）排出减少：如急性或慢性肾衰竭少尿期、尿路梗阻、心力衰竭等。

（2）血液浓缩：如频繁呕吐、反复腹泻、大量出汗。

（3）吸收增加：如肾上腺皮质功能亢进症。

（4）摄入过多：如过量输入生理盐水。

（5）过度换气所致的呼吸性碱中毒等。

2. 低氯血症（血清氯＜95mmol/L）

（1）丢失过多：①严重呕吐、腹泻、胃肠引流。②尿排出过多，如肾上腺皮质功能减退症、慢性肾衰竭、糖尿病、应用利尿剂等。③呼吸性酸中毒。

（2）摄入不足：长期低盐饮食、饥饿等。

要点四　血清钙测定

（一）参考值

2.25～2.58mmol/L。

（二）临床意义

1. 高钙血症（血清钙＞2.58mmol/L）

（1）溶骨作用增强：如甲状旁腺功能亢进症、多发性骨髓瘤、肺癌等。

（2）吸收增加：如大量应用维生素D。

（3）排出减少：如急性肾衰竭等。

（4）摄入过多：大量饮用高钙牛奶或静脉输入过多。

2. 低钙血症（血清钙＜2.25mmol/L）

（1）成骨作用增强：如甲状旁腺功能减退症。

（2）摄入不足：如长期低钙饮食。

（3）吸收减少或吸收不良：如手足搐搦症、骨质软化症、佝偻病、阻塞性黄疸、维生素D缺乏症。

（4）急性或慢性肾衰竭、代谢性碱中毒、急性坏死性胰腺炎等。

要点五　血清铁测定

（一）参考值

男性11～30μmol/L，女性9～27μmol/L。

（二）临床意义

1. 血清铁增高

（1）铁利用障碍：如再生障碍性贫血、铁粒幼细胞性贫血、铅中毒。

（2）释放增多：如溶血性贫血、急性肝炎、慢性活动性肝炎。

（3）反复输血及铁剂治疗过量。

2. 血清铁降低

（1）需铁增加，摄入不足：如生长发育期的婴幼儿、青少年，生育期、妊娠期及哺乳。

（2）慢性失血：如消化性溃疡、慢性炎症、恶性肿瘤、月经过多等。

要点六　血糖测定

1. 参考值

空腹血糖（FBG）以空腹血浆葡萄糖（FPG）检测较为方便，结果可靠。①葡萄糖氧化酶法：3.9～6.1mmol/L。②邻甲苯胺法：3.9～6.4mmol/L。

2. 临床意义

FBG＞7.0mmol/L 称为高糖血症；FBG＞9.0mmol/L 时尿糖阳性；FBG＜3.9mmol/L 时为血糖减低；FBG＜2.8mmol/L 称为低糖血症；FBG 增高但未达到糖尿病诊断标准时称为空腹血糖过高。

（1）FBG 增高：生理性增高见于餐后 1～2 小时、高糖饮食、突发剧烈运动、情绪激动等。病理性增高见于。①各型糖尿病。②内分泌疾病：如甲状腺功能亢进症、巨人症、肢端肥大症、嗜铬细胞瘤、肾上腺皮质功能亢进症等。③应激性因素：如颅脑外伤、急性脑血管病、中枢神经系统感染、心肌梗死等。④肝脏和胰腺疾病：如严重肝损害、坏死性胰腺炎。⑤其他：如呕吐、脱水、缺氧、麻醉等。

（2）FBG 减低：生理性减低见于饥饿、长时间剧烈运动等。病理性减低见于：①胰岛素分泌过多：如胰岛 β 细胞增生或肿瘤、胰岛素瘤等。②对抗胰岛素的激素缺乏：如生长激素、肾上腺皮质激素缺乏等。③肝糖原储存缺乏：如重型肝炎、肝硬化、肝癌等严重肝病。④急性酒精中毒。⑤消耗性疾病：如严重营养不良、恶病质等。

要点七　糖耐量试验

1. 适应证

①无糖尿病症状，空腹血糖或随机血糖有异常，但尚未达到糖尿病诊断标准；或有持续性尿糖者。②无糖尿病症状，但有糖尿病家族史者。③有糖尿病症状，但空腹血糖未达到糖尿病诊断标准者。④有巨大胎儿史的妇女。⑤其他：妊娠或甲状腺功能亢进症患者出现糖尿，或原因不明的肾脏病患者等。

2. 方法

采用 WHO 推荐的口服 75g 葡萄糖标准（即口服葡萄糖耐量试验，OGTT），分别检测空腹血糖、服糖后0.5小时、1小时、2小时、3小时的血糖和尿糖。

3. 参考值

①FPG 3.9～6.1mmol/L。②服糖后0.5～1小时血糖达高峰，一般在7.8～9.0mmol/L，峰值＜11.1mmol/L。③2小时血糖（2hPG）＜7.8mmol/L。④3小时血糖恢复至空腹水平。⑤每次尿糖均为阴性。

4. 临床意义

（1）诊断糖尿病：具备以下一项即可诊断为糖尿病：①FPG＞7.0mmol/L，并具有糖尿病症状。②OGTT血糖峰值＞11.1mmol/L，OGTT 2hPG＞11.1mmol/L。③随机血糖＞11.1mmol/L，同步尿糖阳性，有糖尿病症状者。

（2）判断糖耐量异常：FPG＜7.0mmol/L，2hPG 7.8～11.1mmol/L，且血糖到达高峰时间延长至1小时后，血糖恢复正常时间延长至2～3小时后，同时伴尿糖阳性者为糖耐量异常，其中1/3最终转为糖尿病。常见于2型糖尿病、肢端肥大症、甲状腺功能亢进症等。

（3）平坦型糖耐量曲线：FPG降低，服糖后血糖上升不明显，2hPG仍处于低水平。常见于胰岛β细胞瘤等。

要点八　血脂检查

1. 血清总胆固醇（TC）测定

（1）参考值：①合适水平：＜5.20mmol/L。②边缘水平：5.23～5.69mmol/L。③增高：＞5.72mmol/L。

（2）临床意义：①TC增高：是动脉粥样硬化的危险因素之一，常见于动脉粥样硬化所致的心、脑血管疾病；还可见于各种高脂蛋白血症、甲状腺功能减退症、糖尿病、肾病综合征、阻塞性黄疸；长期高脂饮食、精神紧张、吸烟、饮酒等。②TC减低：见于严重的肝脏疾病，如急性重型肝炎、肝硬化、甲状腺功能亢进症、严重贫血、营养不良和恶性肿瘤等。

2. 血清甘油三酯（TG）测定

（1）参考值：0.56～1.70mmol/L。

（2）临床意义：①TG增高：见于动脉粥样硬化症、冠心病、原发性高脂血症、肥胖症、糖尿病、肾病综合征、甲状腺功能减退症、痛风、阻塞性黄疸和高脂饮食等。②TG减低：见于甲状腺功能亢进症、肾上腺皮质功能减退症、严重的肝脏疾病等。

3. 血清脂蛋白测定

（1）高密度脂蛋白-胆固醇（HDL-C）测定的临床意义：①HDL-C增高：HDL-C具有抗动脉粥样硬化作用，与TG呈负相关，也与冠心病发病呈负相关，故HDL-C水平高的个体患冠心病的危险性小。②HDL-C减低：常见于动脉粥样硬化症、心脑血管疾病、糖尿病、肾病综合征等。

（2）低密度脂蛋白-胆固醇（LDL-C）测定的临床意义：①LDL-C增高：判断发生冠心病的危险性，LDL-C是动脉粥样硬化的危险因素之一，LDL-C水平增高与冠心病发病呈正相关；还可见于肥胖症、肾病综合征、甲状腺功能减退症、阻塞性黄疸等。②LDL－C减低：见于甲状腺功能亢进症、肝硬化和低脂饮食等。

细目八　酶学检查

要点一　血清淀粉酶测定

1. 参考值

Somogyi法：800～1800U/L。

2. 临床意义

增高见于：①急性胰腺炎：发病后6～12小时血清淀粉酶（AMS）开始升高，12～72小时达高峰，3～5天后恢复正常。②其他胰腺疾病：如慢性胰腺炎急性发作、胰腺囊肿、胰腺癌、胰腺外伤。③非胰腺疾病：急性胆囊炎、流行性腮腺炎、胃肠穿孔、胆管梗阻等。

要点二　血清心肌酶检测

心肌酶包括AST、血清肌酸激酶（CK）及其同工酶（CK－MB）、乳酸脱氢酶（LDH）及其同工酶。

1. AST参考值及其临床意义

见肝脏疾病常用的实验室检查。

2. CK及其CK－MB

（1）参考值：男性38～174U/L，女性26～140U/L。

（2）临床意义：CK主要存在于骨骼肌和心肌；CK－MB主要存在于心肌。急性心肌梗死（AMI）发病后4～10小时CK开始增高，12～36小时达高峰，72～96小时后恢复正常，是AMI早期诊断的敏感指标之一。在AMI病程中，如CK再次升高，往往说明心肌再梗死；其他如病毒性心肌炎、进行性肌营养不良、骨骼肌损伤、心导管术、电复律以及AMI溶栓后再灌注等，也可引起CK活性升高。CK－MB对AMI早期诊断的灵敏度明显高于CK，且特异性达92%以上，一般在AMI后3～8小时增高，2～3天恢复正常，因此对诊断发病较长时间的AMI有困难。

（3）LDH及其同工酶（见肝脏疾病常用的实验室检查）。

细目九　心肌蛋白检测

要点一　肌钙蛋白T测定

1. 参考值

①0.02～0.13μg/L。②>0.2μg/L为诊断临界值。③>0.5μg/L可诊断AMI。

2. 临床意义

①诊断AMI：肌钙蛋白T是诊断AMI的确定性标志物。AMI发病后3~6小时开始升高，10~24小时达高峰，10~15天恢复正常。对诊断AMI的特异性优于CK-MB和LDH；对亚急性及非Q波性心肌梗死或CK-MB无法诊断的心梗患者更有诊断价值。②其他：用于判断不稳定型心绞痛是否发生了微小心肌损伤、AMI后溶栓是否出现再灌注以及预测血液透析病人的心血管事件等。

要点二 肌钙蛋白I测定

1. 参考值

①<0.2μg/L。②>1.5μg/L为诊断临界值。

2. 临床意义

①诊断AMI：cTnI对诊断AMI与cTnT无显著性差异。②其他：用于判断是否有微小心肌损伤，如不稳定型心绞痛、急性心肌炎。

要点三 肌红蛋白测定

1. 参考值

①ELISA法：50~85μg/L。RIA法：6~85μg/L。②>75μg/L为诊断临界值。

2. 临床意义

Mb存在于心肌和骨骼肌中，因此，测定Mb可用来判断有无心肌或骨骼肌的损伤。AMI发病后0.5~2小时Mb开始升高，5~12小时达高峰，18~30小时恢复正常。因此，对早期诊断AMI明显优于CM-MB和LDH。当骨骼肌损伤、肌营养不良、多发性肌炎、肾功能衰竭及休克时，Mb也可增高。

细目十 免疫学检查

要点一 血清免疫球蛋白测定的临床意义

免疫球蛋白（Ig）是一组具有抗体活性的蛋白质，有抗病毒、抗菌、溶菌、抗毒素、抗寄生虫感染以及其他免疫作用。血清中的Ig分为5类：IgG、IgA、IgM、IgD和IgE。

1. 增高

（1）单克隆增高（5种Ig中仅有某一种增高）见于：①原发性巨球蛋白血症时，IgM单独明显增高。②多发性骨髓瘤可分别见到IgG、IgA、IgD、IgE增高，并以此分型。③支气管哮喘、过敏性鼻炎或寄生虫感染时IgE增高。

（2）多克隆增高（IgG、IgA、IgM均增高）见于各种慢性炎症、慢性肝病、肝癌、淋巴瘤、系统性红斑狼疮、类风湿性关节炎等自身免疫性疾病。

2. 减低

见于各类先天性和获得性体液免疫缺陷、联合免疫缺陷以及长期使用免疫抑制剂的患者，血清中5种Ig均有降低。

要点二　血清补体测定的临床意义

1. 总补体溶血活性（CH_{50}）

（1）增高：见于各种急性炎症、组织损伤和某些恶性肿瘤。

（2）减低：见于各种免疫复合物性疾病，如肾小球肾炎；自身免疫性疾病，如系统性红斑狼疮、类风湿性关节炎、强直性脊柱炎以及同种异体移植排斥反应、血清病等；补体大量丢失，如外伤、手术、大失血；补体合成不足，如慢性肝炎、肝硬化等。

2. 补体 C_3

补体 C_3 是补体各成分中含量最高的一种，占总补体含量的1/2以上。

（1）增高：见于急性炎症、传染病早期、某些恶性肿瘤及排斥反应等。

（2）减低：见于大部分急性肾小球肾炎、狼疮性肾炎及系统性红斑狼疮、类风湿性关节炎等。

要点三　抗链球菌溶血素“O”测定

1. 参考值

ALT法：滴度＜1∶400。

2. 临床意义

①增高：见于风湿热、链球菌感染后急性肾小球肾炎、扁桃体炎、感染性心内膜炎等。②曾有溶血性链球菌感染：在感染溶血性链球菌1周后ASO开始升高，4～6周达高峰，可持续数月甚至数年。所以，ASO升高不一定是近期感染链球菌的证据。若动态升高，且C反应蛋白阳性、血沉增快，有利于风湿热的诊断。

要点四　自身抗体检查的临床意义

1. 类风湿因子（RF）检查

（1）参考值：阴性。

（2）临床意义：RF阳性主要见于类风湿性关节炎（阳性率约为70%），还可见于系统性红斑狼疮、硬皮病、干燥综合征、皮肌炎、结节性多动脉炎以及结核、传染性单核细胞增多症等。少数正常人RF呈弱阳性反应。

2. 抗核抗体（ANA）测定

（1）参考值：阴性。

（2）临床意义：未经治疗的系统性红斑狼疮95%以上为阳性反应，但缺乏特异性。

3. 抗双链DNA（dsDNA）抗体测定

（1）参考值：阴性。

（2）临床意义：抗dsDNA抗体阳性见于活动期系统性红斑狼疮，对诊断SLE有较大的特异性；类风湿性关节炎、慢性肝炎、干燥综合征等亦可出现阳性。

要点五 肥达反应检测的临床意义

肥达反应是检测血清中有无伤寒、副伤寒沙门菌抗体的一种反应。血清抗体效价 O > 1∶80 及 H > 1∶160 对伤寒有诊断意义。①O、H 均增高：提示伤寒可能性大。②O 不高、H 增高：可能曾接种过伤寒疫苗或既往感染过。③O 增高、H 不高：可能为感染早期或其他沙门菌感染。

要点六 梅毒血清学检查的临床意义

梅毒螺旋体侵入人体后，在血清中产生非特异性抗体（反应素）及特异性抗体。反应素定性试验敏感性高，用于梅毒的初筛；定性试验阳性时必须进行特异性抗体确诊试验，若阳性可确诊为梅毒。

要点七 艾滋病病毒抗体测定的临床意义

艾滋病是由人获得性免疫缺陷病毒（HIV）引起的获得性免疫缺陷综合征。当机体感染 HIV 数周到半年后，体内可产生抗 - HIV 抗体。若抗 - HIV 抗体阳性而无临床症状，则为 HIV 感染者；如有症状则为艾滋病患者。确诊试验有利于艾滋病的确诊和早期诊断。

要点八 肿瘤标志物检测的临床意义

1. 血清甲胎蛋白（AFP）增高的临床意义

①原发性肝癌：AFP 是目前诊断原发性肝细胞癌最特异的标志物，血清中 AFP > 300μg/L 可作为诊断阈值。②病毒性肝炎、肝硬化时，AFP 可有不同程度的增高。③生殖腺肿瘤、胎儿神经管畸形时，AFP 也可增高。

2. 癌胚抗原（CEA）检测的临床意义

①用于消化器官癌症的诊断：增高见于结肠癌、胃癌、胰腺癌等，但无特异性。②鉴别原发性和转移性肝癌：原发性肝癌 CEA 增高者不超过 9%，而转移性肝癌 CEA 阳性率高达 90%。

要点九 循环免疫复合物测定的临床意义

CIC 为非特异性诊断指标，阳性见于：①自身免疫性疾病：如系统性红斑狼疮、类风湿性关节炎、干燥综合征等。②急性链球菌感染后肾炎、乙型肝炎、感染性心内膜炎、麻风等。

要点十 C 反应蛋白测定的临床意义

1. CRP 升高见于各种急性化脓性炎症、菌血症、组织坏死、恶性肿瘤等的早期。
2. 可作为细菌感染与非细菌感染、器质性病变与功能性改变的鉴别指标，一般非细菌性感染、功能性改变者 CRP 正常。

细目十一　尿液检查

要点一　正常尿液各种检查表现

1. 尿量

正常成人 1000 ~ 2000ml/24h。

2. 外观

正常新鲜尿液清澈透明，呈黄色或淡黄色。

3. 气味

正常尿液的气味来自尿中挥发酸的酸性物质，久置后可出现氨味。

4. 酸碱反应

正常新鲜尿液呈弱酸性至中性反应，pH 为 5.0 ~ 7.0。

5. 比重

正常人在普通膳食的情况下，尿比重为 1.015 ~ 1.025。

要点二　尿液一般性状各项检查异常的临床意义

1. 尿量

（1）多尿：尿量 >2500ml/24h。病理性多尿见于糖尿病、尿崩症、有浓缩功能障碍的肾脏疾病（如慢性肾炎、慢性肾盂肾炎等）及精神性多尿等。

（2）少尿或无尿：尿量 < 400ml/24h 或 < 17ml/h 为少尿；尿量 < 100ml/24h 为无尿。①肾前性少尿：休克、脱水、心衰等所致的肾血流量减少。②肾性少尿：急性肾炎、慢性肾炎急性发作、急性肾衰竭少尿期、慢性肾衰竭终末期等。③肾后性少尿：尿道结石、狭窄、肿瘤等引起的尿道梗阻。

2. 外观（颜色和透明度）

（1）血尿：见于泌尿系统炎症、结石、肿瘤、结核等；也可见于血液系统疾病，如血小板减少性紫癜、血友病等。

（2）血红蛋白尿：呈浓茶色或酱油色，镜检无红细胞，但隐血试验为阳性。见于蚕豆病、阵发性睡眠性血红蛋白尿、恶性疟疾和血型不合的输血反应等。

（3）胆红素尿：见于肝细胞性黄疸和阻塞性黄疸。

（4）乳糜尿：见于丝虫病。

（5）脓尿和菌尿：见于泌尿系统感染，如肾盂肾炎、膀胱炎等。

3. 酸碱反应

（1）尿 pH 减低：见于多食肉类、蛋白质食物、代谢性酸中毒、发热、痛风等。

（2）尿 pH 增高：见于多食蔬菜、服用碳酸氢铵类药物、代谢性碱中毒等。

4. 比重

（1）增高：见于急性肾炎、糖尿病、肾病综合征及肾前性少尿等。

（2）减低：见于慢性肾炎、慢性肾衰竭、尿崩症等。

要点三　尿液化学检查异常的临床意义

1. 蛋白尿

尿蛋白定性试验阳性或定量试验 >150mg/24h 称为蛋白尿。

（1）生理性蛋白尿：见于剧烈运动、寒冷、精神紧张等，为暂时性，尿中蛋白含量少。

（2）病理性蛋白尿：①肾小球性蛋白尿：见于肾小球肾炎、肾病综合征等。②肾小管性蛋白尿：见于肾盂肾炎、间质性肾炎等。③混合性蛋白尿：见于肾小球肾炎或肾盂肾炎后期、糖尿病、系统性红斑狼疮等。④溢出性蛋白尿：见于多发性骨髓瘤、巨球蛋白血症、严重骨骼肌创伤、急性血管内溶血等。

2. 尿糖阳性

（1）暂时性糖尿：见于强烈精神刺激、全身麻醉、颅脑外伤、急性脑血管病及食糖过多等。

（2）血糖增高性糖尿：见于糖尿病、甲状腺功能亢进症、库欣综合征、嗜铬细胞瘤及胰腺炎等。

（3）肾性糖尿：见于慢性肾炎、肾病综合征等。

3. 尿酮体阳性

见于糖尿病酮症酸中毒、妊娠剧吐、重症不能进食等。

要点四　尿液镜检异常的临床意义

1. 细胞

（1）上皮细胞：①扁平上皮细胞：见于正常成年女性。②大圆上皮细胞：大量出现见于膀胱炎。③尾形上皮细胞：见于肾盂肾炎、输尿管炎。④小圆上皮细胞：提示肾小管病变。

（2）红细胞：尿沉渣镜检每高倍视野 >3 个，称镜下血尿。见于急性肾炎、慢性肾炎急性发作、急性膀胱炎、肾结核、肾结石、肾盂肾炎等。

（3）白细胞和脓细胞：尿沉渣镜检每高倍视野 >5 个，称镜下脓尿。见于肾盂肾炎、膀胱炎、尿道炎、肾结核等。

2. 管型

（1）透明管型：少量出现见于剧烈运动、高热等；明显增多提示肾实质病变，如肾病综合征、慢性肾炎等。

（2）细胞管型：①红细胞管型：见于急性肾炎、慢性肾炎急性发作。②白细胞管型：见于肾盂肾炎、间质性肾炎。③上皮细胞管型：见于慢性肾炎晚期、肾病综合征等。

（3）颗粒管型：①粗颗粒管型：见于慢性肾炎、肾盂肾炎或某些原因（药物中毒等）引起的肾小管损伤。②细颗粒管型：见于慢性肾炎或急性肾炎后期。

（4）蜡样管型：提示肾小管病变严重，见于慢性肾炎晚期、慢性肾衰竭、肾淀粉样变性。

（5）脂肪管型：见于肾病综合征、慢性肾炎急性发作、中毒性肾病。

要点五　尿沉渣计数的临床意义

1 小时尿细胞计数：白细胞数增多见于肾盂肾炎，红细胞数增多见于急性肾炎。

细目十二　粪便检查

要点一　粪便一般性状检查

1. 量

正常成人每日排便 1 次，约 100～300g。胃肠、胰腺病变或其功能紊乱时，粪便次数及粪量可增多或减少。

2. 颜色及性状

正常成人的粪便为黄褐色圆柱状软便，婴儿的粪便呈金黄色。

(1) 水样或粥样稀便：见于各种感染性或非感染性腹泻，如急性胃肠炎、甲状腺功能亢进症等。

(2) 米泔样便：见于霍乱。

(3) 黏液脓样或脓血便：见于痢疾、溃疡性结肠炎、直肠癌等。

(4) 冻状便：见于肠易激综合征、慢性菌痢。患阿米巴痢疾时，以血为主，呈暗红色果酱样；细菌性痢疾则以黏液脓性便或脓血便为主。

(5) 鲜血便：多见于肠道下段出血，如痔疮、肛裂、直肠癌等。

(6) 柏油样便：见于各种原因引起的上消化道出血。

(7) 灰白色便：见于阻塞性黄疸。

(8) 细条状便：多见于直肠癌。

(9) 绿色粪便：提示消化不良。

(10) 羊粪样便：多见于老年人及经产妇排便无力者。

3. 气味

①恶臭味：见于慢性肠炎、胰腺疾病、结肠或直肠癌溃烂。②腥臭味：见于阿米巴痢疾。③酸臭味：见于脂肪和碳水化合物消化或吸收不良。

4. 寄生虫体

肉眼可分辨蛔虫、蛲虫、绦虫等较大虫体。

5. 结石

最常见的是应用排石药物或碎石术后排出的胆石。

要点二　粪便显微镜检查

1. 细胞

①红细胞：正常粪便中无红细胞，出现红细胞见于下消化道出血、痢疾、溃疡性结肠炎、结肠或直肠癌等。②白细胞：正常粪便中不见或偶见白细胞，大量出现见于细菌性痢

疾、溃疡性结肠炎。③巨噬细胞：见于细菌性痢疾、溃疡性结肠炎。

2. 寄生虫

肠道有寄生虫时可在粪便中找到相应的病原体，如虫体或虫卵、原虫滋养体及其包囊。

3. 食物残渣

①淀粉颗粒增多：见于慢性胰腺炎。②脂肪小滴增多：见于慢性胰腺炎、胰腺癌。③肌肉纤维增多：提示蛋白质消化不良。

要点三　粪便化学检查

隐血试验：正常为阴性。阳性见于消化性溃疡活动期、胃癌、钩虫病、消化道炎症、出血性疾病等。消化道癌症呈持续阳性，消化性溃疡呈间断阳性。

要点四　粪便细菌学检查

肠道致病菌的检测主要通过粪便直接涂片镜检和细菌培养，用于菌痢、霍乱等的诊断。

细目十三　痰液检查

要点一　痰液标本收集

留痰前应先漱口，用力咳出气管深处的痰液，以清晨第一口痰为宜，注意避免混入唾液和鼻咽分泌物。做细菌培养时，需用无菌容器留取并及时送检；做浓集结核菌检查时，需留 24 小时痰液送检；做痰液脱落细胞学检查，最好收集上午 9～10 点的痰液并立即送检。细菌培养或脱落细胞学检查，一般连续检查 3 次，必要时可以重复进行。无痰或痰少患者，可用化痰药物或超声雾化排痰；昏迷者可采用负压吸引取痰。为保证痰液的质量，必要时可取支气管灌洗液进行病原菌培养或细胞学检查。

要点二　痰液一般性状检查

1. 痰量

正常人无痰或仅有少量无色黏液样痰。痰量增多见于肺脓肿、慢性支气管炎、支气管扩张、肺结核等。

2. 颜色

①黄色痰：见于呼吸道化脓性感染。②黄绿色痰：见于绿脓杆菌感染、干酪性肺炎。③红色痰：见于肺癌、肺结核、支气管扩张。④粉红色泡沫样痰：见于急性肺水肿。⑤铁锈色痰：见于大叶性肺炎。⑥棕褐色痰：见于阿米巴肺脓肿。

3. 性状

①黏液性痰：见于支气管炎、肺炎早期及支气管哮喘等。②浆液性痰：见于肺水肿、肺淤血。③脓性痰：痰液静置后可分 3 层，即上层为泡沫，中层为浆液，下层为坏死组织，见于支气管扩张、肺脓肿。

要点三　痰液显微镜检查

主要用于检查癌细胞和细菌。

细目十四　浆膜腔穿刺液检查

要点一　浆膜腔穿刺液检查

浆膜腔包括胸腔、腹腔和心包腔。正常成人的胸腔液＜20ml，腹腔液＜50ml，心包腔液10～50ml。浆膜腔内液体过多称为浆膜腔积液。浆膜腔积液检查包括一般性状检查、化学检查、显微镜检查和细菌学检查。

要点二　渗出液与漏出液鉴别

渗出液与漏出液鉴别表

	漏出液	渗出液
原因	非炎症所致	炎症、肿瘤、物理或化学性刺激
外观	淡黄，浆液性	不定，可为黄色、脓性、血性、乳糜性等
透明度	透明或微混	多混浊
比重	＜1.018	＞1.018
凝固	不自凝	能自凝
黏蛋白定性（Rivalta 试验）	阴性	阳性
蛋白质定量	＜25g/L	＞30g/L
葡萄糖定量	与血糖相近	常低于血糖水平
细胞计数	常＜100×10^6/L	常＞500×10^6/L
细胞分类	以淋巴细胞为主	根据不同的病因，分别以中性粒细胞或淋巴细胞为主，恶性肿瘤患者可找到癌细胞
细菌学检查	阴性	可找到病原菌
乳酸脱氢酶	＜200IU	＞200IU

细目十五　脑脊液检查

要点一　脑脊液检查的适应证和禁忌证

1. 适应证

①有脑膜刺激症状需明确诊断者。②疑有颅内出血。③疑有中枢神经系统恶性肿瘤。④

有剧烈头痛、昏迷、抽搐及瘫痪等表现而原因未明者。⑤中枢神经系统手术前的常规检查。

2. 禁忌证

①颅内压明显增高或伴显著视乳头水肿者。②有脑疝先兆者。③处于休克、衰竭或濒危状态者。④局部皮肤有炎症。⑤颅后窝有占位性病变者。

要点二　常见中枢神经系统疾病的脑脊液特点

常见中枢神经系统疾病的脑脊液特点

	压力（mmH_2O）	外观	细胞数（$\times10^6$/L）及分类	蛋白质定性	蛋白质定量（g/L）	葡萄糖（mmol/L）	氯化物（mmol/L）	细菌
正常	侧卧位 70～180	无色透明	0～8，多为淋巴细胞	（－）	0.2～0.4	2.5～4.5	120～130	无
化脓性脑膜炎	↑↑↑	混浊脓性，可有脓块	显著增加，以中性粒细胞为主	（＋＋＋）以上	↑↑↑	↓↓↓	↓	有致病菌
结核性脑膜炎	↑↑	微浊，毛玻璃样，静置后有薄膜形成	增加，以淋巴细胞为主	（＋）～（＋＋＋）	↑↑	↓↓	↓↓	抗酸染色可找到结核杆菌
病毒性脑膜炎	↑	清晰或微浊	增加，以淋巴细胞为主	（＋）～（＋＋）	↑	正常	正常	无
蛛网膜下腔出血	↑	血性为主	增加，以红细胞为主	（＋）～（＋＋）	↑	正常	正常	无
脑脓肿（未破裂）	↑↑	无色或黄色微浊	稍增加，以淋巴细胞为主	（＋）	↑	正常	正常	有或无
脑肿瘤	↑↑	黄色或无色	正常或稍增加，以淋巴细胞为主	（±）～（＋）	↑	正常	正常	无

细目十六　生殖系统体液检查

要点一　阴道分泌物检查

1. 一般性状检查

正常阴道分泌物为无色、无特殊气味的稀糊状，pH 为 4.0～4.5。

2. 阴道清洁度检查

正常为Ⅰ、Ⅱ度。当阴道清洁度为Ⅲ～Ⅳ度时，常可同时发现病原菌，提示存在感染性阴道炎。阴道分泌物清洁度判断，见下表。

阴道分泌物清洁度判断表

清洁度	杆菌	球菌	上皮细胞	白细胞（个/HP）	临床意义
Ⅰ度	多量	无	满视野	0～5	正常
Ⅱ度	少量	少量	1/2视野	5～15	基本正常
Ⅲ度	极少	多量	少量	15～30	提示阴道炎
Ⅳ度	无	大量	无	＞30	较重的阴道炎

3. 病原学检查

包括细菌、真菌、滴虫、病毒检测等。

要点二　精液检查

1. 量

正常情况下，每次射精量为3～5ml。①精液减少：已数日未射精而精液量少于1.5ml者。②无精液症：精液量减少至1～2滴，甚至排不出。③精液过多：1次射精的精液量超过8ml者。

2. 颜色及透明度

正常为灰白色或乳白色。①血性精液：精液呈鲜红色、淡红色或暗红色，并含有大量红细胞者，见于生殖系统的炎症、结核和肿瘤等。②脓性精液：呈黄色或棕色，见于精囊炎和前列腺炎等。

3. 黏稠度和液化时间

①精液黏稠度减低：似米汤样，见于先天性精囊缺如、精囊液排出受阻。②精液不能液化：常见于前列腺炎。

要点三　前列腺液检查

主要用于前列腺炎、结石、肿瘤和前列腺肥大等的辅助诊断。

正常人的前列腺液为数滴至2ml，淡乳白色，稀薄、半透明的弱酸性液体。前列腺炎时，前列腺液减少，黄色，混浊或呈脓性；镜下卵磷脂小体常减少，白细胞增多；细菌培养可以找到致病菌。前列腺癌、结核、结石时，前列腺液常呈不同程度的血性，镜下见大量红细胞。

（姜智慧）

第五单元　器械检查

细目一　心电图检查

要点一　常用心电图导联

（一）肢体导联

包括标准导联Ⅰ、Ⅱ、Ⅲ及加压单极肢体导联。标准导联为双极肢体导联，反映两个肢体之间的电位差。加压单极肢体导联为单极导联，基本上代表检测部位的电位变化，见下表。

常规肢体导联心电图电极位置

导联	Ⅰ	Ⅱ	Ⅲ	aVR	aVL	aVF
正极	L	F	F	R	L	F
负极	R	R	L	另两肢体加接电阻并连接在一起		
导联轴在六轴系统中的方位	0°	+60°	+120°	-150°	-30°	-90°

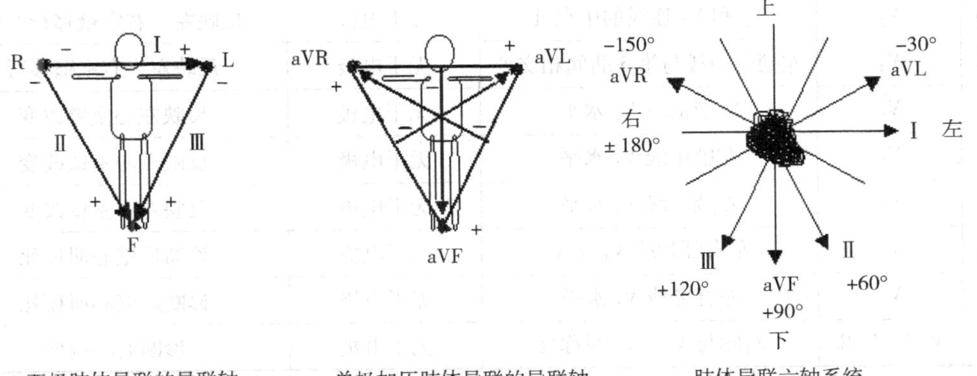

双极肢体导联的导联轴　　单极加压肢体导联的导联轴　　肢体导联六轴系统

肢体导联的导联轴与肢体导联六轴系统

1. 标准导联

（1）Ⅰ导联：正极接左上肢，负极接右上肢。

（2）Ⅱ导联：正极接左下肢，负极接右上肢。

（3）Ⅲ导联：正极接左下肢，负极接左上肢。

2. 加压单极肢体导联

（1）加压单极右上肢导联（aVR）：探查电极置于右上肢并与心电图机正极相连，左上、下肢连接构成无关电极并与心电图机负极相连。

（2）加压单极左上肢导联（aVL）：探查电极置于左上肢并与心电图机正极相连，右上肢与左下肢连接构成无关电极并与心电图机负极相连。

（3）加压单极左下肢导联（aVF）：探查电极置于左下肢并与心电图机正极相连，左、右上肢连接构成无关电极并与心电图机负极相连。

（二）胸导联

胸导联属单极导联，包括 $V_1 \sim V_6$ 导联。将负极与中心电端连接，正极与放置在胸壁一定位置的探查电极相连。探查电极距心脏很近，心电图波形振幅较大。

（1）V_1：胸骨右缘第4肋间。

（2）V_2：胸骨左缘第4肋间。

（3）V_3：V_2 与 V_4 两点连线的中点。

（4）V_4：左锁骨中线与第5肋间相交处。

（5）V_5：左腋前线 V_4 水平处。

（6）V_6：左腋中线 V_4 水平处。

临床上为诊断后壁心肌梗死，常需要加做 $V_7 \sim V_9$ 导联；诊断右心病变需加做 $V_3R \sim V_6R$ 导联。

常规胸导联及选用导联电极的位置与作用

	导联	正极位置	负极位置	主要作用
常规导联	V_1	胸骨右缘第4肋间	无干电极	反映右心室壁改变
	V_2	胸骨左缘第4肋间	无干电极	反映右心室壁改变
	V_3	V_2 和 V_4 连线的中点处	无干电极	反映左、右室壁移行变化
	V_4	左锁骨中线与第5肋间相交处	无干电极	反映左、右室壁移行
	V_5	左腋前线 V_4 水平	无干电极	反映左心室壁改变
	V_6	左腋中线 V_4 水平	无干电极	反映左心室壁改变
选用导联	V_7	左腋后线 V_4 水平	无干电极	反映左心室壁改变
	V_8	左肩胛骨线 V_4 水平	无干电极	诊断后壁心肌梗死
	V_9	左脊旁线 V_4 水平	无干电极	诊断后壁心肌梗死
	$V_3R \sim V_8R$	右胸与 $V_3 \sim V_8$ 对称处	无干电极	诊断右心病变

要点二　心电图测量方法

（一）心电图记录纸的组成

1. 横坐标，表示时间。

2. 纵坐标，记录电压。

（二）心率的计算

1. 律齐者

HR（次/分）=60/ R－R（或 P－P）间距。也可采用查表法。

2. 律不齐者

取数个心动周期 R－R 间距的平均值，求出心率。

（三）心电图各波段的测量

1. 各波时间的测量

一般规定，测量各波时距应自波形起点的内缘起测至波形终点的内缘。

2. 各波振幅（电压）的测量

测量正向波形的高度，以基线上缘至波形的顶点之间的垂直距离为准；测量负向波形的深度，以基线的下缘至波形底端的垂直距离为准。

3. VAT 的测量

指从 QRS 波群起点量到 R 波顶点与等电位线的垂直线之间的距离。有切迹或 R′波，则以 R′波顶点为准。一般只测 V_1 和 V_5。

4. 各间期的测量

（1）P－R 间期：应选择有明显 P 波和 Q 波的导联（一般多选Ⅱ导联），自 P 波的起点量至 QRS 波群的起点。

（2）Q－T 间期：选择 T 波比较清晰的导联，测量 QRS 波起点到 T 波终点的间距。

（3）S－T 段移位的测量：①S－T 段抬高：从等电位线上缘垂直量到 S－T 上缘。②S－T 段下移：从等电位线下缘垂直量到 S－T 段下缘。③S－T 段移位：一般应与 T－P 段相比较；如因心动过速等原因而 T－P 不明显时，可与 P－R 段相比较；亦可以前后两个 QRS 波群起点的连线作为基线与之比较。斜行向上的 S－T 段，以 J 点作为判断 S－T 段移位的依据；斜行向下的 S－T 段，以 J 点后 0.04s 处作为判断 S－T 段移位的依据。

要点三　心电图各波段的正常范围和临床意义

1. P 波

代表左、右心房去极时的电位和时间的变化。正常 P 波在多数导联呈钝圆形，有时可有切迹，但切迹双峰之间的距离 <0.04s。正常 P 波在 aVF 导联倒置，Ⅰ、Ⅱ、V_3～V_6 导联直立，其余导联（Ⅲ、aVL、V_1、V_2）可直立、低平、双向或倒置。正常 P 波的时间≤0.11s；电压在肢导联 <0.25mV，胸导联 <0.2mV。

P 波在 aVR 导联直立，Ⅱ、Ⅲ、aVF 导联倒置时，称为逆行型 P′波，表示激动自房室交界区逆行向心房传导。P 波时间 >0.11s，且切迹双峰间的距离≥0.04s，提示左心房肥大；P 波电压在肢导联≥0.25mV、胸导联≥0.2mV，常表示右心房肥大；低平无病理意义。

2. P－R 间期

代表心房去极开始至心室开始去极的时间，成年人心率在正常范围时，P－R 间期为0.12～0.20s。P－R 间期受年龄和心率的影响，年龄小或心率快时 P－R 间期较短，反之较长。

P－R 间期超过正常最高值者称为 P－R 间期延长，见于Ⅰ度房室传导阻滞。P－R 间期 <0.12s，而 P 波形态、方向正常，见于预激综合征；P－R 间期 <0.12s，且伴有逆行型 P 波时，见于房室交界区心律。

3. QRS 波群

代表左、右心室去极过程电位和时间的变化。

（1）时间：正常成人 QRS 波群时间为 0.06 ~ 0.10s，V_1导联 VAT < 0.03s，V_5导联 VAT < 0.05s。QRS 波群时间或 VAT 延长，见于心室肥大、心室内传导阻滞及预激综合征。

（2）形态与电压：正常人 V_1、V_2导联为 RS 型，R/S < 1、R_{V1} < 1.0mV，反映右心室壁去极的电位变化，如超过这些值可能为右心室肥大。V_5、V_6导联呈 QR、QRS、RS 型，R/S > 1、R_{V5} < 2.5mV，反映左心室壁去极的电位变化，如超过这这些值可能为左心室肥大。V_3、V_4导联为过渡区图形，呈 RS 型，R/S 比值接近于 1。正常人的胸导联，自 V_1至 V_5R 波逐渐增高至最大，S 波逐渐变小甚至消失。如果过渡区图形出现于 V_1、V_2导联，表示心脏有逆钟向转位；如果过渡区图形出现在 V_5、V_6导联，表示心脏有顺钟向转位。在 aVR 导联，QRS 波群主波向下，可呈 QS、QR、RS 或 RSR′型，R_{avR} < 0.5mV，如超过此值可能为右心室肥大。在 aVL 及 aVF 导联，QRS 波群形态不定，可呈 QR、QRS 或 RS 型等，但R_{aVL} < 1.2mV、R_{aVF} < 2.0mV，如超过此值可能为左心室肥大。在标准导联中，QRS 波群的波形变化也很大，但Ⅱ导联上 QRS 波群主波向上，Ⅰ、Ⅲ导联上 QRS 波群的形态随 QRS 平均心电轴而变化。

如果 6 个肢体导联中，每个 QRS 波群中向上及向下波电压的绝对值之和都小于 0.5mV 或（和）每个胸导联 QRS 波群中向上及向下波电压的绝对值之和都小于 0.8mV，称为低电压。个别导联的 QRS 波群振幅很小，并无病理意义。低电压可见于少数正常人，多见于肺气肿、心包积液、全身水肿、心肌梗死、心肌病、黏液性水肿、缩窄性心包炎等。

Q 波：正常人除 aVR 导联可呈 QS 或 QR 型外，其他导联 Q 波的振幅不得超过同导联 R 波的 1/4，时间 < 0.04s。正常情况下，V_1、V_2导联不应有 Q 波，但可呈 QS 型，V_3导联极少有 Q 波。超过正常范围的 Q 波称为异常 Q 波，常见于心肌梗死。

4. J 点

QRS 波群的终末与 S－T 段起始的交接点称为 J 点。J 点大多在等电位线上，通常随着 S－T 段的偏移而发生移位。

5. S－T 段

正常 S－T 段多为一等电位线，有时亦可有轻微偏移，但在任何导联 S－T 段下移不应超过 0.05mV；S－T 段抬高，在 V_1 ~ V_3导联不超过 0.3mV，其他导联均不应超过 0.1mV。

S－T 段下移超过正常范围，见于心肌缺血、心肌损害、洋地黄作用、心室肥厚及束支传导阻滞等。S－T 段上抬超过正常范围且弓背向上见于急性心肌梗死，弓背向下的抬高见于急性心包炎。S－T 段上抬亦可见于变异型心绞痛和室壁膨胀瘤。

6. T 波

代表心室快速（晚期）复极时的电位改变。正常 T 波是一个不对称的宽大而光滑的波，前支较长，后支较短；T 波的方向与 QRS 波群主波方向一致；在 R 波为主的导联中，T 波电压不应低于同导联 R 波的 1/10。

在 QRS 波群主波向上的导联中，T 波低平、双向或倒置见于心肌缺血、心肌损害、低血钾、低血钙、洋地黄效应、心室肥厚及心室内传导阻滞等。T 波高耸见于急性心肌梗死早期和高血钾。

7. Q-T 间期

代表心室去极和复极所需时间的总和。Q－T间期与心率快慢密切相关，心率越快，Q－T间期越短，反之越长。Q－T间期的正常范围为0.32～0.44s。Q－T间期延长常见于心肌损害、心肌缺血、心室肥大、心室内传导阻滞、心肌炎、心肌病、低血钙、低血钾、Q－T间期延长综合征以及药物（如奎尼丁、胺碘酮）作用等。Q－T间期缩短见于高血钙、高血钾、洋地黄效应。

8. U 波

U波是T波后的一个低平波，波形圆钝，在胸导联上（尤其是V_3）较清楚。U波的方向与T波方向一致，但在胸导联中全部是直立的。U波电压较小，肢导联一般在0.05mV以下，V_3导联上最高，有时可达0.2～0.3mV。U波增高最常见于低血钾。

要点四　平均心电轴

心电轴是心脏激动过程中全部瞬间综合向量形成的总向量。

（1）心电轴的测量方法有3种，即目测法、振幅法、查表法。目测法是根据Ⅰ、Ⅲ导联QRS波群的主波方向进行判断的。如果Ⅰ、Ⅲ导联QRS波群的主波方向均向上，则电轴不偏；若Ⅰ导联QRS波群的主波方向向上，而Ⅲ导联QRS波群的主波方向向下，则心电轴左偏；若Ⅰ导联QRS波群的主波方向向下，而Ⅲ导联QRS波群的主波方向向上，则为心电轴右偏；如果Ⅰ、Ⅲ导联QRS波群的主波方向均向下，则为心电轴极度右偏。

（2）心电轴的临床意义：正常心电轴一般在0°～90°之间。电轴从+90°顺钟向转动至-90°范围为心电轴右偏；从+30°逆钟向转动至-90°范围为心电轴左偏。心电轴轻度、中度左偏或右偏不一定是病态。左心室肥大、大量腹水、肥胖、妊娠、横位心脏等，可使心电轴左偏；右心室肥大、广泛心肌梗死、肺气肿、垂直位心脏等，可使心电轴右偏。

要点五　房、室肥大的心电图表现

（一）心房肥大的心电图表现

正常P波的前1/3为右房去极，中1/3为左、右心房同去极，后1/3为左房去极所致。在V_1导联上，首先见到右房去极的低幅度的正向波，其高度与宽度的乘积称为起始P波指数，正常<0.03mm·s；随后见到左房去极的负向波，其深度与宽度的乘积称为P波终末电势（Ptf），正常不低于0.02mm·s。

1. 左房肥大的心电图表现

P波增宽>0.11s，常呈双峰型，双峰间期≥0.04s，以在V_1导联上最为显著。典型者多见于二尖瓣狭窄，故称为“二尖瓣型P波”。P波幅度改变在Ⅰ、Ⅱ、aVL导联明显。由于左房向左后的向量增大，使V_1的P波终末部的负向波变深，Ptf超过-0.04mm·s。

2. 右房肥大的心电图表现

P波尖而高耸，其幅度>0.25mV，由于向下的P向量增大，故在心电图中的Ⅱ、Ⅲ、aVF导联表现最为突出，称为“肺型P波”，常见于慢性肺源性心脏病以及某些先天性心脏病。

（二）心室肥大的心电图表现

1. 左室肥大的心电图表现

（1）QRS 波群电压增高：$R_{V5}>2.5mV$，$R_{V5}+S_{V1}>4.0mV$（男）或 $>3.5mV$（女）。

（2）心电轴左偏。

（3）QRS 波群时间延长到 0.10～0.11s。

（4）ST－T 改变，以 R 波为主的导联中，T 波低平，双向或倒置。

仅有 QRS 波群电压增高表现而无其他阳性指标者，称为左室高电压，可见于左心室肥大，也可见于经常体力锻炼者，是诊断左室肥大的基本条件；仅有 V_5 导联或以 R 波为主的导联 S－T 段下移 $>0.05mV$，T 波低平、双向或倒置者，为左心室劳损；同时有 QRS 波群电压增高及 ST－T 改变者，称为左室肥大伴劳损。

左室肥大常见于高血压性心脏病、二尖瓣关闭不全、主动脉瓣病变、冠心病、心肌病等。

2. 右室肥大的心电图表现

（1）$V_1R/S>1$，$V_5R/S<1$，V_1 或 V_3R 的 QRS 波群呈 RS、RSR′、R 或 QR 型。

（2）$R_{V1}+S_{V5}>1.2\ mV$，aVR R/Q 或 $R/S>1$，$R_{aVR}>0.5mV$。

（3）心电轴右偏，重症可 $>+110°$。

（4）V_1 或 V_3R 等右胸导联 ST－T 下移 $>0.05mV$，T 波低平、双向或倒置。

要点六　心肌缺血与心肌梗死的心电图表现

（一）心肌缺血

1. 典型心绞痛

面对缺血区的导联上出现 S－T 段水平型或下垂型下移 $\geq 0.1mV$，T 波低平、双向或倒置，时间一般小于 15 分钟。

2. 变异性心绞痛

常于休息或安静时发病，心电图可见 S－T 段抬高，常常伴有 T 波高耸，对应导联 S－T段下移。

3. 慢性冠状动脉供血不足

在 R 波占优势的导联上，S－T 段呈水平型或下垂型压低，$\geq 0.05mV$，T 波低平、双向或倒置。

（二）心肌梗死

1. 基本图形

（1）缺血型 T 波改变：缺血发生于心内膜面，T 波高而直立；若发生于心外膜面，出现对称性 T 波倒置。

（2）损伤型 S－T 段改变：面向损伤心肌的导联出现 S－T 段抬高，明显抬高可形成单相曲线。

（3）坏死型 Q 波出现：面向坏死区的导联出现异常 Q 波（宽度 $\geq 0.04s$，深度 $\geq$

1/4R）或者呈 QS 波。

2. 心肌梗死的图形演变及分期

（1）早期：心肌梗死数分钟后出现 T 波高耸或 S－T 段斜行上升，持续数小时。

（2）急性期：心肌梗死后数小时或数日，持续数周，S－T 段逐渐升高呈弓背型，并可与 T 波融合成单向曲线，此时可出现异常 Q 波，继而 S－T 段逐渐下降至等电位线，直立的 T 波开始倒置，并逐渐加深。在此期坏死型 Q 波、损伤型 S－T 段抬高及缺血性 T 波倒置可同时并存。

（3）近期：心肌梗死后数周至数月，抬高的 S－T 段基本恢复至基线，坏死型 Q 波持续存在，缺血型 T 波由倒置较深逐渐变浅。

（4）陈旧期：急性心肌梗死 3～6 个月之后或更久，S－T 段和 T 波不再变化，常遗留下坏死的 Q 波，常持续存在终生，亦可能逐渐缩小。

3. 心肌梗死的定位诊断

根据坏死图形（异常 Q 波或 QS 波）出现于哪些导联而作出定位诊断，见下表。

心肌梗死的心电图定位诊断

部位	特征性 ECG 改变导联	对应性改变导联
前间壁	$V_1 \sim V_3$	－
前壁	$V_3 \sim V_5$	－
广泛前壁	$V_1 \sim V_6$	－
下壁	Ⅱ、Ⅲ、aVF	Ⅰ、aVL
右室	$V_3R \sim V_7R$	多伴下壁梗死

要点七　常见心律失常的心电图表现

1. 房性期前收缩的心电图表现

（1）提早出现的房性 P′波，形态与窦性 P 波不同。

（2）P′－R 间期≥0.12s。

（3）房性 P′波后有正常形态的 QRS 波群。

（4）代偿间歇不完全。

2. 室性期前收缩的心电图表现

（1）提早出现的宽大畸形的 QRS－T 波群，其前无提早出现的异位 P 波。

（2）QRS 时限常≥0.12s。

（3）T 波方向与 QRS 主波方向相反。

（4）常有完全性代偿间歇。

3. 交界性期前收缩的心电图表现

（1）提前出现的 QRS 波群，形态基本正常。

（2）出现逆行 P′波，可在 QRS 之前（P′－R＜0.12s），或 QRS 之后（R－P′＜

0.20s)，或与 QRS 相重叠。

(3) 常有完全性代偿间歇。

4. 阵发性室上性心动过速的心电图表现

(1) 相当于一系列连续很快的房性或交界性早搏，频率为 150～250 次/分，节律规则。

(2) QRS 波群形态基本正常，时间≤0.10s。

(3) ST-T 无变化，或发作时 S-T 段下移和 T 波倒置。

5. 心房颤动的心电图表现

(1) P 波消失，代以大小不等、形状各异的 F 波，频率为 350～600 次/分，以 V_1 导联最明显。

(2) 心室律绝对不规则，心室率通常在 120～180 次/分之间。

(3) QRS 波群形态通常正常，当心室率过快时，发生室内差异性传导，QRS 波群增宽变形。

6. 心室颤动的心电图表现

(1) QRS-T 波群消失，出现形状不一、大小不等、极不规则的心室颤动波。

(2) 频率为 200～500 次/分。

7. 房室传导阻滞的心电图表现

(1) 一度房室传导阻滞：①窦性 P 波之后均伴随有 QRS 波群。②P-R 间期延长≥0.21s。

(2) 二度Ⅰ型房室传导阻滞：①P 波规律出现，P-R 间期呈进行性延长，直至发生心室漏搏（P 波后无 QRS 波群）。②漏搏后 P-R 间期又趋缩短，之后又逐渐延长，周而复始。③QRS 波群时间、形态一般正常（除非合并室内传导异常）。

(3) 二度Ⅱ型房室传导阻滞：①P-R 间期恒定（正常或延长）。②部分 P 波后无 QRS 波群（发生心室漏搏）。③房室传导比例一般为 2：1 或 3：2 等。

(4) 三度房室传导阻滞（完全性房室传导阻滞）：①P 波和 QRS 波群无固定关系，P-P 与 R-R 间距各有其固定的规律性。②心房率 > 心室率。③QRS 波群形态正常或宽大畸形。

要点八　心电图负荷试验的适应证和禁忌证

（一）适应证

1. 用于诊断

(1) 确定冠心病的诊断。

(2) 胸痛的鉴别诊断。

(3) 早期检出无临床症状的冠心病。

(4) 确定与运动相关的心律失常。

(5) 确定运动引起症状的原因。

(6) 早期检出不稳定型心绞痛。

2. 用于评价

(1) 评价心功能。

（2）冠心病药物（如抗心绞痛药物）的疗效。
（3）外科及介入治疗效果，如 PTCA、CABG。
（4）心肌梗死病人的预后；梗死后病人是否进一步行心导管检查的筛选。
（5）评价窦房结功能。

3. 用于指导康复锻炼

（1）心脏病人的康复。
（2）非心脏病人的康复。

4. 用于研究

（1）评价抗心绞痛药物。
（2）评价抗心律失常的药物。
（3）评价各类心血管疾病的运动反应。

5. 用于筛选

如挑选宇航员或运动员体力鉴定等。

（二）禁忌证

1. 绝对禁忌证

（1）急性心肌梗死 5 天内。
（2）药物治疗未控制的不稳定型心绞痛。
（3）引起症状或血流动力学障碍的未控制的心律失常。
（4）有症状的严重主动脉瓣狭窄；未控制的有症状的心衰。
（5）急性肺栓塞。
（6）急性心肌炎或心包炎。
（7）急性主动脉夹层。

2. 相对禁忌证

（1）冠状动脉左主干狭窄。
（2）中度狭窄的心脏瓣膜病。
（3）电解质异常。
（4）严重的高血压（收缩压 >200mmHg 及（或）舒张压 > 110mmHg）。
（5）肥厚梗阻性心肌病及其他形式的流出道梗阻。
（6）导致不能充分运动的身心障碍。
（7）高度房室传导阻滞。

细目二 肺功能检查

要点一 肺容积检查

4 种基础肺容积包括：潮气容积、补吸气容积、补呼气容积和残气容积。正常成人的潮气容积约为 500ml。

要点二　肺容量检查

肺容量由 2 个或 2 个以上的肺容积组成。4 种基础肺容量包括：深吸气量、肺活量、功能残气量和肺总量。

1. 深吸气量（IC）

呼吸肌功能减退、限制性或阻塞性通气功能障碍时 IC 减少。

2. 肺活量（VC）

正常成年男性的 VC 为 4217 ±690ml，女性为 3105 ±452ml。正常人的 VC 不应低于预计值的 80%。VC 减少见于各种疾病引起的限制性通气功能障碍，以及阻塞性通气功能障碍和呼吸肌功能障碍等疾病。

3. 功能残气量（FRC）

正常成年男性的 FRC 为 3112 ±611ml，女性为 2348 ±479ml。FRC 增加提示肺充气过度，见于阻塞性肺气肿、支气管哮喘发作等。

4. 肺总量（TLC）

正常成年男性的 TLC 为 5766 ±782ml，女性为 4353 ±644ml。TLC 增加见于阻塞性肺气肿等阻塞性通气障碍；TLC 减少见于限制性通气功能障碍，如气胸、胸腔积液、肺纤维化等。

要点三　通气功能检查

1. 肺通气量

包括每分钟静息通气量、肺泡通气量、最大通气量。最大通气量减少见于各种疾病引起的限制性、阻塞性通气功能障碍和呼吸肌功能障碍等。

2. 用力肺活量（FVC）

正常人的 FVC = VC。FVC 的检查内容包括一秒钟用力呼气容积（$FEV_{1.0}$）、最大呼气中段流量。正常人的 $FEV_{1.0}$/FVC% 为 83%，$FEV_{3.0}$/FVC% 为 99%。当 $FEV_{1.0}$/FVC% < 70% 时，提示有阻塞性通气功能障碍，如肺气肿等。限制性通气功能障碍时，此比值正常，甚至增加。

要点四　换气功能检查

包括气体分布、通气/血流比值以及弥散功能检查。正常人的肺泡通气量每分钟约为 4L，肺血流量每分钟约为 5L，通气/血流比值为 0.8。通气/血流比值 >0.8，见于肺动脉栓塞等；通气/血流比值 <0.8，见于支气管痉挛与阻塞、肺炎、肺水肿、ARDS 等。

要点五　血气分析及酸碱度测定

1. 动脉血氧分压（PaO_2）

正常值为 95 ~100mmHg。PaO_2 <60mmHg 是诊断呼吸衰竭的主要指标。PaO_2下降，见

于各种原因的呼吸衰竭、静脉血分流入动脉血以及吸入氧分压过低等。

2. 动脉血氧饱和度（SaO_2）

正常值为95%～98%。

3. 动脉血二氧化碳分压（$PaCO_2$）

反映肺泡的通气状况，正常值为35～45mmHg。$PaCO_2$升高，表明肺泡通气不足，见于肺气肿、慢性呼吸衰竭；$PaCO_2$降低，表明肺泡通气过度。

4. pH值

正常值为7.35～7.45。pH＜7.35见于失代偿性酸中毒；pH＞7.45见于失代偿性碱中毒。

5. 碳酸氢盐

有标准碳酸氢盐（SB）和实际碳酸氢盐（AB）2个指标。SB的正常值为22～27mmol/L，它不受呼吸因素的影响。SB下降见于代谢性酸中毒和呼吸性碱中毒；SB增多见于代谢性碱中毒和呼吸性酸中毒。正常人的SB＝AB。SB＞AB见于呼吸性碱中毒和肺代偿后的代谢性酸中毒；SB＜AB见于呼吸性酸中毒和肺代偿后的代谢性碱中毒。

6. 剩余碱（BE）

正常值为0±3mmol/L，临床意义同SB。

7. 二氧化碳结合力（CO_2CP）

正常值为23～31mmol/L，临床意义同SB。

8. 阴离子间隙（AG）

指血浆中未测定阴离子与未测定阳离子之差。$AG = Na^+ - (Cl^- + HCO_3^-)$。AG的正常范围是8～16mmol/L。AG增高见于乳酸酸中毒、糖尿病酮症酸中毒等，也可见于脱水、使用大量含钠盐的药物等。AG＞30mmol/L时，肯定有酸中毒。AG降低见于低蛋白血症等。

要点六　常见酸碱平衡紊乱的实验室检查结果

1. 代谢性酸中毒

临床上较多见，主要由机体产酸过多（糖尿病、饥饿、酒精中毒）、排酸障碍（肾衰竭等）、碱性物质丢失过多（严重腹泻、肠瘘、持续胃肠减压等）诱发。

2. 代谢性碱中毒

发生机制为HCO_3^-增加（不恰当应用利尿剂、糖皮质激素以及长期大量输用葡萄糖溶液等）和体液H^+（严重呕吐、幽门梗阻、持续胃管吸引术等）减少。

3. 呼吸性酸中毒

此为慢性肺心病最常见的酸碱失衡。发生机制为各种原因导致的肺泡通气不足。

4. 呼吸性酸中毒合并代谢性碱中毒

此为慢性肺心病常见的酸碱失衡，常发生于呼吸衰竭治疗过程中及治疗后期，绝大多数患者因使用利尿剂或糖皮质激素不当引起低血钾、低血氯等医源性因素引发，也见于补充碱性药物过量及通气过度等。

5. 呼吸性酸中毒合并代谢性酸中毒

多见于慢性肺心病患者，发生机制为肺泡通气不足，体内非挥发性酸生成过多（严重缺氧、周围循环衰竭、饥饿、糖尿病酮症酸中毒等）。

6. 呼吸性碱中毒

多见于慢性肺心病患者，发生机制为肺泡过度通气，多因机械通气掌握不当，突然解除气道梗阻等引起。

常见酸碱平衡紊乱的实验室检查结果

	pH	K^+	Cl^-	HCO_3^-	BE	$PaCO_2$
代谢性酸中毒	↓或＊	↑	↑或＊	↓	－→	↓或＊
代谢性碱中毒	↑或＊	↓	↓	↑	＋→	↑或＊
呼吸性酸中毒	↓或＊	↑	↓或＊	↑或＊	－或＋→	↑
呼吸性碱中毒	↑或＊	↓	↑或＊	↓或＊	－或－→	↓
呼酸合并代酸	↓↓	↑	↑或＊	↓或＊	－或－→	↑
呼酸合并代碱	↑＊↓	↓	↓	↑↑	＋→	↑
呼碱合并代酸	↑＊↓	－	↑或＊	↓↓	－→	↓
呼碱合并代碱	↑↑	↓	↓或＊	↑或＊	－或＋→	↓

注：↑升高；↓下降；＊接近正常；＋正值；－负值；→增大。

细目三　内镜检查

要点一　上消化道内镜检查

上消化道内镜检查，包括食管、胃、十二指肠的检查。

1. 适应证

所有食管、胃、十二指肠疾病诊断不清者，均可进行上消化道内镜检查。

（1）有咽下困难、胸骨后疼痛、烧灼、上腹部疼痛、不适、饱胀、反酸等症状原因不明者。

（2）上消化道出血原因不明者。

（3）X线钡餐检查不能确诊或不能解释的上消化道病变，特别是黏膜病变和疑有肿瘤者。

（4）药物治疗前后对比，需要随访的病变，如溃疡病、萎缩性胃炎、反流性食管炎等。

（5）需要内镜治疗的患者，如摘取异物、上消化道出血止血、食管静脉曲张硬化剂注射及结扎、食管狭窄的扩张治疗、上消化道息肉摘除术等。

2. 禁忌证

(1) 神志不清、精神失常、检查不能合作者。

(2) 休克、昏迷等危重状态。

(3) 严重的心肺疾患，如严重心律失常、心力衰竭、心肌梗死活动期、严重呼吸衰竭和支气管哮喘发作。轻症心肺功能不全不属禁忌证，但需在监护下进行。

(4) 食管、胃、十二指肠穿孔急性期。

(5) 严重的咽喉部疾患、腐蚀性食管炎和胃炎、巨大食管憩室、主动脉瘤及严重颈胸段脊柱畸形等。

(6) 急性传染性肝炎或胃肠道传染病一般暂缓检查；慢性乙、丙型肝炎或抗原携带者、AIDS 患者应备有特殊的消毒措施。

要点二　下消化道内镜检查

下消化道内镜检查，包括乙状结肠镜、全结肠镜及小肠镜检查。

1. 适应证

(1) 有腹泻、便血、下腹部疼痛、贫血、腹部包块等症状、体征原因不明者。

(2) X 线钡剂灌肠或乙状结肠镜检查有异常者，如狭窄、溃疡、息肉、癌肿、憩室等。

(3) 肠道炎性疾病的诊断与随访观察。

(4) 结肠癌肿的术前诊断与术后随访、癌前病变的监视、息肉摘除术后的随访等。

(5) 需做止血及结肠息肉摘除术等治疗者。

2. 禁忌证

(1) 肛门、直肠严重狭窄者。

(2) 重症痢疾、溃疡性结肠炎及憩室炎等。

(3) 严重心肺功能不全、精神失常及昏迷者。

(4) 急性弥漫性腹膜炎及腹腔器官穿孔者。

(5) 妊娠妇女。

要点三　纤维支气管镜检查

纤维支气管镜可用于观察病变、做活检或刷检、钳取异物、清除异物、进行支气管灌洗或支气管肺泡灌洗等，为诊断、治疗、抢救支气管与肺及胸膜疾病的重要方法。

1. 适应证

(1) 原因不明的咯血或痰中带血者。

(2) 原因不明的干咳或局限性哮鸣音者。

(3) 同一部位反复发生的肺炎者。

(4) 原因不明的肺不张或胸腔积液者。

(5) 原因不明的喉返神经麻痹、膈神经麻痹或上腔静脉梗阻者。

(6) 临床表现或 X 线检查疑为肺癌者。

(7) X 线检查无异常，而痰中找到癌细胞者。

(8) 诊断不明的支气管及肺部病变需要做支气管活检、刷检或灌洗并进行细胞学或细菌学检查者。

(9) 用于治疗：如取支气管异物，肺化脓症的吸痰或局部用药，手术后痰液潴留的吸痰，肺癌局部瘤体的放疗和化疗，紧急情况下纤维支气管镜引导的气管插管实施等。

2. 禁忌证

(1) 严重心肺功能不全、严重心律失常、频发心绞痛者。

(2) 极度衰弱且不能耐受检查者。

(3) 出血、凝血机制明显异常者。

(4) 主动脉瘤有破裂危险者。

(5) 近期有大咯血、哮喘发作、上呼吸道感染或高热者应暂缓检查。

(6) 对麻醉药物过敏者。

（潘　涛）

第六单元　影像诊断

细目一　超声诊断

要点　超声诊断的临床应用

1. 检测实质性脏器（如肝、肾、脾、胰腺、子宫及卵巢等）的大小、形态、边界及脏器内部回声等，帮助判断有无病变或病变情况。

2. 检测某些囊性器官（如胆囊、膀胱、胃等）的形态、走向及功能状态。

3. 检测心脏、大血管和外周血管的结构、功能及血液动力学状态，包括对各种先天性和后天性心脏病、血管畸形及闭塞性血管病等的诊断。

4. 鉴别脏器内局灶性病变性质，是实质性还是囊性，还可鉴别部分病例的良、恶性。

5. 检测积液（如胸腔积液、腹腔积液、心包积液、肾盂积液及脓肿等）的存在与否，对积液量的多少作出初步估计。

6. 对一些疾病的治疗后动态随访，如急性胰腺炎、甲状腺肿块、子宫肌瘤等。

7. 介入性诊断与治疗。如超声引导下进行穿刺，或进行某些引流及药物注入治疗等。

细目二　放射诊断

要点一　呼吸系统病变的基本X线表现

1. 肺部病变

(1) 渗出与实变：多为肺部炎症所致，X线多表现为密度较高的斑片影，边缘模糊；

一个肺叶发生实变时，可见整个肺叶密度增高的大片状阴影。

（2）增殖：X线表现为密度较高的阴影，边缘较清楚，呈梅花瓣样。

（3）纤维化：X线呈密度高的索条状影或网状、蜂窝状影。

（4）钙化：表现为边缘锐利的高密度影，形态不一，可呈点状、块状或球形。

（5）肿块：良性肿块X线表现为带有包膜、生长较慢、边缘锐利光滑的球形肿块，一般不发生坏死；恶性肿瘤多无包膜，生长快，呈浸润性，边缘有毛刺或为分叶状，中心可坏死形成空洞。

（6）空洞：为肺组织坏死液化所致，X线表现为：①薄壁空洞：常见于肺结核，也可见于肺转移瘤。②厚壁空洞：常见于肺脓肿（空洞内多有液面）、肺癌（洞壁多厚薄不规则）。③虫蚀样空洞：见于干酪样肺炎。

（7）空腔：X线表现为肺内壁薄而光滑的腔隙。多为肺大泡、含气肺囊肿、肺气囊及囊状支气管扩张等所致。

（8）索条状、网状、蜂窝状影：见于肺纤维化、间质性肺炎、尘肺、间质性肺水肿等。

（9）肺门增大：见于肺门血管扩张、淋巴结肿大、支气管肿瘤等。

（10）支气管阻塞：支气管阻塞可引起阻塞性肺炎、阻塞性肺不张、阻塞性肺气肿。①阻塞性肺不张：是支气管完全阻塞的表现。X线可见片状或三角形密度增高影、肺体积缩小影，肺门或纵隔移向患侧，膈肌升高，肋间隙变窄。②阻塞性肺气肿：是支气管部分阻塞，肺泡残气量增多所致。X线表现为肺透亮度增加，纹理稀疏、纤细，肋间隙增宽，膈肌下降、平坦、活动减弱等。

2. 胸膜病变

（1）胸腔积液：①游离性胸腔积液：当积液达250ml左右时，站立位X线检查可见外侧肋膈角变钝；中等量积液时，患侧胸中、下部呈均匀性致密影，其上缘形成自外上斜向内下的凹面弧形，同侧膈和心缘下部被积液遮蔽；大量积液时，除肺尖外，患侧全胸呈均匀的致密增高阴影，与纵隔连成一片，患侧肋间隙增宽，膈肌下降，气管纵隔移向健侧。②包裹性胸腔积液：X线表现为圆形或半圆形密度均匀影，边缘清晰。包裹性积液局限在叶间裂时称为叶间积液。

（2）气胸及液气胸：气胸时X线显示胸腔顶部和外侧高度透亮，其中无肺纹理，透亮带内侧可见被压缩的肺边缘。液气胸时，立位检查可见上方为透亮的气体影，下方为密度增高的液体影，且随体位改变而流动。

（3）胸膜肥厚、粘连、钙化：胸膜轻度增厚时，X线表现为肋膈角变钝或消失，沿胸壁可见密度增高或条状阴影，还可见膈上幕状粘连，膈运动受限。广泛胸膜增厚则呈大片不均匀性密度增高影，患侧肋间隙变窄或胸廓塌陷，纵隔向患侧移位，膈肌升高，活动减弱，严重时可见胸部脊柱向健侧凸起。胸膜钙化的X线表现为斑块状、条状或片状高密度钙化影，切线位观察时，可见其包在肺的外围。

要点二　呼吸系统常见疾病的X线及CT表现

1. 慢性支气管炎

早期X线可无异常发现。典型慢支表现为两肺纹理增多、增粗、紊乱，肺纹理伸展至肺野外带。

2. 支气管扩张症

确诊主要靠胸部 CT 检查，尤其是高分辨力 CT（HRCT）。柱状扩张时可见“轨道征”或“戒指征”；囊状扩张时可见葡萄串样改变；扩张的支气管腔内充满黏液栓时，可见“指状征”。

3. 大叶性肺炎

充血期 X 线无明显变化，或仅可见肺纹理增粗；实变期肺野出现均匀性密度增高的片状阴影，病变范围呈肺段性或大叶性分布，在大片密实阴影中常可见到透亮的含气支气管影，即支气管充气征。消散期 X 线可见实变区密度逐渐减退，表现为散在性的斑片状影，大小不等，继而可见到增粗的肺纹理，最后可完全恢复正常。CT 在充血期即可见病变区磨玻璃样阴影，边缘模糊。实变期可见呈肺段性或大叶性分布的密实阴影，支气管充气征较 X 线检查更为清楚。

4. 支气管肺炎（小叶性肺炎）

常见于两中下肺野的中、内带，X 线表现为沿肺纹理分布的、散在密度不均的小斑片状阴影，边界模糊。CT 见两中下肺支气管血管束增粗，有大小不等的结节状及片状阴影，边缘模糊。

5. 间质性肺炎

病变常同时累及两肺，以中、下肺最显著。X 线表现为两肺门及两中下肺纹理增粗、模糊，可呈网状，并伴有小点状影，肺门影轻度增大，轮廓模糊，密度增高。病变早期 HRCT 可见两侧支气管血管束增粗、不规则，伴有磨玻璃样阴影。较重者可有小叶性实变导致的小斑片影，肺门、纵隔淋巴结可增大。

6. 肺脓肿

急性肺脓肿 X 线可见肺内大片致密影，边缘模糊，密度较均匀，可侵及一个肺段或一叶的大部。在致密的实变区中可见含有液面的空洞，内壁不规整。慢性肺脓肿可见空洞壁变薄，周围有较多紊乱的纤维条索状阴影。多房性空洞则显示为多个大小不等的透亮区。CT 较平片能更早、更清楚地显示肺脓肿，因此，有利于早期诊断和指导治疗。

7. 肺结核

（1）原发性肺结核：表现为原发综合征及胸内淋巴结结核。①原发综合征：是由肺内原发灶、淋巴管炎及淋巴结炎三者组成的哑铃状双极现象。②胸内淋巴结结核：表现为肺门和（或）纵隔淋巴结肿大突向肺野。

（2）血行播散型肺结核：①急性粟粒型肺结核：X 线可见两肺大小、密度、分布都均匀一致的粟粒状阴影，正常肺纹理显示不清。②亚急性与慢性血行播散型肺结核：X 线可见以两上、中肺野为主的大小不一、密度不同、分布不均的多种性质（渗出、增殖、钙化、纤维化、空洞等）的病灶。

（3）继发性肺结核：包括浸润型肺结核（成人最常见）、慢性纤维空洞型肺结核。病变多在肺尖和锁骨下区开始，X 线可见渗出、增殖、播散、纤维和空洞等多种性质的病灶同时存在。慢性纤维空洞型肺结核的 X 线主要表现为两肺上部多发厚壁的慢性纤维病变及空洞，周围有广泛的纤维索条影及散在的新老病灶，常伴有明显的胸膜肥厚，病变的肺因纤维化而萎缩，出现肺不张征象，上叶萎缩使肺门影向上移位，下肺野血管纹理牵引向上及下肺叶的代偿性肺气肿，使膈肌下降、平坦，肺纹理被拉长呈垂柳状。

（4）结核性胸膜炎：多见于儿童与青少年，可单独存在，或与肺结核同时出现。少量积液时X线可见患侧肋膈角变钝，大量积液时X线可见患侧均匀的密度增高阴影，阴影上方呈外高内低状，积液随体位的变化而改变。后期可引起胸膜肥厚、粘连、钙化。

肺结核CT表现与平片相似，但可更早、更细微地显示病变情况，发现平片难以发现的病变，有助于鉴别诊断。

8. 肺肿瘤

肺肿瘤分原发性与转移性两类。原发性肿瘤有良性与恶性之分。良性少见，恶性中98%为原发性支气管肺癌，少数为肺肉瘤。

（1）原发性支气管肺癌（肺癌）：按发生部位可分3型。①中心型：早期局限于黏膜内时X线无异常发现，引起管腔狭窄时可出现阻塞性肺气肿、阻塞性肺炎、阻塞性肺不张3种肺癌的间接征象；肿瘤同时向腔外生长或（和）伴肺门淋巴结转移时形成肺门肿块影，肺门肿块影是肺癌的直接征象。发生于右上叶的肺癌，肺门肿块及右肺上叶不张连在一起可形成横行“S”状下缘。有时肺癌发展迅速，中心可坏死形成内壁不规则的偏心性空洞。CT可见支气管壁不规则增厚，管腔狭窄；分叶状或不规则的肺门肿块，可同时伴有阻塞性肺炎、肺不张；肺门、纵隔淋巴结肿大等。②周围型：X线表现为密度增高、轮廓模糊的结节状或球形病灶，逐渐发展可形成分叶状肿块；发生于肺尖的癌称为肺沟癌。HRCT有利于显示结节或肿块的形态、边缘、周围状况以及内部结构等，可见分叶征、毛刺征、胸膜凹陷征、空泡征或支气管充气征（直径小于3cm以下的癌，肿块内见到的小圆形或管状低密度影），同时发现肺门或纵隔淋巴结肿大则更有助于肺癌的诊断。增强CT能更早地发现肺门、纵隔淋巴结转移。③细支气管肺泡癌（弥漫性肺癌）：表现为两肺广泛的细小结节，边界不清，分布不对称，进一步发展可融合成大片肿块，形成癌性实变。CT可见两肺不规则分布的1cm以下结节，边缘模糊，常伴有肺门、纵隔淋巴结转移；融合后的大片实变影中靠近肺门处可见支气管充气征，实变区密度较低呈毛玻璃样，其中可见到高密度的隐约血管影是其重要特征。

（2）转移性肿瘤：X线可见两肺中、下肺野外带，出现密度均匀、大小不一、轮廓清楚的棉絮样低密度影。血供丰富的肿瘤发生粟粒状转移时，可见两中、下肺野轮廓光滑，密度均匀的粟粒影。淋巴转移至肺的肿瘤，则主要表现为肺门和（或）纵隔淋巴结肿大。CT发现肺部转移较平片敏感；HRCT对淋巴转移的诊断具有优势，可见肺门、纵隔淋巴结肿大、支气管血管束增粗、小叶间隔增厚以及沿两者分布的细小结节影。

要点三 循环系统常见疾病的X线及CT表现

1. 风湿性心脏病

（1）单纯二尖瓣狭窄：X线表现为左心房及右心室增大，左心耳部凸出，肺动脉段突出，主动脉结及左心室变小，心脏外形呈鸭梨状。

（2）二尖瓣关闭不全：典型患者的X线表现是左心房和左心室明显增大。

（3）主动脉瓣狭窄：X线可见左心室增大，或伴左心房增大，升主动脉中段局限性扩张，主动脉瓣区可见钙化。

（4）主动脉瓣关闭不全：左心室明显增大，升主动脉、主动脉弓普遍扩张，心脏呈靴形。

2. 高血压性心脏病

X线表现为左心室扩大，主动脉增宽、延长、迂曲，心脏呈靴形。

3. 慢性肺源性心脏病

X线表现为肺气肿征象，右下肺动脉增宽≥15mm，右心室增大。

4. 心包积液

心包积液在300ml以下者，X线难以发现。中等量积液时，后前位可见心脏形态呈烧瓶形，上腔静脉增宽，心缘搏动减弱或消失等。

要点四　消化系统疾病的X线检查方法

1. 普通检查

包括透视和腹部平片，常用于急腹症的诊断。

2. 造影

①食道吞钡，观察食道黏膜、轮廓、蠕动和食道扩张度及通畅性。②上消化道钡餐（气钡双重造影）检查：包括食道、胃、十二指肠和上段空肠。③小肠系钡剂造影。④结肠钡剂灌肠造影等。

3. 肝、胆、胰的影像检查方法

（1）肝脏：①CT平扫。②CT增强扫描：增加正常肝组织与病灶之间的密度差，显示平扫不能发现的或可疑的病灶，帮助鉴别病灶的性质。

（2）胆道系统：①X线平片检查：可观察有无不透X线的结石、胆囊壁钙化或异常的气体影。②造影检查：如口服胆囊造影、静脉胆道造影以及内镜逆行性胆胰管造影（ERCP）。③CT检查。

（3）胰腺检查：①X线平片可了解胰腺有无钙化、结石。ERCP对诊断慢性胰腺炎、胰头癌和壶腹癌有一定的帮助。②CT检查可显示胰腺的大小、形态、密度和结构，区分病变属囊性或实性，是胰腺疾病最重要的影像学检查方法。

要点五　消化系统常见疾病的X线、CT及磁共振检查表现

1. 食管静脉曲张

X线钡剂造影可见食管中、下段的黏膜皱襞明显增宽、迂曲，呈蜓蚓状或串珠状充盈缺损，管壁边缘呈锯齿状。

2. 食管癌

X线钡剂造影可见：①黏膜皱襞改变：由于肿瘤破坏黏膜层，使正常皱襞消失、中断、破坏，形成表面杂乱的不规则影像。②管腔狭窄。③腔内充盈缺损。④不规则的龛

影，早期较浅小，较大者表现为长径与食管长轴一致的长形龛影。⑤受累食管呈局限性僵硬。

3. 消化性溃疡

（1）胃溃疡：上消化道钡剂造影检查的直接征象是龛影，多见于胃小弯；龛影口周围有一圈黏膜水肿造成的透明带，这种黏膜水肿带是良性溃疡的特征性表现。胃溃疡引起的功能性改变包括：①痉挛性改变。②分泌增加。③胃蠕动增强或减弱。

（2）十二指肠溃疡：绝大部分发生在球部，溃疡易造成球部变形；球部龛影或球部变形是十二指肠溃疡的直接征象。间接征象有：①激惹征。②幽门痉挛，开放延迟。③胃分泌增多和胃张力及蠕动方面的改变。④球部固定压痛。

4. 胃癌

上消化道钡剂造影检查可见：①胃内形态不规则的充盈缺损，多见于蕈伞型癌。②胃腔狭窄，胃壁僵硬，多见于浸润型癌。③形状不规则、位于胃轮廓之内的龛影，多见于溃疡型癌。④黏膜皱襞破坏、消失或中断。⑤肿瘤区蠕动消失。CT 或 MRI 检查可直接观察肿瘤侵犯胃壁、周围浸润及远处转移的情况，其影像表现直接反映了胃癌的大体形态，但检查时需用清水或对比剂将胃充分扩张。

5. 溃疡性结肠炎

结肠气钡双重对比造影检查可见病变肠管结肠袋变浅、消失，黏膜皱襞多紊乱，粗细不一，其中可见溃疡龛影。晚期病例的 X 线表现为肠管从下向上呈连续性的向心性狭窄，边缘僵直，同时肠管明显缩短，肠腔舒张或收缩受限，形如硬管状。

6. 结肠癌

结肠气钡双重对比造影可见：①肠腔内肿块，形态不规则，黏膜皱襞消失。病变处肠壁僵硬，结肠袋消失。②较大的龛影，形状不规则，边缘不整齐，周围有不同程度的充盈缺损和狭窄，肠壁僵硬，结肠袋消失。③肠管狭窄，肠壁僵硬。

7. 胃肠道穿孔

最多见于胃或十二指肠穿孔，立位 X 线透视或腹部平片可见两侧膈下有弧形或半月形透亮气体影。若并发急性腹膜炎则可见肠管充气、积液、膨胀，肠壁间隔增宽，在腹平片上可见腹部肌肉与脂肪层分界不清。

8. 肠梗阻

典型的 X 线表现为梗阻上段肠管扩张，积气、积液，立位或侧位水平位摄片可见肠管扩张，呈阶梯状气液平，梗阻以下的肠管闭合，无气或仅有少量气体。CT 尤其是螺旋 CT 适用于一些危重患者、不能配合检查者以及肥胖者，有助于发现腹腔包裹性或游离性气体、液体及肠坏死，帮助判断梗阻的部位及病因。

9. 原发性肝癌

肝动脉造影可见肿瘤供血的肝动脉扩张，肿瘤内显示病理血管，肝血管受压移位或被肿瘤包绕，可见动静脉瘘等。CT 检查可见肝内单发或多发、圆形或类圆形较低密度的肿块影，边界清楚或模糊，周围可见低密度的透亮带；巨块型肝癌中心坏死时可出现更低密度区；对比增强造影全过程呈“快显快出”现象等。MRI 检查主要用于小肝癌的鉴别诊断，作用优于 CT。

要点六　泌尿系统常见疾病的 X 线、CT 及磁共振检查表现

1. 泌尿系结石

X 线平片可显示的结石称为阳性结石，约占 90%。疑为肾或输尿管结石时，首选腹部平片检查；必要时，选用 CT。

（1）肾结石：发生于单侧或双侧，可单个或多个，主要位于肾盂或肾盏内。阳性结石 X 线平片可见圆形、卵圆形或桑椹状致密影，密度高而均匀或浓淡不等或呈分层状。阴性结石平片不能显影，造影可见肾盂内圆形或卵圆形密度减低影或充盈缺损，还可引起肾盂、肾盏积水扩张等。阳性结石需与腹腔内淋巴结钙化、肠内粪石、胆囊或胰腺结石相鉴别，肾结石时腹部侧位片上结石与脊柱影重叠。CT 检查表现基本同平片。

（2）输尿管结石：阳性结石平片或 CT 可见输尿管走行区域内米粒大小的高密度影，CT 可见结石上方输尿管、肾盂积水扩张；静脉肾盂造影可见造影剂中止在结石处，其上方尿路扩张。

（3）膀胱结石：多为阳性，X 线平片可见耻骨联合上方圆形或卵圆形致密影，边缘光滑或毛糙，密度均匀或不均匀，可呈层状，大小不一。结石可随体位而改变位置，但总是在膀胱最低处。阴性结石排泄性尿路造影可见充盈缺损影。CT 可见膀胱内致密影。MRI 检查呈非常低的信号。

2. 肾癌

较大肾癌的 X 线平片可见肾轮廓局限性外突；尿路造影可见肾盏伸长、狭窄、受压变形，或肾盏封闭、扩张。CT 可见肾实质内肿块，密度不定，可略高于周围肾实质，也可低于或接近于周围肾实质，肿块较大时可突向肾外，少数肿块内可有钙化影；增强扫描可见早期肿块有明显、不均一的强化，之后表现为相对低密度。

要点七　骨与关节基本病变的 X 线、CT 及磁共振检查表现

1. 骨骼基本病变的 X 线、CT 及 MRI 表现

（1）骨质疏松：X 线表现为骨质密度减低，骨小梁稀疏、减少，间隙增大，骨皮质变薄。CT 表现与 X 线表现基本相同。

（2）骨质软化：X 线表现为骨密度减低，骨小梁、骨皮质边缘模糊，长骨往往弯曲变形，脊柱椎体可呈双凹变形。

（3）骨质破坏：X 线表现为局部骨密度减低，骨小梁稀疏、消失、出现骨质缺损。骨质破坏发生在骨松质时，X 线可见骨小梁模糊和消失；CT 表现为斑片状松质骨缺损区。骨质破坏发生在骨皮质时，X 线表现为骨皮质缺损或完全消失；CT 表现为骨皮质内的筛空样破坏和内外表面的不规则虫蚀样破坏、骨皮质变薄或见斑片状缺损。CT 较平片更容易区分骨松质与骨皮质的破坏。MRI 检查显示骨皮质破坏的形态学改变与 CT 相同。

（4）骨质增生硬化：X 线表现为骨质密度增高，伴有或不伴有骨骼增大。骨质增生硬化的 CT 表现及 MRI 的形态学改变与 X 线平片相似。

（5）骨膜增生（又称骨膜反应）：多因炎症、肿瘤、外伤等产生，使本来不显影的骨

膜可在X线下显影，出现线型、成层型、垂直型、散射型、花边型等改变。骨膜增生的CT表现与X线平片相似。MRI显示骨膜增生早于X线及CT，但CT、MRI的空间分辨力不如平片，不能像X线平片一样显示骨膜新生骨的精细结构。

（6）骨质坏死：坏死的骨质称为死骨，X线表现为骨质局限性密度增高，呈游离条状或颗粒样致密阴影。多见于慢性化脓性骨髓炎，也可见于外伤骨折后或骨缺血性坏死。

（7）骨骼变形：见于发育畸形、骨肿瘤、脑垂体功能亢进以及骨软化症等。

（8）矿物质沉积：铅、磷、铋等进入体内，在生长期主要沉积于生长较快的干骺端，X线表现为多条横行而相互平行的致密带，厚薄不一。成年人不容易显示。

2. 关节病变的基本X线、CT及MRI表现

（1）关节肿胀：X线表现为关节周围软组织肿胀，密度增高，各软组织层次变模糊，大量关节积液时可见关节间隙增宽。CT可见关节囊肿胀、增厚，关节积液时可见关节腔内水样密度影。

（2）关节破坏：是诊断关节疾病的重要依据。早期病变累及关节软骨时，X线仅见关节间隙变窄；累及关节面骨质时，出现相应区域的骨质破坏和缺损，严重时引起关节半脱位和变形。CT可清晰显示关节软骨下细微的骨质破坏。MRI可见关节软骨破坏早期软骨表面毛糙、凹凸不平、表层缺损，进一步导致局部软骨变薄，严重时关节软骨不连续，呈碎片状或大部分消失。

（3）关节退行性：早期表现为骨关节面模糊、中断、消失，中晚期表现为关节间隙狭窄，软骨下骨质囊变，骨关节面边缘骨赘形成，但一般不发生骨质破坏和骨质疏松。这些X线征象在CT均能见到。MRI除可见关节软骨改变和关节间隙变窄外，还可见骨性关节面中断和局部增厚等。

（4）关节强直：骨性关节强直的X线表现为关节间隙明显变窄或消失，并有骨小梁通过关节连接两侧骨端；CT检查有同样的表现；MRI可见关节软骨完全破坏，关节间隙消失。纤维性强直X线可见关节间隙狭窄，无骨小梁贯穿；MRI可见关节骨端有破坏，骨端间可见高低混杂的异常信号，关节间隙存在。

（5）关节脱位：一般部位的关节脱位X线平片即可诊断，表现为组成关节的两个骨端失去正常的相对位置；胸锁关节前、后位脱位，骶髂关节脱位平片难以发现，CT、MRI可以诊断，并且MRI还可显示关节周围软组织有无损伤等。

要点八　骨与关节常见疾病的X线、CT及磁共振检查表现

1. 长骨骨折

X线检查是诊断骨折最常用、最基本的方法，可见骨皮质连续性中断、骨小梁断裂和歪曲，有边缘光滑锐利的线状透亮阴影，即骨折线。根据骨折程度把骨折分为完全性骨折和不完全性骨折。完全性骨折时骨折线贯穿骨全径；不完全性骨折的骨折线不贯穿骨全径。根据骨折线的形状和走行，将骨折分为横行、斜行和螺旋形。CT不是诊断骨折的常规检查方法，但对解剖结构比较复杂的部位（如骨盆、髋关节、肩关节、脊柱、面部等），骨折的诊断、诊断骨折碎片的数目等较普通X线有优势。MRI显示骨折不如CT，但可清晰显示骨折周围软组织损伤的情况以及骨折断端出血、水肿等。

2. 脊柱骨折

主要发生在胸椎下段和腰椎上段，以单个椎体损伤多见。多因受到纵轴性暴力冲击而发生椎体压缩性骨折。X 线可见骨折椎体压缩呈楔形，前缘骨皮质嵌压。由于断端嵌入，所以不仅不见骨折线，反而可见横行不规则的线状致密影。有时椎体前上方可见分离的骨碎片，上、下椎间隙保持正常。严重时并发脊椎后突成角、侧移，甚至发生椎体错位，压迫脊髓而引起截瘫；常并发棘突间韧带撕裂，使棘突间隙增宽，或并发棘突撕脱骨折，也可发生横突骨折。CT 对脊椎骨折的定位、骨折类型、骨折片移位程度以及椎管有无变形、狭窄等的诊断优于普通平片。MRI 对脊椎骨折及有无椎间盘突出、韧带撕裂等有较高的诊断价值。

3. 椎间盘突出

青壮年多发，下段腰椎最容易发生。

（1）X 线平片可见：①椎间隙变窄或前窄后宽。②椎体后缘唇样肥大增生、骨桥形成或游离骨块。③脊柱生理曲度变直或侧弯。Schmorl 结节表现为椎体上面或下面的圆形或半圆形凹陷，其边缘有硬化线，常对称见于相邻椎体的上、下面且常累及数个椎体。

（2）CT 检查：根据椎间盘变形的程度，分为椎间盘变性、椎间盘膨出、椎间盘突出 3 种，以椎间盘突出最为严重，其 CT 直接征象是：椎间盘后缘变形，有局限性突出，其内可有钙化。间接征象是：①硬膜外脂肪层受压、变形甚至消失，两侧硬膜外间隙不对称。②硬膜囊受压变形和移位。③一侧神经根鞘受压。

（3）MRI 检查：能很好地显示各部位椎间盘突出的图像，是诊断椎间盘突出的最好方法。在矢状面可见突出的椎间盘向后方或侧后方伸出；横断面上突出的椎间盘局限突出于椎体后缘；可见硬膜外脂肪层受压、变形甚至消失和神经根鞘受压图像。

4. 急性化脓性骨髓炎

（1）X 线表现：①发病后 2 周内，可见肌间隙模糊或消失，皮下组织与肌间分界模糊等。②发病 2 周后可见骨改变。开始在干骺端骨松质中出现骨质疏松，进一步出现骨质破坏，破坏区边缘模糊；骨质破坏逐渐向骨干延伸，小的破坏区可融合形成大的破坏区，骨皮质也受到破坏，皮质周围出现骨膜增生，表现为一层密度不高的新生骨，新生骨广泛时可形成包壳；骨皮质供血障碍时可发生骨质坏死，出现沿骨长轴形成的长条形死骨，有时可引起病理性骨折。

（2）CT 表现：能较清楚地显示软组织感染、骨膜下脓肿以及骨破坏和死骨，尤其有助于发现平片不能显示的小的破坏区和死骨。

（3）MRI 检查：对显示骨髓腔内改变和软组织感染优于平片和 CT。

5. 慢性化脓性骨髓炎

（1）X 线表现：X 线可见明显的修复，即在骨破坏周围有骨质增生硬化现象；骨膜的新生骨增厚，并同骨皮质融合，呈分层状，外缘呈花边状；骨干增粗，轮廓不整，骨密度增高，甚至骨髓腔发生闭塞；并可见骨质破坏和死骨。

（2）CT 表现：与 X 线表现相似，并容易发现 X 线不能显示的死骨。

6. 骨关节结核

多继发于肺结核，儿童和青年多见，发病部位以椎体、骺和干骺端为多，X 线主要表现为骨质疏松和骨质破坏，部分可出现冷脓肿。

（1）长骨结核：①好发于骺和干骺端。X线早期可见骨质疏松；在骨松质中可见局限性类圆形、边缘较清楚的骨质破坏区，邻近无明显骨质增生现象；骨质破坏区有时可见碎屑状死骨，密度不高，边缘模糊，称之为“泥沙”状死骨；骨膜反应轻微；病变发展易破坏骺而侵入关节，形成关节结核，但很少向骨干发展。②CT检查可显示低密度的骨质破坏区，内部可见高密度的小斑片状死骨影，病变周围软组织发生结核性脓肿，密度低于肌肉。

（2）关节结核：分为继发于骺、干骺端结核的骨型关节结核和结核菌经血行累及关节滑膜的滑膜型结核。①骨型关节结核的X线表现较为明显，即在原有病变征象的基础上，又有关节周围软组织肿胀、关节间隙不对称性狭窄或关节骨质破坏等。滑膜型结核以髋关节和膝关节常见，早期X线表现为关节囊和关节软组织肿胀，密度增高，关节间隙正常或增宽，周围骨骼骨质疏松；病变进展而侵入关节软骨及软骨下骨质时，X线可见关节面及邻近骨质模糊及有虫蚀样不规则破坏，这种破坏多在关节边缘，而且上、下两端相对应存在；晚期发生关节间隙变窄甚至消失，关节强直。②CT检查可见肿胀的关节囊、关节周围软组织和关节囊内积液，骨关节面毛糙，可见虫蚀样骨质缺损；关节周围冷脓肿密度较低，注射对比剂后可见边缘强化。③MRI：滑膜型结核早期可见关节周围软组织肿胀，肌间隙模糊。依据病变组织密度不同而显示不同信号。

（3）脊椎结核：好发于腰椎，可累及相邻的两个椎体，附件较少受累。①X线表现：病变椎体骨松质破坏，发生塌陷变形或呈楔形变，椎间隙变窄或消失，严重时椎体互相嵌入融合而难以分辨；病变椎体旁因大量坏死物质流入而形成冷脓肿，表现为病变椎体旁软组织梭形肿胀，边缘清楚；病变部位脊柱后突畸形。②CT对显示椎体及其附件的骨质破坏、死骨、冷脓肿均优于平片。③MRI对病变部位、大小、形态和椎管内病变的显示优于平片和CT。

7. 骨肿瘤

分为原发性和转移性两种，转移性骨肿瘤在恶性骨肿瘤中最为常见。原发性骨肿瘤分为良性与恶性。X线检查不仅可以发现骨肿瘤，还可帮助鉴别肿瘤的良恶以及是原发还是转移。一般原发性骨肿瘤好发于长骨；转移性骨肿瘤好发于躯干骨与四肢骨近侧的近端。原发性骨肿瘤多为单发；转移性骨肿瘤常为多发。良性骨肿瘤多无骨膜增生；恶性骨肿瘤常有骨膜增生，并且骨膜新生骨可被肿瘤破坏，形成恶性骨肿瘤的特征性X线表现——Codman三角。

（1）骨巨细胞瘤（破骨细胞瘤）：多见于20～40岁的青壮年，股骨下端、胫骨上端以及桡骨远端多发，良性多见。①X线平片：在长骨干骺端可见到偏侧性的膨胀性骨质破坏透亮区，边界清楚。多数病例破坏区内可见数量不等的骨嵴，将破坏区分隔成大小不一的小房征，称为分房型；少数破坏区无骨嵴，称为溶骨型。当肿瘤边缘出现筛孔状或虫蚀状骨破坏，骨嵴残缺紊乱，环绕骨干出现软组织肿块影时，提示恶性骨巨细胞瘤。②CT平扫：可见骨端的囊性膨胀性骨破坏区，骨壳基本完整，骨破坏与正常骨小梁的交界处多没有骨增生硬化带。骨破坏区内为软组织密度影，无钙化和骨化影。增强扫描示肿瘤组织有较明显的强化，而坏死囊变区无强化。

（2）骨肉瘤：多见于11～20岁的男性，好发于股骨下端、胫骨上端及肱骨上端的干骺端。①X线主要表现为骨髓腔内不规则的骨破坏和骨增生，骨皮质破坏，不同形式的骨膜增生和骨膜新生骨的再破坏，可见软组织肿块以及其中的云絮状、斑块状肿瘤骨形成等，肿瘤骨存在是诊断骨肉瘤的重要依据。根据X线表现不同，骨肉瘤分为溶骨型、成骨型和混合型3种类型，混合型最多见。溶骨型骨肉瘤以骨质破坏为主要表现，破坏偏于一侧，呈不规则斑片或大片状溶骨性骨质破坏，边界不清；可见骨膜增生被破坏形成的骨膜三角。成骨型骨肉瘤以肿瘤骨形成为主要X线表现，可见大片致密的骨质硬化改变，称为象牙质变；骨膜增生明显；软组织肿块中多有肿瘤骨形成。混合型骨肉瘤兼有以上两者的骨质改变。②CT表现为松质骨的斑片状缺损，骨皮质内表面的侵蚀或全层的虫蚀状、斑片状破坏或大片缺损。骨质增生表现为松质骨内不规则斑片状高密度影和骨皮质增厚。软组织肿块围绕病变骨骼生长或偏于一侧，边缘模糊，与周围正常组织界限不清，其内常见大小不等的坏死囊变区。CT发现肿瘤骨较平片敏感，并能显示肿瘤与邻近结构的关系。③MRI能清楚地显示骨肿瘤与周围正常组织的关系，以及肿瘤在髓腔内的情况等；但对细小、淡薄的骨化或钙化的显示不如CT。一般的典型骨肉瘤平片即可诊断，而判断骨髓病变则MRI更好。

（3）转移性骨肿瘤：乳癌、甲状腺癌、前列腺癌、肾癌、肺癌及鼻咽癌等癌细胞通过血性可转移至胸椎、腰椎、肋骨、股骨上段，以及髋骨、颅骨和肱骨等处。①根据X线表现的不同将其分为溶骨型、成骨型和混合型3种，以溶骨型最为多见。②CT显示骨转移瘤不仅比普通平片敏感，而且还能清楚地显示骨外局部软组织肿块的范围、大小、与相邻脏器的关系等。③MRI对骨髓中的肿瘤组织及其周围水肿非常敏感，比CT能更早地发现骨转移瘤，从而为临床诊断、治疗等提供更早而可靠的依据。

8. 颈椎病

X线表现为颈椎生理曲度变直或向后反向成角，椎体前缘唇样骨质增生或后缘骨质增生、后翘，相对关节面致密，椎间隙变窄，椎间孔变小，钩突关节增生、肥大、变尖，前、后纵韧带及项韧带钙化。CT、MRI对颈椎病的诊断优于普通X线平片，尤其对平片不能确诊的颈椎病，MRI诊断更具有优势。

9. 类风湿性关节炎

X线表现为早期手足小关节多发对称性梭形软组织肿胀，关节间隙可因积液而增宽，出现软骨破坏后关节间隙变窄；发生在关节边缘的关节面骨质侵蚀（边缘性侵蚀）是类风湿性关节炎的重要早期征象；进一步发展可见骨性关节面模糊、中断，常有软骨下囊性病灶，呈多发、边缘不清楚的小透亮区（血管翳侵入所致）；骨质疏松早期发生在受累关节周围，以后可累及全身骨骼；晚期可见四肢肌肉萎缩，关节半脱位或脱位，指间、掌指间关节半脱位明显，常造成手指向尺侧偏斜畸形。

10. 退行性骨关节病

依靠普通平片即可诊断。

（1）四肢关节（髋与膝关节）退行性骨关节病的X线表现：由于关节软骨破坏，使关节间隙变窄，关节面变平，边缘锐利或有骨赘突出。软骨下骨质致密，关节面下方骨内出现圆形或不规整形透明区。晚期还可见关节半脱位和关节内游离骨体，但多不造成关节强直。

（2）脊椎关节病（脊椎小关节和椎间盘退行性变）的X线表现：脊椎小关节改变包括上下关节突变尖、关节面骨质硬化和关节间隙变窄。椎间盘退行性变表现为椎体边缘出现骨赘，相对之骨赘可连成骨桥；椎间隙前方可见小骨片，但不与椎体相连，为纤维环及邻近软组织骨化后形成；髓核退行性变则出现椎间隙变窄，椎体上、下骨缘硬化。

要点九　中枢神经系统常见疾病的X线、CT及磁共振检查表现

（一）脑血管病

1. 脑出血

高血压性脑出血是最常见的病因，出血部位多为基底节、丘脑、脑桥和小脑。根据血肿演变分为急性期、吸收期和囊变期。CT、MRI可以确诊。

CT表现：①急性期血肿呈圆形、椭圆形或不规则形均匀密度增高影，边界清楚；周围有环形密度减低影（水肿带）；局部脑室受压移位；血液进入脑室或蛛网膜下腔时，可见脑室或蛛网膜下腔内有积血影。②吸收期（发病后3~7天）可见血肿缩小、密度降低，小的血肿可以完全吸收，血肿周围变模糊，水肿带增宽。③发病2个月后进入囊变期，较大的血肿吸收后常留下大小不等的囊腔，同时伴有不同程度的脑萎缩。

2. 蛛网膜下腔出血

CT表现为脑沟、脑池、脑裂内密度增高影，脑沟、脑裂、脑池增大，少数严重病例周围脑组织受压移位。出血一般7天左右吸收，此时CT检查无异常发现，但MRI仍可见高信号出血灶痕迹。

3. 脑梗死

常见的原因有脑血栓形成、脑栓塞、低血压和凝血状态等。病理上分为缺血性脑梗死、出血性脑梗死、腔隙性脑梗死。

（1）CT表现：①缺血性脑梗死：发病12~24小时之内，CT无异常所见；少数病例在血管闭塞6小时即可显示大范围低密度区，其部位、范围与闭塞血管供血区一致，皮质与髓质同时受累，多呈三角形或扇形，边界不清，密度不均，在等密度区内散在较高密度的斑点影，代表梗死区内脑质的相对无损害区；2~3周后，病变处的密度越来越低，最后变为等密度而不可见；1~2个月后可见边界清楚的低密度囊腔。②出血性脑梗死：在密度减低的脑梗死灶内，见到不规则斑点状或片状高密度出血灶影；由于占位，脑室轻度受压，中线轻度移位；2~3周后，病变处密度逐渐变低。③腔隙性脑梗死：发病12~24小时之内，CT无异常所见；典型者可见小片状密度减低影，边缘模糊，无占位效应。

（2）MRI检查：MRI对脑梗死灶发现早、敏感性高，发病后1小时即可见局部脑回肿胀，脑沟变浅。

（二）脑肿瘤

影像检查的目的在于确定肿瘤有无，并对其作出定位、定量乃至定性诊断。颅骨平片的诊断价值有限，CT、MRI是主要的诊断手段。

（三）颅脑外伤

1. 脑挫裂伤

CT可见低密度脑水肿区内散在斑点状高密度出血灶，伴有占位效应。有的表现为广

泛性脑水肿或脑内血肿。

2. 颅内出血

包括硬膜外、硬膜下、脑内、脑室和蛛网膜下腔出血等。CT 可见相应部位的高密度影。

要点十　冠状动脉造影检查的临床意义

冠状动脉造影是检查冠状动脉分布情况、有无冠状动脉缺血及缺血部位、范围、程度的最客观的方法，对一些心血管疾病的诊断和鉴别诊断有重要意义，也是冠状动脉搭桥术或血管形成术前必须做的检查。

细目三　放射性核素诊断

要点一　甲状腺吸^{131}碘功能测定

1. 参考值

正常情况下，甲状腺吸^{131}碘的百分率为 2～3 小时 15%～25%；4～6 小时 20%～30%；24 小时 30%～50%，吸^{131}碘高峰出现在 24 小时。

2. 影响因素

（1）地域因素：甲状腺吸^{131}碘率正常值受不同地域中食物及水中含碘多少不同而有差异，但共同的规律是随着时间的增加，吸碘率逐渐增高，吸碘高峰在 24 小时。

（2）年龄、性别：儿童、青春期少年甲状腺吸^{131}碘率较成年人高，女性高于男性，但差异均无显著性。

（3）食物、药物：含碘食物如海带、紫菜，一些药物如海藻、昆布、乙胺碘呋酮等对甲状腺吸碘率有抑制作用。

3. 临床意义

（1）甲状腺吸^{131}碘功能测定可用于甲亢、亚急性甲状腺炎、甲状腺功能减低以及地方性甲状腺肿的辅助诊断或鉴别诊断。此项检查对成人身体几乎无害，因此安全可靠。但为了防止射线损伤胎儿，禁用于妊娠及哺乳期妇女。

（2）吸碘率增高见于：①甲状腺功能亢进：此时不仅有吸^{131}碘率增高，而且吸^{131}碘高峰前移，但吸^{131}碘率的高低与甲亢病情的严重程度不成正比关系。②地方性缺碘性甲状腺肿：虽然吸^{131}碘率增高，但无高峰前移。

（3）吸碘率降低见于：①原发性或继发性甲状腺功能减低。②亚急性甲状腺炎、慢性淋巴性甲状腺炎。

要点二　血清甲状腺素和促甲状腺激素测定

1. 甲状腺素测定

主要是测定血液中有活性的四碘甲状腺原氨酸（T_4）和三碘甲状腺原氨酸（T_3）。正常情况下，血液循环中的 T_4 绝大部分与蛋白相结合，只有 0.04% 呈游离状态，称为游离 T_4（FT_4），血液中总的 T_4 含量称为总 T_4（TT_4）。血液中 T_4 均是由甲状腺分泌而来，其浓度比 T_3 大 60～80 倍，但生物活性较 T_3 低。血液中 T_3 只有 20% 是甲状腺分泌的，其余 80% 是由 T_4 转化而来。与 T_4 一样，血液循环中绝大部分 T_3 与蛋白结合，只有 0.3%～0.5% 呈游离状态，称为游离 T_3（FT_3）。只有游离的甲状腺素才能在靶细胞中发挥生物效应。因此，测定 FT_3、FT_4 能更准确地反映甲状腺的功能。

2. 甲状腺素测定的临床意义

TT_3、TT_4 联合测定对甲状腺功能判定有重要意义。FT_3、FT_4 对诊断甲亢或甲减更加准确和敏感，其诊断价值依次是 $FT_3 > FT_4 > TT_3 > TT_4$。

3. 血清促甲状腺激素（TSH）测定的临床意义

TSH 增高见于甲状腺功能减退症；TSH 降低主要见于甲状腺功能亢进症。

（张永涛）

传 染 病 学

第一单元　传染病学总论

细目一　传染病流行过程与特征

要点一　传染病的流行过程

有传染源、传播途径、易感人群三个基本条件（环节）。

要点二　传染病的特征

1. 基本特征

有病原体、有传染性、有流行病学特征、有感染后免疫等特征。

2. 临床特征

（1）根据病程发展的阶段性，分为潜伏期、前驱期、症状明显期、恢复期、复发与再燃、后遗症期等。

（2）常见的症状和体征：发热、发疹、毒血症、单核－巨噬细胞系统反应等。

细目二　传染病的诊治与预防

要点一　传染病的诊断

1. 西医诊断

（1）流行病学资料：包括发病地区、发病季节、接触史、预防接种史、既往患传染病情况，还包括年龄、籍贯、职业、流行地区旅居史等。

（2）临床资料：包括详询病史及全面体格检查的发现，并加以综合分析。

（3）实验室检查及其他检查 应重视有诊断和鉴别诊断意义的病原学检查。

2. 中医治疗辨证及诊法

（1）中医辨证：分卫气营血辨证、三焦辨证、六经辨证（太阳病证、阳明病证、少阳病证、太阴病证、少阴病证、厥阴病证）等。

（2）中医诊法：根据望、闻、问、切四诊，掌握病邪的消长，尤其是舌象、脉象的变化与主病主证密切相关，是辨证的重要依据。同时，应注意外感病具有起病急、多有发热、病情变化快等特点。

要点二　传染病的治疗

1. 西医治疗

（1）治疗原则：对传染病患者的治疗，不仅为了促进其康复，还在于控制传染源。要坚持治疗、护理与隔离、消毒并重，一般治疗、对症治疗与特效治疗并重的原则。

（2）治疗方法：包括一般及支持疗法，病原或特效疗法，对症疗法（如降温、给氧、解痉止痛、抗惊厥、补液、纠正酸中毒、抗休克、抗呼吸衰竭等），康复疗法等。

2. 中医治疗

（1）治疗原则：审证求因，审因论治；分析病机，确定治法；辨证与辨病相结合等。

（2）治疗方法：常用解表法、清气法、和解法、化湿法、通下逐邪法、清营凉血法、开窍法、息风法、滋阴生津法、固脱法等。另外，还有外洗、灌肠、针灸等疗法。

要点三　传染病的预防

应当遵循以下两者相结合的原则：针对传染病流行过程三环节采取综合性措施，根据各个传染病的特点采取起主导作用的措施。

1. 管理传染源

对患者和病原体携带者实施管理，要求早发现、早诊断、早报告、早隔离，积极治疗患者。传染病报告制度是早发现传染病的重要措施。

2. 切断传播途径

对于消化道传染病、虫媒传染病以及许多寄生虫病来说，切断传播途径通常是起主导作用的预防措施。

3. 保护易感人群

主要是提高人体免疫力。

要点四　近几年所发传染病的中医认识

传染病属于中医“瘟疫”范畴，长久以来中医药在防治“瘟疫”方面积累了丰富的经验。近年来新发传染病层出不穷，已经列入我国传染病法的有传染性非典型肺炎、人感染高致病性禽流感、手足口病、甲型 H1N1 流感。中医药在诊治上述新发传染病中取得了成功经验。中医理论认为，传染病的发生是由气候环境因素、人体内在因素和戾气、时行之气共同作用的结果。中医、中西医结合治疗可改善患者的发热等症状、缩短病程、减少合并用药、降低病死率。中医药预防可以提高易感人群免疫力，减少或减轻发病，特别是新发传染病没有疫苗预防时，中医药是预防的重要措施。

（李秀惠）

第二单元　常见传染病

细目一　病毒性肝炎

要点一　病原学

病毒性肝炎的病原体是肝炎病毒，目前已证实甲、乙、丙、丁、戊五型肝炎病毒是病毒性肝炎的致病因子，但不除外仍有未发现的肝炎病毒存在。

要点二　流行病学

1. 传染源

甲型、戊型肝炎的传染源为急性患者和隐性感染者，乙型、丙型、丁型肝炎的传染源为急、慢性患者和病毒携带者。

2. 传播途径

（1）甲型肝炎、戊型肝炎经粪口途径传播。

（2）乙型肝炎、丁型肝炎主要经母婴传播和血液、体液传播。

（3）丙型肝炎主要通过输血和注射传播，也可通过母婴传播。

3. 易感人群

（1）甲型肝炎：抗 HAV 阴性者。

（2）乙型肝炎：抗 HBs 阴性者。

（3）丙型肝炎：普遍易感。

（4）丁型肝炎：与 HBV 同时感染或在慢性 HBV 感染基础上感染。

（5）戊型肝炎：青壮年多见，男性多于女性。

4. 流行特征

甲型肝炎、戊型肝炎多呈散发、暴发交替出现。乙型肝炎有明显的地域、性别差异，有家庭聚集现象。丙型肝炎与乙型肝炎类似，但主要与手术及输血等有关。丁型肝炎的流行特征与乙型肝炎相似。

要点三　病机病理

1. 西医发病机制及病理

（1）甲肝病毒在肝细胞的内质网增殖，早期主要是 HAV 本身的致病作用，随后是一种免疫病理损害。其主要病理改变是点状分布的肝细胞变性、液化坏死，并有一部分细胞浆脱水、紧缩、形成嗜酸小体。

（2）乙肝病毒进入人体，通过血液到肝脏，进入肝细胞内复制。肝细胞病变主要取决于机体的免疫应答。

（3）丙肝病毒感染机体主要是通过激活病毒特异性细胞毒性 T 细胞，引发肝损伤。

（4）丁肝病毒通过对肝细胞直接损害引起肝脏病变。

（5）戊肝病毒主要由免疫应答介导，可诱发肝脏的坏死。

2. 中医病因病机

病毒性肝炎属中医“黄疸”、“胁痛”等范畴。急性肝炎多是在饮食不洁（节），或劳累过度，或嗜酒过度等因素下，“湿热疫毒”入侵而发病。湿热疫毒郁于中焦脾胃，交蒸于肝胆，以致肝失疏泄，胆汁外溢，发为黄疸。慢性肝炎是由于湿热缠绵，邪正相争，日久则“湿热毒瘀邪未尽，肝郁脾肾气血虚”，病程迁延不愈。病位在肝、胆、脾胃。

要点四　临床表现

1. 急性肝炎

病程在 6 个月内，包括急性黄疸型肝炎和急性无黄疸型肝炎。

2. 慢性肝炎

仅见于乙、丙、丁型肝炎。病程超过 6 个月，依病情轻重可分轻、中、重度。

3. 重型肝炎

发病率低，但病死率较高。根据病理组织学特征和病情发展速度，可分为急性重型肝炎、亚急性重型肝炎、慢性重型肝炎。其中 2010 年病毒性肝炎指南将慢性重型肝炎分为慢加急性肝衰竭和慢性肝衰竭。

4. 淤胆型肝炎

黄疸深，且持续时间长，皮肤瘙痒，大便灰白，可有肝脾肿大等。

5. 肝炎肝硬化

根据肝脏炎症情况，分为活动性与静止性两型；根据肝脏组织病理及临床表现，分为代偿性肝硬化和失代偿性肝硬化。

要点五　实验室及其他检查

1. 血常规

部分慢性肝炎患者可有血小板、白细胞、红细胞的减少。

2. 肝功能检查

可有血清转氨酶、白蛋白、球蛋白、胆红素、凝血酶原时间、凝血酶原活动度等不同程度的异常。

3. 病原学检查

（1）甲型肝炎：抗 – HAV IgM 是近期感染的标志，有早期诊断价值。

（2）乙型肝炎：HBsAg 阳性是现症感染标志，HBeAg、HBcAg、抗 – HBc IgM、HBV – DNA 阳性均为病毒复制活跃指标，抗 – HBs 为保护性抗体。

（3）丙型肝炎：抗 – HCV 为非保护性抗体，是病毒感染的标志。HCV – RNA 阳性是

HCV 感染及复制活跃的标志。

（4）丁型肝炎：HDAg 是 HDV 感染的直接标志。

（5）戊型肝炎：抗 - HEV IgM 是 HEV 近期感染的标志，有早期诊断价值。

4. 肝组织病理检查

是确定诊断的标准，是判定炎症和纤维化程度及评估疗效的指标。

5. 影像学检查

B 型超声检查对肝硬化、脂肪肝及肝内占位病变的诊断、阻塞性黄疸的鉴别诊断有意义。

要点六 诊断与鉴别诊断

1. 诊断

有流行病学史、相应的临床表现及实验室病原学检查阳性可予诊断。慢性乙型肝炎根据 HBeAg 诊断为 HBeAg 阳性慢性乙型肝炎和 HBeAg 阴性慢性乙型肝炎。

2. 鉴别诊断

（1）急、慢性肝炎出现黄疸者，要与溶血性黄疸、肝外阻塞性黄疸等相鉴别，后两者都有诱发因素。

（2）需要与其他原因引起的肝炎如中毒性肝炎、药物性肝炎、酒精性肝炎、自身免疫性肝炎和脂肪肝等鉴别。

要点七 治疗

1. 治疗原则

急性肝炎以保证足够的休息、合理营养为主，一般具有自限性，不需病原治疗；慢性肝炎目前一般认为应以抗病毒治疗为主，辅以适当药物，避免饮酒、过劳和应用损害肝脏的药物。

2. 中医辨证论治

（1）急性肝炎

①阳黄证：湿热蕴蒸型，治疗原则为清热解毒，利湿退黄。方药用茵陈蒿汤加减。湿重于热，可用茵陈五苓散加减。

②阴黄证：寒湿阻遏型，治疗原则为健脾和胃，温中化湿。方药用茵陈术附汤加减。

③无黄证：肝郁气滞型，治疗原则为疏肝理气。方药用柴胡疏肝散加减或逍遥散加减。

（2）慢性肝炎

①肝胆湿热型，治疗原则为清利湿热，凉血解毒。方药用茵陈蒿汤加凉血解毒药。

②肝郁脾虚型，治疗原则为疏肝和胃。方药用逍遥散加减。

③肝肾阴虚型，治疗原则为养血柔肝，滋阴补肾。方药用一贯煎或滋水清肝饮化裁。

④瘀血阻络型，治疗原则为活血化瘀，散结通络。方药用血府逐瘀汤，或膈下逐瘀汤，或鳖甲煎丸化裁。

⑤脾肾阳虚型，治疗原则为健脾益气，温肾扶阳。方药用附子理中汤合五苓散或四君子汤合肾气丸加减。

（3）重型肝炎

①毒热炽盛型，治疗原则为清热解毒，凉血救阴。方药用神犀丹加减。

②脾肾阳虚、痰湿蒙闭型，治疗原则为健脾温肾，行气利水，化痰开窍。方药用茵陈四逆汤合菖蒲郁金汤加减。

③气阴两虚、脉络瘀阻型，治疗原则为益气救阴，活血化瘀。方药用生脉饮合桃红四物汤加减。

要点八 预防

1. 控制传染源

肝炎患者和病毒携带者是本病的传染源。急性患者应隔离治疗至病毒消失。慢性患者和病毒携带者应养成良好卫生习惯，防止经血液、体液传染他人。

2. 切断传播途径

（1）甲型和戊型肝炎：重点在搞好卫生防护，防止“病从口入”。

（2）乙、丙、丁型肝炎：重点在于防止通过血液和体液传播。

3. 保护易感人群

（1）甲型肝炎：在甲型肝炎流行期间，易感人群应注射甲肝疫苗。

（2）乙型肝炎：接种乙肝疫苗是我国预防和控制乙型肝炎流行的最关键措施。意外暴露于 HBV 的易感者及 HBeAg 阳性母亲所生的新生儿可尽早注射乙肝免疫球蛋白，获得被动免疫。

（3）目前对丙、丁、戊型肝炎尚缺乏特异性免疫预防措施。

细目二 肾综合征出血热

要点一 病原学

肾综合征出血热（HFRS）是由汉坦病毒引起的，以鼠类为主要传染源的一种自然疫源性疾病。我国流行的主要是Ⅰ型汉滩病毒（野鼠型）及Ⅱ型汉城病毒（家鼠型）。

要点二 流行病学

1. 传染源

我国黑线姬鼠、褐家鼠为主要宿主动物及传染源。患者不是本病的主要传染源。

2. 传播途径

病毒可通过呼吸道、消化道、接触、虫媒、母婴等多种途径传播。

3. 易感性

人群普遍易感。

4. 流行特征

（1）地区性：本病主要分布在亚洲，我国疫情严重。

（2）季节性和周期性：野鼠型发病高峰多在秋冬季，家鼠型主要发生在春季和夏初。

（3）人群分布：以男性青壮年发病率高。

要点三　病机病理

1. 西医发病机制

汉坦病毒对人体呈泛嗜性感染，引起机体多器官损伤的机制包括病毒直接作用、免疫作用及各种细胞因子和介质的作用。

2. 中医病因病机

本病属中医“瘟疫”、“疫斑”、“疫疹”等范畴。由疫疠之气所致，主要病机是热毒侵袭卫表，邪正相争，之后迅速传气入营而导致气营两燔，变证丛生。

要点四　临床表现

典型临床病例病程中有发热期、低血压休克期、少尿期、多尿期和恢复期五期经过。根据发热、中毒症状和出血、休克、肾功能损害的严重程度，可分为轻型、中型、重型、危重型和非典型型5型。

1. 发热期

主要表现为全身中毒症状、毛细血管损伤和肾损害等。全身中毒症状表现为头痛、腰痛、眼眶痛（三痛症），出现中毒性神经精神症状者多数可发展为重型。毛细血管损伤表现为充血、出血和渗出水肿征。皮肤充血表现为颜面、颈、胸背潮红（三红征），重者呈醉酒貌，黏膜充血见于眼结膜、软腭和咽部。皮肤出血常见于腋下和胸背部。黏膜出血常见于软腭、眼结膜。渗出水肿征表现在球结膜。肾损害表现在蛋白尿和尿镜检发现管型。热退后病情反而加重是本期的特点。

2. 低血压休克期

主要为中毒性低血容量性休克的表现，于病程3～7天发生的低血压休克称为原发性休克，少尿期以后发生的休克称为继发性休克。

3. 少尿期

主要表现为尿毒症，酸中毒和水、电解质紊乱。严重者出现高血容量综合征和肺水肿。

4. 多尿期

每日尿量显著增多至2000ml即进入多尿期。根据尿量和氮质血症情况可以分为以下三期：移行期、多尿早期、多尿后期。

5. 恢复期

经过多尿期后，血尿素氮、肌酐降至正常，为进入此期的标志。

要点五　实验室检查

1. 血常规

早期出现血小板降低，白细胞升高，以中性粒细胞为主，病后 4 ~5 日开始有淋巴细胞增多。

2. 尿常规

早期出现尿蛋白，尿镜检发现管型和红细胞。

3. 血液生化检查

在低血压休克期即开始有血尿素氮和肌酐升高，少尿期及多尿期达高峰以后逐渐下降；少尿期血钾多升高。

4. 凝血功能检查

若出现 DIC，高凝期凝血时间缩短，低凝期凝血酶原时间延长，纤维蛋白原降低。纤溶亢进期则纤维蛋白降解产物（FDP）升高，血浆鱼精蛋白副凝试验（3P 试验）阳性。

5. 免疫学检查

（1）特异性抗原检查：早期患者的血清、外周血白细胞及尿沉渣细胞内可检测出抗原。

（2）特异性抗体检测：血清特异性抗体 IgM 在第 1 病日即可阳性，第 3 病日阳性率接近 100%，故有早期诊断意义。发病早期和恢复期血清特异性抗体 IgG 双份血清滴度呈 4 倍以上升高有诊断价值。

6. PCR 技术

可检测出病毒 RNA，具有较高的特异性和敏感性。

要点六　诊断和鉴别诊断

1. 诊断

主要依靠流行病学史、临床症状和体征，结合实验室检查进行诊断。

2. 鉴别诊断

发热期应与上呼吸道感染、急性胃肠炎、菌痢、败血症等疾病相鉴别。休克期应与其他感染性休克鉴别。少尿期与急性肾小球肾炎及其他原因引起的肾功能衰竭相鉴别。出血倾向明显者，应与血小板减少性紫癜、伤寒肠出血等相鉴别。

要点七　治疗

目前尚无特效疗法，仍以综合疗法为主。总的原则是“三早一就”，即“早发现、早休息、早治疗及就近治疗”，防治休克、出血、肾功能衰竭和继发感染。

1. 发热期

（1）治疗原则：控制感染，减轻外渗，改善中毒症状，预防 DIC 等。

（2）中医辨证论治

①邪袭表卫型，治疗原则为清热解毒，透表散邪。方药用银翘散加减。

②热燔阳明型，治疗原则为清气泄热，解毒透邪。方药用白虎汤合银翘散加减。

③热入营血型，治疗原则为清营凉血。方药用清瘟败毒饮加减。

2. 低血压休克期

（1）治疗原则：补充血容量，纠正酸中毒，改善微循环，维护重要脏器功能等。

（2）中医辨证论治

①热厥证，治疗原则为清热凉血解毒，益气养阴救脱。方药用清营汤合生脉散加减。

②寒厥证，治疗原则为回阳救逆。方药用参附汤或参附龙牡汤。

3. 少尿期

（1）治疗原则：稳定内环境，利尿，导泻和透析治疗等。

（2）中医辨证论治

①肾阴亏虚型，治疗原则为滋阴生津，凉血化瘀，清热解毒。方药用犀角地黄汤合增液承气汤加减。

②阴虚热结型，治疗原则为滋阴利水，清热散结。方药用导赤散合知柏地黄丸加减。

4. 多尿期

（1）治疗原则：维持水和电解质平衡，防治继发感染。

（2）中医辨证论治

肾气不固型，治疗原则为补肾益气，育阴生津。方药用左归丸合生脉散加减。

5. 恢复期

（1）治疗原则：注意休息，加强营养，逐渐增加活动量。

（2）中医辨证论治

气阴两虚型，治疗原则为益气养阴。方药用生脉散加减。

6. 并发症治疗

积极防治消化道出血、脑水肿、肺水肿、ARDS 等严重并发症。

要点八　预防

积极做好疫情监测、防鼠灭鼠、食品卫生和个人卫生、疫苗注射等。

细目三　艾滋病

艾滋病全称为获得性免疫缺陷综合征（AIDS），是由人类免疫缺陷病毒（HIV）感染引起的、主要经性接触和体液传播的慢性传染病。

要点一　病原学

HIV 分为 HIV－1 和 HIV－2 两个亚型。目前全球流行的多为 HIV－1。HIV－2 毒力较弱，临床上潜伏期较长，进展为艾滋病所需时间也较久，该亚型主要在非洲局部流行。

要点二　流行病学

1. 传染源

艾滋病病人和 HIV 感染者是传染源。病毒主要存在于血液、精液、子宫和阴道分泌物、唾液、泪液、乳汁等体液中。

2. 传播途径

主要有性接触传播、血液传播和母婴传播。

3. 易感人群

人群普遍易感。高危人群包括：同性恋者、性乱者、性病病人、静脉药瘾者、艾滋病病人所生婴儿。

要点三　病机病理

1. 西医发病机制和病理

HIV 进入机体，主要与辅助 T 淋巴细胞 CD4 + 分子结合而进入靶细胞进行复制，使细胞死亡。也能感染 B 淋巴细胞、巨噬细胞等，使这些细胞的数量减少或功能受损，致细胞免疫缺陷，最终并发严重机会性感染和肿瘤。主要病变在淋巴结、胸腺等免疫器官及神经系统。

2. 中医病因病机

本病的病因病机为“正虚邪侵”。“正虚”主要指肺脾肾气血亏虚。邪侵是指“疫毒”秽邪循精室、血液等乘虚而入，伏于血络而致脏腑功能失调，病情日渐深重，致脏腑气血亏虚，甚至衰竭而亡。

要点四　临床表现

1. Ⅰ期（急性感染期）

多发生在接触 HIV 后 2 ~6 周，约 50% ~70% 的感染者可出现 HIV 病毒血症和免疫系统急性损伤，主要表现为发热、乏力、咽痛等类上呼吸道感染的症状。从感染 HIV 到出现 HIV 抗体之前或者检测不到抗体的这段时期，称为“窗口期”。

2. Ⅱ期（无症状感染期）

一般无特殊临床表现，部分患者可出现淋巴结肿大。血液中可检出 HIV 及 HIV 抗体。此期短则数月，长可 20 年，平均 8 ~10 年。

3. Ⅲ期（艾滋病前期）

主要表现为持续性全身淋巴结肿大综合征，指腹股沟淋巴结以外的两处以上淋巴结肿大，直径 1cm 以上，且持续 3 个月以上。

4. Ⅳ期（艾滋病期）

主要表现为由细胞免疫缺陷引起的各种机会性感染及恶性肿瘤。常见 5 种表现是体质性疾病、神经系统症状、严重的临床免疫缺陷、继发肿瘤、免疫缺陷并发的其他疾病。

要点五 实验室检查及其他检查

1. HIV检查

包括抗体检测、病毒载量检测等，其中 HIV 抗体检测是最常用的方法，分为初筛试验和确证试验。

2. 免疫学检查

T细胞绝对数下降，包括 CD4 + T 淋巴细胞计数下降、CD4/CD8 < 1.0，其中 CD4 + T 淋巴细胞计数是评价机体免疫功能和判断抗病毒疗效的重要指标。

3. 常规检查

血常规、肝肾功能检查，可正常或异常。

要点六 诊断

1. HIV感染

受检血液 HIV 抗体初筛试验阳性，确证试验阳性。

2. 艾滋病病人

HIV 抗体阳性，具有以下任何一项者：① CD4 + T 细胞计数 $<0.2\times10^9/L$。②6 个月内体重减轻 10% 以上。③原因不明的持续发热，体温在 38℃ 以上，超过 1 个月。④慢性腹泻次数多于 3 次/日，超过 1 个月。⑤反复发生的细菌、真菌、病毒感染或条件致病菌感染。⑥卡波西肉瘤。

要点七 治疗

1. 抗病毒治疗

目前国际上有四类药物，分为核苷类反转录酶抑制剂、非核苷酸类反转录酶抑制剂、蛋白酶抑制剂、进入和融合抑制剂。前三类药物目前已在国内应用。目前多主张联合用药，合理且有效的联合抗病毒治疗被称之为高效抗反转录病毒疗法（HAART）。

2. 免疫治疗

采用白细胞介素 2，与抗病毒药物同时应用有助于改善患者免疫功能。

3. 并发症治疗

肺孢子虫肺炎应用复方磺胺甲噁唑。隐孢子虫感染应用螺旋霉素。弓形虫病应用螺旋霉素或克林霉素。隐球菌脑膜炎应用氟康唑或两性霉素 B 等。

4. 支持及对症治疗

输血及营养支持疗法，补充维生素等。

5. 预防性治疗

CD4 + T 淋巴细胞计数低于 $0.2\times10^9/L$ 者，应接受预防治疗，口服复方磺胺甲噁唑。

6. 中医药治疗

（1）急性感染期

① 风热表实证，治疗原则为辛凉解表，疏散风热。方药用银翘散加减。

② 风寒表实证，治疗原则为辛温解表，宣肺散寒。方药用荆防败毒散加减。

（2）HIV 无症状感染期

治疗原则为扶正祛邪，健脾益气，清热解毒化湿。方药用归脾汤、甘露消毒丸加减。

（3）艾滋病前期

① 脾肺亏虚证，治疗原则为健脾益气和胃。方药用补中益气汤、参苓白术散加减。

② 肺肾亏虚证，治疗原则为滋补肺肾。方药用沙参麦门冬汤、百合固金汤等。

（4）艾滋病期

①毒热蕴肺证，治疗原则为清热解毒，化痰止咳。方药用千金苇茎汤、竹叶石膏汤等。

②热入营血证，治疗原则为清热凉血，解毒息风。方药用清瘟败毒饮、羚角钩藤汤、安宫牛黄丸等。

③湿热中阻证，治疗原则为清热利湿。方药用葛根芩连汤、霍朴夏苓汤。

④邪毒阻络证，治疗原则为凉血解毒，化瘀散结。方药用血府逐瘀汤加减。

要点八　预防

预防的关键在于改变高危行为。

1. 普及艾滋病、性病的预防知识。
2. 确保血液安全，防止经血液制品传播 HIV。
3. 禁止静脉药瘾者共用注射器及针头。
4. 提倡安全性行为，推广使用安全套。
5. HIV 感染的女性避免妊娠。如妊娠，要进行母婴阻断，所生婴儿避免母乳喂养。
6. 防止医源性感染，使用一次性注射器，严格消毒制度。

细目四　流行性感冒

流行性感冒是由流行性感冒病毒引起的急性呼吸道传染病。

要点一　病原学

流感病毒属正黏液病毒科，分为甲、乙、丙三型。甲型流感病毒抗原变异性极强，已经引起多次世界性大流行。

要点二　流行病学

1. 传染源

病人和隐性感染者是主要传染源。发病 3 日内传染性最强。

2. 传播途径

主要在人与人之间经飞沫直接传播。

3. 人群易感性

人群普遍易感。

4. 流行特征

一般多发生在冬季，突然发生，迅速蔓延。

要点三 病机病理

1. 西医发病机制及病理

流感病毒依靠血凝素与呼吸道纤毛柱状上皮细胞受体结合，病毒进入细胞内进行复制，新增殖的病毒颗粒借神经氨酸酶的作用释放并播散。

2. 中医病因病机

一般认为本病相当于中医“外感病”、“时行感冒”的范畴。多因正气不足，卫外功能低下，感受时行疫疠毒邪。毒邪常随风邪时气，自口鼻、皮毛侵入人体，先犯肺卫，致卫外失司，肺气失宣。

要点四 临床表现

典型流感突起高热、寒战、头痛等全身症状较重，上呼吸道卡他症状相对较轻。轻型流感全身症状及呼吸道症状轻，2～3 日自愈。幼年和老年、原有基础疾病或免疫受抑制的患者感染，可见肺炎型流感，出现高热、咳嗽、呼吸困难及发绀。X 线胸片示肺部阴影，可于 5～10 日发生呼吸循环衰竭，预后较差。部分患者伴呕吐、腹泻等消化道症状的称胃肠型流感。脑膜脑炎型表现为意识障碍、脑膜刺激征等神经系统症状体征阳性。

要点五 实验室检查

1. 血常规

白细胞计数正常或减少，中性粒细胞显著减少，淋巴细胞相对增多。

2. 其他

如病毒分离、血清学检查、免疫荧光法检测抗原等。确定诊断流感主要靠病毒分离阳性。

要点六 诊断及鉴别诊断

1. 诊断

冬春季节在同一地区、短时间内（1～3 日）有大量流感样病人出现，应考虑流感。散发病例须结合流行病学、临床表现、病毒分离及血清学检查结果综合判断。

2. 鉴别诊断

本病应与其他病原体所致的上呼吸道感染相鉴别。

要点七 治疗

1. 对症治疗时儿童患者应避免应用阿司匹林，以免诱发 Reye 综合征。抗流感病毒药物可选用金刚烷胺、甲基金刚烷胺等。

2. 中医辨证论治

（1）邪袭卫表

①外感风热型，治疗原则为辛凉解表。方药用银翘散加减。

②外感风寒型，治疗原则为辛温解表。方药用荆防败毒散加减。

③外感暑湿型，治疗原则为祛暑化湿解表。方药用藿香正气散加减或新加香薷饮加减。

④外感燥邪型，治疗原则为解表清肺润燥。方药用桑杏汤加减。

（2）热郁气分

①肺热壅盛型，治疗原则为辛凉宣肺，清热平喘。方药用麻杏石甘汤加减。。

②热灼肺胃型，治疗原则为清气泄热，除烦生津。方药用白虎汤加减。

③肺热及肠型，治疗原则为解肌清热。方药用葛根芩连汤加减。

（3）邪犯营血

①热入心营型，治疗原则为透营泄热，清心醒神。方药用犀角地黄汤加味。

②热动肝风型，治疗原则为凉肝息风。方药用羚角钩藤汤加减。

（4）余热伤阴，治疗原则为益气养阴。方药用沙参麦冬汤加减。

要点八　预防

疫苗注射是预防流感的最基本措施。每年应根据流行病学调查结果，补充或更换疫苗的抗原组成。接种时间一般在每年流行前的秋季进行。

细目五　流行性脑脊髓膜炎

流行性脑脊髓膜炎是由脑膜炎球菌引起的一种化脓性脑膜炎。

要点一　病原学

脑膜炎球菌属奈瑟菌属，可从带菌者及患者的鼻咽部、血液、脑脊液、皮肤瘀点中检出。

要点二　流行病学

1. 传染源

带菌者及流脑患者是本病的传染源。带菌者不易被发现，是更重要的传染源。

2. 传播途径

主要借飞沫经呼吸道直接传播。

3. 易感人群

普遍易感，隐性感染率高。

4. 流行特征

冬春季高发，5 岁以下儿童发病率高。

要点三　病机病理

1. 西医发病机制及病理

病原菌自鼻咽部侵入人体，病毒和宿主间的相互作用最终决定是否发病以及病情的轻重。主要病理改变是血管内皮损害，血管壁炎症、坏死及血栓形成。

2. 中医病因病机

本病主要是冬春季节感受瘟疫毒邪，若人体正气不足，难以抗御，即可发病。温邪自口鼻而入，犯于肺经，导致卫分证。化热入里，气营两燔，热入营分，则发斑疹。甚者邪陷血分，或热闭心包，神昏谵语，出现危候。

要点四　临床表现

根据临床表现的不同可分为4型：

1. 普通型

占全部病例的90%以上，按病情的进展可分为前驱期、败血症期、脑膜炎期、恢复期四期。

2. 暴发型

起病急骤，24小时内出现意识障碍，病势凶险，死亡率高，儿童多见。根据临床表现的不同可分为休克型、脑膜脑炎型、混合型。

3. 轻型

病变轻微，可有低热、皮肤黏膜少数出血点和脑膜刺激征。脑脊液多无明显改变，咽拭子培养可有病原菌。

4. 慢性败血症型

不多见，主要见于成人，病程迁延数周或数月。反复出现寒战、高热、皮肤瘀点、瘀斑等。

要点五　实验室检查

1. 血常规

白细胞总数多在$20\times10^9/L$以上，中性粒细胞占90%以上。

2. 脑脊液检查

是明确诊断的重要方法。颅内压增高，脑脊液外观混浊，白细胞数升高$1.0\times10^9/L$以上，以多核细胞增多为主。蛋白增高，糖及氯化物明显减低。对颅内压明显增高的患者，腰穿时要注意防止发生脑疝。

3. 细菌学检查

（1）涂片：脑脊液沉淀物或皮肤瘀点涂片染色，可见革兰染色阴性双球菌。

（2）细菌培养：血培养或脑脊液培养可获阳性结果。是临床诊断的金标准。

4. 免疫学检查

抗原测定可用于早期诊断。

要点六 诊断与鉴别诊断

1. 诊断

有流行病学史、典型的临床表现（起病急，突发发热、剧烈头痛，喷射性呕吐，皮肤黏膜瘀点，脑膜刺激征阳性等）及实验室病原学检查阳性可予诊断。

2. 鉴别诊断

应与其他非化脓性脑膜炎、结核性脑膜炎、流行性乙型脑炎、败血症、肾综合征出血热等进行鉴别。

要点七 治疗

1. 治疗原则

就地隔离，保证足够液体入量；病原治疗首选有效抗菌药物，如青霉素 G；对症治疗，积极处理并发症等。

2. 中医辨证论治

（1）邪犯肺卫型：治疗原则为辛凉解表，泄热解毒。方药用银翘散加减。
（2）卫气同病型：治疗原则为清热解毒，泄卫清气。方药用银翘散合白虎汤加减。
（3）气营两燔型：治疗原则为清气凉血，泄热解毒。方药用清瘟败毒饮加减。
（4）内闭外脱型：治疗原则为扶正固脱。方药用生脉散合参附汤。
（5）气阴两虚型：治疗原则为养阴益气，兼以清热。方药用青蒿鳖甲汤加减。

要点八 预防

1. 管理传染源

早发现、早诊断、早隔离、早治疗，加强监测和报告。

2. 切断传播途径

保持空气流通，减少飞沫传播。

3. 保护易感人群

对易感人群，可注射 A 群或 A、C 群联合菌苗预防；对密切接触者，可服用利福平等抗菌药物预防。

细目六 伤寒

伤寒是由伤寒杆菌引起的一种急性肠道传染病。

要点一　病原学

伤寒杆菌属沙门菌属中的D群，革兰染色阴性，不产生外毒素，其菌体破裂所释放的内毒素在发病中起重要作用。

要点二　流行病学

1. 传染源

带菌者或患者是唯一传染源。

2. 传播途径

主要经粪－口途径传播。

3. 易感人群

普遍易感。病后可以获得较稳固的免疫力，第二次发病少见。

4. 流行特征

夏秋多发，水源污染可导致暴发流行。

要点三　病机病理

1. 西医发病机制和病理

人体感染伤寒杆菌后是否发病取决于所摄入细菌的数量、致病性以及宿主的防御能力。主要病理改变为全身单核吞噬细胞系统的炎性增生反应。病变部位主要在回肠下段的集合淋巴结和孤立淋巴滤泡。

2. 中医病因病机

本病属中医“湿温”、“暑温”的范畴。主要与外感湿热或暑湿有关。夏秋季节，湿易困脾，加上饮食不节或不洁，湿热疫毒之邪阻滞中焦。上阻清阳见发热，热炽肠络则便血，蒙蔽清窍则神昏谵语，疾病后期多有余邪未尽，气阴两虚。

要点四　临床表现

1. 典型伤寒的临床表现分为4期。

（1）初期：病程第1周。多数患者起病较缓，体温呈阶梯升高，病情逐渐加重。

（2）极期：病程第2～3周。出现伤寒典型临床表现：持续发热，食欲减退等消化系统症状，表情淡漠、听力减退等神经系统症状，相对缓脉等循环系统症状，以及玫瑰疹、肝脾肿大等。

（3）缓解期：病程第4周。体温逐渐下降，各种症状逐渐好转。

（4）恢复期：病程第5周。体温正常，神经、消化系统症状消失，肝脾恢复正常。

2. 临床类型

临床分为普通型、轻型、迁延型、逍遥型、暴发型等。

3. 常见并发症

可见肠出血、肠穿孔、中毒性肝炎、中毒性心肌炎、支气管炎及肺炎、溶血性尿毒综合征等多种并发症。其中肠穿孔是最严重的并发症。

要点五　实验室检查

1. 血常规检查

白细胞总数在 $3\times10^9/L\sim5\times10^9/L$，中性粒细胞减少，嗜酸性粒细胞减少或消失。

2. 细菌培养

（1）血培养：是确诊的依据，病程 1～2 周阳性率最高。

（2）骨髓培养：阳性率比血培养高。对病程较长，已经应用抗菌素或血培养阴性的疑似病例尤为适用。

（3）其他：粪便培养、尿培养、十二指肠引流液培养等。

3. 肥达反应

第 2 周开始增高，第 3～4 周阳性率最高。肥达反应在病程中效价呈 4 倍以上增高有助于诊断。

要点六　诊断与鉴别诊断

1. 诊断

根据流行病学史、典型的临床表现及实验室检查阳性可予诊断。

2. 鉴别诊断

需与发热伴肝脾肿大的疾病鉴别，如病毒性呼吸道感染、疟疾、革兰阴性杆菌败血症、血行播散性结核病等。

要点七　治疗

1. 一般治疗

消毒隔离，进易消化或无渣饮食，卧床休息等。一般退热后 2 周才可恢复正常饮食。

2. 对症治疗

高热者给予物理降温。腹胀明显者用肛管排气，禁用新斯的明类药物。便秘者可用高渗盐水灌肠，禁用泻药。腹泻者可用收敛药，忌用鸦片制剂。

3. 病原治疗

首选第三代喹诺酮类药物，儿童和孕妇患者宜首选第三代头孢菌素。

4. 带菌者的治疗

可以选用喹诺酮类药物。

5. 对症治疗

积极治疗肠出血、肠穿孔等严重并发症。

6. 中医辨证论治

（1）湿遏卫气型：治疗原则为清热透表，芳香化湿。方药用藿朴夏苓汤加减。

(2) 湿热中阻型：治疗原则为清热化湿，理气和中。方药用王氏连朴饮加减。
(3) 热重湿轻型：治疗原则为清热解毒，佐以化湿。方药用白虎加苍术汤加减。
(4) 湿热蒙蔽心包：治疗原则为清热化湿，芳香开窍。方药用菖蒲郁金汤加减。
(5) 湿热化燥，伤络便血：治疗原则为清热解毒，凉血止血。方药用犀角地黄汤加减。
(6) 余邪留恋，气阴两虚：治疗原则为益气养阴，泻除余邪。方药用竹叶石膏汤加减。

要点八 预防

1. 控制传染源

患者需按消化道传染病隔离至体温正常后15天。带菌者不能从事餐饮、托幼工作。

2. 切断传播途径

做好水源、饮食、粪便管理及消灭苍蝇等卫生工作。

3. 保护易感人群

可进行疫苗接种。

细目七 细菌性痢疾

细菌性痢疾是志贺菌属细菌引起的肠道传染病。终年散发，夏秋季可引起流行。

要点一 病原学

痢疾杆菌为肠杆菌科志贺菌属，分为4群：痢疾志贺菌A群、福氏志贺菌B群、鲍氏志贺菌C群、宋内志贺菌D群。目前我国多数地区B群占据首位，其次是D群，再其次是C群。

要点二 流行病学

1. 传染源

急、慢性菌痢患者及带菌者。非典型患者、慢性患者及带菌者在流行病学中有重要意义。

2. 传播途径

主要为粪-口途径传播。

3. 人群易感性

人群普遍易感，不同菌群间无交叉免疫。

4. 流行特征

全年散发，夏秋呈季节性高峰。

要点三 病机病理

1. 西医发病机制及病理

痢疾杆菌进入机体后是否发病与细菌的数量、致病力及人体的抵抗力有关。菌痢的主要病变部位为乙状结肠和直肠，严重者波及整个结肠和回肠末端。基本病理变化为肠黏膜的弥漫性纤维蛋白渗出性炎症。

2. 中医辨证论治

本病属中医"痢疾"范畴。多是由于外感时邪或饮食不节，湿热疫毒内蕴肠腑，血败化为脓血而赤白下痢。急性期多属实证，慢性期多属本虚标实证。病位主要在大肠，与脾胃关系密切，并可涉及肝肾。

要点四　临床表现

1. 急性菌痢

根据毒血症及肠道症状轻重，可分为普通型（典型）、轻型（非典型）、重型、中毒型四型。普通型起病急，有畏寒、发热、腹痛、腹泻黏液脓血便和里急后重等症状。中毒型多见于2~7岁体质健壮儿童，起病急骤，见高热、精神萎靡、四肢厥冷等，可迅速发生循环衰竭和/或呼吸衰竭，临床上以全身毒血症、休克和/或中毒性脑炎为主要表现，初起可无腹痛、腹泻症状。根据临床表现，分为休克型（周围循环衰竭型）、脑型（呼吸衰竭型）和混合型等。

2. 慢性菌痢

急性菌痢病程迁延超过2个月以上不愈者，为慢性菌痢。根据临床表现，可分为慢性迁延型、急性发作型和慢性隐匿型3型。

要点五　实验室检查

1. 一般检查

血常规检查，急性菌痢白细胞总数及中性粒细胞计数可增加，慢性患者可有贫血。粪便常规检查，外观为黏液脓血便，镜下可见大量白细胞、红细胞。

2. 病原学检查

（1）细菌培养：粪便细菌培养阳性即可确诊。

（2）免疫学和核酸检测：具有早期、快速的优点。目前尚未在临床推广应用。

要点六　诊断与鉴别诊断

1. 诊断

依据流行病学史、症状体征及实验室检查进行综合诊断。确诊须依赖于病原学检查。

2. 鉴别诊断

菌痢应与霍乱等感染性腹泻相鉴别。中毒型菌痢应与乙脑、疟疾等疾病相鉴别。

要点七　治疗

1. 西医治疗原则

急性菌痢中普通型病原治疗首选喹诺酮类药物，儿童和孕妇患者如非必要不宜使用。

中毒型菌痢应针对病情，采用改善微循环、解痉、纠正休克、降低颅内压等救治措施。慢性菌痢还应注意改善胃肠功能等。

2. 中医辨证论治

(1) 湿热痢：治疗原则为清利湿热，调气行血。方药用芍药汤加减。

(2) 疫毒痢：治疗原则为清热解毒，凉血理气。方药用白头翁汤加减。

(3) 寒湿痢：治疗原则为散寒除湿，调气行血。方药用胃苓汤加减，或平胃散加减。

(4) 阴虚痢：治疗原则为养阴清肠。方药用驻车丸加减。

(5) 虚寒痢：治疗原则为温补脾肾，涩肠固脱。方药用真人养脏汤加减。

(6) 休息痢：治疗原则为温中清肠，调气化滞。方药用连理汤加减，或四君子汤合香连丸加减。

要点八　预防

管理传染源，急慢性病人和带菌者应隔离或定期访视，彻底治疗。切断传播途径，搞好个人和环境卫生。易感人群可口服疫苗。

细目八　近年新发、多发传染病概况

要点一　近年新发的传染病概况

近年新发传染病的出现和流行严重威胁人们的生命健康。为有效防控传染病疫情和积极采取救治措施，我国《传染病防治法》新增加了3种传染病。规定传染性非典型肺炎和人感染高致病性禽流感为乙类法定传染病，同时采取甲类传染病的预防、控制措施。手足口病为丙类法定传染病。

1. 传染性非典型肺炎

WHO命名为严重呼吸窘迫综合症（SARS），2003年曾在我国26个省流行。该病传染性极强，病情进展快速，病死率高。属于中医学“瘟疫”、“热病”的范畴。其病因为疫毒之邪由口鼻而入，主要病位在肺，基本病机为邪毒壅肺、湿痰瘀阻、肺气郁闭、气阴亏虚（热、毒、湿、瘀、虚）。中西医结合治疗能够有效改善患者症状，降低病死率。同时，实践证明中医药有积极的预防作用。

2. 人感染高致病性禽流感

本病是由禽甲型流感病毒某些亚型中具有高致病性的毒株引起的急性呼吸道传染病，在我国散在发生。本病死亡率极高，中医药尚无系统认识和成熟的治疗经验。

3. 甲型H1N1流感

其病原体是一种新型的甲型H1N1流感病毒，2009年开始，在包括我国在内的全球大部分地区大规模流行。本病属于中医“疫毒”、“戾气”致病，病位在肺。中医药早期治疗可以取得较好疗效，可以降低重症病例病死率。

要点二　近年多发的传染病概况

手足口病是由肠道病毒引起的急性传染病，在全球多个国家和地区流行，多发生于学龄前儿童。近年在我国出现的重型病例多由 EV71 病毒感染引起，可以出现死亡病例。本病属于中医“温病”范畴，病因为感染疫毒时邪，湿热蕴结，心火炽盛等，病位在肺、脾、心、肝脏。初步临床观察发现，中医药治疗普通型可以减轻发热、皮疹等症状，治疗重型可以改善症状和降低危重症死亡率。

（李秀惠）

第三单元　医院感染

细目　消毒与隔离

要点一　消毒

消毒是用物理或化学方法消灭停留在不同的传播媒介物上的病原体，藉以切断传播途径，阻止和控制传染的发生。消毒种类：疫源地消毒和预防性消毒。消毒方法分为高效消毒法、中效消毒法、低效消毒法等。

要点二　隔离

隔离是指把传染期内的患者或病原携带者置于不能传染给他人的条件之下，防止病原体向外扩散，便于管理、消毒和治疗。隔离种类：严密隔离、呼吸道隔离、消化道隔离、接触隔离、昆虫隔离等。

要点三　医院感染的预防

医院感染预防的基本特点：①既要防止血源性疾病的传播，也要防止非血源性疾病的传播；②强调双向防护，既防止疾病从患者传至医务人员，又防止疾病从医务人员传至患者；③根据疾病的主要传播途径，采取相应的隔离措施，包括接触隔离、空气隔离和微粒隔离。

（李秀惠）

医学心理学

第一单元　心理学基础知识

细目　人的心理现象

要点一　心理学的内容

心理学是研究心理现象发生、发展规律的科学。心理现象是心理活动的表现形式，心理活动包括心理过程和个性心理。它们是两个不可分割的部分。科学的心理观认为，人的心理其实质可以理解为以下三个方面：脑是心理的器官，心理是脑的机能；心理是客观现实的反映；人的心理是对客观现实主观的、能动的反映。

要点二　认识过程：感觉、知觉、记忆、想象和注意

1. 感觉

感觉是直接作用于感觉器官的客观事物的个别属性的反映。人主要的感觉分为外部感觉和内部感觉。

几种感觉的现象：

①适应：是指当刺激连续作用时，感觉随时间延续逐渐发生变化，感受性降低甚至消失的现象。

②联觉：一种感觉引起另一种感觉的现象。如颜色可以引起温度觉。

③补偿：当某种感觉受损或缺失后，其他感觉会过度进行补偿。例如，失明的人触觉一般都很灵敏。

④掩蔽：是当不同感觉器官同时接受刺激时，一种感觉使另一种感觉感受性减低的现象。如一些牙科诊所利用音乐镇痛。

⑤后像：是刺激消失之后感觉暂时存留的现象。如在夜晚关灯之后，视觉仍然能暂时存留灯亮时的形象。

2. 知觉

知觉是人脑对直接作用于感觉器官的客观事物的各个部分和属性的整体反映。知觉是以感觉为基础的，同时是感觉的深入和发展，是一种纯粹的心理现象。

（1）知觉的基本特征

①知觉的选择性：作用于人的感官刺激丰富多彩，但人并非对所有刺激作出反应，而只选取其中少数刺激进一步加工，并做出反应，这种特性称为知觉的选择性。

②知觉的理解性：根据已有的知识经验，对感知的事物进行加工处理，并用语词加以概括、赋予说明的组织加工过程。知觉的理解性主要受到个人的知识经验、言语指导、实

践活动以及兴趣爱好等多种因素的影响。

③知觉的整体性：人根据知识经验把直接作用于感官的客观事物的多种属性整合为统一整体的组织加工过程。

④知觉的恒常性：当客观事物的物理特性在一定范围内已发生变化，而知觉仍保持相对稳定特性的组织加工过程，称为知觉的恒常性。

（2）几种主要的知觉

①空间知觉：对物体距离、形状、大小、方位等空间特性的知觉称为空间知觉。空间知觉包括距离知觉、形状知觉和方位知觉。

②时间知觉：人对客观现象的延续性和顺序性的感知称为时间知觉。

③运动知觉：人对物体在空间位移的知觉称为运动知觉。运动知觉是视觉、动觉、平衡觉等多种感官协同活动的结果，其中视觉起着重要的作用。运动知觉包括真正运动知觉和似动知觉。似动指在一定时间和空间条件下，人们在静止物体间看到移动，或者在没有连续移动时看到连续移动。

④错觉：指人对客观事物不正确的知觉。错觉现象十分普遍，几乎在各种知觉中都可以发生。视错觉在各种错觉中表现得最为明显，研究得也最多，如图形错觉、大小错觉等。

3. 记忆

记忆是人脑对过去经验的保持和再现。

（1）记忆的分类：根据记忆的内容分为形象记忆、逻辑记忆、情绪记忆和运动记忆4种。根据输入信息编码加工方式的不同和储存时间的长短分为瞬时记忆、短时记忆和长时记忆3种。其中，瞬时记忆又叫感觉记忆，是记忆的开始。保持时间短，为0.25～2秒，有鲜明的形象性。短时记忆是瞬时和长时记忆的中间阶段，此阶段储存的时间稍长，但不超过1分钟，其容量相当有限。短时记忆的信息经过复述成为长时记忆。长时记忆保持在1分钟以上直到许多年，甚至终生的记忆。

（2）记忆系统：在记忆过程中，由于从信息的输入到提取经过的时间间隔不同，对信息的编码方式也不同，可以把记忆分为3种系统，即感觉记忆系统、短时记忆系统和长时记忆系统。

①感觉记忆：感觉刺激作用后仍在脑中继续短暂保持其映象的记忆，是信息加工的第一阶段。感觉记忆的特点是：信息保持的时间短，图像记忆约1秒左右，听觉稍长，但不超过4秒；信息完全按照物理特性编码，并以感知的顺序被登记，具有鲜明的形象性；记忆信息容量由感受器的解剖生理特点所决定，几乎进入感官的信息都能被登记，但感觉记忆痕迹很容易衰退，只有受到注意的信息才能转入短时记忆。

②短时记忆：短时记忆是指脑中的信息在1分钟之内的加工编码记忆，又称为工作记忆。短时记忆的基本特征：信息在无复述的情况下一般只有5～20秒，最长也不超过1分钟；短时记忆的容量有限，记忆广度为7±2组块；信息易受干扰，很难恢复，复述是使短时记忆的信息转入长时记忆的关键；短时记忆的信息编码主要采用语言听觉形式编码，少量的是视觉或语义编码。

③长时记忆：是指信息在人脑中长久保持的记忆，又称为永久性记忆。长时记忆的特点：长时记忆容量无限；信息保持时间长，理论上认为是永久存在的；信息编码以意义编

码为主，包括语义编码和表象编码；长时记忆的储存有两种，包括程序性记忆和陈述性记忆。程序性记忆是一种技能记忆，是个人对具有先后顺序的活动的记忆。陈述性记忆是个人对事实性信息的记忆。

（3）记忆过程：记忆的三个基本环节是识记、保持和遗忘、回忆和再认。

①识记：记忆过程从识记开始，它是保持、回忆和再认的必要前提。根据识记有无明确的目的，可将识记分为无意识记和有意识记。无意识记是指事先没有预定目的，不需要任何有助于识记的方法，也不需意志努力而进行的识记。有意识记是指具有明确的识记目的，并通过一定意志努力，采取一定方法进行的识记。在其他条件相同的情况下，有意识记的记忆效果比无意识记好。

识记还可根据识记材料有无意义或识记者是否了解其意义分为意义识记和机械识记。

②保持和遗忘：保持以识记为前提，在再认或回忆中得到体现。对识记过的材料不能再认或回忆，若表现为错误的再认或回忆称为遗忘。

德国心理学家艾宾浩斯首先对遗忘做了系统的研究，提出著名的艾宾浩斯遗忘曲线，也称保持曲线。曲线表明了遗忘发展的规律：遗忘进程不是均衡的。遗忘的发展，时间上看是“先快后慢”，数量上是“先多后少”。

③回忆和再认：回忆是把以前经历过的事物在头脑中重新呈现并加以确认的心理过程。回忆常常以联想的形式出现，联想的种类有接近联想、类似联想、对比联想和因果联想。再认是当经验过的事物再次出现时能够识别确认的过程。

4. 想象

想象是人脑中对已有表象进行加工改造而创造新形象的过程。想象促进智力发展，想象力的发展是智力发展的一个极为重要的方面。

根据想象时有无目的性和计划性可以把想象分为有意想象和无意想象。有意想象是有预定的目的，自觉地进行的想象。无意想象是没有预定目的和计划而产生的想象。根据创造性程度的不同，可以把想象分为再造想象和创造想象。

5. 注意

注意是心理活动对某种事物的指向和集中，它本身并不是独立的心理活动过程，而是伴随心理过程并在其中起指向作用的心理活动。指向性和集中性是注意的两个特点。

要点三　情感过程：情绪和情感的定义、分类和作用

（一）情绪和情感的定义

情绪和情感是人对客观事物的态度的体验，是人的需要是否获得满足的反映。情绪和情感是人类心理生活的一个重要方面，也是人对客观现实的一种反映形式。

（二）情绪和情感的分类和作用

1. 情绪的分类和作用

情绪是多种多样的，种类划分很难有明确的界定，一般认为快乐、愤怒、恐惧和悲哀是最基本、最原始的 4 种情绪。

情绪状态是指在某种事件或情境的影响下，在一定时间内所产生的一定情绪状况。最

典型的情绪状态有心境、激情和应激3种。

（1）心境：心境是一种深入的、比较微弱的、持久的、影响人的整个精神活动的情绪状态，如得意、忧虑。心境具有弥散性，它不是关于某一事物的特定体验，而是由一定情境唤起后在一段时间内影响各种事物的态度体验。

（2）激情：激情是一种强烈的、短暂的、爆发性的情绪状态。激情通常由一个人生活中具有重大意义的事件所引发。激情发生时有明显的外部表现，如面红耳赤、咬牙切齿等。激情状态下，人的认识活动范围缩小，控制力减弱，对自己的行为后果不能做出适当的估价。

（3）应激：应激是在出乎意料的紧急情况下所引起的情绪状态，是人对某种意外的环境刺激作出的适应性反应。应激状态有时使人做出平时不可能做出的大胆判断和行为，所谓急中生智；另一些时候可能使人知觉狭隘，注意局限，思维迟滞，行动刻板，正常能力也得不到发挥。

2. 情感的分类和作用

情感是指与人的社会性需要相联系的主观体验。人类高级的社会性情感主要有道德感、理智感和美感。

（1）道德感：道德感是个体根据一定社会政治道德标准，评价自己或他人的行为、举止、思想、意图时产生的情感体验。当个体自身的言行符合基本道德准则时，就会产生幸福感、自豪感，否则就会产生自责、内疚、不安等。当别人的言行符合基本道德准则时，人们就会对他产生尊敬、钦佩、爱慕感，对那些违背了基本道德标准的思想和行为，人们就会产生厌恶感、鄙视感等。

道德感是在人的社会实践中发生和发展的，不同的历史时期、不同的社会制度、不同阶级具有不同的道德标准。所以道德感具有社会性、历史性和阶级性。

（2）理智感：理智感是人在智力活动过程中认识和追求真理的需要是否满足而产生的情感体验。这类情感和人的认识活动、求知欲望、认识兴趣以及对客观规律的探求有着密切联系。人们在认识世界和改造世界的过程中，形成并发展了认识和追求真理的需要，形成了理智感。认识活动越深入，求知欲越强，追求真理的兴趣越浓厚，理智感也就越深厚。

理智感是人们认识世界和改造世界的动力之一，对人们学习知识、认识事物、发现规律和追求真理的活动具有积极的推动作用。理智感的表现形式有探索未知事件时所表现出的求知感、获得新知识时的喜悦感、对新异事物的好奇心和新异感、对奇异现象的惊奇感、对某种理论的怀疑感和确信感、对真理的热爱感、对谬误和迷信的鄙视和憎恶感等。

（3）美感：美感是客观事物是否符合个人审美需要而产生的个人体验，根据对象可以分为自然美感、社会美感和艺术美感三类。美感受个人的审美观、审美能力、社会性、历史性等诸多因素的影响。人的审美标准既反映了事物的客观属性，又受到个人的思想观点和价值观念的影响。在不同的文化背景下，不同民族、不同阶级的人对事物美的评价可能有所不同。“桂林山水甲天下”就是对自然美的感悟。

要点四　个性的定义、内容和个性心理特征

1. 个性的定义、内容

在心理学中个性可以理解为一个人的整个心理面貌，即具有一定倾向性的各种心理特征的总和。部分心理学书籍，也把个性翻译为人格。个性是复杂的，是多侧面、多层次的统一体。个性的心理结构包括个性倾向性和个性心理特征两大部分。

2. 个性的心理特征

个性的心理特征包括能力、气质和性格。

（1）能力：能力是直接影响活动的效率，使活动顺利完成的个性心理特征。能力在活动中形成和发展，并且在活动中表现出来。能力可以分为一般能力和特殊能力。一般能力包括观察力、记忆力、注意力、思维能力、想象力，也就是通常说的智力，它们适用于广泛的活动范围，并保证人们较容易和有效地掌握知识，与认识活动密切联系。特殊能力只在特殊活动领域内发生作用，如音乐能力、色彩鉴别能力、图画能力等。为了顺利完成某种活动而形成的多种能力的完备结合称为才能。才能的高度发展就是天才。能力是在遗传和环境两大因素支配下由成熟和学习交互作用的结果。个体在能力上存在着个别差异。

（2）气质：气质是个体心理活动稳定的动力特征。所谓心理活动的动力特征主要指心理过程的速度和稳定性、心理过程的强度以及心理活动的指向性等方面的特点。

（3）性格：性格是一个人在现实的稳定态度下和习惯化了的行为方式中所表现出来的个性心理特征。性格的个体差异很大，性格一经形成就比较稳固，并且贯穿于全部行动之中。个体一时的偶然表现，不能认为是其性格特征，只有经常性、习惯性的表现才能认为是个体的性格特征。

（孔军辉）

第二单元　心理应激

细目　应激反应

要点一　应激、应激源及种类

应激是个体觉察环境刺激对生理、心理及社会系统造成负担过重时的整体现象，所引起的反应可以是适应的，也可以是适应不良的。引起一定反应并产生结果的刺激就是应激源。

心理应激源可分为以下 4 类：

1. 躯体性应激源

是指引起生理反应的直接作用于人体的各种物理、化学和生物学刺激，如冷、热、噪音、病毒、损伤等，这些刺激会导致心理反应。过度的疲劳也属于躯体性应激源。

2. 心理性应激源

挫折和心理冲突是最重要的两种心理性应激源。个人需求强烈或对自己的要求过高，凡事要求完美，而能力限制或信息不够都会导致心理的反应。人际关系的冲突往往是很大的心理性应激源。

3. 社会性应激源

社会性应激源的范围很广，生活中的很多事件都可能成为应激源。生活事件也称生活变化，主要是指可以造成个人的生活风格和行为方式改变，并要求个体去适应或应对的社会生活情境和事件。

4. 文化性应激源

产生文化性应激源的主要原因是社会文化环境的改变，如迁居异地，文化、语言等环境的变化给人带来的不适应。社会的巨变同样可带来对个体的持久影响。

要点二　中介机制和应激反应

1. 应激的心理中介机制

心理中介机制主要是指对应激源的觉察和评价。中介机制中以心理的作用最为重要，心理的变化影响着脑－内分泌－免疫系统的变化。

2. 应激的生理中介机制

对于生理中介的因素虽尚未全部探明其细微的机理，但脑的作用与行为的关系，心理、神经、内分泌、免疫领域的研究已有许多资料。

3. 应激反应

应激的心身反应包括心理反应和生理反应。应激的心理反应存在很大的个体差异，但是从心理反应的性质来看，一类是积极的心理反应，一类是消极的心理反应。

积极的心理反应可以引起适度的皮层唤醒水平和情绪唤醒，注意力集中，思维敏锐和动机调整适宜。消极的心理反应常常是过度唤醒，通常会产生不良情绪，导致认知能力降低，甚至自我概念模糊。

要点三　应对与心理防御机制

1. 应对

应对是个体对因生活事件而出现自身不平衡状态所采取的认知和行为措施。

2. 心理防御机制

精神分析学说通过自我的无意识过程来探讨个体如何应付外界压力，认为在面临挫折或冲突时，个体会不自觉地运用防御机制来改变对现实的感知，从而维护理性的自我形象，使情绪得到调节，而不是客观地面对并解决问题。

（孔军辉）

第三单元　心身疾病

细目一　心身疾病的概述

要点一　心身疾病的特点

心身疾病又称心理生理疾患，是一类在发病、发展、转归和防治等方面都与心理－社会因素密切相关的躯体疾病。

心身疾病有以下主要特征：主要是由心理－社会因素刺激，通过情绪和人格特征等作用而发病；必须具有躯体症状和与症状相关的体征，有明确的器质性损害；损害往往涉及的是植物神经所支配的组织或器官；区别于神经症和精神病；大多数病人不了解心理－社会因素在自身发病中的作用。

要点二　心身疾病的诊断要点

对心身疾病的诊断要重视病因中的心理社会因素，对心身疾病的诊断不仅要通过体格检查做出躯体诊断，还要尽量发现病人的心理社会因素刺激，根据心身相关的概念，作出全面正确的诊断。心身疾病的诊断包括躯体诊断和心理诊断两个方面。

要点三　心身疾病的治疗原则

心身疾病的治疗要兼顾病人的生物学和心理－社会诸方面，不仅要采用有效的生物医学手段在躯体水平上处理实在的病理过程，而且必须在心理和社会水平上加以干预或治疗。治疗达到消除心理－社会刺激因素、消除心理学病因和消除生物学症状三个目标。

细目二　临床心身相关问题

要点一　临床典型的心身疾病

1. 消化性溃疡。
2. 神经性厌食。
3. 原发性高血压。
4. 冠心病。
5. 肥胖症。
6. 支气管哮喘。
7. 偏头痛。
8. 肿瘤。

要点二　睡眠障碍与疼痛心理

1. 睡眠障碍

睡眠障碍既可见于正常人，也可以是各种疾病的伴随症状。睡眠障碍分为 4 大类：入睡和维持睡眠障碍（主要指失眠）、白天过度瞌睡、睡眠中的行为异常和睡眠节律紊乱。

（1）失眠：失眠分为入睡困难型、保持睡眠困难型和早醒型。造成失眠的原因主要有心理 – 社会因素、环境与外在因素、疾病及药物因素。

失眠的治疗有药物治疗、针对原发病治疗和心理治疗。心理治疗包括：①端正对睡眠的认识；②养成良好的睡眠习惯；③创造美好环境；④安抚扰乱心理。

（2）其他睡眠障碍

①白天过多瞌睡：主要表现为白天出现无法克制的睡意，可有无意识动作、认知功能降低等表现。

②睡眠中的异常行为：主要是指与睡眠有关的发作性躯体异常和行为异常，如梦游症、梦呓、睡行症、夜惊、梦魇、磨牙和机体不自主跳动等。

③睡眠节律紊乱：患者的睡眠模式与常规的作息不同，表现为入睡和觉醒时间后移。治疗都应当首先排除精神性疾病和癫痫等器质性病变，然后针对不同情况采取相应措施，消除影响睡眠的不良因素。

2. 疼痛心理

疼痛是一种复杂的心理、生理现象，疼痛的程度与损害程度不一定一致，心理 – 社会因素对疼痛的影响较大。

（1）社会学习：疼痛从某种意义上与社会学习过程相关。

（2）对处境的认知评价：对疼痛刺激的含义理解不同，疼痛体验也不同。

（3）注意力：如果把注意力集中在自己的痛觉上，疼痛就会更加剧烈。相反，把注意力集中在疼痛以外的事物上，对疼痛的感觉就会处于抑制状态。

（4）情绪状态：恐惧、生气、内疚等情绪是疼痛的催化剂，人的情绪状态在痛知觉中起到重要作用。

（5）人格特征：自尊心强的人常常表现出较高的疼痛耐受性，具有疑病、抑郁、癔症、紧张等特征的人对疼痛更敏感。

（6）暗示：暗示对疼痛影响很大。

此外，宗教、文化、信仰等因素也能影响疼痛的感受和耐受。

要点三　妇科和儿科心身疾病

1. 妇科心身疾病

心理 – 社会因素在妇科疾病发病、发展中起到重要作用。妇科病人的心理问题许多是由月经、妊娠、分娩等这些女性特有的生理现象所引起的。这些心理问题有时候还会引起强烈的心身反应，转化为心身障碍。妇科常见的心理问题干预有以下几方面：

（1）大力开展健康教育，普及医疗卫生知识，向广大妇女宣讲月经、妊娠、分娩等生理卫生、心理健康科学知识，改变不良认识，从而改善不良心理刺激的影响。

(2) 对不良情绪严重的病人，可通过心理支持疗法、认知心理疗法改善不良认知和不良情绪。

(3) 通过心理指导，帮助患者改善不良个性，提高心理素质，从而改善心身反应，促进心身健康。

2. 儿科心身疾病

儿童期个体的生理和心理处于快速发展阶段，由于大脑结构和相关功能的发育正在完善之中，大脑缺乏对植物神经和情绪活动的有效调节，极易受到体内外各种因素的影响从而导致心身疾病。儿科心身疾病的心理干预包括心理护理和心理治疗两方面。

(孔军辉)

第四单元 心理障碍

细目一 心理障碍的概述

要点一 心理障碍的判断标准

1. 内省的经验标准

内省的经验是通过患者自己的主观经验和观察者根据自身的活动经验来判别的。

2. 社会适应的标准

是指在社会常模的基础上来衡量行为顺应是否完善，人的行为是否与环境协调一致。一个人成长的过程是不断适应社会的过程，使其从一个自然人转变成为一个社会人。若一个人成人后不能适应它所处的社会环境，则其有心理障碍。如人格障碍就形成了某些整体适应能力受损的人格特点。主要考察患者对人对己的态度、在群体中的表现、与他人交往和处理人际关系是否恰当、对社会实践和社会关系的看法是否适应社会的要求等。

一般认为，社会适应能力包括4个方面：①自理生活的能力；②人际交往与沟通能力；③工作、学习和操持家务的能力；④遵守道德、行政、法律和习俗等社会规则的能力。

3. 医学标准

该标准是将心理变态当作躯体疾病一样看待。有些异常的心理现象或致病因素在正常人的身上不一定存在，若在某人身上发现这些致病因素或疾病的症状则被判断为异常。这个标准比较客观，但是运用的范围比较窄。

4. 统计学标准

该标准有两个假设，一是人群中某一心理现象或行为方式的程度是正态分布的；二是评价是正常的，统计学检验有显著性差异的，即是有障碍的。凡是符合这两个标准的心理现象和行为方式才可以用统计学方式来衡量。但是统计学标准也不是普遍适用的。

要点二 心理障碍的分类

心理障碍的表现有：神经症性障碍、人格障碍和其他类型心理障碍。

细目二 神经症性障碍

要点一 神经症性障碍的临床特征与常见症状

1. 临床特征

神经症性障碍主要临床表现为烦恼、焦虑、紧张、恐怖、强迫、疑病、抑郁等，患者有严重的痛苦体验，一般无幻觉、妄想等精神病性症状；患者自知力良好，往往主动求医；患者往往有大量的躯体症状主诉，却无法查明器质性病变；同时生活自理能力、社会适应能力和工作能力基本没有缺损。病程多迁延不愈。

2. 常见症状

（1）精神易兴奋、易疲劳。

（2）情绪症状：主要表现为焦虑、恐惧、抑郁及情绪易激惹。

（3）强迫症状：在强迫性神经症中表现最为明显。

（4）疑病观念：在疑病性神经症中疑病观念表现得最为突出。

（5）慢性疼痛。

（6）头痛。

（7）心慌。

（8）植物神经症状群。

（9）睡眠障碍。

（10）性功能障碍。

要点二 临床常见神经症性障碍：焦虑症、抑郁症、恐惧症、强迫症、神经衰弱

1. 焦虑症

焦虑是一切神经症性障碍表现的基础，也是所有神经症性障碍的一个共同症状。但在焦虑性神经症中，患者对焦虑的体验要显著得多，弥漫性也大得多，每时每刻都会感到很高程度的恐惧，同时伴有显著的植物神经症状和肌肉紧张，以及运动性不安。焦虑可继发于多种神经症性障碍，但只有原发性焦虑症状可视为焦虑性神经症。焦虑性神经症有两种主要的临床形式，即惊恐障碍和广泛性焦虑。

2. 抑郁症

抑郁性神经症是一种以心境低落为主要临床表现的神经症性障碍，其特征是有强烈的、强迫性的、弥漫性的和持续的抑郁情绪。在抑郁性神经症患者的生活中，每天都充满不快和悲伤，并常伴有焦虑、躯体不适和睡眠障碍。由于迁延不愈，患者感到内心痛苦，

常主动求治。

3. 恐惧症

该症是指与现实根本不对应的完全耗费性恐惧。恐惧症的恐惧都有某种具体的对象，如某些事物或特殊的情境，与在焦虑中体验到的泛化恐惧不同。患者明知自己的恐惧是过分的、不合理的和不必要的，但仍然成为它们的囚徒，即这种认知并不能防止恐怖发生。由于患者不能自我控制，因而极为回避所害怕的事物或情境。

4. 强迫症

临床表现以强迫症状为特征。强迫症的特点是有意识的自我强迫和自我反强迫同时存在，二者的尖锐冲突使患者异常焦虑和痛苦。患者体验到，观念或冲动来源于自身，但违反自己的意愿，遂极力抵抗和排斥，却无法控制。患者认识到强迫症状是异常的，但无法摆脱。本病常发生于青年期。

5. 神经衰弱

神经衰弱的主要表现是与精神易兴奋相联系的精神易疲劳、心情紧张、烦恼和易激惹等情绪症状，伴随肌肉紧张性疼痛和睡眠障碍等生理功能紊乱症状。

细目三 其他类型的心理障碍

要点一 人格障碍及类型

人格障碍是指人格特征明显偏离正常，从而使患者形成特有的行为模式，对环境适应不良，明显影响社会功能和职业功能，或者患者自己感到精神痛苦。人格障碍一般早年开始，不存在智能障碍，对自己的行为和问题具有自知力，但是人格明显偏离正常，常常发生动机不明的行为。

人格障碍分为以下6种类型：

1. 偏执型人格障碍。
2. 分裂型人格障碍。
3. 反社会型人格障碍。
4. 冲动型人格障碍。
5. 表演型人格障碍。
6. 强迫型人格障碍。

要点二 行为不良

不良行为包括酒瘾、烟瘾、药物依赖、贪食与厌食等。

（孔军辉）

第五单元　心理健康

细目一　心理健康概述

要点一　心理健康的意义

1948 年，世界卫生组织（WHO）为健康提出的定义是："健康，不仅仅是没有疾病和身体的虚弱现象，而是身体上、心理上和社会上的完满状态。"1990 年进一步对健康的定义作了补充，即健康是指一个人身体健康、心理健康、社会适应健康和道德健康四个方面。一般认为，心理健康就是以积极的、有效的心理活动，平稳的、正常的心理状态，对当前和发展着的社会、自然环境以及自我变化有良好的适应能力；并由此不断地发展健全的人格，提高生活质量，保持旺盛的精力和愉快的情绪。

心理健康的意义有三个方面：一是有助于群体心理疾病的防治；二是有助于个体心理健康的发展；三是有助于社会精神文明的建设。

要点二　心理健康的标准

心理健康的标准具有相对性，许多心理学家提出了自己的观点，其中马斯洛的 10 项标准得到了较多认可。10 项标准是：①有充分的适应能力；②充分了解自己，并对自己的能力作恰当的估计；③生活目标能切合实际；④与现实环境保持接触；⑤能保持人格的完整和谐；⑥有从经验中学习的能力；⑦能保持良好的人际关系；⑧适度的情绪发泄与控制；⑨在不违背集体利益的前提下，有限度地发挥个性；⑩在不违背社会规范的情况下，个人基本需求能恰当满足。

我国心理学家从适应能力、耐受力、控制力、意识水平、社会交往能力、康复力、愉快胜于痛苦的道德感等方面阐述了心理健康的标准。其中有智力正常、情绪良好、人际和谐、社会适应和人格完整 5 条标准值得重视。

细目二　心理健康的发展

要点一　不同年龄的心理健康：婴幼儿、儿童期、青春期、中年期和老年期

1. 婴儿期

婴儿时期的心理健康，不仅影响婴儿的生长发育，对其今后的成长都有着重要的影响。婴儿期的心理健康被认为是心理健康的起点，如儿童期出现的心理疾病包括发育迟缓、情绪不稳定等多数是因为婴儿时期抚养不当。

该时期的关键问题包括：①母乳喂养的重要性；②增进母爱，帮助婴儿建立依恋关系，减少分离焦虑；③保证充足的睡眠；④促进运动与智力的发展。

2. 幼儿期（3~6岁）

幼儿期心理健康应注意的是：①促进幼儿语言的发展；②对幼儿的独立愿望因势利导；③玩耍与游戏是幼儿的主导活动，应帮助幼儿走出自我中心，学会与人交往，建立合作伙伴关系；④正确对待孩子的无理取闹和过失；⑤父母的言行举止注意起到表率作用。

3. 儿童期（6~12岁）

儿童期也称学龄期。该阶段心理健康应注意的是：①科学、合理地安排学习，帮助小学生入学的适应，培养正确的学习动机和学习习惯；②组织社会劳动，在集体活动中发展友谊感和责任心；③培养开拓创造性思维；④注意情商的培养，帮助其建立良好的道德情操，积极、乐观、豁达的品性，持之以恒的韧性，同情和关心他人的品质，并善于调控自己的情感。

4. 青少年期

青少年心身发展快，达到一生的高峰，也是为中年打基础的时期。该期心理健康的常见问题包括：①学习问题，是家长关注的焦点问题；②情绪、情感问题；③恋爱与性的问题。

针对容易出现的心身问题，父母应为青少年健康成长创造良好的家庭氛围，学校和社会应对青少年健康成长提供良好的环境。

5. 中年期

中年期是一生中发展最成熟、精力最充沛、工作能力最强的阶段，中年人是整个社会的中坚力量。中年人的心身特点是：①生理从成熟走向衰退；②智力发展到最佳状态；③个性成熟与稳定。

中年人心理发展中常出现的问题有：①反应速度与记忆能力下降；②渴望健康与追求成就的矛盾；③人际关系错综复杂；④家庭与事业的双趋冲突。

心理保健方面要建立可行的保健与监测体系，加强自我心理保健。

6. 老年期

老年期生理和心理功能都已经过了鼎盛时期，心身发展的特点是：各个器官生理功能逐渐衰退，认知能力和应变能力下降；智力水平开始下降，容易产生孤独心理和恐惧心理。老年人心理发展中常出现的问题有：①不适应退休生活；②主观健康评价差；③性生活问题；④对死亡的恐惧。

老年人心理保健的目标是提高生活质量，渡过一个愉快的晚年。

要点二　不同群体的心理健康：家庭、学校和职业

1. 家庭

家庭环境对个体心理健康具有重要意义。家庭内部平等、民主、相互尊重，才能有温馨和幸福的生活。家庭心理问题主要反映为代际之间及夫妻之间的关系问题。家庭崩溃和家庭冲突及家庭教育子女的方式也会带来很多心理问题。加强家庭成员的沟通，增进相互间的理解，互相关心、帮助和尊重，避免家庭的破裂，采用正确的教育子女的方式方法，及增强家庭成员对家庭的责任感等均是增进和维护家庭心理健康的重要措施。

2. 学校

学校是现代社会中个体社会化的重要场所，学校生活构成了个体发展的重要环节。学校环境对学生心理健康状态的维系甚为重要。在学习负担和升学的压力下，导致学生紧张、焦虑情绪的产生。长此以往，势必严重影响青少年的心理健康和发展。

3. 职业群体

职业活动是人们实现自我价值，寻求社会与他人尊重，谋求生活经费来源的主要渠道。职业性质和职业环境是社会生活和社会环境中最重要的部分，这是因为它在很大程度上决定着人们的安宁、幸福、前途等问题。工作环境、工作安排、人际关系等都会直接影响每个工作人员的身心健康。职业群体的心理健康主要是通过提高职业满意度、促进人际关系和谐、实现工作环境优化及劳动组织合理化来达到的。

（孔军辉）

第六单元　病人心理与医患关系

细目一　病人的心理问题

要点一　病人角色

病人角色是以社会角色为基础的，社会角色是社会规定的用于表现社会地位的行为模式。病人角色有以下特点：减免平日“正常”的社会责任；有接受帮助的义务；有恢复健康的责任；有寻求医疗帮助的责任。

要点二　病人的心理需要

病人除了具有一般人所共有的多种心理需要外，还具有在疾病状态下的特殊心理需要。主要表现在以下4个方面：

1. 接纳的需要。
2. 尊重的需要。
3. 提供诊疗信息的需要。
4. 安全的需要。

要点三　病人的一般心理问题

病人身体上的损伤会直接或者间接造成其心理变化，主要表现为焦虑、行为退化、愤怒、抑郁和猜疑。

要点四　各类病人的心理特点：门诊、住院和手术病人

1. 门诊病人

门诊病人的心理要求主要有以下三点：

（1）希望能及时就诊，并得到良好的医护对待。

（2）期盼明确的诊断，以妥善治疗。

（3）急诊病人较普通门诊病人心理反应更强烈。

2. 住院病人

住院无疑对疾病的诊断和治疗都会带来好处，然而住院又是疾病较为严重的标志，它会让病人产生心理－社会应激。

（1）环境突变增加了病人的负性心理。

（2）生活方式的不适应。

（3）工作及家庭生活中断易产生自我认同迷失，带来心理压力。

3. 手术病人

（1）手术病人的一般心理：手术往往被人们认为是重大的生活事件，病人的心理压力很大。求生的欲望使他们对医务人员产生依赖心理。

（2）手术前病人的心理：手术都具有一定的危险性和不可预期性，病人的心理负担很重。

（3）术前心理准备：术前心理准备可以调整病人对手术和麻醉的认识，缓解心理冲突，使之更容易配合手术，同时也能减轻病人术中的痛苦，促进术后恢复。

4. 手术后病人的心理问题

手术前的心理问题通过实施手术而大都解决，或已时过境迁，手术后的各种实际问题便在较长的恢复期内不时出现，如手术之后的疼痛。如果术后疼痛持续时间较长，应考虑是否为术后抑郁或心理退化所致。

细目二　医患关系

要点一　医患关系的模式与重要性

1. 医患关系的定义

医患关系是人际关系的一种，是人际关系在医疗情境中的一种具体化形式。医患关系有狭义与广义之分。狭义的医患关系是特指医生与患者关系的一个专门术语，广义的医患关系指以医生为主体的人群与以患者为中心的人群的关系。

2. 医患关系的模式

医患关系常常用医患关系模式来描述。此模式根据医生的地位、患者的地位、主动性的程度将医患关系分为3种类型：主动－被动型、指导－合作型和共同参与型。

（1）主动－被动型：这是一种具有悠久历史的医患关系模型。医务人员处于完全主动

的地位，患者处于完全被动的地位。这种模式在现代医学实践中普遍存在。

（2）指导-合作型：这是一种构成现代医疗实践医患关系基础的模型，医患间存在着相互作用。在这种关系中，虽然患者有一定的地位和主动性，但在总体上医患的权利是不平等的。按照这个模式，在临床实践中医生的作用占优势，同时又在一定程度上调动了患者的主动性。在这种模式中，医生是主角，患者是配角。目前临床上的医患关系多属于此种模式。

（3）共同参与型：在这种模式的医患关系中，医务人员和患者有近似相等的权利和地位，医生帮助患者进行自疗。几乎所有的心理治疗均属于这种模式。在这个模式中，医生和患者都是主动的，患者的主观能动作用得以充分发挥。

要点二　医务人员的心理素质培养

医务人员应当有较强的自我控制能力，保持稳定的情绪，不把工作及个人生活中的不愉快发泄到患者身上，这不仅是一种职业的道德要求，也是医务人员保持心身健康的一个重要途径。医务人员应注意培养良好的性格特征，善于使用安慰性、鼓励性和劝说性的语言，对病痛之中的患者进行安慰，这样会使他们感到温暖，心情愉快。医务人员对患者的鼓励实际上是对患者的心理支持。

要点三　医务人员与患者的沟通技巧

1. 语言交流的要领

语言交流的要领是：尊重患者、遵循一定社会语言规范、及时反馈。

2. 语言交流的技巧

语言交流的技巧有：倾听、同感反应、控制谈话方向、及时恰当反应、沉默技巧。

（孔军辉）

医 学 伦 理 学

第一单元　医学的道德传统

细目一　中国医学的道德传统

要点一　中国医学道德规范

1. 对待患者——至亲之想

中国古代医家认为，医生应从患者的痛苦出发，把患者当做亲人来对待。“不得问其贵贱贫富，长幼妍媸，怨亲善友，华夷愚智，普同一等，皆如至亲之想。”“凡病家大小贫富人等，请视者便可往之，勿得迟延厌弃，欲往而不往，不为平易。”

2. 治学态度——至精至微

中国古代医家注重道德的一个重要特征是精于医术。“博极医源，精勤不倦。”省疾问病，要“至意深心，详察形候，纤毫勿失，处判汤药，无得参差”。

3. 服务态度——一心赴救

中国古代医家把及时地抢救患者作为自己的天职。“见彼苦恼，若已有之，深心凄怆，勿避崄巇、昼夜、寒暑、饥渴、疲劳，一心赴救。”

4. 医疗作风——端正淳良

中国古代医家十分重视医生的作风和仪表。医生要“正己正物”。“正己”指精通医理，严肃医风；“正物”指诊断正确，用药恰当。

5. 对待同道——谦和谨慎

谦和谨慎是古代医家处理同道关系的道德原则。“道说是非，议论人物，炫耀声名，訾毁诸医，自矜己德。偶然治瘥一病，则昂首戴面而有自许之貌，谓天下无双，此医人之膏肓也。”

要点二　中国古代医学家的道德风范

1. 张仲景

张仲景（公元150～219年）名机，东汉医学家。东汉末年，战乱频仍，疾疫流行，人多病死。张仲景深为感慨，发愤精研古代医经，广收各家方书，著成《伤寒杂病论》16卷。张仲景以“仁爱救人”为准则，以“救人活命”为己任，行医治病，从不分贵贱贫富，“上以疗君亲之疾，下以救贫贱之厄”，受到人民群众的爱戴。

2. 孙思邈

孙思邈（公元581～682年），唐代医学家。他医术精湛，医德高尚，在《备急千金要方》的“大医精诚”中对医生在为患者诊治疾病中的道德要求做出了详细的说明，成为规范后世医家行为、激励后人高尚医德的精神力量。

3. 钱乙

钱乙（1035～1117年），北宋医学家。他医术精湛，屡愈危证，名震朝野。他为人治病不分贵贱。“自是戚里贵室，逮士庶之家，愿致之，无虚日”。钱乙70多岁时回到故乡，虽然手挛痛，坐卧不起，但登门求医者仍“扶携襁负，累累满前，近自邻井，远或百数十里，皆授之药”。

4. 陈实功

陈实功（1555～1636年），明代医学家。他医术高明，医德高尚，深得病家信任。他提出“遇贫难者，当量力微赠，方为仁术”。他在《外科正宗》一书中提出了医生的“十要”和“五戒”。对医生的学习、知识结构、药物的选择和配制、对同道的态度、防治疾病、医生对患者家庭和社会的责任、对待患者馈赠等都做出了详细的规定。

5. 徐大椿

徐大椿（1693～1771年），清代医学家，著有《内经诠释》、《慎疾刍言》、《洄溪脉学》、《医学源流论》、《伤寒约编》等。他医风严谨，待人诚朴，关心贫苦百姓疾苦，认为“医者能正其心术，虽学不足，犹不至于害人。况果能虚心笃学则学日近，学日近则治必愈。”

细目二　外国医学的道德传统

要点一　外国医学道德规范

1. 救死扶伤，尽职尽责

要求医务人员把维护患者的生命、增进人类健康看做是最崇高的职责。

2. 平等待人，一视同仁

指医务人员尊重和关心患者的权利、利益，强调医务人员与患者、患者与患者之间在人格上的平等。

3. 医行庄重，语言和蔼

目的在于调动患者的积极性，使其密切配合治疗，以及帮助患者建立良好的心理素质。

4. 慎言守密，尊重患者

要求医务人员要全力解除患者痛苦，尽量给予其精神安慰，使之对生活充满希望，并为其保守秘密。

5. 尊重同仁，团结协作

要求医务人员在协调好医患关系的同时，还要处理好医务人员之间的关系。

要点二　外国医学家的道德风范

1. 希波克拉底

希波克拉底（约公元前460～371年）古希腊医学家，为后世留下了十分丰富的医学著作《希波克拉底文集》共70卷，流传至今的有60卷，涉及面很广。希波克拉底堪称"西方医学之父"。"西方医学史上最早的一位巨人"。他认为，医生对一切患者不论穷人与富人都应尽职尽责，一切为患者利益着想。他的医德理论和实践也为西方医学道德的发展奠定了基础。

2. 阿维森纳

阿维森纳（公元980～1037年），阿拉伯医学全盛时期最杰出的医学家。他对穷人体贴入微，立志习医免费为患者治病。除免费施诊外，还出钱救济穷人。他临终前将家奴全部解放，把余下的钱全部分给贫民。

3. 塞尔维特

塞尔维特（1511～1553年），西班牙著名的医生和学者。他提出血液循环理论，坚信科学，反对迷信，为医学事业献出了宝贵的生命。

4. 南丁格尔

南丁格尔（1820～1910年），近代护理学和护士教育的创始人。她主张从人道主义出发，帮助患者完成疾病的"修复过程"。注意患者护理过程的自然环境和生理因素，对患者的饮食起居，空气、阳光、通风、环境等都提出了具体的要求。创办了世界上第一所护士学校，注重学生道德品质的培养。

5. 野口英世

野口英世日本明治时期著名的传染病学家和医生。20世纪初，拉丁美洲各国流行黄热病，许多人死亡。他亲赴病区，在拉丁美洲的厄瓜多尔热带丛林中，对死亡率极高的传染病——黄热病的病因进行了4个月的潜心研究，终于找到了黄热病的病原体，又冒着生命危险奔赴非洲黄热病疫区，以身殉职。

（张金钟）

第二单元　医学伦理学的基本原则与范畴

细目一　医学伦理学的基本原则

要点一　不伤害原则

1. 概念

不伤害原则是指在医学服务中不使患者受到不应有的伤害。损伤是医学实践中客观存在的现象。不伤害原则强调医务人员对患者高度负责、保护患者健康和生命，努力使患者免受不应有的伤害。

2. 医疗伤害的分类

（1）有意伤害与无意伤害：有意伤害是由于医务人员极其不负责任，拒绝给患者必要的诊治、抢救，或者出于增加收入等私利，为患者滥施不必要的诊治手段所直接造成的故意伤害。无意伤害是指医务人员实施正常诊治中导致的间接伤害。

（2）可知伤害与意外伤害：可知伤害是指医务人员知晓的不可避免的伤害。意外伤害是指医务人员无法预先知晓的对患者的伤害。

（3）可控伤害与不可控伤害：可控伤害是指医务人员经过努力可以降低、甚至可以避免的伤害。不可控伤害是指超出医务人员控制能力的伤害。

（4）责任伤害与非责任伤害：责任伤害是指有意伤害以及虽然无意但属可知、可控而未加认真预防与控制的伤害。不伤害原则就是针对责任伤害提出的。非责任伤害是指意外伤害或虽可知但不可控的伤害。

3. 不伤害原则的具体要求

强化以患者为中心和维护患者利益的动机和意识，坚决杜绝有意和责任伤害；恪尽职守，千方百计防范无意的但可知的伤害以及意外伤害出现，不给患者造成本可避免的身体上、精神上的伤害和经济上的损失；正确处理审慎与胆识的关系，经过风险/治疗、伤害/受益的比较评价，选择最佳诊治方案，并在实施中尽最大努力把可控伤害控制在最低限度之内。

要点二　有利原则

1. 概念

有利原则是指把有利于患者健康放在第一位，切实为患者谋利益，亦称行善原则。

2. 有利原则与不伤害原则的关系

有利原则与不伤害原则有着密切关系。有利包含不伤害；不伤害是有利的起码要求和体现，是有利的一个方面。有利原则由两个层次构成，低层次是不伤害患者，高层次是为患者谋利益。不伤害原则为有利原则规定底线，奠定了基础。

3. 有利原则的具体要求

（1）科学、全面地思考以患者健康利益为核心的患者利益，如挽救生命、止痛、康复、治愈、节省医疗费用等正当心理需求和社会学需求。

（2）提供最优服务，努力使患者受益，包括预防疾病和损伤、促进和维持健康，照料那些不能治愈的患者，提高患者的生活质量，追求安详死亡。

（3）努力预防或减少难以避免的伤害。

（4）全面权衡利害得失，选择受益最大、伤害最小的医学决策。

（5）坚持公益原则，将有利于患者与有利于社会健康公益有机地统一起来。

要点三　尊重原则

1. 概念

尊重原则是指医患交往时应该真诚地相互尊重，并强调医务人员尊重患者及其家属。

2. 狭义的尊重原则与广义的尊重原则

（1）狭义的尊重原则：狭义的尊重原则要求尊重患者的人格，尊重患者独立的平等的人格尊严，不允许“重病不重人”，不允许做有损患者人格的事。人格权是一个人生下来即享有并受到法律、道德肯定和保护的权利。在我国，依据现行法律和伦理传统，每一位公民都享有生命权、健康权、身体权、姓名权、肖像权、名誉权、荣誉权、人格尊严权、人身自由权等；隐私权或者其他人格利益；人去世后仍享有的姓名权、肖像权、名誉权、荣誉权、隐私权、遗体权等；具有人格象征意义的特定纪念物品的财产权。其中，自然人的生命权、健康权、身体权及其死后的遗体权等属于物质性人格权，其余的属于精神性人格权。

（2）广义的尊重原则：广义的尊重原则还包括尊重患者的自主性，保证患者在能够理性地选择诊治决策时的自主选择。患者的自主权并不因其罹患疾病、处于弱势地位而降低和丧失。相反，正因其身心在承受病痛折磨，更应得到医务人员的尊重。尊重患者自主性的伦理价值在于从根本上体现和保障患者的健康权益。

3. 坚持尊重原则的意义

尊重原则是医学人道主义基本精神的必然要求和具体体现，也是现代生物－心理－社会医学模式的必然要求和具体体现。实现尊重原则是建立和谐医患关系的必要条件和可靠基础，是保障患者根本权益的必要条件和可靠基础。

要点四　公正原则

1. 概念

公正原则是指在医学服务中公平地对待每一位患者。

2. 形式公正与内容公正

公正由形式层面的公正和内容层面的公正组成。形式公正是指同样的人给予相同的待遇，不同的人给予不同的待遇。内容公正是指不同个体的地位、能力、贡献、需要等决定其承担的社会义务和权利。

3. 医疗服务公正观

医疗服务公正观是形式公正与内容公正的有机统一，即做出同样社会贡献具有相同条件的患者，应得到同样的医疗待遇，贡献和条件不同的患者则享受有差别的医疗待遇；在基本医疗保健需求上要求做到绝对公正，即人人同样享有；在特殊医疗保健需求上要求做到相对公正，即为具有同样条件的患者提供同样的服务。

4. 医疗公正原则

（1）政府在宏观管理上全面负起医疗公正的职责，建立以广大群众基本医疗保健机制和家庭经济困难人群医疗救助机制为基础的完善的公正医疗制度和规则，当好医疗公正的“守门人”。

（2）医疗卫生机构直接负起医疗公正的职责，以全面覆盖、功能互补、结构合理的医疗保健格局为依托，为广大人民群众提供人人享受得起、数量充足、质价相称的医疗保健服务。

（3）医务人员具有公正素质，恪尽职守，平等地对待每一位患者，合理地使用稀有卫生资源。

细目二　医学伦理学的基本范畴

要点一　权利与义务

1. 权利

（1）患者的权利

①患者权利的概念：患者权利是指患者在患病就医期间所拥有的而且能够行使的权力和应该享受的利益，也称患者权益。患者权利包括法律层面的权利和道德层面的权利。

②患者道德权利的内容：

第一，平等医疗权。公民人人享有平等的生命健康权；所有患者在社会地位、人格尊严等方面都是相互平等的；患者与医务人员双方的社会地位、人格尊严是相互平等的。

医务人员在与患者及其家属交往时平等相处，一视同仁地对待不同患者；医务人员在满足患者基本医疗保健需求时体现和保证公平，在满足患者不同层次尤其是特殊医疗保健需求时体现和保证公平。不尊重患者平等医疗权必然受到社会的谴责，造成严重后果的，要受到法律的制裁。

第二，自主权。患者享有经过深思熟虑以后做出的自主的、合乎理性的选择和决定，以及改变这些选择和决定的权利，包括有权选择医院、医生，有权自主决定采取合理的诊治决策，有权放弃或拒绝诊治。

医务人员要尊重和保障患者或其家属的自主决定；慎重、负责任地处理患者自主放弃或终止治疗的决定。

第三，知情同意权。患者有权获悉与自己疾病诊治相关的一切信息，并根据自己的利益做出选择。不经患者或者其家属知情同意而实施的诊治是不道德的，甚至是违法的。

医务人员要以口头或书面的形式为患者及其家属提供关于患者疾病的医学信息，使患者及家属全面了解诊治决策的利与弊，包括诊治的性质、作用、依据、损伤、风险、意外等，鼓励患者及其家属提出他们所关心的任何问题，以及患者在完全知情后，自主、理性地做出的负责任的承诺。患者或者家属做出同意的必要条件是：具备自主选择的合法身份，具备认知理解能力，具备理性的决策能力。

第四，保密和隐私权。患者享有要求医务人员为其隐私、疾病信息的保守秘密的权利。医务人员要自觉地尊重患者的隐私，为患者的隐私和诊疗信息保密。

（2）医务人员的权利

①医务人员权利的概念：医务人员的权力是维护和保证患者普遍、平等医疗权利的实现，促进患者的身心健康。所以，医务人员的权力必须服从患者的权利。

②医务人员权力的内容：

第一，有权对患者的疾病作出判断，并根据自己的临床经验采取必要的治疗措施。

第二，有权根据病情需要开具诊断证明，证明患者是否需要休息，甚至是否承担某些社会或法律责任。

第三，有权要求患者或家属配合诊治。

第四，有权干涉对自主选择意向违背社会利益、他人利益、自身根本利益患者的行为。

2. 义务

（1）医务人员的道德义务

①医务人员道德义务的特点：医务人员的道德义务具有不以享有某种权利为前提和自觉自愿履行的特点。道德义务没有相应的权利获得，它的履行全凭自己的使命感、内心信念和意志。

②医务人员道德义务的内容

第一，为患者治疗疾病是医师基本的道德义务，包括为患者诊断治疗的义务、为患者解除痛苦的义务、对患者及其家属解释说明的义务。医务人员要以维护患者健康为己任，全身心为患者诊治疾病；抢救危重患者时，要处置果断、敢于承担风险；尽可能为患者、患者家庭、社会减少治病费用，减轻大病造成的经济负担。

第二，对社会负责的义务。出现疫情和突发灾难，医务人员要毫不犹豫的进入疫区、灾区，控制和消灭疫情，救治伤员。患者是社会的一员，对患者负责与对社会负责是一致的。在个别患者利益与社会利益发生矛盾时，医务人员应坚持社会利益为重。

（2）患者的道德义务

①保持健康和恢复健康。②积极配合医生治疗。③支持医学科学研究。

要点二　情感、良心

1. 医德情感

（1）医德情感的概念：医德情感是指医务人员对医疗卫生工作及患者的职业态度和内心体验，它是建立在对患者的生命和健康高度负责基础上的崇高道德情感。

（2）医德情感的特点：①具有医学职业的特殊性。②具有理智性。③具有纯洁性。

（3）医德情感的内容

①同情感：同情感是医务人员对患者的遭遇和不幸在自己的情感上发生共鸣，并以相应的态度表现出来的怜悯情感。医务人员面对受疾病折磨、盼望救治的患者，思想上自然产生一种痛苦的感觉。

②责任感：责任感是建立在为患者解除病痛神圣职责基础上的，对医务人员的行为起主导作用的情感。

③事业感：事业感是医务人员积极探索疾病、勇于追求真理的道德情感。

2. 医德良心

（1）医德良心的概念：医德良心是指医务人员对医德义务和医德责任的自觉认识，是医务人员在自我意识中按照一定的医德准则进行的自我评价能力。

（2）医德良心的特点

①存在于医务人员意识之中的对患者和社会负责的道德责任感，是在学习医学知识和从事医疗活动中，认识到自身的使命、职责和任务而产生的对患者和社会应尽道德义务的强烈而持久的愿望。

②医师在内心深处进行自我评价的能力，是医师在深刻理解职业道德原则和道德规范的基础上，以高度负责的态度对自己行为进行自我判断和评价的心理过程。

（3）医德良心的作用

①医疗行为前的选择作用：医务人员在做诊疗准备时，职业良心会促使他根据自己的道德义务作出正确的抉择，避免失误，防止医疗差错。

②医疗行为过程中的监督作用：职业良心对符合医德要求的诊断、治疗给予肯定和鼓励，对不符合医德要求的给予抑制和克服，促使医务人员以良心发现的形式随时主动调节自己的行为。

③医疗行为结束后的评价作用：诊疗工作完成后，医务人员对履行了道德义务的操作感到满足和欣慰；对没有履行道德义务或造成的不良后果和影响感到内疚、惭愧和悔恨，自我谴责，主动反省自己的缺陷和不足。

要点三　审慎、保密

1. 审慎

（1）审慎的概念：审慎即周密谨慎，是指医务人员在医疗行为之前的周密思考和医疗过程中的谨慎认真。审慎既是医务人员内心信念和良心的具体表现，又是医务人员对患者和社会的义务感、责任感、同情感的总体表现。

（2）审慎的道德要求

①在医疗实践的各个环节，应自觉地做到认真负责，谨慎小心，兢兢业业，一丝不苟。李时珍在《本草纲目》中把“用药”比喻成“用刑”，“谈即便隔生死”。

②不断地提高自己的业务水平，在技术上做到精益求精。

2. 保密

（1）保密的概念：保密是指医务人员在防病治病的医疗活动中应当保守医疗秘密，不得对外泄露。医疗秘密包括患者及其家庭生活、个人隐私，独特的体征及畸形、“不名誉”的疾病（性病、精神病、妇科病）以及不良诊断的和预后。

（2）保密的内容

①为患者保密：医生无权泄露由于执行医疗任务而获知的有关患者的疾病、隐私及家庭生活的情况。这是对患者人格的尊重。

②对患者保密：征得患者家属同意，医生不告诉患者所患危重疾病的病情。这是为加强疗效、提高患者治疗疾病的信心而采取的一种保护性的医疗措施。

（3）保密的道德要求

①询问病史、查体从疾病诊断的需要出发，不有意探听患者的隐私。对在诊疗中知晓的患者的隐私进行保密。

②对某些可能给患者带来精神打击的诊断和预后，应对患者保密。

③医务人员在向家属交代病情时，应选择合适的时机和场合，并嘱咐家属不宜将危重病情过多地向亲友泄露，不要在患者面前过分悲伤，以免引起患者猜测，增加患者的疑虑和心理负担。

要点四　荣誉与幸福

1. 荣誉

（1）医务人员的荣誉观：医务人员的荣誉是建立在全心全意为人民健康服务基础之上

的。医务人员热爱医学事业，全心全意为人民的健康服务，并在自己的岗位上作出贡献，获得社会的褒奖，因而产生荣誉感。

（2）医务人员的荣誉是个人荣誉与集体荣誉的统一。个人荣誉中包含着集体的智慧和力量，集体荣誉也离不开每个医务人员辛勤工作作出的贡献。集体荣誉是个人荣誉的基础和归宿，个人荣誉是集体荣誉的体现和组成部分。

（3）荣誉的作用：荣誉对医务人员的行为起评价和激励作用，促使医务人员严格要求自己，力争使自己的行为获得社会的肯定和赞许，并努力保持自己的荣誉，不断进步。

2. 幸福

（1）医务人员幸福观的特点

①物质生活和精神生活的统一：既包含物质生活的改善和提高，在职业服务中获得应有的物质报酬；又包含精神生活的充实，从患者的康复中获得其精神上的满足，从而感受幸福和快乐。

②个人幸福和集体幸福的统一：国家富强和集体幸福是个人幸福的基础，离开集体幸福，医务人员的个人幸福是无法实现的。在强调集体幸福高于个人幸福的前提下，积极关心和维护医务人员的幸福是必要的。

③创造幸福和享受幸福的统一：医务人员只有在为患者的服务之中，通过辛勤劳动、精心治疗、使患者恢复健康、得到社会的肯定，才能获得物质上和精神上的利益和享受。因此，医务人员的幸福寓于职业劳动和创造之中，是创造与享受的统一。

（2）医务人员幸福观的作用

①促使医务人员将个人幸福建立在崇高的职业生活和职业理想的追求上，体现在救死扶伤、防治疾病的平凡而又伟大的医疗工作中，从集体幸福和患者康复的欢乐中获得幸福。

②促使医务人员认识到没有苦就没有乐，没有辛勤的耕耘就难以体会收获的欣慰和欢乐，感受到自身价值的实现和工作意义，更加热爱自己的专业，努力地工作，将自己毕生的精力献给医疗卫生事业。

（张金钟）

第三单元 临床诊疗的道德要求

细目一 临床诊断的道德要求

要点一 询问病史的道德要求

1. 举止端庄，态度热情

医生举止端庄、态度热情，可以使患者、患者家属产生信赖感和亲切感，能缓解患者的紧张心理，有利于患者倾诉病情、告知与疾病有关的隐私，从而获得全面而可靠的病史资料，避免漏诊、误诊。

2. 全神贯注，语言得当

医生要精神集中、冷静，语言温馨、通俗，避免使用专业性强、难以理解的术语，避免使用惊叹、惋惜、埋怨的语言。这样既有利于正确的诊断，又可减轻患者的心理负担。

3. 耐心倾听，正确引导

医生要耐心地倾听患者及其家属的述说，并善于整理、分析、综合，引导患者及其家属介绍有关病情的重要信息。要避免机械地听记，避免对疾病的主观臆断，避免误导。

要点二　体格检查的道德要求

1. 全面系统，认真细致

医生要按照一定的顺序检查，不遗漏部位和内容，不放过任何疑点，做到一丝不苟。对难以确定的体征要反复检查或请上级医生核查。对于危重患者，特别是昏迷患者，为了不耽误抢救，可以扼要、重点检查，但病情缓解后，必须充分检查。

2. 关心体贴，减少痛苦

在体格检查过程中，要根据患者的病情选择舒适的体位，动作要敏捷，手法要轻柔，要用语言转移患者的注意力，不要让患者频繁的改变体位，更不能动作粗暴，以免增加患者的痛苦。

3. 尊重患者，心正无私

始终保持对被检查的尊重，要根据体检的需要依次暴露和检查各部位。检查异性、畸形者时，态度要庄重。遇到难以合作者，要讲清体检对诊断、治疗的重要性，不可勉强，待做好工作再查，或先查容易检查的部位。男医生为女性体检，要有女护士在场。

要点三　辅助检查的道德要求

1. 从诊断要求出发，目的纯正

辅助检查要从患者所患疾病诊查的实际出发。简单检查能解决问题的，不得作复杂而危险的检查；少数几项检查能得出结论的，不得做更多的检查。怕麻烦、图省事，需要做的检查项目不做是失职行为；出于“经济效益”的需要进行“大撒网”式的、与疾病无关的检查同样是失职行为。

2. 知情同意，尽职尽责

确定了辅助检查项目后，要向患者和家属讲清楚检查的目的和意义，得到同意后再行检查。特别是一些比较复杂、费用比较昂贵或危险较大的检查，更应得到患者的理解和同意。有些患者对某些检查，如腰穿、骨穿、内镜等，因惧怕痛苦而拒绝检查，医生应尽职尽责地向患者解释，讲清辅助检查对尽早确定诊断和进行治疗的意义，不能不做解释听其自然，也不能强行实施检查而剥夺患者的自主权。

3. 综合分析，切忌片面

辅助检查能够使医务人员更深入、更细致、更准确地认识疾病，为疾病的诊断提供重要依据。但是由于辅助检查受各种条件的严格限制，有些结果反映的又是局部表现或瞬间状态，存在一定的局限性，因此，要注意将辅助检查的结果与病史、体格检查资料综合分析，防止片面夸大辅助检查在诊断中的作用。

4. 密切联系，加强协作

辅助检查分别在不同的医技科室或研究室进行，而各医技科室和研究室都有自己的专业特长。医技人员要利用自己的特长主动地开展工作，在自己的专业领域不断进取，更好地为患者服务。临床医生与医技人员既要承认对方工作的相对独立性和重要性，又要相互协作、共同完成对患者的诊断任务。

要点四 会诊的道德要求

1. 一切从维护患者利益出发

会诊的目的是分析病情，做出正确的诊疗决策，维护患者的身心健康。

2. 经治医生应客观陈述患者的状况

经治医生对患者的病情及信息掌握比较全面，必须客观介绍情况，虚心求教，不得夸大病情及其复杂程度，不得推卸责任。

3. 尊重科学，学术面前人人平等

无论什么级别的医生在参与会诊时都应具有严谨的科学精神，实事求是的作风，不能碍于情面不发表意见，也不得指责、挑剔，提出不切实际的意见。

细目二 临床治疗的道德要求

要点一 药物治疗的道德要求

1. 对症用药，剂量适宜

医生必须明确疾病的诊断和药物的性能、适应证和禁忌证，根据患者的病情选择药物，确定适宜的剂量。

2. 合理配伍

在联合用药时，合理配伍可以提高患者抵御疾病的能力，也可以克服或对抗一些药物的副作用，使药物发挥更大的疗效，减少毒副作用。要掌握药物的配伍禁忌，预防药源性疾病。

3. 节约费用

在确保疗效的前提下，尽量节约患者的费用。常用药、国内生产的药物能达到疗效时，不用贵重药、进口药；不开大处方。

4. 严守法规

按国家法规处方用药。

要点二　非药物治疗的道德要求

1. 手术治疗的道德要求

（1）术前：严格掌握指征，对手术效果与代价要进行全面的权衡，提出手术方案，充分考虑麻醉和手术中可能发生的意外，并制定出相应的对策。得到患者及家属对手术的真正理解和同意，签订患者及家属知情同意协议书。帮助患者在心理上、躯体上做好接受手术治疗的准备。

（2）术中：认真操作，一丝不苟。一旦手术上遇到问题，要大胆、果断、及时地处理。对意识清醒的手术患者，医务人员还要给予安慰，告知手术进展情况，缓解患者的紧张情绪。

（3）术后：密切观察病情，理解并帮助患者减轻痛苦，发现异常，及时处理，尽可能减少或消除意外情况。

2. 针灸推拿治疗的道德要求

（1）尊重患者。在针灸推拿治疗中，多数情况是一位医生为一位患者服务，医生要尊重患者的隐私。

（2）耐心体贴。针灸推拿在非麻醉条件下进行，由于病情不同，患者对疼痛感知的个体差异大，医生在操作中态度要和蔼，手法要精细，动作要轻，尽量减轻患者痛苦。

3. 心理治疗的道德要求

尊重和满足患者的心理需要，建立良好的医患关系。从患者的具体情况出发，选择适当的治疗方法，保证治疗效果。尊重患者的隐私，采取必要的安全保护措施。帮助患者建立和谐的亲属关系。

4. 饮食治疗中的道德要求

①保证饮食营养的科学性和安全性。②创造良好的进餐环境和条件。③尽量满足患者的饮食习惯和营养要求。

（张金钟）

第四单元　疾病预防的道德要求

细目一　卫生防疫道德

要点一　卫生防疫的道德内涵

预防疾病是最经济、最积极的医学服务，反映着社会道德进步。预防医学的工作效果直接关系到整个民族的健康素质和国家的繁荣昌盛，关系到人类的命运和前途。

要点二　卫生防疫的道德要求

1. 坚持群众受益，维护公益

预防医学实践的目的和根本宗旨是维护和改善人们的生产、生活环境，保护生产力，提高社会成员的整体健康水平，促进社会的繁荣和发展。

2. 坚持“预防为主”

以饱满的工作热情，积极、主动地采取各种措施维护和改善环境，消灭可能引发疾病的各种因素，充分发挥第一级预防的作用。面对已经出现的疫情要积极采取措施，隔离传染源，切断传染渠道，保护易感人群，有效地控制疫情的发展。

3. 严谨求实，秉公执法

要坚持原则，不徇私情，秉公执法。依法打击损害他人健康、破坏自然和社会环境的行为。

4. 文明礼貌，团结协作

要互相支持，齐心协力；要深入群众，虚心听取群众意见，取得全社会的支持和配合。

细目二　中医“治未病”理论的道德内涵

要点一　“治未病”理论

“上医治未病”是中国传统医学的重要思想，养生、防病为历代医家所重视。“养生”中的“生”包括生命、生存、生长；“养”包括保养、调养、补养、护养。“养生”的内涵，一是延长生命的时限，二是提高生活的质量。构建中医特色明显、技术适宜、形式多样、服务规范的预防保健服务体系是“治未病”健康工程的目标。不断提高中医预防保健服务的能力和水平，满足人民群众日益增长的多层次、多样化的中医预防保健服务需求是“治未病”健康工程的目的。以“治未病”理念为指导，融健康文化、健康管理、健康保险为一体是“治未病”健康工程的服务模式。

要点二　“治未病”实践的道德准则

1. 以提高人民群众健康水平为目的

自觉树立为提高人民群众健康水平服务的意识，在临床实践中普及“治未病”理念和方法。将中医学强调的心理健康、饮食养生、运动养生、气功养生、药物养生等方法传达给患者及其家属。

2. 发掘和整理“治未病”理念和方法

整理、研究包括道家、儒家在内的中国传统“治未病”理念和方法。道家的养生思想强调“清静无为”，“保养精气、顺乎自然、气功修炼”，“恬淡虚无，真气从之，精神内守，病安从来。”儒家的养生思想强调“天行健，君子以自强不息”。“仁者寿”、“智者寿”、“欲而不贪”是儒家在养生道德理念上的重要思想。这两种思想形成了一个静动结合的思维方式，贯穿在中医养生学发展过程中。

（张金钟）

第五单元　医学研究道德

细目一　人体试验的道德准则

要点一　有利于医学和社会发展

医学研究的主要目的是改善预防、诊断和治疗的方法，提高对疾病病源和疾病发生因素的认识。人体试验的根本目的在于研究人体的生理机制，探索疾病的病因和发病机理，改进疾病的诊断、治疗和预防措施，维护和促进人类的健康水平以及促进医学的发展。人体试验必须做到有利于医学发展，有利于社会的文明进步。背离这一根本目的，为个人私利或小团体利益的试验是不道德的行为。

要点二　维护受试者利益

任何生命科学研究都必须保护受试者的利益，做到受试者利益第一，医学利益第二。在人体研究之前，首先预测试验过程中的风险，如可能对受试者造成身体上或精神上的严重伤害，无论这项研究的科学价值有多大，也无论对医学的发展和人类的健康具有多么重要的意义，都不得实施。

要点三　受试者知情同意

受试者知情是同意的前提和必要条件。同意的基本条件包括：受试者处于能够自由选择的地位、受试者有正常的理解力、受试者具备必要的知识。受试者做出同意决定后，经过思考撤销原来的决定，研究者必须给予理解和支持。

要点四　严谨的科学态度

研究者要细心观察，精确测量，深思熟虑。人体试验必须建立在基础实验、动物实验等前期试验基础之上。人体试验前，必须周密思考该试验的目的、要解决的问题、预期的治疗效果及可能产生的危害，预期的受益必须超过可能出现的损害。所选择的临床试验方法必须符合科学标准和伦理标准。试验方案的设计须经过严密的科学论证，有极高的可信度和可靠性，以确保试验中不发生意外。严谨的科学态度是人体试验顺利进行的重要保障。

细目二 医学研究的伦理审查

要点一 伦理审查程序

（1）研究前必需提交伦理委员会审查：所有以人为实验对象的科研项目都要向伦理审查委员会提交伦理审查申请报告。

（2）获得伦理委员会批准后方可开始研究。

（3）研究开展后，接受伦理委员会的全过程监督。

要点二 利益冲突的预防

1. 切实保障受试者利益

人体试验要充分考虑并切实保障受试者利益，最大限度地避免人体试验中发生意外事件，使人体试验的风险降低到最小。

2. 妥善处理对受试者的意外伤害

人体试验中发生意外事故造成对受试者的伤害时，要立即采取措施救护受试者，并按受试者受伤害情况给予相应的赔偿。

（张金钟）

第六单元 医德修养与评价

细目一 医德修养

医德修养是医务人员在医德方面通过自我教育、自我塑造，把医德理论、原则和规范转化为个人的医德品质的过程，是经过学习和实践所达到的医德境界。它包括两个方面：一是医务人员按照社会主义医德原则和规范磨炼意志、实践医德的过程；二是医务人员在医德实践中经过长期努力所达到的医德境界或医德水平。

要点一 医德修养的含义

1. 医德认识的提高

医德认识是医务人员医德品质形成的基础。医务人员只有认识自己医德行为的意义、个人和他人相互间的道德义务，掌握医德原则和规范，才能产生一定的思想感情，才能具有对自己行为的道德判断力，才能增强履行医德义务的自觉性。

2. 医德感情的丰富

医德情感是激发人们进行自我反省的动力。医德情感是在长期的医德实践中形成的。随着医德情感的不断深化，医务人员的事业心和责任感在日益增强，以高度的同情心和责任感为患者解除痛苦，履行医德义务。

3. 医德意志的形成

医德意志是指发自内心地对自己应尽义务的坚定信心和强烈责任心。锻炼医德意志，树立医德信念，关系到医德修养的形成和完善，是调节医德行为的精神力量。有了这种意志和精神，就能在疑难患者和危重患者面前敢担风险，知难而进。

4. 医德行为和习惯的养成

良好的医德行为和习惯是医德修养的目的，也是衡量医务人员医德水平的客观标志。

要点二　医德修养的途径、方法

1. 在医疗实践中加强医德修养

医学实践是医德修养的最根本方法和途径。医务人员只有投身于道德实践中，才能真正理解医学道德的内涵，才能培养医学道德情感，坚定医学道德信念，养成医学道德习惯，提高医德境界。

2. 努力做到"慎独"

慎独既是道德修养的一种方法，也是道德修养所要达到的无私奉献的医德境界。

第一，确立医德理想，增强医德修养的主动性和自觉性，持之以恒，坚持不懈。

第二，必须防微杜渐，在思想和行为的隐蔽和微小处下工夫。

第三，必须打消一切侥幸、省事的念头，在劳累过度、工作压力大的情况下，尤其要严格要求自己。

3. 勇于自我批评，自觉抵制违反医德的行为

自觉地进行自我批评是医德修养的一种方法。只有经常反省自己，敢于自我批评，才能与违反医德的行为作斗争。

细目二　医德评价

要点一　医德评价及标准

1. 医德评价的含义

医德评价是指人们根据一定的医德标准，对他人或自己的医德行为所作的善恶判断。医德评价有两种类型：一种是社会评价，即医德行为当事人之外的组织或个人通过各种形式对医务人员的职业行为进行善恶判断并表明倾向性态度；另一种是自我评价，即医务人员对自己的行为在内心深处进行的善恶判断。

2. 医德评价的标准

（1）疗效标准：即指医疗行为是否有利于患者疾病的缓解和根除。

（2）科学标准：即指医疗行为是否有利于医学科学的发展。

（3）社会标准：即指医疗行为是否有利于人类的健康、长寿、优生和人类生存环境的改善。

这三条标准是一个统一整体，其基本点在于维护患者的医疗利益和健康利益，总的目的是为了人类的健康和幸福。

要点二 医德评价方式

1. 社会舆论

社会舆论是医德评价中最普遍、最重要的一种方式。

2. 内心信念

内心信念是指医务人员发自内心地对医德义务的深刻认识和强烈的责任感，是把医德原则内化为高度自觉的思想品质，是医务人员对自己进行善恶评价的精神力量。内心信念具有深刻性、稳定性和自我监督性。

3. 传统习俗

传统习俗是人们在长期社会生活中形成的稳定的、习以为常的行为倾向和行为规范。

第七单元 医疗机构从业人员行为规范

细目一 医疗机构从业人员行为规范总则

要点 总则

1. 为规范医疗机构从业人员行为，根据医疗卫生有关法律法规、规章制度，结合医疗机构实际，制定本规范。

2. 本规范适用于各级各类医疗机构内所有从业人员，包括：

（1）管理人员。指在医疗机构及其内设各部门、科室从事计划、组织、协调、控制、决策等管理工作的人员。

（2）医师。指依法取得执业医师资格或执业助理医师资格，经注册在医疗机构从事医疗、预防、保健及临床科研教学等工作的人员。

（3）护士。指经执业注册取得护士执业证书，依法在医疗机构从事护理工作的人员。

（4）医技人员。指医疗技术人员，主要包括医疗机构内各种检验检查科室技术人员、口腔技师、康复理疗师、医学物理工程师和医疗器械检验、维护人员等。

（5）药学技术人员。指依法取得药学专业技术职称，在医疗机构从事药学工作的药师及技术人员。

（6）其他人员。指除以上五类人员外，在医疗机构从业的其他人员，主要包括物资、总务、设备、信息、统计、财务、基本建设、后勤等部门工作人员。

3. 医疗机构从业人员，既要遵守本文件所列基本行为规范，又要遵守与职业相对应的分类行为规范。

细目二　医疗机构从业人员基本行为规范

要点　基本行为规范

1. 以人为本，践行宗旨。坚持救死扶伤、防病治病的宗旨，以病人为中心，全心全意为人民健康服务。

2. 遵纪守法，依法执业。自觉遵守国家法律法规，遵守医疗卫生行业规章和纪律，严格执行所在医疗机构各项制度规定。

3. 尊重患者，关爱生命。遵守医学伦理道德，尊重患者的知情同意权和隐私权，为患者保守医疗秘密，维护患者合法权益；尊重患者被救治的权利，不因种族、宗教、地域、贫富、地位、残疾、疾病等歧视患者。

4. 优质服务，医患和谐。言语文明，举止端庄，认真践行医疗服务承诺，加强与患者的交流与沟通，自觉维护行业形象。

5. 廉洁自律，恪守医德。弘扬高尚医德，严格自律，不索取和非法收受患者财物，不利用执业之便谋取不正当利益；不收受医疗器械、药品、试剂等生产、销售企业或人员以各种名义、形式给予的回扣、提成，不参与其提供的各类娱乐活动；不违规参与医疗广告宣传和药品医疗器械促销，不倒卖号源。

6. 严谨求实，精益求精。热爱学习，钻研业务，努力提高专业素养，抵制学术不端行为。

7. 爱岗敬业，团结协作。忠诚职业，尽职尽责，正确处理同行同事间关系，互相尊重，互相配合，和谐共事。

8. 乐于奉献，热心公益。积极参加上级安排的指令性医疗任务和社会公益性的扶贫、义诊、助残、支农、援外等活动，主动开展公众健康教育。

细目三　医师行为规范

要点　具体行为规范

1. 遵循医学科学规律，不断更新医学理念和知识，保证医疗技术应用的科学性、合理性。

2. 规范行医，严格遵循临床诊疗规范和技术操作规范，使用适宜诊疗技术和药物，因病施治，合理医疗，不隐瞒、误导或夸大病情，不过度医疗。

3. 认真执行医疗文书制度，规范书写、妥善保存病历材料，不隐匿、伪造或违规涂改、销毁医学文书及有关资料，不违规签署医学证明文件。

4. 按规定履行医疗事故、传染病疫情和涉嫌伤害事件或非正常死亡报告职责。

5. 认真履行医师职责，强化责任安全意识，积极防范和控制医疗责任差错事件。

6. 开展医疗新技术时，保障患者及家属在充分知情条件下对诊疗决策的决定权，不违规进行试验性医疗。

（张金钟）

卫 生 法 规

第一单元　卫生法中的法律责任

卫生法律责任分为民事责任、行政责任和刑事责任三种。

细目一　卫生法中的民事责任

要点一　民事责任的概念及其特征

1. 概念

卫生法中的民事责任主要是指医疗机构和卫生工作人员或从事与卫生事业有关的机构违反法律规定侵害公民的健康权利时，应向受害人承担损害赔偿的责任。

2. 特征

（1）主要是财产责任；
（2）是一方当事人对另一方的责任；
（3）是补偿当事人的损失；
（4）在法律允许的条件下，民事责任可以由当事人协商解决。

要点二　民事责任的构成

构成损害赔偿的民事责任要同时具备下列四个条件：
（1）损害的事实存在；
（2）行为的违法性；
（3）行为人有过错；
（4）损害事实与行为人的过错有直接的因果关系。

要点三　承担民事责任的方式

《民法通则》规定，承担民事责任的方式有：停止侵害；排除妨碍；消除危险；返还财产；恢复原状；修理、重作、更换；赔偿损失；支付违约金；消除影响、恢复名誉；赔礼道歉。

卫生法所涉及的民事责任以赔偿损失为主要形式。

细目二　卫生法中的行政责任

要点一　行政责任的概念及其特征

1. 概念

卫生行政责任，是指卫生行政法律关系主体违反卫生行政法律规范，尚未构成犯罪所应承担的法律后果。

2. 特征

行政责任具有以下特征：

（1）行政责任依据行政管理法规而产生。只有违反了行政管理法规所规定的义务，才需承担行政责任。

（2）行政责任多发生在纵向的卫生管理方面，其责任形式是对实施违反行政法规的卫生工作人员、公民或法人给予行政制裁，其行政行为具有强制性。

（3）行政责任的追究机关只能是国家行政机关或国家授权的企事业单位的行政领导机关。

要点二　行政责任的构成

行政责任的构成，必须同时具备以下三方面的条件：

（1）违反卫生法中行政管理方面法律规定的义务。

（2）行为人必须有过错，即主观上的故意或过失。

（3）违法失职行为已经超过了批评教育的限度。

要点三　行政责任的形式

1. 行政处分

行政处分是指有管辖权的国家机关或企事业单位的行政领导对所属一般违法失职人员给予的一种行政制裁。行政处分的种类主要有警告、记过、记大过、降级、降职、撤职、留用察看、开除等形式。

2. 行政处罚

行政处罚是指卫生行政机关或者法律法规授权组织在职权范围内对违反卫生行政管理秩序而尚未构成犯罪的公民、法人和其他组织实施的一种卫生行政制裁。行政处罚的种类主要有警告，罚款，没收违法所得、没收非法财物，责令停产停业，暂扣或者吊销许可证、暂扣或者吊销执照等。

细目三　卫生法中的刑事责任

要点一　刑事责任的概念及特征

1. 概念

卫生刑事责任是指违反卫生法的行为，侵害了《刑法》所保护的社会关系构成犯罪所应承担的法律后果。

我国《刑法》规定了十余个与违反卫生法有关的罪名：

（1）生产、销售假药、劣药罪；

（2）生产、销售不符合卫生标准食品的犯罪；

（3）生产、销售不符合卫生标准医疗器械、医用卫生材料的犯罪；

(4) 非法行医情节严重的犯罪;

(5) 违反《传染病防治法》的规定，引起甲类传染病传播或者有传播严重危险的犯罪;

(6) 非法采集、供应血液罪或者制作、供应血液制品罪;

(7) 违反国境卫生检疫罪;

(8) 违反规定造成病菌种、毒种扩散罪;

(9) 医务人员严重不负责任造成严重后果的犯罪;

另外，法律还规定了玩忽职守的犯罪、危害环境的犯罪等。

2. 特征

(1) 刑事责任是最严厉的一种法律责任。它不仅可以剥夺犯罪行为人的财产和其他权利，而且可以剥夺其人身自由，甚至可以剥夺其生命。

(2) 刑事责任只能由犯罪行为人承担，具有不可转移性。

(3) 刑事责任只能由司法机关代表国家依法定程序予以追究。

要点二 刑事责任的构成

每一个犯罪构成必须同时具备四个要件:

(1) 犯罪客体：是指我国刑法所保护而为犯罪行为所侵害的社会关系或各种合法权益。

(2) 犯罪客观方面：是指犯罪活动的客观外在表现。

(3) 犯罪主体：是指实施犯罪行为，依法应负刑事责任的自然人或法人。

(4) 犯罪主观方面：指犯罪主体对自己实施的犯罪行为及危害结果所持的心理状态。

根据我国《刑法》规定，实现刑事责任的方式是刑罚。刑罚包括主刑和附加刑。主刑有管制、拘役、有期徒刑、无期徒刑、死刑。它们只能单独适用。附加刑有罚金、剥夺政治权利、没收财产。附加刑是补充主刑适用的刑罚方法，既可以独立适用，也可以附加适用。

(杨建红)

第二单元 相关卫生法律法规

细目一 《中华人民共和国执业医师法》

《中华人民共和国执业医师法》(以下简称《执业医师法》) 对医师在执业活动中享有的权利和履行的义务做了明确的规定。

要点一 执业医师享有的权利

1. 在注册的执业范围内进行医学诊查、疾病调查、医学处置、出具相应的医学证明文件，选择合理的医疗、预防、保健方案;

2. 按照国务院卫生行政部门规定的标准，获得与本人执业活动相当的医疗设备基本条件；

3. 从事医学研究、学术交流，参加专业学术团体；

4. 参加专业培训，接受继续医学教育；

5. 在执业活动中，人格尊严、人身安全不受侵犯；

6. 获取工资报酬和津贴，享受国家规定的福利待遇；

7. 对所在机构的医疗、预防、保健工作和卫生行政部门的工作提出意见和建议，依法参与所在机构的民主管理。

要点二　执业医师在执业活动中应履行的义务

1. 遵守法律、法规，遵守技术操作规范；

2. 树立敬业精神，遵守职业道德，履行医师职责，尽职尽责为患者服务；

3. 关心、爱护、尊重患者，保护患者的隐私；

4. 努力钻研业务，更新知识，提高专业技术水平；

5. 宣传卫生保健知识，对患者进行健康教育。

要点三　《执业医师法》对医师在执业活动中提出的法定要求

1. 医师实施医疗、预防、保健措施，签署有关医学证明文件，必须亲自诊查、调查，并按照规定及时填写医学文书，不得隐匿、伪造或者销毁医学文书及有关资料。

医师不得出具与自己执业范围无关或者与执业类别不相符的医学证明文件。

2. 对急危患者，医师应当采取紧急措施进行诊治；不得拒绝急救处置。

3. 医师应当使用经国家有关部门批准使用的药品、消毒药剂和医疗器械。

除正当诊断治疗外，不得使用麻醉药品、医疗用毒性药品、精神药品和放射性药品。

4. 医师应当如实向患者或者其家属介绍病情，但应注意避免对患者产生不利后果。

医师进行实验性临床医疗，应当经医院批准并征得患者本人或者其家属同意。

5. 医师不得利用职务之便，索取、非法收受患者财物或者牟取其他不正当利益。

6. 遇有自然灾害、传染病流行、突发重大伤亡事故及其他严重威胁人民生命健康的紧急情况时，医师应当服从县级以上人民政府卫生行政部门的调遣。

7. 医师发生医疗事故或者发现传染病疫情时，应当依照有关规定及时向所在机构或者卫生行政部门报告。医师发现患者涉嫌伤害事件或者非正常死亡时，应当按照有关规定向有关部门报告。

8. 执业助理医师应当在执业医师的指导下，在医疗、预防、保健机构中按照其执业类别执业。在乡、民族乡、镇的医疗、预防、保健机构中工作的执业助理医师，可以根据医疗诊治的情况和需要，独立从事一般的执业活动。

要点四　《执业医师法》规定的法律责任

1. 医师在医疗、预防、保健工作中造成事故的，依照法律或者国家有关规定处理。未经批准擅自开办医疗机构行医或者非医师行医的，除按规定承担行政责任外，给患者造成损害的，依法承担赔偿责任。

2. 以不正当手段取得医师执业证书的，由发给证书的卫生行政部门予以吊销；对负有直接责任的主管人员和其他直接责任人员，依法给予行政处分。

3. 医师在执业活动中有下列行为之一的，由县级以上人民政府卫生行政部门给予警告或者责令暂停6个月以上1年以下执业活动；情节严重的，吊销其执业证书：

（1）违反卫生行政规章制度或者技术操作规范造成严重后果的；

（2）由于不负责任延误急危患者的抢救和诊治造成严重后果的；

（3）造成医疗责任事故的；

（4）未经亲自诊查、调查，签署诊断、治疗、流行病学等证明文件或者有关出生、死亡等证明文件的；

（5）隐匿、伪造或者擅自销毁医学文书及有关资料的；

（6）使用未经批准使用的药品、消毒药剂和医疗器械的；

（7）不按照规定使用麻醉药品、医疗用毒性药品、精神药品和放射性药品的；

（8）未经患者或者其家属同意，对患者进行实验性临床医疗的；

（9）泄露患者隐私，造成严重后果的；

（10）利用职务之便，索取、非法收受患者财物或者牟取其他不正当利益的；

（11）发生自然灾害、传染病流行、突发重大伤亡事故以及其他严重威胁人民生命健康的紧急情况时，不服从卫生行政部门调遣的；

（12）发生医疗事故或者发现传染病疫情、患者涉嫌伤害事件或者非正常死亡，不按照规定报告的。

4. 未经批准擅自开办医疗机构行医或者非医师行医的，由县级以上人民政府卫生行政部门予以取缔，没收其违法所得及其药品、器械，并处10万元以下的罚款；对医师吊销其执业证书；构成犯罪的，依照刑法追究刑事责任。

5. 卫生行政部门工作人员或者医疗、预防、保健机构工作人员违反《执业医师法》有关规定，弄虚作假、玩忽职守、滥用职权、徇私舞弊，尚不构成犯罪的，依法给予行政处分；构成犯罪的，依照刑法追究刑事责任。

6. 医务人员由于严重不负责任，造成就诊人死亡或者严重损害就诊人身体健康的，处3年以下有期徒刑或者拘役。

细目二 《中华人民共和国药品管理法》

要点一 药品必须符合法定要求

1. 必须是《中华人民共和国药品管理法》(以下简称《药品管理法》) 明确规定的药品含义中所包括的内容。

2. 必须符合《药品管理法》有关规定要求：

（1）药品生产、经营企业是合法的生产、经营企业。药品生产企业、药品经营企业必须持有药品监督管理部门批准发给的《药品生产许可证》、《药品经营许可证》和工商管理机关核发的《营业执照》。

（2）生产药品须经国务院药品监督管理部门批准并发给药品批准文号。

(3) 药品必须符合国家药品标准。国务院药品监督管理部门颁布的《中华人民共和国药典》和药品标准为国家药品标准。

要点二　假药和劣药

1. 禁止生产（包括配制）、销售假药

有下列情形之一的为假药：

(1) 药品所含成份与国家药品标准规定的成份不符的；

(2) 以非药品冒充药品或者以他种药品冒充此种药品的。

有下列情形之一的药品按假药论处：

(1) 国务院药品监督管理部门规定禁止使用的；

(2) 依照本法必须批准而未经批准生产、进口，或者依照本法必须检验而未经检验即销售的；

(3) 变质的；

(4) 被污染的；

(5) 使用依照本法必须取得批准文号而未取得批准文号的原料药生产的；

(6) 所标明的适应症或者功能主治超出规定范围的。

2. 禁止生产、销售劣药

药品成份的含量不符合国家药品标准的，为劣药。

有下列情形之一的药品按劣药论处：

(1) 未标明有效期或者更改有效期的；

(2) 不注明或者更改生产批号的；

(3) 超过有效期的；

(4) 直接接触药品的包装材料和容器未经批准的；

(5) 擅自添加着色剂、防腐剂、香料、矫味剂及辅料的；

(6) 其他不符合药品标准规定的。

要点三　特殊管理的药品

国家对麻醉药品、精神药品、医疗用毒性药品、放射性药品实行特殊管理。

1. 麻醉药品和精神药品管理的相关规定

(1)《麻醉药品和精神药品管理条例》的相关规定

《麻醉药品和精神药品管理条例》第四条规定，国家对麻醉药品药用原植物以及麻醉药品和精神药品实行管制。

第三十条规定，麻醉药品和第一类精神药品不得零售。禁止使用现金进行麻醉药品和精神药品交易，但是个人合法购买麻醉药品和精神药品的除外。

第三十二条规定，第二类精神药品零售企业应当凭执业医师出具的处方，按规定剂量销售第二类精神药品，并将处方保存2年备查；禁止超剂量或者无处方销售第二类精神药品；不得向未成年人销售第二类精神药品。

(2)《处方管理办法》的相关规定

《处方管理办法》第二十三条规定，为门（急）诊患者开具的麻醉药品注射剂，每张处方为一次常用量；控缓释制剂，每张处方不得超过 7 日常用量；其他剂型，每张处方不得超过 3 日常用量。

第一类精神药品注射剂，每张处方为一次常用量；控缓释制剂，每张处方不得超过 7 日常用量；其他剂型，每张处方不得超过 3 日常用量。哌甲酯用于治疗儿童多动症时，每张处方不得超过 15 日常用量。

第二类精神药品一般每张处方不得超过 7 日常用量；对于慢性病或某些特殊情况的患者，处方用量可以适当延长，医师应当注明理由。

第二十四条规定，为门（急）诊癌症疼痛患者和中、重度慢性疼痛患者开具的麻醉药品、第一类精神药品注射剂，每张处方不得超过 3 日常用量；控缓释制剂，每张处方不得超过 15 日常用量；其他剂型，每张处方不得超过 7 日常用量。

第二十六条规定，对于需要特别加强管制的麻醉药品，盐酸二氢埃托啡处方为一次常用量，仅限于二级以上医院内使用；盐酸哌替啶处方为一次常用量，仅限于医疗机构内使用。

第五十条规定，处方由调剂处方药品的医疗机构妥善保存。普通处方、急诊处方、儿科处方保存期限为 1 年，医疗用毒性药品、第二类精神药品处方保存期限为 2 年，麻醉药品和第一类精神药品处方保存期限为 3 年。

2. 医疗用毒性药品管理的有关规定

《医疗用毒性药品管理办法》第九条规定：医疗单位供应和调配毒性药品，凭医师签名的正式处方。每次处方剂量不得超过 2 日极量。

要点四 《药品管理法》及相关法规、规章对医疗机构及其人员的有关规定

1. 医疗机构药品使用的管理规定

《药品管理法》第二十五条规定，医疗机构配制的制剂应当是本单位临床需要而市场上没有供应的品种，并须经所在地省、自治区、直辖市人民政府药品监督管理部门批准后方可配制。配制的制剂必须按照规定进行质量检验；合格的凭医师处方在本医疗机构使用。

医疗机构配制的制剂不得在市场销售。

《药品管理法》第二十六条规定，医疗机构购进药品，必须建立并执行进货检查验收制度；必须有真实、完整的药品购进记录。

《药品管理法实施条例》第二十七条规定，医疗机构向患者提供的药品应当与诊疗范围相适应，并凭执业医师或者执业助理医师的处方调配。计划生育技术服务机构采购和向患者提供药品，其范围应当与经批准的服务范围相一致，并凭执业医师或执业助理医师的处方调配。个人设置的门诊部、诊所等医疗机构不得配备常用药品和急救药品以外的其他药品。常用药品和急救药品的范围和品种，由所在地的省、自治区、直辖市人民政府卫生行政部门会同同级人民政府药品监督管理部门规定。

2. 处方的管理规定

《处方管理办法》第二条规定，处方是指由注册的执业医师和执业助理医师（以下简称医师）在诊疗活动中为患者开具的、由取得药学专业技术职务任职资格的药学专业技术

人员（以下简称药师）审核、调配、核对，并作为患者用药凭证的医疗文书。处方包括医疗机构病区用药医嘱单。

第四条规定，医师开具处方和药师调剂处方应当遵循安全、有效、经济的原则。处方药应当凭医师处方销售、调剂和使用。

第十七条规定，医师开具处方应当使用经药品监督管理部门批准并公布的药品通用名称、新活性化合物的专利药品名称和复方制剂药品名称。医师开具院内制剂处方时应当使用经省级卫生行政部门审核、药品监督管理部门批准的名称。医师可以使用由卫生部公布的药品习惯名称开具处方。

第十九条规定，处方一般不得超过 7 日用量；急诊处方一般不得超过 3 日用量；对于某些慢性病、老年病或特殊情况，处方用量可适当延长，但医师应当注明理由。

第三十七条规定，药师调剂处方时必须做到“四查十对”：查处方，对科别、姓名、年龄；查药品，对药名、剂型、规格、数量；查配伍禁忌，对药品性状、用法用量；查用药合理性，对临床诊断。

3. 关于禁止药品购销中账外暗中给予、收受回扣或者其他利益的规定

《药品管理法》第五十九条规定，禁止药品的生产企业、经营企业和医疗机构在药品购销中账外暗中给予、收受回扣或者其他利益。

禁止药品的生产企业、经营企业或者其代理人以任何名义给予使用其药品的医疗机构的负责人、药品采购人员、医师等有关人员以财物或者其他利益。禁止医疗机构的负责人、药品采购人员、医师等有关人员以任何名义收受药品的生产企业、经营企业或者其代理人给予的财物或者其他利益。

要点五　《药品管理法》规定的法律责任

违反《药品管理法》规定，应承担的法律责任有行政责任、民事责任和刑事责任。

1. 药品的生产企业、经营企业、医疗机构违反本法规定，给药品使用者造成损害的，依法承担赔偿责任。

2. 生产、销售假药的，没收违法生产、销售的药品和违法所得，并处违法生产、销售药品货值金额两倍以上五倍以下的罚款；有药品批准证明文件的予以撤销，并责令停产、停业整顿；情节严重的，吊销有关许可证；构成犯罪的，依法追究刑事责任。

3. 生产、销售劣药的，没收违法生产、销售的药品和违法所得，并处违法生产、销售药品货值金额一倍以上三倍以下的罚款；情节严重的，责令停产、停业整顿或者撤销药品批准证明文件、吊销有关许可证；构成犯罪的，依法追究刑事责任。

4. 医疗机构将其配制的制剂在市场销售的，责令改正，没收违法销售的制剂，并处违法销售制剂货值金额一倍以上三倍以下的罚款；有违法所得的，没收违法所得。

5. 有关单位或者个人在药品购销中违法给予、收受回扣应承担的法律责任：

（1）医疗单位的有关人员在药品购销中，收受给予财物或者其他利益，由卫生行政部门或者本单位给予处分，没收违法所得；对违法行为情节严重的执业医师，由卫生行政部门吊销其执业证书；构成犯罪的，依法追究刑事责任。

（2）《中华人民共和国刑法修正案（六）》第七条将《刑法》第一百六十三条修改为：公司、企业或者其他单位的工作人员利用职务上的便利，索取他人财物或者非法收受他人财物，为他人谋取利益，数额较大的，处五年以下有期徒刑或者拘役；数额巨大的，处五年以上有期徒刑，可以并处没收财产。

公司、企业或者其他单位的工作人员在经济往来中利用职务上的便利，违反国家规定，收受各种名义的回扣、手续费，归个人所有的，依照前款的规定处罚。

细目三　《中华人民共和国传染病防治法》

要点一　法定传染病的分类

《中华人民共和国传染病防治法》(以下简称《传染病防治法》) 将37种急、慢性传染病列为法定管理的传染病，并根据其传播方式、速度及对人类危害程度的不同，分为甲类、乙类和丙类三类。

（1）甲类传染病：是指鼠疫、霍乱。

（2）乙类传染病：是指传染性非典型肺炎、艾滋病、病毒性肝炎、脊髓灰质炎、人感染高致病性禽流感、麻疹、流行性出血热、狂犬病、流行性乙型脑炎、登革热、炭疽、细菌性和阿米巴性痢疾、肺结核、伤寒和副伤寒、流行性脑脊髓膜炎、百日咳、白喉、新生儿破伤风、猩红热、布鲁氏菌病、淋病、梅毒、钩端螺旋体病、血吸虫病、疟疾。

（3）丙类传染病：是指流行性感冒、流行性腮腺炎、风疹、急性出血性结膜炎、麻风病、流行性和地方性斑疹伤寒、黑热病、包虫病、丝虫病，除霍乱、细菌性和阿米巴性痢疾、伤寒和副伤寒以外的感染性腹泻病。

上述规定以外的其他传染病，根据其暴发、流行情况和危害程度，需要列入乙类、丙类传染病的，由国务院卫生行政部门决定并予以公布。

对乙类传染病中传染性非典型肺炎、炭疽中的肺炭疽和人感染高致病性禽流感采取本法所称甲类传染病的预防、控制措施。其他乙类传染病和突发原因不明的传染病需要采取本法所称甲类传染病的预防、控制措施的，由国务院卫生行政部门及时报经国务院批准后予以公布、实施。

要点二　传染病防治方针与管理原则

国家对传染病防治实行预防为主的方针。

传染病防治管理原则是“防治结合、分类管理、依靠科学、依靠群众。”

要点三　传染病预防与疫情报告

1. 国家建立传染病预防的相关制度

（1）国家实行有计划的预防接种制度。用于预防接种的疫苗必须符合国家质量标准。国家对儿童实行预防接种证制度。国家免疫规划项目的预防接种实行免费。

（2）国家建立传染病监测制度。各级疾病预防控制机构对传染病的发生、流行以及影响其发生、流行的因素进行监测

(3）国家建立传染病预警制度。国务院卫生行政部门和省、自治区、直辖市人民政府根据传染病发生、流行趋势的预测，及时发出传染病预警，根据情况予以公布。

（4）县级以上地方人民政府应当制定传染病预防控制预案，报上一级人民政府备案。

（5）国家建立传染病菌种、毒种库。对可能导致甲类传染病传播的以及国务院卫生行政部门规定的菌种、毒种和传染病检测样本，确需采集、保藏、携带、运输和使用的，须经省级以上人民政府卫生行政部门批准。

2. 医疗机构和疾病预防控制机构在传染病预防控制中的职责

各级医疗机构必须严格执行国务院卫生行政部门规定的管理制度、操作规范，防止传染病的医源性感染和医院感染。应当确定专门的部门或者人员，承担传染病疫情报告、本单位的传染病预防、控制以及责任区域内的传染病预防工作；承担医疗活动中与医院感染有关的危险因素监测、安全防护、消毒、隔离和医疗废物处置工作。

疾病预防控制机构应当指定专门人员负责对医疗机构内传染病预防工作进行指导、考核，开展流行病学调查。

疾病预防控制机构、医疗机构的实验室和从事病原微生物实验的单位应当符合国家规定的条件和技术标准，建立严格的监督管理制度，对传染病病原体样本按照规定的措施实行严格监督管理，严防传染病病原体的实验室感染和病原微生物的扩散。

疾病预防控制机构、医疗机构使用血液和血液制品必须遵守国家有关规定，防止因输入血液、使用血液制品引起经血液传播疾病的发生。

3. 传染病疫情报告

（1）疾病预防控制机构、医疗机构和采供血机构及其执行职务的人员发现本法规定的传染病疫情或者发现其他传染病暴发、流行以及突发原因不明的传染病时，应当遵循疫情报告属地管理原则，按照国务院规定的或者国务院卫生行政部门规定的内容、程序、方式和时限报告。

任何单位和个人发现传染病病人或者疑似传染病病人时，应当及时向附近的疾病预防控制机构或者医疗机构报告。

（2）国家建立传染病疫情信息公布制度。

国务院卫生行政部门定期公布全国传染病疫情信息。省、自治区、直辖市人民政府卫生行政部门定期公布本行政区域的传染病疫情信息。

传染病暴发、流行时，国务院卫生行政部门负责向社会公布传染病疫情信息，并可以授权省、自治区、直辖市人民政府卫生行政部门向社会公布本行政区域的传染病疫情信息。

公布传染病疫情信息应当及时、准确。

要点四　传染病疫情控制措施及医疗救治

1. 医疗机构发现传染病时应采取的措施

（1）医疗机构发现甲类传染病时，应当及时采取下列措施：

①对病人、病原携带者予以隔离治疗，隔离期限根据医学检查结果确定；

②对疑似病人，确诊前在指定场所单独隔离治疗；

③对医疗机构内的病人、病原携带者、疑似病人的密切接触者，在指定场所进行医学观察和采取其他必要的预防措施。

拒绝隔离治疗或者隔离期未满擅自脱离隔离治疗的，可以由公安机关协助医疗机构采取强制隔离治疗措施。

（2）医疗机构发现乙类或者丙类传染病病人，应当根据病情采取必要的治疗和控制传播措施。

（3）医疗机构对本单位内被传染病病原体污染的场所、物品以及医疗废物，必须依照法律、法规的规定实施消毒和无害化处置。

2. 疾病预防控制机构发现或接到传染病疫情时应采取的措施

（1）对传染病疫情进行流行病学调查，根据调查情况提出划定疫点、疫区的建议，对被污染的场所进行卫生处理，对密切接触者，在指定场所进行医学观察和采取其他必要的预防措施，并向卫生行政部门提出疫情控制方案；

（2）传染病暴发、流行时，对疫点、疫区进行卫生处理，向卫生行政部门提出疫情控制方案，并按照卫生行政部门的要求采取措施；

（3）指导下级疾病预防控制机构实施传染病预防、控制措施，组织、指导有关单位对传染病疫情的处理。

3. 各级政府部门在传染病发生时应采取的紧急措施

（1）传染病暴发、流行时，县级以上地方人民政府应当立即组织力量，按照预防、控制预案进行防治，切断传染病的传播途径，必要时，报经上一级人民政府决定，可以采取下列紧急措施并予以公告：

①限制或者停止集市、影剧院演出或者其他人群聚集的活动；

②停工、停业、停课；

③封闭或者封存被传染病病原体污染的公共饮用水源、食品以及相关物品；

④控制或者扑杀染疫野生动物、家畜家禽；

⑤封闭可能造成传染病扩散的场所。

上级人民政府接到下级人民政府关于采取前款所列紧急措施的报告时，应当即时作出决定。

紧急措施的解除，由原决定机关决定并宣布。

（2）甲类、乙类传染病暴发、流行时，县级以上地方人民政府报经上一级人民政府决定，可以宣布本行政区域部分或者全部为疫区；国务院可以决定并宣布跨省、自治区、直辖市的疫区。

4. 医疗救治

医疗机构应当对传染病病人或者疑似传染病病人提供医疗救护、现场救援和接诊治疗，实行传染病预检、分诊制度；对传染病病人、疑似传染病病人，应当引导至相对隔离的分诊点进行初诊；书写病历记录以及其他有关资料，并妥善保管。

医疗机构不具备相应救治能力的，应当将患者及其病历记录复印件一并转至具备相应救治能力的医疗机构。

要点五　相关机构及其人员违反《传染病防治法》有关规定应承担的法律责任

1.《传染病防治法》规定：单位和个人违反本法，导致传染病传播、流行，给他人人身、财产造成损害的，应依法承担民事责任。

2. 医疗机构违反本法规定的下列情形之一的，由县级以上人民政府卫生行政部门责令改正，通报批评，给予警告；造成传染病传播、流行或者其他严重后果的，对负有责任的主管人员和其他直接责任人员，依法给予降级、撤职、开除的处分，并可以依法吊销有关责任人员的执业证书；构成犯罪的，依法追究刑事责任：

（1）未按照规定承担本单位的传染病预防、控制工作、医院感染控制任务和责任区域内的传染病预防工作的；

（2）未按照规定报告传染病疫情，或者隐瞒、谎报、缓报传染病疫情的；

（3）发现传染病疫情时，未按照规定对传染病病人、疑似传染病病人提供医疗救护、现场救援、接诊、转诊的，或者拒绝接受转诊的；

（4）未按照规定对本单位内被传染病病原体污染的场所、物品以及医疗废物实施消毒或者无害化处置的；

（5）未按照规定对医疗器械进行消毒，或者对按照规定一次使用的医疗器具未予销毁，再次使用的；

（6）在医疗救治过程中未按照规定保管医学记录资料的；

（7）故意泄露传染病病人、病原携带者、疑似传染病病人、密切接触者涉及个人隐私的有关信息、资料的。

细目四　《突发公共卫生事件应急条例》

要点一　突发公共卫生事件的预防与应急准备

1. 突发事件应急预案的制定与预案的主要内容

（1）突发事件应急预案的制定：国务院卫生行政主管部门按照分类指导、快速反应的要求，制定全国突发事件应急预案，报请国务院批准。

省、自治区、直辖市人民政府根据全国突发事件应急预案，结合本地实际情况，制定本行政区域的突发事件应急预案。

（2）全国突发事件应急预案应包括的主要内容：

①突发事件应急处理指挥部的组成和相关部门的职责；

②突发事件的监测与预警；

③突发事件信息的收集、分析、报告、通报制度；

④突发事件应急处理技术和监测机构及其任务；

⑤突发事件的分级和应急处理工作方案；

⑥突发事件预防、现场控制，应急设施、设备、救治药品和医疗器械以及其他物资和技术的储备与调度；

⑦突发事件应急处理专业队伍的建设和培训。

2. 突发事件预防控制体系

（1）国家建立统一的突发事件预防控制体系。

（2）县级以上人民政府建立和完善突发事件监测与预警系统。

（3）县级以上人民政府卫生行政主管部门指定机构负责开展突发事件的日常监测。

要点二　突发公共卫生事件的报告与信息发布

1. 突发事件应急报告制度与报告情形

（1）国家建立突发事件应急报告制度

国务院卫生行政主管部门制定突发事件应急报告规范，建立重大、紧急疫情信息报告系统。

（2）突发事件的报告情形和报告时限要求

突发事件监测机构、医疗卫生机构和有关单位发现有下列情形之一的，应当在2小时内向所在地县级人民政府卫生行政主管部门报告；接到报告的卫生行政主管部门应当在2小时内向本级人民政府报告，并同时向上级人民政府卫生行政主管部门和国务院卫生行政主管部门报告：

①发生或者可能发生传染病暴发、流行的；

②发生或者发现不明原因的群体性疾病的；

③发生传染病菌种、毒种丢失的；

④发生或者可能发生重大食物和职业中毒事件的。

任何单位和个人对突发事件不得隐瞒、缓报、谎报或者授意他人隐瞒、缓报、谎报。

2. 突发事件的信息发布

国家建立突发事件的信息发布制度。国务院卫生行政主管部门负责向社会发布突发事件的信息。必要时，可以授权省、自治区、直辖市人民政府卫生行政主管部门向社会发布本行政区域内突发事件的信息。

信息发布应当及时、准确、全面。

要点三　突发公共卫生事件的应急处理

1. 应急预案的启动与实施

（1）预案启动：在全国范围内或者跨省、自治区、直辖市范围内启动全国突发事件应急预案，由国务院卫生行政主管部门报国务院批准后实施。省、自治区、直辖市启动突发事件应急预案，由省、自治区、直辖市人民政府决定，并向国务院报告。

（2）预案实施

①医疗卫生机构、监测机构和科学研究机构应当服从突发事件应急处理指挥部的统一指挥，相互配合、协作，集中力量开展相关的科学研究工作；

②根据突发事件应急处理的需要，突发事件应急处理指挥部有权紧急调集人员、储备的物资、交通工具以及相关设施、设备；必要时，对人员进行疏散或者隔离，并可以依法对传染病疫区实行封锁；

③参加突发事件应急处理的工作人员，应当按照预案的规定，采取卫生防护措施，并在专业人员的指导下进行工作；

④医疗卫生机构应采取的措施：医疗卫生机构应当对因突发事件致病的人员提供医疗

救护和现场救援，对就诊病人必须接诊治疗，并书写详细、完整的病历记录；对需要转送的病人，应当按照规定将病人及其病历记录的复印件转送至接诊的或者指定的医疗机构。

医疗卫生机构内应当采取卫生防护措施，防止交叉感染和污染。

医疗卫生机构应当对传染病病人密切接触者采取医学观察措施。

医疗机构收治传染病病人、疑似传染病病人，应当依法报告所在地的疾病预防控制机构。

⑤有关部门、医疗卫生机构应当对传染病做到早发现、早报告、早隔离、早治疗，切断传播途径，防止扩散。

要点四 《突发公共卫生事件应急条例》规定的法律责任

1. 医疗机构违反条例规定应追究的法律责任

医疗卫生机构有下列行为之一的，由卫生行政主管部门责令改正、通报批评、给予警告；情节严重的，吊销《医疗机构执业许可证》；对主要负责人、负有责任的主管人员和其他直接责任人员依法给予降级或者撤职的纪律处分；造成传染病传播、流行或者对社会公众健康造成其他严重危害后果，构成犯罪的，依法追究刑事责任：

（1）未依照本条例的规定履行报告职责，隐瞒、缓报或者谎报的；

（2）未依照本条例的规定及时采取控制措施的；

（3）未依照本条例的规定履行突发事件监测职责的；

（4）拒绝接诊病人的；

（5）拒不服从突发事件应急处理指挥部调度的。

2. 在突发事件处理工作中有关单位和个人未履行职责应承担的法律责任

在突发事件应急处理工作中，有关单位和个人未依照本条例的规定履行报告职责，隐瞒、缓报或者谎报，阻碍突发事件应急处理工作人员执行职务，拒绝国务院卫生行政主管部门或者其他有关部门指定的专业技术机构进入突发事件现场，或者不配合调查、采样、技术分析和检验的，对有关责任人员依法给予行政处分或者纪律处分；触犯《中华人民共和国治安管理处罚条例》，构成违反治安管理行为的，由公安机关依法予以处罚；构成犯罪的，依法追究刑事责任。

3. 在突发事件发生期间扰乱公共秩序应追究的法律责任

在突发事件发生期间，散布谣言、哄抬物价、欺骗消费者，扰乱社会秩序、市场秩序的，由公安机关或者工商行政管理部门依法给予行政处罚；构成犯罪的，依法追究刑事责任。

细目五 《医疗事故处理条例》

要点一 医疗事故的处理原则与分级

1. 医疗事故的处理原则

处理医疗事故应当遵循公开、公平、公正、及时、便民的原则，坚持实事求是的科学态度，做到事实清楚、定性准确、责任明确、处理恰当。

2. 医疗事故的分级

根据对患者人身造成的损害程度，医疗事故分为四级：
一级医疗事故：造成患者死亡、重度残疾的；
二级医疗事故：造成患者中度残疾、器官组织损伤导致严重功能障碍的；
三级医疗事故：造成患者轻度残疾、器官组织损伤导致一般功能障碍的；
四级医疗事故：造成患者明显人身损害的其他后果的。

3. 《条例》第三十三条规定，有下列情形之一的，不属于医疗事故

（1）在紧急情况下为抢救垂危患者生命而采取紧急医学措施造成不良后果的；
（2）在医疗活动中由于患者病情异常或者患者体质特殊而发生医疗意外的；
（3）在现有医学科学技术条件下，发生无法预料或者不能防范的不良后果的；
（4）无过错输血感染造成不良后果的；
（5）因患方原因延误诊疗导致不良后果的；
（6）因不可抗力造成不良后果的。

要点二　医疗事故的预防与处置

1. 医疗事故的预防

（1）医疗机构及其医务人员在医疗活动中，必须严格遵守医疗卫生管理法律、行政法规、部门规章和诊疗护理规范、常规，恪守医疗服务职业道德。

（2）医疗机构应当对其医务人员进行医疗卫生管理法律、行政法规、部门规章和诊疗护理规范、常规的培训和医疗服务职业道德教育。

（3）医疗机构应当设置医疗服务质量监控部门或者配备专（兼）职人员。

（4）医疗机构应当按照国务院卫生行政部门规定的要求，书写并妥善保管病历资料。

（5）在医疗活动中，医疗机构及其医务人员应当将患者的病情、医疗措施、医疗风险等如实告知患者，及时解答其咨询；但是应当避免对患者产生不利后果。

（6）医疗机构应当制定防范、处理医疗事故的预案，预防医疗事故的发生，减轻医疗事故的损害。

2. 医疗事故预防与处置中患者的权利

患者有权复印或者复制其门诊病历、住院志、体温单、医嘱单、化验单（检验报告）、医学影像检查资料、特殊检查同意书、手术同意书、手术及麻醉记录单、病理资料、护理记录以及国务院卫生行政部门规定的其他病历资料。

3. 发生医疗事故后的报告与处置

（1）发生医疗事故后的报告

医务人员在医疗活动中发生或者发现医疗事故、可能引起医疗事故的医疗过失行为或者发生医疗事故争议的，应立即向所在科室负责人报告，科室负责人应及时向本医疗机构负责医疗服务质量监控的部门或者专（兼）职人员报告；负责医疗服务质量监控的部门或者专（兼）职人员接到报告后，应立即进行调查、核实，将有关情况如实向本医疗机构的

负责人报告，并向患者通报、解释。

发生医疗事故的医疗机构应当按照规定向所在地卫生行政部门报告。

（2）发生医疗事故的处置

①发生或者发现医疗过失行为，医疗机构及其医务人员应立即采取有效措施，避免或者减轻对患者身体健康的损害，防止损害扩大；

②发生医疗事故争议时，死亡病例讨论记录、疑难病例讨论记录、上级医师查房记录、会诊意见、病程记录应在医患双方在场的情况下封存和启封。

要点三　医疗事故的处理

（1）发生医疗事故争议，可以由医患双方当事人以互解互谅的精神自行协商解决。

（2）医疗事故争议协商不成的，当事人自知道或者应当知道其身体健康受到损害之日起1年内，可以向卫生行政部门提出医疗事故争议处理申请，也可以直接向人民法院提起民事诉讼。

卫生行政部门应当自收到医疗事故争议处理申请之日起10日内进行审查，作出是否受理的决定。

（3）已确定为医疗事故的，由卫生行政部门根据医疗事故等级和情节给予警告；情节严重的，责令限期停业整顿直至由原发证部门吊销执业许可证，对负有责任的医务人员依照《刑法》关于医疗事故罪的规定，依法追究刑事责任；尚不够刑事处罚的，依法给予行政处分或者纪律处分。

对发生医疗事故的有关医务人员，除依照前款处罚外，卫生行政部门并可以责令暂停6个月以上1年以下执业活动；情节严重的，吊销其执业证书。

细目六　《中华人民共和国中医药条例》

要点一《中医药条例》制定目的与适用范围

1. 制定目的

为了继承和发展中医药学，保障和促进中医药事业的发展，保护人体健康。

2. 适用范围

在中华人民共和国境内从事中医医疗、预防、保健、康复服务和中医药教育、科研、对外交流以及中医药事业管理活动的单位或者个人，应当遵守本条例。

要点二　国家发展中医药的方针、政策

国家保护、扶持、发展中医药事业，实行中西医并重的方针，鼓励中西医相互学习、相互补充、共同提高，推动中医、西医两种医学体系的有机结合，全面发展我国中医药事业。

要点三　发展中医药事业的原则与中医药现代化

发展中医药事业应当遵循继承与创新相结合的原则，保持和发扬中医药特色和优势，

积极利用现代科学技术，促进中医药理论和实践的发展，推进中医药现代化。

要点四　中医医疗机构与从业人员

1. 对中医医疗机构的相关规定

（1）开办中医医疗机构，应当符合国务院卫生行政部门制定的中医医疗机构设置标准和当地区域卫生规划，并按照《医疗机构管理条例》的规定办理审批手续，取得医疗机构执业许可证后，方可从事中医医疗活动。

（2）中医医疗机构从事医疗服务活动，应当充分发挥中医药特色和优势，遵循中医药自身发展规律，运用传统理论和方法，结合现代科学技术手段，发挥中医药在防治疾病、保健、康复中的作用，为群众提供价格合理、质量优良的中医药服务。

（3）依法设立的社区卫生服务中心（站）、乡镇卫生院等城乡基层卫生服务机构，应当能够提供中医医疗服务。

2. 对中医从业人员的相关规定

（1）中医从业人员应当依照有关卫生管理的法律、行政法规、部门规章的规定，通过资格考试，并经注册取得执业证书后，方可从事中医服务活动。

（2）以师承方式学习中医学的人员以及确有专长的人员，应当按照国务院卫生行政部门的规定，通过执业医师或者执业助理医师资格考核考试，并经注册取得医师执业证书后，方可从事中医医疗活动。

（3）中医从业人员应当遵守相应的中医诊断治疗原则、医疗技术标准和技术操作规范。

全科医师和乡村医生应当具备中医药基本知识以及运用中医诊疗知识、技术，处理常见病和多发病的基本技能。

要点五　中医药教育与科研

1.《中医药条例》对中医药教育、科研的相关规定

（1）各类中医药教育机构应当加强中医药基础理论教学，重视中医药基础理论与中医药临床实践相结合，推进素质教育。

（2）设立各类中医药教育机构应当符合国家规定的设置标准，并建立符合国家规定标准的临床教学基地。

中医药教育机构的设置标准，由国务院卫生行政部门会同国务院教育行政部门制定；中医药教育机构临床教学基地标准，由国务院卫生行政部门制定。

（3）省、自治区、直辖市人民政府负责中医药管理的部门应当依据国家有关规定，完善本地区中医药人员继续教育制度，制定中医药人员培训规划。

（4）国家发展中医药科学技术，将其纳入科学技术发展规划，加强重点中医药科研机构建设。

县级以上地方人民政府应当充分利用中医药资源，重视中医药科学研究和技术开发，采取措施开发、推广、应用中医药技术成果，促进中医药科学技术发展。

（5）中医药科学研究应当注重运用传统方法和现代方法开展中医药基础理论研究和临

床研究，运用中医药理论和现代科学技术开展对常见病、多发病和疑难病的防治研究。

2.《中医药条例》对中医药学术经验和技术专长继承工作的相关规定

（1）承担中医药专家学术经验和技术专长继承工作的指导老师应当具备下列条件：

①具有较高学术水平和丰富的实践经验、技术专长和良好的职业品德；

②从事中医药专业工作30年以上，并担任高级专业技术职务10年以上。

（2）中医药专家学术经验和技术专长继承工作的继承人应当具备下列条件：

①具有大学本科以上学历和良好的职业品德；

②受聘于医疗卫生机构或者医学教育、科研机构从事中医药工作，并担任中级以上专业技术职务。

要点六　中医药发展的保障措施

1. 政府、单位、组织和个人的作用

（1）国家支持、鼓励各种方式发展中医药事业

县级以上地方人民政府应当根据中医药事业发展的需要以及本地区国民经济和社会发展状况，逐步增加对中医药事业的投入，扶持中医药事业的发展。

任何单位和个人不得将中医药事业经费挪作他用。

国家鼓励境内外组织和个人通过捐资、投资等方式扶持中医药事业发展。

非营利性中医医疗机构，依照国家有关规定享受财政补贴、税收减免等优惠政策。

县级以上地方人民政府劳动保障行政部门确定的城镇职工基本医疗保险定点医疗机构，应当包括符合条件的中医医疗机构。

获得定点资格的中医医疗机构，应当按照规定向参保人员提供基本医疗服务。

（2）加强对中医药文献的整理、研究与保护工作

县级以上各级人民政府应当采取措施加强对中医药文献的收集、整理、研究和保护工作。有关单位和中医医疗机构应当加强重要中医药文献资料的管理、保护和利用。

2. 加强中医药资源管理

国家保护野生中药材资源，扶持濒危动植物中药材人工代用品的研究和开发利用。

县级以上地方人民政府应当加强中药材的合理开发和利用，鼓励建立中药材种植、培育基地，促进短缺中药材的开发、生产。

（杨建红）

中 医 外 科 学

第一单元　中医外科学概述

要点一　历代中医外科主要学术特色

原始社会，人们为了求得生存获取食物，在劳动和生产中与野兽搏斗，与严寒酷暑抗争，不可避免地出现创伤、流血、烧伤、冻伤、感染等，便出现了用植物包扎伤口、拔去体内异物、压迫上血等最简单的外科治疗方法。随后出现了用尖锐的砭石、石针刺开排脓治疗脓肿的方法。商代开始有了中医外科疾病的文字记载，殷墟出土的甲骨文中有“疾自（鼻）、疾耳、疾齿、疾舌、疾足、疾止（指或趾）、疥、疕”等外科病名，以及按摩、针、灸、砭等外治方法的记载。周代随着医事分工制度的建立，中医外科成为独立专科。《周礼·天官》中有食医、疾医、疡医、兽医之分，疡医即外科医生，并指出疡医主治肿疡、溃疡、金疡和折疡，记载了外科医生的治疗范围及治疗方法。

春秋战国时期，中医外科治疗有了很大进步。《五十二病方》是我国现存最早的医书，书中记载了痈、疽、创伤、冻疮、虫咬伤、痔漏、皮肤病等多种外科疾病，并叙述了砭法、灸法、熨法、熏法、按摩法、敷贴法等多种外治疗法。

战国时期《黄帝内经》的问世为中医外科学的发展奠定了坚实的理论基础，书中涉及外科疾病近30种，记载了针砭、按摩、猪膏外用等多种疗法，并最早提出用截肢手术治疗脱疽。书中阐述的痈疽的病因病机，至今仍为疮疡类疾病证治的理论基础，如《灵枢·痈疽》记有“营气稽留于经脉之中，则血泣而不行，不行则卫气从之而不通，壅遏而不得行，故热。大热不止，热胜则肉腐，肉腐则为脓。然不能陷，骨髓不为焦枯，五脏不为伤，故名曰痈”。

汉代张仲景的《金匮要略》对中医外科贡献很大，如治疗肠痈、寒疝、蛔厥、浸淫疮、狐惑等方药至今仍在临床应用。汉末的华佗被誉为中医外科的鼻祖，发明了中药全身麻醉药“麻沸散”，开创了剖腹手术。西汉前后的《金创瘈疭方》是我国第一部外科专著，可惜已失传。

两晋、南北朝到隋、唐、宋、元时期，中医外科学有较快的发展。晋代葛洪所著《肘后备急方》总结了许多有科学价值的外科治疗经验，如用海藻治瘿，是世界上最早用含碘药物治疗甲状腺疾病的记录；用狂犬的脑组织敷贴狂犬咬伤创口，开创了用免疫疗法治疗狂犬病的先例。

晋末出现的《刘涓子鬼遗方》是我国现存的第一部外科学专著，经刘涓子后人传于北齐龚庆宣整理而传世。该书主要提出痈疽的鉴别诊断，强调早期诊治的重要性，共载内、外治处方140个。该书最早记载了根据局部有无“波动感”辨脓，并指出破脓时切口应选在下方；首创用水银膏治疗皮肤病，比其他国家早600多年。

隋代巢元方著《诸病源候论》，是我国第一部病因病理学专著，其中对痈疽、疔疮、瘿瘤、痔漏、金疮、虫兽杂毒、皮肤病等的病因脉证有详细论述，提出了许多具有科学价值的认识，如漆疮由于禀性不耐；疥疮是由虫引起，对炭疽的感染途径认识到“人先有疮而乘马乃得病”。

唐代孙思邈著《备急千金要方》，是我国最早的一部临床实用百科全书。该书记载了外科饮食疗法和脏器疗法，如食动物肝脏治疗夜盲症，食牛羊乳治疗脚气病，食羊靥、鹿靥治疗甲状腺肿大等，都是现代科学证实有效的治疗方法。该书采用葱管导尿，比1860年法国发明橡皮管导尿早1200年。并认识到痈疽的发生与消渴有关。王焘的《外台秘要》记载方剂6000多首，其中有不少是外科方剂。

宋代王怀隐等人编著的《太平圣惠方》进一步阐述了痈疽的病因、病机、治疗、预后；在补充和完善“五善七恶”学说的同时，提出“内消托里”和“扶正祛邪”等内治法则。该书还记载了砒剂治疗痔核的方法。陈自明的《外科精要》强调对痈疽应辨证施治，区分寒热虚实对症治疗，强调了“大凡痈疽，当调脾胃”的整体观，反对轻易使用刀针；载有托里散、排脓内补十宣散等方药，至今仍在临床应用。此外，砒剂治疗痔核，蟾酥酒止血、止痛，应用烧灼法消毒手术器械等，都是这一时期的新经验。

金元时期学术思想十分活跃，金元四大家对外科的发展有较大的影响。这一时期外科学的代表著作有刘完素的《河间六书》、朱震亨的《外科精要发挥》、齐德之的《外科精义》、危亦林的《世医得效方》、杨清叟的《仙传外科集验方》等。

《外科精义》指出外科病是阴阳不和、气血凝滞所致，为外科整体观念的建立作出了贡献；治疗强调应辨别阴阳虚实、内外兼顾，内治以消、托、补三法为主，外治则有砭镰、针烙、灸疗等法，对临床确有指导价值。

《世医得效方》是一本创伤外科专著，记载了使用夹板、铁钳、凿、剪刀、桑白线等器材进行各种创伤手术；该书对麻醉药的组成、适应证、剂量均有具体的说明。

明清时期中医外科发展进入一个全盛时期，形成了“正宗派”、“全生派”、“心得派”等外科学术流派。

“正宗派”以陈实功的《外科正宗》为代表。《外科正宗》一书详载病名，各附治法，条理清晰，十分完备，自唐到明代的外科治法大多收录，因此后人有“列证最详，论述最精”的评价。

“全生派”以王维德所著的《外科证治全生集》为代表。该流派以阴阳为辨证论治的纲领，治疗主张以消为贵，以托为畏，反对滥用刀针及丹药，而以温通法为主要大法。

“心得派”以高锦庭的《疡科心得集》为代表，确立了“审部求因”的诊治规律，为外科辨证论治提供了新的思路，即“疡科之证，在上部者，俱属风温风热，风性上行故也；在下部者，俱属湿火湿热，湿性下趋故也；在中部者，多属气郁、火郁，以气火俱发于中也。其间即有互变，十证之中不过一二”，并分别用牛蒡解肌汤辛凉轻散、萆薢化毒汤清化湿热、升阳散火汤和柴胡清肝汤解郁清肝；立论以鉴别诊断为主，开外科鉴别诊断之先河，是中医外科文献中有鉴别诊断内容的重要文献。

薛己的《薛氏医案》中记载了有关外科疾病的理论、经验、方药，第一次详细叙述了新生儿破伤风的诊治。

汪机的《外科理例》提出了“治外必本诸内”的思想，创制了玉真散治疗破伤风。

陈司成的《霉疮秘录》是我国第一部论述梅毒的专著，指出此病由性交传染，且会遗传，主张用丹砂、雄黄等含砷的药物治疗，是世界上最早使用砷剂治疗梅毒的记载。

近代中医外科代表性著作有吴师机的《理瀹骈文》。该书集外治法之大成，主张以外治法通治内外诸病，载方1500余首，以膏药治疗为主，治病范围遍及内、外、妇、儿、伤、五官等科。此外尚有张山雷的《疡科纲要》，张贞庵的《外科医镜》，马培之的《外科传薪集》《马培之外科医案》等十几种外科专著。

要点二 现代研究进展

新中国成立以后，随着中医事业的发展，中医外科学也进入了一个新的历史发展时期。

慢性皮肤溃疡是中医外科的常见病，20世纪70～80年代天津疮疡研究所李竞教授做了大量慢性皮肤溃疡的实验研究。上海龙华医院中医外科统计1993～2003年住院的难愈性溃疡794例，其中绿脓杆菌感染者72例，治愈转阴65例（90.28%），总有效率98.62%。在“祛腐”的基础上提出“祛瘀、补虚”的疗法，可以明显促进创面的生长愈合，缩小疤痕。

慢性化脓性骨髓炎是外科极为棘手的治疗难点，多采用积极的中西医结合治疗的综合措施，局部用以升丹为主的药捻蚀管祛腐，排除小型死骨，中西药液灌注、冲洗，药条填塞，以及病灶、病骨清除术，配合内服清热解毒、祛瘀通络、补髓养血的中药，可显著提高化脓性骨髓炎治疗的总有效率。

中医药防治乳腺增生病临床疗效较好，在传统疏肝解郁、理气止痛的治法基础上，20世纪60年代提出了调摄冲任的法则，进一步提高了临床疗效。20世纪70年代以来，进一步认识到痰瘀凝滞亦是一部分病例的病因，此类病例多属反复发作，局部形成钙化灶或纤维化变，故治疗上采用活血化瘀、软坚化痰的法则。实验研究表明，中药治疗乳腺增生病可能是通过调整激素水平、平衡内分泌功能而发挥作用。

上海龙华医院率先在国内开展浆细胞性乳腺炎的研究，半个世纪以来取得了一系列令人瞩目的成果，将中医切开法、挂线疗法、灌注疗法等综合运用于乳晕瘘管的治疗，具有临床疗效好、损伤范围小、痛苦少、乳房外形改变小、复发率低等优点。有关乳腺癌辨证规律和术后中医药辅助治疗的研究也取得了一定进展。

中医药治疗皮肤病具有较强的优势，应用中医药治疗提高了真菌病、湿疹、皮炎的临床疗效。在控制反复发作性疾病，减轻激素、生化制剂药物的副作用，延缓病变进程等方面也有较好的作用。

中医治疗肛门直肠疾病取得了较大发展，广泛采用切开挂线法解决了高位肛瘘的难治点；近年又开展了对复杂肛瘘外科治疗最佳术式的临床研究以及隧道式引流的研究，减少了肛门瘢痕变形，保护了肛门功能。混合痔的外剥内扎术等是结扎痔瘘的改进手术，不仅疗效显著，而且防止了西医环切术的术后肛门狭窄、黏膜外露等后遗症。

中医诊治泌尿男科疾病得到了较大发展。采用中西医结合总攻疗法治疗尿石症，可提高排石率，缩短疗程。对慢性前列腺炎的治疗以祛邪为主，或攻补兼施，并配合按摩、热敷、灌肠等综合疗法，取得很好的治疗效果。在治疗男性不育症、性功能障碍的临床和实验研究方面也取得了可喜成绩。

中西医结合治疗周围血管疾病已取得显著成绩。以活血化瘀为基本治则治疗血栓闭塞性脉管炎，在国内已属主流，各地倡用和研制了大量中成药制剂，配合针灸、中药、麻醉等治疗，提高了疗效，降低了复发率和高位截肢率。如奚九一选用土三七、金银花、甘草等制成清脉791、811冲剂治疗脉管炎坏疽221例，临床治愈率达80.19%，截肢率仅为1%。

要点三　中医外科基本术语

1. 疡

是一切外科疾病的总称，也称为外疡。古代称外科为疡科，称外科医生为疡医。

2. 疮

疮者，创也。广义的疮是一切外科疾病的统称。狭义的疮指皮肤体表有形可见的各种损害性疾病的统称。如有丘疹的粟疮、疥疮；有脓疱的黄水疮；有红斑的猫眼疮；有糜烂的水渍疮等。

3. 疮疡

广义是指一切体表浅显外科疾患的总称。狭义是指发于体表的化脓性疾病。

4. 肿疡

指一切体表外科疾病尚未溃破的肿块。

5. 溃疡

指一切外科疾病已溃破的疮面。

6. 胬肉

疮疡溃破后，过度生长而高突于疮面或暴翻于疮口之外的肉芽，影响疮面愈合，可用平胬药物或剪除治疗。注意中医眼科学的胬肉攀睛（即翼状胬肉）是特定名词，与外科所指的胬肉不同。

7. 痈

痈者，壅也，指气血被邪毒壅聚，蕴结成痈。痈有外痈、内痈之分。外痈是指生于体表皮肉之间的急性化脓性疾病，如颈痈、腋痈；内痈是指生于脏腑的化脓性疾病，如肝痈、肠痈等。

8. 疽

疽者，阻也，指气血被毒邪阻滞而发于皮肉筋骨的急性化脓性疾病。分有头疽和无头疽两类。有头疽多发生在肌肤间，相当于西医的痈；无头疽多发生于骨骼或关节等深部组织，相当于西医的骨髓炎、骨结核、化脓性关节炎等。

9. 死肌

指坏死的机体大块组织、器官或肢体。

10. 根脚

指疮疡之基底根部。一般多用于中央有脓栓形成病变的描述。根脚收束多为阳证，根脚软陷为成脓；根脚散漫或塌陷者为阴证，多见于走黄或内陷。

11. 护场

“护”有保护之意，“场”为邪正交争的场所，也是正气顾护的前沿。护场是指疮疡肿块外周红肿的范围，是邪正相争，正气能够约束邪气，使之不至于深陷或扩散所形成的局部红肿范围。有护场说明正气充足，疾病易愈；无护场说明正气不足，预后较差。

12. 应指

指患处已化脓，或有其他液体，用手指按压时有波动感。

13. 袋脓

疮疡成脓溃后因疮口小，或切口位置不当，而脓腔较大，脓液不易排出，有如存积于口袋之中，称为袋脓。

14. 肉芽

是指溃疡坏死组织脱落，腐去脓净后，疮面新生的嫩肉，是判断溃疡愈合过程的重要指标。正常肉芽红活有生机，乃气血充足之象；肉芽苍白、宣浮松脆、无颗粒者为肉芽水肿，乃气血不足或阳气虚弱之象。

15. 缸口

慢性溃疡长期不愈，疮口不收，边缘增厚，有如大缸环口之状者，称为缸口。如臁疮周边多有缸口。

16. 漏

指疮疡溃口处脓水外流，淋漓不尽，久不收口，犹如滴漏。包括两种不同性质的病理改变：一是瘘管，指体表与脏腑之间的病理性管道，具有内口和外口，如肛瘘；二是窦道，指深部组织通向体表的病理性盲管，只有外口而无内口，如臀部窦道。

17. 传囊

指乳痈成脓溃破后，脓液排出不畅，病及其他乳络，以致在原发脓肿附近出现新的病灶，称为“传囊乳痈”。

18. 痔

痔有峙突之意，凡肛门、耳道、鼻孔等人之九窍中有小肉突起者，古代均称为痔。如生于鼻腔内者称鼻痔（鼻息肉）；生于耳道内者称耳痔（耳道息肉）等。由于痔的发生以肛门部最多见，故主要指肛门部疾病。

19. 痰

是指发于皮里膜外、筋肉骨节之间，或软或硬，或按之有囊性感的包块，为有形之物积聚，多属阴证。临证中以痰取名的疾病归纳起来大致有两类：一类是疮疡类病变，如流痰、子痰等；一类是囊肿性病变，如痰包、痰核等。还有一些疾病虽不以痰命名，但其病因与痰有关，如气瘿、肉瘿等。

20. 疮痨

凡久患疮疡而正气虚弱，状似痨损者，可称疮痨。现指由结核杆菌感染所致的外科病，如乳房结核中医称乳痨，骨结核中医称骨痨等。

21. 结核

即结聚成核之意，指皮里膜外浅表部位由不同原因形成的小圆肿块，非西医之结核病。如描述乳房内肿块性疾病为“乳中结核，形如梅李”。

22. 毒

凡能导致机体阴阳平衡失调，对机体产生不利影响的致病因素统称为毒。中医外科以毒取名的疾病很多，通常是指症状明显、发病迅速的一类疾病，如丹毒；或指有传染性的疾病，如时毒；或某些疾病难以定出确切病名者，如无名肿毒等。

23. 岩

病变部肿块坚硬如石，高低不平，固定不移，形似岩石，破溃后疮面中间凹陷较深，状如岩穴，故称之为岩。常见有乳岩（乳腺癌）、肾岩（阴茎癌）等。

24. 瘤

瘤者，留滞不去之义。凡瘀血、痰滞、浊气停留于人体组织之中，聚而成形，结成块状物，称为瘤。相当于西医学的体表良性肿瘤。其特征是随处可生，发于皮肉筋骨之间，多数不痒不痛，推之移动，生长缓慢。一般分为六瘤，即气瘤（神经纤维瘤）、筋瘤（静脉曲张）、血瘤（海绵状血管瘤）、肉瘤（脂肪瘤）、骨瘤（骨瘤、骨肉瘤）、脂瘤（皮脂腺囊肿）。

25. 五善

在病程中出现“善”的症状，表示预后较好。“五善”包括心善、肝善、脾善、肺善、肾善。

26. 七恶

在病程中出现“恶”的症状，表示预后较差。“七恶”包括心恶、肝恶、脾恶、肺恶、肾恶、脏腑败坏、气血衰竭（脱证）。

27. 顺证

“顺”就是正常的征象，但并不是指生理功能的正常情况，外科疾病在其发展过程中按着顺序出现应有的症状者，称为“顺证”。如阳证疮疡表现为初起疮顶高突，红肿疼痛，根脚不散；脓成顶高根收，皮薄光亮，易脓易腐；溃后脓稠色鲜，腐肉易脱，肿消痛减；收口期疮面红活，新肉易生，疮口易敛。

28. 逆证

“逆”就是反常的征象。外科疾病在其发展过程中，不依顺序而出现不良症状者，称为“逆证”。如阳证疮疡表现为初起疮顶平塌，根脚散漫，不痛不热；脓成疮顶软陷，肿硬紫暗，不脓不腐；溃后皮烂肉坚无脓，时流血水，肿痛不减；收口期脓稀淋漓，色败臭秽，新肉不生，疮口难敛等。

（陈红风）

第二单元　中医外科疾病的病因病机

细目一　致病因素

要点一　外感六淫

风、寒、暑、湿、燥、火是自然界随时令变化的六气，如果出现异常变化，即太过或不及，则谓之六淫。人体抵抗力下降，或六淫邪毒的毒力强盛，超过人体正常抗病能力，均可造成外科疾病的发生。

《外科启玄·明疮疡当分三因论》说："天地有六淫之气，乃风寒暑湿燥火，人感受之则营气不从，逆于肉理，变生痈疽疔疖。"

六淫致病具有一定的季节性。在一定条件下，六淫可以相互转化，如暑湿日久化燥伤阴，寒邪郁久化热等。在发病过程中，由于风、寒、暑、燥的邪毒均能化热生火，所以外科疾病的发生尤以"热毒"、"火毒"最为常见。

1. 火

火邪是外科疾病最常见、最重要的致病因素。《医宗金鉴》曰："痈疽原是火毒生。"热为火之渐，火为热之极，两者仅在程度上有差别，其患病大多由直接感受温热之邪引起，如疔疮、有头疽、痈、药毒、丹毒等。患病特点多为发病迅速，病势较急，局部焮红灼热，肿而皮薄光鲜，疼痛剧烈，易成脓腐烂，或见发斑等，常伴口渴喜饮、小便短赤、大便干结等全身症状。

2. 风

风为阳邪，为春令主气，但四时皆有，如痄腮以春季多见，而荨麻疹四季均可见。风性善行而数变，故发病迅速，部位游走不定，如风疹；风性上行，多侵犯人体上部，如颈痈、头面丹毒。风为百病之长，常夹寒、湿、燥、热之邪相合为患。风邪致病特点是：发病急，肿势宣浮，患部皮色或红或不变，痛无定处，瘙痒剧烈，走注甚速，伴恶风、头痛等全身症状。

3. 寒

寒为阴邪，为冬令主气，具有"寒主收引"、"寒胜则痛"的特征，且侵袭人体易致局部气血凝滞，血脉运行失常，故易生冻疮、脱疽、流痰等；寒为阴邪，其病一般多为阴证，常侵袭人体的筋骨关节。患部特点多为色紫青暗，不红不热，肿势散漫，痛有定处，得暖则减，化脓迟缓，常伴恶寒、四肢不温、小便清长等全身症状。

4. 湿

湿为阴邪，为长夏主气。涉水淋雨，久居湿地，或汗出沾衣等，均可感受湿邪。湿性趋下，重浊黏腻，如慢性湿疮出现水疱、糜烂、流滋等，或反复发作，病程较长。湿邪每多兼夹，有湿热、暑湿、寒湿之分，甚至三邪合至为病，例如风湿热盛于肌肤可发为风疹、粉刺、牛皮癣、结节性红斑等。湿邪致病特点是：局部可见肿胀、水疱、糜烂、渗液、瘙痒等，伴有食欲不振，胸闷脘痞，二便黏滞不爽，舌苔厚腻，或黄或白，脉濡缓或滑，病程迁延，缠绵难愈。

5. 暑

夏季多暑热，且暑必夹湿。由于暑热外受，蕴蒸肌肤，汗出过多，或汗出不畅，以致暑湿逗留，易发生暑疖，甚至形成暑湿流注。暑性炎热，易耗气伤津，故有汗出、口渴、尿少、舌红少津等。暑为阳邪，具有热微则痒、热甚则痛、热胜肉腐等特征。暑邪致病特点是：患部潮红、肿胀、灼热、糜烂、流脓或滋水淋漓，或痒或痛，遇冷则减，常伴口渴、胸闷、肢倦、神疲乏力等全身症状。

6. 燥

燥为秋季主气，有凉燥与温燥之分，外科致病以温燥居多。燥邪最易伤津耗液，导致阴津亏损，出现皮肤干燥、枯槁、皲裂、脱屑等，常伴口干舌燥、咽喉干痛、大便秘结等，如白屑风、皮肤瘙痒症、肛裂等。燥邪致病特点是：易伤人体阴津，易侵犯皮肤，致患部干燥、枯槁、皲裂、脱屑等，常伴口干唇燥、咽喉干燥或疼痛等全身症状。

要点二　情志内伤

长期的精神刺激或突然受到剧烈的精神创伤，超过了人体生理活动所能调节的范围，可使体内的气血、经络尤其脏腑的功能失调而发生外科疾病。如郁怒伤肝，疏泄无权，或横逆犯脾，则为痰核、乳痈、乳癖等；思虑伤脾，脾失健运，痰湿内生，阻于经络，病发瘰疬等。情志内伤病变常见于肝、胆二经循行的部位，具有夹郁夹痰的表现特点。

要点三　饮食不节

饮食不节，饥饱失常，寒温过度，饮食偏嗜或不洁，都会导致疾病发生。《素问·生气通天论》有“膏粱之变，足生大丁”的说法。恣食膏粱厚味、醇酒炙煿或辛辣刺激之品，损伤脾胃，湿热火毒内生，外发肌表，易发生痈、有头疽、疔疮、湿疮、粉刺等；结聚壅滞于脏腑，则为肛痈、肠痈、肝痈等。

要点四　外来伤害

凡跌仆损伤、沸水、寒冻及金刃竹木等一切物理以及化学因素直接伤害人体，可引起局部气血凝滞，郁久化热，热胜肉腐，导致外伤、烧伤等。可因再感受毒邪，发生破伤风或手足疔疮等；或因脉络瘀阻，发生脱疽、青蛇毒等。

要点五　劳伤虚损

主要是指劳力、劳神、房劳等因素，导致脏腑气血受损、阴阳失和，正气亏损而发病。如劳力过度，久立久行，肌肉劳损，易致下肢筋瘤；房劳损伤主要指房事过度、早婚与妇女生育过多等，导致肾精耗伤，肾气亏虚，成为疾病发生的内因。

要点六　特殊之毒

特殊之毒是指除六淫邪毒以外由外部侵入的致病因素，包括虫毒、蛇毒、疯犬毒、漆毒、药毒、食物毒、无名毒以及疫疠毒等。可因虫兽咬伤，感受特殊之毒而发病；或某些人由于禀性不耐，接触某些物质，如生漆、花粉、羊毛、沥青、染料等，经过一段时间出现皮肤损害，如漆疮、膏药风；未能找到明确的致病因素者，可称为无名肿毒。外科特殊之毒种类诸多，其致病特点是：发病急骤，病势演化快，有的具有传染性，局部红肿灼热，或发疹，疼痛剧烈，或麻木不仁，有的很快侵及全身，常伴有明显的全身中毒症状，轻则发热、口渴、便秘、溲赤，重则高热、昏迷、惊厥等。

要点七　痰饮瘀血

痰饮、瘀血均是脏腑功能失调的病理产物，在一定的条件下又能直接或间接作用于某些脏腑，引发新的病症，故痰、瘀又属致病因素。临床上痰与瘀常相兼致病，互为因果。外科之痰主要指凝聚于皮里膜外、肌肉、经络、骨节之间，有征可凭的有形之痰，表现为局部肿起，呈结节状硬块或囊性肿块，有的溢流痰浊样脓液，不痛或微痛，起病缓慢，病程较长，早期症状多不明显。

凡外伤出血、血热妄行、脾虚失统或寒客经脉、热与血结、气虚不运、气滞不行，均可造成瘀血。其致病范围广，病种多，症状复杂，涉及人体内外上下、脏腑经络、皮肉筋脉。除具有肿胀结块，痛如针刺，固定不移，出血紫暗或夹有血块，面唇青紫，肌肤甲错，舌质紫暗或有瘀斑、瘀点，脉涩或迟或弦等一般特点外，还因瘀血部位不同而各具特点。

细目二　发病机理

要点一　邪正盛衰

1. 正气不足是外科疾病发生的内在根据

外科疾病发生与否，与正气的盛衰有密切关系。《素问·刺法论》云：“正气存内，邪不可干。”只有在人体正气相对虚弱，卫外不固，抗邪无力的情况下，邪气方能乘虚而入，进一步加剧机体的阴阳失调和脏腑功能紊乱。正气充盛者临床多表现为阳证、实证，发展顺利，预后良好；正气不足则表现为阴证、虚证，正虚邪实或正虚邪恋则容易逆变，预后不良。

2. 邪气侵袭是外科疾病发生的重要条件

邪气是发病的外在条件，是破坏阴阳平衡、损伤正气的主要原因，在一定条件下甚至起主导作用。主要见于邪气异常强烈、凶猛，如外来伤害、毒蛇咬伤、疫疠之毒，即使正气充盛，也能致病。

要点二　气血凝滞

气血凝滞是指气血生化不及或运行障碍而致使其功能失常的病理变化。外科疾病不论何种原因引起，均可导致气机不调，营卫运行受阻，局部气血凝滞，从斑、疹等小疾到失荣、乳岩等恶症，其主要病机皆是如此。

外科疾病的发生与否与人体的气血盛衰有着密切的关系。气血盛者，即使外感六淫邪毒、内伤七情也不一定发病；反之则易发病。此外，气血充足，外科疮疡易于起发、破溃，生肌收口，而气虚者则难以起发、破溃；血虚者则难以收口。气虚下陷可致脱肛。血虚不润可致皮肤干燥、脱屑、瘙痒。

要点三　经络阻塞

当各种致病因素侵害人体，或身体局部虚弱，可导致气血不和，经络阻塞，郁结不通而发生各种外科疾患。无论是疾病发于体表或脏腑，都具有这种病理改变。

由于经络贯通内外，具有运行气血、联络人体各个组织器官的作用，所以经络在外科疾病的发生、发展、传变过程中起着重要的作用。体表的病症通过经络的传导，邪可内攻脏腑，局部的病变可累及全身，如疮毒内陷，可内传于心、肝、脾、肺、肾；同样，脏腑的内在病变可由里出表，外达于肌表，如消渴患者易发的疖病。另外，胆石症、肝痈、胃十二指肠溃疡穿孔等，不仅在局部出现明显的压痛、触痛，而且还存在着经穴敏感现象，如耳部脏腑对应处有压痛点。

此外，患病部位经络所属对于外症的发展与预后亦有着重要的影响。如有头疽生于项两侧者，为足太阳膀胱经所属，为寒水之经，多血少气，所以难以起发。而臁疮生于小腿外侧者为足三阳经所属，为多气多血之经，较易收口；生于小腿内侧者为足三阴经所属，为多气少血之经，则较难愈合。

要点四　脏腑失和

外科疾病多数生于体表，见症于皮、肉、筋、脉、骨等。但人体是一个完整统一的机体，脏腑病变可外发为体表疮疡；体表患病亦能影响脏腑的功能。《外科启玄·明疮疡大便秘结论》说："大凡疮疡，皆由五脏不和，六腑壅滞，则令经脉不通而生焉。"脏腑内在的病变可以通过经络传导外达体表，而体表的毒邪也可以影响脏腑而发生病变。如有头疽、颜面疔疮、疫疔、毒蛇咬伤等，可因毒邪炽盛或体虚正不胜邪而形成走黄、内陷等。

（陈红风）

第三单元　中医外科疾病辨证

细目一　辨病

要点一　辨病概述

辨病就是认识和掌握疾病的现象、本质和变化规律。通过辨病，对疾病的发展有客观和概括性的了解，注重某个疾病本身不同于其他疾病的"个性"。中医外科诊疗疾病的特点是辨病与辨证相结合，先辨病，后辨证。如痈、疽、疔、疖等症状表现各有特点，施治方法和预后转归也是不同的。

要点二 辨病方法

临床辨病须按以下程序进行：详询病史，观察病人，全面体检，在体检时注重局部，辨病时运用望、闻、问、切四诊的方法取得临床第一手资料，并根据具体情况选用新技术和必要的辅助检查，在此基础上进行综合分析，鉴别诊断，最终作出正确的诊断。

细目二 阴阳辨证

要点一 辨阴证阳证

阴阳是八纲辨证的总纲，也是一切外科疾病辨证的总纲。外科疾病首先必须辨清其阴阳属性，是阴证还是阳证。外科疾病的阴阳划分既要着眼于局部表现，又要依据全身症状，以及舌苔脉象，全面分析、判断，才能得出正确的结论。阴证、阳证的辨别要点分述如下。

1. 发病缓急

急性发作的属阳；慢性发作的属阴。

2. 病位深浅

病发于皮肉的属阳；发于筋骨的属阴。

3. 皮肤颜色

红活焮赤的属阳；紫暗或皮色不变的属阴。

4. 皮肤温度

灼热的属阳；不热或微热的属阴。

5. 肿胀形势

肿胀形势高起的属阳；平塌下陷的属阴。

6. 肿胀范围

肿胀局限，根脚收束的属阳；肿胀范围不局限，根脚散漫的属阴。

7. 肿块硬度

肿块软硬适度，溃后渐消的属阳；坚硬如石，或柔软如棉的属阴。

8. 疼痛感觉

疼痛比较剧烈的属阳；不痛、隐痛、酸痛或抽痛的属阴。

9. 脓液稀稠

溃后脓液稠厚的属阳；稀薄或纯血水的属阴。

10. 溃疡形色

肉芽红活润泽的属阳；肉芽苍白或紫暗的属阴。

11. 全身症状

阳证初起常伴有形寒发热，口渴，纳呆，大便秘结，小便短赤，溃后症状逐渐消失；

阴证初起一般无明显症状，酿脓期常有骨蒸潮热，颧红，或面色㿠白，神疲，自汗，盗汗等症状，溃后虚象更甚。

12. 舌苔脉象

阳证舌红，苔黄，脉有余；阴证舌淡，苔少，脉不足。

13. 病程长短

阳证病程比较短；阴证比较长。

14. 预后顺逆

阳证易消、易溃、易敛，预后多顺（良好）；阴证难消、难溃、难敛，预后多逆（不良）。

要点二　阴阳辨证应注意的问题

1. 局部与全身辨证相结合

阴证阳证的辨别应着眼于疾病的全过程，要对疾病发生发展规律及其性质有一个概括性的了解，把握患者在某个阶段出现的局部症状与全身反应的主次关系，既要准确辨别局部症状，又要结合全身辨证。只有从整体出发，全面辨证，才能准确无误。

2. 辨别真假

临床中有很多疾病属于阳证似阴，或阴证似阳。仅凭局部的、一时的表现很容易出现误辨。例如流注一病，初起往往局部色白、漫肿、隐痛，从局部看属阴，但是化脓溃后脓出稠厚，收口迅速，全身症状表现为阳热证。细致、全面地分析有利于鉴别阴阳的真假。

3. 掌握阴阳的消长转化

阴阳转化既有疾病自身的转化，又有治疗后发生的转变。正气由衰转强时，证型要由阴转阳；邪气由盛转衰时，阴证亦可转为阳证；阳证由于正气衰弱亦可转为阴证。治疗时应抓住正邪的盛衰，扭转阴阳的转化，使阴证转为阳证，防止阳证转为阴证。阴阳辨证的真正实用价值正在于从阴阳的转化中提示疾病的本质和趋向，通过辨证施治，最终取得阴阳平衡，使疾病痊愈。

细目三　部位辨证

要点一　上部辨证

1. 发病部位

头面、颈项、上肢。

2. 病因特点

风邪易袭，温热多侵，故病因多为风温、风热、风火。

3. 发病特点

一般来势迅猛。

4. 常见症状

发热恶风，头痛头晕，面红目赤，口干耳鸣，鼻燥咽痛，舌尖红，苔薄黄，脉浮数；局部红肿宣浮，忽起忽消，根脚收束，肿势高突，疼痛剧烈，溃疡则脓黄而稠。

要点二 中部辨证

1. 发病部位

胸、腹、腰、背。

2. 发病原因

气郁、火郁所致，“气火俱发于中，而后达于四肢”，此部的外科疾病绝大多数与脏腑功能失调关系密切。

3. 发病特点

常于发病前伴有情志不畅的刺激史，或者素体性格郁闷，病发于不易察觉之时，一旦发病，情志变化影响症状的轻重与变化。

4. 常见症状

中部症状极其多样复杂，由于影响脏腑功能，症状表现轻重不一。

①情志不畅，呕恶上逆，腹胀痞满，纳食不化，泛酸嗳气，大便秘结，小便短赤，舌红，苔白，脉弦数。

②初觉疼痛灼热，继则红肿起疱，或流滋水；或局部高肿，触之硬痛，脓腔深在，脓液稠厚，或伴鲜血；或局部肿物随喜怒消长等。

要点三 下部辨证

1. 发病部位

臀、腿、胫、足。

2. 发病原因

寒湿、湿热多见。多由湿邪所成，或从寒化，或从热化。

3. 发病特点

起病缓慢，初觉沉重不爽，继则症形全现，病程缠绵不愈，反复发作。

4. 常见症状

患部沉重下坠不爽，二便不利，或肿胀如棉，或红肿流滋，脓出清稀，创面时愈时溃。

细目四 经络辨证

要点一 人体各部所属经络

头部：正中属督脉；两旁属足太阳膀胱经。

头侧（耳部前后）：属手少阳三焦经和足少阳胆经。

面部、乳部：属足阳明胃经（乳房属足阳明胃经，乳外属足少阳胆经，乳头女子属足厥阴肝经，男子属足少阴肾经）。

项后：正中属督脉；两侧属足太阳膀胱经。

腹部：总属阴经（因腹为阴，中行为任脉之所主）。

背部：总属阳经（因背为阳，中行为督脉之所主，两旁为足太阳膀胱经）。

手足心部：手心属于手厥阴心包经；足心属于足少阴肾经。

其他如生于目部的为肝经所主；生于耳内的为肾经所主；生于鼻内为肺经所主；生于舌部为心经所主；生于口唇为脾经所主。

要点二　十二经脉气血多少与外科疾病的关系

手、足十二经脉有气血多少之分，手少阳三焦经、手少阴心经、手太阴肺经、足少阳胆经、足少阴肾经、足太阴脾经，此六经皆多气少血，凡有疮疡，最难收口；手厥阴心包经、手太阳小肠经、足太阳膀胱经、足厥阴肝经，此四经皆多血少气，凡有疮疡宜托里；手阳明大肠经、足阳明胃经，此二经气血俱多，初宜内消，终则收功易得。

凡外疡发于多血少气之经，血多则凝滞必甚，气少则外发较缓，故治疗时要破血、补托。发于多气少血之经，气多则结必甚，血少则收敛较难，故治疗时要注意行气、滋养。发于多气多血之经，病多易溃易敛，实证居多，故治疗时应以行气活血为要。

要点三　引经药

治疗时采用引经药物，可使药力直达病所，有针对性地调整经络和脏腑，达到迅速取效的目的。如手太阳经用黄柏、藁本；足太阳经用羌活；手阳明经用升麻、石膏、葛根；足阳明经用白芷、升麻、石膏；手少阳经用柴胡、连翘、地骨皮（上）、青皮（中）、附子（下）；足少阳经用柴胡、青皮；手太阴经用桂枝、升麻、白芷、葱白；足太阴经用升麻、苍术、白芍；手厥阴经用柴胡、丹皮；足厥阴经用柴胡、青皮、川芎、吴茱萸；手少阴经用黄连、细辛；足少阴经用独活、知母、细辛。

此外还有全身各部位、器官的引导药（药引子），如头部巅顶用羌活、藁本，鬓部用川芎；额面部用白芷；项背用羌活；腰骶用独活、杜仲；胸部用桔梗；乳房用蒲公英；胁肋用柴胡、青皮；腹部用香附；睾丸用橘核；肛门用枳壳；上肢用桂枝、姜黄；手指用桑枝、忍冬藤；下肢用牛膝等。

细目五　局部辨证

要点一　辨肿（肿块结节）

1. 辨肿

（1）辨肿的外形

①局限性：红肿高突，根脚收束，不甚平坦，多为实证、阳证。

②弥漫性：肿势平坦，散漫不聚，边界不清。阳证见之，为邪甚毒势不聚；阴证见

之，为气血不充。

③全身性：疮疡溃后而见头面、手足虚浮，多由于脓出过多，病久气血大耗，脾阳不振所致。

（2）辨肿的成因

①火肿：肿而色红，皮薄光泽，焮热疼痛，肿势急剧。常见于阳证疮疡，如疖疔初期、丹毒等。

②寒肿：肿而木硬，皮色不泽，苍白或紫暗，肤温清冷，常伴有酸痛，得暖则舒。常见于冻疮、脱疽等。

③风肿：发病急骤，漫肿宣浮，或游走不定，不红微热，轻微疼痛。常见于痄腮、大头瘟等。

④湿肿：肿而皮肉重垂胀急，深按之则如烂棉不起（凹陷性水肿），浅则皮肤光亮起水疱，破流黄水，浸淫皮肤。常见于股肿、湿疮等。

⑤痰肿：肿势或软如棉馒，或硬如结核，不红不热，大小不一，形态各异，无处不生。常见于瘰疬、脂瘤等。

⑥气肿：皮紧内软，按之凹陷，放手复原，不红不热，常随喜怒消长。常见于气瘿、乳癖等。

⑦瘀肿：肿而胀急，色初暗褐，后转青紫，逐渐变黄消退。常见于皮下血肿。

⑧郁结肿：肿势坚硬如石，状如岩突，高低不平，推之不动，界限不清，不红不热。常见于乳岩、失荣、肾岩等。

⑨虚肿：肿势平塌，根盘散漫。常见于正虚不能托毒之疮疡。

⑩实肿：肿势高起，根盘收束。常见于正盛邪实之疮疡。

（3）辨肿的部位与形色

由于发病部位的组织有疏松和致密之分，肿的程度与发展变化趋势亦有显著差别。病发于疏松组织，如手足背、颈部等处，肿胀明显严重，按之凹陷，发展快，易蔓延。病发于致密组织如手指，肿胀不甚，但疼痛剧烈。病发于肌肉丰富处如大腿根部，粗肿明显，与正常组织不易区分。

一般情况下，病发于皮肤、肌肉之间，则肿势高突而焮红，发病较快，并有易脓、易溃、易敛之特点。病发于筋骨、肌肉之间，肿势平坦而皮色不变，发病较缓，及至脓熟仅透红一点，并有难脓、难溃、难敛之特点。

2. 辨肿块结节

肿块是指体内比较大的或体表显而易见的肿物，如腹腔内肿物或体表较大的包块等。而较小触之可及的称之为结节，主要见于皮肤或皮下组织。

对于肿块应辨别其大小、形态、质地、活动度、位置、界限、疼痛情况和内容物。结节与肿块是相对而言，大者为肿块，小者为结节，其大小不一，多呈圆形、卵圆形、扁圆形等局限性隆起，亦可相互融合成片或相连成串，亦有发于皮下，不易察觉，用手才能触及者。

结节疼痛多伴有感染；生长缓慢，不红无肿的结节，多考虑良性结节。对不明原因增长较快的结节，应尽快手术治疗，必要时应做病理检查。由于发生部位及形态不同，成因及转归各异，特别需要仔细辨认。

要点二　辨脓

脓是化脓性疾病常见的病理产物，是因皮肉之间热盛肉腐蒸酿而成，是由气血化生的。外科疾病的出脓是正气载毒外出的现象，邪出正气才能恢复，疾病才能痊愈，是一种顺证。

1. 辨脓的内容

（1）辨脓的有无

可从皮肤颜色、温度，肿块硬度和高度，触痛，脉象，手法，病程等方面综合分析，方可准确辨出脓之有无。尤其是其早期诊断不能依赖出现波动感及皮色改变，而应重视局部压痛及脉象变化以及病程等，必要时可行穿刺、透光试验或借助超声波等仪器检查，协助诊断。

①有脓：肿块坚硬高突，皮薄焮红，按之灼热痛甚，中软应指，有波动感，脉数（洪）。

②无脓：按之微热，轻痛，肿块仍硬，无应指感，脉不数者。

（2）辨脓的部位深浅

辨脓的部位深浅，是切开引流时进刀深浅的重要依据。若深浅不辨，浅者深开则增加病人痛苦，深者浅刺则达不到引流目的。

①浅部：肿块高突坚硬，中有软陷，皮薄光亮，焮红灼热，轻按便痛而应指者。

②深部：肿势散漫坚硬，按之隐隐软陷，不红不热或微热微红，重按方痛而应指者。

（3）辨脓的形质、色泽、气味

①脓的形质：稠厚者气血充盛，稀薄者气血虚弱。阳证多数脓液稠厚，阴证多数脓液稀薄。先出黄色稠厚脓液，后出黄稠滋水为收敛佳象。脓由稀薄转稠厚，为邪去正复，收敛有望；脓由稠厚转稀薄，为体质渐衰，一时难敛。脓成日久不泄，溃后脓稀如水直流，若其色不晦、气不臭，未为败象；若脓稀如粉浆污水，或夹絮状物，色晦臭腥者，为气血衰竭之败象。

②脓的色泽：宜明净而不宜污浊。脓液黄白质稠，色泽鲜明，为气血充足，是为佳象。如黄浊稠厚，色泽不净，为气火有余，尚属顺证；如黄白质稀，色泽洁净，气血虽虚，未为败象。如脓色绿黑稀薄，为蓄毒日久，有损筋伤骨的可能。如脓中夹有瘀血，色紫成块，为血络损伤。如脓色黄如姜汁，则每多兼患黄疸，病势较重。

③脓的气味：宜略腥而不宜臭秽。脓液一般略带腥味，其质稠厚，大多是顺证。若腥晦恶臭，其质稀薄，大多是逆证，而且常是穿膜着骨之征。若夹有气泡蟹沫，为内膜已透，每多难治。

2. 辨脓的方法

（1）按触法：用两手食指的指端轻放于脓肿患部，相隔适当的距离，然后以一手指端稍用力按一下，则另一手指端即有一种波动的感觉，这种感觉称为应指，经反复多次及左右相互交替试验，若应指明显者为有脓。在检查时注意两手指端应放于相对的位置，并且在上下左右四处互相垂直的方向检查。若脓肿范围较小，则用左手拇、食两指固定于脓肿的两侧，以右手的食指按揿脓肿中央，如有应指者为有脓。

（2）透光法：医生把手电筒放在患指（趾）下面，对准患指（趾）照射，然后注意观察指（趾）部上面，如尚未化脓时则见清晰潮红，如见深黑色的阴影为有脓。此法仅适用于指、趾部的辨脓。

（3）点压法：手指部的脓肿在脓液很少的情况下，可用点压法检查，简单易行。

（4）穿刺法：疮疡患于深部，当脓已成而脓液不多，用按触法辨脓有困难时，则可采用注射器穿刺抽脓的方法。这种方法不仅可以用来辨别脓的有无，而且可以用来采集脓液标本。

（5）B 超：其特点是操作简单、无损伤，可比较准确地确定有无脓肿及其部位、大小、数目等，并能引导穿刺或切开排脓。

要点三　辨溃疡

1. 辨溃疡形态

（1）化脓性溃疡：溃疡口大底小，基底平整，边缘整齐呈斜坡状，有浸润感，触之疼痛。疮面有少许脓性分泌物，脓液稠厚黄白。肉芽红活，腐肉易脱，疮口易敛。

（2）结核性溃疡：疮口多凹陷或有潜行性空腔，皮缘漂浮，伴有窦道或瘘管形成。疮面肉芽暗红，脓水稀薄，夹有败絮样或干酪样物，难以愈合或反复溃破。

（3）静脉性溃疡：溃疡呈圆形或不规则形，疮口下陷，边缘高起，基底不平，疮面肉色灰白或秽暗，滋水秽浊，周围皮色暗红或紫黑，可伴有湿疹及皮炎。

（4）岩性溃疡：边缘隆起，外翻呈菜花状或火山口样，坚硬如石，基底不平，有时见有珍珠样结节，内有紫黑色坏死组织，渗流血水，有恶臭，疮周色泽暗红，始终不愈。

（5）压迫性溃疡：溃疡呈圆形，边缘隆起而硬，腔深如漏斗，疮面呈腐烂状，腐肉黏滞，不易脱落，脓液稀少而臭，脱落后肉芽不鲜，经久不生，疮口难敛。

2. 辨溃疡色泽

阳证溃疡色泽红活润泽，如同石榴红艳，或有白膜，脓液稠厚黄白，腐肉易脱，新肉易生，疮口易收，知觉正常。

阴证溃疡疮面色泽灰暗，脓液清稀，或时流血水，腐肉不易脱落，或虽脱而新肉不生，疮口经久难敛，疮面不知痛痒。

溃疡肉芽色泽红赤，分泌物如同血性的，为火毒炽盛，血分有热；溃疡色泽青暗，脓水清稀，疮周发凉的，为阳虚有寒；溃疡色泽苍白无华，分泌物稀薄者，为气血虚弱；溃疡色泽紫暗，疮周皮色黯黑者，为气滞血瘀、肌肤失养。疮面腐肉已尽而脓水灰薄，新肉不生，状如镜面，光白板亮，为虚陷之证。

要点四　辨痛、痒、麻木

1. 辨痛

（1）疼痛的成因

热痛：皮色焮红，灼热疼痛，遇冷则痛减。见于阳证疮疡。

寒痛：皮肤不红、不热，酸痛，得温则缓。见于脱疽、寒痹等。

风痛：痛无定处，忽此忽彼，走注甚速，遇风则剧。见于行痹等。

湿痛：痛而酸胀，肢体沉重，按之有凹陷性水肿或见糜烂流滋。见于臁疮、股肿等。

气痛：攻痛无常，时感抽掣，喜缓怒甚。见于乳癖等。

血痛：痛而拒按，固定不移，或有肿块。或初起皮色暗褐，继则皮色青紫有瘀斑。见于粘连性肠梗阻、血栓性浅静脉炎、带状疱疹后遗神经痛等。

化脓痛：痛势急胀，痛无止时，如同鸡啄（跳痛、搏动性疼痛），按之中软应指。见于疮疡成脓期。

（2）疼痛的类别

卒痛：突然发作，疼痛急剧。多见于急性疾患。

阵痛：忽痛忽止，时重时轻，发作无常。多见于空腔脏器梗阻性疾病，如肠梗阻、胆道蛔虫、胆石症、肾及输尿管结石等。

持续痛：痛无休止，持续不减，或渐趋加重。常见于疮疡初起与成脓时或脱疽等。

（3）辨疼痛性质

刺痛：痛如针刺，病变多在皮肤。如蛇串疮等。

灼痛：痛而有灼热感，病变多在肌肤。如疖、疔疮、丹毒等。

裂痛：痛如撕裂，病变多在皮肉。如手足皲裂症、乳头皲裂、肛裂等。

钝痛：疼痛滞钝、缓和，病变多深在骨与关节间。如流痰、附骨疽等。

酸痛：痛而酸楚，病变多在关节。如流痰等。

胀痛：痛而紧张，胀满不适。如乳癖、血肿、癃闭等。

绞痛：痛如刀割，发病急骤，病变多在脏腑。如空腔脏器（肠道、胆道、泌尿道）梗阻等。

啄痛：痛如鸡啄，并伴有节律性疼痛，病在肌肉。常为阳证疮疡成脓标志。

抽掣痛：痛时扩散，除抽掣外，并伴有放射痛。如乳岩、石瘿之晚期。

（4）辨疼痛与肿胀

先肿后痛者，其病浅在肌肤，多见于体表急性炎症，如颈痈。

先痛后肿者，其病深在筋骨，如附骨疽。

痛发数处，同时肿胀并起，或先后相继者，如流注。

肿势蔓延而痛在一处者，是毒已渐聚，其形虽巨，可以无虞；肿势散漫而无处不痛者，是毒邪四散，其势方张，变端堪忧。

肿块坚硬如石不移，不痛或微痛，日久逐渐肿胀时觉掣痛者，常为岩。

2. 辨痒

（1）以原因辨痒

风胜：遍体作痒，走窜不定，抓破血溢，随破随收，不致化腐，多为干性。如皮肤瘙痒症、神经性皮炎、银屑病、荨麻疹等。

湿胜：浸淫四窜，黄水淋漓，最易沿表皮蚀烂，越腐越痒，多为湿性，或有传染性。如急性湿疹、脓疱疮等。

热胜：皮肤瘾疹，焮红灼热，或只发于暴露处，或遍布全身，甚则糜烂、滋水淋漓，结痂成片，常不传染。如接触性皮炎。

虫淫：浸淫蔓延，黄水频流，状如虫行皮中，其痒尤烈，最易传染。如疥疮、手足癣等。

血虚：皮肤增厚、干燥、脱屑，瘙痒，很少糜烂流水。如慢性湿疹、神经性皮炎、银屑病后期。

（2）以病变过程辨痒

①肿疡作痒：一般较为少见。可见于有头疽、疔疮初起、疫疔等。初期肿势平坦，根脚散漫，脓犹未成之时可有作痒的感觉，这是毒热炽盛，正不拒邪，预示着病变的发展趋势。治疗后根脚收束，肿痛已减，余块未消之时，也有作痒的感觉，这是正气已复，气血疏通，毒势已衰，病变有消散之趋势。

②溃疡作痒：既溃之后，肿痛渐消，忽感患部焮热，奇痒不安，多数是由于脓区不洁，脓液浸渍皮肤，护理不善所致；或因应用汞剂、砒剂、敷贴膏药等引起皮肤过敏所致。

溃疡经治疗后脓流通畅、余肿未消之时，或于腐肉已脱、新肌渐生之际，而皮肉间感觉微微作痒，这是毒邪渐化，气血渐充，助养新肉，将要收口之佳象。

3. 辨麻木

麻木是肌肤不知痛痒的症状，是由于气血不运或毒邪炽盛，以致经脉阻塞而成。由于麻木的致病原因不同，有轻重之别，所致麻木的情况也有差别。如疔疮、有头疽坚肿色褐，麻木不知痛痒，伴有较重的全身症状，为毒邪炽盛，常易导致走黄和内陷。如麻风患部麻木不仁，不知痛痒。脱疽早期患肢麻木且冷，为气血不运，脉络阻塞，常易致腐烂筋骨，顽固难愈。

要点五 辨出血

1. 皮肤黏膜出血

中医外科学中引起皮肤黏膜出血的原因和病种很多，诸如外感热病、外伤疾病、中毒等。其病机为热毒窜络，血热妄行，血络损伤，血溢络外；或肝不藏血，脾不统血，血不循经，外溢肌肤；或外力直接破损皮肉，伤筋断骨，血络受损，血溢络外而成。依据出血量的多少，表现为皮肤黏膜的青紫、瘀点、瘀斑、血肿、出血等形式。

2. 咯血

咯血指血来自肺或气管，血随咳嗽而出的症状。多因肺络受损，血溢络外，随咳嗽而咯出。临床上首先要排除鼻、咽喉、口腔的出血，并与呕血相鉴别。咯血的特点是血随咳嗽而出，血中常夹气泡、痰液，血液为碱性。外科常见原因主要是疔疮走黄火毒炽盛犯肺和胸部外伤。外伤后出现咯血，伴有呼吸困难、肋骨骨折者，应考虑外伤性血气胸。

3. 呕血

呕血又名吐血，是指血由胃或食管等上消化道而来，经口呕出或吐出。其特点是血来自上消化道，常夹食物残渣，血液为酸性，多伴有黑便。其出血部位虽多在胃与食管，但病变常常与肝、脾等脏器相关。

4. 便血

亦称“血泄”，有“远血”、“近血”之说。上消化道出血一般呈柏油样黑便，为远血；直肠、肛管的出血表现为血色鲜红，为近血。便血的颜色与出血部位、出血量以及血液在肠道内停留时间长短有关。另外，各种原因导致的败血症以及食用某些食物等也可见有黑便，应根据临床表现及病史进行详辨。

5. 尿血

亦称“溲血”、“溺血”，是指排尿时尿液中有血液或血块。一般以无痛者为“尿血”，有痛者称“血淋”。泌尿生殖系的感染、结石、肿瘤、损伤等是导致尿血的主要原因。另外尚有一些疾病，如结缔组织疾病、免疫系统、内分泌、代谢障碍性疾病，也可以引起尿血。

第四单元　中医外科疾病治法

细目一　内治法

要点一　内治法的三个总则

中医外科内治法除了从整体观念、辨证施治着手外，还要依据外科疾病发展过程的特点，按照初起、成脓、溃后三个阶段，确立消、托、补三个总的治疗原则。然后循此治则运用具体的治疗方法，如解毒、清热、和营等法。

1. 消法

是运用不同的治疗方法和方药，使初起的肿疡得以消散，不使邪毒结聚成脓，是一切肿疡初起的治法总则。此法适用于没有成脓的初期肿疡和非化脓性肿块性疾病，以及各种皮肤疾病。

2. 托法

是用补益气血和透脓的药物，扶助正气，托毒外出，以免毒邪扩散。此法适用于外疡中期，即成脓期，此时热毒已腐肉成脓，但一时不易溃破，或机体正气虚弱，无力托毒外出。

治疗上应根据病人体质强弱和邪毒盛衰状况，分为补托和透托两种方法。补托法用于正虚毒盛，不能托毒外达，疮形平塌，根脚散漫，难溃难腐的虚证。透托法用于毒气盛而正气未衰者，可用透脓的药物，促其早日脓出毒泄，肿消痛减，以免脓毒旁窜深溃。如毒邪炽盛的，还需加用清热解毒药物。

3. 补法

是用补养的药物，恢复正气，助养新生，促使疮口早日愈合的治疗法则。此法适用于溃疡后期，毒势已去，精神衰疲，元气虚弱，脓水清稀，疮口难敛者。

要点二　内治十一法的代表方剂、常用药物、适应证及注意点

1. 解表法

是用解表发汗的药物达邪外出，使外证得以消散的治法。

（1）代表方剂：辛凉解表方，如牛蒡解肌汤或银翘散；辛温解表方，如荆防败毒散、万灵丹。

（2）常用药物：辛凉解表药，如薄荷、桑叶、蝉衣、牛蒡子、连翘等；辛温解表药，如荆芥、防风、麻黄、桂枝、生姜等。

（3）适应证：辛凉解表用于外感风热证，疮疡焮红肿痛，或皮肤间出现急性泛发性皮损，皮疹色红，伴有恶寒轻，发热重，汗少，口渴，小便黄，苔薄黄，脉浮数者，如颈痈、乳痈初起、瘾疹（风热型）、药毒等。

辛温解表用于外感风寒证，疮疡肿痛酸楚，皮色不变，或皮肤间出现急性泛发性皮损，皮疹色白，或皮肤麻木，伴有恶寒重，发热轻，无汗，头痛，身痛，口不渴，苔白，脉浮紧者，如瘾疹（风寒型）、麻风病初起。

（4）注意点：凡疮疡溃后，日久不敛，体质虚弱者，即使有表证存在，也不宜发汗太过，否则汗出过多，体质更虚，易引起痉厥、亡阳之变。

2. 通里法

是用泻下药物，使蓄积在脏腑内部的毒邪得以疏通排出，从而达到除积导滞、逐瘀散结、泻热定痛、邪去毒消的目的。通里法分为攻下（寒下）和润下两法。

（1）代表方剂：攻下方，如大承气汤、内疏黄连汤、凉膈散；润下方，如润肠汤。

（2）常用药物：攻下药，如大黄、枳实、槟榔、芒硝；润下药，如瓜蒌仁、火麻仁、郁李仁、蜂蜜等。

（3）适应证：攻下法用于表证已罢，热毒入腑，内结不散的实证、热证。润下法用于阴虚肠燥便秘。

（4）注意点：运用通里攻下法时必须严格掌握适应证，尤其年老体衰、妇女妊娠或月经期更应慎用。使用时应中病即止，不宜过剂，否则会损耗正气。

3. 清热法

是用寒凉的药物，使内蕴之热毒得以清解。由于外科疾病多因火毒所生，所以清热法是外科的主要治疗法则之一。

（1）代表方剂：清热解毒方，如五味消毒饮；清气分之热方，如黄连解毒汤；清营凉血方，如犀角地黄汤、清营汤；养阴清热方，如知柏地黄丸；清骨蒸潮热方，如清骨散。

（2）常用药物：清热解毒药，如蒲公英、紫花地丁、金银花、乌蔹莓、野菊花、四季青等；清气分药，如黄连、黄芩、山栀、石膏、知母、鸭跖草等；清营凉血药，如水牛角、鲜生地、丹皮、赤芍、紫草、大青叶等；养阴清热药，如大生地、玄参、麦冬、龟板、知母等；清骨蒸潮热药，如地骨皮、青蒿、鳖甲、银柴胡等。

（3）适应证：清热解毒法用于红肿热痛的阳证，如疮疡中的疔疮、疖、痈、有头疽等。

清气分热适用于局部红肿或皮色不变，灼热肿痛的阳证，或皮肤病之皮损焮红灼热、脓疱、糜烂等，或颈痈、流注、附骨疽、接触性皮炎、脓疱疮等，伴发热，口渴喜冷引饮，大便燥结，小便短赤，苔薄黄或黄腻，脉数或滑数等。

清营凉血用于局部焮红灼热的外科疾病，如烂疔、发、大面积烧伤；皮肤病之红斑、瘀点、灼热，如丹毒、红蝴蝶疮、血热型白疕，可伴有高热，口渴不喜饮，舌红，苔黄腻，脉弦数或弦滑数等。

养阴清热用于阴虚火旺的慢性炎症、红蝴蝶疮，或走黄、内陷后阴伤有热者；

清骨蒸潮热用于瘰疬、流痰等虚热不退的病症。

（4）注意点：应用清热药切勿太过，必须兼顾胃气。如过用苦寒，势必损伤胃气而致嗳气泛酸、便溏、纳呆等症状。

4. 温通法

是用温经通络、散寒化痰等药物，以驱散阴寒凝滞之邪的治法，是治疗寒证的主要法则。本法在外科临床运用时主要有温经通阳、散寒化痰和温经散寒、祛风化湿两法。

（1）代表方剂：温经通阳方，如阳和汤；温经散寒方，如独活寄生汤。

（2）常用药物：温经通阳、散寒化痰药，如附子、肉桂、干姜、桂枝、麻黄、白芥子等；温经散寒、祛风化湿药，如细辛、桂枝、生姜、羌活、独活、桑寄生、秦艽等。

（3）适应证：温经通阳，散寒化痰法，适用于体虚寒痰阻于筋骨，出现患处隐隐酸痛，漫肿不显，不红不热，口不作渴，形体恶寒，小便清利，苔白，脉迟等内寒表现，如流痰、脱疽等。

温经散寒、祛风化湿法用于体虚风邪寒湿袭于筋骨，出现患处酸痛麻木，漫肿，不红不热，恶寒重，发热轻，苔白腻，脉迟紧等外寒表现，如麻风病初起。

（4）注意点：阴虚有热者不可施用本法。因温燥之药能助火劫阴，若应用不当，能造成其他变证。

5. 祛痰法

是用咸寒软坚化痰药物，使因痰凝聚的肿块得以消散的治法。

（1）代表方剂：疏风化痰方，如牛蒡解肌汤合二陈汤；清热化痰方，如清咽利膈汤合二母散；解郁化痰方，如逍遥散合二陈汤；养营化痰方，如香贝养营汤。

（2）常用药物：疏风化痰药，如牛蒡子、薄荷、夏枯草、陈皮、半夏、杏仁等；清热化痰药，如板蓝根、黄芩、贝母、桔梗、瓜蒌、天竺黄、竹茹等；解郁化痰药，如柴胡、川楝子、郁金、海藻、昆布、香附、白芥子等；养营化痰药，如当归、白芍、丹参、熟地、茯苓、党参、首乌等。

（3）适应证：疏风化痰，适用于风热挟痰之病症，如颈痈结块肿痛。清热化痰，适用于痰火凝聚之证，如锁喉痈红肿坚硬、灼热疼痛者。解郁化痰，适用于气郁挟痰之病症，如乳癖、肉瘿等。养营化痰，适用于体虚挟痰之病症，如瘰疬、乳岩日久体虚者。

（4）注意点：因痰所致的外科病每与气滞、火热相合，故很少应用温热之品，以免助火生热之弊。

6. 理湿法

是用燥湿或淡渗的药物以祛除湿邪的一种治法。

（1）代表方剂：燥湿运脾方，如平胃散。清热利湿方，如二妙丸、萆薢渗湿汤、五神汤、龙胆泻肝汤等。除湿祛风方，如豨莶丸。

（2）常用药物：燥湿药，如苍术、藿香、佩兰、厚朴、半夏、陈皮等。淡渗利湿药，如萆薢、滑石、苡仁、茯苓、车前草等。祛风除湿药，如白鲜皮、地肤子、豨莶草、威灵仙等。

（3）适应证：外科疾病兼有胸闷呕恶，腹胀腹满，神疲乏力，食欲不振，苔厚腻者，用燥湿法；下肢疮疡、皮肤病有糜烂渗液者，多用利湿法。清热利湿用于湿热交并之证，如湿疮、接触性皮炎、臁疮等肌肤焮红作痒者；祛风除湿用于风湿袭于肌表之病，如白驳风。

（4）注意点：湿为黏腻之邪，易聚难化，常与热、风、寒、暑等邪相合而发病，故治疗时必须同时结合应用清热、祛风、散寒、清暑等法。理湿法过用每能伤阴，故阴虚、津液亏损者宜慎用或不用。

7. 行气法

是用理气的药物，使气机流畅，气血调和，从而达到消肿散坚止痛的目的。

（1）代表方剂：疏肝解郁、行气活血方，如逍遥散或清肝解郁汤。理气解郁、化痰软坚方，如海藻玉壶汤或开郁散。

（2）常用药物：疏肝解郁、行气活血药，如柴胡、香附、青皮、陈皮、木香、乌药、金铃子、延胡索等。理气解郁、化痰软坚药，如海藻、昆布、贝母、半夏、川芎等。

（3）适应证：疏肝解郁、行气活血法适用于肝郁气滞血凝而致肿块坚硬或结块肿痛，不红不热者；或痈疽后期，寒热已除，毒热已退，肿硬不散者，伴胸闷不舒、口苦，脉弦等，如乳癖、乳岩等。理气解郁、化痰软坚法适用于肿势皮紧内软，随喜怒而消长，伴性情急躁、痰多而黏等，如肉瘿、气瘿等。

（4）注意点：凡行气药物多有香燥辛温特性，容易耗气伤阴，故气虚、阴虚或火盛患者慎用。

8. 和营法

是用调和营血的药物，使经络疏通，血脉调和流畅，从而达到肿消痛止的目的。

（1）代表方剂：活血化瘀方，如桃红四物汤。活血逐瘀方，如大黄䗪虫丸。

（2）常用药物：活血化瘀药，如桃仁、红花、当归、赤芍等。活血逐瘀药，如䗪虫、虻虫、水蛭、三棱、莪术等。

（3）适应证：凡经络阻隔，瘀血凝滞，肿疡或溃后肿硬疼痛不减，结块色红较淡或不红或青紫者，皆可应用。皮肤病中有血瘀证者，皮损表现有结节、赘生物、肿块、毛细血管扩张、紫癜肥厚等，如瓜藤缠、血瘀型白疕等，均可应用。

（4）注意点：和营法在临床上有时需与其他治法合并应用。若有寒邪者，宜与祛寒药同用；血虚者，宜与养血药同用；痰、气、瘀互结为患者，宜与理气化痰药同用。和营祛瘀的药品一般性多温热，所以火毒炽盛的疾病不应使用，以防助火；对气血亏损者，破血药也不宜过用，以免耗伤气血。

9. 内托法

是用透脓和补益的药物，使外科疾病的毒邪移深就浅，早日液化成脓，并使扩散的证候趋于局限化，邪盛者不致脓毒旁窜深溃，正虚者不致毒邪内陷，从而达到脓出毒泄、肿痛消退的目的。在临床具体应用时，分有透托法和补托法两类。其中补托法又分为益气托毒法和温阳托毒法。

（1）代表方剂：透托方，如透脓散；益气补托方，如托里消毒散；温阳托毒方，如神功内托散。

（2）常用药物：黄芪、党参、白术、当归、白芍、白芷、皂角刺等。

（3）适应证：透托法用于肿疡已成，毒盛正气不虚，尚未溃破或溃而脓出不畅者，多用于实证。补托法用于肿疡毒势方盛，正气已虚，不能托毒外出者。

（4）注意点：透脓法不宜用之过早，肿疡初起未成脓时勿用。补托法在正实毒盛的情况下不可施用。

10. 补益法

是用补虚扶正的药物，使体内气血充足，得以消除各种虚弱现象，恢复人体正气，助养新肉生长，使疮口早日愈合。

（1）代表方剂：益气方，如四君子汤；养血方，如四物汤；气血双补方，如八珍汤；滋阴方，如六味地黄丸；温阳方，如附桂八味丸。

（2）常用药物：益气药，如党参、黄芪、白术、茯苓；养血药，如当归、熟地、白芍、鸡血藤；滋阴药，如生地、玄参、麦冬、女贞子、旱莲草、玉竹；温阳药，如附子、肉桂、仙茅、淫羊藿、巴戟肉、鹿角片等。

（3）适应证：凡具有气虚、血虚、阳虚、阴虚症状者，均可用补法。

（4）注意点：疾病有气虚或血虚，阴虚或阳虚，也有气血两虚、阴阳互伤者，应用补法时也当灵活，但以见不足者补之为原则。

11. 养胃法

是用调理胃气的药物，使纳谷功能旺盛，从而促进气血生化的治法。

（1）代表方剂：理脾和胃方，如异功散；和胃化浊方，如二陈汤；清养胃阴方，如益胃汤。

（2）常用药物：理脾和胃药，如党参、白术、茯苓、陈皮、砂仁等；和胃化浊药，如陈皮、茯苓、半夏、厚朴、竹茹、谷芽、麦芽等；清养胃阴药，如沙参、麦冬、玉竹、生地、天花粉等。

（3）适应证：理脾和胃法用于脾胃虚弱、运化失职者，如溃疡兼纳呆食少，大便稀薄，舌淡，苔薄，脉濡等症；和胃化浊法适用于湿浊中阻、胃失和降者，如疔疮或有头疽溃后，症见胸闷泛恶，食欲不振，苔薄黄腻，脉濡滑者；清养胃阴法适用于胃阴不足者，如疔疮走黄、有头疽内陷，症见口干少液而不喜饮，胃纳不香，或伴口糜，舌光红，脉细数者。

（4）注意点：理脾和胃、和胃化浊两法的适应证中均有胃纳不佳之症，但前者适用于脾虚而运化失常，后者适用于湿浊中阻而运化失常，区分的要点在于苔腻与厚薄，舌质淡与不淡，以及有无便溏、胸闷欲呕之症；而清养胃阴法重点在于抓住舌光质红之症。

细目二　外治法

要点一　药物外治疗法的适应证、用法、注意点

1. 膏药

膏药古代称薄贴，现称硬膏。膏药总的作用是因其富有黏性，敷贴患处能固定患部，

使患部减少活动；并可保护溃疡疮面，可以避免外来刺激或毒邪感染。

（1）适应证：一切外科病初起、已成、溃后各个阶段均可应用。

（2）用法：由于膏药方剂的组成不同，运用的药物有温、凉之异，所以在应用时就有各种不同的适应证。如太乙膏、千捶膏均可用于红肿疼痛明显之阳证疮疡，为肿疡、溃疡的通用方。

太乙膏性偏清凉，功能消肿、清火、解毒、生肌；千捶膏性偏寒凉，功能消肿、解毒、提脓、祛腐、止痛。

阳和解凝膏性偏温热，功能温经和阳、祛风散寒、调气活血、化痰通络，适用于疮形不红不热、漫肿无头之阴证疮疡未溃者。

咬头膏具有腐蚀性，功能蚀破疮头，适用于肿疡脓成，不能自破，以及患者不愿接受手术切开排脓者。

此外，膏药摊制有厚薄之分，在具体运用上也各有所宜。如薄型的膏药多适用于溃疡，宜勤换；厚型的膏药多适用于肿疡，宜少换，一般3~5天调换1次。

（3）注意点：凡疮疡使用膏药，有时可能引起皮肤焮红，或起丘疹，或发生水疱，瘙痒异常，甚则溃烂等现象。这是因为皮肤过敏，形成膏药风（接触性皮炎）；或溃疡脓水过多，由于膏药不能吸收脓水，易淹疮口，浸淫皮肤而引起湿疮。凡见此等情况，可以改用油膏或其他药物。

2. 油膏

是将药物和油类煎熬或捣匀成膏的制剂，现称软膏。目前，油膏的基质有猪脂、羊脂、松脂、麻油、黄蜡、白蜡以及凡士林等。在应用上，其优点有柔软、滑润、无板硬黏着不舒的感觉，尤其对病灶凹陷折缝之处，或大面积的溃疡，使用油膏更为适宜，故近代常用油膏来代替膏药。

（1）适应证：适用于肿疡、溃疡，皮肤病糜烂、结痂、渗液不多者，以及肛门病等。

（2）用法：由于油膏方剂的组成不同，所适用疾病的性质和发病阶段各异，具体运用时应分别进行选择。

如金黄油膏、玉露油膏适用于阳证肿疡、肛门周围痈疽等病。

冲和膏适用于半阴半阳证。

回阳玉龙油膏适用于阴证。

生肌玉红膏功能活血祛腐、解毒止痛、润肤生肌收口，适用于一切溃疡腐肉未脱、新肉未生之时，或日久不能收口者。

红油膏功能防腐生肌，适用于一切溃疡。

生肌白玉膏功能润肤生肌收敛，适用于溃疡腐肉已净，疮口不敛者，以及乳头皲裂、肛裂等病。

疯油膏功能润燥杀虫止痒，适用于牛皮癣、慢性湿疮、皲裂等。

青黛散油膏功能收湿止痒、清热解毒，适用于蛇串疮、急慢性湿疮等皮肤焮肿痒痛、渗液不多之症。

消痔膏功能消痔退肿止痛，适用于内痔、赘皮外痔、血栓痔等出血、水肿、疼痛之症。

（3）注意点：凡皮肤湿烂，疮口腐化已尽者，摊贴油膏应薄而勤换，以免脓水浸淫皮肤，不易收燥。目前调制油膏大多应用凡士林，凡士林系矿物油，也可刺激皮肤引起皮炎，如见此等现象应改用植物油或动物油；若对药物过敏者，则改用其他药。油膏用于溃疡腐肉已脱、新肉生长之时，摊贴宜薄，若过于厚涂则使肉芽生长过剩而影响疮口愈合。

3. 箍围药

箍围药古称敷贴，它是借药粉具有箍集围聚、收束疮毒的作用，从而促使肿疡初起轻的可以消散；即使毒已结聚，也能促使疮形缩小，趋于限局，达到早日成脓和破溃；即使破溃后余肿未消者，也可用它来消肿，截其余毒。

（1）适应证：凡外疡不论初起、成脓及溃后，肿势散漫不聚而无集中之硬块者，均可使用本法。

（2）用法：由于箍围药的药性有寒、热的不同，所以应分别使用方能收到预期效果。

如金黄散、玉露散药性寒凉，功能清热消肿、散瘀化痰，适用于红、肿、热、痛的一切阳证。玉露散对焮红、灼热、漫肿无块，如丹毒等病效果更佳。

回阳玉龙膏药性温热，功能温经活血、散寒化痰，适用于不红不热的一切阴证。

冲和膏药性平和，功能行气疏风、活血定痛、散瘀消肿，适用于疮形肿而不高，痛而不甚，微红微热，介于阴阳之间的半阴半阳证。

临床应根据疾病的性质与阶段不同，正确选择调制液体。以醋调者，取其散瘀解毒；以酒调者，取其助行药力；以葱、姜、韭、蒜捣汁调者，取其辛香散邪；以菊花汁、丝瓜叶汁、银花露调者，取其清凉解毒，其中用丝瓜叶汁调制的玉露散治疗暑天疖肿效果较好；以鸡子清调者，取其缓和刺激；以油类调者，取其润泽肌肤。如上述液体取用有困难时，可用冷茶汁加白糖少许调制。总之，阳证多用菊花汁、银花露或冷茶汁调制；半阴半阳证多用葱、姜、韭捣汁或用蜂蜜调；阴证多用醋、酒调敷。

目前临床上治疗阳证及半阴半阳证常以凡士林调制成油膏使用。用于外疡初起时，宜敷满整个病变部位；若毒已结聚，或溃后余肿未消，宜敷于患处四周，不要完全涂布。敷贴应超过肿势范围。

（3）注意点：凡外疡初起，肿块局限者，一般宜用消散膏药。箍围药敷后干燥之时，宜时时用液体湿润，以免药物剥落及干板不舒。

4. 掺药

将各种不同的药物研成粉末，根据制方规律，并按其不同的作用配伍成方，用时掺布于膏药或油膏上，或直接掺布于病变部位，谓之掺药，即古称散剂，现称粉剂。

掺药的种类很多，治疗外科疾患范围很广，不论溃疡和肿疡均可应用。

（1）消散药

具有渗透和消散作用，掺布于膏药上，贴于患处，可以直接发挥药力，使疮疡蕴结之毒移深居浅，肿消毒散。

①适应证：适用于肿疡初起而肿势局限于一处者。

②用法：阳毒内消散、红灵丹有活血止痛、消肿化痰之功，适用于一切阳证。阴毒内消散、桂麝散、黑退消有温经活血、破坚化痰、散风逐寒之功，适用于一切阴证。

③注意点：若病变部肿势不局限者，选用箍围药较宜。

（2）提脓祛腐药

具有提脓祛腐的作用，能使疮疡内蓄之脓毒早日排出，腐肉迅速脱落。一切外疡在溃破之初宜先用提脓祛腐药。

①适应证：凡溃疡初期，脓栓未溶，腐肉未脱，或脓水不净、新肉未生的阶段，均可使用。

②用法：提脓祛腐的主药是升丹，升丹以其配制原料种类多少的不同而有小升丹和大升丹之分。小升丹又称"三仙丹"，其配制的处方中只有水银、火硝和明矾三种原料。大升丹的配制处方除上述三种药品外，尚有皂矾、朱砂（硫化汞）、雄黄（三硫化二砷，含砷70%）及铅等。升药又可依其炼制所得成品的颜色而分为"红升"和"黄升"两种。

目前采用的是一种小升丹，临床使用时若疮口大者，可掺于疮口上；疮口小者可黏附在药线上插入，亦可掺于膏药、油膏上盖贴。若纯粹是升丹，因药性太猛，须加赋形药使用，常用的如九一丹、八二丹、七三丹、五五丹、九黄丹等。在腐肉已脱，脓水已少的情况下，更宜减少升丹含量。

此外，尚有不含升丹的提脓祛腐药，如黑虎丹，可用于对升丹过敏者。

③注意点：升丹属有毒刺激性药品，凡对升丹有过敏者应禁用；对大面积疮面也应慎用，以防过多的吸收而发生汞中毒。

（3）腐蚀药与平胬药

腐蚀药又称追蚀药，具有腐蚀组织的作用，掺布患处能使疮疡不正常的组织得以腐蚀枯落。平胬药具有平复胬肉的作用，能使疮口增生的胬肉收缩。

①适应证：凡肿疡在脓成未溃时，或痔疮、瘰疬、赘疣、息肉等病；或溃疡破溃以后，疮口太小，引流不畅；或疮口僵硬，或胬肉突出，或腐肉不脱等妨碍收口时，均可使用。

②用法：由于腐蚀平胬成方的药物组成不同，药性作用有强弱的区别，因此在临床上须根据其适应证而分别使用。

如白降丹，适用于溃疡疮口太小，脓腐难去者，可用桑皮纸或丝棉纸做成裹药，插入疮口，使疮口开大，脓腐易出；如肿疡脓成不能穿溃，同时素体虚弱而不愿接受手术治疗者，也可用白降丹少许，水调和点放疮顶，代刀破头；其他如赘疣点之可以腐蚀枯落；另有以米糊做条用于瘰疬，则能起攻溃拔核的作用。

枯痔散一般用于痔疮。将此药涂敷于痔核表面，使其焦枯脱落。

三品一条枪插入患处，能腐蚀漏管，也可以蚀去内痔，攻溃瘰疬。

平胬丹适用于疮面胬肉突出者，掺药其上能使胬肉平复。

③注意点：腐蚀药一般含有汞、砒成分，因汞、砒的腐蚀力较其他药物为大，在应用时必须谨慎。尤其以头面、指、趾等肉薄近骨之处，不宜使用过烈的腐蚀药物，即使需要应用，也必须加赋形药减低其药力，以不伤及周围正常组织为原则。待腐蚀目的已达，即应改用其他提脓祛腐或生肌收口之药。对汞、砒过敏者则应禁用。

（4）生肌收口药

具有解毒、收涩、收敛，促进新肉生长的作用，掺布疮面能使疮口加速愈合。

①适应证：凡溃疡腐肉已脱，脓水将尽时可以使用。

②用法：常用的生肌收口药如生肌散、八宝丹等，不论阴证、阳证，均可掺布于疮面上应用。

③注意点：脓毒未清，腐肉未尽时，若早用生肌收口药则不仅无益，反增溃烂，延缓治愈，甚至引起迫毒内攻之变；若已成漏管，即使用之勉强收口，仍可复溃，此时须配以手术疗法方能治愈。

（5）止血药

具有收涩、凝血的作用，掺布于出血之处，外用纱布包扎固定，可以促使创口血液凝固，达到止血的目的。

①适应证：适用于溃疡或创伤出血，凡属于小的络脉损伤而出血者，可以使用。

②用法：桃花散适用于溃疡出血；如圣金刀散适用于创伤性出血。其他如三七粉调成糊状涂敷局部，也有止血作用。

③注意点：若大出血时必须配合手术与内治等方法急救，以免因出血不止而引起晕厥之变。

（6）清热收涩药

具有清热、收涩、止痒的作用，掺扑于皮肤病糜烂、渗液不多的皮损处，达到消除红热、干燥、止痒的目的。

①适应证：适用于一切皮肤病急性或亚急性皮炎而渗液不多者，均可使用。

②用法：常用的有青黛散，以其清热止痒的作用较强，故用于皮肤病大片潮红丘疹而无渗液者。三石散收涩生肌作用较好，故用于皮肤糜烂，稍有渗液而无红热之时，可直接干扑于皮损处，或先涂上一层油剂后再扑三石散。

③注意点：一般不用于表皮糜烂、渗液较多的皮损处，用后反使渗液不能流出，容易导致自身过敏性皮炎；亦不宜用于毛发生长的部位，因药粉不能直接掺扑于皮损处，同时粉末与毛发易黏结成团。

5. 洗剂

洗剂是将各种不同的方药先研成细末，然后与水溶液混合在一起而成，呈混悬状，用时须加以振荡、摇匀，故也称混合振荡剂或振荡洗剂。

（1）适应证：一般用于急性、过敏性皮肤病，如酒皶鼻和粉刺等。

（2）用法：三黄洗剂有清热止痒之功，用于一切急性皮肤病，如湿疮、接触性皮炎，皮损为潮红、肿胀、丘疹等。颠倒散洗剂有清热散瘀之功，用于酒皶鼻、粉刺。上述方剂中常可加入1% ~2%薄荷脑或樟脑，以增强止痒之功。在应用洗剂时应充分振荡，使药液和匀，以毛笔或棉花签蘸之涂于皮损处，每日3 ~5 次。

（3）注意点：凡皮损处有糜烂渗液较多者、脓液结痂等，或深在性皮肤病，均宜禁用。在配制洗剂时其中药物粉末应先研细，以免刺激皮肤。

6. 酊剂

是将各种不同的药物浸泡于乙醇溶液内，根据制方规律，最后倾取其药液，即为酊剂。

（1）适应证：一般用于疮疡未溃及皮肤病等。

（2）用法：红灵酒有活血、消肿、止痛之功，用于冻疮、脱疽未溃之时（如脱疽已溃，疮口上方也可使用)。10%土槿皮酊、复方土槿皮酊有杀虫、止痒之功，适用于鹅掌风、灰指甲、脚湿气等。白屑风酊有祛风、杀虫、止痒之功，适用于面游风。

（3）注意点：一般酊剂有刺激性，所以凡疮疡破溃后或皮肤病有糜烂者均应禁用。酊剂应盛于遮光密闭容器中，充装至满，并在凉暗处保存。

7. 草药捣敷法

是将新鲜采集的草药洗净后捣烂，直接敷于患处。其药源丰富，使用方便，价廉，疗效好，在各地民间有着很多的使用经验。

（1）适应证：一切外科病之肿疡，具有红肿热痛的阳证；创伤浅表出血；皮肤病的止痒；毒蛇咬伤等，均可应用。

（2）用法：蒲公英、紫花地丁、马齿苋、仙人掌、芦荟、独角莲、芙蓉花叶、野菊花叶、七叶一枝花、丝瓜叶等有清热解毒消肿之功，适用于阳证肿疡。用时将鲜草药洗净，加食盐少许，捣烂敷患处，每天调换1~2次。

旱莲草、白茅花、丝瓜叶等有止血之功，适用于浅表创伤之止血。用时洗净，捣烂后敷出血处加压包扎，白茅花不用捣烂可直接敷用。

徐长卿、蛇床子、地肤子、泽漆、羊蹄根等有止痒作用，适用于急、慢性皮肤病。用时洗净，凡无渗液者可煎汤熏洗，有渗液者捣汁或煎汤冷却后作湿敷；泽漆捣烂后加食盐少许，用纱布包后涂擦白疕皮损处；羊蹄根用醋浸后取汁外搽治牛皮癣。

半边莲捣汁内服，药渣外敷伤口周围，治毒蛇咬伤等。

（3）注意点：用鲜草药外敷时必须洗净，再用1∶5000的高锰酸钾溶液浸泡后捣烂外敷，敷后应注意干湿度，干后可用冷开水时时湿润，以免患部干绷不舒。

要点二 手术疗法的适应证、用法、注意点

1. 切开法

（1）适应证：一切外疡，不论阴证、阳证，确已成脓者，均可使用。

（2）用法：使用切开法之前应当辨清脓成的程度、脓的深浅、患部的经络位置等情况，然后决定切开与否，具体运用如下。

①选择有利时机：即辨清脓成的程度和正确掌握切开排脓的有利时机。当肿疡成脓之后，且脓肿中央也有透脓之点（即脓腔中央最软的一点），确为脓成已熟，此时予以切开最为适宜。

②切口位置：应选择在脓肿稍低的部位，可使脓液畅流，不致形成袋脓，即为正确的切口位置。

③切口方向：一般疮疡宜循经直开，刀头向上，免伤血络；乳房部应以乳头为中心放射形切开，免伤乳囊；面部脓肿应尽量沿皮肤的自然纹理切开；手指脓肿应从侧方切开；关节区附近的脓肿切开时，切口尽量避免越过关节；若为关节区脓肿，一般施行横切口、弧形切口、“S”形切口。

④切开的深浅：不同的病变部位进刀深浅必须适度。如脓腔浅的，或疮疡生在皮肉较薄的头、颈、胁肋、腹、手指等部位，必须浅开；如脓腔深在，或生在皮肉较厚的臀、臂等部位，可以稍深无妨，但总以得脓为度。

⑤切口大小：应根据脓肿范围大小以及病变部位的肌肉厚薄而定，以达到脓流通畅为度。凡是脓肿范围大，肌肉丰厚而脓腔较深的，切口宜大；脓肿范围小，肉薄而脓肿较浅的，切口宜小。一般切口不能过大，以免损伤皮肉筋络，且愈合后形成瘢痕较大；但切口也不能过小，以免脓水难出，延长治愈过程。

（3）注意点：在关节和筋脉的部位宜谨慎开刀，不要损伤筋脉而致使关节不利；如患者过于体弱，应先内服调补药物，然后切开；凡颜面疔疮，尤其在鼻唇部位，应忌早期切开，以免疔毒走散，并发走黄危证。切开后应由脓自流，切忌用力挤压，以免感染扩散、毒邪内攻。

2. 砭镰法

砭镰法俗称飞针法，它是用三棱针或刀锋在疮疡患处浅刺皮肤或黏膜，放出少量血液，促使内蕴热毒随血外泄。

（1）适应证：适用于急性的阳证，如丹毒、红丝疔等。

（2）用法：先常规消毒，然后用三棱针或刀锋直刺皮肤或黏膜，迅速移动击刺，以患部出血或排出黏液、黄水为度。

（3）注意点：慢性的阴证、虚证禁用，并不可刺得太深，以免伤及经络。刺后可再敷药包扎或外掺收口药。

3. 烙法

烙法是应用针和烙器在火上加热后进行手术操作的一种方法。烙法分两种，一种是火针烙法，另一种是烙铁烙法。

（1）火针烙法

古称燔针焠刺，是指将针具烧红后刺激患部的治疗方法，用具分为粗针与细针两种，粗针用以刺脓，细针用以消散。细针应用时将针烧红后对准患部速刺速出，目前对瘰疬之病偶尔用之，至于其他外科疾病则很少应用，目前多应用粗针烙法。

①适应证：适用于附骨疽、流痰等肉厚脓深的阴证。脓熟未溃，或虽溃而疮口过小，脓出不畅者，均可使用。

②用法：使用时将针头蘸麻油在炭火或酒精灯上烧红，当脓腔低处向上方斜入烙之，脓即随之流出（需要疮口开大时，可在拔针时向上一拖，取斜出方向；需要疮口开小时，可在拔针时取直出方向）。一烙不透可以再烙，烙后可插入药线，使疮口一时不致粘合，便于引流排脓。进针深浅的具体要求均与“切开法”相同。

③注意点：对红肿焮痛的阳毒小疮，用之反增肿痛，加深溃烂；筋骨关节之处用之恐焦筋灼骨，形成残废；胸肋、腰、腹等部位不可深刺，否则易伤及内膜；头面为诸阳之会，而且皮肉较薄，也在禁用之列。

（2）烙铁烙法

烙铁古代系用银制，现改用铁或铜制成，其头如半粒小蚕豆大小，上有一柄。它主要利用器械烧灼病变处，不但可以止血，而且又能烫治病根。目前以电灼器代替火烙。

①适应证：适用于创伤脉络裂断出血，以及赘疣、息肉突出等。

②用法：先在患处作局部浸润麻醉后，用烙器烧赤烙之。如脉络裂断，可向出血点烧灼；如用于治疗赘疣、息肉等，可用剪刀齐根剪除后再烙。

③注意点：使用时避免患者看见，以免引起精神上的极度紧张而发生晕厥之变。对血瘤及岩肿等病禁用烙灼。

4. 挂线法

挂线法是采用普通丝线或药制丝线、纸裹药线、橡皮筋线等来挂断瘘管或窦道的治疗方法。使用之后利用线的紧力，促使气血阻绝，肌肉坏死，达到切开的目的。

（1）适应证：疮疡溃后，脓水不净，虽经内服、外敷等治疗无效而形成瘘管或窦道者；或疮口过深，或生于血络丛处而不宜采用切开手术者，均可应用。

（2）用法：先用球头银丝自甲孔探入管道，使银丝从乙孔穿出（如没有乙孔的，可在局麻下用硬性探针顶穿，再从顶穿处穿出），然后用丝线做成双套结，将橡皮筋线一根结扎在自乙孔穿出的银丝球头部，再由乙孔回入管道，从甲孔抽出。这样使橡皮筋线与丝线贯穿瘘管管道两口，此时将扎在球头上的丝线与橡皮筋线剪开（丝线暂时保留在管道内，以备橡皮筋线在结扎折断时用以引橡皮筋线作更换之用），再在橡皮筋线下先垫以两根丝线然后收紧橡皮筋线，打一个单结，再将所垫的两根丝线各自分别在橡皮筋线上打结处予以结缚固定，最后抽出管道内上述保留的丝线。

（3）注意点：如果瘘管管道较长，发现挂线松弛时，则必须加线收紧；且须仔细探查瘘管管道，以免形成假道而不能达到治愈的目的。

5. 结扎法

结扎法又名缠扎法，它是利用线的紧力，通过结扎，促使患部经络阻塞，气血不通，结扎上部的病变组织失去营养而致逐渐坏死脱落，从而达到治疗的目的。

（1）适应证：适用于瘤、赘疣、痔、脱疽等病，以及脉络断裂引起出血之症。

（2）用法：凡头大蒂小的赘疣、痔核等，可在根部以双套结扣住扎紧。凡头小蒂大的痔核，可以缝针贯穿它的根部，再用8字式结扎法，两线交叉扎紧。结扎线多采用较粗的普通丝线或医用缝合线。

（3）注意点：如内痔用缝针穿线，不可穿过患处的肌层，以免化脓；扎线应扎紧，否则不能达到完全脱落的目的；扎线未脱时应俟其自然脱落，不要硬拉，以防出血。

6. 挑治疗法

挑治疗法是在人体的腧穴、敏感点或一定区域内用三棱针挑破皮肤、皮下组织，挑断部分皮内纤维，通过刺激皮肤经络，使脏腑得到调理的一种治疗方法。有调理气血、疏通经络、解除瘀滞的作用。

（1）适应证：适用于内痔出血、肛裂、脱肛、肛门瘙痒、颈部多发性疖肿等。

（2）用法：常用的方法有选点挑治、区域挑治和截根疗法三种。

①选点挑治：在背部上起第七颈椎、下至第五腰椎、旁及两侧腋后线范围内寻找疾病反应点。反应点多为棕色、灰白色、暗灰色等，按之不褪色、小米粒大小的丘疹。此法适用于颈部多发性疖肿。

②区域挑治：在腰椎两侧旁开1～1.5寸的纵线上任选一点挑治，尤其在第三腰椎到第二腰椎之间旁开1～1.5寸的纵线上挑治效果更好。本法适用于内痔出血、肛裂、脱肛、肛门瘙痒等。

③截根疗法：取大椎下四横指处，在此处上下左右1cm范围内寻找反应点或敏感点。

治疗时让病人反坐在靠椅上，两手扶于靠背架，暴露背部。体弱患者可采用俯卧位，防止虚脱。挑治前局部常规消毒，用小号三棱针刺入皮下至浅筋膜层，挑断黄白色纤维数根，挑毕以消毒纱布敷盖。一次不愈可于2~3周后再行挑治，部位可以另选。

（3）注意点：注意无菌操作。挑治后一般3~5天内禁止洗澡，防止感染。挑治后当日应注意休息，不吃辛辣刺激性食物。对孕妇、有严重心脏病、出血性疾病及身体过度虚弱者禁用本法。

要点三　其他外治疗法的适应证、用法

1. 引流法

脓肿切开或自行溃破后，需用各种方法引流，使脓液畅流，腐脱新生，防止毒邪扩散，促使溃疡早日愈合。包括药线引流、导管引流、扩创术等。药线引流适用于溃疡疮口过小，脓水不易排出者，或已成瘘管、窦道者。导管引流适用于附骨疽、流痰、流注等，脓腔较深，脓液不易畅流者。扩创引流是采用手术的方法来进行引流，大多应用于脓肿溃破后有袋脓现象，经其他引流、垫棉法等无效者。

2. 垫棉法

是用棉花或纱布折叠成块以衬垫疮部的一种辅助疗法。它是借着加压的力量，使溃疡的脓液不致下袋而潴留，或使过大的溃疡空腔皮肤与新肉得以粘合而达到愈合的目的。适用于溃疡脓出不畅有袋脓者；或疮孔窦道形成脓水不易排尽者；或溃疡脓腐已尽，新肉一时不能粘合者。

在急性炎症红肿热痛尚未消退时不可应用，否则有促使炎症扩散之弊。如应用本法未能获得预期效果，则宜采取扩创引流手术。

3. 药筒拔法

药筒拔法是采用一定的药物与竹筒若干个同煎，乘热急合疮上，以吸取脓液毒水的方法。它是借着药筒具有宣通气血、拔毒泄热的作用，从而达到脓毒自出、毒尽疮愈的目的。

4. 针灸法

包括针法与灸法，两者各有其适应证。在外科治疗方面古代则多采用灸法，但近年来针法较灸法应用广泛，很多疾病均可配合针刺治疗而提高临床疗效。针刺适用于瘰疬、乳痈、乳癖、湿疮、瘾疹、蛇串疮、脱疽、内痔术后疼痛、排尿困难等。灸法适用于肿疡初起坚肿，特别是阴寒毒邪凝滞筋骨，而正气虚弱，难以起发，不能托毒外达者；或溃疡久不愈合，脓水稀薄，肌肉僵化，新肉生长迟缓者。

5. 熏法

是用药物燃烧后取其烟气上熏，借着药力与热力的作用，使腠理疏通、气血流畅而达到治疗目的。包括神灯照法、烟熏法、桑柴烘法等，肿疡、溃疡均可应用。

6. 熨法

是用药物加酒、醋炒热，布包熨摩患处，可使腠理疏通、气血流畅，从而达到治疗目的。适用于风寒湿痰凝滞筋骨肌肉者，以及乳痈初起或哺乳期的回乳。阳证肿疡一般慎

用，急性皮肤病禁用。

7. **热烘疗法**

是在病变部位涂药后再加热烘的一种疗法。通过热力的作用，使局部气血流畅，腠理开疏，药物渗入，达到活血祛风以减轻或消除痒感，活血化瘀以消除皮肤肥厚等治疗目的。适用于鹅掌风、慢性湿疮、牛皮癣等皮肤干燥、瘙痒之症。

8. **浸渍法**

古称溻渍法，是通过湿敷、淋洗、浸泡对患处的物理作用，以及不同药物对患部的药效作用，从而达到治疗目的的一种方法。临床上常用的有淋洗、坐浴、浸泡等方法。适用于疮疡溃后脓水淋漓或腐肉不脱，皮肤病瘙痒、脱屑，内、外痔的肿胀疼痛，美容、保健等。

9. **冷冻疗法**

是利用各种不同等级的低温作用于患病部位，使之冰寒凝集，气血阻滞，病变组织失去气血濡养而发生坏死脱落的一种治疗方法。适用于瘤、赘疣、痔核、早期皮肤癌等。

10. **激光疗法**

是用各种不同的激光治疗不同外科疾病的方法。二氧化碳激光适用于瘤、赘疣、痔核、痣、部分皮扶良、恶性疾病等。氦氖激光适用于疮疡初起及僵块、溃疡久不愈合、皮肤瘙痒症、蛇串疮后遗症、油风等。

（陈红风）

第五单元　中医外科疾病康复与调护

细目一　外科疾病的康复

要点一　外科疾病的康复原则

1. **消除或缓解疾病或术后并发症及后遗症症状**

疾病的慢性期以及由手术并发症、后遗症所引起的各种症状给病人带来长期的痛苦，影响了患者功能恢复的效果，同时也影响着患者的心理。所以康复的目标首先应该是消除或缓解各种症状，为病人进一步的康复奠定基础。

2. **功能恢复**

在通过各种手段消除病痛症状的同时，还应注意开始功能恢复的训练。长期被动的休养将导致肢体功能的用进废退，最后因肌肉萎缩、关节变形而失去康复机会。

3. **心身康复**

某些慢性疾病和手术后或外伤所致残的患者，或多或少地存在着心理上的损伤，例如乳腺癌乳房切除术、直肠癌根治术安装假肛以及各种截肢术安装假肢患者，由于身体部分的残缺或变形，使其感到自惭形秽，丧失了积极进取之心，甚至有轻生意念，因此应注意心身健康。

要点二　常用外科疾病的康复方法

1. 药物康复法

（1）辨证内治：中医康复首要的方法是辨证内治，通过中草药不同的性味归经及功用来祛邪扶正，平衡阴阳，调理气机，使外科疾病得以康复。

（2）外用药物：外用药物治疗是中医外科的特色，可分为局部用药及全身用药。全身用药又可归于浴疗；局部用药包括膏药、油膏、箍围药、掺药及草药煎汤外洗。用时根据局部阴阳辨证及病期的不同，予以消肿、止痛、提脓祛腐、生新长肉等治疗。

（3）药浴：是用中草药煎煮液或提取液加水后浸泡全身的一种常用的浴疗法。

2. 调摄情志康复法

调摄情志康复法是康复工作者根据康复计划，通过语言或非语言因素，影响和改变伤病和残疾患者的感受、认识、情绪和行为，减轻和改善患者的异常情志反应，或消除导致心身功能障碍的情志因素，使其形神调和，达到减轻功能障碍和促使患者康复的一类方法。具体包括说理开导法、情志相胜法、暗示疗法、行为疗法、色彩疗法等。

3. 娱乐康复法

娱乐康复法是应用多种娱乐方式，通过对人体形神的影响而促使身心康复的一类方法。娱乐康复活动内容丰富多彩，诸如音乐歌舞、琴棋书画、放风筝、钓鱼、看戏剧、做游戏等，具有泊心志、畅神明、练形体、通气血之功效。

4. 传统体育康复法

传统体育康复法内容丰富，形式多样，如放松功、内养功、强壮功、五禽戏、易筋经、八段锦、太极拳、保健功等。该法强调动静结合，形神共养，通过锻炼可内养精气神、外练筋骨皮，达到燮理阴阳、流通气血、协调脏腑、扶正祛邪的功效。

5. 自然沐浴康复法

自然沐浴康复法是在整体康复观指导下，通过自然界水、日光、空气、泥沙等因素对人体的沐浴而促使患者身心康复的方法。

6. 针灸推拿康复法

针灸推拿康复法是以经络的调整作用为基础，通过对一定腧穴经络进行适当的刺激，以激发经络气血的运行，进而宣通经脉，调和阴阳，协调脏腑，补虚泻实，从而达到扶正祛邪、身心康复的目的。

7. 饮食康复法

饮食康复法指根据食物的性味、归经、升降浮沉等不同特点，有针对性地选择并合理调配和烹饪，同时调节饮食的质、量，以促进人体身心康复的方法。

细目二　外科疾病的调护

要点一　外科疾病的身心调摄

1. 病室与环境

（1）基本要求：病室宜卫生，环境宜安静。

（2）特殊要求：有些外科疾病除对室内外环境的一般要求外，还有一些相应的特殊要求。如破伤风患者应注意避免光、声及触摸等任何各种外界因素的刺激，室内光线应偏暗，且要杜绝噪声，尽量减少室内走动及对病者的触摸。狂犬病患者害怕水的声音，故应避免接触水和听到水声，以免诱发或加重其吞咽肌的痉挛而致呼吸困难。对于严重烧伤病人，应有防寒保暖、明亮整洁的专门病室，室内空气应定时用紫外线照射或其他方法消毒，并严格控制家属探视及禁止病人间往来，以免外来感染，减少医源性交叉感染。

2. 病员身心护理

精神因素和治疗效果有双向的因果关系。由于病人来自各方，病情轻重不同，对病者的身心护理则应如《理虚元鉴》所云："樽节其精神，各就其性情，所失以为治"。掌握病人不同的思想动态，便于有针对性地进行精神护理，让病员感受到生活在一个亲切友好、温暖和谐的环境之中，有利于疾病的诊治和康复。

要点二　外科疾病的饮食宜忌

1. 疾病性质与饮食宜忌

食物与药物一样，有寒、热、温、凉之性及辛、酸、甘、苦、咸之味。病有阴阳表里及寒热虚实之性，饮食性味必须与疾病性质相适应，才能起到养身治病的功效。在具体实施中，不同疾病尚有不同要求。痈、疽、疔、疖等阳证疮疡宜进清凉解毒食品，如绿豆、冬瓜、黄瓜、丝瓜等，慎食膏粱厚味、煎炒炙煿之品，以免助热生火加重病情。流痰、瘰疬、脱疽等阴证疮疡可进温热之品，如生姜、羊肉等，慎食生冷瓜果，以免损伤脾胃。白疕、瘾疹、牛皮癣等皮肤诸疾宜进食清淡素食，忌鱼腥发物，如虾、蟹、海鱼、海味（干贝、淡菜）、公鸡、鹅肉、苔菜、笋、豆芽、芫荽等，以免诱发或加重病情。肛裂、痔瘘等肛肠疾病每与温热燥邪有关，姜、葱、韭、蒜、辣椒、花椒及醇酒等辛辣助火食品当列为禁忌，以免引起大便干燥、便血、疼痛等，使病情加重。乳房疾病则根据不同病情选用不同食物，如行气的薤白、通乳的莴苣、猪蹄皆可食用。

2. 疾病阶段与饮食类型

根据疾病的不同阶段，应给予流质、半流、软食、普食等不同类型的饮食。

3. 药物与饮食宜忌

食物对药物性能有协同和拮抗作用的不同，所以在服药治疗期间要根据药物性能来选择食物。

有些食物与药物同食能增强治疗作用，如绿豆、甘草煎服可解痈疽疮肿热毒；胡桃仁与贝母、全蝎等量制蜜丸，食之可消瘰疬痰核；当归、生姜、羊肉同食可增强温补气血作用，治腹中寒疝及流痰、瘰疬等阴证疮疡；猪靥与半夏、人参、酒调内服可治瘿；麻黄与酒煎服可利水退黄等。

而有些食物则能减低药效，如有补气作用的人参与破气的萝卜同食，则补气作用减弱，故应避免。

此外，服药期间尚有一般的饮食原则，如服解表药时不宜食生冷瓜果，服利水药时不宜过食咸味食品，服补益药时忌茶叶、萝卜等。

4. 食物之间的配伍禁忌

有的食物配伍后可增加营养、增进食欲或起到治疗作用。如赤小豆、冬瓜同食可增加利水消肿之功；蜂蜜和酒服之可治疗风疮作痒。有些食物配伍后可产生不良反应，如蟹和柿子两者都性寒，同食有损脾胃。因此，除注意食物营养作用外，也要了解食物配伍。

（陈红风）

第六单元　疮疡

细目一　概论

要点一　疮疡的致病因素

疮疡的致病因素分外感（外感六淫邪毒、感受特殊之毒、外来伤害等）和内伤（情志内伤、饮食不节、房室损伤等）两大类。

要点二　疮疡的发展

疮疡的各种致病因素侵入人体，均可引起一系列局部和全身病理反应，且以局部为主。一般表现为营卫不和，气血凝滞，经络阻隔；若不能及时内消外解，则热毒壅盛，化腐为脓；然后脓腐脱尽，新肉渐生，收口而愈。这是疮疡发展过程中的必然病理变化，反映于外可见局部红、肿、热、痛。

但有些急性疮疡，如颈痈、附骨疽、流注等，在初起时表现为皮色如常、漫肿、热、痛，除由于部分疾病尚未化热外，主要由于病位较深，邪热一时不能反映于体表，不能误认为是阴证或病情轻浅。

若疮疡毒邪炽盛，通过经络的传导影响或侵犯脏腑，导致脏腑功能失调，轻则出现发热、口渴、便秘、溲赤等；重则出现恶心呕吐、烦躁不安、神昏谵语、咳嗽痰血等，甚则危及生命。因此，观察有无脏腑的病理反应，也可作为判别疮疡轻重的一个重要依据。

要点三　疮疡的转归

疮疡发生以后，正邪交争决定着它的发展、转化和结局。疮疡初期，若正能胜邪，可拒邪于外，热壅于表，使邪热不能鸱张，渐而肿势限局，疮疡消散，乃至无形，即形成疮疡初期（肿疡期）尚未化脓的消散阶段。

若正不胜邪，热毒深壅，滞而不散，久则热胜肉腐酿脓，导致脓肿形成，即为疮疡中期（成脓期）阶段。

此时如治疗得当，及时切开引流，脓液畅泄，毒从外解，形成溃疡，腐肉渐脱，新肉生长，最后疮口愈合；或正气旺盛，聚毒出脓，可使脓肿自溃，脓毒外泄，同样使溃疡腐脱新生而愈，即为疮疡后期（溃疡期）。

在疮疡的初、中期，若邪毒炽盛，又未能得到及时处理，可使邪毒走散，内攻脏腑，形成走黄；若人体气血虚弱，不能托毒外达，可致疮形平塌，肿势不能局限，难溃、难腐等，如病情进一步发展，正不胜邪，内犯脏腑，则形成内陷。

疮疡后期，毒从外解，病邪衰退，理应渐趋痊愈。若由于气血大伤，脾胃生化功能不能恢复，加之肾阳亦衰，可致生化乏源，阴阳两竭，同样可使毒邪内陷，危及生命。

要点四　疮疡的治疗原则

疮疡须根据患者的体质、致病因素、病情轻重等辨证施治，常需内治与外治相结合。病情较轻或范围较小的浅部疮疡，可仅用外治收功；而疮疡大症则需要内外治并举；至于疮毒走散，内陷营血、脏腑的走黄、内陷等，以及烂疔、疫疔、瘰疬、流痰等，不仅需要内治、外治结合，还要配合西医西药治疗，并给予一定的支持疗法。鉴于疮疡在病理变化过程中明显表现为早、中、后三个阶段，故无论内治或外治均可按其阶段论治。

1. 内治

疮疡内治法的总则为消、托、补。即初期尚未成脓时，邪毒壅结，以祛邪为主，宜用消法，用消散药物使肿疡得以消散吸收，并针对病因、病情运用清热解毒、和营行瘀、行气、解表、温通、通里、理湿等治则，其中清热解毒为疮疡最常用的治则，方剂如五味消毒饮、黄连解毒汤、犀角地黄汤。

中期脓成不溃或脓出不畅，应扶正祛邪并重，宜用托法，用补益气血、透脓托毒的药物扶助正气，托毒外出，以免毒邪内传。托法又分透托法和补托法，透托法适用于疮疡酿脓尚未成熟，毒盛正不虚者，常用透脓散与清热、和营等法配合施用。补托法适用于疮疡中期正虚毒盛，不能托毒外达，疮形平塌，肿势散漫，难溃难腐的虚中夹实证，常用托里消毒散加减。

后期正气虚弱，宜用补法，以扶正为主。用补虚扶正药物，使体内气血充足，恢复人体正气，助养新肉生长，使疮口早日愈合，通常有益气、养血、滋阴、助阳等治则。一般来说，轻浅疮疡后期很少应用补法；如疮疡之大者，脓出较多，而疮口愈合缓慢，大多应用调补气血之剂，如四君子汤、四物汤、十全大补汤；如疮疡高热之后，或慢性疮疡见有阴伤者，才用补阴法，如增液汤；补阳法用于阳虚疮疡后期，如附桂八味丸、右归丸，但一般很少应用。

疮疡病情变化是错综复杂的，往往需数法合并使用，或祛邪为主，或扶正祛邪并重，或用补法。因此，治疗时应根据全身和局部情况，按病情的变化和发展，抓住主证、主要病机来立法、遣方、用药。

2. 外治

疮疡外治法可根据疮疡的初期、中期、后期，分辨阳证、阴证、半阴半阳证，然后选择不同的外治剂型、方药和方法辨证施治。

（1）初期：宜箍毒消肿，阳证可选用金黄散、玉露散等箍围药，凉开水调敷，或菊花汁、银花露等调敷；亦可用金黄膏、玉露膏、太乙膏、千捶膏，可加掺红灵丹、阳毒内消散，或用清热解毒消肿的新鲜草药如蒲公英、紫花地丁、犁头草、马齿苋、芙蓉花（叶、皮、根）、野菊花、七叶一枝花等，任选1~2味，捣烂后加少许食盐，敷患处，或煎汤湿热敷患部。

阴证可选用回阳玉龙散、回阳玉龙膏、阳和解凝膏，加掺黑退消、桂麝散、十香散、丁桂散；还可选用温经散寒、化痰通络的中草药如桂枝、草乌、石菖蒲、川椒、丁香、川芎、麻黄、细辛、葱根、胡椒、牙皂、穿山甲等煎汤熏洗。

半阴半阳证选用冲和散、冲和油膏；亦可用活血化瘀、消肿止痛的汤剂淋洗或溻敷患处。

（2）中期：脓熟时宜及时切开排脓，以防脓毒旁窜、内陷；注意切开时机、切口位置、切口方向等的选择。如颜面部疔疮忌早期切开，而蛇头疔、附骨疽应及早切开；如手部疔疮宜从手指侧方切开，以免影响屈伸功能和触觉等。切开时以脓液畅通引流为目的，酌情放置药捻等引流条。

（3）后期：先宜提脓祛腐，继则生肌收口。

①提脓祛腐：阳证疮疡脓腐未尽的，选用含升丹浓度较低的九一丹、八二丹等；阴证疮疡一般选用含升丹浓度较高的七三丹、五五丹。疮面浅的一般直接撒掺，外用红油膏或金黄膏纱布盖贴；疮面深的可将药粉粘附在药捻上插入疮口中，外用红油膏、金黄膏盖贴、包扎。一般每日一换，但脓液多时则每日换2~3次，或可应用中药煎液清洗创口；若疮口小，或有袋脓现象的，则宜扩创引流，或另作切口，务必使脓液引流通畅。

②腐蚀平胬：疮面腐肉不脱，或疮缘发硬如缸口，或疮面胬肉凸出，一般提脓祛腐药难以达到治疗效果的，则可手术去除一切死肌腐肉、漏管或异物、死骨；或者应用腐蚀平胬药。常用白降丹、千金散药捻腐蚀，疮面浅的直接外掺，疮口深的以其药捻插入，均外用生肌玉红膏摊于纱布上盖贴。疮面胬肉凸出的可用剪刀剪平，还可用平胬丹直接掺胬肉上，外盖生肌玉红膏。

值得注意的是此类药物多数含砒、汞，故对砒、汞过敏者禁用；头面部、指、趾、大血管处、骨突皮薄处等最好不用；儿童、65岁以上老年人不宜用；限制每次的用药量，防止吸收中毒；长期使用的要注意有否蓄积中毒等。

③生肌收口：疮面脓液已尽，腐肉已脱，则宜生肌长肉、敛疮收口。轻浅、小的疮面仅用凡士林纱布或红油膏纱布换药，即可愈合。面积较大、疮面较深的阳证、阴证、半阴半阳证溃疡，则需用生肌类药物，促进局部气血畅通，生长新肉，敛疮长皮。常用八宝丹、生肌散、生肌白玉膏等；或可在疮面肉芽组织改善的前提下进行疮面植皮，力争短期内使疮面愈合。并根据情况配合使用垫棉法或扩创法。

另外应注意固定和减少局部活动，以减轻疼痛。如颜面部和颌额部疮疡，应少说话，进食流质；四肢部疮疡宜抬高患肢，固定于功能位置。

此外，还要重视患者的精神调摄、饮食宜忌、日常起居、护理换药等，加强医患配合，争取早日痊愈。

细目二　疖

要点一　疖的特点

疖是指肌肤浅表部位感受火毒，导致局部红肿热痛为主要表现的急性化脓性疾病。相当于西医的疖、皮肤脓肿、头皮穿凿性脓肿、疖病。

疖的特点是色红、灼热、疼痛，突起根浅，肿势局限，范围多在3cm左右，易脓、易溃、易敛。四季皆可发生，尤多发于酷热夏（暑）秋季节。随处可生，尤以头、面、颈、背、臀等处多见。

发于暑天的称暑疖或热疖，其他统称疖。一般症状轻而易治，亦有因治疗或护理不当而形成蝼蛄疖，或遍体或特定部位反复发作、缠绵难愈的疖病，其生于发际处又称“发际疮”，生于臀部又称“坐板疮”，一般较难治。

要点二　疖的病因病机

1. 外感暑毒

夏秋季节气候酷热干燥，或在强烈的日光下曝晒，感受暑毒而成；或天气闷热，汗出不畅，热不外泄，暑湿热毒蕴蒸肌肤，生痱搔抓，破伤染毒而生。

2. 热毒蕴结

饮食不节，恣食膏粱厚味、煎炒辛辣之品，以致脾胃运化失常，湿热火毒内生；复因外感风邪，以致风、湿、火之邪凝聚肌表所致。

3. 体虚毒恋

素体禀赋不足、体质虚弱者，由于皮毛不固，外邪易于侵袭肌肤而发病。若伴消渴、肾病、便秘等慢性病，以致阴虚内热或脾胃气虚者，亦容易染毒发病。病久反复，耗气伤阴，正气益虚，更难托毒，毒又聚结，日久不瘥。

4. 脓毒旁窜

患疖后若治疗不当，疮口过小，脓泄不畅，脓毒潴留；或护理不慎，搔抓碰伤，以致脓毒旁窜，加之头顶部皮肉较薄，易互相蔓延，腐蚀肌肉，以致头皮窜空而成蝼蛄疖。

西医学认为疖是单个毛囊及其所属皮脂腺或汗腺的急性化脓性炎症，常扩展到皮下组织。常见的致病菌为金黄色葡萄球菌或白色葡萄球菌，营养不良、糖尿病、局部皮肤擦伤、不清洁等均可导致疖的发生。

要点三　疖的诊断与鉴别诊断

1. 诊断

（1）临床表现

局部皮肤红、肿、热、痛，根脚很浅，范围局限，多在3cm以内，可伴有发热、口干、便秘等症状。

①暑疖：发病于夏秋之间，常见于小儿及新产妇，多发于头面部。包括有头疖、无头疖、珠疖。

有头疖又称石疖，表现为患处皮肤上有一红色肿块，中心有黄白色脓头，灼热疼痛，突起根浅，出脓即愈。

无头疖又称软疖，表现为皮肤上有一红色肿块，上无脓头，表面灼热，触之疼痛，肿势高突，2～3日化脓变软，溃后多迅速愈合。

珠疖为暑毒重者，多因痱子痒而搔抓引起，可遍体发生，少则几个，多则数十个，或簇生在一起，状如满天星布，破流脓水成片，局部潮红胀痛。

暑疖轻者无全身症状，重者及珠疖可伴有恶寒、发热、头痛、口苦舌干、便秘溲赤、舌苔黄、脉数等。

生于面部者，初起如用力挤压或碰撞则可转成疔疮；生于头顶者，如脓成未予及时切开排脓，或切口过小，引流不畅，可致头皮窜空，转成蝼蛄疖；生于大腿部和小腿部的有头疖，每易受挤压或碰撞而转变成发。

②蝼蛄疖：多发于儿童头部，未破如蛐蟮拱头，已破如蝼蛄窜穴。临床常见两种类型。

一种为坚硬型，疮形肿势虽小，但根脚坚硬，溃破出脓而坚硬不退，疮口愈合后还会复发，常为一处未愈，他处又生。

另一种为多发型，疮大如梅李，相连三五枚，溃破脓出，不易愈合，日久头皮窜空，如蝼蛄串穴之状。

不论何型，局部皮厚且硬者难治；皮薄成空壳者易治，但均以体虚者病情较重。若迁延日久，可损及颅骨，如以探针或药线探之，可触及粗糙的骨质，必待死骨脱出，方能收口。一般无全身症状，有的可伴有神疲形瘦、纳呆便溏等。

③疖病：多见于20～40岁的青壮年男性。好发于项后发际、背部、臀部。可在原发疖肿处或附近继续延生几个到几十个，反复发作，缠绵不休，经年不愈。也可在身体各处散发疖肿，几个到几十个，一处将愈，他处续发，或间隔周余、月余再发。有消渴、习惯性便秘、肾病者以及年老、体虚者易患此病。可伴有大便干结，小便黄赤，舌苔薄黄腻，脉滑数；或口干唇燥，舌质红，舌苔薄，脉细。

（2）实验室及其他辅助检查

血常规检查白细胞或中性粒细胞计数可升高。疖病患者尤其是老年人应根据病情作血常规、血糖、免疫功能等检查。

2. 鉴别诊断

（1）痈：常为单发，较少发生于头面部，初起无头，肿势范围较大，约6～9cm，一般7～10天成脓，初起即伴有明显全身症状。

（2）颜面疔疮：初起有粟粒样脓头，根脚较深，肿势散漫，出脓较疖晚而有脓栓，大多数初起即有明显全身症状。

（3）有头疽：好发于项背部，初起有多个粟米状脓头，红肿范围多在9～12cm以上，溃后状如蜂窝，全身症状明显，病程较长。

（4）脂瘤染毒：患处素有结块，其中心皮肤常可有粗大黑色毛孔，挤之有脂浆样物溢出，且有臭味。染毒后红肿较限局，脓出夹有粉渣样物，愈合较为缓慢。

（5）囊肿型粉刺：好发于面颊部和背部皮肤，伴有丘疹和黑头，挤之有米粒样白色粉样物质。

要点四　疖的治疗

1. 辨证论治

（1）内治

①热毒蕴结证

好发于项后发际、背部、臀部。轻者疖肿只有 1～2 个，多则可散发全身，或簇集一处，或此愈彼起。伴发热，口渴，溲赤，便秘。舌苔黄，脉数。

治宜清热解毒。

方用五味消毒饮加减。热毒盛者，加黄连、山栀；小便短赤者，加生薏苡仁、泽泻、赤茯苓；大便秘结者，加生大黄、芒硝、枳实；脓成溃迟，加皂角刺、僵蚕、川芎；疖肿难化，加僵蚕、浙贝母。

②暑热浸淫证

发于夏秋季节，以小儿及产妇多见。局部皮肤红肿结块，灼热疼痛，可有发热、口干、便秘、溲赤等症状。舌苔薄腻，脉滑数。

治宜清暑化湿解毒。

方用清暑汤加减。疖在头面部，加野菊花、防风；疖在身体下部，加黄柏、苍术、败酱草；热毒内盛者，加黄连、黄芩、黄柏、知母、山栀；小便短赤者，加生薏苡仁、茯苓；大便秘结者，加生大黄、枳实；表虚者，加玉屏风散。

③阴虚内热、体虚毒恋证

疖肿常此愈彼起，不断发生。散发全身各处或固定于一处，疖肿较大，易转变成有头疽，常有口干唇燥。舌质红，舌苔薄，脉细数。

治宜养阴清热解毒。

方用防风通圣散合增液汤加减。

④脾胃气虚、体虚毒恋证

泛发全身各处，溃脓、收口时间均较长，脓水稀薄。常有面色萎黄，神疲乏力，纳少便溏。舌质淡或边有齿痕，舌苔薄，脉濡。

治宜健脾和胃，清化湿热。

方用防风通圣散合参苓白术散加减。发热，加石膏；挟湿，加藿香、佩兰、六一散；脓成溃迟，加皂角刺、川芎；疖肿难化，加僵蚕、浙贝母；疮面色泽晦暗不红，加肉桂、熟附子。原有肾病水肿，加山药、赤小豆、玉米须。

（2）外治

①初起：小者用千捶膏盖贴或三黄洗剂外搽；大者用金黄散或玉露散，以金银花露或菊花露调成糊状，敷于患处；珠疖用青黛散麻油调敷，或金黄散、玉露散用麻油调敷；也可用鲜野菊花叶、蒲公英、芙蓉叶、马齿苋、鲜丝瓜叶等取其一种，捣烂外敷，每天 1～2 次。

②脓成：宜及时切开排脓。

③溃后：用九一丹掺太乙膏盖贴。疮口久不收敛，或虽经收口，不日又高肿者，可用

九一丹或八二丹药线引流；脓尽用生肌散掺白玉膏收口；若有袋脓或相互窜通成空壳者宜作“十”字形剪开，并将串通的空壳全部打开。如遇出血，可用垫棉法缚扎以压迫止血；如有死骨者，可待松动时用镊子钳出。

2. 其他疗法

可选用六应丸或六神丸等中成药，也可配合耳针疗法。病情较重者可使用有效抗生素治疗，有糖尿病者必须口服降血糖药物或注射胰岛素治疗。

要点五　疖的预防

1. 注意个人卫生，经常保持局部皮肤清洁，防止局部皮肤摩擦而诱发疮疖。

2. 少食辛辣炙煿助火之物及肥甘厚腻之品，患疖时忌食鱼腥发物，多饮清凉饮料。

3. 炎夏季节避免烈日曝晒，注意通风；防止痱子发生，如已发生可扑痱子粉、青黛散等。

4. 患疖后忌自行挤压搔抓，防止碰伤，以免脓毒走散，引起变证。

5. 疖病局部尽量少用油膏类药物敷贴，并在病灶周围经常用75%酒精搽涂；箍围药干燥时，宜随时以金银花露、菊花露、鲜草药汁湿润。

6. 及时治疗消渴病、肾病等全身性疾病；体虚者应积极锻炼身体，增强体质。

细目三　疔

要点一　疔的特点

疔亦名疔疮，是一种发病迅速、易于变化而危险性较大的急性化脓性疾病。疔可发于任何季节、任何年龄，且随处可生，但多见于颜面和手、足等处。其特点是形小，根深，坚硬如钉，肿痛灼热，病势较剧，反应剧烈，易于发生走黄、损筋伤骨。若处理不当，发于颜面部的疔疮更易出现走黄而导致生命危险；发于手足部的疔疮则易损筋伤骨而影响功能。

要点二　疔的种类

疔的范围很广，名称很多，原因亦殊，但多以其发病部位、局部形态及颜色名之。发于颜面部者证治大致相同，故统以颜面部疔疮类之。发于手足部者名之为手足部疔疮。另有红丝疔、烂疔、疫疔因其性质不同，证治各异，皆以类别之。

要点三　疔的病因病机

主要因火热蕴结为患。其毒或从内发，如饮食不节，恣食膏粱厚味、醇酒辛辣炙煿，脏腑蕴热，火毒内生；或从外受，感受四时不正之气（火热之气），或虫咬皮损，面部外伤，复染毒邪，以致火热之毒蕴蒸肌肤，导致气血凝滞，火毒结聚，经络阻塞，热胜肉腐。严重者内攻脏腑，易成走黄重症。

细目四 颜面部疔疮

要点一 颜面部疔疮的诊断与鉴别诊断

1. 诊断

（1）临床表现

多发于额前、颧、颊、鼻、口唇等部位。

初起：局部开始有粟米样脓头，或痒或麻，肿块范围 3～6cm，但多根深坚硬，形如钉丁之状，继而逐渐红肿热痛。

中期：起病后约5～7日间，肿势逐渐增大，四周浸润明显，疼痛加剧，中心形成脓栓，脓头破溃。

后期：起病后7～10日间，肿势局限，顶高根软溃脓，脓栓（疔根）随脓外出，肿消痛止，身热减轻，病程一般10～14天即可痊愈。

轻者无全身不适，重者初起可有恶寒发热，中期伴有发热、头痛、口苦舌干，便秘溲赤，舌苔薄腻或黄腻，脉象弦滑数等，后期一般随局部症状减轻而消失。

合并症：生于鼻翼、上唇周围的疔疮，若处理不当，妄加挤压或挑刺，不慎碰伤或过早切开等，可引起顶陷色黑无脓，四周皮肤暗红，肿势扩散，失去护场，头面、眼部、耳、项俱肿，并伴有壮热烦躁，神昏谵语，胁痛气急，舌苔黄糙，舌质红绛，脉象洪数等症状，此乃疔毒越出局限范围，发为“走黄”之象。少数病例在中期亦可出现走黄。

若疔毒走窜入络，出现恶寒发热，在躯干或四肢肌肉丰厚处多有明显痛处者，则是并发“流注”之象。若毒邪内传脏腑，可引起内脏器官的转移性脓肿。若毒邪流窜附着于四肢长管骨，骨骼胖肿，可形成“附骨疽”。

（2）实验室及其他辅助检查

血常规检查提示血白细胞总数及中性粒细胞比例增高，并应根据病情做疮面脓液细菌培养及药敏、血细菌培养及药敏等检查。

2. 鉴别诊断

（1）疖：范围小，根脚浅，一般无全身症状。

（2）有头疽：多发于项背部肌肉丰厚处，初起皮肤即有一粟米样疮头，但逐渐形成多头或蜂窝状；红肿范围往往超过9～12cm以上，病程较长。

（3）疫疔：初起在皮肤上有一小片红色的斑丘疹，迅即周围肿胀，作痒不痛，中央呈暗红色或黑色坏死，坏死周围起成群的灰绿色小水疱，疮形如脐凹，并有严重的全身症状。

（4）脓疱疮：多见于儿童，多发于面部，为散发的鲜红色丘疹或水疱，可迅速增大化脓。

要点二 颜面部疔疮的治疗

治疗以清热解毒为大法，宜清不宜温，应聚不应散，慎用发散之品。临证应根据发病部位不同及病变发展不同阶段特征，施治有所差异。一般初起宜清热解毒，并根据疔疮病位相对应的五脏所属而有所偏重，如发于鼻部者注重清解肺热；发于唇部注重清解心脾之热。中期火毒炽盛，宜凉血清营、泻火解毒。其外治根据初起、成脓、溃后三期，分别采用箍围束毒消肿、切开引流或聚毒拔疔、祛腐生肌治疗，切开引流必须脓熟之时施用，切忌早用。

1. 辨证论治

（1）内治

①热毒蕴结证

红肿高突，根脚收束，伴发热头痛等。舌质红，舌苔黄，脉数。

治宜清热解毒。

方用五味消毒饮、黄连解毒汤加减。恶寒发热者，加蟾酥丸3粒，吞服；毒盛肿甚者，加大青叶，重用黄连；壮热口渴者，加竹叶、石膏、连翘；大便秘结者，加大黄、玄明粉、枳实；肿块大者，加大贝母、白芷；不易出脓者，加皂角刺。

②火毒炽盛证

疮形平塌，肿势散漫，皮色紫暗，焮热疼痛，高热，头痛，烦渴，呕恶，溲赤。舌质红，舌苔黄腻，脉洪数。

治宜凉血泻火解毒。

方用犀角地黄汤、黄连解毒汤、五味消毒饮加减。痛甚，加乳香、没药；大便秘结者，加生大黄、芒硝；不易出脓者，加皂角刺。

（2）外治

①初起：箍毒消肿，用金黄散、玉露散以金银花露或水调成糊状围敷，或金黄膏、玉露膏、千捶膏盖贴。

②脓成：提脓祛腐，用九一丹、八二丹撒于疮顶部，再用玉露膏或千捶膏敷贴。若脓出不畅，用药线引流；若脓已成熟，中央已软有波动感时，可切开排脓。

③溃后：提脓祛腐，生肌收口。初溃时脓腐未尽，疮口掺入八二丹、九一丹，外敷金黄膏；脓尽宜用生肌散、太乙膏或红油膏盖贴。

2. 其他疗法

（1）中成药：可选用六应丸或六神丸等中成药。

（2）西药：病情严重、发展迅速者，应及早选用有效抗生素治疗，如头孢菌素。局部可用鱼石脂软膏、莫匹罗星外涂，或硫酸镁糊剂外敷。

（3）有糖尿病者必须口服降血糖药物或注射胰岛素治疗。全身情况较差者，应予以支持疗法。

要点三　颜面部疔疮的预防调护

1. 养成良好的生活习惯，不偏嗜烟酒辛辣、荤腥发物、甜腻之品。

2. 减少患部活动。

3. 忌内服发散药，忌灸法，忌早期切开、针挑，忌挤脓，防止患部外伤。忌房事、忿怒、过度思虑、惊恐等。

4. 饮食宜清淡，壮热汗多者宜多饮水或瓜汁或菊花露。

5. 有全身症状的宜保持卧室安静，卧床休息。

细目五　手足部疔疮

要点一　手足部疔疮的诊断与鉴别诊断

1. 诊断

（1）临床表现

手足部疔疮发病部位多有受伤史。辨别手指部有无脓，除依据一般化脓日期及利用触诊外，可采用透光验脓法；辨别有无死骨，可用药线或探针检查疮孔，如触及粗糙的骨质，为损骨之象；辨别有无伤筋，观察手指屈伸功能。

初起时局部无头者较多，有头者较少；或痒或麻，继则焮热疼痛。中期肿势逐渐扩大，红热明显，疼痛剧烈而呈搏动性，患在手部可引起肘部或腋部臖核，足部可在股部出现臖核。如患部中软而应指者，为内已成脓。后期一般脓出黄稠，逐渐肿痛消退，趋向痊愈。随病情发展，可相应出现恶寒发热、头痛、纳呆等，溃后全身症状随之消失。

①蛇眼疔：初起时多局限于指甲一侧边缘的近端处，有轻微的红肿疼痛，2～3 天成脓；若不及时治疗，红肿可蔓延到对侧而形成指（趾）甲周围炎；若脓毒浸淫指甲下，可形成指甲下脓肿，指甲背面显黄白色或灰白色的脓液积聚阴影，甲床溃空或有胬肉突出，甚而指甲脱落。

②蛇头疔：初起指端感觉麻痒而痛，继而刺痛，灼热肿胀；中期红肿显著，肿胀呈蛇头状，疼痛剧烈，患肢下垂时疼痛更甚，局部触痛明显，约 10 天左右成脓，此时多阵阵啄痛不休，并常因剧痛影响食欲和睡眠；后期一般脓出黄稠色明净，逐渐肿退痛止，趋向痊愈。若不及时切开，溃后脓水臭秽，肿痛不消，屈而难伸，或胬肉突出者，多是损骨的征象。

③蛇肚疔：发于指腹部，整个患指红肿疼痛，呈圆柱状，关节轻度屈曲，不能伸展，任何伸指动作均会引起剧烈疼痛，并逐渐加重，约 7～10 天成脓，溃后脓出症状逐渐减轻。如损筋脉，则愈合缓慢，常影响手指的活动功能。

④托盘疔：初起整个手掌肿胀高突，失去正常的掌心，凹陷或稍凸出，手背肿势通常更为明显，甚则延及手臂，疼痛剧烈。约 2 周左右成脓。因手掌皮肤坚韧，虽内已化脓，也难于自溃，易损伤筋骨或并发走黄。若溃后脓出，则肿退痛减。

⑤足底疔：初起足底部疼痛，不能着地，按之坚硬，3～5 后日有搏动性疼痛，修去老皮后可见到白头。重者肿势蔓延到足背，痛连小腿，不能行走。溃后流出黄稠脓液，肿消痛止。

（2）实验室及其他辅助检查

血常规检查提示血白细胞总数及中性粒细胞比例增高。并应根据病情作疮面脓液细菌培养、血细菌培养及药敏等检查。若疮面经久不敛，应做 X 线摄片检查以确定有无死骨存在。

2. 鉴别诊断

（1）类丹毒：发病前多有猪骨、鱼虾等刺伤史，或破损皮肤接触猪肉、鱼虾史。红肿不如疔疮明显，常表现为游走性的红紫色斑片，一般不会化脓。

（2）指关节结核（蜣螂蛀）：多发于手指中节，初起不红不热，逐渐肿胀，病起缓慢，溃腐亦慢。出脓夹杂干酪样坏死组织，X 线片可明确诊断。

要点二　手足部疔疮的治疗

以清热解毒为主，临证根据发病部位不同及病变发展不同阶段特征，施治应有所侧重。如发于下肢者，注重清热利湿。一般而言，早期慎用辛温发散之品；中期注重托毒透脓；后期注重清解余毒，壮骨荣筋，补益气血。外治根据初起、成脓、溃后三期，分别采用箍围束毒消肿、切开引流、祛腐生肌治疗。成脓期应尽早切开排脓，并注意防治筋骨损伤，加强愈后功能锻炼。

1. 辨证论治

（1）内治

①火毒凝结证

局部红肿热痛，麻痒相兼，全身有畏寒发热。舌质红，舌苔黄，脉数。

治宜清热解毒。

方用五味消毒饮、黄连解毒汤加减。小便短赤者，加生薏苡仁、泽泻、赤茯苓；大便秘结者，加生大黄、芒硝、枳实；疔肿难化，加僵蚕、浙贝母。

②热胜肉腐证

红肿明显，疼痛剧烈，痛如鸡啄，肉腐为脓，溃后脓出，肿痛消退，若溃后脓泄不畅，肿痛不退，胬肉外突，多为损筋伤骨。舌质红，舌苔黄，脉数。

治宜清热消肿，和营托毒。

方用五味消毒饮、黄连解毒汤加皂角刺、白芷等。

③湿热下注证

足底部红肿热痛，伴恶寒，发热，头痛，纳呆。舌质红，舌苔黄腻，脉滑数。

治宜清热解毒利湿。

方用五神汤合萆薢渗湿汤加减。

（2）外治

①初起：金黄膏外敷。蛇眼疔也可用 10% 黄柏溶液湿敷。

②成脓：应及早切开排脓，一般应尽可能循经直开，并应在指（趾）端的侧面切开，或剪去部分边缘组织以扩大引流。

蛇眼疔宜沿甲旁 0.2cm 挑开引流；蛇头疔宜在末节手指掌面一侧作纵形切口，其长度以不越过指节为宜，必要时贯穿切开指端直至对侧，不可在指掌面正中切开，若指头有黄疱明亮者，亦宜挑破，去其脓水。蛇肚疔切口宜在手指侧面作纵形切口，切口长度不得超过上下指关节面。托盘疔应依掌横纹切开，切口应够大，保持引流通畅。手掌处显有白点者应先修去厚皮，再挑破脓头。

③溃后：用药线蘸八二丹或九一丹插入疮口，外敷金黄膏或红油膏，油膏宜极薄。脓尽用生肌散、白玉膏外敷。若甲下积脓，胬肉突出，应切除部分指甲，外敷平胬丹；指甲溃空则须拔甲，拔甲后以红油膏纱布包扎换药；若已损骨，溃烂肿胀，脓液污秽不尽，久不收口者，可用 2% ~10% 黄柏溶液浸泡患指，每天 1 ~2 次，每次 10 ~20 分钟；有死骨存在，可用七三丹提脓祛腐，待死骨松动时用血管钳或镊子钳出死骨；筋脉受损导致手指屈伸功能障碍者，待伤口愈合后，用桂枝、桑枝、红花、丝瓜络、伸筋草等煎汤熏洗，并

加强患指屈伸功能锻炼。

2. 其他疗法

参照“颜面部疔疮”。

要点三　手足部疔疮的预防调护

1. 注意劳动保护，防止手足皮肤损伤。一旦发生外伤或冻疮、皲裂等，必须及时治疗。

2. 手部疔疮忌持重物或剧烈活动，以三角巾悬吊固定。生于手掌部者宜手背向上，减少脓水浸淫筋骨或使脓毒容易流出。足部疔疮宜抬高患肢，尽量减少行走。

3. 愈后影响手指屈伸功能者，宜及早加强活动锻炼。

4. 其他参照“颜面部疔疮”。

细目六　红丝疔

要点一　红丝疔的诊断与鉴别诊断

1. 诊断

（1）临床表现

手足部多有生疔或皮肤破损等病史，好发于手臂前侧及小腿内侧。

①局部症状：本病多先在手足生疔部位或皮肤破损处出现红肿热痛，继则在前臂或小腿内侧皮肤上起红丝一条，迅速向躯干方向走窜，上肢可停于肘部或腋部，下肢可停于腘窝或胯间，或更向上蔓延。肘、腋或腘窝、胯部常有臖核作痛。

②全身症状：轻者红丝较细，可无全身症状。重者红丝较粗，并伴有恶寒发热，头痛，饮食不振，周身乏力，舌苔黄，脉数等全身症状。

红丝较细的 1～2 日可愈；若红丝较粗，病情较重，有的还可出现结块，一处未愈，他处又起，有的 2～3 处相互串连。病变在浅部的，结块多而皮色鲜红；病变在深部的，皮色暗红，或不见“红丝”，但患肢出现条索状肿块和压痛。如结块不消而合并化脓者，则肿胀疼痛更剧。化脓在发病后 7～10 天左右，溃后一般容易收口，若多处串连贯通，则收口较慢。若伴有高热、神昏谵语、胸痛、咳血等症，是为“走黄”之征象。

（2）实验室及其他辅助检查

血常规检查提示血白细胞总数及中性粒细胞比例增高。

2. 鉴别诊断

（1）青蛇毒：病人常有下肢筋瘤史，下肢有条索状红肿，压痛，发展较慢，全身症状较轻，局部病变消退较慢，消退后常在病变局部出现条索状硬结，周围皮肤颜色黯紫。

（2）股肿：常有久卧、久坐或外伤、手术、分娩史，局部疼痛，肿胀，压痛，将患侧足背向背侧急剧弯曲时，可引起小腿肌肉疼痛。

要点二　红丝疔的治疗

以清热解毒为主，佐以活血散瘀。临证应根据其发病部位的不同，疾病发展不同阶段的病理特点，以及所兼挟，施治有所区别。红丝较细者，多属火毒入络证，治以清热解毒；红丝较粗，全身症状重者，多属火毒入营证，治以清营凉血、化瘀解毒。其外治应首先积极治疗原发病灶，红丝较细者宜用砭镰法，取效甚快，红丝粗者可按痈论治。

1. 辨证论治

（1）内治

①火毒入络证

患肢红丝较细，红肿而痛，全身症状较轻，舌苔薄黄，脉濡数。

治宜清热解毒。

方用五味消毒饮加减。热毒盛者，加生地、黄连、山栀；小便短赤者，加生薏苡仁、泽泻、赤茯苓；大便秘结者，加生大黄、芒硝、枳实。

②火毒入营证

患肢红丝粗肿明显，迅速向近端蔓延。全身寒战高热，烦躁，头痛，口渴。舌苔黄腻，脉洪数。治宜凉血清营，解毒散结。

方用犀角地黄汤、黄连解毒汤、五味消毒饮加减。成脓，加皂角刺、芙蓉花；发于下肢，加黄柏、牛膝。

（2）外治

①先按“手足部疔疮”处理原发病灶。

②初起可外敷金黄膏。脓成则切开排脓。溃后用药线蘸八二丹、九一丹引流，外敷红油膏；如二三处串连贯通者，宜彻底切开贯通的脓腔，可配合垫棉加绑缚以加速疮口愈合；脓尽用生肌散、白玉膏收口。

③红丝细者宜用砭镰法，具体操作方法是：局部皮肤消毒后，以刀针沿红丝行走途径寸寸挑断，并用拇指和食指轻捏针孔周围皮肤，微令出血，或在红丝尽头挑断，挑断处均盖贴太乙膏掺红灵丹。

2. 其他疗法

参照“手足部疔疮”。

要点三　红丝疔的预防调护

参照“手足部疔疮”。

细目七　烂疔

要点一　烂疔的诊断与鉴别诊断

1. 诊断

（1）临床表现

患者多为农民和战士。发病前多有手足创伤和接触泥土、脏物史。潜伏期一般为6～8小时至1～4天不等。好发于足部及小腿，臂、臑、手背等也偶或有之。

初起：患肢有沉重和包扎过紧感觉，伤口局部明显肿胀，疼痛剧烈，有胀裂感，疮口周围皮肤高度水肿，紧张光亮，按之陷下不能即起，迅速蔓延成片，状如丹毒，但皮肤颜色暗红。

坏死期：1～2天后，肿胀疼痛剧烈，皮肤上出现许多含暗红色液体的小水疱，很快积聚融合成数个大水疱，破后流出淡棕色浆水，气味臭秽。疮口周围呈紫黑色，中央有浅黄色死肌，无弹性，切割时不出血，无收缩反应，疮面略带凹形，轻按患处有捻发音，重按则有浆液性血性分泌物溢出，稀薄如水，恶臭，并可见气泡逸出。此后，腐肉大片脱落，疮口虽大，但多能渐渐收口而愈。

全身症状：突发高热寒战（体温高于40℃），呼吸急促，头痛，烦躁，呕吐，面色苍白，或神昏谵语；一昼夜后虽身热略降，但神识仍时昏时清，伴有烦渴引饮，食欲不振，小便短赤，舌质红绛，舌苔黄焦糙，脉洪滑数（100～120次/分）。

（2）实验室及其他辅助检查

血常规检查提示血白细胞总数显著增高，血红细胞及血红蛋白含量明显低于正常，并呈进行性下降。局部分泌物涂片和细菌培养可发现大量革兰染色阳性杆菌和红、白细胞，厌氧菌培养可见梭状芽孢杆菌。X线检查伤口附近肌群可见气体积聚的阴影。病理活检可见肌纤维大量坏死，结构紊乱，大量芽孢杆菌存在和少量白细胞浸润。

2. 鉴别诊断

（1）丹毒：常有反复发作史，局部皮色鲜红，边缘清楚，高出周围皮肤，压之能褪色。一般无水疱，即或有水疱亦较小，刺破后流出黄水，肉色鲜红，无坏死现象。

（2）发：发病较慢，疼痛渐渐加重，其红肿以中心最明显，四周较淡。溃烂后患处无捻发音，发展缓慢，全身症状较轻。

要点二　烂疔的预防

1. 创伤后宜及时进行彻底清创，避免包扎过紧。

2. 对已闭合的疮口，若出现不寻常的疼痛、肿胀，且有高热等，应开放疮口，保持引流通畅。

3. 必须严格消毒隔离，用过的敷料应该焚毁，换药用具应彻底消毒。

5. 应加强宣教，尽量避免裸足劳动。

6. 其他同“手足部疔疮”。

细目八　疫疔

要点一　疫疔的诊断与鉴别诊断

1. 诊断

（1）临床表现

多见于畜牧业、屠宰或皮毛制革等工作者。常在接触疫畜或其皮毛后1～3天发病，好发于头面、颈项、手、臂等暴露部位。有传染性。

初起：在皮肤上有一小的红色斑丘疹，多奇痒而不疼痛，形如蚊迹蚤斑。

中期：第 2 天顶部变成水疱，内有黄色液体，周围肿胀、灼热；第 3 ~ 4 天水疱很快干燥，形成暗红色或黑色坏死，并在坏死组织的周围有成群的绿色小水疱，疮形如脐凹，很像牛痘，同时局部肿势散漫增剧，软绵无根，并有臖核肿大。

后期：10 ~ 14 日后，若中央腐肉与正常皮肉开始分离，或流出少量脓水，四周肿势日趋限局，身热渐退，此为顺证，但腐肉脱落缓慢，一般要 3 ~ 4 周方可愈合。若局部肿势继续发展，伴有壮热神昏、痰鸣喘急、身冷脉细者，是为合并走黄之象。

全身症状：初起可有轻微发热，继则发热逐渐增高，伴有全身不适、头痛骨楚、舌苔黄、脉数等。

（2）实验室及其他辅助检查

血液培养或疱液涂片培养可发现革兰染色阳性炭疽杆菌。病理活检在坏死组织中及真皮内见炭疽杆菌及大量红细胞和中性粒细胞。血常规检查提示血白细胞总数及中性粒细胞比例可增高。

2. 鉴别诊断

（1）颜面部疔疮：疮形如粟，高突，红肿热痛，坚硬根深。

（2）丹毒：皮色鲜红，边缘清楚，灼热疼痛，但无疮形如脐凹，常有反复发作史。

要点二　疫疔的预防

1. 加强屠宰管理，及早发现病畜，并予以隔离或杀死。死畜须加深掩埋或烧毁。

2. 对牧民、屠宰牲畜人员、兽医、畜制品加工厂工人等用减毒活疫苗进行预防接种。

3. 制造皮革和羊毛加工的工人在工作时均应戴橡皮手套、口罩及围巾保护。对可疑受污染的皮毛必须消毒后再加工。牛、马、猪、羊的毛和猪鬃均应用蒸气消毒，皮革可用盐酸及食盐水浸泡消毒。

4. 隔离患者。患者所用的敷料均应烧毁，所用器械必须严格消毒。

细目九　痈

要点一　痈的概述

痈是气血为毒邪壅塞而不通之意，是一种发生于体表皮肉之间的急性化脓性疾患。相当于西医的皮肤浅表脓肿、急性化脓性淋巴结炎等。

在中医文献中痈有“内痈”、“外痈”之分。外痈生于体表，而内痈生于脏腑，如肝痈、肺痈，虽同属痈证范畴，但在辨证论治上和外痈多有不同，此处只叙述外痈。

痈发无定处，随处可生，因发病部位不同而有各种不同的命名。如生于体表肌肤间的称体表痈，生于下肢的有大腿痈、膝痈、黄鳅痈、小腿痈（又名鱼肚痈），发于耳根后的耳根痈，颈部的颈痈，腋下的腋痈，肘部的肘痈，胯腹部的胯腹痈，腘窝部的委中毒等；其他如生于脐部的脐痈，及发生于阴囊部的囊痈，生于外肾的子痈等，除具有体表痈的共性，又各有特性。

要点二 痈的病因病机

1. 外感六淫

六淫之邪侵袭人体，郁于肌表。

2. 饮食不节

过食膏粱厚味，脾胃运化失司，湿浊内生，化热化火，火毒结聚肌肤。

3. 外来伤害

体表直接受到损伤，局部瘀阻络脉，气血失运，感染毒邪，或瘀血化火，蕴蒸肌肤。

以上三者皆可使营卫不和，气血凝滞，经络壅遏而成痈，并且彼此之间又有关联。如内有湿热蕴结，再加上感染六淫之邪或外来伤害，多易发病，但五气皆能化热生火，火热之毒是形成痈的主要原因。

按发病部位的不同，常有各种不同的间夹，病变在上部者多风温、风热，在中部者多气郁、火郁，在下部者多湿火、湿热。

西医学认为本病常继发于各种化脓性感染，亦可由远处原发病灶经血循环或淋巴管转移而来，也可发生在局部损伤的血肿和异物停留处，亦有因注射治疗而发生者。

要点三 痈的诊断与鉴别诊断

1. 诊断

（1）临床表现

初起：可发生于体表的任何部位。初起在患处皮肉之间突然肿胀，光软无头，迅速结块，红肿灼热疼痛，日后逐渐扩大，变成高肿坚硬。

成脓：成脓期约在病起后 7 天左右，即使体质较差，气血虚弱而不易托毒外出成脓者，亦不超过 2 周。化脓之际肿势逐渐高突，疼痛加剧，痛如鸡啄。若按之中软有波动感者，为内脓已成熟。

溃后：溃后出脓，脓液多数呈稠厚、黄白色；若有夹杂赤紫色血块的，为外伤血瘀之兆。溃而脓出不尽，收口迟缓者，多为疮口过小或袋脓而致脓流不畅所致。若气血虚者，则脓水稀薄，疮面新肉不生。

全身症状：轻者无全身症状；重者可有恶寒发热，头痛，泛恶，口渴，舌苔薄白，脉象滑数。化脓时则有发热持续不退，口渴，便秘溲赤，舌苔转黄腻，脉洪数等症状，溃后大多消失。

（2）实验室及其他辅助检查

血常规检查提示血白细胞总数及中性粒细胞比例均增高。应根据病情作 B 超等检查。

2. 鉴别诊断

（1）疖：应与无头疖鉴别，病小而位浅，范围多在 3cm 左右，2～3 天化脓，溃脓后 3～4 天即能愈合，无明显全身症状，易脓、易溃、易敛。

（2）脂瘤染毒：患处平时已有结块，与表皮粘连，但基底部推之可动，其中心表面皮肤常可发现粗大黑色毛孔，挤之有脂浆样物溢出，且有臭味，染毒后红肿较限局，约 10

天左右化脓，脓出夹有粉渣样物，并有白色包囊，愈合较为缓慢，全身症状较轻。

（3）有头疽：发于肌肉之间，初起即有多个粟米状脓头，红肿范围多在 9～12cm 以上，溃后状如蜂窝，全身症状明显，病程较长。

（4）发：在皮肤疏松部位突然局部红肿蔓延成片，灼热疼痛，红肿以中心明显，四周较淡，边界不清，范围约 10cm；3～5 日皮肤湿烂，随即腐溃，色黑；或中软而不溃，并伴有明显全身症状。

要点四　痈的治疗

治疗原则是以清热解毒、驱除毒邪、流通气血为主，并参酌病变所患部位、病程的阶段分证论治。

在初起尚未化脓阶段，当折其毒势，“以消为贵”，究其病因，清除其源，行其气血，令之条达。

化脓阶段注重托法应用，若化脓迟缓，气血充实者，就当透托；若脉沉数或沉数无力，为气虚不能托毒成脓外达，应宜补托；若毒聚脓熟，应及时切开，外用提脓祛腐之品。

溃后若气血充沛，肿消痛减，脓出黄稠者，可单用外治，予生肌长肉之品外用即可，疮口则自敛而愈合。若溃后身热不解，局部红肿不消者，为正虚邪恋，宜清补之；若疮口敛迟，气血虚弱，宜补益气血。

1. 辨证论治

（1）内治

①火毒凝结证

局部突然肿胀，光软无头，迅速结块，表皮焮红；少数病例皮色不变，到酿脓时才转为红色，灼热疼痛。日后逐渐扩大，变成高肿发硬。轻者无全身症状，经治疗后肿消痛减，变软而消散；重者可有恶寒发热，头痛，泛恶，口渴，舌苔黄腻，脉象弦滑、洪数等症状。

治宜疏风清热，行瘀活血为主。

方用仙方活命饮加减。发于上部，宜散风清热，用牛蒡解肌汤或银翘散；发于中部，宜清肝解郁，用柴胡清肝汤；发于下部，宜清热利湿，用五神汤或萆薢化毒汤。热毒盛，红肿热痛甚者，加黄连、山栀；血热盛，红肿范围广，加丹皮、丹参；小便短赤者，加生薏苡仁、泽泻、赤茯苓；大便秘结者，加生大黄、芒硝、枳实；脓成溃迟，加皂角刺、川芎。

②热胜肉腐证

红肿明显，肿势逐渐高突，疼痛剧烈，痛如鸡啄，溃后脓出，肿痛消退。舌质红，舌苔黄，脉数。

治宜和营清热，透脓托毒。

方用仙方活命饮合透脓散加减。便秘，加生大黄、瓜蒌仁、枳实；溲赤者，加生薏苡仁、泽泻、赤茯苓；口渴，加生地、生石膏、淡竹叶；痛甚，加乳香、没药。

③气血两虚证

脓水稀薄，疮面新肉不生，新肌色淡红而不鲜或暗红，愈合缓慢。伴面色㿠白，神疲乏力，纳差食少。舌质淡胖，舌苔少，脉沉细无力。

治宜气血双补，托毒生肌。

方用托里消毒散加减。

（2）外治

①初起：金黄膏、玉露膏外敷，或金黄散、玉露散冷开水或醋、蜜、饴糖等调成糊状外敷；或太乙膏掺红灵丹或阳毒内消散外贴。

②脓成：切开排脓。

③溃后：先用提脓祛腐药，用八二丹或九一丹，并用药线引流，外盖金黄膏或玉露膏；若脓出不畅，宜用垫棉法或手术扩创引流。脓腐已尽，宜生肌收敛，用生肌散掺疮上，外以太乙膏或生肌白玉膏、生肌玉红膏盖贴。

2. 其他疗法

（1）中成药：六应丸或六神丸，成人每次10粒，每日3次吞服；儿童减半量；婴儿服1/3量。

（2）降血糖药物：如有糖尿病者，必须使用口服降血糖药物或胰岛素治疗，迅速控制血糖。

（3）抗生素：西医治疗该病在口服或注射抗生素的同时予20%鱼石脂软膏或金霉素软膏适量外用。病情严重者应及时评价抗生素治疗方案，以达到理想的临床治疗效果，防止细菌耐药产生，减少毒性及降低用度。

（4）支持疗法：全身情况较差者应予以支持疗法，如补液、纠正电解质紊乱等。

细目十 颈痈

要点一 颈痈的诊断与鉴别诊断

1. 诊断

（1）临床表现

多发于儿童，多在春季发生，发病前多有乳蛾、口疳、龋齿或头面疮疖等，或附近有皮肤黏膜破损病史。发病部位虽多见于颈旁两侧的颌下，但耳后、项后、颏下也可发生。

初起：除具有一般痈的症状外，初起结块形如鸡卵，皮色不变，肿胀，灼热，疼痛，活动度不大，逐渐漫肿坚实，焮热疼痛。

脓成：约经7～10日，结块处皮色渐红，肿势高突，疼痛加剧，痛如鸡啄，按之中软而有波动感。

溃后：脓出黄白稠厚，肿退痛减，约10～14日左右可以愈合。

全身症状：多伴有轻重不同的恶寒发热，头痛，项强，口干，便秘溲赤，舌苔多黄腻，脉多滑数等症状；化脓时则全身症状加剧，溃脓后大多消失。

部分病例形成慢性迁延性炎症者，肿块较坚硬，消散较慢，1～2个月后才能消失；如不能控制而欲化脓，则化脓日期一般在3周左右。

（2）实验室及其他辅助检查

血常规检查提示血白细胞总数及中性粒细胞比例增高，应根据病情作 B 超等检查。

2. 鉴别诊断

（1）痄腮：发在腮部，常双侧并起，皮色不变，酸胀少痛，濡肿，不化脓，约 1 周左右消退，口内腮腺导管开口处红肿，进食时疼痛，有传染性。

（2）臖核：多由头面、口腔等部疾患皮肤黏膜破损引起，但结核压痛明显，推之活动，肿块较小，多为单侧，很少化脓，一般无全身症状。

要点二　颈痈的治疗

以散风清热、化痰消肿为主。

病之初属风热痰毒证，火郁者清之，挟风者散之，挟痰者化之，使邪去而毒自消；病之中属热盛肉腐，又兼清火托毒透脓，切忌用苦寒冰伏之剂，使毒滞难化，肿块坚硬，反致难消；病之后期一般无需内治，但气血损耗、脓出不畅者应注意补托。外治根据初起、成脓、溃后三期，分别采用箍围束毒消肿、切开引流、祛腐生肌治疗。

1. 辨证论治

（1）内治

风热痰毒证：颈旁结块，初起色白濡肿，其形如卵，灼热，疼痛，逐渐漫肿坚实，红肿热痛。伴有恶寒发热，头痛，项强，咽痛，口干，溲赤便秘，舌苔薄腻，脉滑数等症状。

治宜散风清热，化痰消肿。

方用牛蒡解肌汤或银翘散加减。热甚，加黄芩、生山栀、生石膏；便秘，加瓜蒌仁、枳实；恶寒高热而易于动风者，加钩藤；脓成，加皂角刺、白芷、僵蚕；肿块坚硬，加丹参、赤芍、皂角刺，去荆芥、薄荷、牛蒡子。

（2）外治

①初起：用鲜蒲公英或鲜紫花地丁、鲜野菊花叶捣烂外敷，或金黄膏外敷，或太乙膏掺红灵丹外敷。

②脓成：切开排脓。

③溃后：用药线蘸八二丹或九一丹引流，外盖金黄膏或红油膏；脓腐已尽，外用生肌散、生肌白玉膏。

2. 其他疗法

参照“痈”。

细目十一　腋痈

要点一　腋痈的诊断与鉴别诊断

1. 诊断

（1）临床表现

发病前多有手部或臂部皮肤皲裂、破损或疮疡等病史。

初起：初起多暴肿，皮色不变，灼热疼痛，同时上肢活动不利。

成脓：若疼痛日增，寒热不退，势在酿脓，消散的很少。经 10～14 天肿块中间变软，皮色转红，按之波动感明显时，此为内脓已成。

溃后：一般脓出稠厚，肿消痛止，容易收敛；若溃后脓流不尽，肿势不退，多因切口太小，或因任其自溃，疮口不大，或因疮口位置偏高引起袋脓，以致引流不畅，影响愈合。此时须及时扩创，否则迁延日久，难以收口。

全身症状：多伴有轻重不同的恶寒发热，纳呆，舌苔薄，脉滑数等症状；化脓时则全身症状加剧，溃脓后大多消失。

（2）实验室及其他辅助检查

血常规检查提示血白细胞总数及中性粒细胞比例增高，并应根据病情作 B 超等检查。

2. 鉴别诊断

腋疽：初起结块推之可动，疼痛不甚，约需 3 个月后化脓，溃后脓水稀薄，并挟有败絮样物质，收口缓慢，一般无明显全身症状。若发于左腋，小儿患者要考虑因在肩部接种卡介苗引起。

要点二　腋痈的治疗

以清肝解郁、消肿化毒为基本原则。

病之初，属肝郁痰火，注重清肝消肿化毒，促其早期消散；病之中，火毒炽盛，须注意清火透脓托毒；病之后期，疮口久不收敛，属气血虚弱，当益气健脾、扶正固本，注意养阴。

外治须脓成则切，宜低位引流，切口够大，以利引流，溃后宜注意早期加用垫棉法，以防袋脓，促进愈合。

1. 辨证论治

（1）内治

肝郁痰火证：腋部暴肿热痛，全身发热，头痛，胸胁牵痛，舌质红，舌苔黄，脉弦数。

治宜清肝解郁，消肿化毒。

方用柴胡清肝汤加减。脓成，加白芷、皂角刺。

（2）外治

参照“痈”。脓成切开手术时，刀法宜取循经直开，低位引流。若有袋脓则及时扩创，或行垫棉压迫疗法。疮口收敛后加强上肢功能锻炼。

2. 其他疗法

参照“痈”。

细目十二　脐痈

要点一　脐痈的诊断与鉴别诊断

1. 诊断

（1）临床表现

发病前往往有脐孔湿疮病史，或脐孔有排出尿液史。

初起：脐部微痛微肿，皮色或红或白，渐渐肿大如瓜，或高突如铃，根盘大，触痛明显，或绕脐而生，可伴高热。

成脓：在酿脓时可伴有恶寒、发热等全身症状。

溃后：脓水稠厚无臭味者易敛；溃后脓出臭秽，或挟有粪块物质，脐孔部胬肉高突，脐孔正中下方有条状硬结，形成脐漏者，可致久不收口。

全身症状：初起无全身症状，化脓时可有恶寒发热等症状，溃后大多消失。

（2）实验室及其他辅助检查

应根据病情作血常规、脓液分泌物培养及药敏试验、B 超、CT 瘘管造影、MRI 等检查。

2. 鉴别诊断

脐风：脐中不痛不肿，潮红湿润，或湿烂流滋，瘙痒。

要点二　脐痈的治疗

以清火利湿解毒为基本原则。

病之初，属湿热火毒，注重清热利湿，促其早期消散，否则有内溃透肠之虑；病之中，火毒炽盛，须注意清火解毒、透脓托毒；病之后期，疮口久不收敛，属脾气虚弱，当益气健脾、扶正固本，注意养阴。

外治之法，初起宜消，溃后宜敛；对溃后脓液臭秽，或挟有粪汁，或排出尿液，或脐翻胬肉，久不收敛者，有溃膜成瘘之虑，应手术治疗。

1. 辨证论治

（1）内治

①湿热火毒证

脐部红肿热痛，全身恶寒发热，纳呆口苦。舌苔薄黄，脉滑数。

治宜清火利湿解毒。

方用黄连解毒汤合四苓散加减。脓成或溃脓不畅，加皂角刺、黄芪；热毒炽盛，加败酱草、大青叶；脐周肿痒，加苦参、白鲜皮、滑石。

②脾气亏虚证

溃后脓出臭秽，久不收口，面色萎黄，肢软乏力，纳呆，便溏。舌苔薄，脉濡。

治宜健脾益气。

方用四君子汤加减。

（2）外治

①初起：金黄膏外敷。

②溃后：用八二丹或九一丹药线引流，外盖红油膏或青黛膏；脓腐已尽，用生肌散、白玉膏。

③成漏：疮口中可插入七三丹药线化管提脓，待脓腐脱尽后加用垫棉法。如久不收口溃膜成瘘者，可行手术治疗。

2. 其他疗法

参照"痈"。

细目十三　委中毒

要点一　委中毒的诊断与鉴别诊断

1. 诊断

（1）临床表现

发病前多有患侧足、腿破伤史。

初起：在腘窝后委中穴处木硬疼痛，皮色如常或微红，形成肿块则患侧小腿屈伸困难，行动不便。

脓成：2～3周成脓之际肿痛加剧。

溃后：约2周左右疮口愈合。脓成后切口过小或位置偏高，或任其自溃，脓出不畅，可影响疮口愈合。疮口愈合后患肢仍然屈曲难伸者，需经功能锻炼后约2～3个月方恢复正常。

全身症状：多伴有轻重不同的恶寒发热、纳呆等症状；化脓时则全身症状加剧，身热持续不退；溃脓后大多消失。

（2）实验室及其他辅助检查

血常规检查提示血白细胞总数及中性粒细胞比例增高，并应根据病情作B超等检查。

2. 鉴别诊断

胶瘤：可发生于腘窝，肿块如核桃大小，呈圆形，表面光滑，质硬，局部稍有微痛，或无感觉，不发热，不化脓，穿刺可抽出胶样液体。

要点二　委中毒的治疗

治以清热利湿、和营祛瘀为基本治则。

初起宜活血化瘀、舒筋散邪，令气血流通，毒邪不得结聚，促其早期消散；及至毒盛酿脓，则宜清利湿热、散坚消肿、透脓托毒；脓成外溃之后，气血已亏者，疮口久不收敛，则宜补气益血、扶正固本、托疮生肌。惟脓成切开后易发生袋脓，若发生袋脓则及时扩创，疮口将敛时用垫棉压迫疗法紧压疮口，以加速愈合。

1. 辨证论治

（1）内治

①气滞血瘀证

初起木硬疼痛，皮色微红，活动稍受限，全身恶寒发热，舌苔白腻，脉滑数。

治宜和营活血。

方用活血散瘀汤加减。伤筋引起者，加泽兰；寒湿阻络者，加独活、苍术。

②湿热蕴阻证

腘窝部木硬肿痛，焮红疼痛，小腿屈曲难伸，全身恶寒发热，口干不欲饮，纳呆。舌苔黄腻，脉滑数。

治宜清利湿热，和营活血。

方用活血散瘀汤合五神汤加减。湿热重，加生薏苡仁、黄柏；脓成者，加皂角刺；溃后屈伸不利者，加伸筋草、桑枝。

③气血两亏证

起发缓慢，肿成难溃，溃后出脓如蛋清状，疮口收敛迟缓，膝部屈伸不利，舌质淡，舌苔薄，脉细。

治宜调补气血。

方用托里消毒散加减。

（2）外治

参照“痈”。

脓成不宜过早切开，刀口位置应在腘窝中央折纹偏下方。若溃后流脓不尽，肿势不退，日久不愈，多因切口过小，或因自溃，以致袋脓，引流不畅，脓毒不尽所致，须及时扩创。脓出如鸡蛋清样黏液时，用生肌散收口，并以棉垫紧压疮口，可加速愈合。

2. 其他疗法

参照“痈”。

细目十四　发

要点一　发的概述

发者，痈疽毒邪聚于肌腠，突然向四周散发而成；或痈、疽（有头疽）、疖、疔，毒邪未能控制，向四周发展所致，故“痈疽之大者，谓之发”，发是病变范围较痈更大的急性化脓性疾病，相当于西医的急性蜂窝组织炎。其特点是初起无头，红肿蔓延成片，中心明显，四周较淡，边界不清，灼热疼痛，有的3～5日后中心色褐腐溃，周围湿烂，有的中心虽软而不溃，全身症状明显。

本病因发病部位不同而有各种名称，如生于耳部的称耳发，生于脑后的称脑后发等；常见的有生于结喉处的锁喉痈、生于臀部的臀痈、生于手背部的手发背、生于足背的足发背，虽均属发的范围，但因证治不同，故分别叙述。至于生于乳房部的发，则在乳房疾病的内容中论述。

风温外袭、饮食不节、情志内伤、外伤染毒是发的诱发因素，气血瘀滞、热盛肉腐为发的病机特点。其发病与湿热、火毒关系最为密切，其发于上者，多为风温、风热；发于中部者，多为气郁、火郁；发于下者，多为湿火、湿热。故治疗以清热、利湿、解毒为大法，发于上部者兼以疏风，发于中部者兼以解郁。外治则根据初起、成脓、溃后三期，分别采用箍围束毒、切开引流、祛腐生肌治疗。

西医学认为，急性蜂窝组织炎是皮下、筋膜下、肌间隙或深部疏松组织的一种弥漫性急性化脓性炎症，由皮肤、软组织损伤后感染或肠道细菌污染引起，也可能为化脓性病灶的直接蔓延或经血行、淋巴播散所致。最常见致病菌为溶血性链球菌，也可为金黄色葡萄球菌或厌氧菌。

要点二　发与颈痈的鉴别

颈痈初起结块形如鸡卵，皮色不变，肿胀，灼热，疼痛，活动度不大，经7~10日成脓，10~14日左右可以愈合。伴有明显外感风温症状。相当于西医学的颈部急性化脓性淋巴结炎。

要点三　发与丹毒的鉴别

丹毒表现为皮色鲜红，边缘清楚，一般不高肿，不化脓溃腐，常有反复发作史。相当于西医学的急性网状淋巴管炎。

要点四　发与有头疽的鉴别

有头疽是发生于肌肤间的急性化脓性疾病。其特点是初起皮肤上即有粟粒样脓头，焮热肿痛，迅速向深部及周围扩散，脓头相继增多，溃后状如莲蓬、蜂窝，范围常超过9~12cm，大者可至30cm以上。好发于项后、背部等皮肤厚韧之处，多见于中老年人，尤其兼有消渴证者，易出现"陷证"。相当于西医学的痈。

要点五　发与流注的鉴别

流注是发于肌肉深部的转移性多发性脓肿。其特点是好发于四肢、躯干肌肉丰厚处的深部，发病急骤，局部漫肿疼痛，皮色如常，容易走窜，每此处未愈他处又起，溃后易敛。相当于西医学的脓血症、多发性转移性肌肉深部脓肿、髂窝部脓肿。

细目十五　锁喉痈

要点一　锁喉痈的临床特点

锁喉痈是一种生于颈前正中结喉处的急性化脓性疾病，因其红肿绕喉故名，俗称盘颈痰毒。相当于西医学的口底部急性蜂窝组织炎。

本病儿童多见，发病前有口唇、咽喉糜烂及痧痘史。其特点是来势暴急，初起结喉处红肿绕喉，根脚散漫，坚硬灼热疼痛，范围较大，肿势蔓延至颈两侧、腮颊及胸前，可连及咽喉、舌下，并发喉风、重舌甚至痉厥等险症。伴壮热口渴、头痛项强等明显全身症状。

要点二　锁喉痈的治疗

以清热解毒、化痰消肿为大法。

病之初，多兼挟风温、风热，佐以疏风清热之品；病之中，火毒炽盛，热盛肉腐，佐以凉血透脓之品；病之后期，注意顾护人体气血阴津及脾胃。成脓后应及早切开减压。

1. 辨证论治

（1）内治

①痰热蕴结证

红肿绕喉，坚硬疼痛，肿势散漫，壮热口渴，头痛项强，大便燥结，小便短赤。舌质红绛，舌苔黄腻，脉弦滑数或洪数。

治宜散风清热，化痰解毒。

方用普济消毒饮加减。壮热口渴者，加鲜生地、天花粉、生石膏；便秘者，加枳实、生大黄、芒硝；气喘痰壅者，加鲜竹沥、天竺黄、莱菔子；痉厥者，加安宫牛黄丸化服，或紫雪丹或紫雪散吞服。

②热胜肉腐证

肿势限局，按之中软应指，脓出黄稠，热退肿减。舌质红，舌苔黄，脉数。

治宜清热化痰，和营托毒。

方用仙方活命饮加减。

③热伤胃阴证

溃后脓出稀薄，疮口有空壳，或脓从咽喉穿出，收口缓慢，胃纳不香，口干少液。舌质光红，脉细。

治宜清养胃阴。

方用益胃汤加减。

（2）外治

①初起：宜箍围束毒，用玉露散或双柏散，金银花露或菊花露调敷患处。

②脓成：脓成则切开排脓，刀法宜循经直开。

③溃后：药线蘸九一丹引流，外敷金黄膏或红油膏，脓尽改用生肌散、白玉膏。

2. 其他疗法

可选用六应丸或六神丸、蟾酥丸等中成药内服。应及早选用有效抗生素治疗，控制感染。有呼吸困难或窒息症状者，及时行气管切开术。另加全身支持疗法，如吸氧，维持水、电解质平衡。

细目十六　臀痈

要点一　臀痈的临床特点

臀痈是一种生于臀部肌肉丰厚处范围较大的急性化脓性疾病，俗称针毒结块。相当于西医学的臀部蜂窝组织炎。其特点是来势急，位置深，范围大，易腐溃，收口慢，伴有恶寒、发热、头痛、骨节酸痛、胃纳不佳等全身症状。局部常有注射或疮疖史，或臀部周围有糜烂破碎史。

要点二　臀痈的治疗

治疗以清热利湿解毒为要，注重托补及化瘀。

初起宜内消，法宜清热解毒，疏其气血，促其消散，脓成后宜托，溃后宜补。外治切开排脓时切口应低位并够大够深，以排脓得畅为目的，溃后脓腔深者用药线引流，疮口有空腔者用垫棉法加压固定。

1. 辨证论治

（1）内治

①湿火蕴结证

臀部红肿热痛，先痛后肿，或湿烂溃脓，脓泄不畅，恶寒发热，头痛骨楚，食欲不振。舌苔黄或黄腻，脉数。

治宜清热解毒，和营化湿。

方用黄连解毒汤合仙方活命饮加减。脓成不易外出，加皂角刺；局部红热不显，加重活血祛瘀之品，如桃仁、红花、泽兰，减少清热解毒之品。

②湿痰凝滞证

漫肿不红，结块坚实，进展缓慢，多无全身症状。舌苔薄白或白腻，脉缓。

治宜和营活血，利湿化痰。

方用仙方活命饮合桃红四物汤加减。

③气血两虚证

溃后腐肉大片脱落，疮口较深，形成空腔，收口缓慢，面色萎黄，神疲乏力，纳谷不香，舌质淡，舌苔薄白，脉细。

治宜调补气血。

方用托里消毒散加减。

（2）外治

①未溃：红肿灼热明显的用玉露膏；红热不显的用金黄膏或冲和膏。

②脓成：宜切开排脓。腐黑坏死与健康组织分界明显时，可以进行切开，切口应低位并够大够深，以排脓得畅为目的，有腐肉者可剪除。

③溃后：红油膏、八二丹盖贴，脓腔深者予药线引流；用生肌散及白玉膏收口；疮口有空腔不易愈合者，用垫棉法加压固定。

2. 其他疗法

参照“痈”。

细目十七　手发背

要点一　手发背的临床特点

手发背是发于手背部的急性化脓性疾病，相当于西医学的手背部急性化脓性炎症、手背部蜂窝组织炎。其特点是全手背漫肿，红热疼痛，手心不肿，出脓稠黄；或漫肿坚硬，不红不热，溃迟敛难，久则损筋伤骨。

要点二　手发背的治疗

初起宜疏风清热利湿、和营消肿解毒，促其消散；脓成后宜透托；溃后宜补。注意患手忌持重，并用三角巾悬吊固定，手背朝下，以利引流。

1. 辨证论治

（1）内治

①风热证

手背红肿热痛，肉腐为脓，溃后脉静身凉，疮口易敛，怕冷，发热，口干，舌质红，舌苔黄，脉浮数。

治宜疏风清热，消肿解毒。

方用仙方活命饮加减。

②湿热壅阻证

手背漫肿，微红微热，疼痛彻骨，肉腐为脓，溃脓较难，壮热恶寒，头身疼痛，溃后则皮肤湿烂，损筋伤骨，疮口难愈，舌苔黄腻，脉数。

治宜清热解毒，和营化湿。

方用五味消毒饮合仙方活命饮加减。

③气血不足证

日久肿势不趋限局，溃出脓稀薄，神疲乏力。舌质淡，舌苔薄，脉细。

治宜调补气血。

方用托里消毒散加减。

（2）外治

参照“痈”。

2. 其他疗法

参照“痈”。

细目十八　足发背

要点一　足发背的临床特点

足发背是发于足背部的急性化脓性疾病。相当于西医学的足背部急性化脓性炎症、足背部蜂窝组织炎。其特点是全足背高肿焮红疼痛，足心不肿，迅速增大化脓，皮肤湿烂。可伴有寒战高热等全身症状。

要点二　足发背的治疗

以清热利湿解毒为主。病之初属湿热下注证，当清热解毒、通利二便；病之中属热盛肉腐，治当托毒透脓；病之后期气血损耗、脓出不畅者，注意补托。

1. 辨证论治

（1）内治

湿热下注证：足背红肿弥漫，灼热疼痛，肉腐成脓。寒战高热，纳呆，甚至泛恶，舌质红，舌苔黄腻，脉象滑数。

治宜清热解毒，和营利湿。

方用五神汤加减。成脓，加皂角刺、白芷。

（2）外治

参照“痈”。

2. 其他疗法

参照“痈”。

细目十九　有头疽

要点一　有头疽的概述

有头疽是发生于肌肤间的急性化脓性疾病。相当于西医学的痈。其特点是初起皮肤上即有粟粒样脓头，焮热肿痛，迅速向深部及周围扩散，脓头相继增多，溃后状如莲蓬、蜂窝，范围常超过9～12cm，大者可至30cm以上。好发于项后、背部等皮肤厚韧之处，多见于中老年人，尤其兼有消渴证者，易出现“陷证”。

有头疽在古代文献中常以“疽”和“发”共同命名，根据发病部位、发病原因等不同而有多种病名，如生于项部者名脑疽，包括对口疽、偏脑疽。发于脊背部正中者，称为背疽，疽发于背且大者，为发背；生于背部两侧的称搭手，生于胸部膻中穴者名膻中疽，生于少腹部者名少腹疽。如过饮药酒兼厚味积毒蕴发者，称酒毒发；湿痰郁结而成者，称痰注发。尽管它们的名称不一，发生的部位、原因也不同，但其病因病理、临床表现和治疗方法基本一致，故并作有头疽论述。

中医药采用扶正托毒法治疗重症有头疽、疽毒内陷等严重疾病取得显著疗效。研究发现扶正祛邪、清热解毒方药能抑菌、抗病毒、清除毒素，有调动机体抗病能力及免疫功能、调节代谢、促进创面愈合等多种作用。

要点二　有头疽的病因病机

1. 外因

外感风温、湿热邪毒，以致气血运行失常，凝聚肌表而成。

2. 内因

情志内伤，恼怒伤肝，思虑伤脾，肝脾郁结，气郁化火；或房事不节，恣欲伤肾，劳伤精气，真阴亏损，相火蹈灼；或恣食膏粱厚味，脾胃运化失常，湿热火毒内生，均能导致脏腑蕴毒，与外来湿热相搏而发本病。

总之，本病是由外感风温、湿热，内有脏腑蕴毒，凝聚肌肤，以致内外毒邪凝聚肌肤，营卫不和，气血凝滞，经络阻隔而成。

素体虚弱时容易生有头疽，如消渴患者常易并发本病。若阴虚之体，每因水亏火炽，则热毒蕴结更甚；若气血虚弱之体，每因毒滞难化，不能透毒外出，使病情加剧，甚至疽毒内陷。可见正气盛衰、热毒轻重是有头疽病情轻重、顺逆、陷与不陷的决定因素。

西医学认为本病是多个相邻的毛囊及其所属皮脂腺或汗腺的急性化脓性感染，或由多个疖融合而成。常由一个毛囊底部起病，经由阻力较弱的皮下脂肪柱蔓延至皮下组织，且沿深筋膜扩散、侵及邻近的脂肪组织，再上行波及毛囊群而形成，常见的致病菌为金黄色葡萄球菌。

要点三　有头疽的诊断与鉴别诊断

1. 诊断

（1）临床表现

凡皮肤坚韧、肌肉丰厚之处都可发生，以项、背部为多见，多发于成年人，以中老年人居多。

初起：局部红肿结块，肿块上有粟粒状脓头，作痒作痛，向周围扩散，脓头增多，色红，灼热疼痛，历时约 1 周。

脓成：肿块增大，疮面渐渐腐烂，形似蜂窝，大小常超过 10cm。

收口期：脓腐渐尽，新肉生长，肉色红活，以后逐渐收口而愈。

全身症状：初起有恶寒，发热，头痛，食欲不振，口渴，舌苔多白腻或黄腻，脉多滑数或洪数等明显的全身症状。化脓时症状明显，伴高热、口渴、便秘溲赤；溃后逐渐减轻或消失。

并发症：若兼见神昏谵语，气息急促，恶心呕吐，腰痛尿少，尿赤，发斑等严重全身症状者，为合并内陷；若在收口期疮口四周皮肤突然焮红色赤，状如涂丹，系并发丹毒。

整个病程以实证、顺证计，约 1 个月左右。病变初起在第 1 周，溃脓期在第 2～3 周，收口期在第 4 周。《疡科心得集》云："对疽、发背必以候数为期，七日成形，二候成脓，三候脱腐，四候生肌"。每候约 7～10 天。

（2）实验室及其他辅助检查

血常规检查提示血白细胞总数及中性粒细胞比例增高，并应常规检查血糖、尿糖。根据病情作疮面脓液细菌培养及药敏、血细菌培养及药敏、电解质、肝肾功能、血气分析测定，以及心电图、胸部 X 线摄片等检查。判断患处成脓情况可行局部 B 超检查。

2. 鉴别诊断

（1）发际疮：生于项后部，病小而位浅，范围多小于 3cm，无明显全身症状，易脓、易溃、易敛，但易反复发作。

（2）脂瘤染毒：患处平时已有结块，与表皮粘连，但基底部推之可动，其中心表面皮肤常可发现粗大黑色毛孔，挤之有脂浆样物溢出，且有臭味，染毒后红肿较限局，脓出夹有粉渣样物，全身症状较轻。

要点四　有头疽的治疗

1. 辨证论治

（1）内治

①火毒凝结证

局部红肿高突，灼热疼痛，根脚收束，脓液稠黄，能迅速化脓脱腐。发热，口渴，尿赤。舌苔黄，脉数有力。

治宜清热泻火，和营托毒。

方用黄连解毒汤合仙方活命饮加减。恶寒发热，加荆芥、防风；便秘者，加生大黄、枳实；溲赤者，加泽泻、车前子。

②湿热壅滞证

局部症状与火毒凝结证相同。壮热，朝轻暮重，胸闷呕恶。舌苔白腻或黄腻，脉濡数。

治宜清热化湿，和营托毒。

方用仙方活命饮加减。胸闷呕恶者，加藿香、佩兰、厚朴。

③阴虚火炽证

多见于消渴病患者。肿势平塌，根脚散漫，皮色紫滞，脓腐难化，脓水稀少或带血水，疼痛剧烈，伴发热烦躁，口渴多饮，饮食少思，大便燥结，小便短赤。舌质红，舌苔黄燥，脉细弦数。

治宜滋阴生津，清热托毒。

方用竹叶黄芪汤加减。

④气虚毒滞证

多见于年迈体虚、气血不足患者。肿势平塌，根脚散漫，皮色灰暗不泽，化脓迟缓，腐肉难脱，脓液稀少，色带灰绿，闷肿胀痛，易成空腔。伴高热，或身热不扬，小便频数，口渴喜热饮，精神萎靡，面色少华。舌质淡红，舌苔白或微黄，脉数无力。

治宜扶正托毒。

方用托里消毒散加减。

（2）外治

①初起

火毒凝结证、湿热壅滞证用金黄膏或千捶膏外敷；阴虚火炽证、气虚毒滞证用冲和膏外敷。

②脓成

八二丹掺疮口；如脓水稀薄而带灰绿色者，改用七三丹，外敷金黄膏；若脓腐阻塞疮口，脓液蓄积，引流不畅，可用药线蘸五五丹或药线蘸八二丹插入多个溃口，以蚀脓引流；若疮肿有明显波动感，可作十字形切开手术；如大块坏死组织难以脱落，可蚕蚀清疮。脓腐大部脱落，疮面渐洁，改用九一丹外掺，外敷红油膏。

③收口

疮面脓腐已净，新肉渐生，以生肌散掺疮口，外敷白玉膏。若疮口有空腔，皮肤与新肉一时不能粘合者，可用垫棉法加压包扎；如无效时，则应采取手术扩创。

2. 其他疗法

（1）中成药：六应丸或六神丸，每次 10 粒，每日 3 次口服。

（2）降血糖药物：如有糖尿病者，必须使用口服降血糖药物或注射胰岛素治疗，迅速控制血糖。积极防治糖尿病酮症酸中毒。病程后期感染控制后须根据血糖监测结果及时调整降血糖药物用量，防止低血糖反应。

（3）抗生素：病情严重者应及时选用抗生素治疗。根据病情及脓液分泌物培养结果选用敏感抗生素治疗，及时评价抗生素治疗方案，以达到理想的临床治疗效果，防止细菌耐药产生，减少毒性及降低用度。

(4) 支持疗法：全身情况较差者，应予以支持疗法，如吸氧、补液、输血，纠正电解质紊乱及低蛋白血症等。

要点五　有头疽的预防调护

1. 高热时应卧床休息，多饮开水。

2. 切忌挤压，患在项部者可用四头带包扎；患在上肢者宜用三角巾悬吊；在下肢者宜抬高患肢，并减少行动；患在项背部，睡时宜侧卧。

3. 保持疮周皮肤清洁。外敷药膏应紧贴患部，掺药宜撒布均匀。

4. 饮食宜清淡，忌食鱼腥、辛辣等刺激发物以及甜腻食物。伴消渴病者给予消渴病饮食；虚证气血两虚、毒滞难化者，可适当增加营养食品。

5. 保持精神愉快，严防恼怒，避免房事，宜避风寒。

6. 积极治疗疖病、消渴病。

细目二十　流注

要点一　流注的临床特点

流注是发于肌肉深部的转移性多发性脓肿。发病前有疮疖等化脓性病灶，或跌仆损伤、感受暑湿等病史。本病相当于西医学的脓血症、多发性转移性肌肉深部脓肿、髂窝部脓肿。其特点是好发于四肢、躯干肌肉丰厚处的深部，除头面、前后二阴、腕、踝等远侧比较少见外，其余任何部位均可发生，尤多见于腰部、臀部、大腿后部、髂窝部等处。本病发病急骤，局部漫肿疼痛，皮色如常，容易走窜，每此处未愈他处又起，溃后易敛。

要点二　流注的病因病机

1. 正气不足

正虚是本病形成的重要因素。正气不足，邪毒流窜血络，使经络阻隔，气血凝滞，着而为患。

2. 受伤染邪

(1) 余毒：因先患疔疮、疖、痈，强行挤压或过早切开，或其他热病失于诊治，火热之毒窜入血分，流于经络，稽留于肌肉之中而发余毒流注。

(2) 暑湿：夏秋季节感受暑湿，暑毒湿热客于营卫，阻于肌肉，致使气血凝滞而成暑湿流注。

(3) 瘀血：跌打损伤，瘀血停留，或产后瘀露停滞，经络为之壅滞而成瘀血流注。

3. 髂窝流注

除上述流注的病因外，还可由会阴、肛门、外阴、下肢破损或生疮疖，或附近脏器染毒，邪毒流窜，以致余毒、暑湿、湿热结聚，气血凝滞而成。

西医学认为，本病是由局部化脓性病灶的细菌栓子或脱落的感染血栓进入血循环，并在身体其他部位产生转移性脓肿。常见致病菌为葡萄球菌、链球菌、大肠杆菌。髂窝脓肿是髂窝淋巴结及其周围的疏松结缔组织发生感染，脓液向后穿破髂腰筋膜所致。

要点三　流注的诊断与鉴别诊断

1. 诊断

（1）临床表现

除头面、前后二阴、腕、踝等远侧比较少见外，其余任何部位均可发生，尤多见于腰部、臀部、大腿后部、髂窝部等处。发病前有疮疖等化脓性病灶，或跌仆损伤、感受暑湿等病史。

初起：先在四肢近端或躯干部有一处或数处肌肉疼痛，漫肿，微热而皮色不变。约2～3天后肿胀焮热疼痛日趋明显，并可触及肿块。

脓成：肿块增大，疼痛加剧，约2周左右肿块中央微红而热，按之有波动感。

溃后：脓出黄稠或白黏脓水，瘀血流注则夹有瘀血块。随之肿硬疼痛渐消，约经2周左右脓尽疮口愈合。

全身症状：初起伴有寒战高热，头痛头胀，周身关节疼痛，食欲不振等全身症状。暑湿流注伴有胸闷纳呆，渴不多饮，舌苔白腻，脉滑数等；余毒流注伴有口渴引饮，舌苔黄腻，脉洪数等；瘀血流注伴有舌苔薄腻或舌上伴有瘀点瘀斑，脉濡涩等。化脓时兼见高热不退，时时汗出，口渴欲饮，舌苔黄腻，脉洪数；溃后身热渐退，食欲增加。

髂窝流注发于髂窝部肌肉深处，多见于儿童。初起患侧大腿突然拘挛不适，步履呈跛行，伴恶寒发热，头痛，无汗或微汗，纳呆倦怠。2～3日后局部疼痛，大腿即向上收缩，略向内收，不能伸直，妨碍行走，但膝关节仍能伸屈，倘用手将患肢拉直，则可引起剧烈疼痛，痛牵腰部，腹部前突，脊柱似弓状，故又有缩脚流注之称。约7～10天左右在髂窝部可触到一长圆形肿块，质较硬，有压痛。约1个月左右可以成脓，但皮色如常，按之波动感亦不甚明显，但觉中软便为脓熟。可在髂窝部或腰部破溃，溃后约20天左右可以收口；愈后患侧大腿仍然屈曲，不能伸直行动，往往要经过1～2个月才能恢复正常。有的可因气血虚弱，溃后脓水清稀，淋漓不净，日久不敛。

（2）实验室及其他辅助检查

血常规检查提示血白细胞总数及中性粒细胞比例可增高，血培养可有细菌生长。B超检查有助于明确是否成脓及脓腔的位置、大小。

2. 鉴别诊断

（1）环跳疽：疼痛在髋关节部，可致臀部外突，大腿略向外旋，患肢不能伸直和弯曲，患侧漫肿上延腰胯，下及大腿。

（2）髋关节流痰：起病缓慢，可有虚痨病史，患肢伸而难屈，局部及全身症状均不明显。化脓约在得病后6～12个月以上。大腿及臀部肌肉萎缩，站立时臀纹不对称。

（3）历节风：患病关节大多红、肿、热、痛，且呈游走性，有反复发作史，不会化脓溃破，患侧大腿收缩屈曲度较轻。其全身症状也比流注轻。

要点四　流注的治疗

总宜清热解毒，和营通络。

初起以祛邪为主，发于夏秋季节者需兼清暑化湿；暑热又易伤气，尤其是患者为小儿、老人、新产妇人，常气血不足，必须注意顾护气阴；有疮疖、疔病史者，宜兼凉血清热；有外伤史或产后瘀露引起者，治宜佐用活血化瘀之品。随证候的表现，又宜适当以疏解表邪、理气祛痰、益气健脾等法灵活应用，以促其内消。

中期毒已结聚而不能及时成脓者，则应托毒透脓，以助祛邪为治。

溃后应尽排脓腐，投以托毒排脓、清解余邪之剂，溃后忌用峻补及慎用寒凉，使邪祛而正安，杜绝因余毒未尽而流窜多发之源。

1. 辨证论治

（1）内治

①余毒攻窜证

发病前有疔疮、痈、疖等病史。局部漫肿疼痛，全身伴有壮热，口渴，甚则神昏谵语。舌苔黄，脉洪数。

治宜清热解毒，凉血通络。

方用黄连解毒汤合犀角地黄汤加减。脓成者，加当归、皂角刺、白芷，去鲜生地；神昏谵语者，加安宫牛黄丸化服，或紫雪散吞服；胸胁疼痛，咳喘痰血者，加象贝母、天花粉、鲜竹沥、鲜茅根、鲜芦根。

②暑湿交阻证

多发于夏秋之间。初起恶寒发热，头胀，胸闷呕恶，周身骨节酸痛，胸部布白㾦，舌苔白腻，脉滑数。

治宜清暑化湿解毒。

方用清暑汤加减。有肿块者，加当归、赤芍、丹参；热重者，加银花、连翘、紫花地丁；脓成者，加当归、赤芍、丹皮、皂角刺、白芷。

③瘀血凝滞证

劳伤筋脉诱发者，多发于四肢内侧；跌打损伤诱发者，多发于伤处。局部漫肿疼痛，皮色微红，或呈青紫，溃后脓液中央夹有瘀血块。妇女产后恶露停滞而成者，多发于小腹及大腿等处。发病较缓，初起一般无全身症状或全身症状较轻，化脓时出现高热。舌苔薄白或黄腻，脉涩或数。

治宜和营活血，祛瘀通络。

方用活血散瘀汤加减。劳伤筋脉者，加银花、黄柏、薏苡仁等；跌打损伤者，加参三七；产后瘀阻者，加制香附、益母草、红花等；有表证，加荆芥、熟牛蒡子、防风；发于下肢和髂窝部的，加苍术、薏苡仁；脓成者，加白芷、皂角刺。

（2）外治

①初期：肿而无块的，用金黄膏或玉露膏外敷；肿而有块者，用太乙膏掺红灵丹贴之。

②脓成：宜切开引流。

③溃后：先用八二丹药线引流，脓净改用生肌散，均以红油膏或太乙膏盖贴，可加垫棉压迫法。

④贯通：若多处相互串联贯通者，可用绷带缠缚患部，或将串连贯通处彻底切开，以加速疮口愈合。

2. 其他疗法

（1）中成药：可选用小金丹，每次0.6g，每日2次。

（2）西药：病情严重者，可选用有效抗生素治疗。

要点五 流注的预防调护

1. 及时正确处理疔、疖、痈及皮肤破损等。

2. 绝对卧床休息，多饮开水或西瓜汁。热退而肿块未消时仍须卧床休息，以免反复。如强力走动，仍可使病情反复，更有酿脓之变。

3. 加强营养，忌食鱼腥、辛辣刺激性食物，宜清淡易消化饮食。

4. 髂窝流注愈后功能障碍者，应帮助患者进行适当的下肢伸屈功能锻炼。在病情痊愈或完全收口2周后，令患者坐椅上，取直径8cm左右的圆筒或酒瓶或竹筒置于地上，患足踏在瓶上来回滚动。初起每次半小时，以后逐渐增加至1小时，每日2～3次。轻者1个月，重者2个月，患肢即可恢复正常功能。

细目二十一 发颐

要点一 发颐的临床特点

发颐是热病后余邪热毒结聚于颐颌间引起的急性化脓性疾病，亦名汗毒。相当于西医学的急、慢性化脓性腮腺炎。其临床特点是常发生于热病后期，多一侧发病，颐颌部肿胀疼痛，张口受限，全身症状明显，重者可发生内陷。

要点二 发颐的病因病机

1. 余毒内蕴

伤寒或温病后汗出不畅，以致余邪热毒未能外达，结聚于少阳、阳明之络，气血凝滞，肉腐为脓而成。

2. 胃热上壅

饮食不节，恣食膏粱厚味，火毒内生，胃火积聚上攻，蕴络而发。

要点三 发颐的诊断与鉴别诊断

1. 诊断

（1）临床表现

多发于成年人，尤多见于伤寒、温病等热性病后、大手术后或体质虚弱者，多数是单侧发病，亦可双侧同时发病。

初起：颐颌之间发生疼痛及紧张感，轻微肿胀，形如结核，张口稍感困难。继则肿胀逐渐显著，并延及耳之前后，以耳垂下部最著，如压迫局部，在上颌第2臼齿相对的颊黏膜腮腺导管开口处有黏稠的分泌物溢出，张口困难，唾液分泌大为减少，并可出现暂时性口眼歪斜之症。

脓成：发病7～10天左右，腮腺部疼痛加剧，呈跳痛性，皮色发红，肿胀更甚，肿势可波及同侧眼睑、颊部、颈部等处，压痛明显，按压局部有波动感，同时腮腺导管开口处能挤出混浊黄稠脓性分泌物。

溃后：若不及时切开，脓肿可在颐颌部或口腔黏膜或向外耳道溃破，脓出臭秽。

全身症状：初起有轻度发热，发展严重时体温可高达40℃左右，口渴纳呆，大便秘结，舌苔黄腻，脉弦数。如患者极度衰弱，或失于调治，或因过投寒凉攻伐之品，常可使肿势漫及咽喉而见痰涌气塞、汤水难下、神识昏糊等毒邪内陷之症；或可发生暂时性面瘫，病愈后即可恢复正常。

（2）实验室及其他辅助检查

血常规检查提示血白细胞总数及中性粒细胞比例明显增高。

2. 鉴别诊断

（1）痄腮：多发生于5～15岁的儿童，有接触史。发于颐颌之间，但多为双侧性，色白濡肿，酸多痛少，不会化脓。

（2）颈痈：结肿每于耳下、颌下，多见于一侧，口内颊部腮腺导管开口处不红肿，腮部不肿胀，可致化脓。

（3）骨槽风：多发于20～40岁青壮年人，有拔牙史，腮颊部漫肿焮痛，色红或白，牙关拘紧，不能咀嚼，脓成溃后疮口久而不收，且有死骨流出。

要点四 发颐的治疗

总以清热解毒为法，又有风火、胃火、虚火之分，须分别采用疏风、清脾、益胃、滋补肾水等法。且病邪有在表在经、在里在脏腑之分。一般初起宜消，在表在经者，以疏解为要，治以辛凉，佐以苦寒，使邪毒从外而解，切不可骤用苦寒，反致难化；在里在脏腑者，宜清解为主，用寒凉通里之品，使邪有出路；及至脓成，宜及时切开排脓；毒陷入营，则宜清心开窍、凉营泄热；溃后应注意清解余毒，并分别阴阳以调之，视其气血而补之。

1. 辨证论治

（1）内治

①热毒蕴结证

颐颌之间结块疼痛，张口不利，继则肿痛渐增，检查腮腺导管开口处常现红肿，压迫局部有黏稠的分泌物溢出，身热恶寒，溲短赤，口干渴，大便干。舌苔薄腻，脉弦数。

治宜清热解毒。

方用普济消毒饮加减。漫肿不散，加海藻；热甚，加生山栀、生石膏；便秘，加瓜蒌仁、生大黄、枳实；恶寒高热，易于动风，加钩藤。

②毒盛酿脓证

颐颌间结肿疼痛日增，甚至肿势延及面颊和颈项，焮红灼热，张口困难，继之酿脓应指，腮腺导管开口处能挤出脓性分泌物，高热口渴。舌苔黄腻，脉弦数。

治宜清热解毒透脓。

方用普济消毒饮加减。便秘者，加生大黄。

③热毒内陷证

颐颔间肿块多平塌散漫，肿势延及面颊和颈项，焮红灼热，疼痛剧烈，汤水难咽，壮热口渴，痰涌气粗，烦躁不安，甚至神昏谵语。舌质红绛，舌苔少而干，脉弦数。

治宜清营解毒，化痰泄热，养阴生津。

方用清营汤合安宫牛黄丸加减。

④余毒未清证

病程日久，患者多有数月以至数年的反复发作病史，发作时颐颔部肿痛，触之似有条索状物，进食时更为明显，但进食后又逐渐减轻，在两次发作的间歇期患者口内常有臭味，早晨起床后挤压腮腺部，腮腺导管开口处有黏稠的涎液或脓液溢出。舌苔薄黄或腻，脉滑。

治宜清脾泄热，化瘀散结。

常用药物有山栀、苍术、黄芩、银花、连翘、竹茹、生石膏、夏枯草、留行子、玄参、黄药子、莪术、芦根。伴有阳痿者，加鹿角粉1.5g，每日2次，吞服。

（2）外治

①初起：金黄膏或玉露膏外敷，撒红灵丹外敷，1～2日调换1次。

②脓成：及早切开排脓。

③溃后：先用八二丹药线引流，外敷金黄膏；口腔黏膜出脓处用青吹口散外搽，每天4～5次。脓尽后用生肌散、红油膏外敷。

2. 其他疗法

参照“痈”。注意局部含漱，清洁口腔。

细目二十二　丹毒

要点一　丹毒的临床特点

丹毒是皮肤突然发红、色如涂丹的一种急性感染性疾病。又名“丹疹”、“丹膘”、“天火”。发病前可有皮肤或黏膜破损、足癣等病史。其特点是病起突然，恶寒壮热，局部皮肤忽然变赤，色如丹涂脂染，焮热肿胀，迅速扩大，边界清楚。发无定处，好发于颜面、腿足，新生儿丹毒常为游走性。数日内可逐渐痊愈，每多复发。相当于西医学的急性网状淋巴管炎。

要点二　不同部位丹毒的病名

本病根据其发病部位的不同而有不同的名称，如生于胸腹腰胯部者，称内发丹毒；发于头面部者，称抱头火丹；发于小腿足部者，名流火、腿游风；新生儿多生于臀部，称赤游丹毒。西医学也称丹毒，又称急性网状淋巴管炎。

要点三　丹毒的病因病机

总由血热火毒为患，但因所发部位、经络不同，其火热和所兼挟之邪稍有差异。凡发于头面部者，多挟有风热；发于胸腹腰胯部者，多挟有肝脾湿火；发于下肢者，多挟有湿热；发于新生儿者，多由胎热火毒所致。

1. 血分热毒

素体血分有热，外受火毒，热毒蕴结，郁阻肌肤而发。

2. 破损染毒

肌肤破损（如鼻腔黏膜、耳道皮肤或头皮破伤，皮肤擦伤，脚湿气糜烂，毒虫咬伤，臁疮等），毒邪乘隙侵入而成。

西医学认为，本病是由溶血性链球菌经由皮肤或黏膜细小创口，引起皮肤及其网状淋巴管的急性炎症。

要点四　丹毒的治疗

以凉血清热、解毒化瘀为基本原则。

发于头面者，需兼散风清火；发于胸腹腰胯者，需兼清肝泻脾；发于下肢者，需兼利湿清热。在内服的同时应结合外敷、熏洗、砭镰等外治法。

1. 辨证论治

（1）内治

①风热毒蕴证

发于头面部，皮肤焮红灼热，肿胀疼痛，甚则发生水疱，眼胞肿胀难睁；伴恶寒发热，头痛；舌质红，舌苔薄黄，脉浮数。

治宜疏风清热解毒。

方用普济消毒饮加减。大便干结者，加生大黄、芒硝以泻下通腑；咽痛，加生地、玄参。

②肝脾湿火证

发于胸腹腰胯部，皮肤红肿蔓延，摸之灼手，肿胀疼痛；伴口干口苦；舌质红，舌苔黄腻，脉弦滑数。

治宜清肝泻火利湿。

方用柴胡清肝汤、龙胆泻肝汤或化斑解毒汤加减。

③湿热毒蕴证

发于下肢，局部红赤肿胀、灼热疼痛，或见水疱、紫斑，甚至结毒化脓或皮肤坏死；可伴轻度发热，胃纳不香；舌质红，舌苔黄腻，脉滑数。反复发作可形成大脚风。

治宜利湿清热解毒。

方用五神汤合萆薢渗湿汤加减。肿胀甚，或形成大脚风者，加赤小豆、丝瓜络、鸡血藤以利湿通络。

④胎火蕴毒证

发生于新生儿，多见于臀部，局部红肿灼热，常呈游走性；或伴壮热烦躁，甚则神昏谵语、恶心呕吐。

治宜凉血清热解毒。

方用犀角地黄汤合黄连解毒汤加减。壮热烦躁，甚则神昏谵语者，加服安宫牛黄丸或紫雪丹以清心开窍；阴虚，舌质绛，舌苔光者，加玄参、麦冬、石斛等。

（2）外治

①外敷：用玉露散或金黄散，以冷开水或鲜丝瓜叶捣汁或金银花露调敷，并时时湿润之。或鲜荷花叶、鲜蒲公英，鲜地丁全草、鲜马齿苋、鲜冬青树叶、绿豆芽菜等捣烂湿敷，干后调换，或以冷开水时时湿润之。

②切开引流：若流火结毒成脓者，可在坏死部分作小切口引流，外掺九一丹，敷红油膏。

③砭镰法：患处消毒后，用七星针或三棱针叩刺患部皮肤，放血泄毒，或配合拔火罐，令出恶血，任其自流，待自止后外敷红灵丹、玉露膏。此法只适宜于下肢复发性丹毒，禁用于抱头火丹、赤游丹毒患者。

2. 其他疗法

临床应用抗生素治疗首选青霉素，也可选用头孢类、磺胺类抗生素、红霉素等。

要点五　丹毒的预防调护

1. 卧床休息，充分饮水。毒邪内攻者宜半流质饮食。流火患者应抬高患肢30°~40°。

2. 有肌肤破损者应及时治疗，以免感染毒邪。戒除挖耳、挖鼻等不良习惯。彻底治愈脚湿气，以减少复发。

3. 已形成大腿风者，每天在起床时可用绷带缠缚下肢，宽紧适度；亦可用医用弹力护套绷缚。

细目二十三　附骨疽

要点一　附骨疽的概述

附骨疽是一种毒气深居、附着于骨的化脓性疾病。相当于西医学的急、慢性化脓性骨髓炎。其特点是多见于儿童，多发于四肢长骨，发病急骤，常以寒战、高热始，局部胖肿，附筋着骨，推之不移，疼痛彻骨，溃后脓水淋漓，不易收口，可成窦道，损伤筋骨。病势缠绵，反复发作。

附骨疽因其所患部位不同，文献中有很多名称。如生在大腿外侧的称附骨疽；生在大腿内侧的称咬骨疽；生在手足腿膊等处，溃破后出朽骨的称多骨疽等。病名虽异，但其病变多发生在四肢长骨，以其病因、证治大致相仿，故合并论述，统名为附骨疽。

早在《五十二病方》就有“骨痈、骨疽”的记载。《刘涓子鬼遗方》进一步强调本病具有“脓出不止，壮热，碎骨”的临床所见。元·朱丹溪指出“环跳穴痛，防生附骨疽”的早期诊断思想，并主张初期治以黄柏、黄芩等苦寒，溃后以养血的治疗原则。明代《外科正宗》认为导致本病的原因虽然各异，但均取决于人体的虚实及气血的强弱，提出早期宜消散，已成则温通经络，脓成宜泻，溃后宜补，关节不利者当滋补气血。《证治准绳》认为肾气虚者更易罹患本病。清代《疡医大全》在总结前人可信之说的同时，强调尽快地取出腐骨是治愈本病的关键所在。这些论述至今仍为临床所借鉴。

要点二　附骨疽的诊断与鉴别诊断

1. 诊断

（1）临床表现

好发于儿童，尤以10岁以下男孩为多见。多发于四肢骨干，尤以下肢多见，以胫骨最多，股骨、肱骨、桡骨次之。常有明显化脓性病灶存在，或受过外伤，或有骨科手术史，或感受风寒湿邪等诱发因素。

初起：局部患肢持续剧痛，疼痛彻骨，1～2日内即不能活动，而后出现皮肤微红、微热、胖肿，骨胀明显，若在大腿部则红肿不易发现，但用手指深压有凹陷的指纹可见，病变的骨端有深压痛和叩击痛。

脓成：在得病后3～4周之间，局部焮红胖肿，骨胀明显，全身高热持续不退。

溃后：溃后脓出初多稠厚，渐转稀薄，淋漓不尽，不易收口而形成窦道；患处可触及骨骼粗大，高低不平，以药线或探针探之，常可触及粗糙的朽骨，此时即转为慢性。以后常反复发作，大多数病例均有1个或数个不易愈合的窦道，窦口凹陷，窦口周围常并发湿疮、脓疱以及色素沉着。必待朽骨出尽以后，疮口才能愈合，故其病程缓慢，可延至数年之久。

全身症状：起病急骤，先有寒战，继而高热达39℃～40℃，全身不适，舌苔黄腻，脉滑数；化脓时全身高热持续不退，溃后减轻，若有高热烦渴、神昏谵语，则可并发内陷，危及生命。

（2）实验室及其他辅助检查

血常规检查提示血白细胞总数及中性粒细胞比例均增高，血液细菌培养、局部穿刺液细菌培养常呈阳性。X线摄片检查常在发病2周后才能显示病变，CT检查可较X线检查明显提早发现病灶，并可清楚显示软组织的变化，明确炎症位置。

2. 鉴别诊断

（1）流痰：好发于骨关节间，初起局部和全身症状均不明显，化脓迟缓，约半年至一年以上，溃后脓水清稀，每夹有败絮样物，常造成残废。

（2）流注：好发于肌肉丰厚处，并不附筋着骨，且常此处未愈，他处又起。疼痛较轻，成脓较快，溃后不损伤筋骨，容易愈合，病程较短。

（3）历节风：常波及多处关节肿痛，呈游走性，压痛在关节面，日久亦可出现肌肉萎缩，关节变形，全身症状不如附骨疽明显，病程长，反复发作，并不化脓。

（4）骨瘤：多见于10～25岁青少年，病变多在肩关节下方或膝关节上方，初起隐隐酸痛，继则掣痛难忍，呈阵发性的钻痛，夜间重，发热不如附骨疽高。约2～3个月后，局部可触及肿块，坚硬如石，高低不平，推之不移，紧贴于骨，但皮色渐变紫黑，终不化脓。

（5）环跳疽：痛在关节处，不在骨端，出现髋关节功能障碍等。

要点三　附骨疽的治疗

贵在早期诊断，早期正确治疗，否则每易迁延为慢性，久久不愈。以清热解毒、化湿和营为大法。

病之初，属湿热瘀阻证或风寒湿邪证，以清热利湿解毒、和营化瘀或温经散寒、祛风化湿为主。

病之中，为成脓期，火毒炽盛，热盛肉腐，属热毒炽盛证，治以凉血清热解毒为主。

病之后期，余毒湿热凝注骨骼，蚀筋伤骨，辨证为脓毒蚀骨证，治宜补益肝肾、扶正祛邪法，以及调补气血、托里排脓法等。

外治初期宜夹板固定；脓熟宜早期切开排脓，形成漏者用腐蚀药或手术治疗；脓尽则用生肌长肉之品，有空腔或疮口深者加垫棉压迫疗法。疾病治愈后，必须继续服药3~6个月，以防其复发。

1. 辨证论治

（1）内治

①湿热瘀阻证

除寒战、高热等症状外，患肢疼痛彻骨，不能活动。继则局部胖肿，皮色不变，按之灼热，有明显的骨压痛和患肢叩击痛。舌苔黄，脉数。

治宜清热化湿，行瘀通络。

方用仙方活命饮合五神汤加减。有损伤史，加桃仁、红花；热毒重，加黄连、黄柏、山栀；神志不清者，加犀角地黄汤，或安宫牛黄丸、紫雪丹。

②风寒湿邪证

初起恶寒发热或无寒热，患肢筋骨隐隐酸痛，不红不热，胖肿和骨胀均不明显，有的痛如锥刺，患肢不能屈伸转动，舌苔白腻，脉紧数或迟紧；继则疼痛日益加重，胖肿和骨胀明显，皮色泛红，舌苔转黄腻，脉滑数。

治宜温经散寒，祛风化湿。

方用独活寄生汤加减。有寒热者，加荆芥、防风；体虚者，加党参、杜仲；患在上肢，加羌活、姜黄；已化热者，加生黄芪、皂角刺、白芷，去桂枝、细辛。

③热毒炽盛证

起病约1~2周后，高热持续不退。患肢胖肿，疼痛剧烈，皮肤焮红灼热，内已酿脓，舌苔黄腻，脉洪数。

治宜清热化湿，和营托毒。

方用黄连解毒汤合仙方活命饮加减。

④脓毒蚀骨证

溃后急性症状缓解，脓水淋漓，久则形成窦道。患肢肌肉萎缩，可摸到粗大的骨骼，以探针检查常可触到粗糙朽骨。可伴乏力，神疲，头昏，心悸，低热，舌苔薄，脉濡细。

治宜调补气血，清化余毒。

方用八珍汤加减。

（2）外治

①初起：金黄膏或玉露膏外敷，患肢用夹板固定，以减少疼痛和防止病理性骨折。

②脓成：早期切开引流。

③溃后：用药线蘸七三丹或八二丹引流，红油膏或冲和膏盖贴；脓尽改用生肌散、白玉膏。

④窦道形成：千金散或五五丹药线腐蚀，疮口扩大后改用八二丹药线，太乙膏或红油膏盖贴；若窦道经久不敛，不能自动排出朽骨者，也可手术清创；若触及死骨松动者，可用镊子钳出。

此外，慢性期如无死骨存在，脓液转为黏稠液体时，则应及时停用药线，即使疮口仍较深，也不必再用药线，否则不易收口。若有空腔或疮口较深时，可用垫棉法压迫，促使疮口愈合。

2. 其他疗法

（1）中成药：小金片或小金丹，每次0.6g，每日2次；牛黄解毒片，每次4片，每日2次。

（2）抗生素：急性化脓性骨髓炎或慢性化脓性骨髓炎急性发作时，必须及早联合应用足量有效的抗生素，根据血培养或病变部位穿刺液细菌培养药物敏感试验结果调整抗生素，持续用药至体温正常后2~3周。

（3）手术疗法：可根据病情选用切开引流及骨开窗术、病灶清除术、病变骨切除术、病灶清除后带蒂肌瓣填充骨腔术、截肢术等。

（4）支持疗法：根据病情需要可给予少量多次输血，补充维生素，维持水和电解质平衡。

要点四　附骨疽的预防调护

1. 积极治疗原发病。
2. 急性期卧床休息、患肢抬高并用夹板制动，避免活动，防止骨折和毒邪扩散。慢性期避免负重及跌跤，防止骨折。
3. 疾病治愈后必须继续服药3~6个月，以防其复发。
4. 加强锻炼，增加饮食营养，禁食鱼腥发物及辛辣之品。

细目二十四　环跳疽

要点一　环跳疽的概述

环跳疽是一种发生于环跳穴（髋关节）的急性化脓性疾病。相当于西医学的化脓性髋关节炎。其特点是好发于儿童，发病急骤，局部漫肿疼痛，影响关节屈伸，溃而难敛，易成残疾，全身症状严重。

环跳疽属骨疽范畴，清代《外科大成》对本病的临床表现作了简要的描述。《医宗金鉴》指出其漫肿大痛、痛而痉挛、遍身走注作痛等症状，且在治疗方面作了发挥。《外科证治全生集》在诊断上突出了本病的“患腿胯屈曲不能伸”的特征，立别名为“缩脚疽”，并首次提出以阳和通腠、温阳散寒之阳和剂作为主要治疗方法，并提出“大忌开刀”的正确主张。

要点二　环跳疽的诊断与鉴别诊断

1. 诊断

（1）临床表现

好发于4～14岁儿童，男多于女。

初期：髋关节处筋骨隐痛，皮色不变，活动受限；继则疼痛加剧，不能屈伸，臀部外突，大腿略向外翻。

脓成：皮肤灼热，皮色微红，疼痛剧烈，关节屈曲，漫肿上延腰胯，下及大腿。按之有波动感者，为内已成脓，化脓约在得病后1～3个月间。

溃后：脓出初黄稠，后稀薄，但因损骨，多不易愈合。可使关节畸形、僵硬，不能活动，或造成脱位等。

全身症状：来势较急，初即恶寒壮热，全身不适，舌苔黄腻，脉滑数；化脓时壮热持续不退，溃后减轻。

（2）实验室及其他辅助检查

血常规检查提示血白细胞总数及中性粒细胞比例均增高，血液细菌培养、局部穿刺液培养常呈阳性。X线摄片检查在早期见关节肿胀、积液，关节间隙增宽；以后关节间隙变窄，软骨下骨质疏松，晚期有增生、硬化、关节间隙消失等。

2. 鉴别诊断

（1）臀部流注：病在肌肉，为多发性。易脓、易溃、易敛，愈后不损伤筋骨。

（2）髂窝流注：患肢屈曲难伸，大腿略向内翻，愈后大多无残废。

（3）环跳流痰：初起局部及全身症状均不明显，化脓约在得病后半年至1年，溃后有败絮样物质流出。

（4）历节风：关节多红、肿、热、痛，呈游走性，不会化脓溃破，常有反复发作。

（5）附骨疽：病变多在长骨，压痛点局限在骨端，最重要的是不影响关节活动，愈后大多不造成残废。

要点三　环跳疽的治疗

治疗贵在早，若能早期诊断，及时正确治疗，尚有消退之机，否则每易迁延为慢性，久久不愈。以清热解毒，化湿和营为大法。

病之初，属湿热蕴阻证，以清热利湿解毒、和营化瘀为主；病之中，火毒炽盛，热盛肉腐，属热毒炽盛证，治以凉血清热解毒为主；病之后期，多为气虚血滞证，治宜补益肝肾、扶正祛邪法，以及调补气血、托里排脓法等。

外治法初期宜夹板固定或皮肤牵引；脓熟宜早期切开排脓，形成漏者用腐蚀药或手术治疗；脓尽则用生肌长肉之品，有空腔或疮口深者加垫棉压迫疗法。

1. 辨证论治

（1）内治

①湿热蕴阻证

关节肿胀、微痛，继则疼痛加剧，局部皮肤红热，伴寒战、发热、头痛、口干、溲赤。舌质红，舌苔黄腻，脉滑数。

治宜清热解毒化湿，活血通络。

方用黄连解毒汤合五神汤加减。

②热毒炽盛证

关节肿胀，疼痛剧烈，屈伸不利，皮肤焮红灼热。伴壮热口渴，小便短赤，大便秘结，全身不适。舌质红，舌苔黄，脉滑数。

治宜解毒泄热通里。

方用黄连解毒汤加减。

③气虚血滞证

关节可有挛缩，肌肉萎废，伸屈活动困难，或僵硬不能活动，疮口脓出稀薄，伴消瘦、神疲、乏力。舌质淡暗，舌苔白，脉沉细。

治宜益气化瘀，通经活络。

方用补阳还五汤加减。

（2）外治

同附骨疽。脓成切开引流时以横切口为宜，以减少瘢痕对关节活动的影响。

2. 其他疗法

（1）配合使用中成药，如小金片或小金丹，每次 0.6g，每日 2 次；牛黄解毒片，每次 4 片，每日 2 次。

（2）及早、有效、足量地应用抗生素治疗，以控制、消灭病原菌，杜绝感染源。

（3）充分有效地引流，降低关节内压力，减少有害因素对软骨的破坏，避免后遗症。

（4）全身支持治疗，提高机体抵抗力。

（5）炎症控制后适时进行功能练习及康复治疗。

要点四　环跳疽的预防调护

1. 基本方法同附骨疽。

2. 受累关节予以制动。在初起时即可局部夹板固定或皮肤牵引，以减少疼痛并可防止畸形。

细目二十五　走黄

要点一　走黄的概述

走黄是因疔疮火毒炽盛，早期失治，毒势未能及时控制，或因挤压等使毒邪走散入血、内攻脏腑而引起的一种全身性危急疾病。相当于西医学的全身性感染、毒血症、败血症、脓毒败血症。其特点是疮顶忽然凹陷，色黑无脓，肿势散漫，迅速扩散，伴见寒战高热、烦躁、神昏谵语等七恶见证。

《灵枢》已有疮毒内走的认识思想萌芽，隋代《诸病源候论》发展了《内经》的思想，直接联系疔疮，提出了“毒入腹，则烦闷恍惚不佳，或如醉，患此三二日便死”的观点，应视为疔毒内走说的雏形。

唐代《备急千金要方》对疔毒横散的因证作了初步的阐述，明代《疮疡经验全书》提出走黄之说，此后各种中医外科书籍中也都有记载。

明清时期已逐渐形成了比较系统的疔疮走黄的理论，不仅走黄的概念已较明确，而且在分析走黄的原因、机理、症状及辨证论治方面，都已有较大的发展，积累了较多的实际经验。明代《外科正宗》所载七星剑汤、疔毒复生汤，清代《外科证治全生集》之回疔散，目前仍具参考价值。

清代《疡科心得集》提出可循温病之理法治之，奠定了本病的内治基本原则；同时，在病理转机上还提出了“又有余毒走络而遍体发流注者”的观点，从而基本确定了疔疮走黄的证治体系。

《证治准绳》《外科启玄》更提出了“护场”、“应候”、“满天星”之辨；清代《疡科心得集》提出疔毒走散之后并不只是限于心包一经，可累及其他脏腑，“外证虽有一定之形，而毒气之流行亦无定位。故毒入于心则昏迷，入于肝则痉厥，入于脾则腹疼胀，入于肺则喘嗽，入于肾则目暗、手足冷，入于六腑亦皆各有变象、兼证，七恶叠见”。

要点二 走黄的病因病机

走黄的发生主要在于火毒炽盛。

生疔之后，早期失治，毒势不得控制；或因挤压碰伤，过早切开，造成毒邪扩散；或因误食辛热及酒肉鱼腥等发物，或因艾灸疮头等，更增火毒，促使火毒鸱张，机体的防御功能破坏，疔毒走散，毒入血分，内攻脏腑而成走黄之病。

西医学认为，本病主要由致病菌经局部感染灶进入血液循环，并在其内生长繁殖和产生毒素，引起严重的全身反应。常见的致病菌为葡萄球菌、链球菌、大肠杆菌、绿脓杆菌、真菌等。

要点三 走黄的诊断与鉴别诊断

1. 诊断

（1）临床表现

多有疔疮病史，但以颜面部疔疮、烂疔、疫疔合并走黄者多见。症状变化多端，多与火毒走窜的途径及侵害部位有关，或内传于脏腑，或外达于肌肤。

局部症状：在原发病灶处忽然疮顶陷黑无脓，肿势软漫，迅速向周围扩散，边界不清，失去护场，皮色转为暗红。

全身症状：寒战，高热（体温多在39℃以上），头痛，烦躁，胸闷，四肢酸软无力，舌质红绛，舌苔多黄燥，脉洪数或弦滑数。或伴恶心呕吐，口渴喜饮，便秘、腹胀或腹泻；或伴肢体拘急，骨节肌肉疼痛；或并发附骨疽、流注等；或伴身发瘀斑、风疹块、黄疸等；甚至伴神志昏迷，呓语谵妄，行走飘浮，咳嗽气喘，咳吐痰血，胁肋疼痛，发痉发厥等。以上各症每每相兼出现。

（2）实验室及其他辅助检查

血常规检查提示血白细胞总数及中性粒细胞比例显著增高，血液或脓液细菌培养及药敏试验常呈阳性，尿液检查可出现蛋白、红细胞、白细胞和管型，并可根据病情做肝肾功能、电解质测定及心电图、胸部X线摄片、B超等检查。

2. 鉴别诊断

内陷：是指除疔疮以外的其他疮疡，因正气内虚，火毒炽盛，导致正不胜邪，毒不外泄，反陷入里，客于营血，内传脏腑的一种危急疾病。又称“三陷变局”。因多由有头疽并发，又名疽毒内陷。其特点是疮顶忽然凹陷，或溃疡脓腐未净而忽然干枯无脓，或红活疮面忽而光白板亮，同时伴邪盛热极或正虚邪盛或阴阳两竭的全身证候。

要点四　走黄的治疗

可按温病纲要及时进行救治，急投重剂清热、解毒、凉血之品，并根据疾病发展不同阶段的病机特点或毒邪内传脏腑不同，详细辨证，选方随证应变，或清热解毒，或清营透邪，或凉血滋阴，或开窍定神。外治主要是处理原发病灶。病情危重者宜中西医结合救治。

1. 辨证论治

（1）内治

毒盛入血证：局部症状一般多为在原发病灶处忽然疮顶陷黑无脓，肿势软漫，迅速向周围扩散，边界不清，失去护场，皮色转为暗红。全身症状有寒战、高热（体温多在39℃以上），头痛，烦躁，胸闷，四肢酸软无力，舌质红绛，舌苔多黄燥，脉洪数或弦滑数。或伴恶心呕吐，口渴喜饮，便秘、腹胀或腹泻；或伴肢体拘急，骨节肌肉疼痛；或并发附骨疽、流注等；或伴身发瘀斑，风疹块，黄疸等；甚至伴神志昏迷，呓语谵妄，咳嗽气喘，咳吐痰血，胁肋疼痛，发痉发厥等。

治宜凉血清热解毒。

方用五味消毒饮、黄连解毒汤、犀角地黄汤三方合并加减。神识昏糊，加紫雪丹或安宫牛黄丸；咳吐痰血，加象贝母、天花粉、藕节炭、鲜茅根；咳喘，另加鲜竹沥；大便溏泄，加地榆炭、黄芩炭，银花改用银花炭；大便秘结，舌苔黄腻，脉滑数有力，加生大黄、玄明粉；呕吐口渴，加竹叶、生石膏、生山栀；阴液损伤，加鲜石斛、玄参、麦冬；痉厥，加羚羊角粉、钩藤、龙齿、茯神；并发黄疸，加生大黄、生山栀、茵陈。并发流注、附骨疽，参照各病治疗。

（2）外治

疮顶陷黑处用八二丹，外敷金黄膏，四周用金黄散或玉露散冷开水调制以箍围，并时时以冷水湿润之。

其他参照原发疔疮外治法。

2. 其他疗法

（1）抗生素：早期联合应用足量有效的抗生素。

（2）支持疗法：如吸氧、补液、输血，纠正电解质紊乱及低蛋白血症等。

（3）降糖治疗：如有糖尿病，必须口服降血糖药物或注射胰岛素控制血糖。积极防治糖尿病酮症酸中毒。

细目二十六 内陷

要点一 内陷的概述

内陷是指除疔疮以外的其他疮疡，因正气内虚，火毒炽盛，导致正不胜邪，毒不外泄，反陷入里，客于营血，内传脏腑的一种危急疾病。又称“三陷变局”。相当于西医学的全身性感染、毒血症、败血症、脓毒败血症。因多由有头疽并发，又名疽毒内陷。

其特点是疮顶忽然凹陷，或溃疡脓腐未净而忽然干枯无脓，或红活疮面忽而光白板亮，同时伴邪盛热极或正虚邪盛或阴阳两竭的全身证候。根据病变不同阶段的临床表现分为三种，发生于有头疽的1~2候毒盛期的称火陷，2~3候溃脓期的称干陷，4候收口期的称虚陷。

南齐《刘涓子治痈疽神仙遗论》书中较早提及毒邪内陷的症状及其预后，明代《证治准绳》描述了类似后期的虚陷症状，《外科正宗》有疽毒“平塌阴陷者死”、“里陷者死”、“紫陷者死”等论述。

清代《疡科心得集》将内陷与七恶证联系起来，为后世对疽毒内攻脏腑的辨证作了概括性的论述，并首次提出“三陷变局”说，并指出它常发于脑疽、对口疽，因变化多端，故未录方药，强调辨证论治。三陷变局学说继承和总结了前人的经验，对后世疽毒内陷的辨证施治具有重要的指导意义。

要点二 内陷的病因病机

内陷发生的根本原因在于正气内虚，火毒炽盛，加之治疗失时或不当，以致正不胜邪，反陷入里，客于营血，内犯脏腑而成。而三陷证又因各自所处病期之不同而有所差别。

1. 阴虚毒炽，内陷入里

阴液不足，火毒炽盛，复因挤压疮口，或治疗不当或失时，以致正不胜邪，毒邪客于营血，内犯脏腑而成火陷。

2. 正虚毒陷，内闭外脱

气血两亏，正不胜邪，不能酿化为脓而载毒外泄，以致正愈虚，毒愈盛，从而形成干陷。

3. 阴阳两竭

毒邪衰退，气血大伤，脾气不复，肾阳亦衰，导致生化乏源，阴阳两竭，从而余邪走窜入营，形成虚陷。

西医学认为，本病主要由致病菌经局部感染灶进入血液循环，并在其内生长繁殖和产生毒素，引起严重的全身反应。常见致病菌为葡萄球菌、链球菌、大肠杆菌、绿脓杆菌、真菌等。

要点三　内陷的分类和诊断与鉴别诊断

1. 分类

根据病变不同阶段的临床表现分为三种，发生于有头疽的1～2候毒盛期的称火陷，2～3候溃脓期的称干陷，4候收口期的称虚陷。

2. 诊断

（1）临床表现

多见于老年人，或以往有消渴病的患者。常并发于脑疽或背疽患者，尤以脑疽更为多见。

局部症状：疮顶不高或陷下，肿势平塌，散漫不聚，疮色紫滞或晦暗，疮面脓少或干枯无脓，脓水灰薄或偶带绿色，腐肉虽脱而新肉难生，局部灼热剧痛或闷胀疼痛或不痛。

全身症状：高热寒战，或体温不升，头痛烦躁，或精神不振，甚至神昏谵语，气粗喘急；或气息低微，胸闷胸痛，咳嗽痰血，胁肋疼痛，恶心呕吐，腹胀腹痛，便秘或泄泻，汗多肢冷，或痉厥，或黄疸等。

（2）实验室及其他辅助检查

血常规检查提示血白细胞总数及中性粒细胞比例显著增高，血液或脓液细菌培养及药敏试验常呈阳性，血糖、尿糖每多增高。并可根据病情做肝肾功能、电解质测定及心电图、胸部X线摄片、B超等检查。

3. 鉴别诊断

走黄：是因疔疮火毒炽盛，早期失治，毒势未能及时控制，或因挤压等使毒邪走散入血，内攻脏腑而引起的一种全身性危急疾病。其特点是疮顶忽然凹陷，色黑无脓，肿势散漫，迅速扩散，伴见寒战高热、烦躁、神昏谵语等七恶证。相当于西医学的全身性感染、毒血症、败血症、脓毒败血症。

要点四　内陷的治疗

以扶正达邪、祛邪安正为基本大法。并审邪正之消长，随证治之。

火陷证，当凉血清热解毒为主，并顾护阴津；干陷证，当补养气血，托毒透邪；虚陷证，当温补脾肾或生津养胃。外治主要是处理原发病灶，彻底肃清原发病灶和迁移性损害。病情危重者宜中西医结合救治。

1. 辨证论治

（1）内治

①邪盛热极证

多见于火陷证。多见于疽证1～2候的毒盛期。局部疮顶不高，根盘散漫，疮色紫滞，疮口干枯无脓，灼热剧痛；壮热口渴，便秘溲赤，烦躁不安，神昏谵语，或胁肋偶有隐痛，舌质红绛，舌苔黄腻或黄糙，脉洪数、滑数或弦数。

治宜凉血清热解毒，养阴清心开窍。

方用清营汤合黄连解毒汤、安宫牛黄丸或紫雪丹或紫雪散，加皂角刺、白芷。

②正虚邪盛证

多见于干陷证。多见于疽证2~3候的溃脓期。局部脓腐不适，疮口中央糜烂，脓少而薄，疮色灰暗，肿势平塌，散漫不聚，闷胀疼痛或微痛。全身出现发热或恶寒，神疲，食少，自汗，胁痛，神昏谵语，气息粗促，舌质淡红，舌苔黄腻或灰腻，脉象虚数；或体温反而不高，肢冷，大便溏薄，小便频数，舌质淡，舌苔灰腻，脉沉细等。

治宜补养气血，托毒透邪，佐以清心安神。

方用托里消毒散、安宫牛黄丸加减。

③脾肾阳衰证

多见于虚陷证。多见于疽证4候的收口期。局部肿势已退，疮口腐肉已尽而脓水稀薄色灰，或偶带绿色，新肉不生，状如镜面，光白板亮，不知疼痛。全身症状出现虚热不退，形神萎顿，纳食日减，或有腹痛便泄，自汗肢冷，气息低促，舌质淡红，舌苔薄白或无苔，脉沉细或虚大无力等，旋即陷入昏迷厥脱。

治宜温补脾肾。

方用附子理中汤加减。自汗肢冷加肉桂；昏迷厥脱加别直参、龙骨、牡蛎。

④阴伤胃败证

局部症状同脾肾阳衰证，口舌生糜，纳少口干，舌质红绛，舌光如镜，脉象细数。

治宜生津益胃。

方用益胃汤加减。

（2）外治

参照“有头疽”。

2. 其他疗法

参照“走黄”。

细目二十七　流痰

要点一　流痰的临床特点

流痰是一种发于骨与关节间的慢性化脓性疾病。因其可随痰流窜于病变附近或较远的骨与骨节间，壅阻而形成脓肿，破损后脓液稀薄如痰，故名曰流痰。又以其后期可出现虚痨症状，又有“骨痨”、“穿骨流注”之称。其特点是好发于儿童与青少年，多见于骨与关节，起病慢，初起不红不热，漫肿酸痛，化脓迟缓，溃后脓水清稀并夹有败絮状物，不易收口，形成窦道，多数损伤筋骨，轻则形成残疾，重则成为虚痨，危及生命。相当于西医学的骨与关节结核。

要点二　流痰的病因病机

1. 先天不足、肾亏髓空

儿童多由先天不足，骨髓不充，骨骼柔嫩脆弱，若强令早坐，或闪挫折伤，以致气血失和，风寒湿邪挟痰浊留滞筋骨而致病。

2. 后天失调、肝肾亏损

饮食失调，损伤脾胃，脾失健运，痰浊内生；成人房事不节，遗精滑泄，带下多产，以致肾亏络空，正不胜邪，风寒痰浊乘虚而入，侵袭经隧骨髓，气血凝滞而成。

3. 外来伤害

跌扑损伤，或小儿强坐太早，致气血失和，积于肌肉腠理之间，恶血不去，留于经络，日久瘀血化热，肉腐成脓而成。

4. 风寒侵袭

风寒湿痰之邪乘隙而入，致血脉被阻，寒邪注于筋骨关节之间，不得流行乃成本病。

总之，本病的发生发展皆是内外因杂合而致。内虚是发病的基本原因，外邪和损伤常为本病的诱因。先天不足、后天失调、肾亏髓空是病之本，风寒侵袭、痰浊凝聚或有所损伤是病之标。在整个过程中，其始为寒，其久为热，化脓之际寒化为热，属阴转阳之变；后期阴愈亏，火愈旺，常出现阴虚火旺证候，因脓水淋漓，又可出现气血两虚的证候。

西医学认为，本病是由人型或牛型结核杆菌引起的一种全身性疾病的局部表现。

要点三　流痰的诊断与鉴别诊断

1. 诊断

（1）临床表现

好发于儿童和青少年，80% ~90%的患者年龄未超过14岁，其中约50%在5岁以内。常有肺痨病史或接触史、卡介苗接种史。病变部位以脊椎最多见，其次为下肢髋、膝、环跳、踝，再次为上肢肩、肘、腕、指等骨关节间。一般多单发，但脓肿形成时依据原发部位，亦可走留至颈、胸、胁、腰、腹、腿等处。

初起：起病缓慢，骨内虽有病变，但患处外形无明显变化，不红不热，亦无肿胀，仅觉患处隐隐酸痛，继则关节活动障碍，动则疼痛加剧，休息后减轻，儿童患者常在睡眠时痛醒哭叫，俗称“夜哭”。

脓成：起病后半年至1年内，病变周边肌肉萎缩，关节渐渐明显肿胀，在病变附近或较远处形成脓肿，不红不热。脓熟时患处出现透红一点，按之应指，局部或有疼痛。

溃后：疮内时流稀脓，或夹有败絮样物质，久则疮口凹陷。周围皮色紫暗，形成漏管，不易收口。如病变在四肢者，则肌肉日渐萎缩；病变在颈椎、胸椎、腰椎者，则四肢强直不遂，或瘫痪不用，甚至二便失禁。

全身症状：初起全身反应尚不明显，或仅时有轻微恶寒，化脓时发热朝轻暮重，病久元气不支，身体日渐消瘦，精神萎顿，或伴有面色无华，形体畏寒，心悸，失眠，自汗，舌质淡红，舌苔薄白，脉细或虚大；或伴午后潮热，夜间盗汗，口燥咽干，食欲减退；或咳嗽痰血，舌质红，舌苔少，脉细数。

病变在不同部位可出现特殊的症状。

①病变在颈椎部：患者头前倾，颈短缩，喜用双手托住下颌部，颈部旋转活动受限，其脓肿多发生在颈部，甚则可引起呼吸或吞咽困难。

②病变在胸椎部：胸向前凸出、脊骨后突而显鸡胸龟背之象，重者可有下肢瘫痪，大小便潴留或失禁，站立或行路时常以两手撑腰部或胁部，其脓肿多发生在肾俞穴附近。

③病变在腰椎部：腰部挺直如板状，其痛似折，行动不便。小儿若患此病则腰部僵直，失去正常生理前凸曲线。其脓肿大多出现于少腹、胯间或大腿内侧。

④病变在髋关节部：患肢先长后短，大腿、臀部肌肉萎缩，站立时两臀肌不对称，脓肿可出现在髋关节附近或大腿外侧较远之处。

⑤病变在膝关节部：大、小腿肌肉萎缩，尤以大腿为甚。关节肿胀明显，状如鹤膝，病腿渐渐不能屈伸。脓肿发生在膝关节周围，日久形成半脱位或膝内翻、外翻畸形，患肢较正常为短。

⑥病变在踝关节部：踝部关节前外侧先肿胀，继而流窜至内侧，小腿肌肉萎缩，足常呈下垂、内翻畸形。脓肿出现在踝骨附近。

⑦病变在肩、肘、腕关节部：多发于成年人，受累关节肿大如梭形，上臂和前臂肌肉萎缩，关节畸形，屈伸不利，脓肿出现在原发病灶附近。

⑧病变在指关节部：患者常为10岁以下儿童，以中指指掌关节较多见，常呈多发性，关节肿大如蝉腹，脓肿穿破在原发病灶附近。

（2）实验室及其他辅助检查

血常规检查提示血白细胞总数和血红蛋白降低，有混合感染时白细胞总数及淋巴细胞比例增高，红细胞沉降率可增快，结核菌素试验常呈阳性，局部脓液涂片检查可找到结核杆菌；X线摄片、CT、MRI等检查对于早期诊断和指导治疗有重要价值，病理检查有助于确诊。

2. 鉴别诊断

（1）历节风：病变关节日久亦可出现肌肉萎缩，关节变形，但初起即有寒热，汗出，关节灼热剧痛，肢节窜痛无定处，压痛在关节面，并不化脓，病变关节常左右对称，甚则遍及全身关节，常有多发性关节炎史。

（2）骨瘤：多见于10～25岁青少年，病变多在肩关节下方或膝关节上方。初起隐隐酸痛，继则掣痛难忍，约2～3个月后局部可触及肿块，坚硬如石，高低不平，推之不移，紧贴于骨，但皮色渐变紫黑，终不化脓。

（3）鹤膝痈：起病急，发展快，患病关节红肿热痛，活动障碍，成脓快，破溃速，疮口流黄稠脓液，全身症状明显，伴发热寒战甚至高热不退等症。

（4）腰部积劳：多发于青壮年，以体力劳动者多见，男性多于女性。多有腰部慢性积劳病史。腰部经常出现隐痛或酸痛，弯腰或久坐、久行均感腰痛，休息后减轻，再次过劳时又出现同样症状。两肾俞穴部位无肿块，始终不化脓，无全身症状。

要点四 流痰的治疗

以扶正祛邪为总则。

初起宜补养肝肾为主，温通经络、散寒化痰为辅；脓成，寒化为热者，阴转为阳，宜以补托，以培补肝肾为本，兼清其虚热；溃后日久，非大补无益，壮其脾胃，以滋生化之源。

外治初期固定患处，温药散之，脓成外溃之后以脱腐肉、除腐骨为上，疮有收敛可愈之望。此外，宜注意增加营养，以协助治疗。

1. 辨证论治

（1）内治

①阳虚痰凝证

初起患处既不红热，又不肿胀，仅感病变关节隐隐酸痛。继则关节活动障碍，动则痛甚，全身情况无明显变化。舌质淡，舌苔薄，脉濡细。

治宜补肾温经，散寒化痰。

方用阳和汤加减。

②阴虚内热证

数月后，在原发和继发部位渐渐漫肿，皮色微红，全身乍寒乍热，朝轻暮重，此为寒化为热，已进入酿脓阶段。若脓已成熟，则患处出现透红一点，中有软陷，重按应指。或伴有午后潮热，颧红，夜间盗汗，口燥咽干，食欲减退，或咳嗽痰血。舌质红，舌苔少，脉细数。

治宜养阴清热托毒。

方用六味地黄丸合清骨散加减。

③肝肾亏虚证

溃脓后疮口排出稀薄脓液，或夹有败絮样物，形成窦道。若病在四肢关节，患肢肌肉萎缩、畸形。病在颈、胸、腰椎者，则强直不遂，甚或下肢瘫痪不用，二便潴留或失禁。形体消瘦，面色㿠白，畏寒，心悸，失眠，自汗盗汗。舌质淡红，舌苔白，脉细数或虚数。

治宜补益肝肾。

方用左归丸合香贝养营汤加减。盗汗不止，加黄芪、浮小麦、牡蛎（先煎）、龙骨（先煎）；若咳嗽痰血，加南沙参、麦冬、百合、川贝母、丹皮等。

④气血两虚证

病至后期，除局部症状日久不愈，还出现面色无华，形体畏寒，心悸，失眠，舌质淡红，舌苔薄白，脉濡细或虚大。

治宜补气养血。

方用人参养荣汤或十全大补汤加减。腰脊酸痛，下肢瘫痪，加续断、杜仲、狗脊、菟丝子、巴戟肉、牛膝、鹿角片。

（2）外治

①初期：回阳玉龙膏外敷，或阳和解凝膏掺桂麝散或黑退消盖贴。

②脓成：脓成应及时穿刺抽脓，或切开排脓。

③溃后：先用五五丹、药线引流提脓祛腐，脓尽用生肌散；如已成漏，疮口过小，脓出不畅，则可用白降丹或千金散药线插入疮孔，以化腐蚀管；漏管形成袋脓者，宜进行扩创。若脓水由稀转稠，改用生肌散。

2. 其他疗法

（1）中成药：小金片或小金丹，每次 0.6g，每日 2 次。虎挣散或片，每日 0.3 ~ 0.6g；鹿角粉，每次 1.5g，每日 2 次。

（2）抗结核治疗：抗结核药物的用药原则是早期、联合、全程、规律、适量，目前常用的抗结核药物有异烟肼、利福平、利福喷汀、吡嗪酰胺、乙胺丁醇、链霉素、阿米卡星、左氧氟沙星。以同时使用 2 ~ 3 种抗结核药物为佳，有混合感染者加用其他有效抗生素。病发于四肢中小关节可用药1年左右，发于肩、髋、脊柱等大关节应给药2年左右。

（3）手术疗法：根据病情变化，可采用病灶清除术、关节融合术或形成术。

（4）支持疗法：补充维生素，必要时给予少量多次输新鲜血或血浆。

要点五　流痰的预防调护

1. 积极防治肺结核。

2. 注意固定制动。生于胸、腰椎、髋关节等部位，均须睡木板床；生于肘、膝、指部者，以木板固定，并限制活动；除局部固定外，全身症状未控制时应绝对卧床休息。

3. 增加营养，平时宜多食富于营养的食物，如牛奶、鸡蛋、牛骨髓等；在病变进展时，忌食鱼腥、酒类及葱、椒、大蒜等腥臊发物。

4. 宜清心静养和精神安慰，同时节制房事，节制生育，有助于康复。

5. 若并发瘫痪者，应注意经常帮助其变换体位和擦浴，预防褥疮发生。

细目二十八　瘰疬

要点一　瘰疬的临床特点

瘰疬是一种发生于颈项部的慢性化脓性疾病。因其结核成串，累累如贯珠状，故名瘰疬。又名“疬子颈”或“老鼠疮”。发病前可有虚痨病史。

其特点是多见于儿童或青年人，好发于颈部及耳后，病程进展缓慢。初起结核如豆，皮色不变，无疼痛，逐渐增大窜生，相互融合成串，成脓时皮色转为暗红，溃后脓水清稀，夹有败絮状物质，此愈彼溃，经久难敛，形成窦道，愈合后形成凹陷性疤痕。

本病相当于西医学的颈部淋巴结结核。

要点二　瘰疬的病因病机

1. 肝气郁结

忧思恚怒，情志不畅，肝气郁结；气郁伤脾，脾失健运，痰湿内生，结于颈项；后期痰湿化热，或肝郁化火，下烁肾阴，热胜肉腐成脓，或溃后脓水淋漓，耗伤气血，虚损难愈。

2. 肺肾阴亏

肺肾阴亏，以致阴虚火旺，肺津不能输布，灼津为痰，痰火凝结而形成本病。

西医学认为本病系结核杆菌感染。结核杆菌多由口腔（龋齿）或鼻咽部（扁桃体）侵入，也可继发于肺结核。

要点三　瘰疬的诊断与鉴别诊断

1. 诊断

（1）临床表现

多见于儿童或青年人，好发于颈部及耳后的一侧或两侧，亦可延及颌下、锁骨上凹、腋部，病程进展缓慢。发病前可有虚痨病史。

初起：颈部一侧或双侧结块肿大如豆粒，一个或数个不等；皮色不变，按之坚实，推之能动，不热不痛。初起多无全身症状，或有精神抑郁、胸胁胀痛、腹胀纳呆等气滞脾失健运之症。

脓成：结核增大，皮核粘连。有的相邻的结核可互相融合成块，推之不动，渐感疼痛。如皮色渐转暗红，按之微热及微有波动感，为内脓已成。化脓时部分患者可有轻微发热、食欲不振、全身乏力等症状。

溃后：切开或自溃破后脓水清稀，夹有败絮样物，疮口呈潜行性空腔，疮面肉色灰白，四周皮肤紫暗，可形成窦道。如脓水转厚，肉芽转成鲜红色，则将愈。溃后部分患者可有潮热骨蒸、咳嗽盗汗等肺肾阴亏之症；或面色少华，精神倦怠，头晕，失眠，经闭等气血两亏之症；或腹胀便溏、形瘦纳呆等脾虚失健之症。

（2）实验室及其他辅助检查

血常规检查常无显著变化，血红细胞沉降率可增快，结核菌素试验常呈阳性，局部脓液涂片检查可找到结核杆菌，穿刺检查或病理组织活检常能明确诊断。

2. 鉴别诊断

（1）颈痈：发病甚快，起即寒热交作，结块形如鸡卵，漫肿坚硬，焮热疼痛，易消、易溃、易敛。

（2）臖核：由头面、口腔等部破碎或生疮引起，一般为单个，在颏下、颔下、颈部、胯腹部结核如豆，边界清楚，起发迅速，压之疼痛明显，很少化脓溃破，一般无全身症状。

（3）失荣：多见于中老年人。生于耳前后及项间，初起结核形如堆栗，顶突根收，按之石硬，推之不移，生长迅速，溃破之后疮面如石榴样或菜花样，血水淋漓。常由口腔、喉部、鼻部的岩转移而来，故每伴有头痛、鼻衄等。

要点四　瘰疬的治疗

总以扶正祛邪为大法。

初起患者正气不虚，以祛邪为主，以疏肝养血、健脾化痰为法。中后期多以滋肾补肺为法。

外治初期宜外敷温经活血、散寒化痰之品；脓熟宜切开排脓；后期宜尽量暴露疮面，应用含汞（升丹）浓度较高的提脓祛腐药，如七三丹、八二丹或千金散，以提脓祛腐；脓尽则用生肌之药。形成窦道者用腐蚀药，形成漏管者则需做扩创或挂线手术。

1. 辨证论治

（1）内治

①气滞痰凝证

多见于瘰疬初期，肿块坚实，无明显全身症状。舌苔黄腻，脉弦滑。

治宜疏肝理气，化痰散结。

方用逍遥散合二陈汤加减。肝火偏胜者，加黄芩、山栀。

②阴虚火旺证

核块逐渐增大，皮核相连，皮色转暗红。午后潮热，夜间盗汗。舌质红，舌苔少，脉细数。

治宜滋阴降火。

方用六味地黄丸合清骨散加减。咳嗽，加象贝母、海蛤壳。

③气血两虚证

疮口脓出清稀，夹有败絮样物，形体消瘦，精神倦怠，面色无华。舌质淡，舌苔薄，脉细。

治宜益气养血。

方用香贝养营汤加减。

（2）外治

①初期：外敷冲和膏或阳和解凝膏掺黑退消。

②脓成：外敷冲和膏，如脓成未熟则改用千捶膏。脓熟宜切开排脓，创口宜大，或作十字形切口，以充分引流。

③溃后：已溃者一般先用五五丹或七三丹，次用八二丹药线引流，或药棉嵌入疮口，外敷红油膏或冲和膏；肉芽鲜红，脓腐已尽时，改用生肌散、白玉膏；若疮面肉芽高突，可先用千金散棉嵌，待胬肉平整后改用生肌散、白玉膏；如有空腔或窦道时，可用千金散药线，也可用扩创或挂线手术。

2. 其他疗法

（1）中成药：小金丹或小金片，每次0.6g，每日2次，吞服；内消瘰疬丸，每次9g，每日2次，吞服。

（2）毫针疗法：直接刺入肿大的淋巴结，配以肝俞、膈俞，每日1次，中等强度刺激。但对已化脓者不宜应用。

（3）挑治疗法：适用于瘰疬初期。

（4）拔核疗法：适用于结核较小，日久不能内消，体质较好者。白降丹有很强的刺激性，用时有剧痛，使用时必须严格掌握用量用法。对结核较大而深在，或与周围组织粘连者，或年老体弱者、小儿，均不宜使用。

（5）抗结核治疗：抗结核药物的用药原则是早期、联合、全程、规律、适量，目前常用的抗结核药物有异烟肼、利福平、利福喷汀、吡嗪酰胺、乙胺丁醇、链霉素、阿米卡星、左氧氟沙星。以同时使用2～3种抗结核药物为佳，有混合感染者加用其他有效抗生素。

（6）外科手术。

要点五　瘰疬的预防调护

1. 积极治疗其他部位的虚痨病变。
2. 增加营养食物，忌服发物、辛辣刺激、生痰助火、陈腐之品。
3. 保持心情舒畅，情绪稳定。
4. 注意休息，节制房事，避免过度体力活动。

细目二十九　褥疮

要点一　褥疮的临床特点

褥疮是一种多因长期卧床，躯体重压或长期摩擦，导致皮肤破损而形成的溃疡。其特点是好发于尾骶、足跟、肘踝、髂、肩胛等易受压和摩擦的部位，皮肤破损，疮口经久不愈，常伴精神萎靡、神疲体倦、饮食不思等全身症状。西医学亦称褥疮。

要点二　褥疮的治疗

以补益气血、和营托毒为原则。外治是治疗本病的重要措施，宜根据疮面的具体情况而辨证用药。

1. 辨证论治

（1）内治

①气滞血瘀证

褥疮早期，局部皮肤出现褐色红斑，继而紫暗红肿或有破损，苔脉随原发疾病而异。

治宜理气活血，疏通经络。

方用血府逐瘀汤加减。气虚者，加党参、黄芪；气滞者，加玄胡索、枳壳。

②蕴毒腐溃证

褥疮溃烂，腐肉及脓水较多，或有恶臭，重者溃烂可深及筋骨，四周漫肿。伴有发热或低热，口苦且干，精神萎靡，不思饮食等。舌质红，舌苔少，脉细数。

治宜益气养阴，利湿托毒。

方用生脉饮、透脓散合萆薢渗湿汤加减。脓腐较多者，加银花、败酱草、浙贝母。

③气血两虚证

疮口腐肉难脱，或腐肉虽脱，但新肉不生，或新肌色淡不红，愈合迟缓。伴面色㿠白，精神萎靡，神疲乏力，纳差食少，舌质淡，苔少，脉沉细无力。

治宜大补气血，托毒生肌。

方用托里消毒散加减。腐肉未清或低热、口干等余毒未清者，加夏枯草、金银花、连翘等；若阴虚内热者，加麦门冬、玄参、地骨皮、鳖甲等。

（2）外治

①初起：红斑未溃者，外搽红灵酒或4%红花酊，或外扑三石散或滑石粉，局部按摩，或红外线照射，每天2次。

②溃后：九一丹外扑，外盖红油膏纱布，腐尽后用白玉膏掺生肌散外敷。如有坏死组织，可适当修除；如渗液较多者，可用10%黄柏溶液湿敷。

2. 其他疗法

（1）抗生素：病情较重者，可根据创面分泌物培养结果选用敏感有效抗生素治疗。

（2）手术治疗：对范围较大的褥疮，可根据病情采用局部切除、骨隆突切除或旋转皮瓣等治疗。

(3) 支持疗法：加强营养，纠正贫血和低蛋白血症等。

要点三　褥疮的预防调护

1. 积极治疗原发病，改善病情，加强营养，增强抵抗力。

2. 对截瘫、中风、大面积烧伤、重病久病卧床不起的患者，应加强受压部位的皮肤护理，注意保护皮肤清洁及干燥，定时更换体位。如每 2 小时翻身更换卧位一次，皮肤洗浴，红灵酒或 4% 红花酊外擦，局部按摩，红外线照射，使用气垫或海绵垫等。明显消瘦者，臀部、肢体接触处以及其他骨骼隆起易受压处应垫以棉垫或棉圈，避免受压。

细目三十　窦道

要点一　窦道的诊断与鉴别诊断

1. 诊断

(1) 临床表现

本病可发生于任何年龄，患病前有手术史或感染史。

局部症状：局部有一小疮口，色淡，肉芽不鲜，或胬肉高突，常有脓性分泌物溢出。疮周皮肤可出现潮红、丘疹、糜烂等表现，瘙痒不适。一般无全身症状。有时外口闭合，脓液引流不畅，可引起局部红肿热痛，或伴有轻度发热等症。有时疮口中可有手术丝线、死骨片等异物流出。窦道深浅不一，可有数厘米到数十厘米长。

全身症状：可伴面色失华，食少懒言，神疲乏力，头晕心烦等。

(2) 实验室及其他辅助检查

可用球头银丝探针探查窦道的走向和深浅；MRI、X 线窦道造影、螺旋 CT 窦道造影三维成像、B 超等检查有助于了解窦道的位置、形态、数量、长度、走向、分支、残腔以及与邻近组织器官的关系。局部脓液细菌培养加药敏试验有助于指导用药。

2. 鉴别诊断

瘘管：是体表与内脏或深层组织之间的病理性管道，有内口与外口。

要点二　窦道的治疗

以外治为主，宜根据疮面的具体情况辨证用药。注意取出疮面内的异物，保持引流通畅。内治以补益气血、和营托毒为原则。

1. 辨证论治

(1) 内治

①气血两虚证

疮口色淡，肉色灰白，脓水清稀淋漓，经久不愈，新肌不生，伴面色㿠白，神倦乏力，食少懒言。舌质淡，舌苔白，脉沉细。

治宜补益气血，托里生肌。

方用十全大补汤加减。

②余毒未尽证

疮口胬肉高突，久不收敛，脓水淋漓，时稠时清，时多时少，有时局部可有轻微肿痛、焮热。一般全身症状不明显。

治宜和营托里解毒。

方用托里消毒散加减。

(2) 外治

①外敷法：局部红肿热痛，外用金黄膏或青黛膏外敷；局部不红不热，皮色紫暗，外用冲和膏。疮面腐肉难脱，创口内予五五丹、千金散、七三丹、八二丹等拔毒蚀管、提脓祛腐，外盖红油膏。但在有骨骼、肌腱、神经等组织裸露的创面上慎用含汞的祛腐剂；疮面腐脱新生，疮口流出黏稠滋水时，予生肌散收口，外盖白玉膏。

②扩创引流法：适用于脓出不畅而用其他引流、垫棉等方法治疗无效，窦道所在部位允许做扩创手术者。先用探针探明窦道方向、深度、有无分支、有无死骨及异物，并注意与邻近组织的关系。以探针为引导，沿探针方向切开窦道，以刮匙搔刮窦道内肉芽组织及窦道壁纤维结缔组织，清除死骨或线结等异物，并使创腔底小口大，呈漏斗状，外用祛腐生肌药物。

③灌注疗法：适用于窦道分支较多，管道狭长，药线引流无法到位，又不宜扩创者。用输液针头胶管插入窦道，接注射器缓慢注入清热解毒、拔毒祛腐药液，或根据脓液培养结果选择高度敏感抗生素溶液短期冲洗。创口腐脱新生之际，可注入生肌收口药液。对创腔较深者，可将药液加压滴入管腔。

④拖线法：适用于窦道病变范围较大，或部位特殊而不适合大范围扩创手术者。在常规消毒、麻醉下，可采取低位辅助切口，以球头银丝探针探查后，将 4 号丝线 4 ~ 6 股贯通管腔，每天掺提脓祛腐的九一丹于丝线上，将丝线来回拖拉数次，使九一丹拖入管道内。10 ~ 14 天后脓腐脱尽，拆除拖线，加垫棉绷缚法 7 ~ 10 天，管腔即可愈合。

⑤垫棉绷缚法：适用于疮面腐肉已尽、新肉生长阶段。在使用提脓祛腐药后，创面脓液减少，分泌物转纯清，无脓腐污秽，脓液涂片培养提示无细菌生长，可用棉垫垫压空腔处，再予加压绷缚，使患处压紧，每天换药 1 次，促进腔壁粘连、闭合。愈合后宜继续垫棉加压绷缚 10 ~ 14 天，以巩固疗效，避免复发。会阴部的窦道可用丁字带棉垫紧压会阴部。

2. 其他疗法

病情较重合并感染者，根据窦道疮面分泌物培养结果，必要时应使用敏感有效抗生素治疗。在有效控制感染的基础上，排除手术禁忌证后选用病灶清除手术等治疗。

（陈红风）

第七单元 乳房疾病

细目一 概述

要点一 乳房与脏腑经络的关系

乳房位于胸前第二和第六肋骨水平之间，分乳房、乳晕、乳头、乳络等四个部分。脏腑功能盛衰与乳房的生理病理关系密切。肾为先天之本，主藏精，肾气盛则天癸至，女子月事按时而下，乳房逐渐发育，孕育后分泌乳汁而哺乳；肾气衰则天癸竭，乳房也随之衰萎。脾胃为后天之本，气血生化之源，乳汁由水谷精华所化生，脾胃气壮则乳汁多而浓，反之则少而稀。肝主藏血，主疏泄，对女性月经、胎产及乳汁的排泄至关重要。

乳房与肝经、脾经、胃经、肾经及冲任两脉也息息相关，如：足阳明胃经行贯乳中；足太阴脾经络胃上膈，布于胸中；足厥阴肝经上膈，布胸胁绕乳头而行；足少阴肾经上贯肝膈而与乳联。冲任两脉起于胞中，任脉循腹里，上关元至胸中；冲脉夹脐上行，至胸中而散。故有称“男子乳头属肝，乳房属肾；女子乳头属肝，乳房属胃”。

若脏腑功能失常，或经脉闭阻不畅，冲任失调，均可导致乳房疾病的发生。

要点二 乳房疾病的病因病机

乳房疾病的发生，主要由于肝气郁结，或胃热壅滞，或肝肾不足，或乳汁蓄积，或痰瘀凝结，或外邪侵袭等，影响相关脏腑、经脉的生理功能而产生病变。如《外证医案汇编》曰：“乳症，皆云肝脾郁结，则为癖核；胃气壅滞，则为痈疽。”

化脓性乳房疾病多由乳头破碎或凹陷畸形，感染邪毒；或嗜食厚味，脾胃积热；或情志内伤，肝气不疏，以致乳汁郁滞，排泄障碍；或痰浊壅滞，郁久化热，热胜肉腐而成脓肿。

肿块性乳房疾病多因忧思郁怒，肝脾受损，气滞痰凝；或肝肾不足，冲任失调，气血运行失常，导致气滞、血瘀、痰凝，阻滞乳络而成。

要点三 乳房疾病的辨证要点

乳房疾病临床辨证除局部观察病变外，尚须结合全身症状，从而辨证求因，审因论治。辨证要点归纳分述如下：

1. 肝郁胃热

由于肝气不疏，失于条达；或胃经积热，经络阻塞，气血瘀滞，日久化热，致局部红肿热痛，成脓时则剧痛。伴有恶寒发热，口渴欲饮，小便短赤，舌苔白或黄，脉弦数。如乳痈、乳发等。

2. 肝气郁结

情志不畅，郁闷忧思，致肝气不疏而失条达，气不舒则气滞血瘀；肝郁而致脾失健运，则痰浊内生，气滞痰瘀互结而成肿核，形如桃李，质地坚实或坚硬，表面光滑，推之可动或固定不移。伴有胸闷不舒，心烦易怒，月经不调，舌苔薄白，脉弦滑等。如乳癖、乳岩等。

3. 肝肾不足

由于先天不足或后天失调，生育过多，以致肝肾亏损，冲任失调，精血不足，水不涵木，易致肝火上升，火灼津为痰，痰瘀互结聚而成核，其核生长与发展常与发育、月经、妊娠等有关。胀痛常在经前加重。伴有头晕、耳鸣、腰酸肢软、月经不调、舌苔薄白、脉弦细数等症状。如乳疬、乳癖等。

4. 阴虚痰凝

由于肺肾阴虚，致阴虚火旺，肺津不布，灼津为痰，痰火循经结于乳房，其肿块皮色不变，微微作痛，化脓迟缓，脓水清稀。常伴有午后潮热、夜间盗汗、形瘦食少、舌质红苔薄白、脉细数等症状。如乳痨。

要点四　乳房肿块检查法

及时正确地进行乳房检查，对于乳房疾病的早期发现、早期诊断有着重要意义。乳房检查的体位可采用坐位或仰卧位。

1. 望诊

病员端坐，将两侧乳房完全显露。注意乳房的形状、大小、是否对称；乳房表面有无突起或凹陷；乳头的位置有无内缩或抬高；乳房皮肤有无发红、水肿，或橘皮样、湿疹样改变等；乳房浅表筋脉是否怒张。乳房皮肤如果有凹陷可让病人两臂高举过头，或用手抬高整个乳房，则可使凹陷部分更为明显。

2. 触诊

坐位与卧位相结合，根据需要选择。应先检查健侧乳房，再检查患侧，以便对比。正确的检查方法是四指并拢，用指腹平放在乳房上轻柔触摸，切勿用手指去抓捏，否则会将捏起的腺体组织错误地认为是乳腺肿块。其顺序是先触按整个乳房，然后按照一定次序触摸乳房的四个象限，即内上、外上（不要遗漏腋尾部）、外下、内下象限，继而触摸乳晕部，挤压乳头注意有无液体从乳窍溢出。最后触摸腋窝、锁骨下及锁骨上区域。

3. 触诊时应注意几个问题

（1）发现乳房内有肿块时，应注意肿块的位置、数目、形状、大小、质地、边界、表面情况、活动度及有无压痛。

（2）判断肿块是否与皮肤粘连，可用手指轻轻提起肿块附近的皮肤，以确定有无粘连。

（3）检查乳房的时间最好选择在月经来潮的第 7 ~ 10 天，是乳房生理最平稳时期，如有病变容易被发现。

（4）确定一个肿块的性质还需要结合年龄、病史及其他辅助检查结果。触诊的准确性取决于经验、手感、正确的检查方法等。

要点五 乳房疾病常用辅助检查方法

1. X线检查

常用钼靶X线摄片。乳腺实质和间质内发生赘生性或假赘生性改变等，检查亦往往需要借助X线定位取材方得成功。典型乳腺癌X线片表现为密度增高的肿块影，边界不规则，或有毛刺征；颗粒细小、密集的钙化点也是乳腺癌的可疑征象之一。

2. B超检查

超声波检查对人体基本无损害、无痛苦，可重复检查应用。主要用于鉴别肿块是囊性还是实质性；观察肿块及周围血流情况，有助于判断肿块的性质。对直径小于1cm的肿块，超声检查对其良、恶性的诊断虽有一定困难，但可发现肿块的存在。超声检查配合介入性超声的针吸活检，可获得最后的细胞学或组织学诊断。用彩色多普勒血流显像及彩色多普勒能量图对乳腺良、恶性肿瘤周围及内部血流状况均可作较细致的观测。血流动力学参数也有一定的鉴别诊断价值，如恶性肿瘤常常出现高速高阻血流，峰值流速一般大于20cm/s，阻力指数大于0.7。

3. 病理学检查

常用方法有细胞检查、活体组织检查等。肿块可用细针穿刺细胞学检查，方法简便，诊断符合率达80%～90%，但假阴性率达10%～20%。有乳头溢液者，可作溢液涂片细胞学检查。乳头糜烂疑为湿疹样乳腺癌时，可作乳头糜烂部刮片或印片细胞学检查。

对疑为乳腺癌者，也可将肿块连同周围乳腺组织一并切除，作快速冰冻切片，或X线或B超引导下空心针定位穿刺活检，而不主张作肿瘤切取活检。

4. CT检查

CT不作为乳腺病变的首选诊断手段，但作为乳腺钼靶X线摄像的补充，在某些方面有一定的优势。例如对致密性乳腺中病变的检测；通过强化扫描对良、恶性肿块的鉴别；判断有无腋窝、内乳区淋巴结或胸内转移；对乳腺癌术后局部复发的观察等。

5. MRI检查

MRI技术由于具有极好的软组织分辨力和无辐射等特点，非常适合乳腺的影像学检查，并对乳腺检查有独到的优势，在某些方面能够弥补乳腺X线和超声检查的局限性。

对致密型乳腺以及乳腺X线和超声检查不能明确诊断的病变，MRI可为检出病变和定性诊断提供有价值的依据，避免漏诊和不必要的活检。MRI还适用于对腋下淋巴结肿大患者评价乳腺内是否存在隐性乳腺癌、乳腺癌术前分期、乳腺术后或放疗后患者、乳腺癌高危人群普查等。

要点六 乳房疾病的常用治法

1. 内治

（1）疏风解表法：适用于乳痈、乳发等初起证属邪阻经络、营卫不和者，症见乳房结块肿痛，伴有恶寒发热，舌苔薄白，脉浮数等。选方瓜蒌牛蒡汤、银翘散等。

（2）疏肝清热法：适用于乳痈、粉刺性乳痈等证属肝郁化热者，症见乳房结块红肿高突，灼热疼痛，中软应指，伴有壮热口渴、尿赤便秘、舌苔黄、脉弦数等。选方内疏黄连汤、柴胡清肝散等。

（3）扶正托毒法：适用于乳痈、乳痨、乳漏、乳岩等证属气血两虚，不能托毒外出，或脓虽外泄却难于生肌收口者。症见疮形平塌，漫肿不收，日久不易破溃，隐隐作痛；或溃后脓水清稀，久不收口，或乳岩破溃渗流血水，伴面色无华，气短乏力，食欲不振，舌质淡红，脉沉细无力等。选方托里透脓汤、托里消毒散、香贝养荣汤、归脾汤等。

（4）解郁化痰法：适用于乳癖、乳岩等证属肝失疏泄、痰气互结者。症见乳房胀痛，结块形成，质地坚实或坚硬，表面光滑，推之可动或固定不移。伴有胸闷不舒、心烦易怒，舌苔白腻，脉弦滑。选方开郁散、逍遥蒌贝散、小金丹等。

（5）调摄冲任法：适用于乳疬、乳癖等证属肝肾不足、冲任失调者。症见乳房结块的发生或发展常与乳房发育或月经、妊娠等有关，或乳房胀痛常在月经前加重。伴有头晕耳鸣，腰酸肢软，发育不良，或月经不调，舌苔薄，脉弦细数。选用二仙汤、右归饮、六味地黄丸等。

（6）滋阴化痰法：适用于乳痨证属肺肾阴虚、痰火凝结者。症见乳房肿块初起皮色不变，微微作痛，化脓时皮色暗红，化脓迟缓，溃后脓水清稀，易成窦道。常伴有午后潮热，头晕耳鸣，夜间盗汗，形瘦食少，舌质红苔薄，脉细数等。选方消疬丸、六味地黄汤、清骨散等。

2. 外治

乳痈、乳发、粉刺性乳痈等属阳证，宜清热解毒、活血消肿为主，用金黄散、玉露散、双柏散等，以水或蜜调后外敷，每日 1～2 次；或用金黄膏、玉露膏外敷；脓成后宜及时切开排脓；溃破后提脓祛腐，选用八二丹、九一丹药线引流；脓尽腐脱，肉芽新鲜，改用生肌散、生肌玉红膏等。

乳痨等属阴证，用阳和解凝膏掺桂麝散或黑退消敷贴；脓熟后可切开排脓；溃后用七三丹、八二丹药线引流，红油膏盖贴；腐脱肉红，改用生肌散、生肌玉红膏。

3. 其他疗法

对肿块性乳房疾病，经积极药物治疗无明显好转时，亦可施行手术切除肿块。对疑有恶变者，应早期采取手术治疗，以免耽误病机。

细目二　乳痈

要点一　乳痈的概述

乳痈是发生在乳房的最常见的急性化脓性疾病。相当于西医学的急性化脓性乳腺炎。其临床特点是乳房结块，红肿热痛，溃后脓出稠厚，伴恶寒发热等全身症状。

本病好发于产后 1 个月以内的哺乳妇女，尤以初产妇为多见。发生于哺乳期的称“外吹乳痈”，占到全部病例的 90% 以上；发生于妊娠期的称“内吹乳痈”，临床上较为少见；不论男女老少，在非哺乳期和非妊娠期发生的称为“不乳儿乳痈”，则更少见。本病不同于发生在乳房或乳晕部的“疖”或“痈”，应予鉴别。

乳痈之名最早见于晋代皇甫谧的《针灸甲乙经》。葛洪的《肘后备急方》提出乳痈形成的病机是“乳汁不得泄，内结名妒乳，乃急于痈”，“产后不自乳，蓄积乳汁作痈”，并记载了湿热敷、蒲公英捣敷或煎汤内服等治疗乳痈的效方。

明代杨清叟《仙传外科集验方》认为乳痈初起忌用凉药，过用凉药可以造成“欲消不消，欲脓不脓”。

陈实功《外科正宗》治疗外吹乳痈未成脓者使用的“牛蒡子汤”及“鹿角散”等方药，至今仍为外科医师所沿用；在论述内吹乳痈时陈氏说：“怀孕之妇乳疾曰内吹，因胎气旺而上冲，致阳明乳房作肿，宜石膏散清之，亦可消散；迟则迁延日久将产出脓，乳汁亦从乳窍流出，其口难完，有此者，纯用托补生肌，其口亦易完矣。”

清代祁坤《外科大成》指出乳痈的治疗“未成形者消之，已成形者托之，内有脓者针之，以免遍溃诸囊为害，防损囊隔，致难收敛。”可见祁氏已经认识到对乳痈已成脓的应及时切开排脓，以防传囊之变。

要点二 乳痈的病因病机

1. 外吹乳痈

总因内有肝胃蕴热，复染风热毒邪，引起乳汁郁积，乳络闭阻，气血瘀滞，从而腐肉酿脓而成。

（1）肝胃蕴热：产后伤血，肝失所养，若忿怒郁闷，肝气不疏，则肝之疏泄失畅，乳汁分泌或排出失调；或饮食不节，胃中积热，或肝气犯胃，肝胃失和，郁热阻滞乳络，均可导致乳汁淤积，气血瘀滞，热盛肉腐，终成乳痈。

（2）乳汁淤积：因乳头破碎，怕痛拒哺，或乳头内陷等先天畸形影响乳汁排出，或乳汁多而少饮，或初产妇乳络不畅，或断乳不当，均可引起乳汁淤滞，宿乳蓄积，化热酿脓而成乳痈。

（3）外邪侵袭：新产体虚，汗出腠理疏松，授乳露胸容易感受风邪；或外邪从乳头等皮肤破碎处乘隙而入；或乳儿口气焮热，含乳而睡，热气从乳孔吹入，均可使邪热蕴结于肝胃之经，闭阻乳络，变生乳痈。

2. 内吹乳痈

多由妊娠期胎气上冲，肝失疏泄，与邪热互结，蕴蒸阳明之络而成。

3. 不乳儿乳痈

妇女可因非哺乳期儿女假吸而诱发。男子乳痈可由胃火炽盛，壅乳房而生。新生儿患乳痈多因胎热余毒或挤伤染毒而成。

西医学认为本病多因产后乳汁淤积，或乳头破损，细菌沿淋巴管、乳管侵入乳房继发感染而成。其致病菌多为金黄色葡萄球菌，其次为白色葡萄球菌和大肠杆菌。

要点三 乳痈的诊断与鉴别诊断

1. 诊断

（1）临床表现

①外吹乳痈：多见于产后未满月的哺乳期妇女，尤其是初产妇。

初起：常先有乳头皲裂，哺乳时乳头刺痛；或有乳管阻塞，乳汁排出不畅，导致乳汁郁积，发生乳房局部肿胀疼痛，结块或有或无，皮色微红或不红，皮肤微热或不热。常伴有恶寒发热，头痛骨楚，或胸闷不舒，纳少呕吐，大便干结等。此时若治疗得当，2～3日内乳汁排出通畅，热退肿消痛减，可获消散。

成脓：乳房结块逐渐增大，局部疼痛加重，或有鸡啄样疼痛，焮红灼热，伴同侧腋窝淋巴结肿大压痛，壮热不退，口渴喜饮，大便秘结，小便短赤，舌质红，舌苔黄腻，脉洪数，势在酿脓。约至第10天左右，结块中央变软，按之应指；若病位深在，常需穿刺确诊；若脓蚀乳管，乳窍可有脓液流出。

溃后：脓出通畅，多能肿消痛减，身热渐退，疮口逐渐愈合。若治疗不当可能形成袋脓，或传囊乳痈。亦有溃后乳汁从疮口溢出，形成乳漏。

②内吹乳痈：多见于妊娠后期。初起乳房结块肿痛，皮色不变，病情较外吹乳痈轻，但不易消散，化脓亦慢，约需1个月左右。程较长，有时须待分娩后才能收口。

③不乳儿乳痈：大多与外吹乳痈临床表现相似，但发生于非哺乳期、非妊娠期，相对而言病情最轻，易消、易脓、易敛。

（2）实验室及其他辅助检查

血常规检查可有白细胞总数及中性粒细胞比例增加。B超检查可帮助辨别乳房深部脓肿。脓液细菌培养及药敏试验则有助于明确致病菌种类，指导选用抗生素。

2. 鉴别诊断

（1）粉刺性乳痈：多发生于非哺乳期及非妊娠期，大部分患者伴有先天性乳头凹陷畸形，乳头常有白色脂质样分泌物溢出。初起肿块多位于乳晕部，红肿热痛程度较轻，溃后脓液中夹有粉渣样物质，不易收口，可反复发作，形成乳漏。全身症状亦较乳痈为轻。

（2）乳岩（炎性乳腺癌）：多见于中青年妇女，尤其是在妊娠期或哺乳期。患乳迅速肿胀变硬，常累及整个乳房的1/3以上，尤以乳房下半部为甚。病变局部皮肤呈暗红或紫红色，毛孔深陷呈橘皮样，局部不痛或轻度压痛。同侧腋窝淋巴结明显肿大，质硬固定。一般无恶寒发热等全身症状，抗炎治疗无效。本病进展较快，预后不良。

要点四　乳痈的治疗

1. 辨证论治

（1）内治

①气滞热壅证

乳房肿胀疼痛，结块或有或无，皮色不变或微红，排乳不畅。伴有恶寒发热，头痛骨楚，胸闷泛恶，食欲不振，大便秘结等。舌质正常或红，苔薄白或薄黄，脉浮数或弦数。

治宜疏肝清胃，通乳消肿。

方用瓜蒌牛蒡汤加减。

②热毒炽盛证

乳房肿痛加重，结块增大，皮肤焮红灼热，继之结块中软应指。或切开排脓后引流不畅，红肿热痛不消，有“传囊”现象。伴壮热不退，口渴喜饮。舌质红，苔黄腻，脉洪数。

治宜清热解毒，托里透脓。

方用瓜蒌牛蒡汤或五味消毒饮合透脓散加减。

③正虚毒恋证

溃脓后乳房肿痛虽轻，但疮口流脓清稀，淋漓不尽，日久不愈，或乳汁从疮口溢出，形成乳漏。伴面色少华，神疲乏力，或低热不退，食欲不振。舌质淡，苔薄，脉弱无力。

治宜益气和营，托毒生肌。

方用托里消毒散加减。

④胎旺郁热证

发生于妊娠期，乳房肿痛结块，皮色不红或微红，可伴恶寒发热，头痛骨楚，胸闷不舒，纳少呕吐，大便干结。舌质红，苔薄白或薄黄，脉弦数。

治宜疏肝清胃，理气安胎。

偏于热盛者，方用橘叶散加苏梗、苎麻根等；偏于气滞胎旺者，方用逍遥散加橘叶、蒲公英、苏梗等。

⑤气血凝滞证

大量使用抗生素或过用寒凉中药后，乳房结块，质硬不消，微痛不热，皮色不变或暗红，日久不消，无明显全身症状。舌质正常或瘀紫，苔薄白，脉弦涩。

治宜疏肝活血，温阳散结。

方用四逆散加鹿角片、桃仁、白芷、丹参等。

（2）外治

①初起：金黄散或玉露散或双柏散，用冷开水或金银花露或鲜菊花叶、鲜蒲公英等捣汁调敷；或金黄膏或玉露膏外敷。皮色微红或不红者，可用冲和膏外敷，也可用仙人掌适量去刺捣烂外敷。

也可用塞鼻法，是用公丁香研细末，用棉球包好塞鼻；或鲜芫花根皮洗净捣烂，搓成细长条塞鼻。

按摩法适用于因乳汁淤积而局部肿痛者，若乳房焮红漫肿或已成脓者禁用。先在患侧乳房涂以少许润滑油，用五指从乳房四周轻轻向乳头方向施以正力，按摩推挤，将淤积乳汁排出，同时可以轻揪乳头数次。

②成脓：宜切开排脓。在乳房部切口宜循乳络方向呈放射状，在乳晕部宜在乳晕旁作弧形切口，以免损伤乳络而形成乳漏；切口位置宜取低位，以免袋脓。也可用针吸穿刺抽脓或用火针放脓。

③溃后：药线蘸八二丹或九一丹引流，外敷金黄膏。待脓净仅流黄稠滋水时，改用生肌散，红油膏盖贴。脓腔较大或切开创口渗血较多时，可用红油膏纱布填塞脓腔，1～2天后改用药线引流。

④传囊：若红肿疼痛按初起处理。若局部已成脓应指，宜再作一辅助切口或拖线引流。

⑤垫棉法：可用于袋脓或乳汁从疮口溢出者。袋脓者垫在脓腔下方；乳汁溢出者宜垫棉加绑缚，束紧患侧乳房。

2. 其他疗法

（1）用抗生素：必要时可加用抗生素，如出现热毒内攻脏腑之危象时。首选青霉素类，或根据细菌培养结果选用。

（2）针灸：适用于乳痈初起。取肩井、膻中、足三里、列缺、膈俞、血海等穴，用泻法，留针 15 ~ 20 分钟，每日 1 次。

要点五　乳痈成脓期切开术的操作要点

在乳房部切口宜循乳络方向呈放射状，在乳晕部宜在乳晕旁作弧形切口，以免损伤乳络而形成乳漏；切口位置宜取低位，以免袋脓；切口大小以能引流通畅为度；注意打通脓腔中的间隔。也可用针吸穿刺抽脓或用火针放脓。

要点六　乳痈的预防与调护

1. 妊娠后期常用温水清洗乳头，或用 75% 的酒精擦洗乳头，并及早纠正乳头内陷。

2. 培养良好的哺乳习惯，注意乳头清洁。每次哺乳后排空乳汁，防止淤积。

3. 及时治疗乳头破碎及身体其他部位的化脓性疾病，并保持乳儿口腔清洁，积极防治口腔炎。

4. 保持心情舒畅。忌食辛辣炙煿之品，不过食膏粱厚味。

5. 患乳用三角巾或乳罩托起，以减少疼痛，防止袋脓。

6. 若体温过高（≥38.0℃），或乳汁色黄，应停止哺乳，但必须用吸奶器吸尽乳汁。

7. 断奶时应先减少哺乳次数，使泌乳量逐渐减少。也可用生麦芽、山楂各 60g，或生枇杷叶 15g（包）煎汤代茶饮，外敷皮硝。酌情使用苯甲酸雌二醇 2mg，肌肉注射，每日 2 次，连续 3 天；或溴隐亭 2.5 mg，每日 2 次，连续 3 ~ 7 天。

细目三　粉刺性乳痈

要点一　粉刺性乳痈的概述

粉刺性乳痈是西医学所称的浆细胞性乳腺炎，是一种以乳腺导管扩张、浆细胞浸润为病变基础的慢性非细菌感染性的乳腺化脓性疾病。因化脓溃破后脓液中夹有粉刺样物质，故名粉刺性乳痈。

其特点是多在非哺乳期或非妊娠期发病，常有乳头凹陷或溢液，初起肿块多位于乳晕部，化脓溃破后脓液中夹有粉刺样物质，易反复发作，形成瘘管，经久难愈，全身症状较轻。

本病比较少见，其发病率占乳房良性疾病的 4% ~ 5%，而临床误诊率高于 40%。

古代文献中未查到关于本病的记载，似属“不乳儿乳痈”范畴。1958 年顾伯华将本病瘘管期称为“慢性复发性伴有乳头内缩的乳晕部瘘管”，并采用中医挂线法、切开法和外用药治疗，取得满意疗效。1985 年顾伯华、陆德铭将本病命名为“粉刺性乳痈”，并对其病因病机、临床表现及治疗方法作了较系统的阐述。近 30 年来，临床单纯瘘管期病例比较少见，所见病例的范围较前扩大，治疗方法也从单纯外治或内治发展到多种治疗方法的综合运用。中医药治疗本病具有临床疗效好、损伤范围小、乳房外形改变少、复发率低等优点。

要点二 粉刺性乳痈的病因病机

素有乳头凹陷畸形，加之情志抑郁不畅，肝郁气滞，营气不从，经络阻滞，气血瘀滞，聚结成块，郁蒸腐肉酿脓而成，溃后容易成瘘；若气郁化火，迫血妄行，可致乳头溢血。

西医学认为本病由于乳头凹陷或乳腺导管堵塞，乳腺导管上皮细胞脱落及大量脂类分泌物积聚于导管内而导致其扩张，积聚物分解产生化学性物质刺激导管壁而引起管壁炎性细胞浸润和纤维组织增生。病变逐渐扩展累及部分腺叶而形成肿块，炎症呈急性发作时可形成脓肿，脓液中常夹有脂质样物质，脓肿破溃后可形成通往输乳孔的瘘管。

要点三 粉刺性乳痈的诊断与鉴别诊断

1. 诊断

（1）临床表现

本病可见于青春期后任何年龄女性，且均在非哺乳期、非妊娠期发病，大多数病人有先天性乳头全部凹陷或部分凹陷。多见单侧乳房发病，少数病人亦有双侧乳房先后发病。病变呈慢性经过，病程长达数月或数年，临床表现复杂多样。

①乳头溢液：乳头溢液可以是本病早期的一种表现。多表现为间歇性、自发性，并可持续较长时间。溢液性状多为浆液样，也有乳汁样、脓血性或血性，数量或多或少。先天乳头凹陷者乳窍多有粉刺样物分泌，并带有臭味。

②乳房肿块：乳房肿块是本病最为常见的表现。往往起病突然，发展迅速，乳房局部疼痛不适，有刺痛或钝痛感，并发现肿块。肿块多位于乳晕区，可向某一象限伸展。肿块大小不等，直径大多小于3cm，个别可达10cm以上。肿块形状不规则，质地硬韧，表面可呈结节样，边界欠清，常与皮肤粘连，但无胸壁固定，可推移。继则肿块局部可出现红肿热痛，红肿范围迅速扩大，形成脓肿；有的乳房皮肤水肿，呈橘皮样变。可伴患侧腋下淋巴结肿大、压痛。一般无全身发热。也有部分患者一直以乳房肿块为主诉，持续数年而始终无明显的红肿表现。

③乳瘘：脓肿自溃或切开后脓液夹有粉刺样物，常形成与乳头相通的瘘管，经久不愈，常反复发作。

（2）实验室及其他辅助检查

①乳腺X线钼靶摄片：病变大多位于乳晕及中央区，其肿块密度增高影内夹杂条索状透亮影，严重者可呈蜂窝状、囊状透亮影，边缘光滑，考虑为扩张的导管腔内含有脂肪物质所致，有时可见根部和尖部一样粗的周围假“毛刺征”，以及粗颗粒圆形钙化。

②B超：病灶位于乳晕后或乳晕周围，肿块内部呈不均匀低回升、无包膜、无恶性特征，导管呈囊状或串珠样扩张。

③CT：早期炎性肿块表现为乳晕区皮肤增厚、主乳管区软组织增宽，后期病变周围有类圆形小结节，且结节间有桥样连接，为浆细胞性乳腺炎特有征象。

④病理学：在脓血性和乳汁样溢液涂片中可见到大量的白细胞、吞噬细胞、组织细胞、淋巴细胞及浆细胞，腺上皮细胞可因炎症而有形态上的改变。针吸细胞学检查可见坏死物和较多的浆细胞、淋巴细胞及细胞残骸。术中快速冰冻切片是诊断该病并与乳腺癌鉴

别的可靠依据。

2. 鉴别诊断

（1）乳岩（乳腺癌）：粉刺性乳痈在急性炎症期易误诊为炎性乳腺癌。炎性乳腺癌多见于妇女妊娠期及哺乳期，乳房迅速增大、发热，皮肤呈红色或紫红色弥漫性肿胀，无明显肿块，同侧腋窝淋巴结明显肿大，质硬固定。病变进展迅速，预后不良，甚至于发病数周后死亡。

（2）乳晕部疖：粉刺性乳痈在急性期局部有红肿热痛等炎症反应，常被误诊为乳晕部一般痈或疖，根据素有乳头凹陷、反复发作的炎症以及切开排脓时脓液中夹有脂质样物等特点，可与乳晕部疖相鉴别。

（3）乳衄（乳腺导管内乳头状瘤）：乳头溢液多呈血性及淡黄色液体，或在乳晕部触到绿豆大小圆形肿块。但无乳头凹陷畸形，乳孔无脂质样物排出，肿块不会化脓。

（4）乳房部漏：多为乳痈、乳发或乳痨溃后形成，病变在乳房部，漏管与乳窍多不相通，无乳头凹陷畸形。

此外，还应注意与乳痨、乳癖及乳核相鉴别。

要点四　粉刺性乳痈的治疗

1. 辨证论治

（1）内治

①肝经蕴热证

乳头溢液或乳头凹陷、有粉刺样物溢出，乳房结块红肿疼痛，按之灼热，伴发热，头痛，大便干结，尿黄；舌质红，舌苔黄腻，脉弦数或滑。

治宜疏肝清热，活血消肿。

方用柴胡清肝散加白花蛇舌草、山楂等。

②余毒未清证

脓肿自溃或切开后久不收口，脓水淋漓，形成乳漏，时发时敛，局部有僵硬肿块或红肿溃破；舌质淡红或红，舌苔薄黄，脉弦。

治宜扶正托毒。

方用托里消毒散加减。

（2）外治

①肿块初起时用金黄膏外敷。

②成脓后切开引流，术后创口用八二丹药捻引流，红油膏或金黄膏盖贴。

③形成瘘管者，可根据情况选用切开法、拖线法、挂线法及垫棉绷缚法等。参见“乳漏”。

2. 其他疗法

（1）手术：可行乳腺区段切除术加乳头矫形术。少数年龄较大、乳房肿块较大或皮肤粘连严重或形成多个窦道者，可行乳房单纯切除术或保留乳头、乳晕的乳腺切除术。

（2）使用抗生素：病情严重时可考虑灭滴灵与其他广谱抗生素联合应用。

要点五 粉刺性乳痈的预防调护

1. 经常保持乳头清洁，清除分泌物。
2. 保持心情舒畅。
3. 忌食辛辣炙煿之物。
4. 发病后积极治疗，形成瘘管后宜及时手术，以防止病情加重。

细目四 乳漏

要点一 乳漏的临床特点

发生于乳房部或乳晕部的脓肿溃破后久不收口而形成管道者，称为乳漏。其特点是疮口脓水淋漓，或杂有乳汁或败絮样或脂质样物，溃口经久不愈。

要点二 乳漏的病因病机

乳房部漏管多因乳痈、乳发失治，脓出不畅；或切开不当，损伤乳络，乳汁从疮口溢出，以致长期流脓、溢乳而形成；或因乳痨溃后，身体虚弱，日久不愈所致。

乳晕部漏管多因乳头内缩凹陷，感染毒邪，或脂瘤染毒，局部结块，化脓溃破后疮口久不愈合而成。

要点三 乳漏的辅助检查

乳腺导管或漏管 X 线造影常有助于明确管道的走向、深度及支管情况。脓液涂片或细菌培养及药敏试验有助于判定乳漏的性质并指导用药。

要点四 乳漏的治疗

1. 内治

（1）余毒未清证

乳房部或乳晕部漏，反复红肿疼痛，疮口常流乳汁或脓水，经久不愈，局部有僵肿结块，周围皮肤潮湿浸淫。舌质红，苔薄黄，脉滑数。

治宜清热解毒。

方用银花甘草汤加减。

（2）正虚毒恋证

疮口脓水淋漓或漏乳不止，疮面肉色不鲜。伴面色无华，神疲乏力，食欲不振。舌质淡红，苔薄，脉细。

治宜扶正托毒。

方用托里消毒散加减。

（3）阴虚痰热证

脓出稀薄，夹有败絮状物质，疮口久不愈合，疮周皮色暗红。伴潮热颧红，干咳痰红，形瘦食少。舌质红，苔少，脉细数。

治宜养阴清热。

方用六味地黄汤合清骨散加减。

2. 外治

（1）分期治疗：先用药线蘸八二丹或七三丹提脓祛腐，外敷红油膏。脓尽后改用生肌散、生肌玉红膏，必须使创面从基底部长起。

（2）垫棉法：适用于疮口漏乳不止，或乳房部漏脓腐脱尽后，以促进疮口愈合。疮口愈合后应继续压迫2周，以巩固疗效，防止复发。

（3）切开法：适用于浅层漏管及药物外敷治疗失败者。乳晕部乳漏手术的关键是切开通向乳头孔的漏管或扩张的乳腺导管。切开后创面用药同“分期治疗”。

（4）挂线法：适用于深层漏管，常配合切开疗法。

（5）拖线法：适用于漏管单一又不宜切开或挂开时。拖线必须待脓腐脱净后方能拆除，并加用垫棉法或绑缚法促使管腔闭合。

要点五　乳漏的预防调护

1. 乳痈、乳发等病及时恰当治疗，以防脓毒内蓄，损伤乳络而形成乳漏。
2. 正确掌握乳痈切开的部位、切口的方向和大小，以免误伤乳络成漏。
3. 注意精神调摄和饮食营养，增强体质，以利疾病康复。

细目五　乳癖

要点一　乳癖的概述

乳癖是发生于乳腺组织的既非炎症也非肿瘤的良性增生性疾病。相当于西医的乳腺增生病。其特点是单侧或双侧乳房疼痛并出现肿块，乳痛和肿块与月经周期及情志变化密切相关。乳房肿块大小不等，形态不一，边界不清，质地不硬，推之活动。本病好发于25～45岁的中青年妇女，其发病率占乳房疾病的75%，是临床上最常见的乳房疾病。研究资料发现，本病有一定的癌变倾向，对有乳癌家族史的患者更应引起重视。

在历代文献中，“乳癖”、“乳中结核”、“乳痞”、“乳核”等常常混称，通常指乳房部有肿块的疾病。高锦庭《疡科心得集》中说：“乳中结核，形如丸卵，不疼痛，不发寒热，皮色不变，其核随喜怒为消长，此名乳癖”。并认为此病“良由肝气不舒郁积而成”，主张用逍遥散疏肝解郁来治疗。

龚居中《外科活人定本》云：“何谓之癖，若硬而不痛，如顽核之类过，久则成毒”，可见龚氏对乳癖认识之深。所谓“成毒者”，即指有恶变的倾向。

古代文献中描述的“乳中结核，形如丸卵，不疼痛，不发寒热，皮色不变”与“乳腺纤维瘤”的临床特点比较一致；但“或坠垂作痛，或不作痛，皮色不变，其核随喜怒为消长”和乳腺增生病的临床特点较为一致。

要点二　乳癖的病因病机

1. 由于情志不遂，久郁伤肝；或受到精神刺激，急躁恼怒，导致肝气郁结，气机阻滞于乳房胃络，经脉阻塞不通，不通则痛，从而引起乳房疼痛；肝气郁久化热，热灼津液为痰，气滞痰凝血瘀即可形成乳房肿块。

2. 因肝肾不足，冲任失调，致使气血瘀滞；或脾肾阳虚，痰湿内结，经脉阻塞而致乳房结块、疼痛，常伴月经不调。

要点三　乳癖的诊断与鉴别诊断

1. 诊断

（1）临床表现

多发生于25～45岁妇女，城市妇女的发病率高于农村。社会经济地位高或受教育程度高、月经初潮年龄早、低经产状况、初次怀孕年龄大、未授乳和绝经迟的妇女为本病的高发人群。

乳房疼痛以胀痛为主，或为刺痛或牵拉痛。疼痛常在月经前加剧，月经后减轻，或随情绪波动而变化，痛甚者不可触碰，行走或活动时也有乳痛。乳痛主要以乳房肿块处为甚，常涉及胸胁部或肩背部。可伴有乳头疼痛或瘙痒。

乳房肿块可发生于单侧或双侧，大多位于乳房的外上象限，也可见于其他象限。肿块的质地中等或质硬不坚，表面光滑或颗粒状，推之活动，大多伴有压痛。肿块的大小不一，一般直径在1～2cm左右，大者可超过3cm。

乳房肿块可于经前期增大变硬，经后稍见缩小变软。个别患者挤压乳头可有多孔溢出浆液样或乳汁样或清水样的液体。

乳房疼痛和乳房肿块可同时出现，也可先后出现，或以乳痛为主，或以乳房肿块为主。常可伴有月经失调、心烦易怒等。

（2）实验室及其他辅助检查

乳房钼靶X线摄片、超声波检查及MRI有助于诊断和鉴别诊断。对于肿块较硬或较大者，可考虑作组织病理学检查。

2. 鉴别诊断

乳岩：常无意中发现肿块，逐渐长大，按压不痛，肿块质地坚硬如石，表面高低不平，边缘不规整，常与皮肤粘连，活动度差，患侧淋巴结可肿大，后期肿块溃破呈菜花样。

要点四　乳癖的治疗

1. 辨证论治

（1）内治

①肝郁痰凝证

多见于青壮年妇女。乳房肿块随喜怒消长，伴有胸闷胁胀，善郁易怒，失眠多梦，心烦口苦。苔薄黄，脉弦滑。

治宜疏肝解郁，化痰散结。

方用逍遥蒌贝散加减。

②冲任失调证

多见于中年妇女。乳房肿块月经前加重，经后缓减，伴有腰酸乏力，神疲倦怠，月经失调，量少色淡，或闭经。舌淡，苔白，脉沉细。

治宜调摄冲任。

方用二仙汤合四物汤加减。

（2）外治

中药局部外敷于乳房肿块处，如用阳和解凝膏掺黑退消或桂麝散盖贴；或以生白附子或鲜蟾蜍皮外敷，或用大黄粉以醋调敷。若对外敷药过敏者应忌用。

2. 其他疗法

中成药：乳增宁，每次3片，每日3次；小金丹，每次0.6g，每日2次；逍遥丸，每次4.5g，每日2次。

要点五　乳癖的预防调护

1. 应保持心情舒畅，情绪稳定。
2. 应适当控制脂肪类食物的摄入。
3. 及时治疗月经失调等妇科疾患和其他内分泌疾病。
4. 对发病高危人群要重视定期检查。

细目六　乳疬

要点一　乳疬的概述

男、女儿童或中老年男性在乳晕部出现疼痛性结块，称为乳疬。相当于西医学的乳房异常发育症。其特点是乳晕中央有扁圆形肿块，质地中等，有轻压痛。临床分为男性乳房异常发育症和儿童乳房异常发育症两类，前者见于中老年男性，后者见于10岁左右的男、女儿童。

要点二　乳疬的病因病机

男子由于肾气不充，肝失所养；女子因冲任失调，气滞痰凝所致。中老年男性发病多因年高肾亏，或房劳伤肾，虚火自炎；或情志不畅，气郁化火，皆能灼津炼液成痰，导致痰火互结而成。

西医学认为本病与性激素代谢有关。

要点三　乳疬的诊断与鉴别诊断

1. 诊断

（1）临床表现

好发于50～70岁的中老年男性，10岁以前的女孩，13～17岁男孩。

乳房稍大或肥大，乳晕下有扁圆形肿块，一般发生于一侧，也可见于双侧，质地中等或稍硬，边缘清楚，活动度良好，局部有轻度压痛或胀痛感。少数患者乳头有白色乳汁样分泌物，部分男性患者伴有女性化征象，如发音较高、面部无须、臀部宽阔、阴毛按女性分布等特征。老年人或可有睾丸萎缩、前列腺肿瘤或肝硬化等。有些患者有长期使用雌性激素类药物史。部分病人肿块会自行消失。

（2）实验室及特殊检查

不同原因引起的乳疬的临床表现有所不同，需作相应的检查，如测定肝功能、类固醇、雌激素及促性腺激素水平等；或进行口腔黏膜性染色质检查；或进行肾上腺 CT 扫描、蝶鞍 CT 或 MRI 等检查以确定内分泌腺体肿瘤。

2. 鉴别诊断

男性乳岩：乳晕下有质硬无痛性肿块，并迅速增大，与皮肤及周围组织粘连固定，乳头内缩或破溃，乳头溢液呈血性，可伴有腋下淋巴结肿大质硬。必要时可作组织病理学检查以确诊。

要点四　乳疬的治疗

如因服用某些药物而致乳房肥大者，停药后即逐渐消退。出现疼痛或其他兼症者，则应辨证治疗。如乳房明显肥大影响外貌者，可考虑手术治疗。

1. 辨证论治

（1）内治

①肝气郁结证

性情急躁，遇事易怒，乳房肿块疼痛，触痛明显，胸胁牵痛。舌红，苔白，脉弦。

治宜疏肝散结。

方用逍遥蒌贝散加减。

②肾气亏虚证

多见于中老年人。轻者多无全身症状。重者如偏于肾阳虚则见面色淡白，腰腿酸软，容易倦怠，舌淡，苔白，脉沉弱；如偏于肾阴虚则见头目眩晕，五心烦热，眠少梦多，舌红，苔少，脉弦细。

治宜补益肾气。

偏于肾阳虚者，方用右归丸加小金丹；偏于肾阴虚者，方用左归丸加小金丹。

（2）外治

用阳和解凝膏掺黑退消或桂麝散敷贴。

2. 其他疗法

男性患者乳房明显肥大影响外貌者，可考虑手术治疗，但对女性患者即使活检也要十分慎重。

细目七　乳核

要点一　乳核的概述

乳核是发生在乳房部最常见的良性肿瘤。相当于西医的乳腺纤维腺瘤。其特点是好发于20～25岁青年妇女，乳中结核，形如丸卵，边界清楚，表面光滑，推之活动。历代文献将本病归属于“乳癖”、“乳痞”、“乳中结核”的范畴。

要点二　乳核的诊断与鉴别诊断

1. 诊断

（1）临床表现

多发于20～25岁女性，其次是15～20岁和20～30岁年龄段。肿块常单个发生，也可见多个在单侧或双侧乳房内同时或先后出现。形状呈圆形或椭圆形，直径大多在0.5～5cm之间，边界清楚，质地坚实，表面光滑，按之有硬橡皮球之弹性，活动度大，触诊常有滑脱感。肿块一般无疼痛感，少数可有轻微胀痛，但与月经无关。一般生长缓慢，妊娠期可迅速增大，应排除恶变可能。

（2）辅助检查

①B超检查：肿块边界清楚和完整，有一层光滑的包膜。内部回声分布均匀，后方回声多数增强。

②钼钯X线摄片：可见边缘整齐的圆形或椭圆形致密肿块影，边缘清楚，光滑整齐，四周可见透亮带，偶见规整粗大的钙化点。

⑤针吸细胞学检查：乳腺纤维腺瘤针吸细胞学检查的特点是可以发现裸核细胞或有黏液，诊断符合率可达90%以上。

⑥组织病理学检查：是本病确诊的依据。

2. 鉴别诊断

本病当与乳岩、乳癖相鉴别，参见相应章节。

要点三　乳核的治疗

对单发纤维腺瘤的治疗以手术切除为宜，对多发或复发性纤维腺瘤可试用中药治疗，可起到控制肿瘤生长，减少肿瘤复发，甚至消除肿块的作用。

1. 辨证论治

（1）内治

①肝气郁结证

肿块较小，发展缓慢，不红不热，不觉疼痛，推之可移，伴胸闷叹息。舌质正常，苔薄白，脉弦。

治宜疏肝解郁，化痰散结。

方用逍遥散加减。

②血瘀痰凝证：肿块较大，坚硬木实，重坠不适，伴胸闷牵痛，烦闷急躁，或月经不调、痛经等。舌质暗红，苔薄腻，脉弦滑或弦细。

治宜疏肝活血，化痰散结。

方用逍遥散合桃红四物汤加山慈菇、海藻。月经不调合二仙汤调摄冲任。

（2）外治

阳和解凝膏掺黑退消外贴，每周换药1次。

2. 其他疗法

一般应手术切除，尤其是绝经后或妊娠前发现肿块者，或服药治疗期间肿块继续增大者。术后均需作病理检查，有条件应及时作冰冻切片检查。

细目八　乳衄

要点一　乳衄的概述

乳窍不时溢出少量血液，称为乳衄。本病多发生于40～50岁经产妇女。其特点是单个乳头或多个乳孔溢出血性液或有乳晕下单发肿块。引起乳衄的疾病有多种，如乳腺导管内乳头状瘤、乳腺癌、乳腺增生病等。乳腺导管内乳头状瘤包括大导管内乳头状瘤和多发性导管内乳头状瘤，前者发生在大乳管近乳头的壶腹部，后者发生在乳腺的中小导管内。本节所讨论的乳衄是指大导管内乳头状瘤。

本病最早记载于《疡医大全》，曰："妇女乳房并不坚肿结核，惟乳窍常流鲜血，此名乳衄。"并指出乳衄为忧思过度，肝脾受损所致，确立了平肝散郁、养血扶脾的治疗原则。

要点二　乳衄的病因病机

乳头属肝，忧思郁怒，肝气不舒，郁久化火，迫血妄行可致乳衄；或因素体脾虚，脾不统血，血不循经而成乳衄。

要点三　乳衄的诊断与鉴别诊断

1. 诊断

（1）临床表现

乳头溢出血性液体，无痛感，有的乳晕部能摸到黄豆大圆形肿物，质软，不与皮肤粘连，推之活动。轻按肿物时，即可从乳头内溢出血性或黄色液体。若肝火偏旺，则伴有性情急躁、心烦易怒、胸胁胀痛、口苦咽干、舌苔白或黄、舌边尖红、脉象弦数。若脾不统血，则伴有四肢倦怠、食欲不振、舌苔薄白、脉象沉细等。

（2）辅助检查

①选择性乳导管造影：肿瘤多位于主导管及二级分支导管，表现为单发或多发的圆形或椭圆形充盈缺损。可有远端乳导管扩张，或出现导管梗阻，梗阻处呈弧形杯口状，管壁光滑、完整，无浸润现象。中小乳管内乳头状瘤主要表现为乳管梗阻现象。较大的乳腺导

管内乳头状瘤可见病变导管扩张，呈囊状，管壁光滑完整，其间可见分页状充盈缺损。

②乳导管镜检查：导管内乳头状瘤呈粉红色或鲜红色，突出于导管壁或堵塞乳导管。

③脱落细胞学或针吸细胞学检查：将乳头溢液涂片进行细胞学检查，如能找到瘤细胞，则可明确诊断，但阳性率较低。对于可触及肿物的病例，采用针吸细胞学检查可与乳腺癌进行鉴别诊断。

④乳腺钼靶片对鉴别诊断有一定的参考价值。

2. 鉴别诊断

（1）乳岩：可见乳头血性溢液，多为单侧单孔溢液，常伴明显肿块，且多位于乳晕区以外，肿块质地坚硬，活动度差，表面不光滑。

（2）乳癖：部分患者可伴有乳头溢液，常为双侧多孔溢液，以浆液性为多，血性较少，且有乳房肿块，并有周期性乳房疼痛等症。

要点四　乳衄的治疗

手术治疗为主，药物治疗为辅。手术关键是切除病变乳管。

1. 辨证论治

（1）肝火偏旺证

乳窍流血色鲜红或暗红，乳晕部可扪及肿块，压痛明显。伴性情急躁，乳房及两胁胀痛，胸闷嗳气，口中干苦，失眠多梦。舌质红，苔薄黄，脉弦。

治宜疏肝解郁、清热凉血。

方用丹栀逍遥散加减。血色鲜红加生地、小蓟；乳房胀痛加橘叶、川楝子、香附；肿块不消加山慈菇、土贝母、牡蛎。

（2）脾虚失统证

乳窍溢液色淡红或淡黄，乳晕部可扪及肿块，压痛不甚。伴多思善虑，面色少华，神疲倦怠，心悸少寐，纳少。舌质淡，苔薄白，脉细。

治宜健脾养血。

方用归脾汤加减。心烦不寐加柏子仁、炒枣仁；食欲不振加太子参、橘叶、砂仁等。

2. 其他疗法

原则上以手术为主，对单发的乳管内乳头状瘤可做病变导管的单纯切除术，术前须正确定位，用指压确定溢液的乳管口，插入钝头细针，可注射美蓝，沿针头或美蓝显色部位作放射状切口，切除该乳管及周围的乳腺组织，并对切除组织常规作病理检查。对年龄较大且乳管上皮增生活跃或间变者，可行单纯乳房切除术。若有恶变者，则按乳腺癌手术。

细目九　乳岩

要点一　乳岩的概述

乳岩是指乳房部的恶性肿瘤。相当于西医学的乳腺癌。其特点是乳房部出现无痛、无热、皮色不变而质地坚硬的肿块，推之不移，表面不光滑，凹凸不平，或乳头溢血，晚期溃烂，凹如泛莲。是女性最常见的恶性肿瘤之一。无生育史或无哺乳史的妇女、月经过早来潮或绝经期愈晚的妇女、有乳腺癌家族史的妇女乳腺癌的发病率相对较高。男性乳腺癌较少发生。

乳岩之名最早见于《校注妇人良方》。窦汉卿在《疮疡经验全书》中提出“已嫁未嫁皆生”，认为乳岩的病因在于“阴极阳衰”。

《外科正宗》详细描述了乳岩的病因及诊治，曰：“忧郁伤肝，思虑伤脾，积想在心，所愿不得者，致经络痞涩，聚结成核，初如豆大，渐若棋子，半年一年，二载三载，不疼不痒，渐渐而大，始生疼痛，痛则无解，日后肿如堆栗，或如覆碗，紫色气秽，渐渐溃烂，深者如岩穴，凸者若泛莲，疼痛连心，出血则臭，其时五脏俱衰，四大不救，名曰乳岩”。

《医宗金鉴》指出本病的病因主要在于“七情”，责之于肝脾，并描述了乳岩后期发生转移的情况，曰：“乳岩初结核隐痛，肝脾两损气郁凝，核无红热身寒热……但延续发如堆栗，坚硬岩形引腋胸，顶透紫光先腐烂，时流污水日增疼，溃后翻花怒出血，即成败症药不灵”。

关于乳岩的预后，历代医家均视为不治之症，列入中医外科“四大绝症”之内。《外科正宗》就有“凡患此者，百人必百死”之说。但也有认为早期诊断和治疗可以延长寿命，或可以痊愈。如《疮疡经验全书》说：“乳岩……早治得生，迟则内溃内烂，见五脏而死。”《医学入门》说：“乳岩……更清心静养，庶可苟延岁月。”

要点二　乳岩的病因病机

乳岩多由于情志失调，饮食失节，冲任不调，及外感风寒之气，或先天禀赋不足，引起机体阴阳平衡失调，脏腑失和而发病。

1. 情志失调

“女子以肝为先天”，肝主怒，性喜条达而恶抑郁；肝属木，克脾土。情志不畅，所愿不遂，肝失条达，气机不畅，气郁则瘀；肝郁克犯脾土，运化失职则痰浊内生。肝脾两伤，经络阻塞，痰瘀互结于乳房而发病。

2. 饮食失节

久嗜厚味炙煿则湿热蕴结脾胃，化生痰浊，随气流窜，结于乳中，阻塞经络，气血不行，日久成岩。

3. 冲任不调

冲为血海，任主胞胎，冲任隶属于肝肾。冲任失调则气血失和，月经不行，气郁血瘀，阻塞经络，结于乳中而成乳岩。乳岩多发于绝经期前后，故与冲任失调有密切关系。

此外，在经气虚弱的情况下，感受风寒之气，阻塞经络，气滞血瘀，日久停痰结瘀，亦可导致乳岩。

要点三　乳岩的诊断与鉴别诊断

1. 诊断

（1）临床表现

发病年龄一般在 40 ~60 岁，绝经期妇女发病率相对较高。乳癌可分为一般类型乳腺癌及特殊类型乳腺癌。

①一般类型乳腺癌

常为乳房内无痛肿块，边界不清，质地坚硬，表面不光滑，不易推动，常与皮肤粘连，出现病灶中心酒窝征，个别可伴乳头溢液。

后期随着癌肿逐渐增大，产生不同程度疼痛，皮肤可呈橘皮样水肿、变色；病变周围可出现散在的小肿块，状如堆栗；乳头内缩或抬高，偶可见到皮肤溃疡。

晚期乳房肿块溃烂，疮口边缘不整齐，中央凹陷似岩穴，有时外翻似菜花，时渗紫红血水，恶臭难闻。

癌肿转移至腋下及锁骨上时，可触及散在、数目少、质硬无痛的肿物，以后渐大，互相粘连，融合成团，继而形体消瘦，面色苍白、憔悴等恶病质貌。

②特殊类型乳腺癌

炎性癌：临床少见，多发于青年妇女，半数发生在妊娠或哺乳期。起病急骤，乳房迅速增大，皮肤水肿、充血，发红或紫红色、发热，但没有明显的肿块可扪查到。对侧乳房往往不久即被侵及，并较早出现腋窝部、锁骨上淋巴结肿大。

湿疹样癌：临床较少见，其发病率约占女性乳腺癌的 0.7% ~3%。临床表现似慢性湿疮，乳头和乳晕的皮肤发红，轻度糜烂，因有浆液渗出而潮湿，有时覆盖着黄褐色的鳞屑状痂皮。病变的皮肤甚硬，与周围分界清楚。多数患者感到奇痒，或有轻微灼痛。中期数年后病变蔓延到乳晕以外皮肤，色紫而硬，乳头凹陷。后期溃后易于出血，乳头蚀落，疮口凹陷，边缘坚硬，乳房内也可出现坚硬的肿块。

（2）辅助检查

①钼靶 X 线摄片：癌肿可显示为致密的肿块阴影，体积比实际触诊要小，形态不规则，边缘呈现毛刺状或结节状，密度不均匀，可有细小成堆的钙化点，常伴血管影增多增粗，乳头回缩，乳房皮肤增厚或凹陷。

②B 超：可见实质性占位病变，形状不规则，边缘不齐，光点不均匀，血供丰富。

③CT：可用于不能扪及的乳腺病变手术前定位，确诊乳腺癌的手术前分期，对纵隔、乳腺后区、腋部和乳内淋巴结及胸骨病灶的诊断有优势，但不是乳腺癌常规的诊断方法。

④MRI：对鉴别乳腺良、恶性病变优于 CT，尤其是对乳腺癌的多发病灶及乳管内播散范围的判断，有助于保乳手术切除范围的确定及术式的选择；对乳腺癌术前新辅助治疗的疗效观察，应首选 MRI。

⑤病理学：对于临床明显的乳腺病变、乳腺癌术后瘢痕上孤立或多发的小结节、可疑的远处转移病灶、皮肤结节和肿大的淋巴结等，可行空芯针穿刺活检或切除活检，溃疡病灶或乳管内镜下病灶咬取活检等。病理切片检查可作为确诊的依据。

2. 鉴别诊断

（1）乳癖：好发于 30 ~45 岁女性，月经期乳房疼痛，胀大，有大小不等的结节状或片块状肿块，边界不清，质地柔韧，常为双侧性。肿块和皮肤不粘连。

（2）乳核：多见于20～30岁的女性，肿块多发生于一侧，形如丸卵，表面坚实光滑，边界清楚，活动度好，可推移。病程进展缓慢。

（3）乳痨：好发于20～40岁女性，肿块可1个或数个，质坚实，边界不清，和皮肤粘连，肿块成脓时变软，溃破后形成瘘管，经久不愈。

要点四 乳岩的治疗

早期诊断是乳岩治疗的关键。原则上以手术治疗为主。中医药治疗多用于晚期患者，特别对手术后患者有良好的调治作用，对放、化疗有减毒增效作用，可提高病人生存质量，或延长生存期。

1. 辨证论治

（1）内治

①肝郁痰凝证

情志抑郁，或性情急躁，胸闷胁胀，或伴经前乳房作胀或少腹作胀。乳房部肿块皮色不变，质硬而边界不清。苔薄，脉弦。

治宜疏肝解郁，化痰散结。

方用神效瓜蒌散合开郁散加减。

②冲任失调证

经事紊乱，素有经前期乳房胀痛，或婚后从未生育，或有多次流产史。乳房结块坚硬。舌淡，苔薄，脉弦细。

治宜调摄冲任，理气散结。

方用二仙汤合开郁散加减。

③正虚毒炽证

乳房肿块扩大，溃后愈坚，渗流血水，不痛或剧痛。精神萎靡，面色晦暗或苍白，饮食少进，心悸失眠。舌紫或有瘀斑，苔黄，脉弱无力。

治宜调补气血，清热解毒。

方用八珍汤加半枝莲、白花蛇舌草、石见穿、露蜂房等清热解毒之品。

④气血两亏证

多见于癌肿晚期或手术、放化疗后，病人形体消瘦，面色萎黄或㿠白，头晕目眩，神倦乏力，少气懒言，术后切口皮瓣坏死糜烂，时流渗液，皮肤灰白，腐肉色暗不鲜。舌质淡，苔薄白，脉沉细。

治宜补益气血，养心安神。

方用香贝养荣汤加味。

⑤脾虚胃弱证

手术或放化疗后食欲不振，神疲肢软，恶心欲呕，肢肿怠倦。舌质淡，苔薄白，脉细。

治宜健脾和胃。

方用参苓白术散或理中汤加减。

⑥气阴两虚证

多见于手术、放疗或化疗后，形体消瘦，气短自汗或潮热盗汗，口干欲饮，纳谷不馨，夜寐易醒。舌红少苔，脉细或细数。

治宜益气健脾，养阴清热。

方用生脉散加减。

⑦邪毒旁窜证

多见于晚期或手术、放疗或化疗后，形体消瘦，神疲乏力。局部或对侧乳房皮肤结节，质硬不移；或骨骼持续性疼痛，如针扎锥刺，行动不便；或胸痛，咳嗽，痰中带血或咯血；或臌胀，面目俱黄，胁痛腹胀，纳少呕恶，溲赤便结；或头痛，呕吐，神昏目糊，抽搐，甚者昏迷。

治宜扶正祛邪，化浊解毒。

应随证选方，可用调元肾气丸加减；六味地黄汤合百合固金汤加减；茵陈汤合当归芍六君汤加减；羚羊钩藤饮加减。常加半枝莲、蛇舌草、蛇六谷、龙葵、干蟾皮等。

（2）外治

适用于有手术禁忌证，或已远处广泛转移，已不适宜手术者。初起用阿魏消痞膏外贴；溃后用海浮散或冰狮散、红油膏外敷；坏死组织脱落后改用生肌玉红膏、生肌散外敷。

2. 其他疗法

（1）手术治疗、化疗、放疗：手术仍是乳腺癌治疗的首选方法，近年来手术范围渐趋缩小。配合化疗、放疗。或采用新辅助化疗、放疗。

（2）内分泌治疗：主要适用于 ER、PR 阳性患者，一般需用药 5 年。主要有雌激素受体拮抗剂、芳香化酶抑制剂、LH－RH 类似物及孕激素等。

（3）靶向治疗：适用于 HER－2 阳性患者，如赫赛汀等。

（4）中成药：西黄丸，每次 3g，每日 2 次；醒消丸，每次 3g，每日 2 次；小金丹，每次 0.6g，每日 2 次。

要点五　乳岩的预防调护

1. 普及防癌知识宣传，推广和普及乳房自我检查。
2. 重视乳腺癌高危人群的定期检查。
3. 积极治疗乳腺良性疾病。
4. 患病后要乐观开朗，积极配合治疗并定期复查。

（裴晓华）

第八单元　瘿

细目一　概论

要点一　瘿的分类

瘿是甲状腺疾病的总称。古人云："瘿，婴也，在颈婴喉也。"婴有缠绕之意，是指颈前结喉两侧肿大的一类疾病。目前一般分为气瘿、肉瘿、瘿痈、石瘿四种。

其特点是发于甲状腺部，或为漫肿，或为结块，或有灼痛，多数皮色不变，可随吞咽动作上下移动，或伴有烦热、心悸、多汗及月经不调甚至闭经等症状。

历代文献中的筋瘿、血瘿多属颈部血管瘤以及气瘿与石瘿的合并症。至于瘿痈，古代文献中无确切病名，依据其局部肿胀木硬，或有色红、灼热、疼痛等痈的特点而定名。

瘿作为病名首见于《山海经》。隋·巢元方《诸病源候论》云："瘿者，由忧恚气结所生。亦曰饮沙水，沙随气入于脉，搏颈下而成之。"又云："诸山水黑土中，出泉流者，不可久居，常食令人生瘿病，动气增患。"又云："有三种瘿。有血瘿，可破之；有息肉瘿，可割之；有气瘿，可具针之。"较详细地论述了瘿为颈部的肿块的临床特点，其病因主要为水土瘴气和七情内伤，提出"血瘿"、"息肉瘿"和"气瘿"三种类别，并提出了"气瘿可具针之"、"息肉瘿可割之"的治疗原则，为瘿病最早的外治法。

唐·孙思邈《千金翼方》对瘿进一步分为"五瘿"，为石瘿、泥瘿、劳瘿、忧瘿、气瘿。宋·陈无择《三因极一病证方论》中也有五瘿，为石瘿、肉瘿、筋瘿、血瘿、气瘿，并作详细论述："……坚硬不可移者，名曰石瘿。皮色不变者，即名肉瘿。筋脉露结者，名筋瘿。赤脉交络者，名血瘿。随忧愁消长者，名气瘿。"

瘿包括西医学的单纯性甲状腺肿、甲状腺腺瘤、甲状腺囊肿、甲状腺癌、甲状腺炎及甲状腺机能亢进等。

要点二　瘿的脏腑经络归属

临床常见的有气瘿、肉瘿、石瘿及瘿痈四种。瘿在古代文献中按脏腑归属有五瘿之分，临床上以气瘿、肉瘿、石瘿常见，而血瘿与筋瘿多属颈部血管瘤、颈部动脉体瘤，或肿大的甲状腺压迫深部静脉，引起颈部浅表静脉扩张的合并症。至于瘿痈，古代文献并无记载，因其临床具有局部肿胀木硬，色红、灼热、疼痛等痈的特点，故与西医学的甲状腺炎相对应而定名。

颈部经络所属与任、督、肝、肾经络有一定的联系。瘿病发于颈前结喉两侧，颈前属任脉所主，任脉起于少腹中极穴之下，沿腹和胸部正中线直上，抵达咽喉，再上至颊部，经过面部进入两目；颈部也属督脉，盖督脉其循少腹直上者，贯脐中央，上贯心，入喉；任、督两脉皆系于肝肾，肝肾之经脉皆循喉咙。

临床上瘿病多因情志不畅，肝气郁结而发病；而肾阴不足，肝失所养，冲任不调，又可出现月经紊乱、心悸多汗、两手震颤等症状。在瘿的辨治过程中，结合病位的经络所属辨证施治，对临床有一定的指导意义。

要点三　瘿的检查方法

嘱患者端坐，双手放于两膝，显露颈部并使患者头部略为俯下，使颈前部肌肉和筋膜松弛。

1. 望诊

检查者位于患者对面观察颈部，观察两侧是否对称，有无肿块隆起，注意其位置、大小、形态，有无血管充盈等。

2. 触诊

可位于患者对面，也可站在病人后面，双手放于甲状腺部触摸。一般先触摸健康部位，然后触摸肿块部位，要注意肿块位置、大小、数目、硬度、光滑度、活动度、有否压痛、边界是否清晰，并检查肿块是否随吞咽动作上下移动。触诊时还要注意有无震颤，气管有无移位，颈部淋巴结是否肿大等。

3. 听诊

甲状腺机能亢进时，局部可听到收缩期连续性血管杂音。颈部非甲状腺肿块不随吞咽动作上下移动，常见的有炎性淋巴结肿大、先天性颈部囊状淋巴管瘤、腮腺混合瘤、恶性肿瘤颈部淋巴结转移灶等，应予以鉴别。

要点四　瘿的病因病机

瘿病是在致病因素的作用下，导致脏腑经络功能失调，气滞、血瘀、痰凝结于颈部而逐渐形成。

1. 气滞

情志不畅，肝失疏泄，气机升降失常，则形成气滞。气郁日久，积聚成形，或与外来或内生致病因素合邪为病，即可导致瘿病的发生，如气瘿。

2. 血瘀

气为血之帅，气行则血行，气滞则血凝。气滞日久必致血瘀，形成癥结肿块，如石瘿。

3. 痰凝

肝气郁滞，横逆犯脾，脾失健运，痰湿内生；或因外邪所侵、体质虚弱等，多能使气机阻滞，津液积聚为痰，痰凝成核，如肉瘿。

4. 痰火郁结

肝郁胃热，风温风火客于肺胃，积热上壅，热毒灼津为痰，痰火凝聚，搏结而成，如瘿痈。

5. 冲任失调

冲脉为总领诸经气血之要冲，能调节十二经气血，任脉主一身之阴经。冲任失调，肝木失养，肾阴不足，可引起心悸、烦热、多汗及月经不调等一系列相应症状发生。

要点五　瘿的治疗

瘿的治疗分为药物治疗和手术治疗两大类。对于瘿痈，早期的气瘿、肉瘿及晚期石瘿不适合手术者，可运用药物疗法；对于石瘿应早期诊断，尽早手术治疗。气瘿、肉瘿后期出现压迫症状或伴有甲亢，药物治疗无效，或疑有恶变者，应手术治疗。较少应用外治法，将在具体疾病中叙述。

1. 辨证论治

关于药物治疗，历代医家多采用含碘丰富的植物类药，如海藻、昆布、黄药子等；及富含甲状腺素的动物类药，如猪靥、羊靥等，与西医非手术治疗甲状腺疾病的观点比较接近。

（1）理气解郁

结块漫肿软绵，或坚硬如石，发病与精神因素有关，或见急躁易怒，胸闷善太息，苔薄白，脉弦滑。

用逍遥散加减。

常用药物有柴胡、川楝子、延胡索、香附、青皮、陈皮、木香、八月札、砂仁、枳壳、郁金等。

（2）活血祛瘀

肿块色紫坚硬，表面凸凹不平，推之不移，痛有定处，肌肤甲错，舌紫黯，有瘀点瘀斑，脉涩或沉细。

用桃红四物汤加减。

常用药物有桃仁、红花、赤芍、丹参、三棱、莪术、泽兰、乳香、没药、土鳖虫、血竭等。

（3）化痰软坚

肿块按之坚实或有囊性感，患处不红不热，咽喉如有梅核堵塞，胸膈痞闷，女性患者常见月经不调，苔薄腻，脉滑。

用海藻玉壶汤加减。

常用药物有海藻、昆布、夏枯草、海蛤壳、海浮石、生牡蛎、半夏、贝母、黄药子、山慈菇、白芥子等。

（4）清热化痰

颈部肿胀疼痛，伴有发热，舌红，苔黄，脉弦数。

多属痰火郁结，用柴胡清肝汤加减。

常用药物有柴胡、夏枯草、栀子、象贝母、青皮、黄芩、海蛤粉、瓜蒌仁、天花粉、连翘等。

（5）益气养阴

颈部肿大，心悸不宁，自汗乏力，五心烦热，气短胸闷，舌质红，苔少，脉细数或细弱无力，如气瘿伴发甲亢症。

用四君子汤合沙参麦冬汤加减。

常用药物有党参、黄芪、沙参、麦冬、五味子、丹参、天花粉、龟板、鳖甲、何首乌、生牡蛎等。

（6）调摄冲任

气瘿漫肿，面色无华，腰酸肢冷，月经量少色淡，甚或闭经，舌淡，苔白，脉沉细。多属冲任不调、肾阳虚衰，用右归饮加减。

常用药物有熟地、仙茅、淫羊藿、杜仲、枸杞、菟丝子、肉桂、附子等。

2. 手术治疗

适用于气瘿、肉瘿后期出现压迫症状，或伴有甲亢，药物治疗无效，或疑有恶变者。对于石瘿应早诊断、早手术。

细目二　气瘿

要点一　气瘿的病因病机

1. 情志不遂

肝经循喉，脾经夹咽，气郁伤肝，思虑伤脾，以致气郁而痰湿内生，结于咽喉而成本病，肿块可随喜怒而消长。

2. 饮食因素

饮食因素是造成地方性甲状腺肿的主要原因。早在隋代，巢元方就在《诸病源候论·瘿候》中指出："诸山水黑土中出泉流者，不可久居。常食令人作瘿病，动气增患。"现代研究证实，长期居住在高原山区饮用水缺乏碘者易患本病。除缺碘外，长期食用木薯、卷心菜、大头菜、油菜籽等多种食物，饮用被细菌及某些微量元素污染的饮水，以及过量的碘摄入，均可引起甲状腺肿。

3. 冲任失调

由于青春期发育、哺乳、月经及外伤等易于耗伤气血，可致肝肾亏损，出现冲任不调。若冲任失调，精气血亏损，则精血不养肝而产生气滞、气郁；气亏则不能化气利水而生成痰，以致痰气互结于喉部，从而发生甲状腺肿大。

西医学认为本病的病因可分为三类：①甲状腺激素原料（碘）的缺乏。②甲状腺激素需要量的激增。③甲状腺素生物合成和分泌的障碍。

要点二　气瘿的诊断与鉴别诊断

1. 诊断

（1）临床表现

女性发病率较男性略高。一般多发生在青春期，在流行地区常见于入学年龄的儿童。初起时无明显不适感，甲状腺呈弥漫性肿大，腺体表面较平坦，质软不痛，皮色如常，腺体随吞咽动作而上下移动。如肿块进行性增大，可呈下垂，自觉沉重感，可压迫气管、食管、血管、神经等而引起以下各种症状：

①压迫气管：比较常见。自一侧压迫可使气管向另一侧移位或变弯曲；自两侧压迫则

气管变为扁平，由于气管内腔变窄，可发生呼吸困难。

②压迫食管：可引起吞咽不适感，但不会引起梗阻症状。

③压迫颈深部大静脉：可引起头颈部的血液回流受阻，出现颈部和胸前表浅静脉的明显扩张。

④压迫喉返神经：可引起声带麻痹，患者发音嘶哑。

（2）实验室及其他辅助检查

生理性甲状腺肿一般无甲状腺机能改变。地方性甲状腺肿在多结节形成的基础上可出现血清总三碘甲状腺原氨酸（T3）、总甲状腺素（T4）、游离 T3（FT3）、游离 T4（FT4）的异常，血清 T3 正常或稍高，T4 正常或稍低，而血清促甲状腺素（TSH）、甲状腺过氧化物酶抗体（TPOAb）、甲状腺球蛋白抗体（TGAb）、甲状腺微粒体抗体（TMAb）可无异常。颈部 X 线片可发现甲状腺钙化灶或钙化阴影，超声波探测可显示对称、均匀性甲状腺增大，或多个结节，或有囊肿。

2. 鉴别诊断

（1）肉瘿：好发于甲状腺功能活动较旺盛的时期，多见于青年及中年女性。甲状腺肿块多呈球状，边界清楚，质地柔韧。部分患者可伴发心悸胸闷、急躁易汗、双手振颤、形体消瘦等甲状腺功能亢进症的症状。

（2）瘿痈：多发生于中年女性。起病前多有急性发病史。甲状腺不仅增大，而且变硬、有压痛，常伴发热畏寒、口渴咽痛等全身症状。严重者可因肿大的甲状腺引起压迫症状而出现气促、声嘶、吞咽困难等症状。少数可化脓。

要点三　气瘿的治疗

以疏肝解郁、健脾益气、补肾调摄冲任为治疗法则，选方用药常选用含碘丰富的海藻、昆布等，但伴有甲状腺机能亢进者则应避免此类药物。如瘿块过大，压迫气管、食管、血管、神经而产生一系列相应症状者，应考虑手术治疗。

1. 辨证论治

（1）肝郁脾虚证

颈部弥漫性肿大，伴四肢困乏，善太息，气短，纳呆体瘦，面色㿠白；苔薄，脉弱无力。

治宜疏肝解郁，健脾益气。

方用四海舒郁丸加减。气虚、气促者，加黄芪、党参等；结节性甲状腺肿者，加夏枯草、落得打、莪术等。

（2）肝郁肾虚证

颈部肿块皮宽质软，伴有神情呆滞，倦怠畏寒，行动迟缓，肢冷，性欲下降；舌淡，脉沉细。

治宜疏肝补肾，调摄冲任。

方用四海舒郁丸合右归饮加减。

2. 其他疗法

（1）单味药：本病主要因摄碘不足而引起，故常服含碘的食物即可预防、治疗本病。

如海带50g，水煎服并吃下，每日1次。

（2）针刺：取主穴曲池、阿是穴，配穴天突。肿大的甲状腺两侧选出对称点，即阿是穴，针刺1~1.5寸，有针感后退针，再刺曲池，隔日1次，15次为1个疗程。或用耳针，取肾上腺、内分泌区，每日1次，15次为1个疗程。

（3）手术：内治无效者；或瘿块大，且有呼吸困难，或头颈部血液回流受阻等症状者，可考虑手术治疗。但青春期患者不宜手术。

要点四　气瘿的预防调护

1. 在本病流行地区，除改善饮水来源外，都应以碘化食盐（即每千克食盐中加入5~10mg碘化钾）烹调食物，作为集体性预防，直至青春期之后。

2. 经常用海带、海藻、紫菜或其他海产植物佐餐，尤其在青春发育期、妊娠期和哺乳期。

3. 平时保持心情舒畅，勿郁怒动气。

4. 高碘性甲状腺肿患者应停用高碘饮食。

细目三　肉瘿

要点一　肉瘿的概述

肉瘿是生于颈前结喉部的肿块。相当于西医学的甲状腺腺瘤、结节性甲状腺肿和甲状腺囊肿。其特点是颈前喉结一侧或两侧结块，柔韧而圆，如肉之团，能随吞咽动作而上下移动，发展缓慢。好发于青年及中年人，女性发病较男性为多。少数患者可能发生癌变。

肉瘿之病名首见于宋·陈无择《三因极一病证方论》。清《医宗金鉴·外科心法要诀·瘿瘤》论述了本病的发病原因。《证治准绳·疡医》等文献中列举了本病的治疗方药，如海藻、海蛤、昆布等药物均为现代所常用。

要点二　肉瘿的病因病机

多由忧思郁怒，气滞、痰浊、瘀血凝结而成。本病初期多实，病久则由实转虚，或虚实夹杂。

1. 气滞痰凝

肝为刚脏，性喜条达，情志抑郁则肝失疏泄，气滞血瘀；或忧思郁怒，肝旺侮土，横逆犯胃，脾失健运，运化失司，湿滞、食滞化成痰浊内蕴。

2. 气阴两虚

忧思郁怒，日久耗气伤阴，阴虚火旺，灼津炼痰。气、痰、瘀三者合而交结，凝滞为患。气郁、湿痰、瘀血随经络而行，留注于任脉、督脉汇集的结喉，聚而成形，即成肉瘿。

西医学对本病的病因认识尚不清楚，有的学者认为甲状腺腺瘤是由甲状腺内残存的胚胎细胞发展而形成。

要点三　肉瘿的诊断与鉴别诊断

1. 诊断

（1）临床表现

好发于甲状腺功能活动较旺盛的时期，多发生于20～40岁的青壮年人，女性多见。

多数患者无自觉症状，偶然发现或被他人发现颈前肿块，多为单发，生长缓慢，大部分病人无明显不适。在肿物逐渐增大后可感到憋气或有压迫感，尤其是低头或仰头时更甚。部分患者可发生肿物突然增大，并出现局部疼痛，是因腺瘤囊内出血所造成。巨大的肉瘿可以压迫气管移位，但很少发生呼吸困难和声带麻痹。部分患者可伴性情急躁，容易出汗，胸闷心悸，脉数，月经不调，双手震颤，或能食善饥，体重减轻，形体消瘦，神疲乏力，以及脱发、便溏等甲状腺功能亢进的症状。少数实质性腺瘤有癌变的危险性，囊性者不易恶变。

甲状腺肿块呈圆形或椭圆形，局限在腺体内，质地较周围组织稍韧；囊肿质地较软。肿物表面光滑，边界清楚，和皮肤无粘连，无压痛，能随吞咽动作上下活动，与伸舌动作无关。

（2）实验室及其他辅助检查

①B超检查：可明确肿物为实质性或囊性。实质性为甲状腺腺瘤，囊性为甲状腺囊肿，混合性为腺瘤囊性变或囊腺瘤。

②同位素扫描：^{131}碘扫描多显示为温结节，囊肿多为凉结节，伴甲亢者多为热结节。

③血液检查：一般血清相关指标在正常范围。伴有甲状腺功能亢进者可有血清T3、T4、FT3、FT4升高以及TSH降低等改变。

2. 鉴别诊断

（1）颈痈：多位于颈部外侧，且多靠近颏部，局部红热疼痛。随时间推移，肿块皮色转红，疼痛加重，肿块变软，有应指感。伴有恶寒、发热、头痛、全身不适等症状。

（2）瘿痈：常为急性发病，多发生于中年女性。发病前多有上呼吸道感染病史。颈部出现肿块并增大，局部灼热，自觉疼痛，肿块边界不清，有触痛。常有寒战、高热等全身症状。

（3）甲状舌骨囊肿：为颈部先天性、无痛性肿块，位于颈部正中，位置较低，常在胸锁关节上方，一般不随吞咽活动而上下移动，但随伸舌动作上下移动。

（4）慢性淋巴细胞性甲状腺炎：起病缓慢，颈前多呈弥漫性、无痛性肿大，质地硬韧。

要点四　肉瘿的治疗

一般多采用内治，以理气解郁、化痰软坚为主。必要时可配合手术治疗。

1. 辨证论治

（1）内治

①气滞痰凝证

颈部一侧或两侧有肿块，圆形或卵圆形，不红、不热、不痛，随吞咽动作上下移动；一般无明显全身症状，肿块过大者可有呼吸不畅或吞咽不利；苔薄腻，脉弦滑。

治宜理气解郁，化痰软坚。

方用逍遥散合海藻玉壶汤加减。可酌加制香附、象贝母、夏枯草等。

②气阴两虚证

颈部肿块柔韧，随吞咽动作上下移动；常伴急躁易怒，怕热，易汗，心悸，失眠多梦，消谷善饥，形体消瘦，月经不调，手部震颤；舌红，苔薄，脉弦。

治宜益气养阴，软坚散结。

方用生脉散合海藻玉壶汤加减。心悸失眠加茯神、枣仁、磁石；急躁易怒、手部震颤加珍珠母、生石决、钩藤；月经不调加鹿角片、益母草；肿块坚硬加莪术、落得打；气阴虚甚加黄芪、龟板、鳖甲等。

（2）外治

外用阳和解凝膏或大布膏掺黑退消或桂麝散、十香散外敷。

2. 其他疗法

（1）针刺：取合谷、内关、曲池，直刺或斜刺，隔日1次，不留针。

（2）手术：肉瘿有多发结节者，内服药治疗3个月症状无改善者，或伴有甲状腺功能亢进，或近期肿块增大明显有恶变倾向者，应及时考虑手术治疗。

（3）腺瘤囊内出血者，可在B超引导下行局部穿刺，抽吸后用无水乙醇灌注冲洗，囊内保留无水乙醇1~2ml。

要点五　肉瘿的预防调护

1. 保持心情舒畅，避免忧思郁怒。
2. 定期检查肿块大小、硬度、活动度，早期发现恶性变的征兆，及时手术治疗。
3. 手术患者要卧床休息，注意伤口出血，预防喉痉挛发生。

细目四　瘿痈

要点一　瘿痈的概述

瘿痈是颈前结喉部的炎症性疾患。相当于西医学的急性甲状腺炎、亚急性甲状腺炎，前者临床较少见。

要点二　瘿痈的特点

瘿痈的特点是急性发病，结喉一侧或两侧结块，色红灼热，疼痛肿胀木硬，甚而化脓，常伴有发热、头痛等症状。

要点三　瘿痈的诊断与鉴别诊断

1. 诊断

（1）临床表现

多发生于中年人，女性较男性发病率高。亚急性甲状腺炎起病前多有上呼吸道炎症、感冒、咽痛或腮腺炎等病史。

颈部肿胀多突然发生，常在寒战、高热后发现颈部肿块迅速增大，焮红（初起局部皮色不变），灼热，触痛，疼痛可波及耳后枕部，颈部活动或吞咽时疼痛加重。严重者因肿大的甲状腺引起压迫症状而出现气促、声嘶、吞咽困难等。常伴有发热，畏寒，口渴，咽干，舌苔黄，脉浮数或滑数。一般多能吸收消散，很少化脓。若酿脓，则局部胀痛、跳痛感明显，可触及波动感。

（2）实验室及其他辅助检查

①急性期：血白细胞总数及中性粒细胞比例增高，血沉加快，甲状腺功能无变化，摄碘率正常。

②亚急性期：血白细胞总数轻度升高，中性粒细胞比例正常或稍高，血沉加快。大部分病人初期血清 T3、T4 正常或短期升高，2 周内 FT3、FT4 较高，自身抗体（TGAb、TMAb、TPOAb）阳性，部分病人甲状腺摄碘率降低。恢复期甲状腺摄碘率反跳性升高，T3、T4 低于正常，TSH 高于正常。

③甲状腺超声波检查可发现有无脓肿形成。

2. 鉴别诊断

（1）颈痈：病发于颈部两侧、颌下、颏下、耳后等部位，皮色渐红，灼热肿痛，易脓易溃。

（2）锁喉痈：急性发病，颈部弥漫性红肿，范围较大，甚者上延腮颊，下至胸前，坚硬灼热疼痛，可伴喉风、重舌，全身热毒症状明显。

要点四　瘿痈的治疗

本病以疏风清热、化痰散结为主。早期有表证时，以疏风清热化痰法治疗能较好地控制病情；后期肿块难消，结合用活血化瘀药物，有利于肿块吸收消散。若有化脓，则需配合切开排脓等外治疗法。

1. 辨证论治

（1）内治

①风热痰凝证

颈前结块红肿灼热（初起皮色不变），疼痛明显；伴恶寒发热，头痛，口渴，咽干；苔薄黄，脉浮数或滑数。

治宜疏风清热，化痰消痈。

方用牛蒡解肌汤加减。

②气滞痰凝证

局部肿块坚实，皮色不变或微红，轻度作胀，重按才感疼痛，其痛常反射至后枕部，或有喉间梗塞感，痰多；一般无全身症状；苔黄腻，脉弦滑。

治宜清肝理气，化痰散结。

方用柴胡清肝汤加丹参、莪术、赤芍等。

（2）外治

①局部肿痛宜选用金黄散、四黄散、双柏散，用水或蜂蜜调成糊状外敷，每天 1～

2 次。

②若化脓，有波动感者，可切开排脓。宜循经直开，并用八二丹药线引流，金黄膏外敷。脓尽后可外敷生肌散、红油膏，促进疮口愈合。

2. 其他疗法

对持续高热，并伴有气促声嘶、吞咽困难等严重症状者，应配合抗生素治疗，并适当补充液体加强支持疗法。

要点五　瘿痈的预防调护

1. 加强体育锻炼，增强机体抵抗力，预防上呼吸道感染的发生。
2. 积极治疗颈部感染性疾患。
3. 保持心情舒畅，忌恚怒，少食辛辣炙煿。
4. 病重者宜卧床休息，注意保持呼吸道通畅。手术者注意避免伤口出血，并预防气管痉挛的发生。

细目五　石瘿

要点一　石瘿的概述

瘿病结块坚硬如石，不可移动者，称为石瘿。相当于西医学的甲状腺癌。其特点是结喉一侧或两侧结块，坚硬如石，高低不平，推之不移。故《三因方》说："坚硬不可移者，名曰石瘿。"好发于40岁以上的中年人。

要点二　石瘿的病因病机

1. 多由情志内伤，肝脾气逆，以致气郁、湿痰、瘀血凝滞于颈前而成。痰瘀气郁久而化热，耗气伤阴，致气阴两亏。
2. 或由肉瘿日久转化而成。

要点三　石瘿的诊断与鉴别诊断

1. 诊断

（1）临床表现

可发于任何年龄，多见于30～45岁青壮年，女性发病较多，男女之比约为1:（2～3）。

或发于既往有肉瘿病史者。

偶尔发现颈部肿块坚硬不平，或颈前多年存在的肿块迅速增大、变硬、表面高低不平，推之不移，吞咽时活动受限。可出现波及耳、枕和肩部的疼痛；肿块可发生压迫症状，引起呼吸和吞咽困难、声音嘶哑；晚期可发生骨、肺、颅内转移，出现骨痛、胸痛、咳嗽、咳血、头痛、复视等症状。

本病发生淋巴结转移较为常见。血行转移多出现在肺和骨髓。

（2）实验室及其他辅助检查

甲状腺同位素[131]碘扫描多显示为凉结节（或冷结节）；可配合B型超声、CT检查，以协助诊断。必要时可行甲状腺穿刺活检。

2. 鉴别诊断

（1）瘿痈：急性发病，多有上呼吸道感染病史。甲状腺肿大为弥漫性，边界不清，木硬，张力较大，有触痛。预后良好。

（2）肉瘿：甲状腺肿物呈圆形或卵圆形，边界清楚，表面光滑，能随吞咽动作而上下移动，预后良好。

（3）亚急性甲状腺炎：急性发病，多有上呼吸道感染史。甲状腺弥漫性肿大，疼痛，肿块质硬，触痛明显，伴有发热和其他全身症状。

要点四　石瘿的治疗

石瘿为恶性肿瘤，一旦诊断明确，宜早期手术治疗。若不宜手术或术后体质虚弱，或处于放疗、化疗期间，可配合中药内治；局部可予中药外敷。

1. 辨证论治

（1）内治

①痰瘀内结证

颈块短期内增大较快，坚硬如石，高低不平，推之不移，但全身症状尚不明显；舌暗红，苔薄黄，脉弦。

治宜解郁化痰，活血消坚。

方用海藻玉壶汤加三棱、莪术、白花蛇舌草、山慈菇、蛇六谷、石见穿等。

②瘀热伤阴证

疾病晚期，或局部溃破流血水，或颈部他处发现转移性结块，或声音嘶哑，形倦体瘦；舌紫暗，或见瘀斑，脉沉或涩。

治宜和营养阴，消瘀止痛。

方用通窍活血汤合养阴清肺汤加减。

（2）外治

①可用阳和解凝膏掺阿魏粉敷贴。

②肿块处疼痛灼热者，可用生商陆根捣烂外敷。

2. 其他疗法

（1）手术疗法：是本病的首选治疗措施。

（2）化疗：一般化疗的效果不佳，主要使用于分化不良的甲状腺恶性肿瘤。可用环磷酰胺、5－氟尿嘧啶和长春新碱联合化疗。

（3）局部放射治疗：用于术后预防性治疗，以及复发或切除不彻底的患者，髓样癌、未分化癌等分化不良者。

要点五　石瘿的预防调护

1. 肉瘿患者久治不愈，或结节迅速增大变硬，宜及早手术切除，以防恶变。

2. 采用放射治疗的患者可常服中药如生地、玄参、沙参、麦冬、太子参、女贞子、旱莲草、夏枯草、茯苓等以养阴清热、平肝消瘿。

3. 保持心情舒畅，树立战胜疾病的信心。

细目六　桥本甲状腺炎

要点一　桥本甲状腺炎的概述

桥本甲状腺炎又称慢性淋巴细胞性甲状腺炎，通常也称桥甲炎、桥本病，是一种自体免疫性疾病。

该病是甲状腺炎中发病率最高的一种类型，近年的发病率呈上升趋势。多见于30~50岁女性，起病隐匿，发展缓慢，病程较长，主要表现为甲状腺肿大，多数为弥漫性，少数可为局限性，部分以颜面、四肢肿胀感起病。少数晚期患者的甲状腺体内发生严重的纤维化，则坚硬如石，常与周围组织粘连，可发生进行性压迫症状，出现呼吸困难、吞咽困难等症状。

要点二　桥本甲状腺炎的病因病机

本病的病因目前尚不十分明了。中医学认为本病的发生与外感六淫、七情内伤和体质等因素有关。

肝主疏泄，性喜条达，疏泄失常，肝郁气滞，气滞不能运行津液，津液凝聚成痰，痰气交阻颈前，瘿肿乃成；痰气搏结日久，气血运行受阻，气滞血瘀，痰瘀互结，病情日重。

《诸病源候论》载：“瘿者，由忧恚气结所生”，强调精神创伤在本病发生中的作用。《外科正宗·瘿瘤论》提出本病主要由气、痰、瘀壅结所致，曰：“夫人生瘿病之症，乃五脏瘀血、浊气、痰滞而成”。

要点三　桥本甲状腺炎的诊断与鉴别诊断

1. 诊断

（1）临床表现

本病多见于中年女性，表现为甲状腺肿，起病缓慢，常在无意中发现，体积约为正常甲状腺的2~3倍，表面光滑，质地坚韧有弹性如橡皮。明显结节则少见，无压痛，与四周无粘连，可随吞咽运动活动。晚期少数可出现轻度局部压迫症状。

本病发展缓慢，有时甲状腺肿在几年内似无明显变化。初期时甲状腺功能正常。病程中有时也可出现甲亢，继而功能正常、甲减、再正常，其过程类似于亚急性甲状腺炎，但不伴疼痛、发热等，故称此状态为无痛性甲状腺炎，产后发病则称为产后甲状腺炎。

但当甲状腺破坏到一定程度，许多患者逐渐出现甲状腺功能减退，少数呈黏液性水肿。

本病有时可合并恶性贫血，这是由于患者体内存在胃壁细胞的自身抗体所致。桥本甲状腺炎初起病情多变，很容易引起误诊。

（2）辅助检查

①早期甲状腺功能可正常，桥本甲亢者甲功轻度升高，随着病程进展，T3、T4可下降，TSH升高，TMAb、TGAb阳性。

②甲状腺放射性核素显像有不规则浓集或稀疏区，少数表现为“冷结节”。

③过氯酸钾释放试验阳性。

④血清丙种球蛋白增高，白蛋白下降。

⑤甲状腺穿刺示有大量淋巴细胞浸润。

2. 鉴别诊断

（1）Graves病或突眼性甲状腺肿：为涉及多系统的自身免疫性疾病，其特点为弥漫性甲状腺肿伴甲亢、浸润性突眼及浸润性皮肤病（胫前黏液性水肿），多见于女性，也有甲状腺抗体，它与桥本甲状腺炎甲亢型类似。但Graves病主要由甲状腺刺激免疫球蛋白所引起，TSI封闭抗体阻止甲状腺对增加的垂体TSH起反应，而桥本甲状腺炎除了足量的免疫细胞浸润甲状腺外，其甲状腺增生的主要刺激物是TSH本身，而没有TSI封闭抗体。

（2）变型性慢性淋巴细胞性甲状腺炎：是本病的另一种不同类型，如原发性萎缩性甲状腺炎、不对称性自身免疫性甲状腺炎、青少年型淋巴细胞性甲状腺炎、纤维化型甲状腺炎和产后Hashimoto甲状腺炎。这些甲状腺炎多见于女性，组织学上见到腺体被淋巴细胞浸润，有不同程度的纤维化和萎缩，使甲状腺功能低下。产后甲状腺炎多发生在产后3～5个月，多数在几个月内好转。

（3）其他自身免疫性疾病：在同一病人身上可以发生甲状腺炎、重症肌无力、原发性胆管硬化、红斑狼疮、“自身免疫性”肝病或者干燥综合征。极少数桥本甲状腺炎可类同Quervain甲状腺炎，表现有发热、颈部疼痛和甲状腺肿大，甲状腺抗体阳性，这可能是本病的亚急性发作。

要点四　桥本甲状腺炎的治疗

1. 辨证论治

（1）内治

①肝气郁滞证

肿块质地中等或质硬，随吞咽上下活动，咽喉有梗阻感；情绪抑郁，胸闷不舒，乏力倦怠，大便溏或不爽，女子月经不调；舌质红，苔薄黄，脉弦滑。

治宜疏肝理气，软坚散结。

方用柴胡疏肝散加减。

②血瘀痰结证

颈前肿块质地坚韧或坚硬如石，表面光滑或有结节感，能随吞咽运动，局部闷胀不适，有咽喉阻塞感及其他压迫感，轻度疼痛；纳差，便秘；舌质淡暗或紫暗，有瘀斑，苔微黄，脉沉细或弦滑。

治宜活血化瘀，化痰散结。

方用桃红四物汤加减。

③气阴两虚证

颈前肿块质地中等或质韧，有一定的压迫感；可见眼突，神疲乏力，心悸气短，怕热，多汗，易怒，口渴，食多，便溏，失眠多梦，形体消瘦；舌质红，苔少，脉细数无力。

治宜益气养阴，化痰散结。

方用生脉散加减。偏阴虚火旺者，宜养阴降火，方选知柏地黄汤加减。

④脾肾阳虚证

肿块质地坚硬，有咽部梗阻及压迫感；形寒肢冷，神疲懒言，头面及四肢浮肿，腹胀纳差，腰膝酸软，女子月经不调；舌质胖嫩，边有齿痕，苔白，脉沉细弱。

治宜温补脾肾，散寒化痰。

方用金匮肾气丸合阳和汤。

（2）外治

可外贴冲和膏或阳和解凝膏。

2. 其他疗法

（1）甲状腺素治疗：甲状腺肿大明显或伴有甲减时，可给予甲状腺素治疗，可用 L－T4 或甲状腺粉（片）。一般从小剂量开始，甲状腺素片 40～60mg/d，L－T4 50～100μg/d，逐渐增加剂量分别至 120～180mg/d 及 100～200μg/d，直至腺体开始缩小，TSH 水平降至正常，再调整剂量维持治疗 1～2 年。

（2）抗甲状腺治疗：桥本甲亢应给予抗甲状腺治疗，可用甲巯咪唑（他巴唑）或丙硫氧嘧啶（PTU）治疗，但剂量应小于治疗 Graves 病时的剂量，而且服药时间不宜过长。如为一过性的甲亢（临床表现型），可仅用 β 受体阻滞药，如普萘洛尔（心得安）或美托洛尔（倍他乐克）进行对症治疗。

（3）糖皮质激素治疗：亚急性起病，甲状腺疼痛和肿大明显时，可用泼尼松（强的松）15～30mg/d 治疗，症状好转后逐渐减量，用药 1～2 个月。糖皮质激素可通过抑制自身免疫反应而提高 T3、T4 水平。但泼尼松疗效不持久，停药后常易复发，如复发疼痛可再次使用泼尼松。但对甲减明显的病例，一般不推荐使用激素。

要点五　桥本甲状腺炎的预防调护

1. 注意劳逸结合，保持心情愉快。
2. 加强体育锻炼，增强体质和抗病能力。
3. 患病后应做到及早诊断、及时治疗，以防止病变迁延不愈，避免甲减的发生。

（裴晓华）

第九单元 瘤、岩

细目一 概论

要点一 瘤、岩的临床特点

瘤是瘀血、痰滞、浊气停留于机体组织间而产生的结块。瘤虽多发于体表，但亦可生于内脏，如《灵枢》中所记载的肠瘤。对于内脏肿瘤，后世文献多归属于癥瘕范畴。对于生于体表的肿瘤，《医宗金鉴·外科心法要诀》分为六种，即气瘤、血瘤、筋瘤、肉瘤、骨瘤、脂瘤。《诸病源候论》说："瘤者，皮肉忽肿起，初梅李大，渐长大，不痛不痒，又不结强，言留结不散，谓之为瘤。"

可见瘤的特点是：生于体表的局限性肿块，发展缓慢，一般没有自觉症状。相当于西医学的部分体表良性肿瘤。

岩是发生于体表的恶性肿物的统称。因其质地坚硬，表面凹凸不平，形如岩石而得名。古代"癌"、"岩"、"嵒"、"巖"等字义相同且通用。其临床特点是：多发于中老年人，局部肿块坚硬，高低不平，皮色不变，推之不移，溃烂后如翻花石榴，色紫恶臭，疼痛剧烈，难于治愈，预后不良，为外科疾病中最凶险者，故有绝症之称。

要点二 瘤、岩的病因病机

瘤、岩是全身性疾病的局部表现，其发病原因较复杂，但归纳起来不外乎内因、外因两个方面。外因为六淫之邪，内因为正气不足和七情所伤。由于致病因素的作用，导致机体阴阳失调，脏腑功能障碍，经络阻塞，气血运行失常，气滞血瘀、痰凝毒聚等相互交结而导致瘤、岩的发生。

1. 六淫之邪

六淫之邪为四时不正之气，乘虚内侵，导致气血凝结，阻滞经络，影响脏腑的正常功能，邪浊与郁气、积血相合为病，留积不散，久之结为瘤、岩。

2. 情志郁结

七情所伤，情绪抑郁不畅，脏腑的气机失于正常运行，气滞日久，必致血瘀，气滞血瘀长期蕴结不散，可逐渐形成瘤、岩。

3. 脏腑失调

脏腑功能失调，正气虚弱、邪气留滞而致气滞血瘀、痰凝毒聚，互相搏结而致瘤、岩。

4. 饮食不节

恣食辛辣厚味，脾胃受损，水湿不化，津液不布，温蕴日久成湿毒，或兼受邪火熬灼，凝结成痰，痰浊积聚而为瘤、岩。

上述病机中，瘤主要是邪气偏盛，岩主要是正气不足，即机体抗病力降低。加之邪毒侵袭，日积月累，导致瘤、岩的形成。正如明·李中梓《医宗必读》所言："积之成者，正气不足，而后邪气踞之。"总之，瘤、岩病机的特点是：本虚而标实，正气亏虚为本，气滞、血瘀、痰凝、湿热或阴毒结聚为标。

西医学认为，瘤、癌是由多种原因引起人体细胞增生而形成的异常新生物。这种增生组织的细胞具有异常的结构和功能，其生长能力旺盛，与整个身体的代谢不协调，对人体的危害很大。由正常细胞增生而转变为癌细胞的过程称为"癌变"，这个转变过程的本质、原理及经过称为"癌变原理"，即癌的发病机理。目前尚未能找出恶性肿瘤的单一病因，但多数学者认为，除了各种致癌因素以外，癌症的发病与病人的易感性和遗传因素密切相关。

要点三　瘤、岩的中医辨证

一般体表岩、瘤在早、中期或未溃之前多以实证为主，晚期或岩、瘤溃后则以虚证为主。根据临床辨证规律一般分如下证型：

1. 气郁痰凝证

局部肿块硬韧，尚可活动，患部皮色不变，无痛，伴有胸闷、胁胀、纳差、精神抑郁等症状。舌质淡红，苔薄白或微黄腻，脉细弦。

2. 寒痰凝聚证

局部肿块质硬，表面光滑有弹性，肿块活动度较差，患部皮肤色白，无痛，肤温不高，伴周身倦怠、胸闷不舒、畏寒怕冷。舌质淡，苔白或白腻，脉沉而滑。

3. 毒热蕴结证

肿块增大，压痛，患处皮肤色红，肤温较高，或肿块溃烂，状如翻花，时流血水，痛如火燎，分泌物有恶臭味，伴发热、心烦、口渴、尿黄、大便干结。舌质红，少苔或苔黄，脉弦滑或滑数。

4. 气血瘀滞证

肿块坚硬，表面高低不平，推之不动，自觉疼痛或刺痛及胀痛，局部青筋显露，伴胁胀不适、易烦躁。舌质暗红或有瘀斑，苔薄黄，脉弦或涩。

5. 正虚邪实证

多见于岩的晚期。肿块增大、增多，有邻近或远处转移，或岩肿溃烂，渗流血水，疮面灰暗，高低不平，易出血，久不收口，伴全身消瘦、发热、面色㿠白、身体倦怠、不思饮食等。舌质淡红，苔薄而微黄，或少苔、无苔，脉细数。

要点四　瘤、岩的治疗

1. 辨证论治

一般体表的瘤、岩在早、中期或未溃之前多以实证为主，晚期或瘤、岩溃后则以虚证为主。体表良性肿瘤的内治，根据《外科正宗》所归纳，主要是行气散结、破瘀消肿、化痰软坚三大法。长期攻消不愈者，后期以补益扶正为主。

瘤的外治方法较多，一般以手术切除瘤体为首选。

岩的辨证论治必须与辨病相结合，力求对恶性肿瘤做到早期发现、早期诊断、早期治疗。一般应掌握好以下三个原则：局部与整体，扶正与祛邪，标本缓急。

（1）内治

①气郁痰凝证：治宜理气解郁，化痰散结。方用开郁散、通气散坚丸加减。常用药物有：陈皮、青皮、香附、枳壳、枳实、柴胡、橘核、郁金、厚朴、川贝母、浙贝母、法夏、僵蚕、白芥子、胆南星、夏枯草等。

②寒痰凝聚证：治宜温经散寒，化痰散结。方用阳和汤、万灵丹加减。常用药物有：鹿角胶、熟地、麻黄、白芥子、细辛、肉桂、台乌药、全蝎、浙贝母、法夏、乳香、没药、橘核、香附等。

③毒热蕴结证：治宜清热解毒，软坚散结。方用五味消毒饮合当归芦荟丸加减。常用药物有：黄柏、半枝莲、白花蛇舌草、肿节风、黄连、黄芩、夏枯草、鳖甲、七叶一枝花、龙葵、半边莲、川贝母、胆南星、银花、蒲公英、紫花地丁等。

④气血瘀滞证：治宜活血化瘀，软坚散结。方用活血散瘀汤或散肿溃坚汤加减。常用药物有：丹参、川芎、桃仁、红花、赤芍、水红花子、五灵脂、三棱、莪术、水蛭、虻虫、土鳖虫、乳香、没药、苏木、鬼箭羽等。

⑤正虚邪实证：治宜扶助正气为主，或扶正解毒。方用保元汤或生脉散合散肿溃坚汤加减。常用药物有：太子参、西洋参、人参、生黄芪、当归、炒白术、茯苓、沙参、麦冬、制首乌、黄精、菟丝子、仙灵脾、白花蛇舌草、肿节风、半枝莲、蒲公英、半边莲等。

（2）外治

①可辨证选用阳和解凝膏、冲和膏、金黄膏，或阳毒内消散、阴毒内消散、桂麝散、红灵丹等外敷。

②紫金锭、小金丸、新癀片等可分别研末，以茶水调涂肿块部位。

③对于溃疡面，可选用红升丹、白降丹或三品一条枪药线等，使癌瘤组织分离、脱落，外敷藤黄膏。腐肉已尽可用生肌白玉膏或生肌玉红膏。

2. 其他疗法

①手术治疗：根据病情选择手术，以切除肿块为目的。

②激光与冷冻疗法：可使岩瘤坏死脱落。

③放疗与化疗：根据病情选用合适方案。

细目二　血瘤

要点一　血瘤的概述

血瘤是指体表血络扩张，纵横丛集而形成的肿瘤。可发生于身体任何部位，大多数为先天性，其特点是病变局部色泽鲜红或暗紫，或呈局限性柔软肿块，边界不清，触之如海绵状。相当于西医学的血管瘤。常见的有毛细血管瘤和海绵状血管瘤。

要点二　血瘤的诊断与鉴别诊断

1. 诊断

（1）毛细血管瘤：多在出生后1～2个月内出现，部分在5岁左右自行消失。由真皮内增生、扩张的毛细血管构成，多发生在颜面、颈部，可单发，也可多发。多数表现为在皮肤上有红色丘疹或小的红斑，逐渐长大，界限清楚，大小不等，质软可压缩，色泽为鲜红色或紫红色，压之可褪色，抬手复原。

（2）海绵状血管瘤：由内皮细胞增生构成的血管迂曲、扩张并汇集一处而成。常见于头部、颈部，也可发生于其他部位和内脏。表现为质地柔软似海绵，常呈局限性半球形、扁平或高出皮面的隆起物，肿物有很大压缩性，可因体位下垂而充盈，或随患肢抬高而缩小，在瘤内有时可扪及颗粒状的静脉石硬结，外伤后可引起出血，继发感染可形成慢性出血性溃疡。

（3）蔓状血管瘤：多在海绵状血管瘤的基础上发生，因血管窦与小动脉相连而成。多发于头皮，瘤体外观常见蚯蚓般蜿蜒迂曲的血管，有压缩性和膨胀性，紫红色，有搏动、震颤及血管杂音，局部温度稍高。肿瘤周围有交通的小动脉，如将其压迫，则搏动消失。血管瘤有时会突然破溃，可引起危及生命的大出血。婴儿头皮血管瘤迅速增大可破颅骨。

2. 鉴别诊断

（1）血痣：指压其色泽和大小无明显改变，应与毛细血管瘤区别。

（2）筋瘤：筋瘤为静脉曲张，多发生在下肢，瘤体呈青紫色，如蚯蚓集结。

要点三　血瘤的治疗

瘤体局限者可行手术切除，中医可辨证论治，或配合外治和其他疗法。

1. 辨证论治

（1）内治

①心火妄动证

瘤体色泽鲜红，按之灼热；伴烦躁不安，易口舌生疮，面赤口渴，小便短赤，大便秘结；舌质红，苔薄黄，脉数。

治宜清心泻火，凉血散瘀。

方用芩连二母丸加减。

②肾伏郁火证

多发生于初生婴儿，多见于面颈部，瘤体色红质软，表面灼热；伴手足心热，盗汗，尿黄，便干；舌红苔少，脉细数。

治宜滋阴降火，凉血化瘀。

方用凉血地黄汤加减。

②肝经火旺证

多发于头面或大腿部，肿块呈丘疹或结节状，表面呈红色，易出血，常因情志不遂或郁怒而发生胀痛；可伴心烦易怒、咽干口苦等症；舌质红，苔微黄，脉弦细数。

治宜清肝泻火，化瘀解毒。

方用丹栀逍遥散合清肝芦荟丸加减。

③脾统失司证

肿瘤体积不大，边界不清，表面色红，好发于下肢，质地柔软，易出血，无疼痛；伴肢软乏力，面色萎黄，纳食不佳等；舌质淡，苔白或白腻，脉细。

治宜健脾益气，化湿解毒。

方用顺气归脾丸加减。

（2）外治

①对小面积毛细血管瘤及海绵状血管瘤可用五妙水仙膏外搽。

②清凉膏合藤黄膏外敷，包扎固定，每日换药1次，以促其消散。

③破溃出血者可用云南白药掺敷伤口。

2. 其他疗法

（1）注射疗法：适用于中小型海绵状血管瘤，也可作为术前治疗的一种措施。可用消痔灵注射液加1%普鲁卡因按1:1混合后注入瘤体，缓慢注入，至整个瘤体稍高起为止。每次用药约3～6ml。隔1周可再注射1次。若瘤体尚未发硬萎缩，可用消痔灵2份、普鲁卡因1份，如上法进行注射。也可用10%鱼肝油酸钠瘤体内注射。

（2）手术疗法：局限性血管瘤可行手术切除。皮肤血管瘤切除常伴有植皮，可能会影响美容和器官功能，因此头面部皮肤血管瘤的切除应慎重考虑。血管瘤的手术并发症有难以控制的出血，对范围较大或难以估计范围的血管瘤，术前须进行血管造影，以查明肿瘤部位、层次和毗邻，不可贸然手术，以免发生意外。

（3）冷冻疗法：对于浅表较小的血瘤可采用冷冻方法治疗。使用液氮低温治疗机，配以相应的冷冻头与血管瘤接触1～2分钟，对于大面积和不能一次治愈者，可分期分次冷冻。缺点是易形成瘢痕，并有疼痛。

（4）放射疗法：放射疗法对表浅性毛细血管瘤有效，对于范围较大的血瘤也可应用放射治疗。婴儿和儿童的毛细血管瘤对放射线敏感。放射疗法有一定副作用，应慎用。

要点四　血瘤的预防调护

1. 妊娠期间勿过食辛辣厚味，以免化热，引动胎火。
2. 注意防止血瘤破溃出血。
3. 调摄情志，避免恼怒。

细目三　肉瘤

要点一　肉瘤的概述

肉瘤是发于皮里膜外、由脂肪组织过度增生而形成的良性肿瘤。因其软如绵、肿如馒，如肉之隆起，故名肉瘤。相当于西医学的脂肪瘤。其特点是软似绵，肿似馒，皮色不变，不紧不宽，如肉之隆起。西医学所称的肉瘤是指发生于结缔组织的恶性肿瘤，如脂肪肉瘤、纤维肉瘤等，与本病有本质的区别，临证中不可混淆。

要点二　肉瘤的诊断与鉴别诊断

1. 诊断

脂肪瘤可发于身体各部，好发于肩、背、腹、臀及前臂皮下。可单发或多发，大小不一，边界清楚，皮色不变，生长缓慢，触之柔软，呈扁平团块状或分叶状，推之可移动，与皮肤无粘连，基底较广阔，一般无疼痛。多发者常见于四肢、胸或腹部，呈多个较小的圆形或卵圆形结节，质地较一般肉瘤略硬，压之有轻度疼痛。

2. 鉴别诊断

（1）气瘤（神经纤维瘤）：常见于皮肤或皮下组织，单发或多发，小者如豆粒，大者如鸡卵，甚者其大如拳。肿块突出体表，过大时则下垂，质地柔软，用手指压扁，放手后随即弹起。多发者又称神经纤维瘤病，多在儿童时开始发病，有家族遗传倾向，肿瘤沿神经干走向分布，几个或成百上千，多呈念珠状结节。皮肤出现点状或斑片状咖啡斑，其分布与瘤体分布无关，是诊断本病的重要依据。必要时可作活组织检查进行鉴别。

（2）脂瘤（皮脂腺囊肿）：好发于头面、耳后、背及臀部。瘤体呈圆形，界限清楚，基底可以推动，但与皮肤粘连。瘤体皮肤表面常可见一蓝黑色小点，用力按压有脂浆样物溢出，且有臭味。生长缓慢，长年存在。若出现红肿疼痛，为继发感染，多形成脓肿。

要点三　肉瘤的治疗

小的肉瘤可不处理，瘤体较大者宜手术切除，可配合中医药治疗。

1. 辨证论治

（1）内治

①肝郁痰凝证

常为多发，瘤体较小，质稍硬，有触痛；伴精神抑郁，心烦易怒，胸闷，喜叹息；舌质红，苔薄黄，脉弦。

治宜疏肝解郁，化痰散结。

方药用十全流气饮加减。

②脾虚痰凝证

瘤体大，质软如绵，基底较宽，无触痛，喜温喜按；伴面色萎黄，精神疲惫，少气懒言；舌质淡，苔薄白，脉细滑。

治宜健脾宽中，燥湿化痰。

方用归脾汤合二陈汤加减。

（2）外治

用阳和解凝膏掺黑退消外贴。

2. 其他疗法

对有明显增大趋势，或伴有疼痛，或瘤体较大者，宜行手术切除。

要点四　肉瘤的预防调护

1. 注意合理饮食，勿过食辛辣炙煿、肥甘厚味之品。
2. 调畅情志，节制恼怒。

3. 发现肿块采取正确检查方法，避免挤压等过度刺激。
4. 肿块外用药不宜采用对皮肤有强刺激性的药物。

细目四　茧唇

要点一　茧唇的概述

茧唇是发生于唇部的岩肿，因其外形似蚕茧而得名。相当于西医学的唇癌，发病率居口腔肿瘤的第三位。本病多见于下唇，表现为无痛性局限性硬结，或如乳头及蕈状突起，溃烂后翻花如杨梅。

要点二　茧唇的病因病机

本病的发生和发展与心、脾、胃、肝、肾等脏腑功能失常有密切关系。

1. 心脾火毒

思虑太过，致使心火焦炽，移热于脾经，挟脾之郁结湿浊，循经上升，结于唇部，致使唇部气血瘀滞，火毒湿浊相互搏结而成茧唇。

2. 脾胃湿热

过食肥甘厚腻及辛辣炙煿之品，致脾胃蕴积化热，火毒内生，灼津为痰，痰随火行，留注于唇，湿热痰浊结为肿块。

3. 阴虚火旺

肝肾精血受损，阴虚不能潜阳，阴虚火旺，相火上炎，炼液成痰，虚火痰毒循经蕴结于唇而发生本病。

4. 不良刺激

长期的局部慢性刺激，如烟热火毒、烟斗积毒或局部长期使用劣质化妆品；或唇部湿疹、口唇白斑等，均可诱发本病。

要点三　茧唇的诊断与鉴别诊断

1. 诊断

本病发病缓慢，多见于老年男性，病变多发于下唇的中、外1/3交界处的红缘部，口角及上唇者较少见。多在良性病变的基础上发生，如长期不愈的角化增生、白斑、皲裂或乳头状瘤等。

初起为局限性硬结，状如豆粒，渐渐增大，开始多无疼痛，进而溃破如翻花，时流血水，并伴疼痛、张口进食困难。病情进一步发展，患者颌下及颏下淋巴结可肿大固定，常为癌肿转移之征象。

2. 鉴别诊断

唇风（慢性唇炎）：下唇常见，初起发痒，色红伴肿，但肿不高突，表面干燥，可有细小的裂口，易出血，因皮裂而疼痛较剧烈，基底部不坚硬，无溃烂翻花之症状。

要点四　茧唇的治疗

本病一旦确诊，应尽早手术。不能手术者可辨证论治，或配合其他疗法。

1. 辨证论治

（1）内治

①心脾火炽证

下唇部肿胀坚硬，结多层痂皮，形如蚕茧，溃烂后渗流血水，疼痛较剧，张口困难，伴口渴，尿黄，心烦，失眠；舌质红，苔黄，脉细而数。

治宜清火解毒，养阴生津。

方用清凉甘露饮加减。可酌加栀子、土茯苓、僵蚕、半枝莲等。

②脾胃实热证

唇红缘肿块增大迅速，口唇红肿燥裂，灼热疼痛，伴面赤口渴，大便秘结，小便黄而短少；舌红，苔黄燥，脉滑数。

治宜通腑泄热，解毒化痰。

方用凉膈散合清胃散加减。可酌加射干、七叶一枝花、牛蒡子、川贝母、夏枯草等。

③阴虚火旺证

肿块溃烂呈菜花状，疮面色紫暗不鲜，时流血水，痛如火燎，伴倦怠乏力，五心烦热，两颧潮红；舌红无苔，脉细数。

治宜滋阴降火，凉血解毒。

方用知柏地黄汤加减。可酌加石斛、天花粉、十大功劳、鹿含草、紫草等。

（2）外治

①皮癌净外敷，每日或隔日1次。

②蟾酥丸加醋研磨后外敷患部。

2. 其他疗法

（1）中成药

①犀黄丸，每次服3～6g，每日2次。

②小金片，每次服4片，每日2次。

（2）西药：争光霉素15～30mg，隔日静脉或肌肉注射，总量300～450mg为1个疗程。

（3）放射疗法：局部可用X线放射治疗，早期或晚期病例均可选用。

（4）激光：局部病变可用激光烧灼，直至肿瘤消失。

（5）手术：尤其适用于早期，可行局部楔形切除术。有转移之肿大淋巴结时，可做颈部淋巴结清扫术。

要点五　茧唇的预防调护

1. 注意口腔卫生，忌吸烟。
2. 积极治疗唇部口腔白斑、结节、疣赘、皮炎、湿疹等病变，以防恶变。

细目五　失荣

要点一　失荣的概述

失荣是发于颈部及耳之前后的岩肿，因其晚期气血亏乏，面容憔悴，形体消瘦，状如树木枝叶发枯，失去荣华而命名。相当于西医学的颈部淋巴结转移癌和原发性恶性肿瘤。多见于40岁以上的男性，属古代外科四大绝症之一。

要点二　失荣的病因病机

因足少阳胆经循行耳之前后，肝与胆相表里，故失荣的发生与肝、胆关系密切。如七情内伤，忧思郁怒，肝失条达，气机不舒，气滞血瘀，阻于胆经颈络，则结为肿块；或脾虚运化失司，水湿津液凝聚为痰，痰瘀脏毒凝结于少阳、阳明之络，可发为本病。

要点三　失荣的诊断与鉴别诊断

1. 诊断

（1）临床表现：以颈部或耳之前后肿块为主要表现。初起时多为单发结节，质地坚硬，可活动，皮色不变，生长较快；中期肿块体积增大，数量增多，融合成团块或联结成串，表面不平，固定不移，肤色紫暗，微痛或不痛，不欲饮食，少气懒言；后期岩肿溃破，疮面渗流血水，高低不平，形似翻花状，其味臭秽，疼痛剧烈并可波及面部、胸部、肩背部，面色无华，形体消瘦，终至气血衰竭而致不救。

失荣大多数为颈部淋巴结转移癌，原发癌灶绝大多数在头颈部，尤以鼻咽、口腔和甲状腺部癌肿最为多见。颈部淋巴结转移癌的特点是大多可找到原发病灶，肿块为一个或数个肿大淋巴结，增大速度较原发性颈部肿瘤慢，多数先有原发肿瘤的相应症状。

失荣少部分为原发性颈部恶性肿瘤。其特点是肿块质地坚硬，生长较快，表面不平，活动度差。常见的原发性颈部恶性肿瘤有腮腺癌、甲状腺癌、颈部恶性淋巴瘤。

（2）辅助检查：如为颈部淋巴结转移癌，应视肿大淋巴结的淋巴接纳区域，进行全面细致的体格检查，寻找原发病灶。借助现代医学的理化检查手段，往往可以发现原发病灶。无论是原发癌还是转移癌，活组织病理检查可以协助确诊。

2. 鉴别诊断

（1）瘰疬：颈部肿块坚实，生长缓慢，逐渐增多，常三五成群，融合成串，可与皮肤粘连。化脓时肿块变软，溃后脓水清稀，夹有败絮，常形成窦道。可出现潮热、盗汗、颧红、手足心热等虚热症状。必要时作活检进行鉴别。

（2）颈痈：部分颈痈病人因大量使用抗生素或苦寒药，形成慢性迁延性颈部淋巴结炎，表现为颈部肿块坚实，活动度小，但表面光滑，界限清楚，经治疗后常可消散。早期患部有急性炎症表现及应用大量抗生素或苦寒药病史，可供鉴别参考，必要时可进行活组织病理检查。

要点四　失荣的治疗

原发性颈部恶性肿瘤中的甲状腺癌、腮腺癌，能手术者应尽早选择手术治疗，恶性淋巴瘤和颈部淋巴转移癌应以放疗或化疗为主，并配合中医辨证论治。

1. 辨证论治

（1）内治

①肝郁痰结证

颈项部结块坚硬如石，皮色如常，推之不移，不痛不痒；伴有情绪急躁，胸闷不舒，两胁发胀，体弱乏力；舌淡黯，或有瘀点，苔白腻，脉弦或弦滑。

治宜舒肝解郁，化痰散结。

方用开郁散加减。

②痰毒凝结证

颈项肿核如栗，坚硬如石，推之不移，皮色不变，不痛不痒；面色少华，形寒神倦；舌淡黯，苔白腻，脉沉细。

治宜祛寒温阳，化痰散结。

方用阳和汤加减。

③气虚痰凝证

颈部肿块逐渐增大，微微作痛，皮色紫暗；形体逐日消瘦；舌淡黯或黯红，苔白或黄，脉弦缓或数。

治宜益气养荣，化痰散结。

方用补中益气汤合海藻玉壶汤加减。

④气血两亏证

颈块溃后腐烂无脓，坚硬不消，越溃越坚，疮口平塌渐大，凹凸不平，形如菜花，味臭难闻，疼痛较剧，渗血水，或疮面出血如喷射状；日夜烦躁不安，形体消瘦，纳食不佳；舌黯淡，或有瘀斑，苔白腻或黄腻，脉弦数或沉细无力。

治宜调补气血。

方用香贝养荣汤加减。

（2）外治

①早期颈部硬肿为气郁痰结证者，可外贴太乙膏；或外敷天仙子膏，取天仙子 50g，用醋、蜜各半调敷，每日换 1 次。

②早期颈部硬肿若为阴毒结聚者，可外贴阳和解凝膏或冲和膏。

③岩肿溃破胬肉翻花者，可用白降丹掺于疮面，其上敷太乙膏。若溃久气血衰败，疮面不鲜，可用神灯照法，疮面掺阴毒内消散，外敷阳和解凝膏。

2. 其他疗法

（1）中成药：犀黄丸，每次 3～6g，每日 3 次。

（2）局部病变可用 X 线放射治疗或配合全身化疗、手术治疗。

要点五　失荣的预防调护

1. 加强营养，提高机体抗病能力。

2. 保持心情舒畅，避免精神刺激。
3. 加强疮面护理，做到及时换药。

细目六　肾岩

要点一　肾岩的概述

阴茎属肾，岩肿生于阴茎，故名“肾岩”。相当于西医学的阴茎癌。由于肾岩日久疮面溃破，形如去皮之石榴，如花瓣翻开，故又称“肾岩翻花”。

要点二　肾岩的病因病机

阴茎为肾所主，足厥阴肝经循少腹绕阴器，肝主筋，阴茎为宗筋所聚，故肾岩的发生与肝、肾关系密切。肾岩的发生在内者因肝肾阴虚，忧思郁怒，虚火痰浊凝聚所致；在外者因包皮过长，秽毒积聚，侵及脉络，浊毒气血凝聚所致。

1. 湿浊瘀结

因肾气内虚而不能主阴茎，外感寒湿邪毒或肝经湿热之邪乘虚下注阴茎，使湿热浊邪结于前阴，局部经络阻塞，气血凝滞而发为本病。

2. 火毒炽盛

湿热浊邪瘀久化热成毒，肝胆之火或心火移热于小肠，滞于阴茎，皆可使阴茎发生肿块、结节，热盛则肉腐，则结节可溃烂、翻花。

3. 阴虚火旺

素体肝肾亏虚，加之火毒日久耗散阴血津液，阴虚火旺，则发生低热、贫血、消瘦等症状。

阴茎癌绝大多数发生于有包茎或包皮过长的病人。西医学认为本病是包皮垢淤积在包皮内，长期刺激阴茎头、包皮内板，导致细胞过度增殖所致，是一种可以预防的肿瘤。此外，某些有恶变倾向的疾病如阴茎黏膜白斑、阴茎乳头状瘤、尖锐湿疣等，如不及时治疗，也可恶化发展为阴茎癌。

要点三　肾岩的诊断与鉴别诊断

1. 诊断

（1）临床表现：本病多发于40~60岁有包茎或包皮过长的男子。因肿物被包皮所覆盖，早期不易被发现。若包皮能够上翻而显露阴茎头部，初起时在包皮系带附近、阴茎头部、冠状沟部、包皮内板或尿道口处，可见丘疹、红斑、结节、疣状增生等；若包皮过紧，不能显露阴茎头部，病人常因包皮内刺痒、灼痛、触及包皮内硬块、包皮口有血性或脓性分泌物而就诊。病情发展，肿块逐渐增大，突出包皮口或穿破包皮，表面凸凹不平，状如翻花石榴样，晚期破溃并有恶臭分泌物，疼痛加重。严重者阴茎溃烂脱落。

患者约有30%以上发生淋巴结转移，以腹股沟淋巴结最多见。但也可波及髂外及直肠周围淋巴结等。

本病早期一般无明显全身症状，晚期可出现发热、消瘦、贫血等。

（2）辅助检查：病理切片检查可以明确诊断。B 超、CT 和 MRI 等检查有助于确定有无淋巴结转移及转移灶的大小。

2. 鉴别诊断

（1）阴茎乳头状瘤：为常见良性肿瘤。多发于冠状沟、龟头及系带附近，可单发或多发，有带或无蒂，边界清楚，呈红色或淡红色，质软，生长缓慢，可活检确诊。

（2）尖锐湿疣：多有不洁性交史，病变呈菜花状、乳头状或结节状，大小不等，数目不定，有时带蒂，多位于龟头、冠状沟及包皮内板。

（3）阴茎白斑：一般认为是癌前病变。常位于包皮、龟头、尿道外口的黏膜处，病变大小不等，边缘清楚，灰白色，质硬。

（4）硬下疳（一期梅毒）：发生于不洁性交后的 2 ~4 周，初起阴茎的包皮、冠状沟、系带或龟头可见单个丘疹或浸润性红斑，继而形成 1 ~2cm 的浅表溃疡，无痛无痒，3 ~8 周内自然消失，梅毒抗原血清试验阳性。

（5）阴茎珍珠状丘疹：多见于青壮年人，冠状沟部出现珍珠样半透明小丘疹，呈半球状、圆锥状或不规则状，色白或淡黄、淡红，沿冠状沟排列成一行或包绕一周，无自觉症状。

要点四　肾岩的治疗

本病以手术治疗为主，可配合中医辨证论治或其他疗法。

1. 辨证论治

（1）内治

①湿浊瘀结证

阴茎龟头或冠状沟出现丘疹或菜花状结节，逐渐增大，痒痛不休，溃后渗流血水，有的可发生腹股沟淋巴结肿大；伴畏寒，乏力、小便不畅、尿道涩痛；舌质淡红，苔白微腻，脉沉弦。

治宜利湿化浊，解毒化瘀。

方用三妙丸合散肿溃坚汤加减。

②火毒炽盛证

阴茎赘生结节，红肿胀痛，溃烂后状如翻花，渗出物腐臭难闻，伴发热，口渴，大便秘结，小便短赤；舌质红，苔黄腻，脉弦数或滑数。

治宜清热泄火，解毒消肿。

方用龙胆泻肝汤合四妙勇安汤加减。

③阴虚火旺证

多见于肾岩手术或放化疗后，或病变晚期阴茎溃烂脱落；伴口渴咽干，疲乏无力，五心烦热，身体消瘦；舌红，少苔，脉细数。

治宜滋阴降火，清热解毒。

方用知柏地黄丸合大补阴丸加减。

（2）外治

①岩肿溃烂不洁，用五五丹或千金散撒于疮面，或用红灵丹油膏外敷，每日 1 ~2 次

更换，腐蚀至癌肿平复后改用九一丹。如创面渗血可掺海浮散，外敷生肌玉红膏。创面清洁后，改用红油膏或白玉膏。

②皮癌净外敷，每日1次或隔日1次。

③氟尿嘧啶软膏外搽患部，每日2次。

2. 其他疗法

（1）手术：肿瘤局限于包皮者，可仅行包皮环切术。癌肿位于龟头、冠状沟或阴茎者，至少在癌肿缘近侧2cm以上切断阴茎。如残留尿道较短，术后将影响站立排尿，应行阴茎全切除术，并将尿道移位于会阴。

（2）化疗：常用博莱霉素或5－Fu、争光霉素等，有一定疗效，但单纯应用效果多不理想，多与手术及放疗联合应用。

（3）放疗：单纯放疗适用于尚未侵犯尿道或海绵体的表浅鳞癌。对于年轻人的早期阴茎癌，可先行放疗，如失败再行手术治疗。

要点五　肾岩的预防调护

1. 包茎、包皮过长者宜尽早实行包皮环切术。

2. 包皮能够上翻可显露冠状沟者，应注意保持包皮内清洁，避免积垢。

3. 及时处理癌前期病变，如乳头状瘤、尖锐湿疣、黏膜白斑、阴茎皮角等，对可疑癌变者应作病理学检查。

（朱晓男）

第十单元　泌尿男性疾病

细目一　概论

要点一　男性前阴各部与脏腑经络的关系

泌尿、男性生殖系统包括泌尿系统（肾、输尿管、膀胱）和男性生殖系统（睾丸、附睾、输精管、前列腺、精囊、阴囊、阴茎等）以及两者的同一通道即尿道。

泌尿系统功能的外在表现中医学称为溺窍；男性生殖系统功能的外在表现中医学称为精窍。精、溺二窍由肾所主，但与其他脏器的生理功能亦密切相关。《素问·上古天真论》载："肾者主水，受五脏六腑之精而藏之，故五脏盛乃能泻。"《证治汇补》曰："精之主宰在心，精之藏制在肾。"《素问·灵兰秘典论》说："膀胱者，州都之官，津液藏焉，气化则能出矣。"又说："三焦者，决渎之官，水道出焉。"《素问·经脉别论》云："饮入于胃，游溢精气，上输于脾，脾气散精，上归于肺，通调水道，下输膀胱。"由此可见，精与溺的生成和排泄均与五脏六腑有关。

其功能如此，其形态（即前阴各部）亦与脏腑相关，《外科真诠》是这样划分的：玉茎（阴茎）属肝；马口（尿道）属小肠；阴囊属肝；肾子（附睾、睾丸）属肾；子系

（精索）属肝。男性生殖器官的位置主要与足厥阴肝经、足少阴肾经、足太阳膀胱经的循行部位有关。

要点二　泌尿男性疾病的病因病机

泌尿男性疾病的产生，是因各种致病因素导致脏腑功能失常，以及气血凝滞、经络阻隔、痰浊结聚而引起。以下仅简述其病机变化。

1. 六淫之邪

风、寒、暑、湿、燥、火六淫之邪可导致泌尿、男性前阴病的发生，其中以湿、热、寒邪较为多见，而且常相兼为患。

（1）湿：邪壅肝络或湿热下注则可壅滞成痈，或湿浊下注膀胱则生尿浊，内留滞络可成水疝。

（2）热：如外感热邪，热灼膀胱，血络受损，则可发生血尿而痛。

（3）寒：若寒滞肝经，经脉气血运行受阻，轻则可出现少腹胀痛、睾丸坠胀，重则可致寒疝阴冷、阴缩等。

2. 脏腑功能失调

（1）心：心为君主之官，为君火，主血脉而藏神，开窍于舌，与小肠相表里，易受火邪扰动。心火亢盛，移热小肠，表现为心烦舌糜、小便短赤，发为热淋；心主血脉，如心火亢盛，灼伤血络，迫血妄行，下出阴窍，则为血淋、尿血；肾精需心火温煦，若心火下劫，肾水妄动，或心火亢旺，肾水不济，心肾不交，可出现精浊、血精等。

（2）肝：肝藏血主疏泄，又主筋，筋得其养乃能运动有力。玉茎为宗筋所聚，若肝郁疏泄失职，筋失其养，可发生阳痿；气郁化火，肝火亢盛，灼伤肾水，又使肝木失养，疏泄失司，精窍之道被阻，可导致不能射精。肝脉络阴器，肝失疏泄，气滞血瘀，水液不行，湿热浊精阻于肝经，可致子痈、囊痈、水疝、癃闭等。

（3）脾：脾为后天之本，气血生化之源。脾主运化，若脾虚不能将水谷精微输布于各脏腑器官，致使其功能失调，表现于泌尿生殖方面为遗尿、遗精、阳痿、不育等。脾虚不能运化水液，水液积聚，可形成水疝；湿聚成痰，滞于阴茎，则发为阴茎痰核；蓄于膀胱，则为癃闭。脾虚不摄，水精下流，则发为尿浊；脾不统血，可致血尿。

（4）肺：肺主气司呼吸，主宣降，为水之上源，使水道通调而下行膀胱。若肺失宣降，影响水液代谢，水道不利，可发生癃闭。肺气虚弱，不能制下，可发生小便失禁或遗尿。

（5）肾：肾藏精，主生殖，为水之下源，与膀胱相表里，开窍于二阴，主司二窍。故精、溺二窍和前阴之生理病理与肾和膀胱关系最为密切。肾精亏损，阴虚生内热，故见遗精早泄；相火下移膀胱，可发为热淋、血淋；火扰精室而为精浊，灼伤血络可出现血精、尿血；灼津为痰，聚于前阴，发为阴茎痰核或子痰；肾阳不足，精关不固，可致白浊、遗精、早泄；肾精亏虚，可引起不育；阳虚宗筋痿而不用，可发生阳痿；肾阳虚衰，膀胱气化失司，开合失常，可引起癃闭、尿失禁等。

3. 邪毒内侵

若房事不洁，湿热毒邪内侵，可致霉疮、淋证等病。

4. 药物损害

不论中药还是西药，若使用不当，或长期大量使用，也可导致男性泌尿生殖系疾病。

5. 跌仆损伤

外阴受伤，瘀血阻络，气血痹阻，阴茎失养，可造成阳痿；或络损血溢，聚于阴囊、肾子，则成血疝。

要点三 泌尿男性疾病的辨证论治

泌尿男性疾病种类较多，证候表现有异有同。仅将其常见证型及论治法则归纳于下。

1. 湿热下注证

（1）肝经湿热证：阴囊红肿热痛，睾丸肿大疼痛，小便短赤，烦躁易怒，口苦纳呆，苔黄腻，脉弦滑数。治宜清泄湿热、疏肝解郁。方用龙胆泻肝汤。

（2）脾经湿热证：阴囊内积水，口干少津，大便秘结。舌干苔少，脉细弱而数。治宜清热化湿。方用程氏萆薢分清饮。

（3）膀胱湿热证：尿频尿急，尿黄赤，茎中热痛，白浊。舌红，苔黄腻，脉滑数。治宜清热利湿。方用导赤散加减。

2. 气血瘀滞证

多见于久病之后，经脉疏泄失常，经络阻塞，致气血瘀滞。症见睾丸硬结，少腹或会阴胀痛或刺痛，排尿困难或闭塞不通。治宜行气活血。气滞为主者方用橘核丸、枸橘汤加减；血瘀为主者方用代抵当丸、活血散瘀汤加减。

3. 浊痰凝结证

浊痰结于前阴，症见附睾慢性肿块或阴茎结节，皮色不变，不痛或微痛。治宜化痰散结。寒痰凝结者，当温阳化痰散结，用阳和汤、橘核丸、化坚二陈汤加减；浊痰化热者，当清热化痰散结，用消核丸加减；精窍痰凝者，当通窍化痰散结，用苍附导痰汤加减。

4. 肾阴不足证

肾阴不足则相火偏亢，症见腰膝酸痛，头目眩晕，盗汗失眠，五心烦热，血精或精浊等。治宜滋补肾阴，方用六味地黄丸加减；或治宜滋阴降火，方用知柏地黄丸加减。

5. 肾阳虚衰证

肾阳不足则气化失司，症见形寒肢冷，腰膝酸痛，小便清长，夜尿频多，阳痿不举，精冷不育等。治宜温补肾阳。方用金匮肾气丸、右归丸、济生肾气丸等加减。

细目二 子痈

要点一 子痈的概述

子痈是指附睾及睾丸的化脓性疾病。中医称睾丸和附睾为肾子，故以名之。临证中分急性子痈与慢性子痈，以附睾或（和）睾丸肿胀疼痛为特点。相当于西医学的急、慢性附睾炎或睾丸炎。

急性子痈急性发病，附睾或（和）睾丸红肿热痛，并伴有全身热证表现；慢性子痈多继发于急性子痈后，或并发于慢性前列腺炎、慢性精囊炎，仅表现为附睾的硬结，微痛或微胀，轻度触痛等。

子痈一病首载于《华佗神医秘传》，曰："子痈者谓肾子作痛，溃烂成脓，不急治愈，有妨生命。"清代王维德在《外科证治全生集》中提出："子痈与囊痈有别，子痈则睾丸硬痛；睾丸不肿而囊肿者为囊痈。"才将两者分开。清代《疡医大全·疝气偏坠门主论》提出应与痄腮并发症（即后世称之为卵子瘟）作鉴别，后者发于痄腮之后，睾丸肿痛，但不会化脓。

要点二　子痈的病因病机

1. 湿热下注

因外感六淫，或坐卧湿地，郁而化热；或过食辛辣炙煿，均导致湿热内生，下注肝肾之络，结于肾子，阻隔经络，凝滞气血，郁久则热胜肉腐。或因房事不洁，湿热秽毒客于肾子而病。

2. 寒湿侵袭

肾虚内生寒湿，或外感寒湿，致寒湿注于外肾，客于肾子而成。湿则为肿，寒则为痛，寒湿凝滞，气血不通，瘀阻不化，则病久不愈。湿寒郁久化热则可腐肉成脓。

3. 气滞痰凝

情志郁结，肝气不舒，气郁血滞，与痰湿互交，结而为肿；或原为湿热火毒、气血壅滞之证，其中热毒虽去而湿聚为痰，气壅血滞亦未复，湿、痰、气、瘀相结，则发为慢性子痈。

4. 跌仆损伤

跌仆闪挫，或硬物碰撞，损伤肾子，经络阻隔，气血凝滞，郁久化热，发为本病。

西医学认为，本病的致病菌主要是经输精管逆行感染，少数为血行感染。尿液逆流、阴囊损伤、尿道器械操作及导尿不当等均可诱发附睾炎。病原菌包括革兰阴性菌、革兰阳性菌、厌氧菌；少数由特异性感染菌如淋球菌、霉菌、支原体、衣原体、病毒、寄生虫、螺旋体等引起。

要点三　子痈的诊断与鉴别诊断

1. 诊断

（1）临床表现

①急性子痈：附睾或睾丸肿痛，突然发作，疼痛程度不一，行动或站立时加重。疼痛可限于局部，也可沿输精管放射至腹股沟及下腹部。伴有恶寒发热，纳呆口苦，口渴欲饮，尿黄便秘等症状。附睾可触及肿块，触痛明显拒按。化脓后阴囊红肿，可有波动感，溃破或切开引流后脓出毒泄，症状消退迅速，疮口容易愈合。

因外伤瘀血引起者，有明显外伤史，初起肿痛较剧，但全身症状不显，以后仅有睾丸、附睾肿硬隐痛。如继发感染，则出现阴囊红肿和全身发热等症状。

②慢性子痈：临床较多见。大部分慢性子痈无急性子痈病史，但常伴有慢性前列腺炎、慢性精囊炎。患者常有阴囊部隐痛、发胀、下坠感，疼痛可放射至下腹部及同侧大腿根部，可有急性子痈发作史。检查可触及附睾增大、变硬，触有结节，伴轻度压痛，同侧输精管增粗。

（2）实验室检查及特殊检查

①急性子痈血常规检查血白细胞总数可高达2万~3万/mm^3，中性粒细胞计数明显增高，甚至有核左移。若有尿道分泌物必须作涂片染色或培养，以明确细菌的种类。常规行尿常规及尿培养检查，看是否同时有尿路感染。

②慢性子痈中段尿培养可确诊各种引起泌尿系感染的致病菌。若合并慢性前列腺炎时，前列腺液常规检查异常。

2. 鉴别诊断

（1）卵子瘟（腮腺炎性睾丸炎）：多继发于痄腮（流行性腮腺炎）之后，睾丸肿痛，早期能触及睾丸并能与附睾分开，不伴有尿路症状，一般不会化脓。尿液分析无白细胞及细菌。血浆抗流行性腮腺炎抗体效价增高。

（2）子痰（附睾结核）：病程极为缓慢与隐匿，附睾触及结节，疼痛轻微或毫无疼痛，常有肺结核或泌尿系结核病史，输精管增粗，呈串珠样结节改变，溃破后形成窦道，有稀薄豆渣样分泌物流出。

（3）睾丸扭转：阴囊内剧烈疼痛，并放射至腹股沟或下腹部，局部压痛，与急性子痈很类似，但睾丸扭转的发病过程更为急骤，常有剧烈运动或阴囊损伤的诱因，疼痛呈绞窄状，无发热。

要点四　子痈的治疗

急性子痈在辨证论治的同时可配合使用抗生素；慢性子痈多应用中医药治疗。

1. 辨证论治

（1）内治

①湿热下注证

多见于成年人。附睾或睾丸肿大疼痛，阴囊皮肤红肿，焮热疼痛，少腹抽痛，局部触痛明显，脓肿形成时按之应指，伴恶寒发热；苔黄腻，脉滑数。

治宜清热利湿，解毒消肿。

方用枸橘汤或龙胆泻肝汤加减。疼痛剧烈者，加延胡索、金铃子；已成脓者，加透脓散。

②寒湿凝滞证

起病缓慢，多有急性发作史。睾丸或附睾肿胀下坠，疼痛轻微或不痛，阴囊潮湿冰冷，不红不肿，睾丸或附睾压痛，伴形寒肢冷；舌淡，苔薄白或白腻，脉弦细或沉细。

治宜祛寒化湿，散结消肿。

方用当归四逆汤、茴香橘核丸、加味金铃子散加减，酌加牛膝、丹参、白芥子；外阴湿冷明显者加附片、肉桂。

③气滞痰凝证

见于慢性子痈。附睾触及结节，子系轻度粗肿，轻微触痛，或牵引少腹不适，多无全身症状。舌淡或有瘀斑，苔薄白或腻，脉弦滑。

治宜疏肝理气，化痰散结。

方用橘核丸加减。如兼瘀血阻滞，加用活血散瘀之品。

④气滞血瘀证

多见于肾子外伤、复染邪毒或子痈久治不愈者。肾子肿胀，疼痛剧烈，部位固定不移，压痛明显，阴囊红热，痛引下腹及腹股沟、会阴处，多无全身症状；舌淡有瘀点，苔薄白，脉弦涩或沉涩。

治宜行气活血，解毒消肿。

方用加味桃红四物汤加土茯苓、连翘、蒲公英。

⑤肝肾阴亏证

子痈经久不愈，肾子肿胀疼痛，局部压痛，兼有红肿灼热，或溃后脓出不尽，疮口不收；伴头晕，腰膝酸软；舌淡红，少苔，脉细弱或细数。

治宜滋补肝肾，软坚散肿。

方用大补阴丸加银花、荔枝核。局部红肿灼热，小便黄少，脉细数者，为阴虚湿热不化，用滋阴除湿汤加减。

（2）外治

①急性子痈：未成脓者，可用金黄散或玉露散，水调匀冷敷。病灶有波动感，穿刺有脓者，应及时切开引流。脓稠、腐肉较多时，可选用九一丹或八二丹药线引流。脓液已净而溃口未愈时，外用生肌白玉膏。

②慢性子痈：葱归溻肿汤坐浴，或冲和膏外敷。

2. 其他疗法

（1）急性子痈疼痛剧烈者，于早期可用1%利多卡因20ml作精索封闭，冰袋置于其上。如附睾肿胀、张力很大时，可作附睾切开减压术，一方面可缓解症状，另一方面可避免睾丸受侵犯或因血循环受压而坏死（即睾丸梗死）。

（2）急性子痈根据药敏试验选择抗生素，疗程一般为4周。主要用于急性期，但常不能治愈；慢性期单纯应用效果不好。慢性子痈肿块日久，治疗无效，又无生育要求，尤其是诊断不明者，可考虑手术治疗。

要点五　子痈的预防调护

1. 外生殖器有包茎、龟头炎、尿道狭窄、尿路异常等，应及时治疗。

2. 急性附睾炎患者应卧床休息，兜起阴囊，避免体力劳动和夫妻生活。

3. 脓成应及时切开引流，并注意引流通畅。附睾肿胀严重、疼痛剧烈者应做附睾切开减压术，以免并发睾丸坏死。

4. 饮食宜清淡、易消化，忌烟禁酒。

细目三　子痰

要点一　子痰的概述

子痰是发生于附睾部属于疮痨性质的慢性化脓性疾病。相当于西医学的附睾结核。其特点是患病的附睾有慢性硬结，逐渐增大，形成脓肿，溃破后脓液稀薄如痰，并夹有败絮样物质，易成窦道，经久不愈。附睾结核是男性生殖系结核最常见的，肾子部位的结核性感染多发生在附睾，很少原发于睾丸，睾丸结核多是附睾结核直接蔓延所致。

本病于明清文献中称为“穿囊漏”，漏是本病后期的特点。因本病初期具有结核不散，不红不热，缓慢增大，不痛或微痛的“痰核”特征，后期有稀薄如痰之脓液溃出，故结合病位以“子痰”命名更为切合临床特征。

由于其发病隐匿，对生殖器官破坏性很强，故早诊断、早治疗尤为重要。

要点二　子痰的病因病机

因肝肾亏损，脉络空虚，浊痰乘虚下注，结于肾子；或阴虚内热，虚火上炎，灼津为痰，阻于经络，痰瘀互结而成。浊痰日久，郁而化热，热胜肉腐化脓。若脓水淋漓日久，而脓乃气血所化，故又可出现气血两虚证候，甚则阴损及阳而出现肾阳不足的表现。

西医学认为，本病主要由于结核杆菌由原发病灶通过血液或淋巴系统播散到附睾而引起，多由肾结核传播所致。

生殖系结核包括前列腺、精囊、输精管、附睾、睾丸及阴茎结核。生殖系结核可以是肾结核的继发病，即因尿中的结核菌经尿道逆行感染所致，亦可以是血行感染，即感染肾脏的同时亦感染男性生殖系。据国内统计，临床上泌尿系结核有32.2%～58.2%合并生殖系结核，有时生殖系结核可在泌尿系结核发生之前或同时出现，因此，生殖系结核成为临床早期发现肾结核的重要线索症状之一。而且肾结核病变越重，合并男性生殖系结核的机会越大。

要点三　子痰的诊断与鉴别诊断

1. 诊断

（1）临床表现

本病多发于中青年人，以20～40岁者居多。初起自觉阴囊坠胀，附睾尾部有不规则的局限性结节，质硬，触痛不明显，结节常与阴囊皮肤粘连。日久结节逐渐增大，可形成脓肿，溃破后脓液清稀，或夹有豆腐渣样絮状物，易形成反复发作、经久不愈的窦道。输精管增粗变硬，呈串珠样结节改变。常有五心烦热，午后潮热，盗汗，倦怠，腰酸，食少，或肢冷畏寒、面色㿠白等全身症状。

本病常合并有前列腺、精囊结核，其症状及体征为：早期症状不显，可能出现全身不适、体重下降、低烧、会阴和肛门不适、性功能障碍。有时出现射精痛、血精、精液减少及不育症。男性生殖系结核约10%出现血精，有的仅以血精为唯一症状。直肠指诊前列腺、精囊缩小变硬，触及结节。

（2）实验室检查及特殊检查

①尿常规检查可有红、白细胞及脓细胞，红细胞沉降率多增高。脓液涂片可找到结核杆菌，脓液培养可有结核杆菌生长。

②须常规多次进行尿液的常规检查及尿 pH 值测定。如果尿检查有异常或有结核可疑者，应进一步作尿结核菌检查、尿结核菌培养及静脉肾盂造影检查。有学者主张常规作上述检查以排除肾结核。

2. 鉴别诊断

（1）慢性子痈：常并发有慢性前列腺炎、精囊炎，或有急性子痈发作史，附睾肿块压痛较明显，一般与阴囊皮肤无粘连，输精管无串珠样结节改变，阴囊皮肤无窦道形成。

（2）精液囊肿：多发于附睾头部，形圆光滑，透光试验阳性，穿刺有乳白色液体，镜检有死精子。

（3）附睾肿瘤：临床较为少见，一般以良性肿瘤为多见。附睾尾部发现有实质性肿块，属良性肿瘤者表面光滑，界限清楚；属恶性肿瘤者表面不光滑，结节状，质地硬韧，界限不清。

（4）早期睾丸肿瘤：睾丸肿瘤在早期有时易被误诊为附睾结核。两者同属于阴囊内肿物，应仔细检查，如在肿胀发硬的附睾旁扪及质软的睾丸，即可排除睾丸肿瘤。必要时配合多普勒超声检查。

要点四　子痰的治疗

在辨证论治的同时，应用西药抗痨治疗 6 个月以上。

1. 辨证论治

（1）内治

①浊痰凝结证

见于初起硬结期。肾子处酸胀不适，少数患者或有隐痛，附睾触及硬结，子系呈串珠状肿硬，无明显全身症状；苔薄，脉滑。

治宜温经通络，化痰散结。

方用阳和汤加减，配服小金丹。

②阴虚内热证

见于中期成脓期。肾子硬结逐渐增大并与阴囊皮肤粘连，阴囊红肿疼痛，触之可有应指感，伴低热，盗汗，倦怠，颧红，消瘦；舌红少苔，脉细数。

治宜养阴清热，除湿化痰，佐以透脓解毒。

方用滋阴除湿汤合透脓散加减。

③气血两亏证

见于后期溃脓期。脓肿破溃，脓液稀薄如水，夹有败絮样物质，疮口凹陷，形成瘘管，反复发作，经久不愈，虚热不退，面色无华，腰膝酸软；舌淡，苔白，脉沉细无力。

治宜益气养血，化痰消肿。

方用十全大补汤加减，兼服小金丹。

（2）外治

未成脓者宜消肿散结，外敷冲和膏或阳和解凝膏。已成脓者及时切开引流。窦道形成者选用化腐药物制成的药线或药条。脓尽时用生肌散生肌收口。

2. 其他疗法

（1）抗结核治疗：常用药物有异烟肼、利福平、吡嗪酰胺、乙胺丁醇等，一般主张联合使用。

（2）手术治疗：对病变较重，经各种疗法无效者，可做附睾切除，术前、术后均宜联用抗痨药物。

要点五　子痰的预防调护

1. 加强锻炼，注意饮食营养，提高机体抗病能力。
2. 重视结核病的预防与调理，积极治疗肾痨等原发性疾病。
3. 忌辛辣劫阴食物。
4. 活动时用阴囊托将阴囊托起，以减轻疼痛。

细目四　水疝

要点一　水疝的概述

水疝是睾丸或精索鞘膜积液引起阴囊或精索部囊形肿物的一种疾病。相当于西医学的鞘膜积液。其特点是阴囊内出现无痛无热、皮色正常、内有囊性感的卵圆形肿物。

水疝一名首见于金代张子和的《儒门事亲》，曰："水疝，其状肾囊肿痛，阴汗时出，或囊肿而状如水晶，或痒而搔出黄水，或少腹中按之作水声。得于饮水醉酒，使内过劳，汗出而遇风寒湿之气，聚于囊中，故水多。"这里对症状的记载似还包括肾囊风等疾患。

明代鲁伯嗣《婴童百问》中指出："又有水疝名偏坠……小儿生下亦有如此者，不痛不痒，此皆不须攻击，不治而自愈。"这是提出新生儿鞘膜积液大部分可自行吸收消退的最早理论。

水疝可分为先天性水疝、原发性水疝及继发性水疝三种。先天性水疝多见于婴幼儿，与生俱来，也称偏坠；原发性水疝和继发性水疝多见于成人。本病在新生儿中发病率较高，但大多数于出生后数月至2年可自行吸收消退，如2年后仍不消退者才接受治疗。

要点二　水疝的病因病机

本病的发生与肝、脾、肾三脏有关，因脾、肾为制水之脏，而其功能须赖肝之疏泄，故肝寒不疏，脾虚不运，肾虚失约，则水之输布失常，水湿下聚；或因虚而感水湿，停滞囊中而病水疝。外伤络阻、水液不行也可引起。

1. 脏气虚损

先天禀赋不足，脾肾阳虚，气不化水，水液内聚而成水疝。《医方考》曰："肾气虚则湿胜而流坎也，故令肾囊肿大如水晶。"

2. 感受寒湿

久坐湿地，长期涉水，居处潮湿，日久致寒湿凝积，水湿内聚则病水疝。

3. 肝经气滞

肝脉循阴器络于睾，肝寒凝滞，气机不利，复被水湿侵袭，循经下注囊中而成水疝。

4. 跌仆损伤

跌仆或因其他因素使外肾受伤，血瘀阻络，以致水液不行，停聚阴囊而成水疝。

原发性水疝原因不清，病程进展缓慢，无明显其他生殖泌尿系病变所在，其在木工、骑士等人群中发病率高。

继发性睾丸鞘膜积液则可有以下原发疾病：①感染：刺激鞘膜渗出增加，造成积液。局部感染如附睾、睾丸、精索、鞘膜自身的感染，致病微生物包括非特异性细菌、结核、寄生虫、病毒；全身感染如伤寒等。在我国南方，可见由丝虫病或血吸虫病阻塞淋巴回流引起的鞘膜积液。②损伤：外伤或手术损伤淋巴管，造成回流障碍。如阴囊部外伤，如睾丸或附件扭转，腹部、腹股沟、阴囊内手术。③肿瘤：造成鞘膜分泌增加而成积液。如睾丸、附睾、鞘膜、精索部位的癌肿。④全身性疾病：心、肝、肾脏器功能衰竭、腹水、低蛋白血症等，常表现为急性鞘膜积液。

慢性鞘膜积液可因积液使囊内压力增高而影响睾丸的血运和温度调节，引起睾丸萎缩。双侧睾丸鞘膜积液可影响生育能力。

要点三　水疝的诊断与鉴别诊断

1. 诊断

（1）临床表现

水疝多数为单侧性，表现为阴囊肿大，偏坠一侧，触之阴囊内有光滑的肿物，多数为卵圆形，肿胀严重时阴囊光亮如水晶，坠胀不适。

先天性水疝在平卧时挤压积液可使之逐渐缩小，甚至完全消失。原发性水疝的阴囊皮肤正常，积液张力较大。继发性水疝积液张力不大，比较柔软。

继发性水疝者多有原发病变之病史、症状及体征。如外伤引起者，有明显的外伤史，伴有睾丸肿痛。

睾丸鞘膜积液因积水围绕睾丸，在患侧不能触及睾丸或附睾，只能摸到一个软性肿物；精索鞘膜积液时可触及睾丸，在睾丸之上发现有囊性肿物。

查体可在阴囊或精索部发现无痛无热的囊性肿物，表面光滑，柔软，有波动感，透光试验阳性。继发性水疝可因囊壁增厚、钙化，或积液为脓性、血性、乳糜性而透光度减弱，甚至透光试验阴性。

（2）实验室检查及特殊检查

①诊断性鞘膜穿刺抽液：对不能确定积液性质及病因者，可进行此项检查。一是抽液后重新检查局部；二是检查积液的颜色、透明度、所含物质并进行细菌培养。急性感染或怀疑睾丸肿瘤者，禁忌穿刺。

②B 超：可鉴别阴囊内肿物是囊性还是实性；是在睾丸还是在附睾；附睾、睾丸有无病变。

2. 鉴别诊断

（1）狐疝：交通性水疝与狐疝都可能出现时大时小，或随体位变化而时有时无的肿块。但狐疝的肿物透光试验阴性，肿块部在咳嗽时有冲击感，有时可听到或触到肠蠕动。

（2）睾丸肿瘤：睾丸肿瘤形状可似睾丸鞘膜积液，但睾丸肿瘤为睾丸内实质性肿块，无痛或伴有疼痛，肿物持续增长，肿物较沉重，透光试验阴性。结合B型超声可作出鉴别诊断。

要点四　水疝的治疗

本病在辨证论治内治的同时，根据病情配合局部药物温熨、罨敷或煎水浸泡。

1. 辨证论治

（1）内治

①肾气亏虚证

阴囊肿大，壁薄光滑，甚则亮如水晶，不红不热，亦不疼痛，常见于婴幼儿，站立、哭叫时肿块增大，平卧时肿物缩小；苔薄白，脉细滑。

治宜温肾通阳，化气行水。

方用济生肾气丸加减。

②湿热下注证

多见于成年人。发病较急，阴囊肿大，潮湿而热，局部疼痛，常伴全身发热，小便短赤；舌红，苔黄腻，脉滑数。

治宜清热利湿，活血解毒。

方用大分清饮加减。

③肾虚寒湿证

多见于病程长久者。发病缓慢，阴囊肿大，不红不热，不痛或隐痛，阴囊寒冷，囊湿汗出，久则皮肤顽厚，扪之质地不均、有结节感，可有面色少华，神疲乏力，腰酸腿软，大便溏薄，小便清长；苔白，脉沉细。

治宜温肾散寒，化气行水。

方用加味五苓散加减。

④瘀血阻络证

有睾丸外伤或手术史。阴囊肿大，坠胀疼痛，皮肤瘀斑，能触到肿块，多不能透光；舌质紫黯，苔薄，脉细涩。

治宜活血行水，散瘀消肿。

方用活血散瘀汤加减。

（2）外治

①水疝属肾虚寒湿证者，用小茴香、橘核各100g，研成粗末，炒热，装布袋内温熨局部，每次20~30分钟，每天2~3次。下次使用时仍需炒热，可连用3~5天再换药。

②继发性水疝属湿热下注者，可用朴硝250g装布袋内罨敷。或用五倍子、枯矾各10g，每天1剂，加水300ml，煎煮半小时，待适当温度，将阴囊置入药液中浸泡，每次20~30分钟，每天2~3次，下次浸泡时需将药液加温。

2. 其他疗法

水疝疝块较大，内治及局部温熨、外洗浸泡无效时，可行睾丸或精索鞘膜翻转术或切除术。手术治疗适用于各种类型的水疝。合并腹股沟疝或肿瘤引起者，其为唯一的治疗手段。

要点五　水疝的预防调护

1. 水疝手术治疗后宜卧床休息，并将阴囊抬高，以促进术后恢复。

2. 积极治疗阴囊、睾丸部位的炎症和外伤，阴囊肿甚者宜用阴囊托带兜起阴囊，并保持阴部清洁。

3. 老年人患水疝时应注意是否为肿瘤继发性水疝。

细目五　尿石症

要点一　尿石症的概述

尿石症是泌尿外科常见的疾病之一，分为肾和输尿管的上尿路结石、膀胱和尿道的下尿路结石。本病男性多于女性，男女比例约为3:1。上尿路结石以腰腹疼痛和血尿相继出现为主要特点；下尿路结石以排尿困难和尿流中断为主要特点。本病属中医的石淋、血淋、腰痛、腹痛等范畴。

肾结石好发于青壮年人，男性略多于女性，多数与营养过剩（高糖、高蛋白）有关，结石成分以草酸钙为主，结石复发率高，临床以腰腹疼痛和血尿相继出现为主要特点。

膀胱结石多见于10岁以下儿童和50岁以上老人，男性远多于女性，多与营养不良（乳蛋白不足）和下尿路梗阻有关（其次为感染和异物），结石取出后很少复发，临床以尿痛、排尿障碍及终末血尿为主要特点。

我国古文献中有关“砂淋”、“石淋”的记载，一方面是指上尿路结石并伴有排石症状者，如汉代《中藏经》曰：“砂淋者，脐腹中隐痛……其痛不可忍，须臾从小便中下如砂石之类”，又如巢元方《诸病源候论·石淋候》曰：“石淋者……痛引少腹，膀胱里急，砂石从小便出，甚者痛令闷绝”；另一方面更多的是指下尿路结石，即“淋而出石”。从近代流行病学调查结果来看，尿石症是以下尿路结石占主导地位。

要点二　尿石症的病因病机

本病多由肾虚和下焦湿热引起，病位在肾、膀胱和溺窍，肾虚为本，湿热为标。肾虚则膀胱气化不利，尿液生成与排泄失常，加之摄生不慎，感受湿热之邪，或饮食不节，嗜食辛辣肥甘醇酒之品，致湿热内生，蕴结膀胱，煎熬尿液，结为砂石；湿热蕴结，气机不利，结石梗阻，不通则痛；热伤血络，可引起血尿。

西医学认为，许多因素均可导致结石的形成，但其中主要因素是尿中盐类呈超饱和状态，尿中抑制晶体形成物质不足和核基质的存在。西医学认为尿石症有三大病理损害：

（1）梗阻：结石可造成尿路的机械性梗阻。梗阻开始时可见肾盏扩张，肾杯状穹窿变钝，此时若及时治疗，多可完全恢复。但若梗阻持续不解，日久积水由轻变重，肾实质发生压迫性萎缩，则必然危害该侧肾功能，此时则不能完全恢复，或完全不能恢复。

（2）损伤：结石停留相应部位的收集系统可有上皮脱落、组织溃疡、炎性浸润、纤维组织增生，在输尿管可造成管壁肥厚和狭窄。

（3）感染：结石停留处因上述损伤、局部抵抗力低下而易继发细菌感染；尿液滞留、结石异物存在更易引起尿路感染。

要点三　尿石症的诊断与鉴别诊断

1. 诊断

（1）临床表现

①上尿路结石：上尿路结石包括肾和输尿管结石，典型的临床症状是突然发作的肾或输尿管绞痛和血尿，其程度与结石的部位、大小及移动情况等有关。绞痛发作时疼痛剧烈，患者可出现恶心、呕吐、冷汗、面色苍白等症状。疼痛为阵发性，并沿输尿管向下放射到下腹部、外阴部和大腿内侧。检查时肾区有叩击痛或压痛。结石较大或固定不动时，可无疼痛，但常伴有肾积水或感染。绞痛发作后出现血尿，多为镜下血尿，肉眼血尿较少见，或有排石现象。有时活动后镜下血尿是上尿路结石唯一的临床表现。

结石合并感染时，可有尿频、尿急、尿痛；伴发急性肾盂肾炎或肾积脓时，可有发热、畏寒、寒战等全身症状。

双侧上尿路结石或孤肾伴输尿管结石引起完全梗阻时，可导致无尿。

②膀胱结石：膀胱结石的典型症状为排尿中断，并引起疼痛，放射至阴茎头和远端尿道，此时患儿常手握阴茎，蹲坐哭叫，经变换体位又可顺利排尿。多数患者平时有排尿不畅、尿频、尿急、尿痛和终末血尿。前列腺增生继发膀胱结石时，排尿困难加重；结石位于膀胱憩室内时，多有尿路感染的表现。

③尿道结石：主要表现为排尿困难、排尿费力，呈点滴状，或出现尿流中断及急性尿潴留。排尿时疼痛明显，可放射至阴茎头部，后尿道结石可伴有会阴和阴囊部疼痛。

（2）实验室检查及特殊检查

①尿常规可见红细胞，如合并感染可见到脓细胞。尿培养可发现致病菌，如为尿素酶细菌感染，应考虑是否为感染性结石，应同时做药物敏感试验。血、尿生化和结石成分分析可帮助寻找原发病因，或为防治提供参考资料。

②腹部 X 线平片多能发现结石的大小、形态和位置。排泄性尿路造影、B 型超声、膀胱镜及逆行肾盂造影、螺旋 CT 三维成像技术等检查有助于临床诊断和确定治疗方案。

按其化学特征可分为四类，第一类是含钙结石，以草酸钙、磷酸钙结石为主；第二类是感染性结石，包括磷灰石、磷酸镁铵、尿酸铵；第三类是尿酸结石；第四类是胱氨酸结石。大多数尿结石属含钙结石，在 X 线平片上能显影；磷酸镁铵结石密度比含钙结石低；胱氨酸结石因含硫量高，绝大多数显影良好。X 线片显影者称为阳性结石；尿酸结石密度最低，常不能显影，称为阴性结石。

2. 鉴别诊断

（1）胆囊炎：表现为右上腹疼痛且牵引背部作痛，疼痛不向下腹及会阴部放射，墨菲征阳性。经腹部 X 线平片、B 超及血、尿常规检查，两者不难鉴别。

（2）急性阑尾炎：以转移性右下腹痛为主症，麦氏点压痛，可有反跳痛或肌紧张。经腹部 X 线平片和 B 超检查即可鉴别。

要点四　尿石症的治疗

以通淋排石为大法，随证施治。结石横径小于 0.9cm，且表面光滑，无肾功能损害者，可采用中药排石；对于较大结石可先行体外震波碎石，再配合中药治疗。初起治宜宣通清利，日久则配合补肾活血、行气导滞之剂。

1. 辨证论治

（1）湿热蕴结证

一侧腰痛或小腹疼痛，或尿流突然中断，尿频，尿急，尿痛，小便混赤，或为血尿，口干欲饮。舌红，苔黄腻，脉弦数。

治宜清热利湿，通淋排石。

方用三金排石汤加减。

（2）气血瘀滞证

发病急骤，腰腹胀痛或绞痛，疼痛向外阴部放射，尿频，尿急，尿黄或赤。舌暗红或有瘀斑，脉弦或弦数。

治宜理气活血，通淋排石。

方用金铃子散合石韦散加减。

（3）肾气不足证

结石日久，留滞不去，腰部胀痛，时发时止，遇劳加重，疲乏无力，尿少或频数不爽，或面部轻度浮肿。舌淡苔薄，脉细无力。

治宜补肾益气，通淋排石。

方用济生肾气丸加减。可酌加黄芪、金钱草、海金沙、鸡内金、丹参等。

2. 其他疗法

（1）总攻疗法

适应证为结石横径 <0.9cm，表面光滑；双肾功能基本正常；无明显尿路狭窄或畸形。以 6 ~7 次为 1 个疗程，隔天 1 次。总攻治疗后结石下移或排而未净者，休息 2 周后可继续进行下一个疗程，一般不超过 2 个疗程。

方法见下表。

尿路结石总攻疗法

时间	方法
7:00	排石中药头煎 300ml，口服
7:30	双氢克尿噻 50mg，口服
8:30	饮水 500 ~1000ml
9:00	饮水 500 ~1000ml

续表

时间	方法
9:30	排石中药二煎300ml，口服
10:30	阿托品0.5mg，肌注
10:40	针刺肾俞、膀胱俞（肾盂、输尿管中上段结石）；或肾俞、水道（输尿管下段结石）；或关元、三阴交（膀胱、尿道结石）。先弱刺激，后强刺激，共20分钟
11:00	跳跃

多次使用双氢克尿噻等利尿药进行总攻疗法时，需口服氯化钾1g，每日3次，以防低血钾。

在应用上述治疗时要掌握好适应证。对于肾功能尚可（包括患肾功能和全肾功能），结石直径在0.9cm以下，无严重感染、狭窄、梗阻及急性无尿等情况，可单独应用，否则需配合其他治疗以尽快解除梗阻、控制感染，以防肾功能发生严重破坏。

若保守治疗3个月结石仍停滞不动，即使未发生并发症，亦应考虑适时配合其他疗法。

（2）根据患者具体病情，选择使用体外冲击波碎石术（ESWL）、经尿道输尿管镜（URS）、经皮肾镜（PCL）、经尿道膀胱镜（TUR）碎石术以及开放手术等治疗。

要点五　尿石症的预防调护

1. 多饮水

每日饮水2000ml以上，一天中平均分配。不规律饮水无效。

2. 医疗运动

如跳跃、跑步，或弯腰侧卧行肾区叩击。

3. 调节饮食

限制某些富含成石物质的食物，注意应以不影响营养为度。动物内脏和菜花含嘌呤较多，高尿酸患者忌用；菠菜草酸含量极高，最好少吃，草酸钙结石患者应避免食用；苋菜、竹笋、豆腐亦不宜一次吃得太多。

中国人饮食一般缺少易吸收的动物性钙、磷，所以少量的牛奶或乳制品不必限制，但重度高尿钙病人例外。忌食辛辣甘味，精制食糖及其制品、饮料等皆可增加尿钙，结石患者宜加以控制。茶以不饮或饮淡茶为好。饮酒可增加尿酸水平，酒后还易引起尿的浓缩，故应禁忌。

4. 药物防石

上尿路结石以草酸钙结石最为常见，实验研究表明，中药有预防草酸钙结石复发的作用，如五苓散、加味八正散（八正散加金钱草、海金沙、鸡内金、石韦）、结石通等中药，可酌情使用。

5. 积极治疗原发病

及时治疗尿路感染，解除尿路梗阻。

细目六　男性不育症

要点一　男性不育症的概述

育龄夫妇同居1年以上，性生活正常，亦未采取任何避孕措施，女方正常，由于男子生殖器官的解剖和生理机能异常（包括精子质量异常）等因素，导致女方不能受孕，或虽能受孕但不能怀胎、分娩者，称为男性不育症。

不育症比人们想象中更为常见，工业化国家育龄夫妇不育症的发病率已从20世纪60年代的7%～8%上升到近年来的15%～20%；我国不育症的发病率约为10%～12%，其中50%～60%为女方原因，20%～25%是男方原因，20%～25%为男女双方的原因所致。

原发性男性不育是指男性从未使女性受孕。继发性男性不育是指曾使女性伴侣妊娠，与这个女性是否为他的目前配偶无关，也与最终的妊娠结局无关。继发不育的男性通常未来生育机会较大，一般较少出现先天性异常或精子发生严重受损的无精子症或严重少精子症。

要点二　男性不育症的病因病机

中医学认为不育症与肾、心、肝、脾等脏有关，而与肾脏关系最为密切。大多由于精少、精弱、死精、无精、精稠、阳痿及不射精等所引起。

1. 肾气虚弱

若禀赋不足，肾气虚弱，命门火衰，可致阳痿不举，甚至阳气内虚，无力射出精液；病久伤阴，精血耗散，则精少精弱；元阴不足，阴虚火旺，相火偏亢，精热黏稠不化，均可导致不育。

2. 肝郁气滞

情志不舒，郁怒伤肝，肝气郁结，疏泄无权，可致宗筋痿而不举；或气郁化火，肝火亢盛，灼伤肾水，肝木失养，宗筋拘急，精窍之道被阻，亦可影响生育。

3. 湿热下注

素嗜肥甘滋腻、辛辣炙煿之品，损伤脾胃，脾失健运，痰湿内生，郁久化热，阻遏命门之火，可致阳痿、死精等症而造成不育。

4. 气血两虚

思虑过度，劳倦伤心，导致心气不足，心血亏耗；大病久病之后，元气大伤，气血两虚，血虚不能化生精液而精少精弱，甚或无精，亦可引起不育。

西医学认为，男性不育可能是多种因素的综合作用，任何因素导致精子发生、精子输送、精子和卵子相结合的障碍，均可引起不育。但高达50%～75%的患者找不到原因，称为特发性男性不育。

要点三　男性不育症的诊断

对男性不育症的诊断，应从以下几方面进行。

1. 了解病史

详细了解患者的职业、既往史、个人生活史、婚姻史、性生活情况，过去精液检查结果及配偶健康状况等。如了解有无与各种射线（放射线、电磁辐射、X 线、微波炉、手机）、有毒化学品（农药、除锈剂、杀虫剂、除草剂、二硫化碳、化肥、食品添加剂、食品着色剂、洗衣粉、洗涤灵、化妆品）、有害金属（铅、镉、锰、汞、砷）接触史及热环境（紧身衣、长时间驾驶、长时间骑车、炉前工、桑拿浴、热水盆、超过 38.5°C 的发热），有无腮腺炎并发睾丸炎病史，有无其他慢性病及长期服药情况，是否经常食用棉籽油，有无药物成瘾、吸毒、酗酒、嗜烟习惯等。

2. 体格检查

检查的重点是全身情况和生殖器，如体型、发育营养状况，胡须、腋毛、阴毛分布，乳房发育等情况；阴茎的发育，睾丸位置及其大小、质地、有无肿物或压痛，有无鞘膜积液或疝，附睾、输精管有无增粗、结节、压痛或缺如，精索静脉有无曲张等。

睾丸小于 11ml 提示睾丸功能不佳；质软的睾丸通常伴有精子发生下降；又软又小的睾丸常提示预后不良。

还应进行前列腺及精囊检查。

3. 实验室检查及特殊检查

检查内容主要包括精液常规分析、精浆生化测定、尿液检查及前列腺液检查、精子穿透宫颈黏液试验、精子凝集试验、睾丸活组织检查、影像学检查（超声检查等）、生殖内分泌测定、遗传学检查等。

精液常规分析（WHO 四版）规定标准为：2ml≤精液量<7ml，液化时间<60 分钟，黏液丝长度<2cm，pH 值 7.2～7.8，精子密度≥20×10^6/ml，精子总计数≥40×10^6，成活率≥60%，A 级精子（快速向前运动）≥25%，或 A 级精子+B 级精子（慢速或呆滞地向前运动）>50%，正常形态精子≥15%，白细胞<1×10^6/ml。

若精子密度少于 20×10^6/ml 时，且不符合其他诊断，可诊断为少精子症。

患者有正常的精子密度，但前向运动精子的百分率 A 级+B 级精子不足 50%，或 A 级精子不足 25%，以 C 级精子为主，且不符合其他诊断，可诊断为弱精子症。

以 D 级精子为主，不运动、死亡精子超过 50%，可诊断为死精子症。须经体外活体染色检查方能确定。

正常形态精子少于 15%，可诊断为畸形精子症。

黏稠度高，黏液丝长度大于 2cm，液化时间延长，大于 60 分钟，可诊断为高黏稠度精液和精液不液化。

经过混合抗球蛋白反应试验或免疫珠试验，≥50% 的活动精子被抗体包被，诊断为免疫性不育。这个诊断必须经过精子-宫颈黏液接触试验加以证实。

精液中白细胞大于 1×10^6/ml，诊断为精液白细胞症。

要点四 男性不育症的治疗

古方多宗从肾论治，《石室秘录》提出治不育六法，即“精寒者温其火，气衰者补其气，痰多者消其痰，火盛者补其水，精少者添其精，气郁者舒其气，则男子无子者可以有子，不可徒补其肾也。”

1. 辨证论治

（1）肾阳虚衰证

性欲减退，阳痿早泄，精子数少、成活率低、活动力弱，或射精无力，伴腰酸腿软，疲乏无力，小便清长。舌质淡，苔薄白，脉沉细。

治宜温补肾阳，益肾填精。

方用金匮肾气丸合五子衍宗丸或羊睾丸汤加减。

（2）肾阴不足证

遗精滑泄，精液量少，精子数少，精子活动力弱或精液黏稠不化，畸形精子较多，头晕耳鸣，手足心热。舌质红，少苔，脉沉细。

治宜滋补肾阴，益精养血。

方用左归丸合五子衍宗丸加减。若阴虚火旺者，宜滋阴降火，用知柏地黄汤加减。

（3）肝郁气滞证

性欲低下，阳痿不举，或性交时不能射精，精子稀少、活力下降，精神抑郁，两胁胀痛，嗳气泛酸。舌质暗，苔薄，脉弦细。

治宜疏肝解郁，温肾益精。

方用柴胡疏肝散合五子衍宗丸加减。

（4）湿热下注证

阳事不兴或勃起不坚，精子数少或死精子较多，小腹急满，小便短赤。舌苔薄黄，脉弦滑。

治宜清热利湿。

方用程氏萆薢分清饮加减。

（5）气血两虚证

性欲减退，阳事不兴，或精子数少、成活率低、活动力弱，神疲力倦，面色无华。舌质淡，苔薄白，脉沉细无力。

治宜补益气血。

方用十全大补汤加减。

（6）脉络瘀阻证

多见于精索静脉曲张者。阴囊坠胀或隐痛，青筋暴露，盘曲成团，状若蚯蚓，久站久行或负重则加重，休息后减轻，精子数、活动力下降、形态异常，可伴有情绪不稳，失眠多梦，乏力头晕。舌质暗或有瘀斑点，脉弦或涩。

治宜化瘀通络，益肾生精。

方用血府逐瘀汤合五子衍宗丸加丹参、鸡血藤。

2. 其他疗法

根据患者具体病情，可选用西医疗法。

（1）病因治疗：治疗内在疾病，避免有害的环境因素影响，阻止酗酒和吸毒，纠正其他不良生活方式因素。如注意更换可能影响生育的药物，治疗精索静脉曲张、男性附性腺感染或内分泌疾病。应用抗氧化剂治疗可减少由活性氧所致的精子膜及 DNA 的损伤。

（2）口服药物治疗：可选用的药物有克罗米芬、他莫西芬、小剂量十一酸睾酮，营养疗法如服用左旋肉碱、锌剂、维生素 E、A、C 等。

（3）手术治疗：如精索静脉曲张行结扎或栓塞治疗，输精管结扎术后显微外科复通术。睾丸下降不全应尽量在青春期前得到治疗，如果患者已过青春发育期，且年龄小于 32 岁，亦应行睾丸下降不全手术。睾丸扭转及时复位，对侧睾丸也有必要施行固定术。

（4）心理治疗：心理治疗在不育症的治疗中也占有重要位置。夫妻紧张焦虑会降低生育能力。如果仅是男方因素，女方要体贴、谅解男方，帮助男方树立战胜疾病的勇气，不要埋怨、指责。

要点五　男性不育症的预防调护

1. 及时发现并纠正影响生育的疾病，如精索静脉曲张、附睾炎、精囊炎、性及射精功能障碍、生殖器官畸形、内分泌异常。

2. 避免服用具有生殖毒性的药物或食物，如抗癌药、皮质激素类、环孢类、美满霉素、呋喃坦丁、庆大霉素、雌激素、西咪替丁、棉籽油、抗风湿药雷公藤等。

3. 规避环境中的影响睾丸生殖功能的化学因素。环境中的化学毒性物质如金属类的铅、镉、锰、汞、砷；其次为农药；还有除锈剂、食品添加剂、食品着色剂、洗衣粉、洗涤灵、化妆品等。

4. 规避环境中的影响睾丸生殖功能的物理因素。最常见的是热（如发热、高温作业如炉前工）。还有放射线、电磁辐射（如电脑、电视、手机等）、X 线、微波炉等。

5. 饮食有节，起居有常，不可以酒为浆、过食肥甘。

6. 性生活适度。性交次数不要过频，也不宜相隔时间太长，否则可影响精子质量。如果能利用女方排卵的时间进行性交，往往可以提高受孕的机会。

7. 夫妻同治。大约不育夫妇的 1/4 是由于男女双方的病因，强调需要对夫妇双方进行仔细检测、治疗与调护，优化女性的生育条件可以提高妊娠的可能性。

细目七　精浊（慢性前列腺炎）

要点一　精浊的概述

精浊是中青年男性常见的一种生殖系统综合征。相当于西医学的前列腺炎。临床有急性细菌性、慢性细菌性、非细菌性和非特异性前列腺炎的区别，其中以慢性无菌性和非特异性前列腺炎最为多见。其特点是尿频、尿急、尿痛，尿道口常有精液溢出，并伴有会阴部、腰骶部、耻骨上区等部隐痛不适等。

前列腺炎综合征是临床常见病、多发病，分为以下四型：

Ⅰ型为急性细菌性前列腺炎，特征为急性下尿路感染症状和全身症状，菌尿。

Ⅱ型为慢性细菌性前列腺炎，特征为反复发作下尿路感染，细菌定位在前列腺，为同一菌种，具有 III 型临床表现。

III 型为慢性前列腺炎或慢性骨盆疼痛综合征，特征为骨盆区疼痛不适，各种排尿症状和性功能异常，无明显下尿路感染迹象。其中 IIIA 型为炎症性，特征为 EPS（前列腺按摩液）或 VB3（按摩后初始 10ml 尿液检查）或精液中可见多量的 WBC（精液中的 WBC 80%来自于前列腺液）；IIIB 型为非炎症性，特征为 EPS 或 VB3 或精液中 WBC 正常。

IV 型为无症状炎症性前列腺炎，特征为前列腺活检或 EPS 或 VB3 或精液呈炎性表现，但无临床症状，此型只有在合并不育症时才进行治疗干预。

属于“精浊”范畴的慢性前列腺炎综合征包括Ⅱ型和 III 型，其特点是发病缓慢、病情顽固、反复发作、缠绵难愈。本病属于中医的“白浊”、“劳淋”或“肾虚腰痛”等范畴，因病位在精室，故称之为“精浊”。

中医历代文献中有关本病的类似记载很多，《素问·玉机真藏论》有“少腹冤热而痛，出白”的记载。《素问》首立“淋秘”和“白淫”病名。隋代巢元方在《诸病源候论》立“虚劳小便白浊候”和“虚劳尿精候”。元代朱震亨在《丹溪心法》中记载有“赤白浊”的病名。

慢性前列腺炎可出现赤浊（血精）和白浊。急性前列腺炎严重时脓肿可自行破入坐骨直肠凹或膀胱前间隙，引起蜂窝组织炎，故有学者认为相当于中医之“悬痈”、“穿裆毒”，前者首见于明代汪机的《外科理例》，后者见于清代吴谦的《医宗金鉴》。

要点二　精浊的病因病机

1. 湿热蕴滞

因外感湿热，或七情六欲化热生火，或房事不洁，或过食醇酒而滋生湿热，均导致湿热下注，蕴滞膀胱，扰动精室，发为本病。

2. 气滞血瘀

因外感寒湿，寒凝肝脉，或情志不遂，肝气郁结，或湿热久蕴，血脉不畅，或久坐久骑、忍精不泄而使败精瘀血形成，均导致经脉不通，不通则痛，发为本病。

3. 寒凝肝脉

由于坐卧冷湿之地，感受寒湿之邪，寒性收引，湿性黏滞，致厥阴经络受阻，精室气血凝滞，运行不畅而生本病。

4. 肾虚毒侵

因病久伤肾之阴阳，或淫欲不节、房室过度，或久病体虚、精室空虚，均导致肾气虚弱。或为肾精亏损而相火妄动，或为阳衰气弱而肾失封藏，发为本病。

西医学认为，慢性前列腺炎综合征病因复杂，可能是由于致病菌通过血行和淋巴传播到前列腺，或后尿道及泌尿生殖系其他部位的感染向前列腺直接蔓延，或尿液逆流入前列腺管所引起；也有可能是支原体或衣原体等致病微生物直接经尿道上行感染所致。

要点三　精浊的诊断与鉴别诊断

1. 诊断

（1）临床表现

既往的研究提示该病经常发于年轻人，但近来发现其同样也影响中老年人群。流行病学研究发现，50 岁以上的男性也常见本病。

①临床症状：表现不一，患者可出现轻微的尿频、尿急、尿痛、尿道内灼热不适或排尿不净之感；有的患者在晨起时尿道口有少量稀薄乳白色分泌物，或排尿终末或大便时尿道排出乳白色液体（精浊）。合并精囊炎时可有血精。多数患者可伴有骨盆区疼痛，腰骶、腹股沟、下腹及会阴部等处坠胀隐痛，有时可牵扯到耻骨上、阴茎、睾丸及股内侧。部分患者因病程较长可出现阳痿、早泄、遗精或射精痛等，或伴见头晕耳鸣、神疲乏力、腰酸腿软、失眠多梦、情绪低落、疑虑焦急等精神神经症状。

②直肠指检：前列腺多为正常大小，也可为稍大或稍小，触诊可有轻度压痛。有的前列腺可表现出软硬不均或缩小变硬等异常现象。

（2）实验室检查及特殊检查

①前列腺按摩液（EPS）涂片镜检查白细胞每高倍视野在 10 个以上（正常为 10 个以下）或成堆聚集，而卵磷脂小体减少或消失。

②尿三杯试验可作为参考。前列腺液细菌培养有利于病原菌诊断。Ⅱ型有较固定的致病菌生长，III 型无致病细菌生长。IIIB 型则前列腺液镜检及培养均正常。

③超声检查亦可作为参考。经直肠前列腺超声检查（TRUS）对诊断有相当的价值，高频探头能清楚显示前列腺内部结构和整体形态，对有无结节也能正确判断，并能显示精囊甚至射精管的情况。

2. 鉴别诊断

（1）慢性子痈（附睾炎）：阴囊、腹股沟部隐痛不适，类似慢性前列腺炎。但慢性子痈（附睾炎）附睾部可触及增粗的结节，并伴轻度压痛。

（2）精癃（良性前列腺增生症）：仅在老年人群中发病；尿频且伴排尿困难，尿线变细，残余尿增多；B 超、肛门指诊检查可进行鉴别。

（3）血精（精囊炎）：慢性精囊炎可伴有慢性前列腺炎，除有类似前列腺炎症状外，还有血精及射精疼痛的特点。

（4）膀胱肿瘤：浸润性膀胱癌、膀胱原位癌、膀胱三角区肿瘤、膀胱肿瘤合并感染等都可有类似“前列腺炎综合征”的临床表现，因此在临床中切记注意鉴别。确诊靠尿细胞学检查和膀胱镜检查及活检。

（5）间质性膀胱炎（Hunner 溃疡）：是一种非细菌性慢性膀胱炎。多发于 30～50 岁的中年女性，但青壮年男性亦可见到。表现为尿频、尿痛，会阴耻骨上及盆腔疼痛，排尿后部分缓解，尿常规及培养正常。麻醉下的膀胱镜检查是主要的确诊方法。

要点四　精浊的治疗

本病病程较长，主张综合治疗，同时注意调护。临床以辨证论治为主，抓住肾虚（本）、湿热（标）、瘀滞（变）三个基本病理环节，分清主次，权衡用药。

1. 辨证论治

（1）内治

①湿热蕴结证

尿频，尿急，尿痛，尿道有灼热感，排尿或大便时尿道有白浊溢出，会阴、腰骶、睾丸、少腹坠胀疼痛。苔黄腻，脉滑数。

治宜清热利湿。

方用八正散或龙胆泻肝汤加减。

②气滞血瘀证

病程较长，少腹、会阴、睾丸、腰骶部坠胀不适、疼痛，有排尿不净之感，或有血尿、血精。舌暗或有瘀斑、瘀点，苔白或薄黄，脉沉涩。

治宜活血祛瘀，行气止痛。

方用前列腺汤加减。

③阴虚火旺证

排尿或大便时尿道有白浊滴出，尿道不适，遗精或血精，阳事易兴，腰膝酸软，头昏眼花，五心烦热，失眠多梦。舌红少苔，脉细数。

治宜滋阴降火。

方用知柏地黄汤加减。

④寒凝肝脉证

会阴、腰骶部坠胀酸痛，少腹及睾丸抽痛，阴囊湿冷，尿后余沥或有白色分泌物滴出，或见阳痿、早泄、遗精、射精困难或难射精，前列腺硬小，前列腺液不易取出，伴手足不温，腰膝酸软，小便频数。舌淡，苔薄白，脉沉细。

治宜温肝散寒，活血通滞。

方用暖肝煎、天台乌药散加减。

⑤肾阳虚损证

多见于中年人，排尿淋漓，腰膝酸痛无力，甚或稍劳后即尿道有白浊溢出；阳痿早泄，头昏神疲，形寒肢冷。舌淡胖，苔白，脉沉细。

治宜温肾固精。

方用济生肾气丸或金锁固精丸合右归丸加减。

（2）外治

①保留灌肠：湿热蕴结或气滞血瘀证者，可用金黄散 15～30g，山芋粉或藕粉适量，水 200ml，调煮成薄糊状，微冷后（43℃）保留灌肠，每日 1 次。

②坐浴：葱归溻肿汤坐浴，每次 20 分钟，每天 2～3 次；亦可用温水坐浴，每次 20 分钟，每日 2 次。

③栓剂：野菊花栓或前列安栓或解毒活血栓，塞入肛门内约 3～4cm，每次 1 枚，每日 2 次。

2. 其他疗法

（1）西药：主要是针对病原体的治疗和对症治疗。针对病原体的治疗应根据药敏试验合理选择抗生素。对于Ⅱ型前列腺炎首选喹诺酮类、红霉素类、复方新诺明、多西环素等具有较强穿透力的抗菌药物。Ⅱ型的抗生素使用时间至少 6 周，如果复发或未治愈，应继续给予抗生素治疗 6 周。由于长期抗生素治疗，故应注意其毒副作用，最好根据药敏试验事先选好 2～3 种药物，交替使用，每种药物使用 2 周。

ⅢA 型前列腺炎可试用米诺环素、多西环素、红霉素类抗生素，其使用时间不宜太长，一般为 4 周。

各型均可配合应用α受体阻滞剂和非甾体类消炎药。α受体阻滞剂类药物有特拉唑嗪、阿呋唑嗪、坦索罗辛等。一般主张从小剂量开始，如特拉唑嗪始用1mg，每日1次，然后逐渐加大剂量，原则是选择既能达到治疗效果又无明显副作用的剂量，治疗时间至少6个月，这样可减少症状复发。对于尿流率偏低者效果较好。非甾体类消炎药如消炎痛、布洛芬等，一般作为辅助治疗用药。

（2）理疗：局部超短波透热，或局部有效抗生素离子透入治疗。有生育要求者慎用。

（3）针灸：常用穴位为腰阳关、气海、关元、中极、肾俞、命门、志室、三阴交、足三里。以上穴位分组交替使用，隔1～2日1次，多采用中弱刺激、平补平泻手法，并可配合艾条灸法。

要点五　精浊的预防调护

1. 合理安排性生活，避免频繁的性冲动，戒除频繁自慰。
2. 禁酒，忌过食肥甘及辛辣炙煿。
3. 生活规律，劳逸结合，不要久坐或骑车时间过长。
4. 调节情志，保持乐观情绪，树立战胜疾病的信心。
5. 积极有规律地治疗身体其他部位的慢性感染病灶，如慢性扁桃体炎、溃疡性结肠炎。
6. 增加营养，加强锻炼，增强体质，预防感冒。

细目八　血精（精囊炎）

要点一　血精的概述

血精是指以排出血性精液为主要表现的一种病症。有肉眼血精和镜下血精之分，常见于西医学的精囊炎。

精囊炎是指发生于精囊的炎性病变，有时伴有慢性前列腺炎。临床上分为急性精囊炎和慢性精囊炎两类。急性精囊炎较少见，临床表现与急性前列腺炎相似，属中医之热淋、血淋范畴；慢性精囊炎较多见，以血精为主要临床表现。

血精一词首见于隋代巢元方《诸病源候论·虚劳血精出候》。宋代以后，血精一名很少提及，多以赤浊代之，如元代朱震亨《丹溪心法》的“赤白浊”，明代皇甫中《名医指掌》和李中梓《医宗必读》中的“赤白二浊”，。

要点二　血精的病因病机

血精的病位主要在精室，基本病理变化为精室血络受损，血溢脉外，随精而出。

1. 湿热蕴结

感受湿热毒邪或湿热秽浊之气；过食肥甘辛辣，尤其是饮酒过度，致积滞不化，蕴湿积热；膀胱湿热，久滞不解；性交不洁，染受湿毒。这些均导致湿热邪毒蕴结下焦，扰动精室，血热妄行，精血同下，发为本病。

2. 阴虚火旺

湿热火毒久蕴不解，耗伤阴液；色欲过度，频繁手淫，阴精耗伤，均可导致肾阴亏损。阴虚则生内热，火旺则下迫精室，血络被伤，精室被扰，血随精泄，发为本病。

3. 瘀血阻滞

会阴外伤，损及精室血络，瘀血内阻；强力入房，逼令精出，精室血络受损，导致瘀血败精阻络；血精日久不愈，病久入络，瘀血内结。以上均导致瘀血内停，阻滞血络，血不循经，溢出精室，发为本病。

4. 脾肾气虚

劳倦过度，久病体虚，房事不节，均可损伤脾肾，脾虚不摄血，肾虚不固精，精血俱出，发为本病。

要点三　血精的诊断

1. 诊断

（1）临床表现

①精液中混有血液。急性精囊炎血精多呈鲜红色，并见尿频、尿急、尿痛，少腹胀痛，伴射精疼痛等。慢性精囊炎多表现为血精反复发作，精色黯红，或精液中夹有血丝或血块，可伴耻骨区隐痛、会阴部不适。部分病人伴见性欲减退、性功能障碍。血精也可在长期不性交后第一次射精、直肠指检或前列腺精囊按摩后以及阴茎勃起时出现。血精可以延续较长时间，使病人紧张、忧虑。

②查体直肠指检精囊肿大、变硬，甚至变形，可有压痛，与前列腺界限不清。

（2）实验室检查及特殊检查

精液检查有大量红细胞，或并见脓细胞，B超、CT和精囊造影可协助诊断，并可与精囊肿物相鉴别。精液涂片或培养可鉴别精囊炎和精囊结核。

①急性精囊炎：血中性粒细胞增多，尿道分泌物涂片细菌染色检查及培养阳性。中段尿常规检查可能有尿路感染征象。

②慢性精囊炎：精液检查有红细胞及脓细胞，精子数减少，甚至出现死精、无精。

精液中红细胞的多少通常反映炎症的程度。B超、CT和精囊造影可协助诊断，并可与精囊肿物相鉴别。

2. 鉴别诊断

（1）尿血：血随小便排出体外，尿色因之而呈淡红、鲜红、红赤，甚或夹杂血块。多无尿道疼痛，或仅有轻度胀痛及灼热感。

（2）血淋：小便淋漓，夹有血液，小便不畅，滴沥不尽，尿急而频，小便时有尿道灼痛、刺痛或涩痛。

血精、尿血、血淋三者的鉴别要点在于：血精之血来自精道，血尿、血淋之血来自尿道；血精小便时一般不会引起尿道疼痛，而表现为射精时疼痛；尿血小便时尿道不痛或微痛，无射精疼痛；血淋小便时尿道疼痛明显。

要点四 血精的治疗

1. 辨证论治

以止血为要，并根据热、瘀、虚之不同进行辨证论治。

（1）内治

①湿热蕴结证

湿热蕴结者表现为精中带血，伴尿频尿急，茎中热痛，小便黄热，余沥不尽，少腹、会阴及睾丸部疼痛或不适，射精时加剧。少数火毒炽盛者以全身症状为主，发热恶寒，身痛酸楚，咽干口苦，恶心呕吐，会阴部胀痛，牵及少腹、腰骶部。舌红苔黄腻，脉滑数或弦数。

治宜清热利湿，凉血解毒。

方用四妙丸或龙胆泻肝汤加减。

②阴虚火旺证

精中带血，伴腰膝酸软，头晕眼花，五心烦热，或遗精盗汗，心烦口干，会阴、少腹及前阴部坠胀或隐痛。舌红，脉细数。

治宜滋阴降火、凉血活血。

方用知柏地黄丸合二至丸加减。

③瘀血阻滞证

病程较久。表现为精中带血，伴见血块或射精痛，会阴、少腹及前阴部疼痛，痛则心中烦乱。舌暗或有瘀点瘀斑，脉弦或涩。

治宜活血化瘀。

方用桃红四物汤合失笑散加减。

④脾肾气虚证

病程长久。表现为精中带血，伴神疲乏力，面白食少，头晕目眩，多梦少寐，腰酸腿软，少腹拘急。性欲低下，或遗精滑泄，或阳痿不举，或不育。舌淡苔白，脉沉细无力。

治宜补肾健脾、固精摄血。

方用补中益气丸合右归丸加减。

（2）外治

①坐浴疗法：中药布包煎汤坐浴或温水坐浴，可促进盆腔血液循环，促使炎症吸收，有较好疗效。开始水温40℃左右，渐渐提高水温，至44℃～45℃保持恒定，以病人感觉舒适为度。每次20分钟，一般每晚1次，有条件者每日可进行2次。

②离子透入：提取中药有效成分，经荷电处理后（如大黄、黄柏、黄连、牛膝带正电荷），正极探头带药（或灌肠）置入直肠内，负极置于耻骨联合部，在电场作用下，带电荷的药物导入人体组织中。中药离子透入能更好地发挥直肠给药的优点。

③保留灌肠：治以活血化瘀、软坚散结为主。处方：大黄10g，泽兰10g，王不留行10g，乳、没各10g，细辛3g，水煎浓缩成150ml，行保留灌肠，每晚1次，15次为1个疗程。

④栓剂塞肛：参见“精浊”。

2. 其他疗法

（1）抗生素：急性精囊炎选用2~3种敏感抗生素进行治疗，交替使用。
（2）手术：如直肠指诊精囊明显肿大压痛，有波动感，需经会阴精囊穿刺抽吸减压。

要点五　血精的预防调护

1. 养成良好生活习惯，劳逸结合，防止过分疲劳，并进行有效的身体锻炼。
2. 忌烟酒及辛辣刺激之品。多吃蔬菜、水果，保持大便通畅。
3. 减少挤压会阴，不要骑车时间过长，避免久坐固定不动的工作方式。
4. 保持心情舒畅，解除思想负担。
5. 性生活要适度。病情较重时应暂停性生活。
6. 尽量避免物理的、化学的、机械的因素对尿道的刺激。注意个人卫生，避免不洁的性接触。

细目九　精癃（前列腺增生症）

要点一　精癃的概述

精癃相当于西医学的前列腺增生症，是老年男性常见疾病之一，大多数发生在50岁以上，发病率随年龄增长而逐渐增加。前列腺增大伴有下尿路症状及膀胱出口梗阻者称为良性前列腺增生症（BPH），是一种发生在男子前列腺的异常增生的疾病，过去曾经称为“良性前列腺肥大”；其特点是尿频，夜尿次数增多，伴见不同程度的排尿困难，严重者可发生尿潴留或尿失禁，甚至出现肾功能受损。属中医学癃闭的范畴。为了将由前列腺增生症而引起的癃闭与内科、妇科等其他疾病导致的癃闭相区别，且因前列腺又属精室范畴，故称之为精癃。

要点二　精癃的病因病机

本病的基本病因病机为年老肾气渐衰，中气虚弱，气化不利，血行不畅，痰瘀互结水道，三焦气化失司。

1. 脾肾两虚

年老脾肾气虚，推动乏力，不能运化水湿，终致痰湿凝聚，阻于尿道而生本病。肾气渐衰，真阴不足，相火偏亢，膀胱水道不利，则排尿频数，滞涩不爽。肾阳虚衰，下元虚惫，固摄无权，则尿失禁或小便频数，淋沥不尽。脾气虚弱，中气不足，不能收摄，膀胱失于约束，则遗尿失禁。

2. 气滞血瘀

前列腺的部位是肝经循行之处，肝气郁结，疏泄失常，可致气血瘀滞，阻塞尿道；或年老之人气虚阳衰，不能运气行血，久之气血不畅，聚而为痰，痰血凝聚于水道；或憋尿过久，房劳竭力，败精瘀浊停聚不散，凝滞于溺窍，致膀胱气化失司而发为本病。

3. 湿热蕴结

若水湿内停，郁而化热，或饮食不节，酿生湿热，或外感湿热，或恣饮醇酒聚湿生热等，均可致湿热下注，蕴结不散，瘀阻于下焦，诱发本病。

4. 肺热失宣

肺主治节，为水之上源，通调水道，下输膀胱。若外感风寒、风热之邪，肺热壅滞，肺气失宣，不能输布，影响水道通调，可致尿闭或尿出不畅。

西医学关于前列腺增生症发病机理的学说较多，如双氢睾酮学说、雌－雄激素协同致病学说、前列腺生长因子学说、胚胎再唤醒学说、细胞凋亡学说等，但这些学说均尚未得到定论。不过，正常功能睾丸的存在和高龄是前列腺增生的两个必备条件。

前列腺发生增生后，引起膀胱颈梗阻，逼尿肌发生代偿性肥厚，后期逼尿肌代偿失调，残余尿逐渐增多，发生尿潴留，膀胱壁变薄，无张力而扩大。膀胱逼尿肌肥厚可使输尿管膀胱壁段延长、僵硬，导致输尿管的机械性梗阻；膀胱逼尿肌失代偿后，膀胱腔扩大，输尿管膀胱壁段又可缩短，加之膀胱内压升高，出现输尿管返流，终致肾积水及肾功能损害。

前列腺症候群和病理的发生不仅与膀胱颈梗阻自身有关，还与膀胱颈梗阻继发的逼尿肌功能变化有关。逼尿肌功能变化包括逼尿肌不稳定、逼尿肌收缩功能受损和膀胱顺应性改变。

要点三　精癃的诊断与鉴别诊断

1. 诊断

（1）临床表现

50 岁以上男性出现下述下尿路症状者，应首先考虑到 BPH。

前列腺增生轻者并不引起膀胱出口梗阻，临床上无症状表现；前列腺增生重者则引起膀胱出口梗阻，产生一系列下尿路症状。开始小便次数增多，以夜间为明显，继而伴见排尿困难，尿线变细，有尿意不尽之感，严重时要用力努挣才能排出。由于尿液长期不能排尽，致膀胱残余尿增多而发生慢性尿潴留，以致尿液自行溢出或夜间遗尿。在病变过程中常因受寒、劳累、房室过度、过食辛辣刺激、憋尿、便秘等而突然发生排尿困难，甚至尿闭，膀胱胀痛，辗转不安。严重者可引起双肾积水而出现肾功能不全的一系列症状。有的患者可并发尿路感染、膀胱结石、疝气或脱肛等。

直肠指检前列腺常有不同程度的增大，表面光滑而无结节，边缘清楚，中等硬度而富有弹性，中央沟变浅或消失。

（2）实验室检查及特殊检查

①尿常规：尿常规检查可以确定下尿路症状患者是否有血尿、蛋白尿、脓尿及尿糖等。

②血清 PSA（前列腺特异抗原）：血清 PSA 与良性前列腺增生症的相关性为 0.30ng/ml，而与前列腺癌为 3.5ng/ml。血清 PSA 可以作为前列腺癌穿刺活检的指征。一般临床将 PSA≥4ng/ml 作为分界点。

③可进行 B 型超声（显示肾、输尿管、前列腺、膀胱情况和进行残余尿测定）、CT、

静脉尿路造影、膀胱尿道造影、尿道膀胱镜检查及尿流动力学等检查，以协助诊断。

2. 鉴别诊断

（1）前列腺癌：两者发病年龄相似，且可同时存在。前列腺癌发病部位多在前列腺后叶，故早期下尿路梗阻症状不明显。后期其膀胱出口阻塞症状与前列腺增生症几乎无差别。前列腺癌并不常见血尿，而前列腺增生症有15%的患者伴见血尿；前列腺癌患者直肠指诊前列腺早期扪得不规则、无弹性的硬结；前列腺特异抗原（PSA）、PSA密度（PSAD）、fPSA/tPSA比值、PSA速度等出现异常；可同时有骨转移、肺转移、淋巴转移及全身恶病质等症状。最后还须前列腺穿刺活体组织检查证实。

（2）神经原性膀胱功能障碍：同样有排尿困难、尿潴留或尿路感染等。但神经原性膀胱常有与神经系统有关的疾病，如脑血管疾病、糖尿病、帕金森病等，以及曾长期应用与排尿有关的药物的病史；除排尿功能障碍外，常有大便功能及性生活方面的异常；神经系统检查常有会阴部感觉减退，咳嗽时肛门括约肌无收缩，肛门括约肌张力减退或不能随意收缩，球海绵体肌反射消失。尿流动力学及膀胱尿道镜检查对鉴别很有帮助。

（3）膀胱颈挛缩：患者有下尿路梗阻症状，直肠指诊未发现有前列腺明显增大，除可能系增大之腺叶突向膀胱外，应考虑本病的诊断。本病下尿路梗阻病史更长，由青壮年即开始。膀胱镜检查可明确诊断。

要点四　精癃的治疗

中医治疗重在以通为用，活血利尿是其基本的治疗法则。病情加重或出现并发症时，应采用中西医综合疗法。

1. 辨证论治

（1）内治

①湿热下注证

小便频数黄赤，尿道灼热或涩痛，排尿不畅，甚或点滴不通，小腹胀满，或大便干燥，口苦口黏。舌质暗红，苔黄腻，脉滑数或弦数。

治宜清热利湿，消癃通闭。

方用八正散加减。

②脾肾气虚证

尿频，滴沥不畅，尿线细甚，或夜间遗尿，或尿闭不通，小腹坠胀，神疲乏力，少气懒言，纳谷不香，面色无华，便溏脱肛。舌淡，苔白，脉细无力。

治宜补脾益气，温肾利尿。

方用补中益气汤加菟丝子、肉苁蓉、补骨脂、车前子等。

③气滞血瘀证

小便不畅，尿线变细或点滴而下，或尿道涩痛，或小便闭塞不通，努责方出或点滴全无，小腹胀满隐痛，偶有血尿。舌质黯或有瘀点瘀斑，苔白或薄黄，脉弦或涩。

治宜行气活血，通窍利尿。

方用沉香散加减。伴血尿者，酌加大蓟、小蓟、参三七；瘀甚者，可加蜣螂虫。或用代抵当汤或桂枝茯苓丸加瞿麦、萹蓄、川木通等治疗。

④肾阴亏虚证

小便频数不爽，尿少热赤，或闭塞不通，头晕目眩耳鸣，腰膝酸软，失眠多梦，咽干，五心烦热，大便秘结。舌红少津，苔少或黄，脉细数。

治宜滋补肾阴，通窍利尿。

方用知柏地黄丸加丹参、琥珀、王不留行、地龙等。

⑤肾阳不足证

小便频数，夜间尤甚，尿线变细，余沥不尽，尿程缩短，排尿无力，失禁或遗尿，或点滴不爽，甚则尿闭不通，精神萎靡，面色无华，腰膝酸软无力，畏寒肢冷。舌质淡润，苔薄白，脉沉细。

治宜温补肾阳，通窍利尿。

方用济生肾气丸加减。尿失禁或遗尿者，加桑螵蛸丸。

⑥肺热失宣证

小便不畅或点滴不通；咽干口燥，胸闷，呼吸不利，咳嗽咯痰。舌红，苔薄黄，脉数。

治宜清热宣肺，通调水道。

方用黄芩清肺饮加减。

（2）外治

多为急则治标之法，必要时可行导尿术。

①脐疗法：取独头蒜 1 个、生栀子 3 枚、盐少许，捣烂如泥敷脐部；或以葱白适量捣烂如泥，加少许麝香和匀敷脐部，外用胶布固定；或以食盐 250g 炒热，布包熨脐腹部，冷后再炒再熨。

②灌肠法：大黄 15g，泽兰、白芷各 10g，肉桂 6g，煎汤 150ml，每日保留灌肠 1 次。

2. 其他疗法

（1）西药：常用的 α 受体阻滞剂如坦索罗辛、高特灵等，5α－还原酶抑制剂如保列治；生长因子抑制剂如通尿灵等。

（2）理疗：如微波、射频、激光等治疗。

（3）手术：一般来说，当残余尿在 60ml 以上，或因梗阻诱发膀胱憩室、结石、肾及输尿管积水者，或由于梗阻引起慢性或反复发作的泌尿系感染者，或因急性尿潴留或反复出现尿潴留经非手术治疗无效或导尿失败者，可采用手术疗法。

（4）针灸：主要用于尿潴留患者，可针刺中极、归来、三阴交、膀胱俞、足三里等穴，强刺激，反复捻转提插；体虚者灸气海、关元、水道等穴。

（5）导尿术：若经服药、外敷、针灸推拿等治疗无效，可在无菌操作下，置入导尿管引流尿液。

要点五 精癃的预防调护

1. 注意不要憋尿，保持大便通畅。

2. 慎起居，避风寒，忌饮酒及少食辛辣刺激性食物。

（贾玉森）

第十一单元　周围血管疾病

细目一　概论

周围血管疾病是指发生于心、脑血管以外的血管疾病，可分为动脉病和静脉病，动脉病包括血栓闭塞性脉管炎、动脉硬化性闭塞症、动脉栓塞、多发性大动脉炎、动脉瘤等，另外还包括肢端动脉舒缩功能紊乱疾病，如雷诺综合征、红斑性肢痛症等；静脉病包括血栓性浅静脉炎、深静脉血栓形成、深静脉瓣膜功能不全、静脉曲张等。

中医学称周围血管为经脉、脉管，故将周围血管疾病统称为“脉管病”。

要点一　周围血管疾病的常见症状

1. 疼痛

肢体疼痛是周围血管疾病的常见症状，包括间歇性疼痛、持续性疼痛（静息痛）。其主要原因有动脉供血不足、静脉回流障碍、血液循环异常等。

间歇性疼痛是指患肢在某些特定诱因时出现疼痛，去除诱因后则疼痛停止。主要因素有下列三种。

（1）肢体活动：是指伴随运动所出现的不适症状，临床称为运动性疼痛。发作多见于下肢，故又称为间歇性跛行。表现为病人在以一定速度行走一定距离后，下肢的某个部位出现酸胀、怠倦、钝痛、紧张或压迫感、痉挛性疼痛或锐痛，迫使病人停步，休息 1 ~ 5 分钟后症状缓解或消失。再次行走又出现同样的症状。

从开始行走到出现疼痛的时间称为跛行时间；从开始行走到出现疼痛的距离称为跛行距离。典型的间歇性跛行主要见于下肢慢性缺血性疾病，如血栓闭塞性脉管炎、动脉硬化性闭塞症和大动脉炎性狭窄等。其临床意义是反映肢体的缺血程度为功能性缺血，即血液供应可以满足肢体休息状态下的组织代谢需要，但在运动即肌肉作功时，由于动脉狭窄或阻塞，血流量不能增加，不能满足作功状态下的组织需要，从而出现不同程度的缺血性疼痛。

功能性缺血的特点是：①在作功的肌肉群表现出疼痛；②一定的运动量可以使疼痛重复出现；③运动停止后可以使疼痛迅速解除。跛行时间和跛行距离越短，提示动脉阻塞及缺血的程度越严重。

下肢静脉回流障碍性疾病也可出现间歇性跛行，但常不典型，表现为行走后下肢胀痛，停步后不易缓解，常需卧床才能缓解，伴有患肢浮肿或浅静脉扩张。此外，腰椎管狭窄、腰间盘脱出、坐骨神经痛等也常在行走后出现下肢疼痛，称为神经源性跛行，应仔细鉴别。

（2）肢体体位：肢体所处的体位与心脏平面的关系可以影响血流状况。动脉阻塞性疾病时如抬高患肢，可因供血减少而出现疼痛，并伴有肢体远端皮肤苍白；患肢下垂则可增加血供而缓解疼痛。当静脉发生病变时，抬高患肢有利于静脉回流而可减轻疼痛，患肢下垂则因加重淤血而诱发或加重胀痛。

（3）温度变化：热环境能舒张血管并促进组织代谢。动脉阻塞性疾病时，热环境导致血管扩张所增加的血供量大于阻塞远端组织代谢的需要量，则疼痛减轻。反之，则疼痛加重。血管痉挛性疾病时，热环境下血管舒张，疼痛减轻，寒冷刺激则加重血管痉挛，使疼痛加重。血管扩张性疾病则在热环境下症状加重。

持续性疼痛（静息痛）是指肢体在静止状态下产生的疼痛，疼痛持续存在，尤以夜间为甚。主要见于动脉阻塞性疾病，因供血障碍引起缺血性神经炎而使肢体持续性疼痛。

与间歇性疼痛不同，缺血性静息痛不表现在肌群，而是在足部特别是足趾和跖骨头。疼痛表现为持续性钝痛伴有间歇性剧烈刺痛，并有麻木、厥冷或烧灼、蚁行、针刺等感觉异常。症状多夜晚加重，病人常抱膝而坐以缓解疼痛。当肢体因缺血引起营养障碍性溃疡或坏疽时则症状加重，其特点为：疼痛剧烈、持续，有时也有短暂的间歇期，数分钟后再发，影响睡眠，肢体下垂时可略减轻疼痛。

持续性疼痛的发生常提示缺血的程度已不能满足静止状态下组织代谢的需要，存在临界性缺血的可能。临界性缺血的病理基础是微血管失代偿，出现萎缩、微血栓形成、肢体末梢微循环灌注障碍。

慢性临界性缺血的诊断要点是：①反复发作的静息痛超过 2 周，需用止痛剂，伴踝部动脉收缩压≤50mmHg，或趾端收缩压≤30mmHg。②足或足趾溃疡及坏疽，伴踝部动脉压≤50mmHg，或趾端收缩压≤30mmHg。

静脉性静息痛的疼痛程度较动脉性为轻，常伴有静脉回流障碍的其他表现。并可因平卧休息或抬高患肢而缓解。

2. 寒冷和潮热感

肢体的潮热或寒冷取决于肢体的供血量。动脉痉挛或阻塞时，肢体远端供血量减少，自觉发凉、怕冷。血管扩张性疾病或静脉淤血性疾病则局部血流量增多，表现为肢体潮热或灼热。

3. 倦怠和沉胀感

动脉缺血性疾病时，肢体营养不良，肌肉萎缩，或无氧代谢增强，酸性代谢产物增多，可致肢体倦怠、乏力、酸痛等；当静脉回流障碍时，长时间站立则静脉内淤血，静脉内压力增高，可引起下肢沉胀，甚或浮肿。

4. 麻木、针刺或蚁行感

见于动脉缺血性疾病，常是缺血性神经炎的表现。

要点二　周围血管疾病的体征

1. 皮肤温度异常

肤温变化主要取决于肢体的血流量。动脉缺血性疾病时除自觉患肢发凉外，可扪及或测得皮肤温度降低。闭塞程度越重，距离闭塞平面越远，皮肤温度降低愈明显。静脉扩张或阻塞性疾病时，由于淤血，可使皮肤温度升高。

2. 皮肤颜色异常

供血不足或血管舒缩失常而致的皮色改变包括苍白、紫绀和潮红等。静脉淤血可由于渗出于血管外的红细胞崩解造成色素沉着。某些血管疾病以皮肤颜色改变为主要临床表现，如雷诺综合征，由于指（趾）小动脉和毛细血管阵发性收缩和扩张而产生指（趾）阵发性发白、发紫和发红。

3. 肢体增粗或萎缩

肢体肿胀多发生于下肢，静脉淤滞性肿胀一般为凹陷性水肿，按之较软，愈向远侧愈明显，多伴色素沉着、皮下组织炎症和纤维化、“足靴区”溃疡等，如深静脉血栓形成、下肢深静脉瓣膜功能不全、下肢静脉曲张等。

淋巴回流障碍性浮肿为非指陷性水肿，又称“硬肿”。

肢体或趾（指）变细、瘦小、萎缩均是由于局部动脉血液供应不足，长期缺乏必要的营养，加之由于疾病造成机体疼痛等限制患肢活动诸因素所造成。萎缩是慢性动脉功能不全的重要体征。

4. 溃疡和坏疽

缺血性溃疡是动脉病变引起，由于动脉闭塞病变影响皮肤血液循环，以致组织缺氧而形成溃疡。

淤积性溃疡多由静脉病变引起，常见下肢静脉曲张和下肢深静脉瓣膜功能不全，静脉血液回流障碍导致局部淤积性缺氧，从而并发溃疡。

肢体出现坏疽病灶提示血液循环供应局部的营养不足以维持静息时组织的代谢需要，以致发生不可逆变化。如无继发感染，坏疽区因液体蒸发和吸收，形成“干性坏疽”；如并发感染则形成“湿性坏疽”，坏死组织受细菌作用而崩解、化脓，有恶臭。

要点三　周围血管疾病的检查方法

1. 周围血管疾病的一般检查

周围血管疾病的检查是获取临床信息的重要手段，临证时应重点检查皮肤温度、皮肤颜色、肢体营养状况、有无肢体的肿胀增粗或萎缩、有无肿块、有无溃疡或坏疽等。

（1）皮肤颜色：周围血管疾病常有肢端皮肤颜色的改变，其改变程度与血循环障碍的严重程度成正比。当动脉闭塞时，局部的血流量减少，血行缓慢，血中氧释放增多，含氧量降低，皮色呈紫暗色。皮色紫绀提示血流减少，紫黑提示血流接近停止或完全停止。当发生慢性动脉阻塞时，若阻塞程度较轻，且有一定的侧支循环时，皮色可无明显改变。动脉急性阻塞时，肢端呈苍白色，如缺血持续存在，则产生不规则紫褐色斑块。动脉缺血性疾病时，某些因素可影响肢端的血流量，从而产生皮肤颜色的变化，可为疾病的诊断提供佐证，如皮肤指压试验、肢体位置试验、冷水试验和握拳试验。

（2）营养状况：营养状况的检查应重点观察肢体皮肤及附件、肌肉有无营养障碍性改变，有无皮肤松弛、变薄、脱屑；有无汗毛稀疏、变细、停止生长或脱落；有无趾（指）甲生长缓慢，变脆，增厚，甲嵴、嵌甲；有无肌肉萎缩、溃疡或坏疽等表现。

（3）皮肤温度：测定皮温时应对比同一平面两侧肢体的温度差别，当某部皮温较对侧及同侧其他部分明显降低时（相差大于2℃），则提示该部动脉血流减少，可见于动脉栓塞、慢性动脉闭塞性疾病，其温变平面要比实际阻塞的位置低一个手掌宽的距离。

若某部皮温较对侧或同侧其他部位明显升高，则提示该部动脉或静脉血流量增加，如深静脉血栓形成、红斑性肢痛症、动静脉瘘等。

测定皮温方法有扪诊法、半导体或数字皮温计、红外线热像仪等。

（4）动脉搏动和血管杂音：动脉搏动和血管杂音的听诊检查是检查动脉性疾病的重要步骤，受检动脉为桡动脉、尺动脉、肱动脉、股动脉、腘动脉、足背动脉、胫后动脉。检查时应注意感测动脉搏动的强度、动脉的性质（如硬度、有无弯曲、结节、震颤）、血管杂音的部位及强度等。

目前临床采用多普勒听诊器测得踝部动脉压对估计组织血流灌注程度有一定意义。踝部动脉压通常是测定足背动脉或胫后动脉收缩压。当踝部压力较上肢压力降低超过10mmHg时即可证实下肢动脉闭塞性疾病，踝部动脉压大于50mmHg时基本可以正常灌注，有缺血性静息痛时踝部收缩压通常低于40mmHg。踝部动脉压与肱动脉压的比值称为踝肱指数，可以反映出下肢动脉阻塞及缺血的严重程度。踝肱指数正常为1.0～1.2。踝肱比值为0.5～0.8时，常出现间歇性跛行，踝肱指数低于0.5时多伴有静息痛，踝肱指数低于0.1时多有肢体坏疽的存在。

2. 几种常用的血管功能试验

（1）皮肤指压试验：用手指压迫指（趾）端或甲床，观察毛细血管充盈时间，可了解肢端动脉血液供应情况。正常人指（趾）端饱满，皮肤呈粉红色。压迫时局部呈苍白色，松开后毛细血管可在1～2秒内充盈，迅速恢复为粉红色。如充盈缓慢，延长至4～5秒后恢复原来的皮色，或皮色苍白或紫绀，表示肢端动脉血液供应不足。

（2）肢体位置试验：病人仰卧床上，显露双足达踝以上或膝部，观察足部皮肤颜色；随即使病人两下肢直伸抬高，髋关节屈曲70°～80°左右，保持该位置约60秒钟后进行观察。检查上肢时采取坐位或立位，两上肢伸直高举过头部。血液循环正常时，足趾、足底或手掌保持淡红色或稍发白。当动脉血液供应障碍时，可呈苍白或蜡白色。如肢体抬高后皮肤颜色改变不明显，可使病人抬高的两足反复屈伸30秒钟或两手快速握松5～6次后再观察。抬高后肢体苍白的程度与动脉血供减少的程度成正比，苍白的范围随动脉病变的位置而异。最后，病人坐起，两小腿和足下垂床沿或两上肢下垂于身旁，再观察皮肤颜色的改变。正常人在10秒钟内可恢复正常。动脉血循环有障碍者恢复时间可延迟到45～60秒或更长，且颜色不均，呈斑片状。下垂位后正常人的足部浅表静脉应在15秒钟内充盈，如时间延长，也提示动脉血液供应不足；若肢体伴有浅静脉曲张，下垂试验则无价值。

（3）运动试验：间歇性跛行是慢性动脉供血不足的特征性症状，间歇性跛行距离和时间与缺血的程度相关，临床上常以此作为反映病情程度和疗效的指标。测定方法为病人以一定速度（1.8km/h）行走，直到出现症状，该段时间为跛行时间，所行距离为跛行距离。

（4）大隐静脉瓣膜功能试验（Trenddenburg试验）：用来检查大隐静脉瓣膜功能。病人平卧，高举下肢，使浅静脉血向心回流，在大腿根部、卵圆窝平面远方扎止血带，其紧张度以足以压迫大隐静脉，但不致影响动脉血流和深静脉回流为标准。让病人站立，10秒钟内释放止血带，如浅静脉超过30秒钟而逐渐充盈者，属正常情况；如血柱自上而下立即充盈大隐静脉及分支，提示大隐静脉瓣膜功能不全。如病人站立，保持止血带压迫情况下，在其远端某一部位迅速出现扩张静脉，提示血液通过小隐静脉或功能不全的交通支返流至浅静脉。

（5）深静脉通畅试验（Perthes 试验）：病人站立，在大腿上 1/3 扎止血带以压迫大隐静脉，交替屈伸膝关节 10 余次。如深静脉通畅，交通支瓣膜功能健全，小腿肌肉泵的作用将使血液流入深静脉而使浅静脉瘪陷，下肢也无发胀感觉。如深静脉通畅而大隐静脉和交通支瓣膜功能不全，浅静脉在运动时也能流入深静脉，一旦运动停止，浅静脉立即充盈血液。如深静脉不通，交通支瓣膜功能不全，则在运动时浅静脉将愈扩张，小腿有胀痛感。

（6）直腿伸踝试验（Homans 征）和压迫腓肠肌试验（Neuhof 征）：二者均为小腿深静脉血栓形成的体征。

Homans 征检查方法：病人仰卧，膝关节伸直，小腿略抬高。检查者手持足部用力使膝关节背屈，以牵拉腓肠肌。如小腿后部明显疼痛，属阳性反应，这是腓肠肌受牵拉后压迫深部已有血栓及炎症的静脉所致，常伴有腓肠肌饱满和紧张感。

Neuhof 征检查方法：病人仰卧屈膝，足跟平置检查台上，检查者用手指按触腓肠肌深部组织。如有增厚、浸润感和疼痛，即属阳性。

（7）冷水试验和握拳试验：本试验可诱发雷诺综合征患者出现苍白—紫绀—潮红的皮色改变。冷水试验方法为将手指或足趾放入 4℃左右的冷水中 1 分钟，然后观察皮色有无上述改变。握拳试验方法为两手紧握 1 分钟后，在弯曲状态下放开，观察有无皮色改变。

3. 周围血管疾病的理化检查

血液流变、血脂、凝血功能检查、微循环检查、彩色 B 超、连续多普勒超声、肢体体积描计、X 线平片及造影、放射性核素检查、核磁检查及 CTA 均对血管疾病的诊断有重要意义。临床检查时，应优先选择无损伤检查。由于技术的发展，彩超、核磁及 CTA 等在诊断水平上不断进步，有逐渐取代血管造影的趋势，但到目前为止，血管造影仍是诊断周围血管疾病的主要方法和标准。

要点四　周围血管疾病的治疗

1. 内治

活血化瘀是周围血管疾病总的治则。应用活血化瘀这一总治则时，还必须结合寒、热、虚、实的不同，灵活应用理气活血化瘀、益气活血化瘀、散寒活血化瘀、清热活血化瘀、祛湿活血化瘀、补血活血化瘀等一些常用的治法。

（1）理气活血化瘀法：适用于肝郁气滞血瘀证，凡周围血管疾病有气滞血瘀表现者均可应用，尤宜于病情随情志刺激而变化，或疾患使病人忧郁者。

（2）益气活血化瘀法：适用于气虚血瘀证，主要表现除有血瘀症状外，多为病久并伴体倦、纳差、气短、心悸、舌淡苔白、脉虚弱无力等，常见于动脉狭窄、闭塞性疾病和深静脉血栓形成的后期。

（3）散寒活血化瘀法：即用温热的药物配合活血化瘀药物解除寒凝，促使经脉舒通，血活瘀化。合乎“寒者热之”、“血得温则行”之义。其中，温经通阳、活血化瘀法适用于外寒客络血瘀证，主要表现除有血瘀症状外，尚有局部肤色苍白、发凉，疼痛得热则缓，舌淡紫，苔白润，脉沉紧等，常见于动脉狭窄、闭塞或痉挛性疾病的早期。补阳益气、活血化瘀法适用于阳虚内寒血瘀证，主要除有上述表现外，还伴腹胀便溏，腰膝发冷，小便频数或不利，阳痿，脉沉细等，常见于动脉狭窄、闭塞性疾病的后期。

（4）清热活血化瘀法：即用寒凉的药物配合活血化瘀药物，清解热邪，以使络宁血活瘀化，是“热者寒之”之义。在具体应用清热活血化瘀法时，必须首先分清热之为实为虚、在气在血，从而推演出清热凉血活血化瘀、清热解毒活血化瘀、养阴清热活血化瘀三法。

清热凉血活血化瘀法适用于血热血瘀证，主要表现除有血瘀症状外，患部皮肤发红、灼热，瘀斑色红或紫，舌红绛，脉数等，常见于急性血栓性深、浅静脉炎。

清热解毒活血化瘀法适用于热毒瘀滞证，主要表现如上述（除舌脉外），还可伴发溃疡，舌红，苔黄厚而干，脉弦滑数等，常见于动脉狭窄、闭塞性疾病坏疽的早期。

养阴清热活血化瘀法适用于阴虚血瘀证，主要表现除有血瘀症状外，病程较长，局部发热、恶凉亦恶热，或伴五心烦热，咽干口燥，舌红少苔，脉细数等，常见于动脉狭窄、闭塞性疾病的后期。

（5）祛湿活血化瘀法：即用燥湿或渗利的药物配合活血化瘀药物，以祛湿而通利气机，促使血活瘀化。湿为阴邪，易阻气机而致血瘀，在具体应用祛湿活血化瘀治法时，又须分出清热利湿活血化瘀、健脾利湿活血化瘀、温肾利湿活血化瘀三法。

清热利湿活血化瘀法适用于湿热瘀滞证，主要表现除有血瘀症状外，患肢肤红灼热，水肿，或疮面湿烂，舌红，苔黄腻，脉滑数等。

健脾利湿活血化瘀法适用于脾虚湿瘀证，主要表现为患肢水肿，全身倦怠，脘腹胀满，大便清稀，舌苔白腻，脉濡缓等。

温肾利湿活血化瘀法适用于肾虚湿瘀证，主要表现为患肢水肿，肤冷，全身畏寒，舌淡，苔白润或腻，脉沉弱等。

以上各证均常见于深静脉血栓形成及深静脉回流障碍。

（6）补血活血化瘀法：即用补血的药物配合活血化瘀药物，以使血液充盈脉道，促使血活瘀化。适用于血虚血瘀证，主要表现除有血瘀症状外，病久并伴头晕，面色萎黄或苍白，唇爪色淡，心悸，舌淡，脉细等，常见于动脉狭窄、闭塞性疾病的早期或后期。

除活血化瘀法之外，根据辨证论治的原则，针对患者不同疾病以及疾病的不同阶段，还经常使用温经散寒、清热利湿、清热解毒等治法。

2. 外治

可以根据病情选用熏洗、箍围、敷贴、浸渍、热烘等外治法。

在周围血管疾病中，对坏疽的清创处理不同于其他外科疾病，必须顾及患肢的供血情况。清创必须在全身情况得到改善的条件下才能进行。在清创时要掌握以下原则：急性炎症期不做清创处理，炎症控制后适当清除坏死组织，在坏死组织的界限清楚后彻底清创。

常用的清创方法有“鲸吞法”与“蚕食法”。所谓“鲸吞法”，即在麻醉下将坏死组织从坏死与存活组织的分界处进行清除；所谓“蚕食法”，就是在换药时视其具体情况，分批分期逐步清除坏死组织。

3. 介入、手术疗法

周围血管疾病在某些情况下还可运用介入、手术方法治疗，目前临床上应用比较广泛。

细目二　股肿

要点一　股肿的概述

股肿是指血液在深静脉血管内发生异常凝固而引起静脉阻塞、血液回流障碍的疾病，相当于西医学的下肢深静脉血栓形成，以往称血栓性深静脉炎。其主要表现为肢体肿胀、疼痛、局部皮温升高和浅静脉怒张四大症状，好发于下肢髂股静脉和股腘静脉，可并发肺栓塞和肺梗塞而危及生命。

要点二　股肿的病因病机

本病的病因主要是因为创伤或产后长期卧床，以致肢体气血运行不畅，气滞血瘀，瘀血阻于脉络，脉络滞塞不通，营血回流受阻，水津外溢，聚而为湿，发为本病。

1. 血脉损伤

跌仆损伤、手术等可直接伤害人体，使局部气血凝滞，瘀血流注于下肢而发生本病，如清代唐容川在《血证论》中指出："瘀血流注，亦发肿胀，乃血变成水之证。"

2. 久卧伤气

产后或因长期卧床，肢体气机不利，气滞血瘀于经脉之中，营血回流不畅而发本病。清代吴谦所著《医宗金鉴》曰："产后闪挫，瘀血作肿者，瘀血久滞于经络，忽发则木硬不红微热。"较明确地指出了本病的病因和发病特点。

3. 气虚血瘀

多因年老、肥胖、瘤岩等，致使患者气虚。气为血帅，气虚则无力推动营血运行，下肢又为血脉之末，故易发生血脉阻塞。

西医学认为血流滞缓、静脉管壁结构改变和血液成分变化是静脉血栓形成的三大因素。而外伤、手术、分娩、肿瘤等可直接诱发本病。

要点三　股肿的诊断与鉴别诊断

1. 诊断

（1）临床表现

绝大多数的股肿发生在下肢。多见于肢体外伤、长期卧床、产后、肿瘤和其他血管疾病及各种手术、血管内导管术后。发病较急，主要表现为单侧下肢突发性广泛性粗肿、胀痛，行走不利，可伴低热。后期可出现浅静脉扩张、曲张，肢体轻度浮肿、小腿色素沉着、皮炎、臁疮等。由于阻塞的静脉部位不同，临床表现不一。

1）小腿深静脉血栓形成：肢体疼痛是其最主要的临床症状之一。肢体肿胀一般较局限，以踝及小腿部为主，行走时加重，休息或平卧后减轻，腓肠肌压痛，为霍曼氏征阳性。一般无全身表现。

2）髂股静脉血栓形成：突然性、广泛性、单侧下肢粗肿是本病的临床特征。一般患肢的周径可较健侧增粗 5～8cm。疼痛性质为胀痛，部位可为全下肢，以患肢的髂窝、股三角区疼痛明显，甚至可连及同侧腰背部或会阴部。平卧时减轻，站立时加重。深静脉血栓形成的全身反应并不十分严重，体温可在37℃～38℃左右。疾病初期主要是表浅静脉的网状扩张，后期可在患肢侧的下腹部、髋部、会阴部都见到曲张的静脉。

3）混合性深静脉血栓形成：是指血栓起源于小腿肌肉内的腓肠静脉丛，顺行性生长、蔓延扩展至整个下肢静脉主干，或由原发性髂股静脉血栓形成逆行扩展到整个下肢静脉者，临床上被称为混合型。以前者较为多见，常发于手术后。临床表现兼具小腿深静脉和髂股静脉血栓形成的特点。

4）下肢深静脉血栓形成的并发症

①股青肿：当混合型下肢深静脉血栓形成广泛累及肌肉内静脉丛时，髂股静脉及其侧支全部被血栓阻塞，下肢呈现高度水肿。常伴有动脉痉挛，表现为疼痛剧烈，皮色暗紫，皮温降低，下肢动脉搏动减弱或消失。进而发生高度循环障碍，易出现休克及下肢湿性坏疽。

②股白肿：下肢深静脉急性栓塞时，下肢浮肿在数小时内达到最高程度，肿胀呈可凹性及高张力，阻塞主要发生在股静脉系统内。当合并感染时，刺激动脉持续痉挛，可见全肢体的肿胀、皮肤苍白及皮下网状小静脉扩张。

③肺动脉栓塞：肺栓塞是本病危重并发症。临床表现取决于肺动脉阻塞的严重程度。巨大肺栓塞易造成猝死。大多数肺栓塞临床表现轻微，其症状和体征缺乏特异性，即使有明显的表现，也容易与心肺功能异常的疾病相混淆。胸痛是肺栓塞的最常见症状之一，血痰是肺栓塞标志之一。其他常见症状有呼吸困难或呼吸加快、大汗、恐惧、哮喘、发绀、心律失常。某三个症状或体征常被认为是肺栓塞临床表现三联征，如：血痰、咳嗽、出汗；血痰、胸痛、呼吸困难；呼吸困难、胸痛、恐惧等。尽管胸部X线片、心电图、血气分析、血液生化检查对诊断有帮助，但确切的诊断依据往往需肺动脉造影。

5）深静脉血栓形成后遗症

是指深静脉血栓形成后期由于血液回流障碍，或血栓机化再通后静脉瓣膜被破坏，血液倒流，回流不畅，引起肢体远端静脉高压、淤血而产生的肢体肿胀、浅静脉曲张、色素沉着、溃疡形成等临床表现。

（2）实验室及辅助检查

放射性纤维蛋白原试验、核素静脉造影、多普勒血流和体积描记仪检查为无创性检查方法，有助于明确患肢血液回流和供血状况。静脉造影能使静脉直接显影，可判断有无血栓及其范围、形态及侧支循环状况，不仅有助于明确诊断，亦有助于直接观察治疗效果。

2. 鉴别诊断

（1）原发性下肢深静脉瓣膜功能不全：本病多发于成年人，且多发于从事较长期的站立性工作和重体力劳动者；发病隐匿，进展较缓慢，以双下肢同时发病为特征；患者双小腿浮肿、沉重感，站立位肿胀明显，抬高患肢后则肿胀明显减轻或消失；后期可见较明显的浅静脉曲张及其并发症，如色素沉着、血栓性浅静脉炎、小腿溃疡等。应用肢体多普勒超声血流检测和深静脉血管造影可明确诊断。

（2）淋巴水肿：是下肢肿胀常见的原因之一。淋巴性肿胀并非指陷性，状似橡胶海绵，肿胀分布范围多自足背开始，逐渐向近心侧蔓延；皮肤和皮下组织增生变厚；慢性淋巴功能不全发展至后期形成典型的象皮肿，皮肤增厚、粗糙而呈“苔藓”状，色素沉着和溃疡形成者罕见。

要点四　股肿的治疗

本病一般采用中西医结合方法进行治疗。中医治疗早期多采用清热利湿、活血化瘀法，后期则重视健脾利湿、活血化瘀。

1. 辨证论治

（1）内治

①湿热下注证

发病较急，表现为下肢粗肿，局部发热、发红，疼痛，活动受限；舌质红，苔黄腻，脉弦滑。

治宜清热利湿，活血化瘀。

方用四妙勇安汤加味。患肢疼痛重者，重用金银花，加蒲公英；便秘者，加大黄、芒硝（冲服）；全身发热明显者，加生石膏、知母、漏芦；急性病人患肢粗肿胀痛严重者，重用活血化瘀药物。

②血脉瘀阻证

下肢肿胀，皮色紫暗，固定性压痛，肢体青筋怒张；舌质暗或有瘀斑，苔白，脉弦。

治宜活血化瘀，通络止痛。

方用活血通脉汤加减。疼痛严重者，加王不留行、乳香、没药；局部疼痛拒按者，加三棱、莪术、水蛭等。

③气虚血瘀证

患肢肿胀久不消退，按之不硬而无明显凹陷，患肢沉重麻木，皮肤发紫，皮色苍白，青筋显露，倦怠乏力；舌淡而有齿痕，苔薄白，脉沉而涩。

治宜益气健脾，活血化瘀。

方用补阳还五汤合参苓白术散加减。

（2）外治

急性期可用芒硝加冰片外敷的方法，用芒硝500g、冰片5g共研成粉状，混合后装入纱布袋中，敷于患肢小腿肚及小腿内侧，待芒硝结块干结时重新更换，发病后连用数日，可减轻患肢疼痛等症状。

慢性期可用中药煎汤趁热外洗患肢，可选用活血止痛散每日1次，每次30～60分钟。

2. 其他疗法

西医治疗下肢深静脉血栓形成主要有手术取栓、溶栓及抗凝等疗法。对于急性肺栓塞和疼痛性股蓝肿、股白肿应采用中西医结合方法积极抢救。

早期西医主张行血栓剥离术或溶栓，并配合抗凝、降黏、扩血管等治疗，疗效较好。

髂骨静脉血栓形成，病程不超过48小时者，可采用Fogarty导管取栓术。也可行下腔静脉滤器植入术。

后期可用丹参注射液或维生素B_1作穴位注射，取足三里、三阴交，每日1次，各穴位轮流应用，刺入得气后再注入，30次为1个疗程。

要点五　股肿的预防调护

1. 高血脂患者饮食宜清淡，忌食油腻、肥甘、辛辣之品。严格戒烟，积极参加体育锻炼，肥胖者应减轻体重。

2. 术后病人应慎用止血药物，可适当垫高下肢或对小腿进行按摩，使小腿肌肉被动收缩，或尽量早期下床活动，以利静脉血回流。

3. 对高危病人（血液呈高凝状态）应适当服用活血化瘀中药或抗凝药物。

4. 对长期卧床的病人应鼓励其作足背屈活动，必要时可对小腿肌肉进行刺激以使小腿肌肉收缩，防止静脉血栓形成。

5. 患血栓性深静脉炎后应卧床休息至少 2 周，患肢略屈曲抬高，发病后 1 个月内不宜做剧烈活动，以防栓子脱落引起并发症。

6. 发病后期可使用弹力绷带或医用弹力袜，以压迫浅静脉，促进静脉血回流。

细目三　血栓性浅静脉炎

要点一　血栓性浅静脉炎的概述

血栓性浅静脉炎是发生于肢体浅静脉的血栓性、炎性病变。临床表现以肢体浅静脉呈条索状突起、色赤、形如蚯蚓、硬而疼痛为特征，多发于青壮年人，以四肢为多见，次为胸腹壁。属于中医学“赤脉”、“青蛇毒”、“恶脉”、“黄鳅痈”等范畴。本病是一种多发病、常见病，与季节无关，男女均可罹患。

要点二　血栓性浅静脉炎的病因病机

本病多由湿热蕴结、寒湿凝滞、痰浊瘀阻、脾虚失运、外伤血脉等因素致使气血运行不畅，留滞脉中而发病。清《医宗金鉴·外科心法要诀》称本病为“黄鳅痈”，“此证生在小腿肚里侧，疼痛硬肿，长有数寸，形如泥鳅，其色微红，由肝、脾二经湿热凝结而成。”

1. 湿热蕴结

饮食不节，恣食膏粱厚味、辛辣刺激之品，脾胃功能受损，水湿失运，火毒内生，湿热积毒下注脉中；或由寒湿凝于脉络，蕴久生热而成。

2. 肝气郁滞

情志抑郁，恚怒伤肝，肝失条达，疏泄不利，气郁日久，由气及血，脉络不畅，瘀血停积。

3. 外伤筋脉

长期站立、跌仆损伤、刀割针刺、外科手术等均可致血脉受损，恶血留内，积滞不散，致生本病。

总之，本病外由湿邪为患，与热而蕴结，与寒而凝滞，与内湿相合，困脾而生痰，是病之标；经脉受损，气血不畅，络道瘀阻，为病之本。

要点三　血栓性浅静脉炎的诊断与鉴别诊断

1. 诊断

（1）临床表现

发病多见于筋瘤后期，部位则以四肢多见，尤其多见于下肢，其次为胸腹壁等处。

初期（急性期）在浅层脉络（静脉）径路上出现条索状柱，患处疼痛，皮肤发红，触之较硬，扪之发热，按压疼痛明显，肢体沉重。一般无全身症状。

后期（慢性期）患处遗有一条索状物，其色黄褐，按之如弓弦，可有按压疼痛，或结节破溃形成臁疮。

临床上常见以下几种类型：

①肢体血栓性浅静脉炎：临床最为常见，多继发于下肢静脉曲张，因局部皮肤营养不良，屏障作用减弱，易致细菌侵入；或曲张静脉因外伤出现炎症反应；少部分人则因静脉注射药物、反复静脉穿刺或静脉内置管所引起。临床主要是累及一条浅静脉，沿着发病的静脉出现疼痛、红肿、灼热感，常可扪及结节或硬索状物，有明显压痛。当浅静脉炎累及周围组织时，可出现片状区域性炎块结节，则为浅静脉周围炎。患者可伴有低热，站立时疼痛尤为明显。患处炎症消退后，局部可遗留色素沉着或无痛性纤维硬结，一般需 1～3 个月后才能消失。

②胸腹壁浅静脉炎：多为单侧胸腹壁出现一条索状硬物，长 10～20cm，皮肤发红、轻度刺痛。肢体活动时局部可有牵掣痛，用手按压条索两端皮肤上可出现一条凹陷的浅沟，炎症消退后遗留皮肤色素沉着。一般无全身表现。

③游走性血栓性浅静脉炎：多发于四肢，即浅静脉血栓性炎症呈游走性发作，当一处炎性硬结消失后，其他部位的浅静脉又出现病变，具有游走、间歇、反复发作的特点。可伴有低热、全身不适等。若全身反应较重者，应考虑全身血管炎、胶原性疾病、内脏疾病及深静脉病变等。

（2）实验室及辅助检查

血常规检查一般正常，少数可有白细胞计数增高，部分患者可出现血沉加快。如鉴别诊断困难时，可作活体组织病理检查。游走性血栓性浅静脉炎者应作风湿免疫及下肢动脉的相关检查。

2. 鉴别诊断

（1）瓜藤缠（结节性红斑）：多见于女性，与结核病、风湿病有关；皮肤结节多发生于小腿，伸、屈侧无明显区别，呈圆形、片状或斑块状，一般不溃烂；可有疼痛、发热、乏力、关节痛；血沉及免疫指标异常。

（2）结节性脉管炎：多见于中年女性；小腿以下伸侧面出现多发性结节，足背亦常见，可双侧发病；结节多呈小圆形，表面红肿，后期可出现色素斑、点，结节可以破溃；病程较长，反复发作，肢端动脉搏动可减弱或消失。

（3）红丝疔（管状脉管炎）：主要与本病的急性期作鉴别。红丝疔起病急，伴有高热，患肢的条索状物红热、疼痛更明显，多在病变附近有感染病灶或有皮肤破损史。消退较快，不会转成慢性。

要点四 血栓性浅静脉炎的治疗

本病早期以清热利湿为主，后期以活血散结为主。同时应积极治疗静脉曲张等原发疾病，并配合外治以提高疗效、防止复发。

1. 辨证论治

（1）内治

①湿热蕴结证

患肢肿胀、发热，皮肤发红、胀痛，喜冷恶热，或有条索状物；或微恶寒发热。苔黄腻或厚腻，脉滑数。

治宜清热利湿，解毒通络。

方用二妙散合茵陈赤豆汤加减。发于上肢，加桑枝；发于下肢，加牛膝；红肿消退，疼痛未减者，加赤芍、泽兰、地龙、忍冬藤。

②瘀阻脉络证

患肢疼痛、肿胀，皮色红紫，活动后则甚，小腿部挤压刺痛，或见条索状物，按之柔韧或似弓弦。舌有瘀点、瘀斑，脉沉细或沉涩。

治宜活血化瘀，行气散结。

方用活血通脉汤加鸡血藤、桃仁、忍冬藤。发于上肢，加桂枝；发于下肢，用牛膝，兼服四虫丸。

③肝郁气滞证

胸腹壁有条索状物，固定不移，刺痛，胀痛，或牵掣痛；伴胸闷、嗳气等。舌质淡红或有瘀点、瘀斑，苔薄，脉弦或弦涩。

治宜疏肝解郁，活血解毒。

方用柴胡清肝汤或复元活血汤。疼痛重者，加三棱、鸡血藤、忍冬藤等。

（2）外治

①初期可用消炎软膏或金黄散软膏外敷，每日换药1次。局部红肿渐消后可选用拔毒膏贴敷。

②后期可用熏洗疗法，药用：当归尾12g，白芷9g，羌活9g，独活9g，桃仁9g，红花12g，海桐皮9g，威灵仙12g，生艾叶15g，生姜60g，水煎后熏洗。有活血通络，疏风散结之功。

2. 其他疗法

不同病例可采用手术切除病灶及物理疗法。针灸也有一定的疗效。

要点五 血栓性浅静脉炎的预防调护

1. 急性期病人应卧床休息，以减轻疼痛，促使肿胀消退。适当抬高患肢，如下床则可穿弹力袜，以减轻下肢水肿。

2. 病变早期不宜久站、久坐。

3. 忌食辛辣、鱼腥之品，戒烟。

细目四　筋瘤

要点一　筋瘤的概述

筋瘤是以筋脉色紫、盘曲突起如蚯蚓状、形成团块为主要表现的浅表静脉病变。筋瘤好发于下肢，相当于西医学的下肢静脉曲张交错所形成的静脉团块。《外科正宗》云："筋瘤者，坚而色紫，垒垒青筋，盘曲甚者结若蚯蚓。"

要点二　筋瘤的病因病机

由于长期从事站立负重工作，劳倦伤气，或多次妊娠，气滞血瘀，筋脉纵横，血壅于下，结成筋瘤；或骤受风寒或涉水淋雨，寒湿侵袭，凝结筋脉，筋挛血瘀，成块成瘤；或因外伤筋脉，瘀血凝滞，阻滞筋脉络道而成。

西医学认为，下肢静脉曲张是由于静脉瓣膜缺陷、静脉瓣膜功能不全、静脉壁薄弱和静脉内压力持续升高所引起。

要点三　筋瘤的诊断与鉴别诊断

1. 诊断

好发于长久站立工作者或怀孕的妇女，多见于下肢的两小腿。

早期感觉患肢酸胀不适和疼痛，站立时明显，行走或平卧时消失。患肢静脉逐渐怒张，小腿静脉盘曲如条索状，色带青紫，甚则状如蚯蚓。瘤体质地柔软，抬高患肢或向远心方向挤压可缩小，但患肢下垂放手顷刻充盈回复。小腿少有浮肿，即使有也仅限于踝部、足背部的轻微浮肿。瘤体如被碰破，可流出大量瘀血，经压迫或结扎后方能止血。有的在曲张静脉处发生红肿、灼热、疼痛和硬块等症状，炎症消退后常遗有较为坚韧的条索状肿块，无痛或有轻度压痛。病程久者皮肤萎缩，颜色褐黑，易伴发湿疮和臁疮。

2. 鉴别诊断

（1）血瘤：常在出生后即被发现，随年龄增长而长大；瘤体小如豆粒，或大如拳头。皮色正常，或呈暗红或紫蓝色。形成瘤体的血管一般为丛状的血管或毛细血管。而筋瘤则由管径较粗的静脉曲张而形成，瘤体沿主干静脉走向而迂曲，状如蚯蚓。

（2）原发性下肢深静脉瓣膜功能不全：久站后出现小腿部凹陷性水肿，晨轻暮重。绝大多数伴有浅静脉的曲张，其程度及并发症均较单纯静脉曲张为重，深静脉通畅试验阳性，血管超声检查有助于诊断，下肢静脉造影可明确诊断。

（3）深静脉血栓形成后遗症：有深静脉血栓病史，后期肢体肿胀，以小腿为重，卧位减轻，立位加重。浅静脉曲张，小腿皮肤发红或紫绀，甚或合并溃疡和淋巴水肿。深静脉通畅试验阳性。深静脉造影可明确诊断。

（4）先天性静脉畸形：发病年龄小，静脉曲张较广泛，除大隐静脉、小隐静脉外，大腿外侧、后侧也可见有明显的静脉扩张，患肢常较健侧增粗、增长，皮肤有大片的红色血管痣样变化，称为"葡萄酒斑"。

要点四　筋瘤的治疗

本病症状轻者可用绑缚疗法或辨证论治，重症或有合并症者宜手术治疗。

1. 辨证论治

（1）内治

①劳倦伤气证

久站久行或劳累时瘤体增大，下坠不适感加重；常伴气短乏力，脘腹坠胀，腰酸；舌淡，苔薄白，脉细缓无力。

治宜补中益气，活血舒筋。

方用补中益气汤加减。

②寒湿凝筋证

瘤色紫暗，喜暖，下肢轻度肿胀；伴形寒肢冷，口淡不渴，小便清长；舌淡暗，苔白腻，脉弦细。

治宜暖肝散寒，益气通脉。

方用暖肝煎合当归四逆汤加减。

③外伤瘀滞证

青筋盘曲，状如蚯蚓，表面色青紫，患肢肿胀疼痛；舌有瘀点，脉细涩。

治宜活血化瘀，和营消肿。

方用活血散瘀汤加减。

（2）外治

患肢用弹力绷带包扎或穿医用弹力袜，长期使用有时能使瘤体缩小或停止发展。并发湿疮、臁疮者参考有关章节内容治疗。

2. 其他疗法

（1）注射－加压疗法：该法是向曲张的静脉内注射硬化剂后加压包扎，使静脉壁发生炎症反应相互粘连而闭塞。其适应证是：①孤立的小的静脉曲张；②术后残留的静脉曲张；③术后复发的病人；④小腿交通静脉瓣膜关闭不全，伴有皮肤并发症者。常用的硬化剂有5%鱼肝油酸钠和酚甘油溶液、3%十四烃基硫酸钠、5%油酸乙醇胺等。其并发症有：①硬化剂过敏反应；②周围神经损伤而引起顽固性疼痛；③硬化剂漏入皮下导致皮肤及皮下脂肪坏死而形成难愈性溃疡。

（2）手术疗法：一般采用大隐静脉高位结扎加分段剥脱的方法。其适应证是下肢浅静脉瓣膜和交通支瓣膜关闭不全而深静脉通畅者。若有浅静脉炎、湿疹或溃疡时，应预先处理，待炎症控制后再进行手术。

要点五　筋瘤的预防调护

1. 长期站立工作或分娩后适当加强下肢锻炼，配合按摩等，以促进气血流通，改善症状。

2. 患筋瘤者经常用弹力护套或医用弹力袜外裹，防止外伤；并发湿疮者应积极治疗，避免搔抓感染。

细目五　臁疮

要点一　臁疮的概述

臁疮是指发生于小腿臁骨部位的慢性皮肤溃疡。相当于西医学的慢性下肢溃疡。

本病在古代文献里还有“裤口疮”、“裙风”（《证治准绳》）、“烂腿”（《外科证治全书》）等名，俗称老烂脚。本病多见于久立、久行者，常为筋瘤的后期并发症。主要发于双小腿内、外侧的下 1/3 处，与季节无关。

要点二　臁疮的病因病机

本病多由久站或过度负重，导致小腿筋脉横解，青筋显露，瘀停脉络，久而化热，或小腿皮肤破损染毒，湿热下注而成，疮口经久不愈。《疮疡经验全书》云：“生此疮渐然溃烂，脓水不干，盖因湿热风毒相搏而致然也。”《证治准绳·疡医》云：“……此因湿热下注，瘀血凝滞于经络，以致肌肉紫黑，痒痛不时。”

西医学认为下肢深、浅静脉及穿通支血管的结构异常、静脉压力增高是小腿皮肤营养性改变和溃疡发生的解剖病理基础，长期深静脉瓣膜功能不全或深静脉血栓形成后遗症造成的下肢深静脉血液回流不畅是溃疡形成的主要原因。而长期站立、腹压过高和局部皮肤损伤是溃疡发生的诱发因素。

要点三　臁疮的诊断与鉴别诊断

1. 诊断

（1）临床表现

本病多见于久立、久行者，常为筋瘤病的后期并发症之一。

初起小腿肿胀、色素沉着、沉重感，局部青筋怒张，朝轻暮重，逐年加重，或出现浅静脉炎、淤积性皮炎、湿疹等一系列静脉功能不全表现，继而在小腿下 1/3 处（足靴区）内臁或外臁持续漫肿、苔藓样变的皮肤出现裂缝，自行破溃或抓破，糜烂、滋水淋漓，溃疡形成。当溃疡扩大到一定程度时，边缘趋稳定，周围红肿，或日久不愈，或经常复发。

后期疮口下陷，边缘高起，形如缸口，疮面肉色灰白或秽暗，滋水秽浊，疮面周围皮色暗红或紫黑，或四周起湿疹而痒，日久不愈。继发感染则溃疡化脓，或并发出血。严重时溃疡可扩大至膝下到足背、深达骨膜。少数病人可因缠绵多年不愈，蕴毒深沉而导致癌变。

（2）实验室及其他辅助检查

血常规检查一般正常，少数可有白细胞计数增高。

本病的物理检查是为了进一步了解小腿溃疡的发病原因。临床常用的有深静脉通畅实验（Perthes 实验）、浅静脉和穿通支瓣膜功能实验（Brodle - Trendelemburg 实验）等。临床上多用下肢静脉血管造影、超声多普勒血流检测等方法检查其下肢静脉情况。

2. 鉴别诊断

临床上臁疮比较容易确诊，无需与其他疾病鉴别，主要应鉴别发生臁疮的原因、性质、病情等。

(1) 小腿结核性溃疡：常有其他部位结核病史；皮损初起为红褐色丘疹，中央有坏死，溃疡较深，呈潜行性，边缘呈锯齿状，有败絮样脓水，疮周色紫，顽固难愈，愈合后可留凹陷性色素疤痕。疮面分泌物涂片检查可找到结核杆菌，也可培养出结核杆菌。

(2) 小腿癌性溃疡：可为原发性皮肤癌，也可由臁疮经久不愈恶变而来；溃疡状如火山，边缘卷起，不规则，触之觉硬，呈浅灰白色，基底表面易出血。局部组织病理检查有助于诊断。

(3) 小腿放射性溃疡：往往有明显的放射线损伤史；病变局限于放射部位；常由多个小溃疡融合成一片，周围皮肤有色素沉着，或夹杂有小白点，损伤的皮肤或肌层明显僵硬，感觉减弱。

要点四 臁疮的治疗

本病属本虚标实，气虚血瘀为基本病机，因此益气活血以消除下肢瘀血是治疗的关键。

1. 辨证论治

(1) 内治

①湿热下注证

小腿青筋怒张，局部发痒，红肿、疼痛，继则破溃，滋水淋漓，疮面腐暗；伴口渴便秘，小便黄赤。苔黄腻，脉滑数。

治宜清热利湿，和营消肿。

方用二妙丸合五神汤加减。红肿疼痛重者，加赤芍、丹参；肢体肿胀明显者，加茯苓、泽泻。

②气虚血瘀证

病程日久，疮面苍白，肉芽色淡，周围皮色黑暗、板硬；肢体沉重，倦怠乏力。舌淡紫或有瘀斑，苔白，脉细涩无力。

治宜益气活血，祛瘀生新。

方用补阳还五汤合四妙汤加减。

③脾虚湿盛证

病程日久，疮面色暗，黄水浸淫，患肢浮肿；伴纳呆，腹胀，便溏，面色萎黄。舌淡，苔白腻，脉沉无力。

治以健脾利湿。

方用参苓白术散合三妙丸加减。

(2) 外治

初期局部红肿、溃破、渗液较多者，宜用洗药，如用马齿苋60g、黄柏20g、大青叶30g煎水湿敷，日3~4次。局部红肿，渗液量少者，宜金黄膏薄敷。后期疮面腐肉不脱，用红油膏、九一丹或八二丹外敷。腐肉已脱，疮面肉芽始长时，用白玉膏、生肌散外敷。疮面周围有湿疮者，用青黛散麻油调敷。疮面出血时掺桃花散。可配合缠缚疗法，即用宽绷带缠缚患处和整个小腿，隔1~2天换药1次。

2. 其他疗法

西医治疗小腿溃疡主要采取手术和局部治疗，手术方法包括大隐静脉高位结扎剥脱和曲张静脉及结扎交通支切除术，深静脉血栓后遗症采用静脉转流、股浅静脉瓣膜代替、静脉瓣环缩手术等；局部治疗包括控制感染、半暴露疗法、植皮术、患肢抬高和弹力绷带的应用等。

要点五　臁疮的预防调护

1. 患足宜抬高，不宜久立久行。
2. 疮口愈合后宜经常用弹性护套保护之，避免损伤，预防复发。

细目六　脱疽

要点一　脱疽的概述

脱疽是指发于四肢末端，严重时趾（指）节坏疽脱落的一种慢性周围血管疾病，又称“脱骨疽”、“脱痈”。

其临床特点是好发于四肢末端，以下肢多见，初起患肢末端发凉、怕冷、苍白、麻木，可伴间歇性跛行，继则疼痛剧烈，日久患趾（指）坏死变黑，甚至趾（指）节脱落。

在《灵枢·痈疽》中即有关于本病的记载：“发于足趾，名脱痈，其状赤黑，死之治；不赤黑，不死。治之不衰，急斩之，不则死矣。”

相关的西医学疾病主要有血栓闭塞性脉管炎、动脉硬化性闭塞症和糖尿病性肢端坏疽，由于三者的证治不尽相同，故分别叙述。

血栓闭塞性脉管炎是一种周围动、静脉的慢性、持续进展性炎症和闭塞性病变，具有慢性、节段性、周期性发作的特征。主要侵犯四肢中小动、静脉，以下肢血管为主，多见于青壮年男性。亚洲地区发病率明显高于欧美，在我国各地均有发病，以北方较多。

动脉硬化性闭塞症是一种由于大、中动脉硬化，内膜出现斑块，从而引发动脉狭窄、闭塞，导致下肢慢性缺血改变的周围血管疾病。发病年龄多在45岁以上，男性多于女性，多发于下肢的大、中动脉，临床以下肢慢性缺血性改变为主。目前本病的发病率呈上升趋势。

糖尿病性肢端坏疽是肢体大、中、小动脉和微血管病变，并伴周围神经病变，发生肢端缺血、缺氧，甚至坏疽，是糖尿病最常见的慢性并发症之一，也是糖尿病患者致残的主要原因。据统计，男性糖尿病患者肢端坏疽的发生率比无糖尿病者高53倍，在女性则高71倍。

要点二　脱疽的病因病机

总以脾肾亏虚为本，寒湿外伤为标，而气血凝滞、经脉阻塞为其主要病机。

血栓闭塞性脉管炎多由素体脾气不健、肾阳不足，又外受寒冷，寒湿之邪侵袭肢体，气血凝滞、经脉阻塞而发病。脾气不健，化生不足，内不能生气血壮脏腑，外不能充养四肢。肾阳不足，不能温煦四末。脾肾阳虚导致四肢温养不足，故四肢先受病。复受寒湿之邪侵袭，寒凝经脉，经脉不通，不通则痛，故肢体发凉怕冷、酸痛、麻木，行走无力而跛行。经脉不通，四肢失却气血濡养，故出现患肢皮色苍白，皮肤干燥，肌肉萎缩，指（趾）甲生长缓慢、指（趾）毛脱落等营养障碍征象。若寒邪久蕴，则郁而化热，湿热浸淫，热盛可腐肉为脓，则患部红肿溃脓；热入血分可致高热。热邪伤阴，阴虚火旺，病久可致阴血亏虚，肢节失养，发生坏疽而脱落。

动脉硬化性闭塞症多因老年之体先天肾气已衰，后天脾胃亦弱，再加思虑过度或过食膏粱厚味，脾胃更伤，以致脾气不升，胃气不降，不能生化精微而湿滞中焦，若久而不复，痰浊由此而生。痰浊阻滞，气机不畅，气滞则血瘀，血脉瘀塞，不通则痛。“血主濡之”，足受血而能步，血脉瘀塞，且气血化源不足，则足失所养，因而出现间歇性跛行；肌肤失养则皮肤苍白、麻木、肌肉萎缩。久则瘀而化热，热胜肉腐，产生趾、足或小腿溃疡和坏疽。若热毒炽盛，可耗伤阴液，则出现伤阴之症。

糖尿病性肢端坏疽是在消渴病的基础上发展而来。消渴病的基本病机为燥热偏盛，阴津亏耗，病久则阴消气耗而致气阴两伤或阴阳俱虚。在阴津亏损、燥热偏盛的基础上，热烁津伤，血脉瘀滞；气阴两虚，运血无力；气滞血瘀，阴虚寒凝。过食肥甘，痰浊内生，湿性重浊黏滞，湿热下注。若瘀血湿浊阻滞脉络，营血瘀滞，日久化热，或患肢破损，外感邪毒，热毒蕴结，可致肉腐、筋烂、骨脱。

要点三　血栓闭塞性脉管炎的诊断与鉴别诊断

1. 诊断

（1）临床表现：多发于寒冷季节，以20～40岁男性多见；常先一侧下肢发病，继而累及对侧，少数患者可累及上肢；患者多有受冷、潮湿、嗜烟、外伤等病史。根据疾病的发展过程，临床一般可分为三期：

一期（局部缺血期）：患肢末端发凉、怕冷、麻木、酸痛，间歇性跛行，每行走500～1000m后觉患肢小腿或足底有酸胀疼痛感而出现跛行，休息片刻后症状缓解或消失，再行走同样或较短距离时，患肢酸胀疼痛出现。随着病情的加重，行走的距离越来越短。患足可出现轻度肌肉萎缩，皮肤干燥，皮色变灰，皮温稍低于健侧，足背动脉搏动减弱，踝肱指数多在0.5～0.8之间（踝肱指数是踝部动脉压与肱动脉压的比值，正常为1.0～1.2）。部分患者小腿可出现游走性红硬条索（游走性血栓性浅静脉炎）。

二期（营养障碍期）：患肢发凉、怕冷、麻木、酸胀疼痛，间歇性跛行加重，并出现静息痛，夜间痛甚，难以入寐，患者常抱膝而坐。患足肌肉明显萎缩，皮肤干燥，汗毛脱落，趾甲增厚，且生长缓慢，皮肤苍白或潮红或紫红，肢体位置试验肤色改变明显。皮肤指压试验血管充盈时间明显延长或压之不褪色（微血管内血栓形成，组织临近坏死）。患侧足背动脉搏动消失，踝肱指数常低于0.5。

三期（坏死期或坏疽期）：二期表现进一步加重，足趾紫红肿胀、溃烂坏死，或足趾发黑、干瘪，呈干性坏疽。肢体坏疽时踝肱指数常低于0.1。坏疽可先为一趾或数趾，逐渐向上发展，合并感染时全身发热。根据肢体坏死的范围，将坏疽分为三级：一级坏疽局限于足趾或手指部位，二级坏疽局限于足跖部位，三级坏疽发展至踝关节及其上方。

本病发展缓慢，病程较长，常在寒冷季节加重，治愈后又可复发。

（2）辅助检查：肢体超声多普勒、血流图、甲皱微循环、动脉造影及血脂、血糖等检查可以明确诊断，并有助于鉴别诊断，了解病情严重程度。

2. 鉴别诊断

（1）雷诺综合征（肢端动脉痉挛症）：多见于青年女性；上肢较下肢多见，好发于双手；每因寒冷和精神刺激双手出现发凉苍白，继而紫绀、潮红，最后恢复正常的三色变化（雷诺现象），患肢动脉搏动正常，一般不出现肢体坏疽。

（2）糖尿病性坏疽：患者有糖尿病多饮、多食、多尿病史，尿糖阳性，血糖增高，多呈湿性坏疽，蔓延迅速。

（3）急性动脉栓塞：常有心脏病史，尤其多见于心房纤颤病人，亦可在下肢动脉硬化基础上因硬化斑块脱落或继发血栓形成而发病。病人突然出现下肢剧烈疼痛、感觉异常、麻痹、无脉和苍白（5P 征）。

要点四　血栓闭塞性脉管炎的治疗

本病轻症可单用中、西药治疗，重症应中西医结合治疗。中医以辨证论治为主，活血化瘀法贯穿始终，常配合静脉滴注活血化瘀药物，以建立侧支循环，改善肢体血运。

1. 辨证论治

（1）内治

①寒湿阻络证

患趾（指）喜暖怕冷，麻木，酸胀疼痛，多走时疼痛加剧，稍歇痛减，皮肤苍白，触之发凉，趺阳脉搏动减弱。舌淡，苔白腻，脉沉细。

治宜温阳散寒，活血通络。

方用阳和汤加减。

②血脉瘀阻证

患趾（指）酸胀疼痛加重，夜难入寐，步履艰难，患趾（指）皮色暗红或紫暗，下垂更甚，皮肤发凉干燥，肌肉萎缩，趺阳脉搏动消失。舌暗红或有瘀斑，苔薄白，脉弦涩。

治宜活血化瘀，通络止痛。

方用桃红四物汤加炮地龙、乳香、没药等。

③湿热毒盛证

患肢剧痛，日轻夜重，局部肿胀，皮肤紫暗，浸淫蔓延，溃破腐烂，肉色不鲜，身热口干，便秘溲赤。舌红，苔黄腻，脉弦数。

治宜清热利湿，活血化瘀。

方用四妙勇安汤加连翘、黄柏、丹参、川芎、赤芍、牛膝等。

④热毒伤阴证

皮肤干燥，毳毛脱落，趾（指）甲增厚变形，肌肉萎缩，趾（指）呈干性坏疽，口干欲饮，便秘溲赤。舌红，苔黄，脉弦细数。

治宜清热解毒，养阴活血。

方用顾步汤加减。

⑤气血两虚证

病程日久，坏死组织脱落后疮面久不愈合，肉芽暗红或淡而不鲜，面色无华，萎黄消瘦，倦怠乏力。舌淡胖，脉细无力。

治宜补气养血。

方用八珍汤或十全大补汤加减。

（2）外治

①未溃期：可选用冲和膏、红灵丹油膏外敷；或用毛披树根（毛冬青）100g，水煎，待温后浸泡患肢，每天1次；也可选用当归15g、桑枝30g、威灵仙15g、苏木30g，水煎熏洗，每天1次；或用附子、干姜、吴茱萸等分研粉，蜜调，敷于患肢涌泉穴；或以红灵酒少许揉擦患肢足背、小腿，每次20分钟，每天2次。

②已溃：溃疡面积小者，可用毛披树根煎水浸泡后，外敷生肌玉红膏保护伤口；溃疡面积较大，坏死组织难以脱落者，可用“蚕食”方式清除坏死组织。

具体要求和措施有：先将患肢放平，避免下垂。外用冰片锌氧油（冰片2g，氧化锌油98g）软化创面硬结痂皮。经上述处理后，患肢的炎症、肿胀逐渐消退，坏死组织开始软化，即可作分期分批清除，疏松的先除，牢固的后除；坏死的软组织先除，腐骨后除。彻底的清创术必须待炎症完全消退后才可施行。

2. 其他疗法

根据病情应用抗血小板聚集药、扩血管药物、前列腺素制剂，坏疽期合并感染者应配合应用有效抗生素。

（1）体针：主穴可用患侧肩髃、手三里、曲池、合谷、足三里、阳陵泉、三阴交、太溪，根据病情酌选4~8个穴，或加接低频电脉冲。寒湿阻络及血脉瘀阻者可酌加温针灸或艾条悬灸。

（2）剧烈疼痛的处理：脱疽最主要的自觉症状就是疼痛，严重者剧痛以至彻夜难眠，因此有效的止痛成为治疗脱疽的重要措施，除使用杜冷丁等止痛药物外，可选中药麻醉制剂，如中麻Ⅰ号，或持续硬膜外麻醉等。

（3）血管扩张剂：一般仅适用于一、二期病人。常用的血管扩张剂有妥拉苏林、烟酸、盐酸罂粟碱等。

（4）抗血小板药：阿司匹林、潘生丁等。

（5）单方验方：毛冬青（毛披树根）每日100~200g煎水400ml，分2次口服。通塞脉片，每次5片，每日3次。复方丹参注射液2~4ml肌肉注射，每日1~2次；或脉络宁注射液20ml加入0.9%生理盐水500ml中，静脉滴注，每日1次，2~4周为1个疗程。

（6）手术：视病情采用坏死组织清除术、坏死组织切除缝合术、截肢术等，尽可能地保留肢体功能。

要点五　动脉硬化性闭塞症的诊断与鉴别诊断

1. 诊断

（1）临床表现

多发于45岁以上老年人，常有高血脂、高血压和其他脏器的动脉硬化病史，病变常累及大、中动脉。

早期症状主要表现为患肢肤色苍白、发凉、麻木、沉重无力、酸痛、刺痛、烧灼感和间歇性跛行。随着病情的进展，患肢足趾、足部或小腿出现静息痛，尤以夜间为甚，患者常抱膝而坐，彻夜难眠。同时伴皮肤变薄、肌肉萎缩、趾甲增厚变形、骨质疏松。很快足趾、足部出现青紫斑片或血性大疱，疼痛更剧烈，继则发生坏疽、溃疡，约2周后出现分界线，形成典型的干性坏疽。

（2）实验室及其他辅助检查

血糖、血脂升高，心电图及血流动力学异常，眼底动脉硬化。并可配合超声多普勒、动脉造影等检查加以诊断。

2. 鉴别诊断

多发性大动脉炎：好发于10~20岁女性；病变主要累及主动脉弓、腹主动脉及分支；起病缓慢，多伴风湿症状；检查显示红细胞沉降率增快，免疫球蛋白升高，动脉造影可见主动脉及其主要分支开口处狭窄或阻塞。

要点六　动脉硬化性闭塞症的治疗

1. 辨证论治

（1）内治

①痰浊瘀阻证

肤色苍白，患肢发凉，麻木刺痛，间歇性跛行。舌淡，舌边有瘀斑或瘀紫，苔白腻，脉弦细。

治宜化痰散结，活血化瘀。

方用桃红四物汤加减。疼痛难眠者加炒枣仁、路路通、鸡血藤；伴高血压者加夏枯草、黄芩等。

②热毒蕴结证

患肢疼痛剧烈，入夜尤甚，抱膝而坐，彻夜难眠，肢体坏疽或呈干性，或伴脓出，溃破腐烂，气秽。伴有发热口干，便秘溲赤。舌红或绛，苔黄燥或苔剥，脉弦数或细数。

治宜清热解毒，活血通络。

方用四妙勇安汤加味。发热加蒲公英、紫花地丁、板蓝根；伤阴明显加生地、麦冬、天花粉；活血加丹参、赤芍、川芎。

③脾肾阳虚证

年老体弱，全身怕冷，肢体发凉，肌肉萎缩，神疲乏力，腰膝酸痛，阳痿，性欲减退，遗尿。舌淡胖，苔白，脉沉细。

治宜温肾健脾，和营活血。

方用右归饮加减。

（2）外治参照“血栓闭塞性脉管炎”。

2. 其他治疗

积极治疗高血压、高血脂、冠心病等原发性疾病。

要点七　糖尿病性肢端坏疽的诊断与鉴别诊断

1. 诊断

（1）临床表现

大多发生于中老年人，男多于女，男女之比为3∶2；糖尿病病史多在5～10年以上，发病缓慢，逐渐加重。坏疽以足部多见，约占92.5%，其他部位少见。常双侧发病，一侧较重。

早期症状主要表现为患肢肤色苍白、发凉、麻木，间歇性跛行。随着病情的进展，患肢足趾、足部或小腿出现静息痛，尤以夜间为甚，患者常抱膝而坐，彻夜难眠，同时伴皮肤干燥、无汗，皮肤及肌肉萎缩，肢体感觉减弱或消失，很快足趾、足部出现青紫，疼痛更剧烈，继则发生坏疽、溃疡。

临床有干性坏疽、湿性坏疽、混合型坏疽三种：

①湿性坏疽：肢端体表局部软组织糜烂，形成浅溃疡，继之溃烂深达肌层，甚则烂断肌腱，大量组织坏死，形成较大脓腔，排出脓性分泌物。此型坏疽多见，约占72.5%，主要病理基础是微血管基底膜增厚所致微循环障碍。

②干性坏疽：受累肢端末梢缺血坏死，干枯变黑，病变界线清楚，发展至一定阶段不经处理会自行脱落。此型坏疽约占7.5%，其主要病理基础是中、小动脉闭塞所致缺血性坏死。

③混合型坏疽：约占20%。微循环障碍和小动脉阻塞两类病变并存，既有肢端的缺血干性坏死，又有足和（或）小腿的湿性坏疽。

根据病情，临床上常将糖尿病性坏疽进行下列分级：

0级：无开放性病变，明显供血不足；

Ⅰ级：浅表溃疡，可由水疱或其他损伤所致，或自发产生；

Ⅱ级：溃疡深达肌腱、韧带、骨关节；

Ⅲ级：深部溃烂感染，并有骨髓炎和脓疡窦道形成；

Ⅳ级：足趾及和（或）部分足坏疽；

Ⅴ级：全足坏疽。

（2）实验室及其他辅助检查

测定血糖、血脂、尿糖、血液黏度，检查肌电图及血流动力学，并配合超声多普勒、动脉造影等检查加以诊断。

2. 鉴别诊断　参见“要点三·鉴别诊断”。

要点八　糖尿病性肢端坏疽的治疗

1. 辨证论治

（1）内治

①瘀血阻滞证

肤色苍白，患肢发凉，麻木刺痛，间歇性跛行。舌淡，边有瘀斑或瘀点，苔白，脉弦细。

治宜活血化瘀通络。

方用桃红四物汤加减。阴虚者加沙参、麦冬、白芍；疼痛明显者加五灵脂、蜈蚣。

②热毒蕴结证

患肢疼痛剧烈，入夜尤甚，抱膝而坐，彻夜难眠，肢体坏疽或呈干性，或伴脓出，溃破腐烂，气秽。伴有发热口干，便秘溲赤。舌红或绛，苔黄燥或苔剥，脉弦数或细数。

治宜清热解毒，活血通络。

方用四妙勇安汤加味。发热加蒲公英、地丁、鱼腥草；伤阴明显加生地、麦冬、天花粉。

③气阴两虚证

病程日久，疮面肉芽不鲜，久不愈合，肢体发凉，肌肉萎缩。伴神疲乏力，面色无华，形体消瘦，口干不欲饮。舌淡尖红，少苔，脉细。

治宜益气养阴活血。

方用黄芪鳖甲汤加减。

（2）外治

参照“血栓闭塞性脉管炎”。

2. 其他治疗

积极控制血糖、血脂等。

要点九　脱疽的预防调护

1. 禁止吸烟，少食辛辣炙煿及醇酒之品。

2. 冬季户外工作时注意保暖，鞋袜宜宽大舒适，每天用温水泡洗双足。避免外伤。

3. 积极治疗高血压、高血脂、冠心病、糖尿病等相关疾病。

4. 非坏疽感染期可进行患肢锻炼，促使侧支循环建立。如采用Buerger运动法：病人平卧，先抬高患肢45°以上，维持1~2分钟，再在床边下垂2~3分钟，然后放置水平位2分钟，并作足部旋转、伸屈活动20分钟，每天数次。

细目七　淋巴水肿

要点一　淋巴水肿的概述

淋巴水肿是淋巴液回流障碍导致淋巴液在皮下组织持续积聚，甚则引起纤维组织增生的一种慢性进展性疾病。属于中医学“大脚风”、“象皮腿”范畴。其临床特点是好发于四肢，以下肢最常见，出现肢体肿胀，后期皮肤增厚、粗糙，状如象皮，并可继发感染，形成溃疡。

要点二　淋巴水肿的病因病机

主要由于风湿热邪入侵，留恋不去，流注下肢，或脾虚水停，湿遏气机，经络阻塞不通，气血瘀滞不行所致。《潜斋医案》记载：“凡水乡农人，多患脚肿，俗名大脚风，……此因伤络瘀凝，气血阻痹，风湿热杂合之邪袭入而不能出也。”总之，本病初期多为伤络瘀凝，湿热阻滞；病至后期则多为络脉瘀阻，气滞血瘀。

西医学认为本病发病的原因可分为两大类：①原发性淋巴水肿：由淋巴管发育异常所致；②继发性淋巴水肿：正常淋巴管因后天原因而阻塞，常见的是丝虫感染和链球菌感染（复发性丹毒）。其他还有继发于肿瘤施行放射治疗和淋巴结清扫术后。

要点三　淋巴水肿的诊断与鉴别诊断

1. 诊断

（1）临床表现

①原发性淋巴水肿多发于30岁以下的青少年，女性多见。起病初期肿胀局限于足及踝部，月经期及长时间站立、劳累时水肿加重，休息或抬高患肢可减轻。病情严重时水肿可蔓延至小腿，但很少波及整个下肢。后期肢体可明显增粗，皮肤、皮下组织增厚、变硬，但很少发生溃疡。

②丝虫病引起的淋巴水肿发病年龄多在15～50岁之间，男性多见。初期常有发热、局部肿胀疼痛等症状。反复感染后导致淋巴水肿，突出表现为自肢体远端向近端扩展的慢性、进展性、无痛性的浮肿。早期皮肤尚正常，按之凹陷，晚期皮肤增厚、干燥、粗糙、色素沉着，出现疣状或棘状增生，男性患者多伴有阴囊肿大。

③丹毒引起的淋巴水肿有反复发作的丹毒病史，急性发作时局部红肿热痛，伴突发寒战高热。屡次发作后引起肢体肿胀不消，皮色暗红。初起水肿按之有凹陷，以后出现皮肤粗糙、发硬等。

④肿瘤放射治疗或手术治疗后可引起淋巴水肿，如行乳腺癌腋淋巴结清扫术后引起患侧上肢水肿，不红不热，常以手臂内侧明显，严重者全肢肿胀，或累及手背，经久难消。

淋巴水肿的程度可分为：①轻度：肢体水肿呈凹陷性，抬高肢体后减轻或消失，无明显皮肤改变。②中度：非凹陷性水肿，抬高肢体水肿不能缓解，皮肤明显纤维化。③重度：肢体不可逆性水肿反复感染，皮肤及皮下组织纤维化，出现象皮肿样皮肤变化。

（2）实验室及其他辅助检查

淋巴管造影可以发现淋巴管阻塞不通。如丝虫病引起的淋巴水肿，尿常规检查呈乳糜状，含有大量蛋白；淋巴结穿刺液涂片可以找到丝虫卵或虫体，有助于诊断。

2. 鉴别诊断

（1）深静脉血栓形成：多见于手术、外伤、分娩后；起病较急，肢体疼痛，患肢水肿，平卧抬高患肢时肿胀减轻，站立行走时加重；有深压痛，按之凹陷；皮温稍高。静脉超声或造影检查可明确诊断。

（2）内科疾病引起的水肿：营养不良、肾脏疾病、肝脏疾病、心功能衰竭及甲状腺功能低下等均可发生肢体双侧性水肿，应注意予以鉴别。

要点四　淋巴水肿的治疗

本病为慢性进展性疾病，中西医尚缺乏很快治愈的药物和方法。临床上应分清湿、热、瘀之轻重，急性期当以清热利湿为主，辅以活血通络；慢性期采用理气活血和益气活血利湿之法。

1. 辨证论治

（1）内治

①湿热阻滞证

患肢肿胀、疼痛，局部皮肤紧张，按之凹陷，皮肤色红、柔软，伴有骨节酸痛。舌质红，苔黄腻，脉滑数。

治宜清热利湿，活血通络。

方用萆薢渗湿汤合五神汤加减。若患肢红肿痛甚，且恶寒发热者，加蒲公英、连翘、地丁等；若肿胀明显者，加泽泻、茯苓、木通等。

②瘀血阻滞证

患肢肿胀、增粗变硬，皮肤增厚、粗糙，状如象皮，可伴有胸胁胀痛或面色少华，乏力。舌质淡暗或有瘀斑，苔薄白，脉弦涩或沉涩。

治宜活血化瘀，利湿软坚。

方用血府逐瘀汤或桃红四物汤加减。若患肢粗肿坚硬较重者，加皂角刺、昆布、海藻等；伴有气虚者，加黄芪、党参、白术等。

（2）外治

①熏洗疗法：花椒叶、香樟叶、松针、苏叶各适量，煎水熏洗患肢，每日1次。

②敷药疗法：商陆、山柰、食盐各等份，将商陆、山柰研末，再加食盐共研后用酒调成糊状，涂敷患处，每日1次。

③辐射热烘疗法：利用辐射热使患肢组织软化，肢体逐渐缩小。

2. 其他治疗

西医治疗包括限制水、盐摄入，使用利尿剂，预防感染。由血丝虫引起的淋巴水肿，可用海群生或呋喃嘧啶治疗；必要时进行手术治疗。

要点五　淋巴水肿的预防调护

1. 蚊子是传播丝虫病的媒介，要大力开展灭蚊和丝虫病的群防、普查。
2. 对于溶血性链球菌感染所造成的淋巴管炎，初次发作时要彻底治疗，以减少复发的可能。
3. 足癣是下肢丹毒导致淋巴水肿的一个常见诱因，应积极进行防治。
4. 患病期间宜经常抬高患肢，下肢水肿宜穿弹力袜，以帮助淋巴液回流。
5. 饮食宜清淡并富含蛋白质，减少水、盐的摄入，少食辛辣之品。

（朱晓男）

第十二单元　其他外科疾病

细目一　冻疮

要点一　冻疮的概述

冻疮是人体遭受寒邪侵袭所引起的局部性或全身性损伤。相当于西医学的冻伤。临床上以暴露部位的局部性冻疮为最常见，常根据受冻部位的不同，分别称为“水浸足”、“水浸手”、“冻烂疮”等；全身性冻伤称为“冻死”，西医学称为“冻僵”。本病的特点是：局部者以局部肿胀发凉、瘙痒、疼痛、皮肤紫斑，或起水疱、溃烂为主要表现，重者可发生肢体坏死、脱疽；全身性者体温下降，四肢僵硬，甚则阳气亡绝，若不及时救治，可危及生命。

冻疮病名始见于《诸病源候论·冻烂肿疮候》，历史文献中尚有"冻烂疮"、"冻风"、"冻裂"等名称。唐代《备急千金要方·卒死第一》中记载运用缓慢复温法救治全身性冻伤，清代《外科大成·冻疮》主张"宜服内托之药，以助阳气"，强调以整体观为指导应用内服药治疗冻疮等。

要点二　冻疮的诊断与鉴别诊断

1. 诊断

（1）临床表现

①局部性冻疮：主要发生在手足、耳廓、面颊等暴露部位。轻者受冻部位先有寒冷感和针刺样疼痛，皮肤呈苍白、发凉，继则出现红肿硬结或斑块，自觉灼痛、麻木、瘙痒；重者受冻部位皮肤呈灰白、暗红或紫色，并有大小不等的水疱或肿块，疼痛剧烈，或局部感觉消失。

②全身性冻疮：开始时全身血管收缩，发生寒战。随着体温的下降，患者出现疼痛性发冷、发绀、知觉迟钝、头晕、四肢无力、昏昏欲睡等表现。继而出现肢体麻木、僵硬，幻觉，视力或听力减退，意识模糊，呼吸浅快，脉搏细弱，知觉消失甚至昏迷，如不及时抢救，可导致死亡。

（2）实验室及其他辅助检查

Ⅲ度冻疮怀疑有骨坏死时，可行X线检查；出现湿性坏疽或合并肺部感染时，白细胞总数和中性粒细胞比例升高；疮面有脓液时，可作脓液细菌培养及药敏试验。

根据冻疮复温解冻后的损伤程度，可将其分为3度。

Ⅰ度（红斑性冻疮）：损伤在表皮层。局部皮肤出现红斑、水肿，自觉发热、瘙痒或灼痛，约在5~7天后开始干燥脱皮，愈后不留瘢痕。

Ⅱ度（水疱性冻疮）：损伤达真皮层。皮肤红肿更加显著，有水疱或大疱形成，疱内液体色黄或呈血性。疼痛较剧烈，对冷、热、针刺不敏感。若无感染，局部干燥结痂，经2~3周脱痂愈合，少有瘢痕；若并发感染，愈合后有瘢痕。

Ⅲ度（坏死性冻疮）：损伤累及全层皮肤，并可延及皮下组织。在伤后5~7天出现水疱，可延及整个肢体或全身，活动受限制，病变部位呈紫红色，周围水肿，并有明显疼痛。重者损伤累及肌肉、骨骼，局部组织发生坏死，可分为干性坏疽和湿性坏疽。干性坏疽约2~3周后冻伤坏死组织与正常组织分离，坏死的肢端脱落而造成残废。如感染毒邪可呈湿性坏疽，出现发热、寒战等全身症状，甚至合并内陷而危及生命。

2. 鉴别诊断

（1）类丹毒：多发生于接触鱼类和猪肉的手部，手指和手背出现局限性深红色或青紫色斑，肿胀明显，有阵发性疼痛和瘙痒，呈游走性，但很少超越腕部。一般2周内自愈，不会溃烂。

（2）多形性红斑：多发于春、秋两季，以手、足、面部、颈旁多见，皮损为风团样丘疹或红斑，颜色鲜红或紫暗，典型者中心部常发生重叠水疱，形成特殊的虹膜状。常伴有发热、关节疼痛等症状。

（3）血栓闭塞性脉管炎坏疽期：其局部表现与冻伤所致肢体末端坏疽溃疡虽有相似，但前者在肢体坏死脱落或溃疡形成之前有典型的间歇性跛行史，且伴剧烈疼痛，体查足背、胫后动脉搏动减弱或消失。

要点三　冻疮的辨证论治

1. 寒凝血瘀证

局部麻木冷痛，肤色青紫或暗红，肿胀结块，或有水疱，发痒，手足清冷；舌淡苔白，脉沉或沉细。

治宜温经散寒，养血通脉。

方用当归四逆汤或桂枝加当归汤加减。可加黄芪、丹参、红花。

2. 寒盛阳衰证

时时寒战，四肢厥冷，感觉麻木，幻觉幻视，意识模糊，蜷卧嗜睡，呼吸微弱，甚则神志不清；舌淡紫苔白，脉微欲绝。

治宜回阳救脱，散寒通脉。

方用四逆加人参汤或参附汤加味。

3. 瘀滞化热证

冻伤后局部坏死，疮面溃烂流脓，四周红肿色暗，疼痛加重；伴发热口干；舌红苔黄，脉数。

治宜清热解毒，活血止痛。

方用四妙勇安汤加味。热盛加蒲公英、地丁；气虚加黄芪；疼痛甚者加延胡索、炙乳香、炙没药等。

4. 气血虚瘀证

神疲体倦，气短懒言，面色少华，疮面不敛，疮周暗红漫肿，有麻木感；舌淡，苔白，脉细弱或虚大无力。

治宜益气养血，祛瘀通脉。

方用人参养荣汤或八珍汤合桂枝汤加减。

要点四　严重的全身性冻疮的急救和复温方法

严重的全身性冻疮患者必须立即采取急救措施，迅速使患者脱离寒冷环境，首先脱去冰冷潮湿的衣服、鞋袜（如衣服、鞋袜连同肢体冻结者，不可勉强，以免造成皮肤撕脱，可立即浸入40℃左右的温水中，待融化后脱下或剪开）。可给予姜汤、糖水等温热饮料，亦可少量饮酒及含酒饮料，以促进血液循环，扩张周围血管。必要时静脉输入加温（不超过37℃）的葡萄糖溶液、低分子右旋糖酐、能量合剂等。早期复温过程中严禁用雪搓、用火烤或冷水浴等。在急救时如一时无法获得热水，可将冻肢置于救护者怀中或腋下复温。

全身性冻疮复温后出现休克者，给予人工呼吸、心脏按压、抗休克治疗，并根据情况给予输液、吸氧（或应用高压氧）、纠正酸碱失衡和电解质紊乱、维持营养、选用改善血循环药物等。Ⅲ度冻疮应注射破伤风抗毒素，并用抗生素防治感染。严重冻伤有肌肤坏死者多采用暴露疗法，待界限清楚后切除坏死组织，较大创面可植皮，严重肢体坏疽者行截肢术。

要点五　冻疮的预防调护

1. 在寒冷环境下工作的人员注意防寒保暖，尤其对手、足、耳、鼻等暴露部位的保护。

2. 受冻后不宜立即用火烤，防止溃烂成疮。

3. 在严寒环境中要适当活动，避免久站或蹲地不动。进入低温环境工作以前不宜饮酒，因为饮酒后易使人不注意防寒，而且可能会增加散热。

细目二　烧伤

要点一　烧伤的概述

烧伤是由于热力（火焰、灼热的气体、液体或固体）、电能、化学物质、放射线等作用于人体而引起的一种局部或全身的急性损伤性疾病。在古代，一般以火烧和汤烫者居多，故又称为水火烫伤、汤泼火伤、火烧疮、汤火疮、火疮等。中医学在治疗烧伤方面历史悠久，早在晋代葛洪的《肘后方》中就有治疗本病的记载；唐代《千金方》中关于本病的叙述较为详细；至清代《外科秘录》等更进一步阐明了水火烫伤的辨证与预后，有些方法至今仍在临床中应用；近几十年中西医结合治疗烧伤又取得了可喜的成果。

要点二　烧伤面积估计、深度及程度判断

1. 烧伤面积的计算方法

（1）手掌法：伤员本人五指并拢时，一只手掌的面积占体表面积的1%。此法常用于小面积或散在烧伤的计算。

（2）中国九分法：将全身体表面积分为11个9等份。成人头、面、颈部为9%；双上肢为2×9%；躯干前后包括外阴部为3×9%；双下肢包括臀部为5×9%+1%=46%。

（3）儿童烧伤面积计算法：小儿的躯干和双上肢的体表面积所占百分比与成人相似，特点是头大下肢小，随着年龄的增长，其比例也不同。计算公式如下：

头颈面部面积（%）：9+(12-年龄)

双下肢面积（%）：46-(12-年龄)

2. 烧伤深度的分类

烧伤深度一般采用三度四分法，即Ⅰ度、Ⅱ度（又分浅Ⅱ度、深Ⅱ度）和Ⅲ度烧伤（见下表）

<table>
<tr><th colspan="2">分度</th><th>深度</th><th>创面表现</th><th>创面无感染时的愈合过程</th></tr>
<tr><td colspan="2">Ⅰ度（红斑）</td><td>达表皮角质层</td><td>红肿热痛，感觉过敏，表面干燥</td><td>2～3天后脱屑痊愈，无瘢痕</td></tr>
<tr><td rowspan="2">（水疱）</td><td>浅Ⅱ度</td><td>达真皮浅层，部分生发层健在</td><td>剧痛，感觉过敏，有水疱，基底部呈均匀红色、潮湿，局部肿胀</td><td>1～2周愈合，无瘢痕，有色素沉着</td></tr>
<tr><td>深Ⅱ度</td><td>达真皮深层，有皮肤附件残留</td><td>痛觉消失，有水疱，基底苍白，间有红色斑点、潮湿</td><td>3～4周愈合，可有瘢痕</td></tr>
<tr><td colspan="2">Ⅲ度（焦痂）</td><td>达皮肤全层，甚至伤及皮下组织、肌肉和骨骼</td><td>痛觉消失，无弹力，坚硬如皮革样，蜡白焦黄或炭化，干燥。干后皮下静脉阻塞如树枝状</td><td>2～4周焦痂脱落，形成肉芽创面，除小面积外，一般均需植皮才能愈合，可形成瘢痕和瘢痕挛缩</td></tr>
</table>

3. 烧伤严重程度的判断

根据烧伤面积、深度、部位、患病年龄、致伤原因、有无复合伤等综合判断。但为了对烧伤严重程度有一基本估计，作为设计治疗方案的参考，我国常用下列分度方法：

（1）轻度烧伤：Ⅱ度烧伤面积在9%以下。

（2）中度烧伤：Ⅱ度烧伤面积在10%～29%，或Ⅲ度烧伤面积不足10%。

（3）重度烧伤：烧伤总面积在30%～49%；或Ⅲ度烧伤面积在10%～19%；或Ⅱ度、Ⅲ度烧伤面积虽不到上述百分比，但已发生休克等并发症、呼吸道烧伤或有较重的复合伤。

（4）特重烧伤：烧伤总面积在50%以上；或Ⅲ度烧伤面积在20%以上；或已有严重并发症。

要点三　烧伤的治疗原则

迅速脱离现场和消除热源，积极救治危及生命的损伤，保护受伤部位。

小面积轻度烧伤可单用外治法；大面积重度烧伤必须内外兼治，中西医结合抢救治疗，如防治休克、预防局部和全身性感染、防治并发症等。内治原则以清热解毒、益气养阴为主。外治在于正确处理烧伤创面，促进愈合，减少瘢痕形成；Ⅲ度创面早期保持焦痂完整干燥，争取早期切痂植皮，缩短疗程。

要点四　重度烧伤的辨证论治

1. 火热伤津证

发热，口干引饮，便秘，尿短赤，唇红而干；舌苔黄或黄腻糙，或舌光无苔、舌质红而干，脉洪数或弦细而数。

治宜养阴清热。

方用黄连解毒汤或银花甘草汤、清营汤、犀角地黄汤加减。

2. 阴伤阳脱证

体温不升，呼吸气微，表情淡漠，神志恍惚，嗜睡，语言含糊不清，四肢厥冷，汗出淋漓，舌面光剥无苔或舌灰黑，舌质红绛或紫黯，脉微欲绝，或脉伏不起。

治宜扶阳救逆，固护阴液。

方用参附汤合生脉散、四逆汤加减。若冷汗淋漓者加煅龙骨、煅牡蛎。

3. 火毒内陷证

壮热烦渴，躁动不安，口干唇焦，大便秘结，小便短赤；舌苔黄或黄糙，或焦干起刺，舌质红或红绛而干，脉弦数。

治宜清营凉血解毒。

方用清营汤、黄连解毒汤合犀角地黄汤、清瘟败毒饮加减。

4. 气血两虚证

低热或不发热，形体消瘦，面色无华，神疲乏力，食欲不振，夜卧不宁，自汗、盗汗，创面皮肉难生；苔薄白或薄黄，舌淡红或胖嫩，舌边有齿印，脉细数或濡缓。

治宜调补气血。

方用八珍汤加黄芪或托里消毒散加减。

5. 脾胃虚弱证

口舌生糜，口干津少，嗳气呃逆，纳呆食少，腹胀便溏；舌光剥无苔，或舌质淡胖、苔白，脉细数或细弱。

治宜调理脾胃。

方用益胃汤或参苓白术散加减。

要点五　中小面积烧伤创面的处理

烧伤创面是烧伤后一系列严重变化的根源，故创面的正确处理是很重要的，必须保持创面清洁，预防和控制感染。

1. 初期

创面清洁后用清凉膏、万花油外搽；或地榆、大黄粉各等份，研末，麻油调敷；也可用虎地酊（虎杖、地榆、70%酒精）喷洒创面，每2～4小时1次，12～24小时结痂，以后每日3～4次。

2. 中期

创面有感染者用黄连膏、红油膏、生肌玉红膏外敷；渗液多时用2%黄柏液或银花甘草液湿敷。

3. 后期

腐脱生新时，用生肌白玉膏掺生肌散外敷；瘢痕疙瘩形成者用黑布膏药外敷。

细目三　毒蛇咬伤

要点一　我国常见毒蛇的种类

目前已知我国的蛇类有173种，其中毒蛇48种。我国毒蛇中危害较大且能致人死亡的有10余种，神经毒者有银环蛇、金环蛇、海蛇；血循毒者有蝰蛇、尖吻蝮蛇、烙铁头蛇、竹叶青蛇等；混合毒者有眼镜蛇、眼镜王蛇和蝮蛇等。

要点二　有毒蛇与无毒蛇咬伤的区别

1. 有毒蛇咬伤

（1）局部症状

被咬伤处一般都有较粗大而深的毒牙痕，若患部被污染或经处理，则牙痕难辨认。不同毒蛇咬伤的牙痕各有特点。

①神经毒的毒蛇咬伤后局部不红不肿，无渗液，不痛或微痛，甚至麻木，所导向的淋巴结肿大和触痛，常易被忽视而得不到及时处理。

②血循毒的毒蛇咬伤后数分钟即出现伤口剧痛，似刀割、火燎、针刺样；局部肿胀严重，可迅速向肢体近心端扩展，并引起局部淋巴结炎和淋巴管炎；伤口出血不止或皮下出血，形成淤点淤斑；局部发生水疱、血疱，甚至组织发黑坏死。

③混合毒的毒蛇咬伤后即感疼痛，逐渐加重，有麻木感，伤口周围皮肤迅速红肿，可扩展到整个肢体，常有水疱，严重者伤口迅速变黑坏死。

（2）全身症状

①神经毒的毒蛇咬伤后主要表现为神经系统受损害，发病略缓，大多在1～6小时后出现头晕、头重、眼花、四肢无力、肌肉酸痛，继而出现眼睑下垂、吞咽困难、流涎、舌僵难语、肌张力下降、反射减弱、胸闷、呼吸急促（由快变慢浅）、呼吸无力、气管分泌物多、紫绀等，最后呼吸肌麻痹导致呼吸衰竭而死。

②血循毒的毒蛇咬伤后主要表现为血液及循环系统受损害，潜伏期短，发病急，来势凶猛，发展迅速，常见胸闷、心悸、气促、头昏、眼花、畏寒、发热、视力模糊，严重者出现烦躁不安、谵语、呼吸困难；全身广泛性地内外出血，皮肤和黏膜出现大片淤斑；牙龈、鼻、眼结膜出血以及吐血、咯血、便血、尿血等，甚至胸腔、腹腔和颅内出血。最后血压急剧下降，出现休克、循环衰竭。

③混合毒的毒蛇咬伤后主要表现为神经和血循环系统两者受损害的症状。

2. 无毒蛇咬伤

伤处只有锯齿状浅小的多个间密牙痕，疼痛不明显；出血少或不出血，无淤斑或血疱；无肿胀或稍肿胀，不会扩大；除伤口有时感染外，无坏死；除精神紧张可出现虚脱外，无明显全身症状；实验室理化检查基本正常。

要点三　蛇毒的主要成分

蛇毒主要成分是神经毒、血循毒和酶，其成分的多少或有无随着蛇种而异。

1. 神经毒（风毒）

主要是阻断神经肌肉的接头引起弛缓型麻痹，终致周围性呼吸衰竭，引起缺氧性脑病、肺部感染及循环衰竭，若抢救不及时可导致死亡。中医将神经毒命名为“风毒”。

2. 血循毒（火毒）

（1）心脏毒：毒性极强，可损害心肌细胞的结构及功能。

（2）出血毒素：是一种血管毒，作用于细胞的粘合物质，使其通透性增加，可以引起广泛性血液外渗透，导致显著的全身出血，甚至心、肺、肝、肾、脑实质出血而致死亡。

（3）溶血毒素：有直接和间接溶血因子，间接溶血因子为磷脂酶A，把卵磷脂水解分出脂肪酸而成溶血卵磷脂。直接溶血因子存在于眼镜蛇、蝰蛇的蛇毒中，能直接溶解红细胞。直接与间接溶血因子有协同作用，近年来研究证明直接溶血因子与心脏毒是同一物质。

3. 酶

蛇毒中含有各种酶，根据国内外资料，已查明蛇毒中含的酶有25种左右。主要含以下几种酶：

（1）蛋白质水解酶：相当于中医的“火毒”。

（2）磷脂酶A：毒性作用相当于中医的“风火毒”。

（3）透明质酸酶：相当于中医的“火毒”。

（4）三磷酸腺苷酶：相当于中医的“风火毒”。

要点四　毒蛇咬伤的病因病机

中医学认为蛇毒系风、火二毒。风者善行数变；火者生风动血，耗伤阴津。风毒偏盛，每多化火；火毒炽盛，极易生风。风火相煽，则邪毒鸱张，必客于营血或内陷厥阴，形成严重的全身性中毒症状。

当毒蛇咬伤人体后，风火邪毒壅滞不通则痛则肿；风火之邪化热腐肌溶肉，故局部溃烂。风火相煽，蛇毒鸱张，正不胜邪，则邪毒内陷。毒热炽盛，内传营血，耗血动血，于是有溶血、出血的症状；火毒炽盛，最易伤阴，阴伤而热毒炽盛；热极生风，则可见神昏谵语、抽搐等症。若邪毒内陷厥阴，毒入心包，可发生邪毒蒙闭心包的闭证，或邪热耗伤心阳的脱证。

总之，风火毒邪均为阳热之邪，具有发病急、变化快、病势凶险的特点，其传变规律与温病近似，故辨证施治可借助于温病学理论为指导。

要点五　毒蛇咬伤的诊断

1. 病史

注意咬伤的时间、咬伤的地点及蛇之形态、咬伤的部位、宿因等。

2. 局部症状

被毒蛇咬伤后，患部一般有较大而深的毒牙痕，往往是判断何种蛇咬伤的重要依据。无毒蛇伤的牙痕小而排列整齐。患部如被污染或经处理，则牙痕常难辨认。神经毒的毒蛇咬伤后局部不红不肿，无渗液、微痛，甚至麻木，常易被忽视而得不到及时处理，但所导向的淋巴结肿大和触痛。

血循毒的毒蛇咬伤后伤口剧痛、肿胀、起水疱，所属淋巴管、淋巴结发炎，有的伤口短期内坏死形成溃疡。

混合毒的毒蛇咬伤后即感疼痛，且逐渐加重，伴有麻木感，伤口周围皮肤迅速红肿，可扩展至整个肢体，常有水疱；严重者伤口迅速变黑坏死，形成溃疡，所导向淋巴结肿大和触痛。

3. 全身症状

神经毒的毒蛇咬伤主要表现为神经系统受损害，多在咬伤后1～6小时出现症状。轻者有头晕、出汗、胸闷、四肢无力等；严重者出现瞳孔散大、视物模糊、语言不清、流涎、牙关紧闭、吞咽困难、昏迷、呼吸减弱或停止、脉象迟弱或不整、血压下降，最后呼吸麻痹而死亡。

4. 中毒程度及预后的估计

蛇毒对机体所造成的损害与毒性强度及其注入机体的毒量有着密切关系。

要点六　毒蛇咬伤的治疗

1. 局部常规处理

毒蛇咬伤的局部常规处理是指咬伤后在短时间内采取的紧急措施。包括早期结扎、扩创排毒、烧灼、针刺、火罐排毒、封闭疗法、局部用药等。

（1）早期结扎：结扎后即可用清水、冷开水、肥皂水等冲洗伤口，以洗去周围黏附的毒液。并每隔15～20分钟放松1～2分钟，以免肢体因缺血而坏死。

（2）扩创排毒：常规消毒后沿牙痕作纵行切开1.5cm，深达皮下，或作十字形切口。

（3）烧灼、针刺、火罐排毒。

（4）封闭疗法：毒蛇咬伤后，及早应用普鲁卡因溶液加地塞米松局部环封。

（5）局部用药：经排毒方法治疗后，可用1:5000呋喃西林溶液或高锰酸钾溶液湿敷伤口，保持湿润引流，以防创口闭合。同时可以用鲜草药外敷，外敷草药可分为两大类，一是引起发泡草药，另一类是清热解毒的草药。

2. 辨证论治

根据毒蛇咬伤的毒理、病理和症状，将毒蛇咬伤分为风毒证、火毒证、风火毒证、蛇毒内陷证四个证型进行辨证施治。

（1）风毒证

局部伤口无红、肿、痛，仅有皮肤麻木感；全身症状有头昏、眼花、嗜睡、气急，严重者呼吸困难、四肢麻痹、张口困难、眼睑下垂，神志模糊甚至昏迷；舌质红，苔薄白，脉弦数。

治宜活血通络，驱风解毒。

方用活血驱风解毒汤（经验方）。

（2）火毒证

局部肿痛严重，常有水疱、血疱或瘀斑，严重者出现局部组织坏死；全身症状可见恶寒发热，烦躁，咽干口渴，胸闷心悸，胁肋胀痛，大便干结，小便短赤或尿血；舌质红，苔黄，脉滑数。

治宜泻火解毒，凉血活血。

方用龙胆泻肝汤合五味消毒饮加减。

（3）风火毒证

局部红肿较重，一般多有创口剧痛，或有水疱、血疱、瘀斑、瘀点或伤处溃烂；全身症状有头晕头痛，眼花，寒战发热，胸闷心悸，恶心呕吐，大便秘结，小便短赤，严重者烦躁抽搐，甚至神志昏聩；舌质红，苔白黄相兼，后期苔黄，脉弦数。

治宜清热解毒，凉血息风。

方用黄连解毒汤合五虎追风散加减。

（4）蛇毒内陷证

毒蛇咬伤后失治、误治出现高热、躁狂不安、惊厥抽搐或神昏谵语；局部伤口由红肿突然变为紫暗或紫黑，肿势反而消减；舌质红绛，脉细数。

治宜清营凉血解毒。

方用清营汤加减。

3. 抗蛇毒血清治疗

抗蛇毒血清又名蛇毒抗毒素，有单价和多价两种。抗蛇毒血清特异性较高，效果确切，应用越早疗效越好。

4. 危重症抢救

（1）蛇伤肾功能衰竭：①肾衰早期的治疗：出现血红蛋白尿则提示进入肾衰早期，碱化尿液用5%碳酸氢钠200ml静滴，地塞米松20mg加入10%葡萄糖液250ml中静滴。②应用扩溶、化栓疗法：低分子右旋糖酐500ml静滴；复方丹参注射液10~20ml加入5%葡萄糖液中点滴。③肾衰尿少或尿闭的治疗：上述措施可继续应用，要特别注意控制输液量每日在1000~1500ml之内。④防治高钾：一旦高钾出现，应用10%葡萄酸钙或正规胰岛素。⑤利尿：速尿静脉推注，以20mg为起点，15~30分钟无尿再翻倍应用，最大量可一次性应用320mg，也可以静脉点滴。⑥辨证施治：肾衰早期应用麻黄连翘赤小豆汤加减；肾衰少尿或无尿用五苓散加减；无尿用疏凿饮子；肾衰后期多尿为脾不统摄、气虚不运所致，用归脾汤合补中益气汤加减。

（2）蛇伤呼吸衰竭：保持呼吸道通畅，持续有效给氧。使用高灵敏度人工呼吸机，注意人机对抗，避免液体负荷过重。蛇伤呼衰中药治疗的处方是：促进胸廓运动用小陷胸汤宽胸开结；兴奋膈肌用三拗汤；解神经毒可用青木香10g、全蝎3g、蜈蚣2g、七叶一枝花15g、茜草10g。

（3）蛇伤循环衰竭：①心肌损害：大剂量应用维生素C、磷酸果糖、能量合剂，激素治疗用地塞米松10~20mg/d。输氧，纠正酸中毒。②血压下降：参脉注射液40mg加入10%葡萄糖液250ml中静滴；或使用升压药，如阿拉明、多巴胺。654-2能对抗缺氧导致的内源性儿茶酚胺引起的肺血管痉挛，降低心脏后负荷及肺动脉压，降低肺阻力，减轻心脏前负荷。一般可应用20mg一日静脉点滴。

（4）DIC的治疗：①抗毒：使用有效的抗蛇毒血清和激素，还可用清开灵40~60ml加入5%的葡萄糖液中静滴。②改善微循环：可使用低分子右旋糖酐500ml/d静滴。

（5）辨证施治：按卫气营血和三焦辨证。热毒在气分用黄连解毒汤，苦寒直折热邪，加用解毒之五味消毒饮。营血分热毒表现为血热动血、血热动风、血热伤阴，故可用清营汤、犀角地黄汤、五味消毒饮合方。若属三焦辨证为热毒证，有胸闷、腹胀、二便不利，可选用甘露消毒饮加减治疗。另可配服安宫牛黄丸或肌注醒脑净、静滴清开灵。

细目四　破伤风

要点一　破伤风的概述

破伤风是指皮肉破伤，风毒邪气乘虚侵入而引起发痉的一种急性疾病。因外伤引起者又称金创痉；产后发生者称产后痉；新生儿断脐所致者称小儿脐风或脐风撮口。临床上因外伤所致者最常见。本病的临床特点是有皮肉破伤史；有一定的潜伏期，发作时全身或局部肌肉强直性痉挛和阵发性抽搐；间歇期全身肌肉仍持续性紧张收缩。可伴有发热，但神志始终清楚。多因并发症而导致死亡。

破伤风之名首见于唐代《仙授理伤续断秘方》。历史文献中还有称本病为“金创”、“产后中风痉”、“小儿中风痉”者。明代《外科正宗·破伤风》中用玉真散治疗本病，一直为后世医家所推崇。

要点二　破伤风的病因病机

总因皮肉破伤，感受风毒之邪，循经入肝，引动肝风，脏腑失和所致。

1. 金刃创伤，风邪入侵；或烧伤、冻伤、虫毒咬伤等致皮肉破损，风毒入侵，由表及里，引动内风而发。

2. 疮疡溃后、外治不当，风毒经疮面内犯；或溃疡失治，热郁于里，复感风毒，内外合邪而发。

3. 新生儿先天不足，产妇气血大伤，或素体肝血不旺，卫外不固，风毒之邪从伤口入侵，易感而发。

西医学认为本病是由破伤风杆菌从伤口入侵人体而致病。破伤风杆菌是一种革兰染色阳性的厌氧梭状芽孢杆菌，广泛存在于泥土和人畜的粪便中，必须通过皮肤和黏膜的伤口侵入人体，特别是窄而深的伤口。在创口有异物、坏死组织多、引流不畅等伤口缺氧的环境下，当机体抵抗力降低或缺乏免疫力时，细菌在伤口局部迅速繁殖，并产生大量外毒素，引起肌肉痉挛、局部组织坏死和心肌损伤。

要点三　破伤风的诊断与鉴别诊断

1. 诊断

（1）临床表现

潜伏期：一般为4～14天，短至24小时或长达数月、数年不等。潜伏期的长短与创伤性质、部位和伤口的早期处理方式以及是否接受过预防注射等因素有关。

前驱期：一般1～2天，患者常感头痛、头晕、乏力、多汗、烦躁不安、打呵欠，下颌微感紧张酸胀，咀嚼无力，张口略感不便；伤口往往干陷无脓，周围皮肤暗红，创口疼痛并有紧张牵制感。

发作期：典型的发作症状是全身或局部肌肉强直性痉挛和阵发性抽搐。肌肉强直性痉挛首先从头面部开始，进而延展至躯干、四肢，其顺序为咀嚼肌、面肌、颈项肌、背腹肌、四肢肌群、膈肌和肋间肌。阵发性抽搐是在肌肉持续痉挛的基础上发生的，轻微的刺激如声音、光亮、震动、饮水、注射等均诱发强烈的阵发性抽搐。

后期：因长期肌肉痉挛和频繁抽搐，大量消耗体力，发生水、电解质紊乱，可致全身衰竭而死亡。或因呼吸肌麻痹引起窒息、心肌麻痹甚至休克、心跳骤停而危及生命。病程一般3～4周。

（2）实验室和其他辅助检查

脓液培养可有破伤风杆菌生长。血常规检查初期白细胞计数一般正常或偏高，发作期白细胞总数及中性粒细胞比例增加。合并肺部感染时，白细胞总数常在 15×10^9/L 以上，中性粒细胞达到80%以上。

2. 鉴别诊断

（1）化脓性脑膜炎：可出现与破伤风相同的颈项强直、角弓反张等症状，但无咀嚼肌痉挛，无阵发性抽搐。患者常有高热、嗜睡、剧烈头痛、喷射性呕吐等。脑脊液检查有压力增高、白细胞计数增多等。

（2）狂犬病：有被疯狗、猫咬伤史，潜伏期较长，以吞咽肌肉抽搐为主，病人呈兴奋、恐惧状，听到流水声或看到水便发生咽肌痉挛，称之为“恐水症”。可因膈肌收缩产生大声呃逆，如犬吠声。很少出现牙关紧闭。脑脊液中淋巴细胞增高。

（3）下颌关节炎、齿龈炎、咽喉炎、腮腺炎等：早期可有张口困难，但无颈项强直，并且局部炎症表现显著。

（4）士的宁中毒：症状与破伤风很相似，但在抽搐的间歇期肌肉松弛；而破伤风在发作间歇期肌肉收缩始终存在。

要点四　破伤风的治疗

破伤风是一种严重的全身性感染，发生和发展过程甚为迅速，必须坚持中西医结合综合治疗。中医治疗以息风、镇痉、解毒为原则。西医治疗应尽快消除毒素来源和中和体内毒素，有效地控制和解除痉挛，保持呼吸道畅通，积极防治并发症等。

1. 辨证论治

（1）内治

①风毒在表证

轻度吞咽困难和牙关紧闭，周身拘急，抽搐较轻，发作期短，间歇期长；舌苔薄白，脉数。

治宜祛风镇痉。

方用玉真散合五虎追风散加减。抽搐重者加蜈蚣、地龙、葛根、钩藤。

②风毒入里证

角弓反张，全身肌肉痉挛、抽搐，频繁发作，间歇期短；高热，大汗淋漓，面色青紫，呼吸急促，痰涎壅盛，或伴胸闷腹泻、大便秘结，溲赤或尿闭；舌红或红绛，苔黄或黄糙，脉弦数。

治宜祛风止痉，清热解毒。

方用木萸散加减。可去桂枝、藁本、刺蒺藜，加钩藤、白芍、蜈蚣。

③阴虚邪留证

疾病后期抽搐停止，乏力倦怠，骨节酸胀，偶发拘急，或肌肤有蚁走感；伴头晕、口渴，时时汗出；舌淡红，脉细弱无力。

治宜养阴生津，疏通经络。

方用沙参麦冬汤加减。可加葛根、木瓜、丝瓜络、忍冬藤等。

（2）外治

在控制痉挛和应用破伤风抗毒素（或清创前在伤口周围注射破伤风抗毒素5000～10000IU）后，进行彻底清创术，以消除毒素来源，清除坏死组织和异物。开放创口，用3%过氧化氢溶液冲洗伤口和湿敷；亦可用蝉衣、金银花、防风煎汤，反复冲洗，然后敷玉真散。创面有残余坏死组织时，可外用七三丹、红油膏；脓腐脱净后可用生肌散、生肌白玉膏。

2. 其他疗法

（1）一般处理：将患者隔离于安静的暗室，保持呼吸道通畅，及时吸出口、鼻、咽腔的分泌物。

（2）西医治疗：应采取综合措施，包括尽快中和游离毒素，控制和解除痉挛，保持呼吸道通畅及预防并发症等。

①中和游离毒素：确诊后首次用破伤风抗毒素2万～5万IU（皮试后）静脉滴入（对已经与神经结合的毒素则无效）。

②控制和解除痉挛：病情较轻时可用镇静剂和安眠药物，用安定5mg口服或10mg静脉注射；鲁米那钠0.1～0.2g肌肉注射；10%水合氯醛15ml口服或20～40ml直肠灌注。以上3种药物可6小时交替应用1次。

病情严重者可用冬眠疗法，常用冬眠一号（氯丙嗪50mg，异丙嗪50mg，杜冷丁100mg），每次用1/3或1/2剂量，4～8小时肌注1次，病情好转可间歇或逐渐减量使用。应用时要密切观察生命体征变化。

③防治并发症：补充水和电解质，以纠正水、电解质代谢失调，必要时可输全血或血浆。应用抗生素抑制破伤风杆菌和其他细菌感染，首选青霉素和甲硝唑。

（3）中成药：新生儿破伤风可内服撮风散0.3～0.6g，日3～4次。

（4）针刺疗法：牙关紧闭者取下关、颊车、合谷、内庭；角弓反张取风池、风府、大椎、长强、承山、昆仑；四肢抽搐取曲池、外关、合谷、后溪、风市、阳陵泉、太冲、申脉。一律采用泻法，留针15～20分钟。

要点五　破伤风的预防调护

1. 正确处理伤口，特别是污染的或较深的创口要早期彻底清创，去除坏死组织和异物。对可疑感染的伤口须通畅引流，不缝合，用3%过氧化氢溶液或1∶2000高锰酸钾溶液冲洗伤口。

2. 预防注射破伤风类毒素，可使人获得自动免疫。“基础注射”共需皮下注射3次，第一次0.5ml，后两次每隔3～6周各注射1ml。第二年再注射1ml，作为“强化注射”。以后每隔5年重复“强化注射”1ml，能有效地预防破伤风。

3. 常规使用破伤风抗毒素。创口有污染时，尤其小而深的伤口，于伤后24小时内常规肌注破伤风抗毒素1500IU。若污染严重，1周后再注射1次。

4. 如无抗毒素时，可用蝉衣6～9g研末，每次1g，每日3次，黄酒送服；或玉真散5g，每日3次，黄酒送服，连服3日。

5. 对患者进行隔离，保持环境安静，避免声、光、风等外界刺激，必要的治疗应争取在安静下进行。

6. 专人护理。

细目五 肠痈

要点一 肠痈的概述

肠痈是指发生在肠道的痈肿，属内痈范畴，相当于西医学的急性阑尾炎。该病是外科常见的急腹症之一。可发于任何年龄，以青壮年为多见，男性多于女性。其临床特点是腹痛起始于胃脘或脐周，数小时后转移至右少腹，伴发热、呕吐、恶心，右少腹持续性疼痛并拒按等。

肠痈一名首见于《素问·厥论》。历史文献中因受当时解剖条件限制，又有“大肠痈”、“小肠痈”、“盘肠痈”、“缩脚肠痈”、“直肠痈”等名称。汉代张仲景在《金匮要略》中对肠痈的未成脓和已成脓的辨证、鉴别、治法有了较详细的论述。清代《医宗金鉴》认为肠痈是湿热、气滞、瘀血注于肠中，为后世医家应用清热解毒泻火的原则治疗肠痈提供了理论依据。

要点二 肠痈的病因病机

1. 饮食不节

由于暴饮暴食，嗜食膏粱厚味，或恣食生冷，致脾胃功能受损，导致肠道功能失调，传导失司，糟粕积滞，生湿生热，遂致气血瘀滞，积于肠道而成痈。

2. 寒温不适

外邪侵入肠中，经络阻塞，气血凝滞，郁久化热而成。

3. 情志不畅

肝气郁结，气机不畅，肠道传化失职，易生食积，痰凝瘀积壅塞而发病。

4. 暴急奔走或跌仆损伤

由于劳累过度，或饱食后暴急奔走、跌仆损伤，致气血违常，败血浊气壅遏肠中而成痈。

中医学认为急性阑尾炎病在肠腑，属里、热、实证。其总的病机为气滞、血瘀、湿阻、热壅，进而热毒炽盛，结于阳明或侵入营血，严重者可致阴竭阳脱之危候。

要点三 肠痈的诊断与鉴别诊断

1. 诊断

（1）临床表现

初期：腹痛多起于脐周或上腹部，数小时后腹痛转移并固定在右下腹部，疼痛呈持续性、进行性加重。约70%～80%的病人有典型的转移性右下腹痛的特点，但也有一部分病例发病开始即出现右下腹痛。右下腹压痛是本病常见的重要体征，压痛点通常在麦氏点（右髂前上棘与脐连线的中、外1/3交界处），可随阑尾位置变异而改变，但压痛点始终在一个固定的位置上。

酿脓期：若病情发展，渐至化脓，则腹痛加剧，右下腹明显压痛、反跳痛，局限性腹皮挛急；或右下腹可触及包块；壮热不退（体温39℃以上），恶心呕吐，纳呆，口渴，便秘或腹泻。舌红苔黄腻，脉弦数或滑数。

溃脓期：腹痛扩展至全腹，腹皮挛急，全腹压痛、反跳痛；恶心呕吐，大便秘结或似痢不爽；壮热自汗，口干唇燥；舌质红或绛，苔黄糙，脉洪数或细数。

变证：①慢性肠痈：本病初期腹痛较轻，身无寒热或微热，病情发展缓慢，苔白腻，脉迟紧，或有反复发作病史者，多数为阑尾腔内粪石阻塞所致。②腹部包块：在发病4~5天后身热不退，腹痛不减，右下腹出现压痛性包块（阑尾周围脓肿），或在腹部其他部位出现压痛性包块（肠间隙、膈下或盆腔脓肿），是为湿热瘀结、热毒结聚而成。③湿热黄疸：本病发病过程中可出现寒战高热、肝肿大和压痛、黄疸（门静脉炎）；延误治疗可发展为肝痈。④内、外瘘形成：腹腔脓肿形成后若治疗不当，少数病例脓肿可向小肠或大肠内穿溃，亦可向膀胱、阴道或腹壁穿破，形成各种内瘘或外瘘，脓液从瘘管排出。

（2）实验室和其他辅助检查

血常规检查初期多数患者白细胞计数及中性粒细胞比例增高，在酿脓期和溃脓期白细胞计数常升至$18 \times 10^9/L$以上。盲肠后位阑尾炎可刺激右侧输尿管，尿中可出现少量红细胞和白细胞。诊断性腹腔穿刺检查和B型超声检查对诊断有一定帮助。脓液细菌培养及药敏试验有助于确定致病菌种类，针对性地选用抗生素。

2. 鉴别诊断

（1）胃十二指肠溃疡穿孔：多有上消化道溃疡病史，突然出现上腹部剧烈疼痛并迅速蔓延至全腹。部分病人穿孔后胃肠液可沿升结肠旁沟流至右下腹，出现类似急性阑尾炎的转移性右下腹痛，但腹膜刺激征明显，多有肝浊音界消失，肠鸣音消失，可出现休克，X线检查常可发现膈下游离气体。必要时可行诊断性腹腔穿刺加以鉴别。

（2）右侧输尿管结石：常突然出现剧烈绞痛，向会阴部及大腿内侧放射，但腹部体征不明显，有肾区叩击痛，可伴有尿频、尿急、尿痛或肉眼血尿等症状，一般无发热。X线摄片常可发现阳性结石。

（3）妇产科疾病：如宫外孕、卵巢滤泡或黄体破裂、卵巢囊肿扭转、急性输卵管炎等，须加以鉴别。

要点四 肠痈的治疗

急性阑尾炎的治疗一般可分为手术疗法和非手术疗法两类。原则上应强调以手术治疗为主，但对于急性单纯性阑尾炎或右下腹出现包块即阑尾周围脓肿者，采用中药治疗效果较好。六腑以通为用，通腑泻热是治疗肠痈的大法，清热解毒、活血化瘀法的及早应用可以缩短疗程。

1. 辨证论治

（1）内治

①气血瘀滞证

转移性右下腹痛，呈持续性、进行性加剧，右下腹局限性压痛或拒按；伴恶心纳差，可有轻度发热；苔白腻，脉弦滑或弦紧。

治宜行气活血，通腑泻热。

方用大黄牡丹汤合红藤煎剂加减。

②湿热瘀滞证

腹痛加剧，右下腹或全腹压痛、反跳痛，腹皮挛急，右下腹可摸及包块；壮热，恶心纳差，便秘或腹泻；舌红苔黄腻，脉弦数或滑数。

治宜通腑泻热，利湿解毒。

方用大柴胡汤或薏苡仁附子败酱散加减。湿重者加藿香、佩兰；热甚者加黄连、生石膏；右下腹包块加白芷、皂刺。

③热毒伤阴证

腹痛剧烈，全腹压痛、反跳痛，腹皮挛急；高热不退或恶寒发热，恶心纳差，便秘或腹泻；舌红绛而干，苔黄厚干燥，脉洪数或细数。

治宜通腑排毒，养阴清热。

方用大黄牡丹汤合增液汤加减。

（2）外治

①外敷药物：常用双柏散（大黄、侧柏叶各2份，黄柏、泽兰、薄荷各1份，研成细末），以水蜜调成糊状热敷右下腹，每日1次。

②中药灌肠：采用通里攻下、清热化瘀的中草药煎剂200ml或通腑泻热灌肠合剂（大黄、龙胆草、山栀子、芒硝、莱菔子、忍冬藤、虎杖）250ml作保留灌肠，每日2次。

2. 其他疗法

（1）手术：早期行阑尾切除术。

（2）一般疗法：输液，胃肠减压，使用抗生素。

（3）针刺：取足三里、上巨虚、阑尾穴，配合右下腹压痛最明显处的阿是穴，每日2次，强刺激，每次留针30分钟。加用电针可提高疗效。

要点五　肠痈的预防调护

1. 避免饮食不节和食后剧烈运动，养成规律性排便习惯。驱除肠道内寄生虫，预防肠道感染。

2. 忌食生冷不消化食物，一般宜从禁食或流质饮食到半流质饮食，再到普食。

细目六　胆石病

要点一　胆石病的概述

胆石病是指湿热浊毒与胆汁互结成石，停留于胆道而引起的疾病，相当于西医学的胆石症，是外科的常见病、多发病。其临床表现有右脘腹绞痛、黄疸和发热三大主症。据流行病学调查，胆石病的发病率在自然人群中约为10%，并随年龄增长而增加。本病以女性多见，男女发病之比约为1∶2，部分患者有家族史。

历史文献中无胆石病之名，但在“胆胀”、“胁痛”、“结胸”、“黄疸”等病的记载中，症状、体征与本病极为相似。如《灵枢·经脉》中记载了“胆足少阳之脉……是动则病，口苦，善太息，心胁痛，不能转侧……”《金匮要略·黄疸病脉证并治》中不仅描述了类似本病的主症及病机，还提出了多种治法和方药。《伤寒全生集·发黄》更扼要地概括了本病急性期的理法方药。众医家采用的茵陈合承气汤、大陷胸汤加茵陈、大柴胡汤加茵陈等方剂，至今仍有临床实用价值。

要点二　胆石病的病因病机

本病总由肝胆气郁，湿热浊毒蕴久成石，停着于胆道，致脏腑功能失调而成。

1. 气机郁滞

情志不遂，肝胆气郁，肝木乘脾，脾失健运而发。

2. 湿热内阻

过食油腻，湿热内生；或蛔虫上扰，致肝胆气机不畅，气滞血瘀，瘀而化热，积热不散，腐肉成脓而发。

3. 脓毒内攻

瘀热日久，腐肉成脓；或热毒化火，火燔营血而发。

要点三　胆石病的诊断与鉴别诊断

1. 诊断

（1）临床表现

胆石病的临床表现取决于结石所在部位、胆道阻塞的程度及有无感染。也有一部分胆石病没有明显的症状，称为无症状结石。

①胆囊结石

胆囊结石阻塞胆囊管时可引起右上腹疼痛。疼痛为阵发性绞痛，可向右肩胛部放射，称为胆绞痛，常伴有恶心呕吐。高脂肪餐、暴饮暴食、过度疲劳可诱发胆绞痛。如同时合并急性胆囊炎，则腹痛转为持续性胀痛，伴有阵发性加重，常有发热或寒战发热。约有20%的病人可出现轻度黄疸，系因炎症波及胆管所致。

查体时右上腹部有程度不同的压痛。严重病例可有反跳痛和腹肌紧张，Murphy 征阳性，有时可扪到肿大的胆囊。

②肝外胆管结石

发作期间可表现出典型的 Charcot 三联征，即腹痛、高热寒战和黄疸。

腹痛：在急性发作时约有90%的病人出现上腹部或右上腹剧烈疼痛，疼痛为阵发性绞痛，并向右肩或右肩胛下角放射。

发热：胆石病急性发作时约有70%的病人出现寒战与发热，体温可在39℃～40℃之间。

黄疸：多出现在疼痛、发热之后，黄疸的深浅与结石嵌顿的程度及胆管炎症的轻重有关，胆红素多不超过17μmol/L。

其他：常伴有恶心呕吐，但不严重。病情严重者可有中毒性休克、肝昏迷等表现。

查体时上腹部及右上腹有压痛，结石位于肝总管则触不到胆囊，结石位于胆总管以下时常可触到胀大的胆囊，可有肝脏增大、肝区叩击痛，炎症严重者可出现腹膜刺激征。

③肝内胆管结石

急性发作时肝区疼痛，寒战发热，体温为弛张热型，可有轻度黄疸，肝脏可有不对称增大，肝区有叩击痛。

在不发作期间症状不典型，常表现有上腹隐痛、恶心、嗳气反酸、食欲不振等，也可无任何症状。

（2）实验室和其他辅助检查

①血常规：急性发作期白细胞增高，中性粒细胞比例增高，多数病人白细胞增高的程度与合并感染的轻重相并行。

②肝功能：反复发作可引起轻重不同的肝脏损害。当结石造成胆道梗阻时，会有血清胆红素、黄疸指数、血清碱性磷酸酶和γ-谷胺酰转肽酶升高。梗阻时间持续过长还可出现肝功能异常。反复发作的肝内胆管结石病可出现低蛋白血症、凝血功能障碍等肝功能损害的表现。

③影像学检查：胆道造影、B超、CT或MRI、MRCP（磁共振胆胰管造影）检查可见到胆囊或/和胆管扩张和结石影像。

2. 鉴别诊断

（1）先天性胆总管扩张：有右胁下痛、发热、呕恶、黄疸。与胆石病发作很相似，B超检查和内窥镜下逆行胰胆管造影术可鉴别。

（2）胃十二指肠溃疡合并穿孔：骤然胃脘当心痛如裂，随即延至大腹，范围较广。腹部平片见膈下游离气体。腹腔穿刺有乳黄色混浊液或食物残渣等。

（3）急性胰腺炎：疼痛常在暴饮暴食后诱发。脘腹持续剧痛，偏左尤甚，范围较广，伴恶心、呕吐及血、尿淀粉酶升高，B超检查可协助鉴别。

（4）壶腹周围癌：必须与胆石病所致的梗阻性黄疸相鉴别。同为梗阻性黄疸，恶性肿瘤多有进行性消瘦，黄疸发生缓慢，无痛且多进行性加重，很少波动，常伴有皮肤瘙痒，完全梗阻者大便呈陶土色；胆石性梗阻多为腹痛后出现黄疸，完全梗阻者甚少，因此黄疸程度可有波动，患者的一般状况优于恶性肿瘤。低张力十二指肠造影、BUS、PTC（经皮肝穿刺胆管造影）、ERCP（经内镜逆行胰胆管造影）、CT、MRCP可帮助鉴别诊断。

（5）蛔厥：心下钻顶样疼痛，时作时休。发作时辗转不安，但腹部柔软，痛休止时复如常人。

（6）其他急腹症：关格、肠痈、右肾石淋等均有右胁腹疼痛、恶心呕吐等症。B超检查、腹部平片、尿常规等有助于鉴别。

要点四　胆石病的治疗

“六腑以通为顺”，清热利湿、通里攻下、活血解毒均属通降范畴，胆石病急性发作期应以攻邪为主，通降为先；静止期在祛邪的同时应兼顾脾胃，养阴柔肝。若病情危重者应选择手术和中西医结合治疗。

1. 辨证论治

（1）内治

①肝胆气郁证

右上腹隐痛，胀闷不适；伴纳差、口苦；舌淡，苔薄白或微黄，脉弦。

治宜疏肝利胆，健脾和胃，佐以排石。

方用柴胡疏肝散加味。加金钱草、郁金、川楝子、鸡内金。兼脾虚者加茯苓、白术；热重便结者加大黄、芒硝。

②肝阴不足证

胁下胀满或隐痛；头目眩晕，咽干欲饮，纳谷不香，妇女可见经少、经淡；舌尖红刺或有裂纹，脉细弦。

治宜养阴柔肝，疏肝利胆。

方用养肝宁胆汤。

③肝胆蕴热证

胁脘急痛，闷胀痛或窜痛，痛引肩背；咽干口苦，食少腹胀，便结或低热；舌质红，苔薄黄微腻，脉弦。

治宜疏肝清热，通下利胆。

方用大柴胡汤合金铃子散加味。加茵陈、金钱草、山栀，去半夏、白芍。

④肝胆湿热证

起病急骤，胁脘绞痛，拒按，或可触及痛性包块；发热或寒热往来，口苦咽干，恶心呕吐，不思饮食，肌肤颜面黄似橘色，便干溲赤；舌红苔黄腻，脉弦滑或滑数。

治宜清热利湿，通里攻下，疏肝利胆。

方用茵陈蒿汤合大柴胡汤加味。右上腹有肿块者加三棱、莪术、赤芍；热盛伤阴者加生地、石斛、天花粉。

⑤脓毒内攻证

脘胁痛重，痛引肩臂，腹肌强直，压痛拒按或有包块；伴高热，口干，面赤或全身深黄色，便结，溲黄赤；甚至神昏谵语，皮肤瘀斑，鼻衄，齿衄；或四肢厥冷，脉微欲绝；舌苔黄干、灰黑或无苔，舌质红绛或有瘀斑，脉弦涩。

治宜泻火解毒，养阴利胆。

方用茵陈蒿汤合黄连解毒汤加味。热极伤阴而口干舌绛者加玄参、麦冬、石斛；热厥亡阳而四肢厥冷、脉微欲绝者加人参、附子、龙骨、牡蛎。

（2）外治

①敷贴疗法：白芷 10g，花椒 15g，苦楝子 50g，葱白、韭菜兜各 20g，白醋 50ml。先将白芷、花椒研细末，再将韭菜兜、葱白、苦楝子捣烂如泥，用白醋把上药拌匀调成糊状，贴敷于中脘穴周围。24 小时更换 1 次。可连贴 2 ~ 4 次，有解痉止痛作用，用于脘腹绞痛者。

②肛滴疗法：用大承气汤加莱菔子、延胡索、郁金、金银花、蒲公英、茵陈、金钱草、柴胡。浓煎，取 200ml，将药物趁温经纱布过滤装入输液器，输液管乳头上接导尿管。按普通灌肠方法将导尿管插入肛门内约 10cm，以每分钟 20 ~ 30 滴的速度缓慢滴入。用于胆石病患者，有促进肠蠕动、清除肠道毒物、预防和治疗败血症、内毒素血症及肝肾功能衰竭的作用。

2. 其他疗法

（1）针灸

有止痛、止呕、退热、退黄和排石等作用。

①体针：取穴胆俞、中脘、足三里、胆囊穴、阳陵泉等；绞痛加合谷；高热加曲池；呕吐加内关；黄疸加至阳。选以上穴位2~4个，深刺，持续捻针30分钟，每日2次。

②电针：取右胆俞（接阴极），右胆囊穴或日月或梁门、太冲（接阳极）。进针得气后接电针仪，持续20~30分钟，每日2次。

③耳针：取神门、交感，配肝、胆、十二指肠穴或耳廓探测敏感区，选反应明显的2~3个穴位，重刺激，留针30分钟，每日2次。

（2）总攻排石

应用疏肝利胆的中药促进胆汁大量分泌，造成一时性的胆汁潴留，胆囊胀大，内压升高，继而再用药物或针灸等促使Oddi括约肌突然舒张，胆囊有力地收缩，借助于胆汁迅速排出的冲洗作用，促进结石的排出。

（3）西医治疗

①取石疗法：手术后经T管窦道置入纤维胆道镜，可在直视下清除肝胆管残余结石。经皮肝穿刺胆道（PTC）以及经十二指肠镜Oddi括约肌切开+网篮取石（EST）等方法都有相当的疗效。

②外科手术：根据结石部位的不同，分别采用胆囊切除、胆总管切开取石、T型管引流术及胆肠吻合内引流术等，部分肝胆管结石病人需做肝叶切除术。近年来对于胆囊和胆总管结石的择期治疗主张首选联合电子内镜（胆道镜、十二指肠镜和腹腔镜）下的微创手术。

要点五　胆石病的预防调护

1. 保持精神愉快。
2. 调节饮食，避免过食肥甘厚味。注意饮食卫生，预防肠道寄生虫病和肠道感染。
3. 积极治疗胆系感染。
4. 进行总攻疗法或估计有结石排出时，应留大便查石，最好对结石进行成分鉴定。
5. 结石发作绞痛、并发感染时，宜观察血压、脉搏、体温，特别是腹痛情况变化，以便及时更改治疗方法。
6. 加强锻炼，适当运动，以促进体内胆固醇代谢。

细目六　痛风

要点一　痛风的概述

痛风属痹证之一，是四肢关节之气血被病邪阻闭而引起的疾病。其临床特点是关节红肿热痛，反复发作，关节畸形，形成痛风石，病久可累及肾脏。本病西医称之为痛风性关节炎。本病多发于40岁以上成年男性，男女发病之比约为20∶1，有遗传倾向。

痛风之病名最早见于元代《格致余论·痛风论》。综观历史文献，对本病记载多包含在“痹证”、“白虎风”、“历节”等疾病中。《素问·痹论篇》对痹证的病因、病机及演变过程作了论述；汉代《中藏经》把痹证分为五痹，现代痛风的症状与其中的热痹相似；东汉《金匮要略·中风历节病》对本病的发病机理作了进一步阐明；元代《丹溪心法·痛风》对本病的症状及治疗作了详尽介绍。

要点二　痛风的病因病机

本病总因先天禀赋不足，后天失养，正虚而致风、寒、湿、热邪入侵关节，阻闭气血，痰瘀停着所致，进而可累及肾脏。

1. 风寒湿邪侵袭人体

因久居湿地、冒雨涉水、气候剧变、冷热交错致风寒湿邪乘虚侵袭肌肉、关节、筋脉，气血受阻而为痹证。

2. 感受热邪或郁久化热

感受风热之邪，与湿邪相并而致风、湿、热合邪为患；素体阳盛或阴虚有热，感受外邪之后易从热化；或因风寒湿邪着于肌肉关节，郁久化热，气血闭阻而为热痹。

3. 痰瘀交阻

过食肥甘厚腻，损伤脾胃，聚湿生痰；或痹病日久，气滞血瘀，痰瘀交阻于骨节之间而成。

4. 气血两虚

先天禀赋不足，肝肾亏虚，筋骨关节肌肉失于濡养，或痛风日久，耗伤气血，血虚而瘀，湿凝为痰，痰瘀交阻而成。

要点三　痛风的诊断与鉴别诊断

1. 诊断

（1）临床表现

①急性痛风性关节炎：起病急骤，疼痛剧烈，关节周围软组织红肿热痛，好发于趾、跖趾、踝、膝、指、腕、肘关节。春秋季节多发，多半夜起病。

②痛风石及慢性关节炎：尿酸盐结晶在关节附近肌腱、腱鞘及皮肤结缔组织沉积，形成黄白色、大小不一的隆起赘生物，即痛风石，典型部位在耳轮、对耳轮。未经治疗的病人尿酸盐在关节内沉积过多，引起关节骨质侵蚀及周围组织纤维化，使关节僵硬、畸形、活动受限，影响关节功能。

③痛风性肾病：长期痛风患者约1/3有肾脏损害，表现为尿酸盐肾结石、肾萎缩和肾盂肾炎，晚期表现为肾功能不全。

④高尿酸血症：部分病人仅有血尿酸浓度增高而无临床症状。

（2）实验室和其他辅助检查

①血中尿酸浓度升高，血沉加快，白细胞增高。

②急性期穿刺抽关节腔积液可有针状尿酸盐结晶。

③X线检查后期见骨质呈穿凿样缺损，关节周围有痛风石沉积。

④超声显像可发现尿酸性尿路结石。

2. 鉴别诊断

（1）类风湿性关节炎：多见于中青年女性，常为小关节受累，呈游走性和对称性。无痛风石形成。有免疫球蛋白增高，类风湿因子滴度增高。血尿酸正常，X线摄片无骨质穿凿样缺损改变。

（2）丹毒：痛风急性发作期局部红肿热痛与丹毒及蜂窝织炎相似，后两者恶寒发热较显著，病位较浅在（皮肉），关节疼痛不明显，血尿酸正常。

要点四 痛风的治疗

本病的治疗原则是在关节炎急性发作期尽快终止其发作，缓解期和慢性期应加强尿酸的排泄，降低血尿酸浓度，防止尿酸盐沉积，减少复发。

1. 辨证论治

（1）内治

①风湿热痹证

发病急骤，多见于足背跖趾关节，局部红肿热痛；伴发热、口渴、烦躁；舌红，苔黄腻，脉滑数。

治宜清热通络，祛风除湿。

方用白虎加桂枝汤加减。肿痛甚者加乳香、没药、海桐皮；皮色红者加生地、丹皮。

②风寒湿痹证

关节肿痛，屈伸不利，或见皮下结节或痛风石。风邪偏胜则关节游走性疼痛，或伴恶风、发热等；寒邪偏胜则关节冷痛，得温痛减；湿邪偏胜者肢体关节重着疼痛，肌肤麻木不仁；舌苔薄白或白腻，脉弦紧或濡缓。

治宜祛风散寒，除湿通络。

方用薏苡仁汤或蠲痹饮。风邪偏胜以上肢为主者，可重用羌活，并加桑枝、姜黄；以下肢为主者加木瓜、防己。

③痰瘀痹阻证

关节疼痛反复发作，日久不愈，时轻时重，关节肿大，甚至强直畸形，屈伸不利，皮下结节，或皮色紫黯；舌淡胖，苔白腻，脉沉涩。

治宜活血祛瘀，化痰通络。

方用桃红四物汤合二陈汤加减。有皮下结节者加白芥子、僵蚕、乌梢蛇、全蝎。

④气血两虚证

关节疼痛，时轻时重，反复发作，日久不愈；伴腰膝酸痛或足跟疼痛，神疲乏力，心悸气短，面色少华；舌淡，苔白，脉沉细弦无力。

治宜补益气血，调补肝肾，祛风除湿，活络止痛。

方用独活寄生汤加减。关节冷痛明显者加附子、细辛；肌肤不仁者加鸡血藤。

（2）外治

①风湿热痹：可用金黄膏或玉露膏外敷；亦可用山慈菇、生南星各10g，加75%酒精浸泡后作痛区离子导入。

②风寒湿痹：用回阳玉龙散热酒调敷痛处，亦可掺于膏药内贴之。本法亦适用于痰瘀痹阻型患者。还可选用麝香追风膏、伤湿止痛膏外贴患处。

2. 其他疗法

（1）中成药：用于急、慢性期关节痛。

①新癀片：每次3片，每日3次。

②雷公藤多苷片：每次2片，每日3次。

③正清风痛宁：每次4片，每日3次。

慢性期痰瘀阻滞者可用舒筋活血片，每次5片，每日3次。

（2）针灸：风湿热痹宜针不宜灸，风寒湿痹宜针灸并用，久痹正虚以灸为宜。

趾痛：取太白、大都、太冲、三阴交。

第一足跖骨痛：取太冲、太白、三阴交。

踝痛：取中封、昆仑、解溪、丘墟、委中、绝骨。

膝痛：取膝眼、阳陵泉、曲泉。

腕痛：取阳池、外关、合谷、太冲。

肘痛：取合谷、手三里、曲池、曲泽。

肩痛：取肩贞、肩井、压痛点。

（3）西药治疗

急性期：秋水仙碱片是特效药，首次口服1mg，以后每小时0.5mg，直至疼痛缓解，但该药副作用较大。可选用止痛消炎药，如消炎痛片，每次25mg，每日3次，连服3日。必要时可用糖皮质激素与秋水仙碱合用数日，疗效更佳。

间歇期或慢性期：宜选用促进尿酸排泄和抑制尿酸合成的药物，如丙磺舒，开始服0.5g，每日2次，2周渐增至1.0g，每日3～4次；或别嘌呤醇0.1g，每日3次；或立加利仙50mg，每日1次。同时口服碳酸氢钠以碱化尿液，多饮水以利于尿酸排出。

（4）手术治疗：有痛风石形成可手术切除。尿路结石者可根据结石大小、位置等，采取碎石或手术治疗。

要点五　痛风的预防调护

1. 避免进食高嘌呤食物，如动物内脏、豆类、发酵的食物；戒酒，避免过度劳累、紧张。

2. 急性期及早使用药物治疗，宜卧床休息，局部冷敷。

3. 注意保暖、避寒、多饮水。

4. 防治与痛风发病密切相关的疾病，如高血压、高血脂、糖尿病、肥胖等。

（贾建东）

第十三单元　肛门直肠疾病

细目一　概论

要点一　肛门直肠的生理特点

肛管与直肠的主要生理功能是排泄粪便、分泌黏液、吸收水分和部分药物。排便是一复杂而协调的反射性生理动作。在正常情况下，粪便贮存于乙状结肠内，直肠内无粪便，当结肠出现蠕动时，将粪便推入直肠，使直肠下端膨胀而引起便意，反射性地引起内括约肌舒张和外括约肌松弛，从而排出粪便。直肠下端的切除、神经反射的障碍、括约肌张力的丧失都可以引起大便失禁。

大肠肛门是机体的重要组成部分，在生理上不但有其功能特点，而且与五脏等器官的功能活动也有密切的关系。大肠上连阑门，与小肠相接，下为肛门。大肠具有传导排泄水谷糟粕等作用，肛门具有调节和控制排便的功能。故《素问·灵兰秘典论》说："大肠者，传导之官，变化出焉。"

要点二　肛门直肠疾病的病因病机

肛门直肠疾病的致病因素很多，但常见的主要有风、湿、燥、热、气虚、血虚、血瘀等。

1. 风

《证治要诀》曰："血清而色鲜者为肠风……"。说明风邪可引起下血。风有善行而数变的特征，且多挟热，热伤肠络，血不循经，下溢而便血。因风而引起的便血其色鲜明，出血急暴，呈喷射状，多见于内痔实证。

2. 湿

湿有内湿与外湿之分，外湿多因久居雾露潮湿之处而发病；内湿多由饮食不节，损伤脾胃，脾失运化，湿自内生而成。湿性重浊，常先伤于下，故肛肠病中因湿邪致病者较多。湿与热结，致肛门部气血纵横、筋脉交错而发内痔；湿热蕴阻肛门，经络阻隔，气血凝滞，热盛肉腐而成脓，易形成肛周脓肿；湿热下注大肠，肠道气机不利，经络阻滞，瘀血凝聚，发为直肠息肉。

3. 热

肛肠病中因热邪而致者亦较多见。热为阳邪，易伤津动血，热积肠道，耗伤津液而致热结肠燥，大便秘结不通。便秘日久可导致局部气血不畅，瘀滞不散，结而为痔；热盛迫血妄行，血不循经，则发生便血。热与湿结，蕴阻肛门，腐蚀血肉而发肛周脓肿。

4. 燥

燥有内外之分，引起肛门疾病者多为内燥，常因饮食不节，恣饮醇酒，过食辛辣厚味，以致燥热内结，耗伤津液，无以下润大肠，则大便干结；或素有血虚，血虚津乏，肠道失于濡润而致大便干燥，临厕努责，常使肛门裂伤或擦伤痔核而致便血等。

5. 气虚

气虚也是肛门直肠病的发病因素之一，以脾胃失运、中气不足为主。妇人生育过多、小儿久泻久痢、老年气血不足、机能衰退以及某些慢性疾病等，都能导致中气不足，气虚下陷，无以摄纳而引起直肠脱垂不收、内痔脱出不纳；气虚，正不胜邪，不能托毒外出，故肛门直肠周围发生脓肿时，初起症状不明显，难消难溃，溃后脓水稀薄。

6. 血虚

血虚常因失血过多或脾虚生血乏源所致。在肛门直肠疾病中，常因长期便血而致血虚，血虚则气虚，气虚则无以摄血而致下血，更导致血虚。如此往复，形成恶性循环。血虚生燥，无以润滑肠道，则大便燥结，损伤肛门而致肛裂，或擦伤内痔而致便血。创口的愈合需赖血的濡养，血虚故陈旧性肛裂难以愈合，肛痈易成肛瘘。

7. 血瘀

或久坐久立，或负重远行，或生育过多，或久泻久痢，或排便努挣，或气虚失摄等，均可导致血液瘀滞肛门不散；或血络损伤，血离经脉，溢于肛门皮下，瘀血凝聚成块，发为血栓外痔等。

上述致病因素可以单独致病，也可多种因素同时存在，如风多夹热、湿热相兼等。在病程中有实证，有虚证，有的则为虚中夹实，所以在辨证时要审证求因，全面分析。

要点三　肛门直肠疾病的检查方法

肛门直肠疾病的常见检查和治疗体位有截石位、膝胸位、侧卧位、蹲位、弯腰扶椅位等。

肛肠疾病检查须在询问病史基础上进行。常见的检查方法有肛门视诊、肛门直肠指诊、窥肛器（肛门镜）、结肠镜检查等。肛门直肠指诊最为常见。其方法为：在患者局部松弛情况下，指套涂抹润滑剂，先将指尖接触肛缘，再深入肛门内部检查，过程循序渐进，不要遗漏，并按照顺时针、逆时针方向分别触摸检查至少 2 圈，检查有无肿块、溃疡、狭窄、裂口等，查看指套有无染血、分泌物等。

要点四　肛门直肠疾病的辨证要点

1. 辨症状

肛门直肠疾病常见的症状有便血、肿痛、脱垂、流脓、便秘、分泌物等。由于病因不同，表现的症状及轻重程度也不一致。

（1）便血：便血是肛门直肠疾病最常见的症状，可见内痔、肛裂、直肠息肉、直肠癌等多种疾病。由于疾病不同，病因各异，其表现特点也不一样。血不与大便相混，附于大便表面，或便时点滴而下，或一线如箭，无疼痛者，多为内痔；便血少而肛门部有撕裂样疼痛者，多为肛裂；儿童便血，大便次数和性质无明显改变者，多为直肠息肉；血与黏液相混，其色晦暗，肛门有重坠感者，应考虑有直肠癌的可能。便血鲜红，血出如箭，并伴有口渴、便秘、尿赤、舌红、脉数等症状，多属风热肠燥；便血色淡，日久而量多，伴有面色无华、头晕心悸、神疲乏力、舌淡、脉沉细等症状，属血虚肠燥。

（2）肿痛：常见于肛旁脓肿、内痔嵌顿、外痔水肿、血栓外痔等病。

（3）脱垂：是Ⅱ、Ⅲ期内痔、息肉痔、直肠脱垂的常见症状。

（4）流脓：常见于肛痈或肛瘘。

（5）便秘：是痔、肛裂、肛痈等许多肛门直肠病的常见症状。

（6）分泌物：常见于内痔脱出、直肠脱垂、肛瘘等。

（7）坠胀：坠胀是便秘、肛隐窝炎、直肠炎的常有症状。

（8）便频：突然便次增多，伴有腹痛、呕吐，多为急性肠炎。

2. 辨部位

肛门病的部位常用膀胱截石位表示，以时钟面的十二等分标记法将肛门分成 12 个部位。

会阴部正中称12点，骶尾部正中称6点，左面中央称3点，右面中央称9点，其余依次类推。内痔好发于肛门齿线以上3、7、11点处；赘皮外痔多发生于6、12点处；环形的结缔组织性外痔多见于经产妇；血栓外痔好发于肛缘3、9点处；肛裂好发于6、12点处。

要点五 肛门直肠疾病的治疗原则

肛门直肠疾病初期或年老体弱者可采用内治法为主，配合外治法；如病变日久，反复发作者多以手术为主，以其他外治法为辅。

1. 内治法

适用于Ⅰ度内痔或年老体衰不能胜任手术者；或Ⅱ、Ⅲ度内痔兼有其他严重疾病者，如肝脏病、肾脏病、腹部肿瘤患者等；或血栓性外痔初起和一切肛门炎症初起阶段等。

（1）清热凉血：适用于风热肠燥便血、血栓外痔初起，方用凉血地黄汤或槐角丸加减。

（2）清热利湿：适用于肛痈实证，方用萆薢渗湿汤或龙胆泻肝汤加减。

（3）清热解毒：适用于肛痈实证、外痔肿痛，方用黄连解毒汤或仙方活命饮加减。

（4）养血补血：适用于素体气血不足或久病气血虚弱者，方用八珍汤或十全大补汤加减。

（5）清热通腑：适用于热结肠燥便秘者，方用大承气汤或脾约麻仁丸加减。

（6）活血化瘀：适用于气滞血瘀或瘀血凝结之外痔，方用活血散瘀汤加减。

（7）生津润燥：适用于血虚津乏便秘者，方用润肠汤或五仁汤加减。

（8）补中益气：适用于小儿或年老体衰或经产妇气虚下陷的直肠脱垂或内痔脱出，方用补中益气汤加减。

2. 外治法

适用于内痔脱垂、嵌顿、术后水肿、结缔组织性外痔肿痛、血栓性外痔初期、脱肛等。

（1）熏洗法：以药物加水煮沸，先熏后洗，或用毛巾蘸药汁趁热敷患处，冷则再换。常用五倍子汤或苦参汤加减。具有活血消肿、止痛止痒、收敛等作用。

（2）敷药法：每日大便后先坐浴，再外敷九华膏、五倍子散、黄连膏、消痔膏等，每日1~2次，具有消炎止痛、生肌收敛止血等作用。此外，尚可选用清热消肿的金黄膏，提脓化腐的九一丹，生肌收口的生肌散和白玉膏等。

（3）塞药法：是将药物制成栓剂纳入肛门内，在体温的作用下溶化、吸收，可直接作用于病患部位。一般用于各种痔、肛裂、肛痈及肛管直肠疾病手术后等。常用的有痔疮栓等。

3. 手术疗法

（1）结扎疗法：常用贯穿结扎法和胶圈套扎法。主要适用于Ⅱ、Ⅲ度内痔、低位息肉痔、肛乳头肥大等。

（2）枯痔疗法：又称插药法，目前较少使用。主要适用于Ⅱ、Ⅲ度内痔、混合痔的内痔部分。

（3）注射疗法：主要有硬化萎缩注射法和坏死枯脱注射法。主要适用于Ⅱ、Ⅲ度内痔、混合痔的内痔部分。

（4）切开疗法：主要适用于肛痈的引流、肛漏管壁的切开等。

（5）挂线疗法：此法治疗具有简便、经济、不影响肛门功能、瘢痕小、引流通畅等优点。主要适用于距离肛门4cm以内，有内、外口的低位肛漏，亦作为复杂性肛漏切开疗法或切除疗法的辅助方法。如为高位复杂性肛漏，在肛管直肠环以下的瘘管采用切开法，在肛管直肠环以上的瘘管采用挂线法，此方法称作切开挂线法。

（6）其他：如冷冻疗法、激光疗法、微波疗法等，可根据病情不同阶段选择运用。

要点六　肛门直肠疾病的预防调护

1. 避免情志刺激，保持精神愉快；注意劳逸结合和起居调摄；养成良好的排便习惯。

2. 饮食要有规律，多吃蔬菜、水果，多喝水，不可偏食或暴饮暴食，饮食不要过分精细，要食五谷杂粮，荤素搭配，已病或治疗期间以素为主。

3. 肛门功能锻炼是维护肛门直肠良好功能的有效方法，缩肛运动锻炼对痔出血和脱垂有减轻症状、防止发作的作用。

4. 保持肛门清洁卫生，经常浴洗，保持干燥。便纸要柔软，以防止擦伤肛门。

5. 积极治疗易引起痔瘘的高血压病、门静脉高压症、糖尿病等全身疾病，肛门周围的疮、痈、肠道寄生虫病要及时检查与治疗，以防继发肛瘘、肛周湿疹等。

细目二　痔

要点一　痔的诊断与鉴别诊断

1. 诊断

（1）内痔

①临床表现

便血：是内痔最常见的早期症状。初起多为无痛性便血，血色鲜红，不与粪便相混。可表现为手纸带血、滴血、喷射状出血，便后出血停止。出血呈间歇性，饮酒、疲劳、过食辛辣食物、便秘等诱因常使症状加重。出血严重者可出现继发性贫血。

脱出：随着痔核增大，排便时可脱出肛门外。若不及时回纳，可致内痔嵌顿。

肛周潮湿、瘙痒：痔核反复脱出可致肛门括约肌松弛，常有分泌物溢于肛门外，故感肛门潮湿；分泌物长期刺激肛周皮肤易发湿疹而瘙痒不适。

疼痛：脱出的内痔发生嵌顿可引起水肿、血栓形成、糜烂坏死，可有剧烈疼痛。

便秘：患者常因出血而人为控制排便，造成习惯性便秘，干燥粪便又极易擦伤痔核表面黏膜而出血，形成恶性循环。

②内痔的分期

Ⅰ期内痔：痔核较小，不脱出，以便血为主。

Ⅱ期内痔：痔核较大，大便时可脱出肛外，便后自行回纳，便血或多或少。

Ⅲ期内痔：痔核更大，大便时痔核脱出肛外，甚至行走、咳嗽、喷嚏、站立时痔核脱出，不能自行回纳，需用手推回，或平卧、热敷后才能回纳。便血不多或不便血。

Ⅳ期内痔：即嵌顿性内痔。痔核脱出，不能及时回纳，嵌顿于外，因充血、水肿和血栓形成，以致肿痛、糜烂和坏死。

③实验室和其他辅助检查

指诊检查可触及柔软、表面光滑、无压痛的黏膜结节，肛门镜下可见齿线上黏膜有结节突起，呈暗紫色或深红色。

（2）外痔

①静脉曲张性外痔：肛门周围皮下静脉曲张，呈椭圆形或肠型，触之柔软，平时不明显。在排便时或增加腹压后肿物体积增大且呈暗紫色，可伴坠胀感，疼痛不明显，或经按揉后肿物可缩小变软，如引起水肿则有疼痛。

②结缔组织性外痔：肛缘处增殖的皮赘逐渐增大，质地柔软，一般无疼痛，不出血，仅觉肛门异物感。往往表现为肛门部不能保持清洁，常有少量粪便及分泌物积存，刺激肛门发痒不适。若为发于3、7、11点处的外痔，多伴有内痔；赘皮呈环形或形如花冠状的多见于经产妇。

③血栓性外痔：肛门部突然剧烈疼痛，肛缘皮下有一触痛性肿物，初期尚软，逐渐变硬，分界清晰，触痛明显，好发于截石位3、9点。

④炎性外痔：为肛缘皱襞急性炎症，疼痛较重。触摸时无瘀血之硬核。

2. 鉴别诊断

（1）内痔

①直肠息肉：多见于儿童，脱出息肉一般为单个，头圆而有长蒂，表面光滑，质较痔核稍硬，活动度大，容易出血，但多无射血、滴血现象。

②肛乳头肥大：呈锥形或鼓槌状，灰白色，表面为上皮，一般无便血，常有疼痛或肛门坠胀。过度肥大者便后可脱出肛门外。

③脱肛：直肠黏膜或直肠环状脱出，有螺旋状皱褶，表面光滑，无静脉曲张，一般不出血，脱出后有黏液分泌。

④直肠癌：多见于中老年人，粪便中混有脓血、黏液、腐臭的分泌物，便意频数，里急后重，晚期大便变细。指检常可触及菜花状肿物或凸凹不平的溃疡，质地坚硬，不能推动，触之易出血。

⑤下消化道出血：溃疡性结肠炎、克罗恩病、直肠血管瘤、憩室病、家族性息肉病等常有不同程度的便血，须作乙状结肠镜、纤维结肠镜检查或X线钡剂灌肠造影才能鉴别。

⑥肛裂：便鲜血，量较少，肛门疼痛剧烈，呈周期性，多伴有便秘，局部检查可见6点或12点处肛管有梭形裂口。

（2）外痔

①肛门直肠周围脓肿：肛门周围肿块色红，肤温较高，疼痛剧烈，3～5日有波动感，伴有发热，自溃或切开排脓后肿退痛减，易形成肛瘘。

②内痔嵌顿：齿线上内痔脱出、嵌顿，疼痛时间较长，皮瓣水肿，消退缓慢，表面糜烂，伴感染时有分泌物和臭味。

要点二　痔的辨证论治

1. 内痔

（1）内治

多适用于Ⅰ、Ⅱ期内痔，或内痔嵌顿有继发感染，或年老体弱，或内痔兼有其他严重慢性疾病，不宜手术治疗者。

①风热肠燥证

大便带血、滴血或喷射状出血，血色鲜红，大便秘结或有肛门瘙痒；舌质红，苔薄黄，脉数。

治宜清热凉血祛风。

方用凉血地黄汤加减。大便秘结者加润肠汤。

②湿热下注证

便血色鲜，量较多，肛内肿物外脱，可自行回纳，肛门灼热，重坠不适；苔黄腻，脉弦数。

治宜清热利湿止血。

方用脏连丸加减。出血多者加地榆炭、仙鹤草。

③气滞血瘀证

肛内肿物脱出，甚或嵌顿，肛管紧缩，坠胀疼痛，甚则内有血栓形成，肛缘水肿，触痛明显；舌质红，苔白，脉弦细涩。

治宜清热利湿，行气活血。

方用止痛如神汤加减。

④脾虚气陷证

肛门松弛，内痔脱出不能自行回纳，需用手法还纳；便血色鲜或淡，伴头晕、气短、面色少华、神疲自汗、纳少、便溏等；舌淡，苔薄白，脉细弱。

治宜补中益气，升阳举陷。

方用补中益气汤加减。血虚者合四物汤。

（2）外治

适用于各期内痔及内痔嵌顿肿痛等。

①熏洗法：具有活血止痛、收敛消肿等作用，常用五倍子汤、苦参汤等。

②外敷法：具有消肿止痛、收敛止血、祛腐生肌等作用。应根据不同症状选用油膏、散剂，如消痔膏、五倍子散。

③塞药法：具有消肿、止痛、止血等作用，如痔疮栓。

④枯痔法：具有强度腐蚀作用，能使痔核干枯坏死，达到痔核脱落痊愈的目的。

2. 外痔

（1）静脉曲张性外痔

①内治

湿热下注证：便后肛缘肿物隆起不缩小，坠胀明显，甚则灼热疼痛，便秘溲赤；舌红，苔黄腻，脉滑数。

治宜清热利湿，活血散瘀。

方用萆薢化毒汤合活血散瘀汤加减。

②外治：肿胀疼痛者，可用苦参汤加减熏洗，外敷黄连膏等。

（2）血栓性外痔

①内治

血热瘀结证：肛缘肿物突起，其色暗紫，疼痛剧烈难忍，肛门坠胀，伴口渴便秘；舌紫，苔薄黄，脉弦涩。

治宜清热凉血，散瘀消肿。

方用凉血地黄汤合活血散瘀汤加减。

②外治：用苦参汤熏洗，外敷消痔膏。

(3) 炎性外痔

①内治

湿热蕴结证：肛缘肿物肿胀、疼痛，咳嗽、行走、坐位均可使疼痛加重，溲赤，便干；舌质红，苔薄黄或黄腻，脉滑数或浮数。

治宜清热、祛风、利湿。

方用止痛如神汤加减。便秘者加大黄、槟榔等；溲赤者加木通、滑石等。

②外治：用苦参汤熏洗，外敷消痔膏或黄连膏。

(4) 结缔组织性外痔

一般不需要治疗，当外痔染毒发炎肿痛时可外用熏洗法，如苦参汤加减；或外敷消痔膏、黄连膏等。对反复炎症或赘皮较大影响清洁卫生者，可考虑在无炎症的情况下行外痔切除术。

细目三　肛隐窝炎

要点一　肛隐窝炎的诊断与鉴别诊断

1. 诊断

(1) 临床表现

肛隐窝炎是肛隐窝、肛门瓣发生的急、慢性炎症性疾病，又称肛窦炎。由于炎症的慢性刺激，常并发肛乳头炎、肛乳头肥大。其特点是肛门部不适、潮湿、瘙痒，甚至有分泌物、疼痛等。肛隐窝炎是肛周化脓性疾病的重要诱因，因此对本病的早期诊断和治疗有积极的意义。其主要临床表现如下：

①肛门部不适：病人初期无明显症状，但往往有排便不尽感、肛内异物感和下坠感，严重者伴有里急后重感。

②疼痛：可有刺痛，排便时因粪便压迫肛隐窝，可感觉肛门疼痛加重，一般不甚剧烈，数分钟内消失。若括约肌受炎症刺激而挛缩则疼痛加剧，常可出现短时间阵发性刺痛，或疼痛持续数小时，严重者可波及臀部和股后侧。

③潮湿、瘙痒、分泌物：由于肛隐窝、肛门瓣的炎症使分泌物增加，周围组织炎性水肿、渗出使肛门潮湿瘙痒。急性期常伴发便秘，粪便常带少许黏液，此黏液在粪便前流出，有时混有血丝。若并发肛乳头肥大并从肛门脱出，可使肛门潮湿瘙痒感加重。

(2) 体征及辅助检查

①直肠指检可发现肛门口有紧缩感和灼热感。病变肛隐窝处有明显的压痛、硬结或凹陷，可触及肿大、有压痛的肛乳头。

②肛门镜检查可见病变肛隐窝及肛门瓣部位充血、水肿，肛乳头肥大，隐窝口有脓性分泌物或有红色肉芽组织。

③采用球头银丝探针探查肛隐窝，探查时将探针呈弯曲状，从肛门内向外倒钩，常可探入病变肛隐窝较深的部位，并伴有少量的脓液排出。

④肠镜检查：对于需要进一步检查而排除其他疾病时采用。

⑤腔内超声波检查：对于病情较为复杂，病变部位不清者，可采用双平面宽频直肠腔内探头检查，能较为准确地显示病变部位、大小以及与肛门和齿线的关系，有效地帮助诊断和治疗。

2. 鉴别诊断

（1）肛裂：疼痛的时间长，有特殊的疼痛周期和疼痛间歇期。检查可见肛管有纵行裂口。

（2）直肠息肉：若并发肛乳头肥大时，则需和直肠息肉鉴别。直肠息肉在齿线以上的直肠黏膜，色鲜红或紫红，易出血。

（3）绒毛状乳头腺瘤：有蒂，肿物表面呈海绵状或毛绒状，易出血，常有大量黏液。

（4）肛漏：肛漏内口多在肛隐窝处，触诊时内口下可摸到条索状物。牵拉肛漏外口可见内口被牵动而凹陷。球头探针探查可见瘘管内、外口相通。肛隐窝炎检查时则无上述所见。

（5）内痔：齿线上方可见团块，色红，质软，表面光滑，一个或多个，以便血为主，无疼痛，无开口及乳头样改变。多发生在截石位的3、7、11点处。

要点二　肛隐窝炎的治疗

1. 辨证论治

（1）内治

①湿热下注证

肛门坠胀不适，或可出现灼热刺痛，便时加剧，粪夹黏脓；可伴里急后重，肛门湿痒，口干，便秘；舌质红，苔黄腻，脉滑数或弦数。

治宜清热利湿，活血止痛。

方用止痛如神汤加减。

②阴虚内热证

肛门不适，隐隐作痛，便时加重，肛门黏液溢出；伴盗汗，口干，大便秘结；舌红，苔黄或少苔，脉细数。

治宜滋阴清热，凉血止痛。

方用凉血地黄汤加减。

（2）外治

①熏洗法：用苦参汤煎水先熏后洗，每天2次。

②塞药法：用痔疮宁栓，坐浴后塞入肛内，每天2次。或用红油膏、九华膏搽入肛门。

2. 其他疗法

肛隐窝内已成脓者，或伴有肛乳头肥大、隐性瘘管者，宜手术治疗。

（1）切开引流术：适用于单纯肛隐窝炎或成脓者；或有隐性瘘管者。

（2）切除术：适用于本病伴肛乳头肥大者。

细目四　肛痈

要点一　肛痈的诊断与鉴别诊断

1. 诊断

（1）临床表现

肛痈是指肛管直肠周围间隙发生急、慢性感染而形成的脓肿，相当于西医学的肛门直肠周围脓肿。中医学对本病也有不同的称谓，如脏毒、悬痈、坐马痈、跨马痈等。由于发生的部位不同，可有不同的名称，如肛门旁皮下脓肿、坐骨直肠间隙脓肿、骨盆直肠间隙脓肿。多见于青壮年人，男性多于女性。其特点是多发病急骤，疼痛剧烈，伴高热，溃后多形成肛瘘。

①肛门旁皮下脓肿：发生于肛门周围的皮下组织内，局部红、肿、热、痛明显，脓成按之有波动感，全身症状轻微。

②坐骨直肠间隙脓肿：发于肛门与坐骨结节之间，感染区域比肛门皮下脓肿广泛而深。初起仅感肛门部不适或微痛，逐渐出现发热、畏寒、头痛、食欲不振等症状，随后局部症状加剧，肛门有灼痛或跳痛感，在排便、咳嗽、行走时疼痛加剧，甚则坐卧不安。肛门指诊患侧饱满，有明显压痛和波动感。

③骨盆直肠间隙脓肿：位于提肛肌以上、腹膜以下，位置深隐，局部症状不明显，有时仅有直肠下坠感，但全身症状明显。肛门指诊可触及患侧直肠壁处隆起、压痛及波动感。

④直肠后间隙脓肿：症状与骨盆直肠间隙脓肿相同，但直肠内有明显的坠胀感，骶尾部可产生钝痛，并可放射至下肢，在尾骨与肛门之间有明显的深部压痛。肛门指诊，直肠后方肠壁处有触痛、隆起和波动感。

⑤直肠黏膜下脓肿：位于直肠黏膜与内括约肌之间的黏膜下间隙内。初期常有直肠部沉重或饱满感，排便或步行时疼痛明显。一般全身症状较明显而肛门局部无明显症状，肛内指检在黏膜下可触及表浅之肿块，有压痛及波动感。

本病约 5 ~7 天成脓，若成脓期逾月，溃后脓出色灰稀薄，不臭或微臭，无发热或低热，应考虑结核性脓肿。该病常常起病缓慢，肿痛较轻，脓成溃破或切开后流出之脓液清稀或伴干酪样物，伴有低热、盗汗、颧红、形体消瘦等症。

（2）体征及辅助检查

①体征：浅部脓肿肛门周围可见肿块，局部皮肤发红，有压痛，成脓后可触及波动感；深部脓肿则局部无明显体征，红肿不明显，有压痛，不易触及波动感，穿刺可抽出脓液。

②辅助检查

实验室检查：根据白细胞总数及分类计数，可判断感染的程度。

超声波检查：有助于了解肛痈的大小、位置及与肛门括约肌和肛提肌的关系。

病理检查：取脓腔壁组织送检，可确定病变性质。

脓腔穿刺：对于脓肿部位较深，难以判断是否已成脓者，可在局麻下用粗腰椎穿刺针在脓肿中心处或压痛最明显处刺入抽吸，如有脓液抽出即可确诊。

CT 检查：对于反复发作的患者应进行 CT 检查，以明确病变的具体部位和大小等情况。

2. 鉴别诊断

（1）肛旁疖肿与毛囊炎：肛旁疖肿和毛囊炎均为细菌感染所致脓肿，表现为皮肤鲜红，灼热，肿块表浅，中心有一小脓头，易溃易敛，治疗后不形成肛瘘；毛囊炎好发于尾骨及肛门周围，有排脓的外口和浅窦道，其特征是外口有毛发和小毛囊。

（2）化脓性汗腺炎：好发于肛门周围皮下，脓肿表浅而分散，有多个流脓疮口，疮口之间可彼此相通而形成瘘道，瘘道不与直肠直接相通，脓汁黏稠色白，有臭味。一般无明显全身症状，局部皮肤增厚，色素沉着，并有广泛的慢性炎症和瘢痕形成。

（3）骶髂关节结核性脓肿：好发于提肛肌以下的间隙中，有结核病史，身体虚弱，发病缓慢，病程较长，疼痛轻微，局部症状不明显，脓汁稀薄，混有坏死组织。

（4）骶前囊肿和囊性畸胎瘤感染：较小的畸胎瘤其症状与早期直肠后间隙脓肿相似，但指诊直肠后肿块光滑，分叶，无明显压痛，有囊性感，X 线检查可见骶骨与直肠之间的组织增厚和肿瘤，内有不定形的散布不均的钙化阴影、骨质、牙齿和尾骨移位。若继发感染，可从肛门后方溃破而在肛门后有外口。

（5）肛门会阴部坏死性筋膜炎：肛门旁突然发生肿块，迅速蔓延扩大，皮色紫暗，肿块内可触及捻发音，为厌氧菌感染。肛周大面积组织坏死，有的形成漏管，病变范围广，常蔓延至皮下组织及筋膜，向前侵及阴囊部，但肛管内无内口。全身症状有高热、倦怠、精神萎靡，血象可见白细胞数急剧下降。

（6）克罗恩病：克罗恩病发生肛门脓肿者占 20% 左右，肛门常有不典型的肛裂与瘘道。局部红肿，多自溃，但无明显疼痛及全身症状。

要点二　肛痈的治疗

1. 辨证论治

（1）内治

①热毒蕴结证

肛门周围突然肿痛，持续加剧，伴有恶寒、发热、便秘、溲赤；肛周红肿，触痛明显，质硬，皮肤焮热；舌红，苔薄黄，脉数。

治宜清热解毒。

方用仙方活命饮、黄连解毒汤加减。若有湿热之象，如舌苔黄腻、脉滑数等，可合用萆薢渗湿汤。

②火毒炽盛证

肛周肿痛剧烈，持续数日，痛如鸡啄，难以入寐；伴恶寒发热，口干便秘，小便困难；肛周红肿，按之有波动感或穿刺有脓；舌红，苔黄，脉弦滑。

治宜清热解毒透脓。

方用透脓散加减。

③阴虚毒恋证

肛周肿痛，皮色暗红，成脓时间长，溃后脓出稀薄，疮口难敛；伴有午后潮热，心烦口干，盗汗；舌红，苔少，脉细数。

治宜养阴清热，祛湿解毒。

方用青蒿鳖甲汤合三妙丸加减。肺虚者加沙参、麦冬；脾虚者加白术、山药、扁豆；肾虚者加龟板、玄参，生地改熟地。

（2）外治

①初起：实证用金黄膏、黄连膏外敷，位置深隐者可用金黄散调糊灌肠；虚证用冲和膏或阳和解凝膏外敷。

②成脓：宜早期切开引流，并根据脓肿部位深浅和病情缓急选择手术方法。

③溃后：用九一丹纱条引流，脓尽改用生肌散纱条。日久成瘘者按肛漏处理。

④熏洗：脓肿溃后通过中药熏洗治疗，可起到清热解毒、消肿止痛、收敛止血、祛湿止痒、祛腐生肌的作用。常用配方如祛毒汤、苦参汤、复方荆芥洗药、硝矾洗剂等。

⑤火针治疗：用火针治疗肛周脓肿不出血，创面引流通畅，创面小，不影响肛周皮肤和肛门功能。

2. 手术疗法

脓成应尽早切开引流，并保证引流通畅，不留死腔。应尽量找到内口，对发生在提肛肌以下的低位脓肿如已经找到了可靠的内口，应争取一次性手术处理，以防止形成肛瘘；对发生在提肛肌以上的脓肿，如尚未找到可靠的内口，宜先切开排脓，待形成肛瘘后再行二次手术。

脓肿一次切开法适用于浅部脓肿；一次切开挂线法适用于高位脓肿，如由肛隐窝感染而致坐骨直肠间隙脓肿、骨盆直肠间隙脓肿、直肠后间隙脓肿及马蹄形脓肿等；分次手术适用于体质虚弱或不愿住院治疗的深部脓肿患者。术后酌情应用清热解毒、托里排脓的中药或抗生素以及缓泻剂。

细目五　肛漏

要点一　肛漏的诊断与鉴别诊断

1. 诊断

（1）临床表现

肛漏的主要症状是肛门部经常或间歇性流脓，肛门瘙痒及疼痛。

肛门视诊可见外口形态、位置和分泌物。浅部肛瘘肛门周围可触及条索状硬结及其行径。直肠指诊可触及内口、凹陷及结节，可大体评估肛门括约功能。

（2）实验室及其他辅助检查

X 线碘油造影可显示瘘管走行、深浅，有无分支及内口的位置，与直肠及周围脏器的关系等，为手术提供可靠的依据。

（3）肛瘘的分类（国内）

①低位肛瘘

低位单纯性肛瘘：内口在肛隐窝，仅有 1 个瘘道通过外括约肌皮下部或浅部，与皮肤相通。

低位复杂性肛瘘：有 2 个以上内口或外口，肛瘘瘘道在外括约肌皮下部和浅部。

②高位肛瘘

高位单纯性肛瘘：内口在肛隐窝，仅有 1 个瘘道，走行在外括约肌深层以上。

高位复杂性肛瘘：有 2 个以上外口，通过瘘管与内口相连或并有支管空腔，其主管通过外括约肌深层以上。

（4）肛瘘的 Parks 分类

肛瘘的分类取决于瘘管与肛门括约肌的关系，分为括约肌间型、经括约肌型、括约肌上方型、括约肌外型。当瘘管穿越外括约肌 30% ~50% 以上（高位括约肌间、括约肌上方、括约肌外方），女性前侧瘘管，多个瘘管，复发性瘘管，或伴有肛门失禁，治疗后可能引起肛门失禁的肛瘘，均认为是复杂性肛瘘。

2. 鉴别诊断

（1）肛门部化脓性汗腺炎：是皮肤及皮下组织的慢性炎性疾病，常可在肛周皮下形成漏管及外口，流脓，并不断向四周蔓延。检查时可见肛周皮下多处漏管及外口，皮色暗褐而硬，肛管内无内口。

（2）骶前畸胎瘤溃破：骶前畸胎瘤是胚胎发育异常的先天性疾病。多在青壮年时期发病，初期无明显症状，如肿瘤增大压迫直肠可发生排便困难。若继发感染，可从肛门后溃破而在肛门后尾骨前有外口，但肛门指诊常可触及骶前有囊性肿物感而无内口。手术可见腔内有毛发、牙齿、骨质等。

要点二　肛漏的治疗

1. 辨证论治

（1）内治

①湿热下注证

肛周流脓液，脓质稠厚，肛门胀痛，局部红肿灼热，渴不欲饮，大便不爽，小便短赤，形体困重；舌红苔黄腻，脉弦数。

治宜清热解毒，除湿消肿。

方用萆薢渗湿汤合二妙丸加减。

②正虚邪恋证

肛周间断流脓水，脓水稀薄，外口皮色暗淡，瘘口时溃时愈，肛门隐隐疼痛，可伴有神疲乏力；舌淡苔薄，脉濡。

治宜补益气血，托里透毒。

方用托里消毒散加减。

③阴液亏损证

肛周溃口，外口凹陷，瘘管潜行，局部常无硬索状物可扪及，脓出稀薄，可伴有潮热盗汗，心烦口干；舌红，少苔，脉细数。

治宜养阴清热。

方用青蒿鳖甲汤加减。

（2）外治

①熏洗法：是肛瘘手术后一种简便易行的重要疗法。以药物加水煮沸，先熏后洗，或用毛巾蘸药液作湿热敷，具有活血止痛、收敛消肿等作用，常用五倍子汤、苦参汤、痔疾洗液等。伤口愈合后可用10%盐水加入少量花椒水坐浴。

②敷药法：使用药物均要视手术情况而定。可使用九一丹、红油膏、青黛散、生肌散等药线嵌塞于各期创面，起到提脓祛腐、清热解毒、生肌收口的作用，帮助伤口愈合。

2. 其他疗法

以手术治疗为主。将瘘管全部揭开，必要时可将瘘管周围的瘢痕组织作适当修剪，使之引流通畅而利于疮口逐渐愈合。手术成败的关键在于正确找到内口，并将内口切开或切除，否则瘘管就不能愈合，即使暂时愈合，日久又会复发。目前常用的手术疗法有挂线疗法、切开疗法、瘘管切除术、多切口引流术、切开与挂线相结合等。

细目六　肛裂

要点一　肛裂的诊断与鉴别诊断

1. 诊断

（1）临床表现

肛管的皮肤全层纵行裂开并形成感染性溃疡者称肛裂。本病好发于青壮年人，女性多于男性。好发于截石位6、12点处，而发于12点处的又多见于女性。

①症状

疼痛：周期性疼痛是肛裂的主要症状，常因排便时肛管扩张刺激溃疡面，引发撕裂样疼痛，或灼痛，或刀割样疼痛，持续数分钟后减轻或缓解，称为疼痛间歇期，时间一般在5分钟左右，随后括约肌持续性痉挛收缩而剧烈疼痛，可持续数小时，使病人坐卧不安，十分痛苦，直到括约肌疲劳松弛后，疼痛逐渐缓解，这一过程为肛裂疼痛周期。病情严重时咳嗽、喷嚏都可以引起疼痛，并向骨盆及下肢放射。

出血：大便时出血，量不多，鲜红色，有时染红便纸，或附着于粪便表面，有时滴血。

便秘：病人多数有习惯性便秘，又因恐惧大便时疼痛而不愿定时排便，故便秘加重，形成恶性循环。

②专科检查

以局部视诊为主，患者一般取侧卧位或膝胸位，嘱患者配合并放松肛门，检查者用双手拇、食指将肛门向两侧轻轻分开，由外向内逐一查看，不可遗漏。可见肛管有纵形裂口或纵形梭形溃疡，多发于截石位6点或12点，常伴有赘皮外痔、肛乳头肥大等。

③分期

Ⅰ期肛裂：肛管皮肤浅表纵裂溃疡，创缘整齐，基底新鲜、色红，触痛明显。

Ⅱ期肛裂：有肛裂反复发作史。创缘不规则，增厚，弹性差，溃疡基底部常呈灰白色，有分泌物。

Ⅲ期肛裂：肛管紧缩，溃疡基底部呈现纤维化，伴有肛乳头肥大，溃疡临近有哨兵痔，或有潜行瘘形成。

（2）实验室及其他辅助检查

血常规检查白细胞及中性粒细胞比例一般无明显变化或略有增高。

2. 鉴别诊断

（1）肛管结核性溃疡：溃疡的形状不规则，溃疡面可见干酪样坏死组织，有脓性分泌物，疼痛不明显，无裂痔，多有结核病史，分泌物培养可发现结核杆菌，活组织病理检查可以明确诊断。

（2）肛门皲裂：多因肛门湿疹、肛门瘙痒等继发，裂口为多发，位置不定，一般较表浅，疼痛轻，偶有少量出血，瘙痒症状明显，无溃疡、裂痔和肛乳头肥大等并发症。

（3）肛管皮肤癌：溃疡形状不规则，边缘隆起，坚硬，溃疡底部凹凸不平，表面有坏死组织覆盖，有特殊气味。如癌细胞侵至括约肌，可并发肛门松弛或失禁，患者有持续性疼痛，病理检查可确诊。

（4）克罗恩病肛管溃疡：克罗恩病肛管皮肤可发生溃疡，位置可在肛管任何部位，特点是溃疡形状不规则，底深，边缘潜行，常并存肛瘘。同时伴有贫血、腹痛、腹泻、间歇性低热和体重减轻等克罗恩病的特征。

（5）梅毒性溃疡：常见于女性患者，初期为肛门部的发痒刺痛，抓破后脱痂形成溃疡。溃疡色红，不痛，底灰色并常有少量脓性分泌物，呈椭圆形或梭形，常位于肛门两侧的皱褶中，质地较硬，边缘微微凸起，双侧腹股沟淋巴结肿大。患者有性病史，分泌物涂片可发现梅毒螺旋体，Wasserman 试验阳性。

要点二　肛裂的治疗

1. 辨证论治

（1）内治

①血热肠燥证

大便二三日一行，质干硬，便时肛门疼痛，便时滴血或手纸染血，裂口色红；腹部胀满，溲黄；舌偏红，脉弦数。

治宜清热润肠通便。

方用凉血地黄汤合脾约麻仁丸。

②阴虚津亏证

大便干结，数日一行，便时疼痛，点滴下血，裂口深红；口干咽燥，五心烦热；舌红，苔少或无苔，脉细数。

治宜养阴清热润肠。

方用润肠汤。

③气滞血瘀证

肛门刺痛明显，便时便后尤甚，肛门紧缩，裂口色紫暗；舌紫黯，脉弦或涩。

治宜理气活血，润肠通便。

方用六磨汤加红花、桃仁、赤芍等。

（2）外治

①早期肛裂：可用生肌玉红膏蘸生肌散涂于裂口，每天1～2次。每天便后以1∶5000高锰酸钾液坐浴，也可用苦参汤或花椒食盐水坐浴，有促进血液循环、保持局部清洁、减少刺激的作用。

②陈旧性肛裂：可用七三丹或枯痔散等腐蚀药搽于裂口，两三天腐脱后改用生肌白玉膏、生肌散收口。

细目七 脱肛

要点一 脱肛的诊断与鉴别诊断

1. 诊断

（1）临床表现

本病以肛门部肿物脱出为主要临床表现，反复脱出日久可致黏液血便、坠胀不适、肛门潮湿等症状，甚至嵌顿坏死。

①脱出：早期排便时直肠黏膜脱出，便后自行回纳，以后逐渐不能复位，需用手复位，久之直肠全层或部分乙状结肠脱出，甚至咳嗽、负重、行走及下蹲时也会脱出，且难以自行复位。

②黏液血便：直肠黏膜脱出可见有少量黏液分泌物，偶尔大便干燥时擦伤黏膜有滴血、粪便带血或手纸擦拭时有血，出血量少，色鲜红。

③坠胀和疼痛：由于黏膜下垂，反复脱出，致使直肠或部分结肠套叠，压迫刺激肛门部，可出现坠胀感，或有里急后重感。严重者可有腹部或下腹部钝痛，其痛多向下肢或会阴部放射。

④潮湿和瘙痒：因直肠黏膜反复脱出暴露在外，常发生充血、水肿、糜烂、出血，致使分泌物增多，造成肛门周围皮肤潮湿、瘙痒。

直肠肛门指检是直肠脱垂定性的重要方法。手指沿脱出物上行，在突出的黏膜外侧与肛管之间能触摸到环形沟的是直肠黏膜脱出。如无环形沟，肛管内层亦随着下脱，可见肛门瓣和肛乳头的，为直肠全层脱垂。直肠黏膜内脱垂宜侧卧或蹲位检查，直肠壶腹部可触摸到折叠的黏膜，质地柔软，可上下活动。

（2）其他辅助检查

主要有内窥镜检查、X线检查、肛管直肠压力测定等检查。

（3）分度

根据直肠脱垂的长度，结合肛门括约肌功能制定三度分类法。

Ⅰ度脱垂：为直肠黏膜脱出，脱出物淡红色，长约3～5cm，触之柔软，无弹性，不易出血，便后可自然回复。

Ⅱ度脱垂：为直肠全层脱出，长 5～10cm，呈圆锥形，淡红色，表面为环形而有层次的黏膜皱襞，触之较厚，有弹性，肛门松弛，便后有时需用手复位。

Ⅲ度脱垂：直肠及部分乙状结肠脱出，长达 10cm 以上，呈圆柱形，触之很厚，肛门松弛无力。

2. 鉴别诊断

（1）内痔：内痔脱出见各痔核之间一般有明显分界，痔核之间有凹陷的正常黏膜，痔黏膜充血，色鲜红或暗红。直肠黏膜脱出，表面光亮平滑，色红，有明显的放射状纵行沟纹和直肠环圈。

（2）直肠息肉：为直肠黏膜壁上的新生物。低位或带蒂息肉便时可脱出肛外，呈圆形或椭圆形的肿物，可突入肠腔上下移动。

（3）直肠癌：低位肛管直肠部的癌肿晚期较大时可突出肛外，表面呈菜花样，质坚硬或脆，肛门持续疼痛且呈进行性加重，组织坏死时可产生脓血，味臭秽。

要点二　脱肛的治疗

分内、外药物治疗、针灸、注射和手术治疗。内、外药物及针灸治疗可以增强盆腔内张力，增强对直肠支持固定作用。对Ⅰ度直肠脱垂，尤其对于儿童可收到较好疗效。但对于Ⅱ、Ⅲ度直肠脱垂仅能改善症状，很难彻底治愈。注射与手术治疗主要是使直肠与周围组织或直肠各层组织粘连固定，使直肠不再下脱。

1. 辨证论治

（1）内治

①脾虚气陷证

便时肛内肿物脱出，轻重不一，色淡红，伴有肛门坠胀，大便带血，神疲乏力，食欲不振，甚则头昏耳鸣，腰膝酸软；舌淡，苔薄白，脉细弱。

治宜补气升提，收敛固涩。

方用补中益气汤加减。脱垂较重，不能自行还纳者，宜重用升麻、柴胡、党参、黄芪；腰酸耳鸣者，加山萸肉、覆盆子、诃子。

②湿热下注证

肛内肿物脱出，色紫黯或深红，甚则表面溃破、糜烂，肛门坠痛，肛内指检有灼热感；舌红，苔黄腻，脉弦数。

治宜清热利湿。

方用萆薢渗湿汤加减。出血多者加地榆、槐花、侧柏炭。

（2）外治

①熏洗：以苦参汤加石榴皮、枯矾、五倍子煎水熏洗，每天 2 次。

②外敷：五倍子散或马勃散外敷。

2. 其他疗法

（1）注射法：将药液注入直肠黏膜下层或直肠周围，使分离的直肠黏膜与肌层粘连固定，或使直肠与周围组织粘连固定。黏膜下注射法适用于Ⅰ、Ⅱ度直肠脱垂，以Ⅰ度直肠脱垂效果最好。直肠周围注射法适用于Ⅱ、Ⅲ度直肠脱垂。

（2）手术疗法：成人完全性直肠脱垂多采用手术疗法，经腹部、会阴途径应用较多，经腹会阴、骶部途径应用较少。

（3）针灸：可采用体针及电针，取穴长强、百会、足三里、承山、八髎、提肛穴；也可用梅花针在肛门周围外括约肌部位点刺。

（4）气功：可练习提肛功法，同时缩提肛门，每次20～30遍，每日2次。

（5）推拿按摩：取仰卧位，两手轻柔按摩腹部，再用一手中指尖按压肛门周围，向上缩提肛门，可加强肛门括约功能，减轻脱垂。

细目八　息肉痔

要点一　息肉痔的诊断与鉴别诊断

1. 诊断

（1）临床表现

息肉痔是直肠内黏膜上的赘生物，是一种常见的直肠良性肿瘤。其临床特点为：肿物蒂小质嫩，其色鲜红，便后出血。分为单发性和多发性两种，前者多见于儿童，后者多见于青壮年人，息肉多数是腺瘤性。很多息肉积聚在一段或全段大肠称息肉病。部分患者可以发生癌变，尤以多发性息肉恶性变较多。

因息肉大小及位置的高低不同，其临床表现有差异。位置较高的小息肉一般无症状。

①便血：如息肉发炎，表面糜烂，大便时往往有鲜血及黏液随粪便排出。

②脱出：直肠低位带蒂息肉大便时可脱出肛门外，小的能自行回纳，大的便后需用手推回。

③坠胀：常伴有排便不畅、下坠感等。

④排便习惯改变：大便次数增多，稀便内常见泡沫，秽臭，有时带脓血黏液，里急后重。多发性息肉以腹痛、腹泻、便血为主要症状。若息肉并发溃疡及感染则症状加重，久之则出现体重减轻、消瘦无力、贫血等。

（2）体征及辅助检查

①肛门指诊对低位息肉有重要诊断价值，可触及大小不等的肿物，质柔软，活动度大，有长蒂时常有肿物出没不定的情况。

②内窥镜检查：直肠镜与乙状结肠镜检查时取活组织病理检查十分重要。

③结肠气钡双重造影检查：能发现早期微小病变，可确定息肉的部位与数目，对于诊断也有一定帮助。

2. 鉴别诊断

（1）直肠癌：可有大便习惯的改变，大便变扁变细，便血，指诊可触及坚硬、不规则、活动范围小、基底粘连而压痛的肿物，指套上有脓血黏液，有恶臭味，病理检查可明确诊断。

（2）肛乳头肥大：位置在肛窦附近，质韧，表面光滑，呈灰白色，多无便血，可脱出肛外，常伴有肛裂等。

（3）内痔：二者均可脱出，有便血。但内痔多位于齿线上左中、右前、右后三处，基底较宽而无蒂，便血量较多，多见于成年人。

要点二　息肉痔的治疗

1. 辨证论治

（1）内治

①大肠湿热证

大便不爽，小腹胀痛，便内有鲜血或黏液，气味臭秽；舌红苔黄，脉滑数。

治宜清热利湿，解毒散结。

方用萆薢渗湿汤加减。腹泻加黄连、马齿苋；便血加地榆、槐角、炒荆芥。

②脾胃虚弱证

腹痛绵绵，大便稀薄，常伴有泡沫和黏液，息肉脱出不易还纳，面色萎黄，纳差，消瘦；舌淡，苔薄白，脉弱。

治宜补益脾胃。

方用参苓白术散加减。

③气滞血瘀证

肿物脱出肛外，不能回纳，疼痛甚，息肉表面紫暗；舌紫，苔薄，脉涩。

治宜活血化瘀，软坚散结。

方用少府逐瘀汤加减。

（2）外治灌肠

可用具有收敛、软坚散结作用之药液保留灌肠。可用乌梅 12g、五倍子 6g、五味子 6g、牡蛎 30g、夏枯草 30g、海浮石 12g、紫草 15g、贯众 15g，浓煎为 150～200ml，每次 50ml 保留灌肠，每日 1 次。

2. 其他疗法

（1）注射疗法：适用于小儿无蒂息肉。常用 6%～8% 明矾液，或 5% 鱼肝油酸钠。侧卧位，局部消毒麻醉，在肛镜下找到息肉，再消毒，将药液注入息肉基底部，一般用药 0.3～0.5ml。术后防止便秘，每日服麻仁丸 9g 或液体石蜡 20ml。

（2）结扎法：适用于低位带蒂息肉。侧卧位或截石位，局部消毒，局麻扩肛后用食指将息肉轻轻拉出肛外，或在肛镜下用组织钳夹住息肉轻轻拉出肛外，用圆针丝线在息肉基底贯穿结扎，然后切除息肉，肛内注入九华膏。

（3）电灼法：适用于较高位的小息肉。膝胸位或俯卧位，在肛镜或乙状结肠镜下找到息肉，直接用电灼器烧灼息肉根部，无蒂息肉可烧灼中央部，但须注意切勿烧灼过深，以免引起肠穿孔。术后卧床休息 1 小时，1 周后复查。如脱落不全可电灼第二次。

（4）病变肠段切除术：对高位多发性腺瘤，必要时可考虑作病变肠段切除术。

（5）开腹手术：若息肉位置较高，或息肉有癌变，或息肉直径大于 2cm 且为广基底者，可经下腹入腹作局部切除，癌变者按直肠癌切除原则处理。

细目九　锁肛痔（肛管直肠癌）

要点一　锁肛痔的诊断与鉴别诊断

1. 诊断

锁肛痔是发生在肛管直肠部位的恶性肿瘤，病至后期因肛门狭窄，排便困难，犹如锁住肛门一样，故称为锁肛痔，相当于西医学的肛管直肠癌。

（1）临床表现

①便血：是直肠癌最常见的早期症状。大便带血，血为鲜红或暗红色，量不多，常同时伴有黏液，呈持续性，此时常被误认为“痔疮”。病情进一步发展可出现大便次数增多，有里急后重、排便不尽感，粪便中有血、脓、黏液，并有特殊的臭味。

②排便习惯改变：是直肠癌另一个常见的早期症状，表现为排便次数增多，便意频数，但无粪便排出；有时便秘，同时肛门内有不适或下坠感觉。

③大便变形：病程后期因肠腔狭窄，粪便变细、变扁，并出现腹胀、腹痛、肠鸣音亢进等肠梗阻征象。

④转移征象：首先是直接蔓延，后期穿过肠壁，侵入膀胱、阴道壁、前列腺等邻近组织。另外，可经淋巴向上转移至沿直肠上静脉走行的淋巴结。10% ~15% 的患者在确诊时癌症已经通过门静脉血行转移至肝脏，出现肝肿大、腹水和黄疸等。

直肠指检是诊断直肠癌的最重要方法。对有便血、黏液便、大便习惯改变及大便变形者均应作直肠指诊。检查时应注意癌肿部位、大小、范围、固定程度、与周围器官关系、距肛缘的距离等。我国直肠癌中 75% 为低位直肠癌，可在直肠指诊时触及。

（2）实验室及其他辅助检查

①大便潜血检查：为大规模普查或对高危人群进行结肠癌、直肠癌初筛的手段，阳性者作进一步检查。

②内镜检查：根据需要可作直肠镜、乙状结肠镜、纤维结肠镜或电子肠镜检查。内镜检查除可肉眼作出诊断外，还可取组织作病理学检查。

③影像学检查：钡剂或气钡灌肠检查主要用于排除结肠、直肠多发癌或息肉病。腔内 B 超检查可检测出癌肿浸润肠壁的深度及有无邻近器官受累，便于术前对其严重程度进行评估。CT 检查可以了解肝脏、腹腔、盆腔脏器状况，为手术方案提供依据。直肠、结肠癌10% ~15% 可同时有肝转移，术前腹部 B 超应列为常规检查。

④肿瘤标记物：肿瘤标记物癌胚抗原（CEA）主要用于预测直肠癌的预后和监测复发，对早期结肠、直肠癌诊断价值不大。

2. 鉴别诊断

早期出现排便次数增多或便血，应与痢疾、肠炎、内痔出血等鉴别；直肠指检触到肿块，应与息肉、肛乳头肥大等鉴别；肛管癌性溃疡应与肛漏、湿疮等鉴别。

要点二　锁肛痔的治疗

肛管直肠癌的主要治疗方法仍是手术切除、化疗辅以中医药的综合疗法。根据辨证论治，在病情不同时期选用不同方药，在术后放疗、化疗期间辅以中药治疗较单一应用放疗、化疗效果好。中医药以扶正祛邪、消瘤止痛为治疗原则，能提高机体免疫功能，减轻化疗、放疗毒副作用，保护造血及脾胃功能，提高生存质量。

1. 辨证论治

（1）内治

①湿热蕴结证

肛门坠胀，便次增多，大便带血，色泽暗红，或夹黏液，或下利赤白，里急后重；舌红，苔黄腻，脉滑数。

治宜清热利湿。

方用槐角地榆汤加减。

②气滞血瘀证

肛周肿物隆起，触之坚硬如石，疼痛拒按，或大便带血，色紫暗，里急后重，排便困难；舌紫黯，脉涩。

治宜行气活血，化瘀散结。

方用桃红四物汤合失笑散加减。

③气阴两虚证

面色无华，消瘦乏力，便溏，或排便困难，便中带血，色泽紫暗，肛门坠胀，或伴心烦口干，夜间盗汗；舌红或绛，苔少，脉细弱或细数。

治宜益气养阴，清热解毒。

方用四君子汤合增液汤加减。

（2）外治

①中药外敷：直肠癌溃烂者可外敷九华膏或黄连膏。

②中药熏洗坐浴：用蛇床子、苦参各 30g，薄荷 10g，加水 1000ml，煮沸后加生大黄 10g，煎 2 分钟，将雄黄、芒硝各 10g 放入盆中，将煮沸的汤药倒入盆内搅拌，趁热气上蒸之际蹲于盆上，熏蒸肛门处，待水变温后改为坐浴，每晚 1 次。

③中药灌肠：鸦胆子 15 ~ 20 粒，打碎煎汁 200ml，保留灌肠，每天 1 ~ 2 次。或败酱草 30g，白花蛇舌草 30g，水煎 80ml，保留灌肠，每天 2 次，每次 40ml。

④中药纳肛法：蟾酥 20g，雄黄 20g，白及粉 15g，颠茄浸膏 5g，甘油明胶 65g，甘油 75g。制成栓剂纳肛，每日 2 次，10 天为 1 个疗程。

⑤消癌丸：蟾蜍皮粉 500g，硼砂 250g，雄黄 15g，蒲公英 30g，大青叶 60g，黑豆面适量，各为细末，和匀为丸如绿豆粒大，每次服 3 ~ 5 丸，每日 3 次。

2. 其他疗法

（1）手术：对能切除的肛管直肠癌应尽早行根治性切除术。适用于癌肿局限在直肠壁或肛管，只有局部淋巴结转移的患者。已侵犯的子宫、阴道壁也可同时切除。当晚期肛管直肠癌已有广泛转移，不能行根治性手术，或有肠梗阻时，可行乙状结肠造瘘术，以预防或解除肠梗阻，减轻患者痛苦。

（2）放疗与化疗：作为辅助治疗有一定疗效。较晚期的直肠癌术前放疗可以改善局部情况，一部分患者因此而能行根治性手术。化疗配合根治性切除可以提高 5 年生存率。

细目十 便秘

要点一 便秘的诊断与鉴别诊断

1. 诊断

（1）临床表现

便秘是指粪便在肠内滞留过久，大便秘结不通，排便周期延长，或周期不长，但粪质干结，排出艰难；或粪质不硬，虽有便意，但便而不畅的病症。

便秘可以是多种疾病的一个症状，表现为大便量太少、太硬、太困难，合并一些特殊症状，如长时间用力排便、直肠胀感、排便不尽感，甚至需手法帮助排便，7 天内排便少于2 次或长期无便意。

便秘的临床主要特点是：排便次数减少，排便周期延长，或粪质坚硬，便下困难，或排出无力，出而不畅。

排便困难可为粪质干硬，难以排出；也可为粪质并不干硬，亦难以排出，常伴有肛门梗阻感，排便时有肛门处压力分散感、排空不全感。或伴有黏液血便及会阴部胀痛等症状。或表现为进行性便秘，排便不全，排便过度用力，甚至大汗淋漓，排便时间明显延长，甚至一次排便可超过 1 小时；不能排出正常大小的成形便，便条细小。

伴发症状可见腹胀、腹痛、纳呆、头晕、口臭、排便带血，以及汗出气短、头晕心悸等兼症。少数患者可出现精神症状，个别有自杀倾向。

（2）体征

观察有无肛裂、瘘口、痔脱垂等。嘱患者做排便动作，有会阴下降者可见盆底以肛门为中心明显向下突出；嘱收缩肛门，盆底神经严重受损者收缩能力减弱或消失。

直肠指诊是本病的重要诊断手段之一。指诊切忌粗暴，应充分润滑手指和患者肛门。如直肠前突可触及直肠前壁有明显薄弱松弛易凹陷区；耻骨直肠肌综合征肛内指诊肛管压力高，可明显触及耻骨直肠肌痉挛伴锐利边缘，呈环状，手指通过狭窄环时病人极不舒适，痉挛加重，疼痛明显，直肠后方因耻骨直肠肌的痉挛呈较深的袋状，有人称之为“阁楼征”，常有粪便潴留，甚至难以进行指诊。直肠内套叠可感觉到直肠腔内黏膜松弛堆积。

（3）辅助检查

①肛门镜检查：当直肠黏膜有充血水肿、糜烂而难用一般炎症解释时，应考虑直肠内套叠的可能性。

②结肠传输试验：系利用不透 X 线的标志物，口服后定时拍摄腹部平片，追踪标志物在结肠中运行的情况，是判断结肠内容物运行速度及受阻部位的一种动力学检查方法。结肠传输试验对诊断便秘、判断功能障碍部位、治疗及疗效观察具有临床意义。

③排粪造影检查：是在患者排便时对直肠、肛门部进行静态和动态观察的一种检查方法。该法是将钡剂注入直肠、结肠（有时还可口服钡剂以观察小肠）后，患者坐在易透 X 线的便器上，在患者排便的过程中多次摄片或录像，以观察肛管、直肠的影像学改变。对每张 X 光片均测量肛直角、肛上距、肛管长度、乙耻距等，能更好地显示直肠、肛门部器质性和功能性病变，尤其能较好地显示直肠肛管出口阻塞病变。

④肛肠压力测定：利用压力测定装置，通过测定肛管、直肠压力的异常变化，可以了解某些肌肉功能状况，有助于疾病的诊断。

⑤球囊逼出试验：将球囊置于直肠壶腹部，注入温水50ml，嘱受试者取习惯排便姿势，尽快将球囊排出。正常情况下应在5分钟内排出。

⑥盆底肌电图检查：将针电极分别穿刺至耻骨直肠肌、外括约肌深部或浅部，记录受试者静息、轻度收缩、用力收缩及排便动作时的肌电活动，分析波形、波幅、频率的变化。能明确病变是否为肌源性和有无神经传导异常。

此外，还有如直肠感觉功能及顺应性测定、小肠运输试验、结肠运输放射图像、乙状结肠兴奋试验、结肠肌电图等。

2. 鉴别诊断

（1）肠易激综合征：表现为腹痛，便秘或腹泻，或便秘与腹泻交替出现，粪便中带有大量黏液等非特异性肠道症状。钡剂灌肠X线检查可表现出肠管充盈迅速，遇有强烈收缩时结肠变细，呈条索状或结节性痉挛等特殊X线征。

（2）结肠癌：当癌肿增大到足以阻塞肠腔时方出现不同程度的便秘，但患者仍以脓血黏液便为主要表现，纤维结肠镜及直视下取活组织病理检查是本病确诊的依据。

（3）直肠癌：便秘，常伴直肠刺激症状如里急后重、排便不尽感，或腹泻与便秘交替出现。直肠指检及乙状结肠镜检查均为有效的检查方法，活组织病理检查是本病确诊的依据。

（4）先天性巨结肠：先天性巨结肠（或先天性成年型巨结肠）为消化道常见的畸形性疾病。可见于新生儿、婴幼儿、儿童及成年人等各年龄组，本病突出的症状是便秘。钡剂灌肠可呈现本病特有的X线征，即扩张的肠段、肠段下端呈漏斗状以及直肠持续性狭窄等。此外，腹部触诊、直肠指检及直肠活体组织检查也是本病的有效检查及诊断方法。

要点二　便秘的治疗

1. 辨证论治

（1）内治

①热秘

大便干结，腹胀腹痛，口干口臭，面红心烦，或有身热，小便短赤；舌红，苔黄燥，脉滑数。

宜泻热导滞，润肠通便。

用麻子仁丸加减。若津液已伤，可加生地、玄参、麦冬以滋阴生津；若肺热气逆，咳喘便秘者，可加瓜蒌仁、苏子、黄芩清肺降气以通便；若兼郁怒伤肝，易怒目赤者，加服更衣丸以清肝通便；若燥热不甚，或药后大便不爽者，可用青麟丸以通腑缓下，以免再秘；若兼痔疮、便血，可加槐花、地榆以清肠止血；若热势较盛，痞满燥实坚者，可用大承气汤急下存阴。

②气秘

大便干结，或不甚干结，欲便不得出，或便而不爽，肠鸣矢气，腹中胀痛，嗳气频作，纳食减少，胸胁痞满，舌苔薄腻，脉弦。

治宜顺气导滞。

方用六磨汤加减。若腹部胀痛甚，可加厚朴、柴胡、莱菔子以助理气；若便秘腹痛，舌红苔黄，属气郁化火，可加黄芩、栀子、龙胆草清肝泻火；若气逆呕吐者，可加半夏、陈皮、代赭石；若七情郁结，忧郁寡言者，加白芍、柴胡、合欢皮疏肝解郁；若跌仆损伤或腹部术后便秘不通，属气滞血瘀者，可加红花、赤芍、桃仁等活血化瘀。

③冷秘

大便艰涩，腹痛拘急，胀满拒按，胁下偏痛，手足不温，呃逆呕吐；舌苔白腻，脉弦紧。

治宜温里散寒，通便止痛。

方用温脾汤合半硫丸加减。若便秘腹痛，可加枳实、厚朴、木香助泻下之力；若腹部冷痛，手足不温，加高良姜、小茴香增散寒之功。

④气虚秘

大便并不干硬，虽有便意，但排便困难，用力努挣则汗出短气，便后乏力，面白神疲，肢倦懒言；舌淡苔白，脉弱。

治宜益气润肠。

方用黄芪汤加减。若乏力汗出者，可加白术、党参助补中益气；若排便困难，腹部坠胀者，可合用补中益气汤升提阳气；若气息低微，懒言少动者，可加用生脉散补肺益气；若肢倦腰酸者，可用大补元煎滋补肾气；若脘腹痞满，舌苔白腻者，可加白扁豆、生薏苡仁健脾祛湿；若脘胀纳少者，可加炒麦芽、砂仁以和胃消导。

⑤血虚秘

大便干结，面色无华，头晕目眩，心悸气短，健忘，口唇色淡；舌淡苔白，脉细。

治宜养血润燥。

方用润肠丸加减。若面白，眩晕甚，加玄参、何首乌、枸杞子养血润肠；若手足心热，午后潮热者，可加知母、胡黄连等以清虚热；若阴血已复，便仍干燥，可用五仁丸润滑肠道。

⑥阴虚秘

大便干结如羊屎状，形体消瘦，头晕耳鸣，两颧红赤，心烦少眠，潮热盗汗，腰膝酸软；舌红少苔，脉细数。

治宜滋阴通便。

方用增液汤加减。若口干面红，心烦盗汗者，可加芍药、玉竹助养阴之力；便秘干结如羊屎状，加火麻仁、柏子仁、瓜蒌仁增润肠之效；若胃阴不足，口干口渴者，可用益胃汤；若肾阴不足，腰膝酸软者，可用六味地黄丸；若阴亏燥结，热盛伤津者，可用增液承气汤增水行舟。

⑦阳虚秘

大便干或不干，排出困难，小便清长，面色㿠白，四肢不温，腹中冷痛，或腰膝酸冷；舌淡苔白，脉沉迟。

治宜温阳通便。

方用济川煎加减。若寒凝气滞，腹痛较甚，加肉桂、木香温中行气止痛；胃气不和，恶心呕吐，可加半夏、砂仁和胃降逆。

（2）外治

①灌肠：酌选温盐水、肥皂水、液体石蜡、开塞露、大承气汤等中药煎剂灌肠。

②栓剂：用甘油栓、蜜煎导栓等。

2. 其他疗法

（1）饮食疗法：纠正不良的饮食习惯，多食粗纤维含量高的食物，主要是蔬菜和水果。多饮水可使大便软化，并能起到一定的滑润作用，饮水量应达到每日3000ml，晨起空腹饮水500ml，可引起胃扩张而产生胃结肠反射，诱导产生排便反射，促进排便。

（2）泻剂治疗：用刺激性泻剂如大黄、酚酞、番泻叶等，但不可长期过量服用。机械性泻剂包括硫酸镁等盐类泻剂，粮食麸皮、魔芋粉等富含纤维素的膨胀性泻剂，石蜡油等润滑性泻剂。胃肠动力剂主要用于慢传输型便秘，对于严重便秘无效或疗效有限。泻剂治疗时应遵循小剂量、短疗程、选择合理类型药物为原则。

（3）行为疗法：指定时排便锻炼，借此养成良好的排便习惯，增强排便肌肉的力量和协调性，促进结肠内容物通过和大便顺利排出。

（4）心理疗法：心理精神因素在慢传输型便秘治疗中不容忽视。医生要有高度的责任感、同情心，取得病人的信任，并从社会、心理、行为着手，仔细寻找可能的心理刺激因素，耐心解释这些因素在疾病发生发展中的重要意义，使病人认识到调整心理秩序、稳定心理情绪可以消除不良症状。

（5）生物反馈疗法：主要包括测压反馈疗法和肌电图反馈疗法。主要用于盆底痉挛综合征、内括约肌失弛缓症等功能性出口梗阻型便秘，可解决肛门括约肌痉挛，纠正排便协调动作异常，建立正常排便规律。

（6）针灸疗法

①艾灸：酌选支沟、天枢等，配阳陵泉、气海、足三里等。

②针刺：主穴选支沟、丰隆、阳陵泉、足三里等，根据辨证酌选配穴，如热秘配大肠俞、天枢、内庭等，用泻法；气秘配气海、太冲、次髎等，用泻法强刺激。

（7）手术疗法

手术治疗的目的主要是针对粪便在输送和排出过程中的两种缺陷。出口梗阻型便秘须依据出口梗阻的原因作出相应处理，慢传输型便秘则须切除无传输力的结肠。有时两种病因同时存在，因此应慎重选择手术治疗方案。结肠切除术主要用于结肠慢传输型便秘的治疗，直肠前突修补术用于直肠前突的治疗，直肠固定术主要用于直肠脱垂的治疗，耻骨直肠肌部分切除术用于耻骨直肠肌综合征的治疗。

（贾建东）

第十四单元　皮肤及性传播疾病

细目一　概论

要点一　原发性皮损、继发性皮损的形态特征

1. 原发性损害

它是指在皮肤病的病变过程中，直接发生及初次出现的皮损。包括斑疹、丘疹、疱

疹、脓疱、结节、风团等。

（1）斑疹：为局限性的皮肤颜色改变，面积大而成片的称斑片，不隆起，也不凹陷。按色泽分为红斑、色素沉着斑、色素减退斑。红斑压之退色者多属血热，不退色者尚有血瘀，红斑稀疏者为热轻，密集者为热重，红而带紫者为热毒炽盛。红斑常见于丹毒、药毒等皮肤病；色素沉着斑如黄褐斑多为肝肾不足、气血瘀滞所致；色素减退斑多由气血凝滞或血虚风邪所致，最常见者为白癜风。

（2）丘疹：为高出皮面的实性丘形小粒，直径一般小于0.5cm，多为血热、风热所致。丘疹顶端扁平的称为扁平丘疹，常见于湿疮、接触性皮炎、牛皮癣等。介于斑疹与丘疹之间，稍隆起的皮损称斑丘疹。丘疹顶部有较小水疱或脓疱时，称丘疱疹或丘脓疱疹。

（3）风团：为皮肤上的局限性水肿隆起。常骤然发生，迅速消退，发作时伴有剧痒，消退后不留痕迹。有白色与红色之分，白色的多为风寒所致，红色的多为风热所致，常见于瘾疹。

（4）结节：为大小不一、境界清楚的实质性损害，质较硬，深在皮下或高出皮面，多由气血凝滞所致，常见于结节性红斑等病。

（5）疱疹：为内有腔隙、含有液体、高出皮面的损害。小者如针尖或米粒大的称小水疱，直径大于0.5cm者称大疱。水疱内含有血样液体者称血疱。水疱为白色，血疱为红色或紫红色。疱疹的疱壁一般较薄易破，破后形成糜烂，干燥后结痂脱屑。疱疹常发生于红斑之上。多属湿热或热毒所致，常见于湿疮、接触性皮炎、虫咬皮炎等。

（6）脓疱：疱内含有脓液，其色呈浑浊或为黄色，周围常有红晕，疱破后形成糜烂，溢出脓液，结脓痂。多由湿热或热毒炽盛所致，常见于脓疱疮等。

2. 继发性损害

是原发性皮损经过搔抓、感染、治疗处理和在损害修复过程中演变而成的损害。有鳞屑、糜烂、溃疡、痂、抓痕、皲裂、苔藓样变、瘢痕、色素沉着、皮肤萎缩等。

（1）鳞屑：为表皮角质层的脱落物，大小、厚薄不一，小的呈糠秕状，大的为数厘米或更大的片状。多见于白屑风、银屑病等。急性病后见之多为余热不清；慢性病见之多由血虚生风生燥、皮肤失养所致。

（2）糜烂：为局限性的表皮缺损，系由疱疹、脓疱的破裂以及痂皮的脱落等露出的红色湿润面，多属湿热所致。糜烂因损害较浅，愈合较快，且不留瘢痕。

（3）溃疡：为皮肤或黏膜深层真皮或皮下组织的局限性缺损。溃疡大小不一，疡面有脓液、浆液或血液，基底可有坏死组织。多为热盛肉腐而成，常见于疮疖、外伤染毒等溃烂后形成，愈后留有瘢痕。

（4）痂：为皮肤损害处的渗液、脓血与脱落组织及药物等混合而成的干燥物。脓痂为热毒未清所致；血痂为血热络伤，血溢所结；滋痂为湿热所致。

（5）抓痕：是由搔抓将表皮抓破、擦伤而形成的浅状损害。表面结成血痂，皮肤瘙痒，多由风盛或内热所致。

（6）皲裂：为皮肤上的线形坼裂。多由血虚、风燥所致。

（7）苔藓样变：为皮肤增厚、粗糙、皮纹加宽、增深、干燥、局限性边界清楚的大片或小片损害。常为一些慢性瘙痒性皮肤病的主要表现，多由血虚风燥、肌肤失养所致。

（8）瘢痕：是溃疡愈合后所形成的新生组织。可分为两种，一种为增生性的，表现为隆起的表面光滑的无毛发的索状或形状不规则的暗红色略硬的斑块；另一种则为萎缩性的，表皮变薄，光滑柔软，呈白色。前者为局部气血凝滞不散所致，后者常为气血不足所致。

（9）色素沉着：为皮肤色素增加的皮损，多呈褐色、暗褐色或黑褐色。色素沉着有属原发性的，如黄褐斑、黑变病等，多由肝火、肾虚引起；有属继发性的，如一些慢性皮肤病之后期局部皮肤色素沉着，多因气血不和所致。

要点二　皮肤病自觉症状的辨证

1. 瘙痒

可由多种因素引起，但着重在“风”邪的辨证。一般急性皮肤病的瘙痒多由外风所致，故有流窜不定、泛发的特点。风寒所致瘙痒尚可兼见皮疹色白，畏寒，脉浮，遇寒加重等；风热所致瘙痒皮疹色红，畏寒轻，可有恶风、口渴、脉浮数，遇热加重等；风湿所致瘙痒抓搔有渗液或起苔藓、水疱等；营血有热瘙痒可见皮肤灼热、丘疹、红斑、风团，瘙痒剧烈，抓破出血等，并有心烦不安、舌红绛、脉细数等。

慢性皮肤病的瘙痒的致病因素除风邪外，寒、湿、痰、瘀、虫淫、血虚等均可致瘙痒。寒证瘙痒除外寒外，尚可由脾肾阳虚生内寒，兼有形寒肢冷、腹胀、大便溏稀、腰酸痛等症状，皮疹红肿、发热症状不明显，或呈寒性结节、溃疡等。湿痒可表现为慢性湿疮，少量流滋或出现水疱。瘀血瘙痒可见紫斑、色素沉着等。痰邪致瘙痒则常见结节。血虚风燥瘙痒常有干血痂或糠秕样脱屑、皮肤干裂苔藓样变等。虫痒则表现为如虫蚁游走，阵阵奇痒难忍，且多具传染性。

2. 疼痛

一般多由寒邪或热邪或痰凝血瘀阻滞经络不通所致。寒痛表现为局部青紫，疼痛遇寒加剧，得温则缓。热痛则有红肿、发热与疼痛性皮损。痰凝血瘀疼痛可有痰核结节或瘀斑青紫，疼痛位置多固定不移。皮肤病后期或年老体弱气血虚衰的蛇串疮患者虽皮肤损害已愈，但后遗疼痛，且较剧烈，则属虚证兼气滞血瘀疼痛。

3. 灼热感、蚁走感、麻木感

灼热感为热邪或火邪炽盛所致，见于急性皮肤病。蚁走感与瘙痒感相似，但程度较轻，多由虫淫或气血不和所致。麻木感一般认为是血虚经脉失养，或气血凝滞所致，常见于麻风，偶见于某些慢性皮肤病后期。

要点三　常用外用药物的剂型、功效、适应证及用法

1. 溶液

具有清洁、止痒、消肿、收敛、清热解毒的作用。

适用于急性皮肤病渗出较多或脓性分泌物多的皮损，或伴轻度痂皮性损害者。

它是将单味药或复方加水煎煮，滤过药渣所得的溶液可用于浸渍（湿敷）和熏洗。常用药物如苦参、黄柏、马齿苋、生地榆、野菊花、蒲公英、甘草等的煎出液，或10%黄柏溶液等。溶液剂用于湿敷是治疗皮肤病常用的方法，适用于急性红肿、渗出、糜烂的皮损，或浅表溃疡。使用时将5～6层消毒纱布置于药液中浸透，稍挤拧至不滴水为度，敷

于患处，一般每1～2小时换1次即可；如渗液不多，可4～5小时换1次。

2. 粉剂（又名散剂）

具有保护、吸收、蒸发、干燥、止痒的作用。

适用于无渗液的急性或亚急性皮炎类皮肤病。

它是将单味药或复方研成极细粉末的制剂。常用药物如青黛散、六一散、九一丹、滑石粉、止痒扑粉等。用法为每天3～5次扑患处。

3. 洗剂（又名混悬剂、悬垂剂）

有清凉止痒、保护、干燥、消斑解毒之功。

适应证同粉剂。

它是水和粉剂混合在一起的制剂。久置后一些不溶于水的药粉沉淀于水底，使用时需振荡摇匀。常用药物如三黄洗剂、炉甘石洗剂、颠倒散洗剂、痤疮洗剂等。如止痒可加1%薄荷脑、樟脑、冰片等；杀菌可加10%九一丹或5%～10%硫黄。小儿面部皮损广泛及冬天最好不用薄荷脑、樟脑等。

4. 酊剂

具有收敛散风、杀菌、止痒的作用。

适用于脚湿气、鹅掌风、体癣、牛皮癣（神经性皮炎）等。

它是将药物浸泡于75%乙醇或白酒中，密封7～30日后滤过而成的酒浸剂（也有用醋浸泡的醋剂）。常用药物如复方土槿皮酊、1号癣药水等。用法为用棉棒蘸药液直接外涂皮损区，每天1～3次。凡急性炎症性皮肤病破皮糜烂者以及头面、会阴部皮肤薄嫩处禁用，用后易引起皮肤烧灼感及剧痛。

5. 油剂

具有润泽保护、解毒收敛、止痒生肌的作用。

适用于亚急性皮肤病中有糜烂、渗出、鳞屑、脓疱、溃疡的皮损。

油剂包括将药物放在植物油中煎炸的油剂和用植物油或药油与药粉调和成糊状的油调剂。常用药物如蛋黄油、紫草油、青黛散油、三石散油等。常用的植物油为麻油、菜籽油、花生油、茶油等，以麻油为最佳，有清凉润肤之功。用法为每天外搽2～3次。

6. 软膏

具有保护、润滑、杀菌、止痒、去痂的作用。

适用于一切慢性皮肤病具有结痂、皲裂、苔藓样变等皮损者。

它是将药物研成细末，用凡士林、羊毛脂、猪脂或蜂蜜、蜂蜡等作为基质调成的均匀细腻半固体状的剂型。常用药物如青黛膏、疯油膏、5%硫黄软膏等。用法为每天外搽2～3次，或涂于纱布上敷贴于患部再加包扎，去痂时宜涂得厚些。用于皲裂、苔藓样变皮损时，如加用热烘疗法效果更好。凡滋水较多、糜烂较重的皮损不宜外涂或敷贴软膏。

要点四　皮肤病常用内治方法

1. 祛风法

（1）疏风清热：用于风热证。方选银翘散、桑菊饮、消风散等。

（2）疏风散寒：用于风寒证。方选麻黄汤、桂枝汤、麻黄桂枝各半汤等。

（3）祛风胜湿：用于风湿证。方选独活寄生汤。

（4）驱风潜镇：用于风邪久羁证、顽癣类皮肤病。方选天麻钩藤饮。

2. 清热法

（1）清热解毒：用于实热证。方选五味消毒饮、黄连解毒汤等。

（2）清热凉血：用于血热证。方选犀角地黄汤、化斑解毒汤等。

3. 祛湿法

（1）清热利湿：用于湿热证和暑湿证。方选茵陈蒿汤、龙胆泻肝汤、萆薢渗湿汤等。

（2）健脾化湿：用于脾湿证。方选除湿胃苓汤等。

（3）滋阴除湿：用于渗利伤阴证。方选滋阴除湿汤。

4. 润燥法

（1）养血润燥：用于血虚风燥证。方选四物汤、当归饮子等。

（2）凉血润燥：用于血热风燥证。方选凉血消风散等。

5. 活血法

（1）理气活血：用于气滞血瘀证。方选桃红四物汤、通络活血方等。

（2）活血化瘀：用于瘀血凝结证。方选通窍活血汤、血府逐瘀汤等。

6. 温通法

（1）温阳通络：用于寒湿阻络证。方选当归四逆汤、独活寄生汤等。

（2）通络除痹：用于寒凝皮痹证。方选阳和汤、独活寄生汤等。

7. 软坚法

（1）消痰软坚：用于痰核证。方选海藻玉壶汤等。

（2）活血软坚：用于痰阻结块证。方选活血散瘀汤加减。

8. 补肾法

（1）滋阴降火：用于阴虚内热证或肝肾阴虚证。方选知柏地黄汤、大补阴丸等。

（2）温补肾阳：用于脾肾阳虚证。方选肾气丸、右归丸。

细目二　热疮

要点一　热疮的诊断与鉴别诊断

1. 诊断

（1）临床表现

本病好发于皮肤黏膜交界处，常见于口角、唇缘、鼻孔周围、面颊及外阴等部位。皮损初起为红斑，继而出现成群的水疱，内含透明浆液，破后露出糜烂面，逐渐干燥结痂脱落而愈，留有轻微色素沉着。一般无全身不适。发病前患处皮肤有发紧、烧灼、痒痛感。病程 1～2 周，易反复发作。

（2）实验室及其他辅助检查

疱疹基底部刮取物、活检组织标本固定后染色镜检，见到多核巨细胞和核内嗜酸性包涵体，可初步判定为疱疹病毒感染。感染部位分泌物、疱液、唾液、脑脊液、血液标本在一定条件下进行细胞培养，可分离出单纯疱疹病毒（HSV）。

2. 鉴别诊断

（1）蛇串疮：皮损为多个成群的水疱，多沿神经走向排列成带状，疱群间皮肤正常，刺痛明显，愈后多不再发。

（2）黄水疮：好发于面部等暴露部位，初起为水疱，继而形成脓疱，疱破结痂较厚，呈灰黄色。

要点二　热疮的治疗

辨证论治

1. 内治

（1）肺胃热盛证

群集小疱，灼热刺痒。轻度周身不适，心烦郁闷，大便干，小便黄。舌红，舌苔黄，脉弦数。

治宜疏风清热。

方用辛夷清肺饮合竹叶石膏汤加减。

（2）湿热下注证

疱疹发于外阴，灼热痛痒，水疱易破糜烂，可伴有发热、尿赤、尿频、尿痛。苔黄，脉数。

治宜清热利湿解毒。

方用龙胆泻肝汤加减。热毒重而伴疼痛者加板蓝根、紫草、玄胡等。

（3）阴虚内热证

间歇发作，口干唇燥，午后微热。舌红，舌苔薄，脉细数。

治宜养阴清热。

方用增液汤加板蓝根、紫草、生薏苡仁等。

2. 外治

（1）初起者局部酒精消毒，用三棱针或一次性5号注射针头浅刺放出疱液。

（2）局部外用药以清热、解毒、干燥、收敛为主。可用紫金锭磨水外搽，或金黄散蜂蜜调敷，或青吹口散油膏或黄连膏外搽，每天2～3次。

细目三　黄水疮

要点一　黄水疮的诊断与鉴别诊断

1. 诊断

（1）临床表现

本病多发于夏秋季节，儿童尤为多见，有传染性。好发于头面、四肢等暴露部位，也可蔓延全身。

皮损初起为红斑，或为水疱，约黄豆、豌豆大小；约经1～2天后水疱变为脓疱，界限分明，四周有轻度红晕，疱壁极薄，内含透明液体，逐渐变混浊；疱壁破裂后显出湿润而潮红的糜烂疮面，流出黄水，干燥后结成脓痂，痂皮逐渐脱落而愈，愈后不留瘢痕。脓液流溢之处又常引起新的脓疱发生。

皮损处自觉瘙痒，破后形成糜烂时疼痛，常可引起附近臖核的肿痛。一般无全身症状，或轻度不适；重者可有发热、口渴等全身症状。病程长短不一，少数可延至数月，入冬后病情减轻或痊愈。重者易并发严重疾病，如败血症、肺炎、急性肾炎等，甚至危及生命。

（2）实验室及其他辅助检查

血常规检查白细胞总数及中性粒细胞、淋巴细胞比例均可增高，部分患儿尿常规检查可见白细胞、红细胞、蛋白或各种细胞管型。

2. 鉴别诊断

（1）水痘：多在冬、春季流行；全身症状明显；皮疹以大小不等发亮的水疱为主，疱大者可见脐窝，可并见红斑、疱疹、结痂等各种不同皮损。

（2）脓窝疮：相当于西医学的继发性脓皮病，多因虱病、疥疮、湿疹、虫咬性皮炎等继发感染而成；脓疱壁较厚，破后疱陷成窝，结成厚痂。

要点二　黄水疮的治疗

1. 辨证论治

（1）内治

①暑湿热蕴证

皮疹多而脓疱密集，色黄，四周有红晕，破后糜烂面鲜红，伴附近臖核肿大；或有发热，多有口干、便干、小便黄等。舌红，苔黄腻，脉濡数或滑数。

治宜清暑利湿解毒。

方用清暑汤加减。若壮热者，加黄连、黄芩、山栀子、马齿苋；面目浮肿者，加桑白皮、猪苓、藿香。

②脾虚湿滞证

皮疹少而脓疱稀疏，色淡黄或淡白，四周红晕不显，破后糜烂面淡红；多有食少、面白无华、大便溏薄。舌淡，苔薄微腻，脉濡细。

治宜健脾渗湿。

方用参苓白术散加减。食欲差者加砂仁、鸡内金；大便溏薄者加葛根、冬瓜仁、广藿香。

（2）外治

以解毒、收敛、燥湿为原则。

①脓液多者选用马齿苋、蒲公英、野菊花、千里光等适量煎水湿敷或外洗。

②脓液少者用三黄洗剂加入5%九一丹混合摇匀外搽，每天3～4次。或青黛散或煅蚕豆荚灰外扑，或用麻油调搽，每天2～3次；或用颠倒散洗剂外搽，每天4～5次。

③局部糜烂者用青黛散油外涂。

④痂皮多者选用5%硫黄软膏或红油膏掺九一丹外敷。

2. 其他疗法

一般选用敏感的耐青霉素酶的半合成新型青霉素或广谱半合成青霉素，对青霉素过敏者可选用大环内酯类抗生素。

细目四　蛇串疮

要点一　蛇串疮的诊断与鉴别诊断

1. 诊断

（1）临床表现

本病多发于春秋季节，以成年患者居多。皮损初起为带状的红色斑丘疹，继而出现簇集成群的水疱，累累如串珠，排列成带状，疱群之间间隔皮肤正常，疱液透明，数日疱液混浊化脓，重者有出血点、血疱或坏死；轻者无皮损，仅有刺痛感，或稍潮红，没有典型的水疱。

本病好发于腰胁部、胸部或头面部，多发于身体一侧，常单侧沿皮神经分布，不超过正中线。

发病前患部皮肤常有感觉过敏，皮肤灼热刺痛，或伴轻度发热、全身不适等前驱症状。病程2周左右，老年人约3～4周。

（2）实验室及其他辅助检查

疱疹基底部刮取物、活检组织标本固定后染色镜检，见到多核巨细胞和核内嗜酸性包涵体，但与单纯疱疹病毒感染所见难以鉴别，须以荧光标记抗体特异染色检测病变细胞内VZV抗原。早期疱疹液和某些带状疱疹患者的脑脊液标本可分离到VZV。

2. 鉴别诊断

（1）热疮：多发生于皮肤黏膜交界处，皮疹为针头大小到绿豆大小的水疱，常为一群。1周左右痊愈，但易复发。

（2）接触性皮炎：有明显的接触过敏物质史。皮疹潮红、肿胀，有水疱，边界清楚，局限于接触部位。

要点二　蛇串疮的治疗

1. 辨证论治

（1）内治

①肝经郁热证

皮损鲜红，疱壁紧张，灼热刺痛，口苦咽干，烦躁易怒，大便干或小便黄。舌红，苔薄黄或黄厚，脉弦滑数。

治宜清泄肝火，解毒止痛。

方用龙胆泻肝汤加减。

②脾虚湿蕴证

皮损较淡，疼痛不显，疱壁松弛，口不渴，食少腹胀，大便时溏。舌淡，苔白或白腻，脉沉缓或滑。

治宜健脾利湿，解毒止痛。

方用除湿胃苓汤加减。

③气滞血瘀证

皮疹减轻或消退后局部疼痛不止，重者可持续数月或更长时间。舌黯，苔白，脉弦细。

治宜理气活血，通络止痛。

方用柴胡疏肝散合桃红四物汤加减。

（2）外治

初起用玉露膏外敷；或外搽双柏散、三黄洗剂、清凉乳剂（麻油加饱和石灰水上清液充分搅拌成乳状）外涂，每天3次；或鲜马齿苋、玉簪叶捣烂外敷。

水疱破后用黄连膏、青黛膏外涂；有坏死者用九一丹换药。

若水疱不破或水疱较大者，可用三棱针或消毒针头挑破，使疱液流出，可减轻胀痛。

2. 其他疗法

（1）西医治疗

①抗病毒药物：可用阿昔洛韦、阿糖腺苷或泛昔洛韦，或万乃洛韦等。疗程均为7~10日。

②糖皮质激素：早期使用可减轻疼痛，最好是起病5~7日内应用。一般应用泼尼松20~30mg/d，分2~3次口服，连用3~7日。

③止痛药物：可选去痛片、颅痛定、布洛芬、吲哚美辛、扶他林、戴芬等。也可选择阿司匹林。

（2）针刺

取穴内关、阳陵泉、足三里。局部周围卧针平刺，留针30分钟，每日1次。疼痛日久者加支沟，或加耳针刺肝区，埋针3天。或阿是穴强刺激。

细目五　疣

要点一　疣的诊断与鉴别诊断

1. 诊断

（1）临床表现

①疣目：相当于西医学的寻常疣。多发于儿童及青年人。

好发于手背、手指，也可见于头面部。最初为一个针头大至绿豆大的疣状赘生物，呈半球形或多角形，突出表面，色灰白或污黄，表面蓬松枯槁，状如花蕊，粗糙而坚硬。以后体积渐次增大，发展成乳头状赘生物，此为原发性损害，称母疣。此后由于自身接种，数目增多，一般为两三个，多则十余个至数十个不等，有时可呈群集状。病程慢性，有自然消退者。一般无自觉症状，常因搔抓、碰撞、摩擦破伤而易出血。

②扁瘊：相当于西医学的扁平疣。多发于青年男女，故又称青年扁平疣。

好发于颜面部和手背。皮损为表面光滑的扁平丘疹，针头、米粒到黄豆大小，呈淡红色、褐色或正常皮肤颜色。数目很多，散在分布，或簇集成群，有的互相融合，常因搔抓沿表皮剥蚀处发生而形成一串新的损害。一般无自觉症状，偶有瘙痒感，有时可自行消退，但也可复发。

③鼠乳：相当于西医学的传染性软疣。多见于儿童。

好发于躯干和面部。皮损为半球形丘疹，米粒到黄豆、豌豆大小；中央有脐凹，表面有蜡样光泽，挑破顶端可挤压出白色乳酪样物质；数目不定，数个到数十个不等，呈散在性或簇集性分布，但不相互融合。有轻度传染性，愈后不留疤痕，可自行消失。

④跖疣：相当于西医学的掌跖疣。发生在手掌、足底或指（趾）间。

常在外伤部位发生，足部多汗者易生本病。皮损为角化性丘疹，中央稍凹，外周有稍带黄色高起的角质环，除去表面角质后或见疏松的白色乳头状角质物，掐或挑破后易出血，数目多时可融合成片。有明显的压痛，用手挤压则疼痛加剧。

⑤丝状疣：中年妇女较多见。

多生于颈项或眼睑部位。皮损为单个细软的丝状突起，呈褐色或淡红色，可自行脱落，不久又可长出新的皮损。一般无自觉症状。

（2）实验室及其他辅助检查

皮损活检或脱落细胞标本中有人乳头瘤病毒感染的组织病理学特点，或检测到病毒。

2. 鉴别诊断

（1）扁平苔藓：须与扁瘊相鉴别。本病多发于四肢伸侧、背部、臀部；皮疹为多角形扁平丘疹，表面有蜡样光泽，多数丘疹可融合成斑片，呈暗红色；一般瘙痒较重。

（2）鸡眼：须与跖疣相鉴别。鸡眼多生于足底和趾间；损害为圆锥形的角质增生，表面为褐黄色鸡眼样的硬结嵌入皮肉；压痛明显，步履疼痛。

（3）胼胝：须与跖疣相鉴别。胼胝也发于跖部受压迫处；为不整形角化斑片，中厚边薄，范围较大，表面光滑，皮纹清晰；疼痛不甚。

要点二　疣的治疗

1. 辨证论治

（1）内治

疣目

①风热血燥证

疣目结节如豆，坚硬粗糙，大小不一，高出皮肤，色黄或红。舌红，苔薄，脉弦数。

治宜养血活血，清热解毒。

方用治瘊方加板蓝根、夏枯草。

②湿热血瘀证

疣目结节疏松，色灰或褐，大小不一，高出皮肤。舌暗红，苔薄，脉细。

治宜清化湿热，活血化瘀。

方用马齿苋合剂加薏苡仁、冬瓜仁。

扁瘊

①风热蕴结证

皮疹淡红，数目较多，或微痒，或不痒，病程短；伴口干不欲饮。舌红，苔薄白或薄黄，脉浮数或弦。

治宜疏风清热，解毒散结。

方用马齿苋合剂去桃仁、红花，加木贼草、郁金、浙贝母、板蓝根。

②热瘀互结证

病程较长，皮疹较硬，大小不一，其色黄褐或暗红，不痒不痛。舌红或暗红，苔薄白，脉沉弦。

治宜活血化瘀，清热散结。

方用桃红四物汤加生黄芪、板蓝根、紫草、马齿苋、浙贝母、薏苡仁。

（2）外治

各种疣均可选用木贼草、板蓝根、马齿苋、香附、苦参、白鲜皮、薏苡仁等中药，煎汤趁热洗涤患处，每天2～3次，可使部分皮疹脱落。

①疣目

推疣法：用于治疗头大蒂小、明显高出皮面的疣。在疣的根部用棉花棒与皮肤平行或呈30°角向前推进，用力不宜猛。有的疣体仅用此法即可推除，推除后创面压迫止血；或掺上桃花散少许，并用纱布盖贴，胶布固定。

鸦胆子散敷贴法：先用热水浸洗患部，用刀刮去表面的角质层，然后将鸦胆子仁5粒捣烂敷贴，用保鲜膜及胶布固定，3天换药1次。

荸荠或菱蒂摩擦法：荸荠削去皮，用白色果肉摩擦疣体，每天3～4次，每次摩擦至疣体角质层软化脱掉、有微痛感及点状出血为止，一般数天可愈。或取菱蒂长约3cm，洗去污垢，在患部不断涂擦，每次2～3分钟，每天6～8次。

②扁瘊

洗涤法：用内服方的第二煎汁外洗，以海螵蛸蘸药汁轻轻擦洗疣体，使之微红为度。每天2～3次。

涂法：用鸦胆子仁油外涂患处，每天1次。用于治疗散在扁瘊，防止正常皮肤受损。

③鼠乳

用消毒针头挑破患处，挤尽白色乳酪样物，再用碘酒或浓石炭酸溶液点患处。若损害较多，应分批治疗，注意保护周围皮肤。

④跖疣

外敷法：用千金散局部外敷；亦可用乌梅肉（将乌梅用盐水浸泡1天，混为泥状），每次少许敷贴患处。

电灼法：在局部消毒麻醉下进行电灼，但不宜过深，以免影响愈合，或形成过大的瘢痕。

手术：常规消毒，局麻下先以刀尖在疣与正常组织交界处修割，然后用止血钳钳住疣体中央向外拉出，可以见到一个疏松的软蕊，但软蕊周围不易挖净并容易复发，故术后可敷腐蚀药，如千金散或鸡眼膏。敷药时间不宜过长，一般5～7天即可，否则腐蚀过深会影响愈合。

⑤丝状疣

除采用推疣法外，亦可用细丝线或头发结扎疣的根底部，数日后即可自行脱落。数目少者可用激光烧灼。

2. 其他疗法

可采用针灸疗法，适用于疣目、跖疣。

①艾灸法：疣目少者可用艾炷着疣上灸之，每日1次，每次3壮，至脱落为止。

②针刺：用针尖从疣顶部刺入达到基底部，四周再用针刺以加强刺激，针后挤出少许血液，有效者3~4天可萎缩，逐渐脱落。

细目六 癣

要点一 癣的诊断与鉴别诊断

1. 诊断

（1）临床表现

①白秃疮：相当于西医学的白癣，是头癣的一种。

多见于学龄儿童，男性多于女性。头皮有圆形或不规则的覆盖灰白色鳞屑的斑片。病损区毛发常在距头皮0.2~0.8cm处折断而呈参差不齐。病发根部包绕有白色鳞屑形成的菌鞘。自觉瘙痒。发病部位以头顶、枕部居多，但发缘处一般不被累及。青春期可自愈，秃发也能再生，不留瘢痕。

②肥疮：相当于西医学的黄癣，为头癣最常见的类型，俗称“黄癞痢”。

多见于农村儿童。病变多从头顶部开始，渐及四周，可累及全头部。有黄癣痂堆积，肥厚，富黏性，上有毛发贯穿，有特殊的鼠尿臭。除去黄癣痂，其下为糜烂面。病变痊愈后在头皮留下广泛、光滑的萎缩性瘢痕。自觉瘙痒。病程慢性，多由儿童期染病，延至成年始趋向愈，甚至终生不愈。

③鹅掌风：相当于西医学的手癣。

以成年人多见。多数为单侧发病，也可染及双手。初起为掌心或指缝水疱或掌部皮肤角化脱屑、水疱。水疱破后干涸，叠起白屑，中心向愈，四周继发疱疹，并可延及手背、腕部。若反复发作，可致手掌皮肤肥厚、枯槁干裂、疼痛，手指屈伸不利，宛如鹅掌。损害若侵及指甲，可使甲板被蛀蚀变形，甲板增厚或萎缩翘起，色灰白而成灰指甲。自觉瘙痒，反复发作。夏天起水疱病情加剧，冬天则枯裂疼痛加重。

④脚湿气：相当于西医学的足癣，以脚趾痒烂而得名。

多发于成年人，儿童少见。发病季节性明显，夏秋病重，冬春病减。临床分为水疱型、糜烂型、脱屑型，但常以一两种皮肤损害为主。

水疱型：多发生在足弓及趾的两侧，为成群或分散的深在性皮下水疱，瘙痒，疱壁厚，内容物清澈，不易破裂。数天后干燥脱屑或融合成多房性水疱，撕去疱壁可显示蜂窝状基底及鲜红色糜烂面。

糜烂型：发生于趾缝间，尤以3、4趾间多见。表现为趾间潮湿，皮肤浸渍发白。如将白皮除去后基底呈鲜红色。剧烈瘙痒，往往搓至皮烂疼痛、渗流血水方止。此型易并发感染。

脱屑型：多发生于趾间、足跟两侧及足底。表现为角化过度、干燥、粗糙、脱屑、皲裂。常由水疱型发展而来，且老年患者居多。

⑤圆癣：相当于西医学的体癣。

因皮损多呈钱币状、圆形，故名圆癣，亦称钱癣。发于股胯、外阴等处者，称阴癣（股癣）。以青壮年及男性多见。多发生于夏季，入冬痊愈或减轻。好发于面部、躯干及四肢近端。皮损为钱币大或更大的斑块，环形或多环形，边界清楚，中心消退，四周有红色丘疹，并可有水疱、鳞屑、结痂等。自觉瘙痒，搔抓日久皮肤可呈苔藓样变，病情多在夏季发作或扩大，入冬痊愈或减轻。

（6）紫白癜风：相当于西医学的花斑癣，俗称汗斑。

皮损好发于颈项、躯干，尤其是多汗部位以及四肢近心端，为大小不一、边界清楚的圆形或不规则的无炎症性斑块，色淡褐、灰褐至深褐色，或轻度色素减退，或附少许糠秕状细鳞屑，常融合成片。有轻微痒感，常夏发冬愈，复发率高。

（2）实验室及其他辅助检查

可将取得的病变部鳞屑或分泌物作鉴定菌种的培养。深部真菌病需作病变组织的病理学检查。

2. 鉴别诊断

（1）白屑风：须与白秃疮相鉴别。白屑风多见于青年人，症见病变部位白色鳞屑堆叠，梳抓时纷纷脱落，脱发而不断发，无传染性。

（2）白疕：须与白秃疮相鉴别。白疕皮损为较厚的银白色鳞屑性斑片，头发呈束状，刮去鳞屑可见渗血点，无断发现象。

（3）头部湿疮：须与肥疮相鉴别。头部湿疮有丘疱疹、糜烂、流滋、结痂等多形性损害，瘙痒，一般不脱发。

（4）手部湿疮：须与鹅掌风相鉴别。手部湿疮常对称发生，皮损多形性，边界不明显，痒剧，可反复发作。

（5）掌跖角化病：须与鹅掌风、脚湿气脱屑型相鉴别。本病多自幼年即发病，手掌、足底有对称性的角化和皲裂，无水疱等炎症反应。

（6）白癜风：须与紫白癜风相鉴别。白癜风皮损为纯白的色素脱失斑，白斑中毛发也白，边界明显，无痛痒，也不传染。

（7）风热疮：须与紫白癜风相鉴别。风热疮有母斑存在，然后继发子斑，皮疹淡红色，皮损长轴沿肋骨方向排列，瘙痒剧烈，有自限性。

要点二　癣的治疗

1. 辨证论治

（1）内治

①风湿毒聚证

多见于白秃疮、肥癣、鹅掌风、脚湿气，症见皮损泛发，蔓延浸淫，或大部分头皮毛发受累，断发参差，白屑斑驳；或黄痂堆积，毛发秃落，或手如鹅掌，皮粗剥裂，或皮下水疱，或趾间糜烂，瘙痒难忍等；苔薄腻，脉濡。

治宜祛风除湿，杀虫止痒。

方用消风散加地肤子、白鲜皮、威灵仙；或苦参汤加白鲜皮、威灵仙。

②湿热下注证

脚湿气伴发感染，症见足丫糜烂，渗流臭水或化脓，肿连足背，或见红丝上窜，胯下臖核肿痛，甚或形寒高热；舌红，苔黄腻，脉滑数。

治宜清热化湿，解毒消肿。

湿重于热者，方用萆薢渗湿汤；湿热兼瘀者，方用五神汤；湿热并重者，方用龙胆泻肝汤。

（2）外治

①白秃疮、肥疮小片病灶者：可采取拔发疗法，剪发后每天以 0.5% 明矾水或热肥皂水洗头，然后在病灶敷药（敷药宜厚）后用薄膜盖上，包扎或戴帽固定。每天如上法换药 1 次。敷药 1 周头发比较松动时，即用镊子将病发连根拔除（争取在 3 天内拔完）。拔发后继续薄涂原用药膏，每天 1 次，连续 2～3 周。

②鹅掌风、湿脚气：分不同类型治疗。

水疱型：可选用 1 号癣药水、2 号癣药水、复方土槿皮酊外搽；二矾汤熏洗；鹅掌风浸泡方或藿黄浸剂（藿香 30g，黄精、大黄、皂矾各 12g，醋 1kg）浸泡。

糜烂型：可选 1∶5000 高锰酸钾溶液、3% 硼酸溶液、二矾汤，或半边莲 60g 煎汤浸泡 15 分钟，次以皮脂膏或雄黄膏外搽。

脱屑型：可选用以上软膏外搽，浸泡剂浸泡。

③灰指甲：用棉花蘸 2 号癣药水或 3% 冰醋酸浸涂，或鹅掌风浸泡方浸泡，白凤仙花捣烂敷病甲上，或采用拔甲方法。

④圆癣：可选 1 号癣药水、2 号癣药水、复方土槿皮酊等外搽。阴癣由于患部皮肤薄嫩，不宜选用刺激性过强的外用药。若皮损有糜烂疼痛者，宜用青黛膏。

⑤紫白癜风：用密陀僧散外用干扑，或用 2 号癣药水，或 10% 土槿皮酊外搽，每天 2～3 次。治愈后要继续用药 1～2 周，以防复发。

2. 其他疗法

内服药可选伊曲康唑、特比萘芬或氟康唑等。

外用药物可选水杨酸苯甲酸酊、复发间苯二酚搽剂、10% 冰醋酸溶液、1% ～2% 咪唑类霜剂或溶液、1% 特比茶芬软膏等。每日 1～2 次，疗程 2 周以上。

皮肤干燥甚至皲裂者，用软膏剂局部封包疗效更好。

花斑癣皮损面积广泛者，内服伊曲康唑至真菌培养阴性为止，后改为每月服 1 次伊曲康唑，每次 0.2g，防止复发；外用可选 5% ～10% 硫黄软膏、50% 丙二醇、咪唑类及丙烯胺类霜剂或溶液。

细目七　虫咬皮炎

要点一　虫咬皮炎的诊断与鉴别诊断

1. 诊断

本病多见于昆虫孳生的夏秋季节，好发于暴露部位。尤以小儿及青少年多见。

皮损以丘疹、风团或瘀点为多见，亦可出现红斑、丘疱疹或水疱，皮损中央常可见有刺吮点，散在分布或数个成群。由于搔抓而水疱破裂，引起糜烂，有的可继发感染，或局部臖核肿大。

自觉奇痒，灼热红肿或疼痛，一般无全身不适，严重者有畏寒发热，头痛，恶心，胸闷，呼吸困难等全身中毒症状。

因虫类不同，其皮损表现也有差异。

蠓虫皮炎：叮咬后局部出现瘀点和黄豆大小的风团，奇痒，个别发生水疱，甚至引起丘疹性荨麻疹。

螨虫皮炎：粟米到黄豆大小的红色丘疱疹，或为紫红色的肿块或风团，有时可见到虫咬的痕迹，或因搔抓而有抓痕和血痂。

隐翅虫线状皮炎：皮损多呈线状或条索状红肿，上有密集的丘疹、水疱或脓疱。自觉灼热、疼痛。

桑毛虫皮炎：皮损为绿豆到黄豆大小的红色斑丘疹、丘疱疹或风团，剧痒。

松毛虫皮炎：皮损为斑疹、风团，间有丘疹、水疱、脓疱、皮下结节等。不少患者伴有关节红肿疼痛，甚至化脓，但脓液培养无细菌生长。

蜂螫皮炎：伤处有烧灼感，或显著的痛痒感。如被群蜂同时螫伤，可产生大面积的肿胀。可伴有头晕、恶心、呕吐等症状，严重者可晕厥。

2. 鉴别诊断

一般根据明确虫类叮咬史，叮咬局部出现痒痛性皮损，可作出初步诊断。可结合具体皮损及虫类形态分析进行相互鉴别。

要点二　虫咬皮炎的治疗

1. 辨证论治

（1）内治

热毒蕴结证：皮疹较多，成片红肿，水疱较大，瘀斑明显，皮疹附近臖核肿大；伴畏寒，发热，头痛，恶心，胸闷；舌红，苔黄，脉数。

治宜清热解毒，消肿止痒。

方用五味消毒饮合黄连解毒汤加地肤子、白鲜皮、紫荆皮。

（2）外治

①初起红斑、丘疹、风团等皮损，用1%薄荷三黄洗剂（即三黄洗剂加薄荷脑1g）外搽。

②生于毛发处者，剃毛后外搽50%百部酊杀虫止痒。

③感染邪毒，水疱破后糜烂红肿者，可用马齿苋煎汤湿敷，再用青黛散油剂涂搽；或外用颠倒散洗剂外搽。

④松毛虫、桑毛虫皮炎可用橡皮膏粘去毛刺，外涂5%碘酒。

⑤蜂螫皮炎应先拔去毒刺，火罐吸出毒汁，用紫金锭磨水外涂。

2. 其他疗法

（1）外涂1%～2%薄荷或炉甘石洗剂，或5%樟脑乙醇外涂止痒。隐翅虫皮炎外用肥皂水或1∶5000～1∶8000高锰酸钾溶液湿敷，再涂1∶10聚维酮碘溶液。虱病可用1%γ-666霜。

（2）可选抗组胺类药物止痒。

细目八　疥疮

要点一　疥疮的诊断与鉴别诊断

1. 诊断

（1）临床表现

本病传染性极强，冬春季多见。易在集体生活的人群中和家庭内流行。

皮损好发于皮肤薄嫩和皱褶处，如手指侧、指缝、腕肘关节屈侧、腋窝前缘、女性乳房下、少腹、外阴、腹股沟、大腿内侧等处。头面部和头皮、掌跖一般不易累及，但婴幼儿例外。

皮疹主要为红色小丘疹、丘疱疹、小水疱、隧道、结节和结痂。水疱常见于指缝。结节常见于阴囊、少腹等处。隧道为疥疮的特异性皮疹，长约0.5mm，弯曲，微隆起，呈淡灰色或皮色，在隧道末端有1个针头大的灰白色或微红的小点，为疥虫隐藏的地方。如不及时治疗，迁延日久则全身遍布抓痕、结痂、黑色斑点，甚至脓疱。病久者男性皮损主要在阴茎、阴囊有结节；女性皮损主要在小腹、会阴部。

患者常有奇痒，遇热或夜间尤甚，常影响睡眠。

（2）实验室及其他辅助检查

刮取皮损部位，阳性标本可找到疥螨或椭圆形、淡黄色的薄壳虫卵。

2. 鉴别诊断

（1）寻常痒疹：好发于四肢伸侧，丘疹较大，多数自幼童开始发病，常并发腹股沟淋巴结肿大。

（2）皮肤瘙痒症：好发于四肢，重者可延及全身；皮损主要为抓痕、血痂和脱屑，无疥疮特有的丘疹、水疱和隧道。

（3）丘疹性荨麻疹：多见于儿童，好发于躯干与四肢，皮疹主要表现为红斑与风团，皮疹似梭形，顶部有小丘疹或小水疱。

（4）虱病：主要表现为躯干或会阴部位皮肤瘙痒及血痂，指缝无皮疹；在衣缝处或毛发部位常可找到虱子或虫卵。

要点二　疥疮的治疗

1. 辨证论治

（1）内治

湿热蕴结证：皮损以水疱为多，丘疱疹泛发，壁薄液多，破流脂水，浸淫糜烂，或脓疱多，或起红丝走窜，臖核肿痛；舌红，苔黄腻，脉滑数。

治宜清热化湿，解毒杀虫。

方用黄连解毒汤合三妙丸加地肤子、白鲜皮、百部、苦参。

（2）外治

硫黄古今皆为治疗疥疮的常用特效药物。临床多与水银、雄黄等杀虫药配用，以油调敷，或与大枫子、蓖麻仁等有油脂之果仁捣膏用之。目前临床常用浓度5%～20%的硫黄软膏，小儿用5%～10%的浓度，成人用10%～15%的浓度，若患病时间长，可用20%的浓度，但浓度不宜过高，否则易产生皮炎；亦可用含水银的制剂一扫光或雄黄膏等外搽。

涂药方法：先以花椒9g、地肤子30g煎汤外洗，或用温水、肥皂洗涤全身后再擦药。一般先擦好发部位，再涂全身。每天早、晚各涂1次，连续3天，第4天洗澡，换洗衣被，此为1个疗程。一般治1～2个疗程。因为疥虫卵在产生后1周左右才能发育为成虫，停药后观察1周左右，如无新皮损出现，即为痊愈。

2. 其他疗法

优力肤、疥灵霜等外搽，每日1次。

细目九　日晒疮

要点一　日晒疮的诊断与鉴别诊断

1. 诊断

（1）临床表现

曝晒后几小时至十几小时，在暴露部位出现鲜红色斑，境界非常明显，与遮盖部位反差很大，轻度水肿或不肿，有烧灼刺痛感，2～3日内自然消退，留有少许脱屑和褐色色素沉着。重者红斑颜色更深，伴有水肿，继而出现水疱或大疱，疱壁紧张或较松，疱液澄清、淡黄色。自觉烧灼刺痛，触之痛甚。几天后水疱吸收或破裂，露出糜烂面，不久干燥结痂脱屑，可遗留色素沉着或减退。各种症状在照射后第二天反应最强，数周后恢复。若皮损面积广泛，可引起发热、寒战、头痛、恶心，甚至谵妄或休克。

（2）实验室及其他辅助检查

可作光生物学试验，以明确诊断。常用的有最小红斑量（MED）测定、光激发试验和光斑贴试验，以明确光敏性存在和光敏强度以及接触敏感是否存在。

2. 鉴别诊断

（1）植物性日光皮炎：有进食灰菜等光敏植物史，曝光处弥漫性肿胀，以眼睑、口唇肿胀最重；而本病境界清楚，肿胀轻或不肿胀。

（2）多形性日光疹：起病较缓，病程较长，常春夏发病，秋冬自愈或减轻，次年复发，皮疹呈多形性。

（3）接触性皮炎：有过敏物质接触史，皮损限于接触部位，与日光照射无关。

要点二　日晒疮的治疗

1. 辨证论治

（1）内治

①阳毒袭表证

曝晒后皮肤出现鲜红色斑，境界鲜明，灼热疼痛，触之痛甚，伴口渴喜冷、低热乏力；舌质红，苔薄黄，脉浮数。

治宜清热消暑，解毒止痛。

方用新加香薷饮加减。

②热毒炽盛证

红斑水肿色深，继而出现水疱、大疱、糜烂、渗液，烧灼样疼痛或刺痛难忍，伴发热口渴、头痛、头昏、呕恶不适，甚或神昏谵妄；舌红苔黄，脉数。

治宜清热解毒，凉血燥湿。

方用清瘟败毒饮加减。

（2）外治

①未溃者用三黄洗剂或黄连膏外涂，每日1~2次。

②疱破流滋及糜烂者，用马齿苋60g或甘草60g、枯矾10g，浓煎取汁，冷湿敷后外扑清凉粉。干燥结痂者可薄涂玉露膏或青黛膏、地榆油，每日1~2次。

2. 其他疗法

（1）西医治疗：轻者用炉甘石洗剂或皮质类固醇激素霜外搽，口服抗组胺药；伴感染者可应用抗生素；伴高热等全身症状或中暑者给予补充水、电解质及大量维生素。

（2）针灸：取下关、颊车、承浆、太阳、四白、外关、劳宫、合谷、太溪、昆仑等穴位，用泻法，留针10~15分钟。

细目十　湿疮

要点一　湿疮的诊断与鉴别诊断

1. 诊断

（1）临床表现

1）急性湿疮：新起皮损呈多形性，有红斑、丘疹、水疱、糜烂、渗出、结痂等。病变处轻度肿胀，渗出、潮红明显，边界不清，剧痒。

2）亚急性湿疮：多从急性湿疮迁延而致。皮损以小丘疹、鳞屑、结痂为主，亦可有少许丘疱疹或小水疱，轻度浸润、渗出，剧痒。

3）慢性湿疮：多从急性、亚急性湿疮反复发作而致。皮损为局限性，肥厚浸润较明显，伴有色素沉着，界限清楚。慢性过程，亦可有急性发作，剧痒。

4）特殊部位的湿疮

①耳部湿疮：又称旋耳疮，多发生在耳后皱襞处，也可见耳廓上部及外耳道，皮损表现为红斑、流滋、结痂及皲裂，有时带脂溢性，常两侧对称。

②头部湿疮：多由染发、生发、洗发剂等刺激所引起。呈弥漫性，甚至累及整个头皮，可有脓性流滋，覆以或多或少的黄痂，痂多时可将头发黏结成团，或化脓染毒而产生臭味，甚至可使头发脱落。

③面部湿疮：常见于额部、眉部、耳前等处。皮损为淡色或微红的斑，其上有或多或少的鳞屑，常对称分布，自觉瘙痒。由于面部要经常洗擦，或应用化妆品刺激，病情易反复发作。

④乳房湿疮：主要见于女性。损害局限于乳头，表现为潮湿、糜烂、流滋，上覆以鳞屑，或结黄色痂皮，反复发作，可出现皲裂，疼痛，自觉瘙痒，一般不化脓。

⑤脐部湿疮：皮损为位于脐窝的鲜红或暗红色斑片，或有糜烂、流滋、结痂，皮损边界清楚，不累及外周正常皮肤，常有臭味，自觉瘙痒，病程较长。

⑥手部湿疮：好发于手背及指端掌面，可蔓延至手背和手腕部，皮损形态多样，边界不清，表现为潮红、糜烂、流滋、结痂。至慢性时，皮肤肥厚粗糙，因手指经常活动而皲裂，病程较长，顽固难愈。

⑦阴囊湿疮：局限于阴囊皮肤，有时可延至肛周，甚至阴茎部。有潮湿型和干燥型两种，前者表现为整个阴囊肿胀、潮红、轻度糜烂、流滋、结痂，日久皮肤肥厚，皮色发亮，色素加深；后者潮红，肿胀不如前者，皮肤浸润变厚，呈灰色，上覆鳞屑，且有裂隙，因经常搔抓而有不规则色素消失小片，瘙痒剧烈，夜间更甚，常影响睡眠和工作。

⑧小腿湿疮：好发于小腿下 1/3 内侧，常伴有青筋暴露，皮损呈局限性暗红色弥漫密集丘疹、丘疱疹、糜烂、流滋，日久皮肤变厚，色素沉着。常伴发小腿溃疡。部分患者皮损中心色素减退可形成继发性白癜风。

⑨钱币状湿疮：好发于手足背、四肢伸侧、肩、臀、乳房等处。皮损为红色小丘疹或丘疱疹，密集而成钱币状，滋水较多。慢性者皮肤肥厚，表面有结痂及鳞屑，皮损的周围散发丘疹、水疱，常呈“卫星状”。自觉瘙痒剧烈。

（2）实验室及其他辅助检查

可通过皮肤斑贴试验或接触过敏源检查，以寻找致敏源。

2. 鉴别诊断

（1）接触性皮炎：与急性湿疮相鉴别。本病有接触过敏物病史，常见于暴露部位或接触部位，皮损以红斑、水疱或大疱为主，边界清楚，去除病因后很易痊愈，不复发。

（2）牛皮癣（神经性皮炎）：与慢性湿疮相鉴别。本病多发于颈、肘、尾骶部，分布常不对称，有典型苔藓样变，无多形性皮损，无流滋。

要点二　湿疮的治疗

1. 辨证论治

（1）内治

①湿热蕴肤证

发病快，病程短，皮损潮红，有丘疱疹，灼热瘙痒无休，抓破渗液流滋水，伴心烦口渴，大便干，小便短赤。舌红，苔薄白或黄，脉滑或数。

治宜清热利湿止痒。

方用龙胆泻肝汤合萆薢渗湿汤加减。

②湿热浸淫证

发病时间短，皮损面积大，色红灼热，丘疱疹密集，瘙痒剧烈，抓破滋水淋漓，浸淫成片，伴胸闷纳呆，腹胀便溏，小便黄。舌红，苔黄腻，脉滑数。

治宜清热利湿，解毒止痒。

方用龙胆泻肝汤合五味消毒饮加减。

③脾虚湿蕴证

发病较缓，皮损潮红，瘙痒，抓后糜烂渗出，可见鳞屑，伴有纳少，神疲，腹胀便溏。舌淡胖，苔白或腻，脉弦缓。

治宜健脾利湿。

方用除湿胃苓汤或参苓白术散加减。

④血虚风燥证

病久，反复发作，皮损色暗或色素沉着，或浸润肥厚，或呈苔藓样变，剧痒难忍，伴有口干不欲饮，纳差，腹胀。舌淡，苔白，脉弦细。

治宜养血润肤，祛风止痒。

方用当归饮子或四物消风饮加减。

（2）外治

①急性湿疮：仅有潮红、丘疹或少数水疱而无渗液时，可选用炉甘石洗剂外搽；若水疱糜烂、渗出明显时可选用黄柏、生地榆、马齿苋、野菊花等煎汤，或10%黄柏溶液、三黄洗剂等外洗并湿敷，或2%～3%硼酸水、0.5%醋酸铅外洗。滋水减少时再用青黛散麻油调搽，或黄连软膏、青黛膏外搽。

②亚急性湿疮：选用三黄洗剂、氧化锌油剂、3%黑豆馏油、10%生地榆氧化锌油、2%冰片、5%黑豆馏油泥膏外搽。

③慢性湿疮：可选用各种软膏剂、乳剂。一般可外搽青黛膏、5%硫黄软膏、5%～10%复方松馏油软膏、2%冰片、10%～20%黑豆馏油软膏、皮质类固醇激素软膏。

2. 其他疗法

（1）内服西药：以抗炎、止痒为目的，选用抗组胺药、镇静剂。

（2）外用西药：急性期无渗液者用氧化锌油，渗出多者用3%硼酸溶液湿敷，当渗出减少时可用糖皮质激素霜剂，可与油剂交替使用。亚急性期用糖皮质激素乳剂、糊剂。慢性期选用软膏、硬膏、涂膜剂。对顽固局限肥厚性损害可用糖皮质激素作局部皮内注射，

1 次/周，4~6 次为 1 个疗程。

细目十一　接触性皮炎

要点一　接触性皮炎的诊断与鉴别诊断

1. 诊断

（1）临床表现

本病发生前有明显的接触史，好发于露出部位或与致敏物相接触的部位，如头面、手、足、前臂、小腿等处。皮损有红斑、丘疹、水疱、大疱、糜烂、渗出、脱屑，甚至坏死，边界清楚，多局限于接触部位，形态与接触物大抵一致。反复接触或处理不当可转变为亚急性或慢性，皮损表现为肥厚粗糙，呈苔藓样变。

自觉剧痒，常伴有烧灼感，重者有疼痛感。少数患者伴有怕冷、发热、头痛、恶心等全身症状。

（2）实验室及其他辅助检查

可作皮肤斑贴试验，或作血液过敏源检查，以寻找致敏源。

2. 鉴别诊断

（1）急性湿疮：具体见湿疮一节的内容。

（2）颜面丹毒：无异物接触史。全身症状严重，常有寒战、高热、头痛、恶心等症状。皮疹以水肿性红斑为主，形如云片，色若涂丹。自感灼热、疼痛而无瘙痒感。

要点二　接触性皮炎的治疗

1. 辨证论治

（1）内治

①风热蕴肤证

起病较急，好发于头面部，为红斑或丘疹，自觉瘙痒、灼热，心烦，口干，小便微黄。舌红，苔薄白或薄黄，脉浮数。

治宜疏风清热止痒。

方用消风散加紫荆皮（花）、僵蚕。

②湿热毒蕴证

发病急骤，皮损面积较广泛，其色鲜红，肿胀，上有水疱或大疱，水疱破后则糜烂渗液，自觉灼热瘙痒，伴发热、口渴、大便干、小便短黄。舌红，苔黄，脉弦滑数。

治宜清热祛湿，凉血解毒。

方用龙胆泻肝汤合化斑解毒汤加减。

③血虚风燥证

病程长，病情反复发作，皮损肥厚干燥有鳞屑，或呈苔藓样变，瘙痒剧烈，有抓痕及结痂。舌淡红，苔薄，脉弦细。

治宜养血润燥，祛风止痒。

方用当归饮子合消风散加减。瘙痒甚者加僵蚕、紫荆皮、徐长卿。

（2）外治

①以红斑、丘疹为主者，选用三黄洗剂或炉甘石洗剂外搽，或选用青黛散冷开水调涂，或1%～2%樟脑、5%薄荷脑粉剂外涂，每天5～6次。

②肿胀、糜烂、渗液较多者，选用绿茶、马齿苋、黄柏、羊蹄草、石韦、蒲公英、桑叶等组方煎水湿敷，或用3%硼酸溶液、10%黄柏溶液湿敷。

③糜烂、结痂者，选用青黛膏、清凉油乳剂等外搽。

④皮损肥厚粗糙，有鳞屑，或呈苔藓样变者，选用软膏或霜剂，如3%黑豆馏油、糠馏油或皮质类固醇激素类软膏外搽。

2. 其他疗法

可选用扑尔敏、赛庚定、非那更或氯雷他定、西替利嗪、咪唑斯汀等抗组胺药。

细目十二　药毒

要点一　药毒的诊断与鉴别诊断

1. 诊断

（1）临床表现

本病症状多样，表现复杂，但基本上都有以下特征：①发病前有用药史；②有一定的潜伏期，第1次发病多在用药后5～20天内，重复用药在24小时内发生，短者甚至在用药后瞬间或数分钟之内发生；③发病突然，自觉灼热瘙痒，重者伴有发热、倦怠、全身不适、纳差、大便干、小便黄赤等全身症状；④皮损分布为全身性、对称性，形态多样，可泛发或仅局限于局部。

本病常见以下类型：荨麻疹样型、麻疹样或猩红热样型、多形红斑样型、固定红斑型、湿疹皮炎样型、剥脱性皮炎型、大疱性表皮松解型等。

（2）实验室及其他辅助检查

①血常规检查见白细胞总数增多，常伴有嗜酸性粒细胞比例增高。但也有白细胞、红细胞、血小板减少者。

②若多脏器受累者可见肝功能异常，血清转氨酶增高；尿常规出现血尿、蛋白尿；肾功能异常者血尿素氮增高、肌酐增高；心脏受累可见心电图异常。

2. 鉴别诊断

（1）麻疹：多先有上呼吸道症状及怕冷、发热等，2～3天后颊黏膜上可见到科泼力克氏斑。

（2）猩红热：皮疹出现前全身症状明显，有怕冷、高热、头痛、咽干、喉痛等。典型者有杨梅舌、口周苍白圈等。

要点二　药毒的治疗

1. 辨证论治

（1）内治

①风热侵袭证

皮损为红斑、丘疹、风团，来势快，多在上半身，分布稀疏或密集；局部焮热剧痒，伴恶寒发热、头痛鼻塞等。舌红，苔薄白或黄，脉浮数。

治宜疏风清热解毒。

方用消风散加减。

②湿毒蕴肤证

皮疹为红斑、水疱，甚则糜烂、渗液、表皮剥脱；伴剧痒，烦躁，口干，大便燥结，小便黄赤，或有发热。舌红，苔薄白或黄，脉滑或数。

治宜清热利湿，解毒止痒。

方用萆薢渗湿汤加减。

③热毒入营证

皮疹鲜红或紫红，甚则为紫斑、血疱，灼热痒痛；伴高热，神志不清，口唇焦燥，口渴不欲饮，大便干结，小便短赤。舌红绛，苔少或镜面舌，脉洪数。

治宜清营解毒凉血。

方用清营汤加减。

④气阴两虚证

皮疹消退，伴低热，神疲乏力，气短，口干欲饮。舌红少苔，脉细数。

治宜益气养阴清热。

方用增液汤合益胃汤加减。

（2）外治

①皮损潮红无渗液者，用马齿苋或大青叶煎汤外洗，或炉甘石洗剂外涂。

②皮损潮红肿胀、糜烂渗出者，用马齿苋或黄柏煎汤冷湿敷，青黛散麻油调敷。

③皮损脱屑干燥者，用麻油或甘草油外擦；皮损结痂者，用棉签蘸麻油或甘草油揩痂皮。

2. 其他疗法

（1）轻型药疹：使用抗组织胺药物、维生素 C 和钙剂。

（2）重症药疹：宜采用中西医结合疗法，除上述内治、外治方法外，宜早期足量使用皮质类固醇激素，必要时配合使用抗生素，以防继发感染。

细目十三　瘾疹

要点一　瘾疹的诊断与鉴别诊断

1. 诊断

（1）临床表现

本病可发生于任何年龄和季节。发病突然，皮损可发生于任何部位，骤然起退，为形状各异、大小不等的红色或苍白色风团。一般迅速消退，不留任何痕迹。自觉灼热、剧烈瘙痒。部分患者可有怕冷、发热等症状；如侵犯消化道黏膜，可伴有恶心、呕吐、腹痛、腹泻等症状；发生于咽喉和支气管黏膜时可导致喉头水肿及呼吸困难，有明显气闷窒息感，甚至发生晕厥。

（2）实验室及其他辅助检查

血常规可有嗜酸性粒细胞比例升高。有急性细菌感染时，白细胞总数及中性粒细胞的百分比增高。

2. 鉴别诊断

与丘疹性荨麻疹鉴别，该病多见于小儿，皮疹为散在的丘疹性风团，或风团上有水疱，瘙痒剧烈，数日后才消退。

要点二　瘾疹的治疗

1. 辨证论治

（1）内治

①风寒束表证

风团色白，遇寒加重，得暖则缓；恶寒怕冷，口不渴。舌淡红，苔薄白，脉浮紧。

治宜疏风散寒止痒。

方用麻黄桂枝各半汤加减。

②风热犯表证

风团鲜红，灼热剧痒，遇热加重，得冷则缓；伴有发热，恶寒，咽喉肿痛。舌质红，苔薄白或薄黄，脉浮数。

治宜疏风清热止痒。

方用消风散加减。

③肠胃湿热证

风团片大，色红，瘙痒剧烈；伴有脘腹疼痛，恶心呕吐，神疲纳呆，大便秘结或泄泻。舌质红，苔黄腻，脉滑数。

治宜疏风解表，通腑泄热。

方用防风通圣散合茵陈蒿汤加减。

④气血两虚证

皮疹色淡红，反复发作，迁延日久，日轻夜重，或疲劳时加重；伴神疲乏力。舌质淡，苔薄，脉沉细。

治宜调补气血，息风潜阳。

方用八珍汤加减。

⑤冲任不调证

风团色淡红，常于经前2~3天出现，经净后渐轻或消失，以少腹、腰骶、大腿内侧为多见，下次月经来临前又发作，如此反复；常伴有月经不调或痛经。舌紫苔薄白，脉弦细。

治宜调摄冲任。

方用四物汤合二仙汤加减。

(2) 外治

①潮红无渗液者，用马齿苋或大青叶煎汤外洗，或炉甘石洗剂外涂。

②潮红肿胀、糜烂渗出者，用马齿苋或黄柏煎汤冷湿敷，或青黛散麻油调敷。

③脱屑干燥者，用麻油或甘草油外擦；皮损结痂者，用棉签蘸麻油或甘草油揩痂皮。

2. 其他疗法

(1) 西医治疗：急性者可选用抗组织胺制剂、钙剂、硫代硫酸钠等。严重者，尤其是并发喉头水肿或晕厥者，需在短期内应用皮质类固醇激素。窒息严重者必要时行气管切开术。

(2) 针刺：皮疹发于上半身者，取穴曲池、内关；发于下半身者，取穴血海、足三里、三阴交；发于全身者，配风市、风池、大椎、大肠俞等。耳针取穴肝区、脾区、肾上腺、皮质下、神门等。

(3) 神阙穴拔罐，每日 1 次，每次 10 ~ 15 分钟。

细目十四　风瘙痒

要点一　风瘙痒的诊断与鉴别诊断

1. 诊断

(1) 临床表现

本病好发于老年及青壮年人。多为阵发性瘙痒。瘙痒先由一处开始，迅速波及全身，夜间尤甚。每因饮酒、情绪变化、衣物被褥摩擦、冷热变化及搔抓后而发作或加重。无原发性皮肤损害，但由于搔抓剧烈，可致继发性皮肤损害，如抓痕和血痂，以及日久可出现的湿疹样变、苔藓样变、色素沉着等。

患者常因瘙痒剧烈而影响睡眠，伴有头晕、失眠、食欲不振等症状。

(2) 实验室及其他辅助检查

患有严重风瘙痒的病人应注意检查肝功能、肾功能、空腹血糖等，以排除系统性疾患。

2. 鉴别诊断

(1) 疥疮：有原发性皮肤损害，如红色小丘疹、丘疱疹、小水疱、结节等。好发于皮肤皱褶处，隧道一端可挑出疥螨。

(2) 虱病：虽有全身皮肤瘙痒，但主要发生在头部、阴部，并可找到成虫或虱卵，有传染性。

要点二　风瘙痒的治疗

积极寻找并去除病因，治疗以止痒为主，配合祛风、清热、利湿、润燥等。

辨证论治

1. 内治

(1) 风热血热证

病属新起，青年患者多见。症见皮肤瘙痒剧烈，遇热更甚，皮肤抓破有血痂；伴心烦，口干，口渴，便秘，溲赤；舌质红，苔薄黄，脉浮数。

治宜疏风清热，凉血止痒。

方用消风散合四物汤加减。血热盛，加牡丹皮、浮萍；风盛，加全蝎、防风；夜间痒甚者，加蝉蜕、生龙骨、生牡蛎、珍珠母。

（2）湿热内蕴证

瘙痒不止，抓破后滋水淋漓；伴口干口苦，胸胁胀满，纳谷不馨，便秘，溲赤；舌质红，苔黄腻，脉滑数或弦数。

治宜清热利湿止痒。

方用龙胆泻肝汤加减。瘙痒剧烈者，加白鲜皮、刺蒺藜；大便燥结者，加大黄。

（3）血虚肝旺证

病程日久，老年患者多见。症见皮肤干燥、脱屑，抓破后有血痕及血痂；伴头昏眼花、失眠多梦；舌质红，苔薄，脉细数或弦数。

治宜养血平肝，祛风止痒。

方用当归饮子加减。年老体弱者，重用黄芪、党参；瘙痒甚者，加全蝎、地骨皮；皮损肥厚者，加阿胶、丹参；夜寐不安者，加五味子。

2. 外治

（1）周身皮肤瘙痒者，可选百部酊外擦。

（2）皮损有滋水者，用三黄洗剂外擦。

（3）各型瘙痒症均可用药浴、熏洗或熏蒸疗法，药用苦参50g、黄柏50g、枯矾50g、川椒30g、百部30g、防风30g、当归30g，煎汤外洗患处。也可用矿泉浴。

（4）皮肤干燥发痒者，可用黄连膏等润肤膏外擦。

细目十五　牛皮癣

要点一　牛皮癣的诊断与鉴别诊断

1. 诊断

本病多见于青壮年人。多发于颈项部、额部，其次为尾骶、肘窝、腘窝，亦可见于腰背、两髋、外阴、肛周、腹股沟及四肢等处。常呈对称性分布，亦可沿皮肤皱褶或皮神经分布而呈线状排列。

皮损初起为有聚集倾向的干燥而坚实的扁平丘疹，皮色正常或淡褐色，表面光滑。久之融合成片，逐渐扩大，皮损增厚干燥成席纹状，稍有脱屑。日久搔抓可致皮肤浸润肥厚，嵴沟明显，呈苔藓化。局限型皮损仅见于颈项等局部，泛发型者分布较广泛，可泛发全身各处。自觉阵发性奇痒，入夜尤甚，搔之不知痛楚。每当情绪波动时瘙痒加重。病变呈慢性经过，易反复发生，时轻时重，夏季重，冬季缓解。

2. 鉴别诊断

（1）慢性湿疮：由急性或亚急性湿疮转变而来，皮损也可呈苔藓化，但仍有丘疹、小水疱、点状糜烂、流滋等，病变多在四肢，分布可呈对称性。

（2）原发性皮肤淀粉样变：多发生在背部和小腿的伸侧。皮损为高粱米大小的圆顶丘疹，色紫褐，质较硬，密集成群，角化粗糙。

（3）白疕：发于小腿伸侧的慢性局限性肥厚性白疕类似牛皮癣，但白疕皮损呈淡红色，上覆银白色鳞屑，剥去鳞屑有薄膜现象和点状出血。

要点二　牛皮癣的治疗

1. 辨证论治

（1）内治

①风湿热蕴证

皮损呈淡褐色片状，粗糙肥厚，剧痒时作，夜间尤甚；舌质淡红，苔薄白或白腻，脉濡缓。

治宜祛风利湿，清热止痒。

方用消风散加减。病久不愈者加丹参、三棱、莪术；剧痒难忍加全蝎、蜈蚣。

②肝郁化火

皮疹色红，伴心烦易怒，失眠多梦，眩晕，心悸，口苦咽干；舌边尖红，脉弦数。

治宜疏肝理气，清肝泻火。

方用龙胆泻肝汤加减。心烦失眠者加钩藤、珍珠母；瘙痒剧烈者加刺蒺藜、白鲜皮。

③血虚风燥证

皮损色淡或灰白，状如枯木，肥厚粗糙似牛皮；心悸怔忡，失眠健忘，女子月经不调；舌质淡，苔薄，脉沉细。

治宜养血润燥，息风止痒。

方用当归饮子加减。失眠健忘者加夜交藤、女贞子、石菖蒲；月经不调者加女贞子、旱莲草、泽兰；肥厚粗糙者加桃仁、红花、丹参。

（2）外治

①皮疹早期色红痒甚者用三黄洗剂外擦，每日3～4次。

②病程日久，皮损肥厚，迟迟不消者，用油膏外涂后加热烘疗法，如外涂疯油膏，热烘10～20分钟，烘后将药膏擦去。每日1次，4周为1个疗程。

③以醋泡过的鸡蛋的蛋黄与蛋白搅匀，用棉棒蘸其液外搽。

④可用5%～10%土槿皮酊、1%～2%斑蝥酊外搽。

2. 其他疗法

（1）西医治疗

①西药：有神经衰弱症状及瘙痒剧烈者，可应用镇静剂及抗组胺药。

②封闭疗法：局部用苯海拉明25mg，加0.5%普鲁卡因溶液至25ml，皮疹处皮下浸润注射，隔日1次。

（2）体针：泛发型者可选曲池、血海、大椎、足三里、合谷、三阴交等穴，隔日1次。

（3）梅花针：苔藓化明显者，可用梅花针在患处来回移动击刺，每日1次。

（4）穴位注射：用维生素 B_{12} 0.1mg、0.25%盐酸普鲁卡因2ml，取针刺穴位进行注

射，每周2次，10次为1个疗程

细目十六　白疕

要点一　白疕的诊断与鉴别诊断

1. 诊断

（1）临床表现

本病好发于青壮年人，大多冬季加重，夏季减轻，数年后与季节变化关系不明显。皮损以红斑、鳞屑、露滴样出血为特点。根据白疕的临床特征，可分为寻常型、特殊型（包括关节型、红皮病型、脓疱型三种）。

①寻常型

占本病的绝大多数。红斑上有多层银白色鳞屑，刮去鳞屑露出淡红色半透明的薄膜，刮去薄膜可见点点如露水样的筛状出血等。病变好发于头皮、四肢伸侧、肘膝关节或尾骶部。静止期病情稳定，皮损不变；消退期皮损缩小，逐渐消退，可遗留暂时性色素减退或色素沉着斑。

②特殊型

关节炎型：除具有典型的皮损外，可有关节酸痛、肿胀，活动受限；重者可导致骨质破坏。

红皮病型：表现为弥漫性皮肤潮红、紫红，甚至肿胀浸润，大量脱屑，仅有少数片状皮肤正常，犹如岛屿状。伴有掌跖角化。

脓疱型：皮损为红斑上有针头到粟粒大小的脓疱，2周左右消退，再发新脓疱，重者泛发全身，伴有发热，关节疼痛等。

（2）实验室及其他辅助检查

①血常规可见白细胞增高；血沉加快。

②脓疱型细菌培养阴性。

③组织病理：寻常型者可见表皮角化不全，静止期角化过度比角化不全显著。角质内可见孟罗（munro）小脓肿，少数有海绵状脓肿。棘层肥厚，粒层变薄或缺如，表皮嵴延长，真皮乳头延长呈现棒状，内有弯曲而扩张的毛细血管。真皮轻至中度淋巴细胞浸润。脓疱型表皮变化与寻常型相似，但海绵状脓疱较大，真皮炎症浸润较重。红皮病型除银屑病的病理特征外，其变化与湿疹相似。

2. 鉴别诊断

（1）慢性湿疮：好发于四肢屈侧，瘙痒剧烈，鳞屑少且不呈银白色，皮肤肥厚粗糙，有色素沉着。

（2）风热疮：好发于躯干、四肢近端；皮疹为椭圆形红斑，上覆较薄的细碎鳞屑，长轴与皮纹走向一致，无薄膜及筛状出血现象。

（3）面游风：多发于头面，红斑边界不清，鳞屑少而呈油腻性，无筛状出血；无束发状，病久有脱发现象。

（4）牛皮癣：皮损多是圆形或多角形的扁平丘疹融合成片，剧烈瘙痒，搔抓后皮损肥厚，皮沟加深，皮嵴隆起，极易形成苔藓样变。

要点二　白疕的治疗

1. 辨证论治

（1）内治

①血热内蕴证

皮疹多呈点滴状，发展迅速，颜色鲜红，鳞屑增多，瘙痒剧烈，抓之有筛状出血点；伴口干舌燥，咽喉疼痛，心烦易怒，大便干燥，小便黄赤；舌质红，苔薄黄，脉弦滑或数。

治宜凉血清热。

方用消风散合犀角地黄汤加减（犀角改服羚羊角粉）。

②血虚风燥证

病程较长，皮疹多呈斑片状，颜色淡红，鳞屑减少，干燥皲裂，自觉瘙痒；伴口咽干燥；舌质淡红，苔少，脉沉细。

治宜养血滋阴，润肤息风。

方用当归饮子加减。

③气血瘀滞证

皮损反复不愈，皮疹多呈斑块状，鳞屑较厚，颜色暗红；舌质紫暗有瘀点、瘀斑，脉涩或细缓。

治宜活血化瘀，解毒通络。

方用桃红四物汤加减。

④湿毒蕴积证

皮损多发生在腋窝、腹股沟等皱褶部位，红斑糜烂，痂屑黏厚，瘙痒剧烈；或掌跖出现红斑、脓疱、脱皮；或伴关节酸痛、肿胀、下肢沉重；舌质红，苔黄腻，脉滑。

治宜清利湿热，解毒通络。

方用萆薢渗湿汤加减。

⑤风寒湿痹证

皮疹红斑不鲜，鳞屑色白而厚，抓之易脱，关节肿痛，活动受限，甚至僵硬畸形；舌淡，苔白腻，脉濡滑。

治宜祛风除湿，散寒通络。

方用独活寄生汤加减。

⑥火毒炽盛证

全身皮肤潮红、肿胀、灼热痒痛，大量脱皮，或有密集小脓疱；伴壮热，口渴，头痛，畏寒，大便干燥，小便黄赤；舌红绛，苔黄腻，脉弦滑数。

治宜清热泻火，凉血解毒。

方用清瘟败毒饮加减。

（2）外治

①进行期皮损宜用温和之剂，可用黄连膏外涂，每日1次。

②静止期、退行期皮损可用药渣煎水，温洗浸泡患处，再外涂普连膏。

2. 其他疗法

（1）西医治疗：常选用抗生素、维生素类、免疫抑制剂、免疫调节剂、静脉封闭疗法及物理疗法。

（2）针刺：取穴大椎、肺俞、曲池、合谷、血海、三阴交。头面部加风池、迎香；在下肢加足三里、丰隆。中等强度刺激，留针半小时，每天1次，10次为1个疗程，症状好转后改为隔日1次。

（3）耳针：取穴肺、神门、内分泌、心、大肠穴等。耳穴埋针或压豆。

（4）刺络拔罐：取大椎、陶道、肝俞、脾俞，每日选1~2个穴，用三棱针点刺，然后在穴位上拔罐，留罐5~10分钟，隔日1次，10次为1个疗程。

细目十七　风热疮

要点一　风热疮的诊断与鉴别诊断

1. 诊断

本病好发于青年和中年人，多见于春秋季节。

皮损有母斑、子斑之分。最先在躯干或四肢近端某处出现，约指盖大小或稍大的圆形或椭圆形的淡红色或黄红色鳞屑斑，称为母斑或原发斑。母斑出现1~2周后即在躯干及四肢近端出现多数与母斑相似而形状较小的红斑，称子斑或继发斑。

皮损分布或横或斜，椭圆形，长轴与皮纹走行一致，中心略有皱纹，边界清楚，边缘不整，略呈锯齿状，表面附有糠秕状细小鳞屑，多数孤立不相融合。子斑出现后，母斑颜色转为暗淡。斑疹颜色不一，自鲜红至褐色、褐黄或灰褐色不等。

皮损好发于胸、腹、四肢近端、颈部，尤以胸部两侧为多见，少数也可见于股上部，但颜面及小腿一般不发生，黏膜偶有累及。

自觉不同程度的瘙痒，部分患者初起可伴有周身不适、头痛、咽痛、轻度发烧、颈或腋下淋巴结肿大等全身症状。

本病预后良好，一般约4~6周可自然消退，皮肤恢复正常，不遗留任何痕迹；部分患者病程可迁延2~3个月，甚至更长时间才痊愈，可遗留较轻的色素沉着。愈后一般不复发。

2. 鉴别诊断

（1）癣：一般皮疹数目不多，中心有自愈倾向，四周常有红晕、丘疹、小水疱等。

（2）紫白癜风：多发于胸背、颈侧、肩胛等处；皮损为黄豆到蚕豆大小的斑片，微微发亮，先淡红或赤紫，将愈时呈灰白色的斑片。

（3）白疕：皮损为大小不等的红色斑片，其上堆积较厚的银白色的鳞屑，搔抓后有露水珠样点状出血；病程长，反复发作。

要点二　风热疮的治疗

1. 辨证论治

(1) 内治

①风热蕴肤证

发病急，皮损呈圆形或椭圆形淡红色斑片，中心有细微的皱纹，表面有糠秕状的鳞屑；伴心烦口渴，便干溲赤；舌红，苔白或薄黄，脉浮数。

治宜疏风清热止痒。

方用消风散加减。瘙痒甚者加白鲜皮、地肤子。

②风热血燥证

皮疹为鲜红或紫红色斑片，鳞屑较多，皮损范围较大，瘙痒较剧，伴抓痕、血痂等；舌红，苔少，脉弦数。

治宜清热凉血，养血润燥。

方用凉血消风散加水牛角粉、牡丹皮。

(2) 外治

①用三黄散洗剂外搽，或5%～10%的硫黄软膏外涂。

②用苦参30g、蛇床子30g、川椒12g、明矾12g煎汤外洗。

2. 其他疗法

取穴合谷、曲池、大椎、肩髃、肩井、血海、足三里，针刺用泻法，留针10～15分钟，每日1次，10次为1个疗程。

细目十八　白驳风

要点一　白驳风的诊断与鉴别诊断

1. 诊断

(1) 临床表现

皮损呈白色或乳白色斑点或斑片，逐渐扩大，边境清楚，周边色素反见增加，患处毛发也可变白。皮损大小不等，形态各异，往往融合成片，可对称或单侧分布，甚至沿神经走行呈带状分布。泛发全身者仅存少许正常皮肤。患处皮肤光滑，无脱屑、萎缩等变化，有的皮损中心可出现色素岛状褐色斑点，称为“晕痣”。

本病呈慢性过程，治疗至少3个月后判断疗效。自觉症状不明显，也不会有其他变症。

(2) 实验室及其他辅助检查

皮肤病理检查显示表皮明显缺少黑素细胞及黑素颗粒。

2. 鉴别诊断

(1) 单纯糠疹：皮损淡白或灰白，上覆少量灰白色糠状鳞屑，边界不清；多发于面部，其他部位很少累及；儿童多见。

（2）花斑癣：皮损淡白或紫白色，呈边界清楚的圆形或卵圆形，上覆细碎鳞屑，病变处毛发不变白色；皮损处镜检可找到真菌；多发于颈、躯干、双上肢。

（3）贫血痣：皮损淡白，以手摩擦局部则周围皮肤发红而白斑不红，多发于躯干。

要点二　白驳风的治疗

1. 辨证论治

（1）内治

①肝郁气滞证

白斑散在，数目不定；伴心烦易怒，胸胁胀痛，夜寐不安，女子月经不调。舌质正常或淡红，苔薄，脉弦。

治宜疏肝理气，活血祛风。

方用逍遥散加减。泛发伴瘙痒者加蝉蜕；心烦易怒者加牡丹皮、栀子；月经不调者加益母草；发于头面者加蔓荆子、菊花；发于下肢者加木瓜、牛膝。

②肝肾不足证

多见于体虚或有家族史的患者，病史较长，白斑局限或泛发；伴头晕耳鸣，失眠健忘，腰膝酸软。舌质红，少苔，脉细弱。

治宜滋补肝肾，养血祛风。

方用六味地黄汤加减。神疲乏力者加党参、白术；真阴亏损者加阿胶。

③气血瘀滞证

多有外伤史，病程长，白斑局限或泛发，边界清楚，局部可有刺痛。舌质紫暗或有瘀斑、瘀点，苔薄白，脉涩。

治宜活血化瘀，通经活络。

方用通窍活血汤加减。跌打损伤后而发者加乳香、没药；局部有刺痛者加炙山甲、白芷；发于下肢者加木瓜、牛膝；病久者加苏木、刺蒺藜、补骨脂。

（2）外治

①30%补骨脂酊外用，同时配合日光照射5～10分钟，或紫外线照射2～3分钟，每日1次。

②密陀僧散干扑患处，或用醋调成糊状外擦。

③用铁锈水或白茄子蘸硫黄细末擦患处。

④远志肉12g，蜜糖30g。放瓷碗内，并用皮纸密封，放在蒸锅内蒸后取用，日搽2～3次。

2. 其他疗法

（1）针刺

①梅花针：局部弹刺，在白斑周围用较强刺激，有防止皮疹扩大的作用。可配合外用药涂擦，每日1次。

②耳针：取肺、肾、内分泌、肾上腺，每次选2～3个穴，单耳埋针，双耳交替，每周轮换。

（2）自血疗法

皮损范围较小者，可用针管从静脉抽血后立即注射到白斑的皮下，使皮损处出现青紫时止，每周 2 次，10 次为 1 个疗程。

细目十九　黄褐斑

要点一　黄褐斑的诊断与鉴别诊断

1. 诊断

（1）临床表现

常见于孕妇或经血不调的妇女，男性亦可见。始于孕后 2～5 个月，部分病人分娩后消退。对称发生于颜面，尤以两颊、额部、鼻、唇及颏等处为多见；皮损为淡褐色至深褐色、淡黑色斑片，大小不等，形状各异，孤立散在或融合成片，边缘较明显，多呈蝴蝶状。无自觉症状，慢性经过。

（2）实验室及其他辅助检查

皮肤组织病理显示表皮黑素细胞数目正常，基底细胞层黑素增多。

2. 鉴别诊断

雀斑：皮疹分散而不融合，斑点较小；且夏重冬轻或消失；有家族史。

要点二　黄褐斑的治疗

1. 辨证论治

（1）内治

①肝郁气滞证

女性多见，斑色深褐，弥漫分布；伴烦躁不安，胸胁胀满，经前乳房胀痛，月经不调，口苦咽干。舌质红，苔薄，脉弦细。

治宜疏肝理气，活血消斑。

方用逍遥散加减。伴口苦咽干、大便秘结者，加牡丹皮、栀子；月经不调者，加女贞子、香附；斑色深褐而面色晦暗者，加桃仁、红花、益母草。

②肝肾不足证

斑色褐黑，面色晦暗；伴头晕耳鸣，腰膝酸软，失眠健忘，五心烦热。舌质红，少苔，脉细。

治宜补益肝肾，滋阴降火。

方用六味地黄丸加减。阴虚火旺明显者，加知母、黄柏；失眠多梦者，加生龙骨、生牡蛎、珍珠母；斑日久色深者，加丹参、白僵蚕。

③脾虚湿蕴证

斑色灰褐，状如尘土附着；伴疲乏无力，纳呆困倦，月经色淡，白带量多。舌质淡胖，边有齿痕，苔白腻，脉濡或细。

治宜健脾益气，祛湿消斑。

方用参苓白术散加减。伴月经量少色淡者，加当归、益母草。

④气滞血瘀证

斑色灰褐或黑褐；多伴有慢性肝病，或月经色暗有血块，或痛经。舌质暗红有瘀斑，苔薄，脉涩。

治宜理气活血，化瘀消斑。

方用桃红四物汤加减。胸胁胀痛者，加柴胡、郁金；痛经者，加香附、乌药、益母草；病程长者，加白僵蚕、白芷。

（2）外治

①用玉容散粉末搽面，早、晚各1次。

②用茯苓粉，每日1匙，洗面或外搽，早、晚各1次。

③白附子、白芷、滑石各250g，共研细末，每日早晚蘸末擦面。

2. 其他疗法

（1）西医治疗：口服大剂量维生素C，每次1g，每日3次；或静脉注射维生素C，每次1g，隔日1次，好转后改为口服，每次0.2g，每日3次。

（2）耳穴刺血疗法：取内分泌、皮质下、热穴，消毒皮肤后用三棱针尖刺破至微出血，再以消毒棉球敷盖。

（3）针刺法：取肝俞、肾俞、风池为主穴，迎香、太阳、曲池、血海为辅穴。肝郁加内关、太冲；脾虚加足三里、气海；肾虚加三阴交、阴陵泉。毫针刺入，留针20分钟，每日1次，10次为1个疗程。

（4）按摩疗法：面部涂抹祛斑药物霜剂后，沿面部经络循行路线按摩，并按压穴位，以促进局部皮肤血液循环。

（5）面膜疗法：清洁面部后，外擦祛斑中药霜剂。局部穴位按摩后，用温水调祛斑中药粉涂于面部，或用中药粉加石膏粉，30分钟后清除。霜剂用赤芍、丹参、桃仁、红花、白及、僵蚕、白丁香、白附子等各等份研成粉末，加乳剂基质配成霜。面膜用上药各等份研末混匀，取适量蜂蜜调匀制成。

细目二十　粉刺

要点一　粉刺的诊断与鉴别诊断

1. 诊断

本病多发于青春发育期的男女。好发于颜面、颈、胸背部或臀部。丘疹如刺，可挤出白色或淡黄色脂栓，重者有黑头粉刺、脓疱、结节、脓肿、色素沉着及瘢痕。自觉轻微瘙痒或疼痛。病程缠绵，此起彼伏，青春期后可逐渐痊愈。

2. 鉴别诊断

（1）酒皶鼻：多见于壮年人。皮损分布以鼻准、鼻翼为主，两颊、前额也可发生，不累及其他部位。无黑头粉刺，患部潮红、充血，常伴有毛细血管扩张。

（2）职业性痤疮：常发生于接触沥青、煤焦油及石油制品的工人。丘疹密集，伴毛囊角化，面部、手背、肘、膝都可发生。

（3）颜面播散性粟粒性狼疮：多见于成年人；皮损为粟粒大小淡红色、紫红色结节，表面光滑，对称分布于颊部、眼睑、鼻唇沟等处。以玻片压之可呈苹果酱色。

要点二　粉刺的治疗

1. 辨证论治

（1）内治

①肺经风热证

丘疹色红，或有痒痛，或有脓疱，伴口渴喜饮，大便秘结，小便短赤。舌质红，苔薄黄，脉弦滑。

治宜疏风清肺。

方用枇杷清肺饮加减。

②肠胃湿热证

颜面、胸背部皮肤油腻，皮疹红肿疼痛，或有脓疱，伴口臭、便秘、溲黄。舌红，苔黄腻，脉滑数。

治宜清热除湿解毒。

方用茵陈蒿汤加减。

③痰湿瘀滞证

皮疹颜色暗红，反复发作，以结节、脓肿、囊肿、疤痕为主，或见窦道。舌暗苔白腻，脉滑。

治宜除湿化痰，活血散结。

方用二陈汤和桃红四物汤加减。

（2）外治

①皮疹较多者可用颠倒散洗剂或痤疮洗剂外搽。每日 2～3 次。

②脓肿、囊肿、结节较甚者可外敷金黄膏，每日 1～2 次。

2. 其他疗法

（1）西药

内服抗生素类、维生素 B 族、维生素 A、维甲酸类、锌制剂等。

（2）针灸

①体针：多取穴大椎、合谷、四白、太白、太阳、下关、颊车。肺经风热证加曲池、肺俞；肠胃湿热证加大肠俞、足三里、丰隆；月经不调者加膈俞、三阴交。中等强度刺激，留针 30 分钟，每日 1 次，10 次为 1 个疗程。

②耳穴压豆：取肺、内分泌、交感、脑点、面颊、额区。皮脂溢出加脾；便秘加大肠；月经不调加子宫、肝。每次取穴 4～5 个，2～3 日换豆 1 次，5 次为 1 个疗程。

细目二十一 油风

要点一 油风的诊断与鉴别诊断

1. 诊断

可发生于任何年龄，但多见于青年人，男女均可发病。头发突然成片迅速脱落，脱发区皮肤光滑，边缘的头发松动，容易拔出，拔出时可见发根近端萎缩，呈上粗下细的感叹号（!）样。脱发区呈圆形、椭圆形或不规则形，数目不等，大小不一，可相互连接成片，或头发全部脱光而称全秃。严重者眉毛、胡须、腋毛、阴毛甚至毳毛等全身毛发脱落，称普秃。

一般无自觉症状，多在无意中发现。常在过度劳累、睡眠不足、精神紧张或受刺激后发生。

病程较长，可持续数月或数年，多数能自愈，但也有反复发作或边长边脱者。开始长新发时往往纤细柔软，呈灰白色毳毛，类似毫毛，以后逐渐变粗变黑，最后与正常毛发相同。

2. 鉴别诊断

（1）面游风：头发呈稀疏、散在性脱落，脱发多从额角开始，延及前头及颅顶部；头皮覆有糠秕状或油腻性鳞屑；常有不同程度的瘙痒。

（2）白秃疮：好发于儿童，为不完全脱发，毛发多数折断，残留毛根，附有白色鳞屑和结痂；断发中易查到真菌。

（3）肥疮：多见于儿童，头部有典型的碟形癣痂，其间有毛发穿过，头皮有萎缩性的瘢痕，其上有残发；真菌检查阳性。

要点二 油风的治疗

1. 辨证论治

（1）内治

①血热风燥证

头发突然成片脱落，伴头皮瘙痒，头部烘热，心烦易怒，急躁不安。舌质红，苔薄，脉弦。

治宜凉血息风，养阴护发。

方用四物汤合六味地黄汤加减。若风热偏胜，脱发迅猛者，宜养血散风、清热护发，方用神应养真丹。

②气滞血瘀证

病程较长，头发脱落前先有头痛或胸胁疼痛等症；伴夜多恶梦，烦热难眠。舌质暗红，有瘀点、瘀斑，苔薄，脉沉细。

治宜通窍活血。

方用通窍活血汤加减。

③气血两虚证

多在病后或产后头发呈斑块状脱落，并呈渐进性加重，范围由小而大，毛发稀疏枯槁，触摸易脱；伴唇白，心悸，气短懒言，倦怠乏力。舌质淡，苔薄白，脉细弱。

治宜益气补血。

方用八珍汤加减。

④肝肾不足证

病程日久，平素头发焦黄或花白，发病时呈大片均匀脱落，甚或全身毛发脱落；伴头昏，耳鸣，目眩，腰膝酸软。舌淡，苔薄，脉沉细。

治宜滋补肝肾。

方用七宝美髯丹加减。

（2）外治

①鲜毛姜（或生姜）切片，烤热后涂擦脱发区，每日数次。

②5%～10%斑蝥酊、10%补骨脂酊、10%辣椒酊外搽，每日数次。

2. 其他疗法

（1）西医治疗

①全身疗法：对迅速广泛脱发（包括全秃和普秃）可口服泼尼松，每日15～30mg，数周后逐渐减量，维持数月，一般2个月内开始长发。但停药后有的患者很快复发，而且长期应用会出现皮质类固醇的副作用。

②局部疗法：可外用强效皮质类固醇或局部多点皮内或皮下注射曲安西龙，每次不应超过4ml，每4～6周重复一次。或外用1%～3%米诺地尔酊剂涂搽患部，每日2次，治疗2个月可有新发生长。

（2）针刺

主穴取百会、头维、生发穴（风池与风府连线中点），配翳明、上星、太阳、风池、鱼腰透丝竹空。实证用泻法，虚证用补法。每次取3～5穴，每日或隔日1次。如病期延长，可在脱发区和头部膀胱经循行部位用梅花针移动叩击，每日1次。

细目二十二 瓜藤缠

要点一 瓜藤缠的诊断与鉴别诊断

1. 诊断

（1）临床表现

多见于女性，年龄在20～40岁，春、秋季节多发。发病前可有低热（少数可高热）、倦怠、咽痛、食欲不振、肌痛或关节痛等前驱症状。

皮损突然发生，为对称性、鲜红色、略高出皮面的结节，大小不一，颜色由鲜红渐变为暗红。自觉疼痛，压之更甚。约经几天或数周，颜色及结节逐渐消退，不破溃，不留疤痕，不萎缩。在缓解期常残存数个小结节，新的结节可再次出现。好发于两小腿伸侧，少数可见于小腿屈侧、大腿、臀部、上肢及面颈部。部分病人可因劳累、外感风寒、妇女行经而复发。

（2）实验室及其他辅助检查

外周血白细胞总数正常或稍升高；红细胞沉降率加快。

2. 鉴别诊断

（1）硬结性红斑：秋冬季节发病；好发于小腿屈侧；结节较大而深在，疼痛轻微，易溃破而发生溃疡，愈合后留有疤痕；起病缓慢，病程较长；常有结核病史。

（2）皮肤变应性血管炎：皮损为多形性，可有红斑、丘疹、斑丘疹、瘀斑、结节、溃疡、瘢痕等，常伴有条索状物，疼痛较轻；反复发作，病程较长。

（3）结节性梅毒疹：多见于面部和四肢，为豌豆大小铜红色的结节，成群而不融合，呈环形、蛇形或星形，质硬，可溃破，愈后留有萎缩性疤痕。

要点二　瓜藤缠的治疗

1. 辨证论治

（1）内治

①湿热瘀阻证

发病急骤，皮下结节略高出皮面，灼热红肿；伴头痛，咽痛，关节痛，发热，口渴，便秘，溲赤；舌质微红，苔白或腻，脉滑微数。

宜清热利湿，祛瘀通络。

方用萆薢渗湿汤合桃红四物汤加减。畏寒发热、咽喉疼痛者，加荆芥、牛蒡子、桔梗。

②寒湿入络证

皮损暗红，反复缠绵；伴关节痛，遇寒加重，肢冷，便溏；舌淡，苔白腻，脉沉缓或迟。

治宜散寒祛湿，化瘀通络。

方用当归四逆汤加减。关节疼痛者，加羌活、独活、威灵仙、木瓜。

（2）外治

①皮下结节较大，红肿疼痛者，外敷金黄膏、四黄膏或玉露膏。

②皮下结节色暗红，肿胀不明显者，外敷冲和膏。

2. 其他疗法

（1）西医治疗：有明显感染者可用抗生素治疗；疼痛明显者给予非甾体类抗炎药物；皮损广泛，炎症较重，疼痛剧烈者，可考虑使用糖皮质激素。

（2）针刺：选穴足三里、三阴交、昆仑、阳陵泉，实证用泻法，虚证用补法。隔日1次。

细目二十三　红蝴蝶疮

要点一　红蝴蝶疮的诊断与鉴别诊断

1. 诊断

（1）临床表现

本病分为盘状红蝴蝶疮与系统红蝴蝶疮，以后者多见。

①盘状红蝴蝶疮：多见于15～40岁左右的女性，男女之比约为1∶3，家族中可有相同患者。表现为面颊部或其他部位的蝶形或盘状红斑。可累及黏膜，主要发生在唇部，可发生糜烂、溃疡。对光线过敏，暴晒后症状加重。

②系统性红蝴蝶疮：多见于青年及中年女性，男女之比约为1∶10。

局部症状主要表现为皮肤、黏膜损害。约80%的患者出现对称性的皮损，典型者在开始时与盘状红蝴蝶疮皮损相似。

全身症状可有发热、关节痛、淋巴结肿大以及多系统多脏器的病变，病情呈进行性加重。

（2）实验室及其他辅助检查

①一般检查：血常规呈中度贫血，白细胞及血小板减少，血沉加快，尿中有蛋白及红、白细胞和管型，蛋白电泳白蛋白减少，γ球蛋白、α_2球蛋白增多，白、球蛋白比倒置。

②免疫学检查：狼疮细胞阳性率在60%左右，但特异性低。

抗核抗体检查阳性率在90%以上，其中抗双链DNA抗体特异性高，阳性率为95%，效价与病情轻重成正比，是诊断SLE的标记抗体之一。

补体及免疫复合物检查循环免疫复合物升高，血清总补体及C_3、C_4均降低，尤以C_3显著。

狼疮带试验检查是用直接免疫荧光法在患者皮肤的表皮与真皮交接处检查，可见免疫球蛋白和补体呈颗粒样沉积。

2. 鉴别诊断

（1）风湿性关节炎：关节肿痛明显，可出现风湿结节；无系统性红蝴蝶疮特有的皮肤改变，对光线不敏感；抗风湿因子大多为阳性；红斑狼疮细胞及抗核抗体检查阴性。

（2）类风湿性关节炎：关节疼痛，可有关节畸形；无红斑狼疮特有的皮损；类风湿因子大多呈阳性；狼疮细胞检查多呈阴性。

（3）皮肌炎：多从面部开始，皮损为以双眼睑为中心的紫蓝色水肿性红斑，多发性肌炎症状明显；肌酶、尿肌酸含量异常。

要点二　红蝴蝶疮的治疗

1. 辨证论治

（1）内治

①热毒炽盛证

多见于系统性红蝴蝶疮急性活动期。面部蝶形红斑，色鲜艳，皮肤紫斑，关节肌肉疼痛，伴高热，烦躁口渴，抽搐，大便干结，小便短赤。舌红绛，苔黄腻，脉洪数或细数。

治宜清热凉血，化斑解毒。

方用犀角地黄汤合黄连解毒汤加减。

②阴虚火旺证

斑疹暗红，关节痛，足跟痛，伴有不规则发热或持续性低热，手足心热，心烦失眠，疲乏无力，时有盗汗，月经量少或闭经。舌红，苔薄，脉细数。

治宜滋阴降火。

方用六味地黄丸合大补阴丸、清骨散加减。

③脾肾阳虚证

红斑不显或无皮损，面色无华，眼睑、下肢浮肿，胸胁胀满，不思饮食，腰膝酸软，便溏溲少。舌淡胖，苔少，脉沉细。

治宜温肾助阳，健脾利水。

方用附桂八味丸合真武汤加减。

④脾虚肝旺证

皮肤紫斑，胸胁胀满，腹胀纳呆，头昏头痛，耳鸣失眠，月经不调或闭经。舌紫暗或有瘀斑，脉细弦。

治宜健脾益气，疏肝解郁。

方用四君子汤合丹栀逍遥散加减。

⑤气滞血瘀证

多见于盘状局限型红蝴蝶疮。红斑暗滞，角质栓形成及皮肤萎缩，伴倦怠乏力。舌黯红，苔白或光面舌，脉沉细涩。

治宜疏肝理气，活血化瘀。

方用逍遥散合血府逐瘀汤加减。

（2）外治

以保护、避光、润肤为原则。白玉膏或黄柏霜局部外搽，每日1~2次。

2. 其他疗法

（1）西药：对急性发作或重型病例宜选用皮质类固醇激素、免疫抑制剂等。

（2）中成药：昆明山海棠片，每片50mg，每次2~4片，口服，每日3次；雷公藤多苷片，按每日1~1.2mg/kg，分2~3次口服。

细目二十四　淋病

要点一　淋病的诊断与鉴别诊断

1. 诊断

（1）临床表现

有不洁性交史或间接接触传染史。潜伏期一般为2~10天，平均3~5天。

①男性淋病：一般症状和体征较明显。

急性淋病：尿道口红肿发痒及轻度刺痛，继而有稀薄黏液流出，引起排尿不适，24小时后症状加剧。部分病人可有尿频、尿急、夜尿增多。当病变上行蔓延至后尿道时，可出现终末血尿、血精、会阴部轻度坠胀等现象。

慢性淋病：多由急性淋病治疗不当，或在急性期嗜酒及与配偶性交等因素而转为慢性；也有因患者体质虚弱或伴贫血、结核，病情一开始即呈慢性经过。尿痛轻微，排尿时仅感尿道灼热或轻度刺痛，常可见终末血尿。尿道外口不见排脓，挤压阴茎根部或用手指压迫会阴部，尿道外口仅见少量稀薄浆液性分泌物。

②女性淋病：大多数患者可无症状，有症状者往往不太明显，多在出现严重病变或娩出感染淋病的新生儿时才被发现。

急性淋病的主要类型有：

淋菌性宫颈炎：表现为大量脓性白带，宫颈充血、触痛；若阴道脓性分泌物较多者，常有外阴刺痒和烧灼感。因常与尿道炎并见，故也可有尿频、尿急等症状。

淋菌性尿道炎：表现为尿道口充血、压痛，并有脓性分泌物，轻度尿频、尿急、尿痛，排尿时有烧灼感，挤压尿道旁腺有脓性分泌物。

淋菌性前庭大腺炎：表现为前庭大腺红、肿、热、痛，严重时形成脓肿，触痛明显。全身症状有高热、畏寒等。

慢性淋病常由急性转变而来，一般症状较轻，部分患者有下腹坠胀、腰酸背痛、白带较多、下腹疼痛、月经过多，少数可引起不孕、宫外孕等。常见下列情况：

幼女淋菌性外阴阴道炎表现为外阴红肿、灼痛，阴道及尿道有黄绿色脓性分泌物等。

女性淋病若炎症波及盆腔等处，则易并发盆腔炎、输卵管炎、子宫内膜炎等，偶可继发卵巢脓肿、盆腔脓肿、腹膜炎等。

③播散性淋病：常出现淋菌性关节炎、淋菌性败血症、脑膜炎、心内膜炎及心包炎等。

④其他部位的淋病：主要有新生儿淋菌性结膜炎、咽炎、直肠炎等。

（2）实验室及其他辅助检查

采取病损处分泌物或穿刺液涂片作革兰染色，在多形核白细胞内找到革兰染色阴性的淋球菌，可作初步诊断。经培养检查即可确诊。

2. 鉴别诊断

（1）非淋菌性尿道炎：主要由沙眼衣原体和解脲支原体感染所引起。其潜伏期较长，尿道炎症较轻，尿道分泌物少；分泌物查不到淋球菌，有条件的可作衣原体、支原体检测。

（2）念珠菌性尿道炎：病史较长，多有反复感染史；尿道口、龟头、包皮潮红，可有白色垢物；有明显痛痒感；实验室检查可见念珠菌丝。

要点二　淋病的治疗

1. 辨证论治

（1）内治

①湿热毒蕴证（急性淋病）

尿道口红肿，尿液混浊如脂，尿道口溢脓，尿急、尿频、尿痛，淋沥不止，严重者尿道黏膜水肿，附近淋巴结红肿疼痛，女性宫颈充血、触痛，并有脓性分泌物，可有前庭大腺红、肿、热、痛等；可伴有发热等全身症状；舌红，苔黄腻，脉滑数。

治宜清热利湿，解毒化浊。

方用龙胆泻肝汤加减。脓性分泌物多者加土茯苓、红藤、萆薢等；伴发热为热毒入络者，合清营汤加减。

②阴虚毒恋证（慢性淋病）

小便不畅、短涩，淋沥不尽，女性带下多，或尿道口见少许黏液，酒后或疲劳易复发；腰酸腿软，五心烦热，食少纳差；舌红，苔少，脉细数。

治宜滋阴降火，利湿祛浊。

方用知柏地黄丸加减。有脓性分泌物者加土茯苓、萆薢；腰酸腿软者加旱莲草、菟丝子。

（2）外治

可选用土茯苓、地肤子、苦参、芒硝各30g煎水外洗局部，每天3次。

2. 其他疗法

临床应早期足量使用抗生素治疗。如普鲁卡因青霉素、氨苄西林，以及壮观霉素（淋必治）或头孢三嗪（菌必治）、诺氟沙星或氧氟沙星等。

附：非淋菌性尿道炎

非淋菌性尿道炎是一种由淋球菌以外的多种病原微生物引起的泌尿生殖器黏膜非化脓性炎症。主要通过性接触传播，以性活跃期的中青年人多见。属中医淋证、淋浊的范畴。病原微生物以沙眼衣原体、解脲支原体为多见。另外，阴道滴虫、白色念珠菌、单纯疱疹病毒、巨细胞病毒等均可导致本病的发生。

本病临床表现似淋病而症轻。男性主要表现为尿道炎，可有尿频、尿急、尿痛、尿道刺痒，尿道口潮红，有清稀的黏液性分泌物，亦可并发附睾炎和前列腺炎。女性尿道炎症状常轻微，甚至无症状，可有宫颈炎，表现为宫颈充血、水肿、糜烂、分泌物增多，还可并发前庭大腺炎、阴道炎、子宫内膜炎等。如治疗不当、反复发作可导致不育症，部分患者可发生 Reiter 征（其特征为非化脓性关节炎、尿道炎及结膜炎）。

实验室检查：尿道、宫颈分泌物涂片革兰染色，高倍显微镜视野下，多形核白细胞数大于5个，淋球菌检查及培养阴性，有条件可分离培养衣原体、支原体等病原微生物。

中药内治分为3个证型：①湿热阻滞证，治宜清热利湿、化浊通淋，方用萆薢分清饮或八正散加减；②肝郁气滞证，治宜疏肝解郁、理气通淋，方用橘核丸加减；③阴虚湿热证，治宜滋阴补肾、清热利湿，方用知柏地黄丸加减。外治可选用蚤休、贯众、败酱草、蒲公英等煎水外洗。另可酌情选用红霉素、强力霉素、美满霉素、阿奇霉素、氧氟沙星、环丙沙星等内服。

细目二十五　尖锐湿疣

要点一　尖锐湿疣的诊断与鉴别诊断

1. 诊断

（1）临床表现

有与尖锐湿疣患者不洁性交或生活接触史。潜伏期1～12个月，平均3个月。

男性患者皮损多在阴茎龟头、冠状沟、系带；女性多在阴唇、阴蒂、宫颈、阴道和肛门；同性恋者常见于肛门和直肠，亦有发于乳头、口唇、腋下、脐窝等处的报道。

基本损害为淡红色或污秽色、柔软的表皮赘生物，表面分叶或呈棘刺状，湿润，基底较窄或有蒂，但在阴茎体部可出现基底较宽的“无蒂疣”。由于皮损排列分布不同，外观上常表现为点状、线状、重叠状、乳头瘤状、鸡冠状、菜花状、蕈状等不同形态。本病常无自觉症状，部分病人可出现局部疼痛或瘙痒。疣体易擦烂出血，若继发感染则分泌物增多，可伴恶臭。巨大的尖锐湿疣多见于男性，且好发于阴茎和肛门附近，女性则见于外阴部，偶尔可转化为鳞状细胞癌。

（2）实验室及其他辅助检查

①醋酸白试验：用3%～5%的醋酸液涂擦或湿敷3～10分钟，阳性者局部变白，病灶稍隆起，在放大镜下观察更明显。

②组织病理学检查：该检查具有有特异性，可见乳头瘤样增生，棘层高度肥厚，中上层细胞有明显的空泡形成，核浓缩，表皮嵴增粗延长，真皮内血管扩张，周围有炎性细胞浸润。

2. 鉴别诊断

（1）假性湿疣：又名绒毛状小阴唇，多发生于20～30岁的女性外阴，特别是小阴唇内侧和阴道前庭；皮损为直径1～2mm大小的白色或淡红色小丘疹，表面光滑如鱼子状，群集分布；无自觉症状。

（2）阴茎珍珠状丘疹：多见于青壮年人；皮损为冠状沟部珍珠样半透明小丘疹，呈半球状、圆锥状或不规则状，色白或淡黄、淡红，沿冠状沟排列成一行或数行，或包绕一周，无自觉症状。

（3）扁平湿疣：为梅毒常见的皮肤损害，皮损为扁平而湿润的丘疹，表面光滑，成片或成簇分布；损害内可找到梅毒螺旋体；梅毒血清反应强阳性。

要点二　尖锐湿疣的治疗

1. 辨证论治

（1）内治

①肝经湿热证

疣体红色或灰色，表面潮湿，易于糜烂、渗液，尿赤便结，口苦咽干；舌红苔黄腻，脉滑数。

治宜清热泻火，利湿化浊。

方用龙胆泻肝汤加减。渗液较多时加薏苡仁、败酱草。

②气滞血瘀证

疣体暗红或暗紫色，表面坚硬，时感会阴部或胸胁刺痛；舌质紫暗或偏暗，脉象沉涩。

治宜行气活血，化瘀消疣。

方用桃红四物汤加减。疣体质硬难消者，加炮山甲片、丝瓜络；会阴部刺痛明显者，加炒三棱、赤芍、牛膝。

③脾虚湿浊证

湿疣反复发作，疣体淡或灰色，或有渗液，神疲乏力，便溏；舌质淡，苔白腻，脉濡数。

治宜益气健脾，化湿消浊。

方用除湿胃苓汤加减。神疲乏力明显者加党参、黄芪；渗出较多时加薏苡仁、土茯苓。

④肝肾亏虚

疣体色红，腰膝酸软，头目眩晕，盗汗遗精，小便色黄量少，大便干燥；舌红少苔，脉细数。

治宜滋肾养肝，柔筋消疣。

方用六味地黄丸加减。尿赤便结者加黄连、黄柏、土茯苓、大黄。

（2）外治

①熏洗法：板蓝根、山豆根、木贼草、香附各30g；或白矾、皂矾各12g，侧柏叶25g，生薏苡仁50g，孩儿茶15g。煎水先熏后洗，每天1～2次。

②点涂法：五妙水仙膏点涂疣体；或鸦胆子仁捣烂涂敷；或鸦胆子油点涂患处包扎，3～5天换药1次。应注意保护周围正常皮肤。适用于疣体小而少者。

2. 其他疗法

（1）西药内服或注射无环鸟苷、病毒唑、聚肌胞、干扰素等抗病毒药物和免疫增强剂。

（2）西药外涂可根据病情选用足叶草酯素（疣脱欣）、1%～5%的5－氟脲嘧啶、30%～50%的三氯醋酸或3%～5%的酞丁胺等涂敷于疣体表面。注意保护正常皮肤黏膜。

（3）使用激光、冷冻、电灼疗法时注意不要过度治疗，避免损害正常皮肤黏膜和疤痕形成，并注意预防感染。

（4）疣体较大者可手术切除。

细目二十六　梅毒

要点一　梅毒的诊断与鉴别诊断

1. 诊断

（1）临床表现

（1）一期梅毒：主要表现为疳疮（硬下疳），发生于不洁性交后约2～4周，常发生在外生殖器部位，少数发生在唇、咽、宫颈等处。硬下疳常为单个，初为丘疹或浸润性红斑，继之轻度糜烂或成浅表性溃疡，其上有少量黏液性分泌物或覆盖灰色薄痂，边缘隆起，边缘及基底部呈软骨样硬度，无痛无痒，直径1～2cm，圆形，呈牛肉色，局部淋巴结肿大。疳疮不经治疗，可在3～8周内自然消失，而淋巴结肿大持续较久。

（2）二期梅毒：主要表现为杨梅疮，一般发生在感染后7～10周或硬下疳出现后6～8周。早期症状有流感样综合征，表现为头痛，恶寒，低热，食欲差，乏力，肌肉及骨关节疼痛，全身淋巴结肿大，继而出现皮肤黏膜损害、骨损害、眼梅毒、神经梅毒等。

（3）三期梅毒：亦称晚期梅毒，主要表现为杨梅结毒。此期特点为病程长，易复发，除皮肤黏膜损害如结节性梅毒疹、树胶样肿、近关节结节外，常侵犯多个脏器。

（4）潜伏梅毒（隐性梅毒）：梅毒未经治疗或用药剂量不足，无临床症状，血清反应阳性，排除其他可引起血清反应阳性的疾病存在，脑脊液正常，这类病人称为潜伏梅毒。若感染期限在2年以内者称为早期潜伏梅毒，早期潜伏梅毒随时可发生二期复发损害，有传染性；病期在2年以上者称为晚期潜伏梅毒，少有复发，少有传染性，但女病人仍可经过胎盘而传给胎儿，发生胎传梅毒。

（5）胎传梅毒（先天梅毒）：胎传梅毒是母体内的梅毒螺旋体由血液通过胎盘传入到胎儿血液中，导致胎儿感染的梅毒。多发生在妊娠4个月后。发病小于2岁者称早期胎传梅毒，大于2岁者称晚期胎传梅毒。胎传梅毒不发生硬下疳，常有严重的内脏损害，对患儿的健康影响很大，病死率高。

（2）实验室及其他辅助检查

梅毒螺旋体抗原血清试验阳性，或蛋白印迹试验阳性，均有利于诊断。聚合酶链反应检查梅毒螺旋体核糖核酸阳性，或取自硬下疳、病损皮肤、黏膜损害的表面分泌物、肿大的淋巴结穿刺液在暗视野显微镜下查到梅毒螺旋体，均可确诊。

2. 鉴别诊断

（1）硬下疳与软下疳：后者病原菌为杜克雷嗜血杆菌，潜伏期短，发病急，炎症明显，基底柔软，溃疡较深，表面有脓性分泌物，疼痛剧烈，常多发。

（2）梅毒玫瑰疹与风热疮（玫瑰糠疹）：后者皮损为椭圆形、红色或紫红色斑，其长轴与皮纹平行，附有糠状鳞屑，常可见较大母斑，自觉瘙痒，淋巴结无肿大，梅毒血清反应阴性。

（3）梅毒扁平湿疣与尖锐湿疣：后者疣状赘生物呈菜花状或乳头状隆起，基底较细，呈淡红色，梅毒血清反应阴性。

要点二　梅毒的治疗

1. 辨证论治

首选青霉素类药物治疗，按驱梅方案实施。中医药治疗梅毒一般作为驱梅治疗中的辅助疗法。

（1）内治

①肝经湿热证

多见于一期梅毒。外生殖器疳疮质硬而润，或伴有横痃，杨梅疮多在下肢、腹部、阴部；兼见口苦口干，小便黄赤，大便秘结；舌质红，苔黄腻，脉弦滑。

治宜清热利湿，解毒驱梅。

方用龙胆泻肝汤加减。疳疮明显者加金银花、土茯苓、虎杖。

②血热蕴毒证

多见于二期梅毒。周身起杨梅疮，色如玫瑰，不痛不痒，或见丘疹、脓疱、鳞屑；兼见口干咽燥，口舌生疮，大便秘结；舌质红绛，苔薄黄或少苔，脉细滑或细数。

治宜凉血解毒，泻热散瘀。

方用清营汤合桃红四物汤加减。

③毒结筋骨证

见于杨梅结毒。患病日久，在四肢、头面、鼻咽部出现树胶肿，伴关节、骨筋作痛，行走不便，肌肉消瘦，疼痛夜甚；舌质暗，苔薄白或灰或黄，脉沉细涩。

治宜活血解毒，通络止痛。

方用五虎汤加减。

④肝肾亏损证

见于三期梅毒脊髓痨者。患病可达数十年之久，逐渐两足瘫痪或痿弱不行，肌肤麻木或如虫行作痒，筋骨窜痛；腰膝酸软，小便困难；舌质淡，苔薄白，脉沉细弱。

治宜滋补肝肾，填髓息风。

方用地黄饮子加减。

⑤心肾亏虚证

见于心血管梅毒患者。症见心慌气短，神疲乏力，下肢浮肿，唇甲青紫，腰膝酸软，动则气喘；舌质淡有齿痕，苔薄白而润，脉沉弱或结代。

治宜养心补肾，祛瘀通阳。

方用苓桂术甘汤加减。

（2）外治

①疳疮可选用鹅黄散或珍珠散敷于患处，每日3次。

②横痃、杨梅结毒未溃时选用冲和膏，醋、酒各半调成糊状外敷；溃破时先用五五丹掺在疮面上，外敷玉红膏，每日1次；待其腐脓除尽，再用生肌散掺在疮面上，敷玉红膏，每日1次。

③杨梅疮可用土茯苓、蛇床子、川椒、蒲公英、莱菔子、白鲜皮煎汤外洗，每日1次。

2. 其他疗法

一旦确诊为梅毒，应及早实施西医驱梅疗法，并足量、规范用药。

（1）早期梅毒：水剂普鲁卡因青霉素G 80万U/d，肌肉注射，每日1次，连续10日；苄星青霉素240万U，分两侧臀部肌肉注射，1次/周，共2周；四环素或红霉素2g/d，分4次口服，连续15日，肝肾功能不全者禁用。

（2）晚期梅毒：水剂普鲁卡因青霉素G 80万U/d，肌肉注射，每日1次，连续15日为1个疗程，也可考虑给第二个疗程，疗程间停药2周；苄星青霉素240万U，肌肉注射，1次/周，共3次；四环素或红霉素2g/d，分4次口服，连续服30日为1个疗程。

（3）胎传梅毒：普鲁卡因青霉素G，每日5万U/kg，肌肉注射，连续10日；苄星青霉素5万U/kg，肌肉注射，1次即可（对较大儿童的青霉素用量不应超过成人同期患者的治疗量）。对青霉素过敏者可选用红霉素7.5~25mg/kg，口服，每日4次。

细目二十七　生殖器疱疹

要点一　生殖器疱疹的诊断与鉴别诊断

1. 诊断

（1）临床表现

①原发性生殖器疱疹：潜伏期2~7天。原发损害为1个或多个小而瘙痒的红斑、丘疹，迅速变成小水疱，3~5天后可形成脓疱，破溃后表面糜烂、溃疡、结痂，伴有疼痛。

皮损单发或融合，男性好发于包皮、龟头、冠状沟、阴茎，偶可见于尿道，女性常发生于外阴、大小阴唇、阴蒂、阴道、宫颈。往往是旧的皮损消退，新的皮损又接着出现。

常伴有发热、头痛、乏力、肌痛及腹股沟淋巴结肿大压痛等全身症状。若出现在尿道，可致排尿困难；发生在肛门、直肠，可出现腹痛、便秘、里急后重和肛门瘙痒等。

②复发性生殖器疱疹：多在原发皮疹后1年内复发，一般复发间歇期3~4周至3~4个月。发热、受凉、早产、精神因素、消化不良、慢性病、疲劳等导致抵抗力低下常成为诱发的因素。

复发性生殖器疱疹临床表现类似原发性生殖器疱疹，局部和全身症状都较轻。约50%的患者在复发部位出现局部瘙痒、烧灼感及刺痛等前驱症状，一般7~10日皮损可消退愈合。

（2）并发症

常见的并发症有脑膜炎、脑炎、骶神经根炎及脊髓脊膜炎、疱疹性指头炎以及泌尿生殖系统广泛感染等。

（3）实验室检查及其他辅助检查

参见“热疮”。

2. 鉴别诊断

（1）硬下疳：表现为无痛性溃疡与无痛性腹股沟淋巴结肿大，有时易与生殖器疱疹的溃疡和淋巴结肿大混淆。但硬下疳溃疡基底较硬，可检测到梅毒螺旋体，梅毒血清反应阳性。

（2）软下疳：溃疡较深，疼痛，未经治疗不会自行消退；淋巴结肿大疼痛，可以溃破；溃疡分泌物量较多，呈灰黄色或脓样；可检查到软下疳菌。

（3）接触性皮炎：有接触过敏史，无不洁性交史。在接触部位发生红肿、丘疹、丘疱疹、水疱，甚至大疱和糜烂；去除病因并处理得当，1~2周可痊愈。

要点二　生殖器疱疹的治疗

1. 辨证论治

（1）内治

①肝经湿热证

生殖器部位出现红斑、群集小疱、糜烂或溃疡，甚至出现脓疱，灼热，轻痒或疼痛；

伴口干口苦，小便黄，大便秘结，或腹股沟淋巴结肿痛；舌质红，苔黄腻，脉弦数。

治宜清热利湿，化浊解毒。

方用龙胆泻肝汤加减。口干口苦者加玄参、知母、天花粉等；大便秘结加大黄。

②阴虚邪恋证

外生殖器反复出现潮红、水疱、糜烂、溃疡、灼痛，日久不愈，遇劳复发或加重；伴神疲乏力，腰膝酸软，心烦口干，五心烦热，失眠多梦；舌质红，苔少或薄腻，脉弦细数。

治宜滋阴降火，解毒除湿。

方用知柏地黄丸加减。神疲乏力，腰膝酸软者，加白术、桑寄生、巴戟天等；心烦口干，五心烦热者，加天冬、麦冬、柴胡等；失眠多梦者，加酸枣仁、合欢花、夜交藤等。

（2）外治

马齿苋、野菊花、地榆、苦参各30g，水煎外洗，每日2~3次；洗后外扑青黛散。

2. 其他疗法

（1）内服西药：可用无环鸟苷、万乃洛韦或泛昔洛韦，此外尚可选用其他抗病毒药，如阿糖腺苷、聚肌胞、左旋咪唑或干扰素等。

（2）外用西药：一般多用0.25%~1%疱疹净软膏或5%~30%疱疹净溶液、3%~5%无环鸟苷软膏、0.5%~3%酞丁胺溶液、5%阿昔洛韦霜、0.5%~1%新霉素软膏等外搽患部。

细目二十八　艾滋病

要点一　艾滋病的诊断与鉴别诊断

1. 诊断

（1）临床表现

潜伏期长短不一，可由6个月至5年或更久。感染HIV后，由于细胞免疫缺陷的程度不同，临床症状可分为3个阶段。

①艾滋病病毒感染：新近感染的患者约90%可完全没有症状，为HIV病毒的携带者，是艾滋病的传染源。有的早期出现类似传染性单核细胞增多症的症状，有的发展为慢性淋巴结病综合征，表现为除腹股沟部位外，全身淋巴结或至少有2处以上持续肿大3个月以上。

②艾滋病相关综合征：约占患病人数的10%。患者有一定程度的T细胞免疫功能缺陷所致的临床症状和慢性淋巴结综合征，有较长期的发热（38℃3个月以上），体重减轻10%以上，疲乏，夜间盗汗及持续腹泻等，同时常有非致命性的真菌、病毒或细菌性感染，如口腔白色念珠菌病、皮肤单纯疱疹、带状疱疹和脓皮病等。

③艾滋病：约1%的HIV感染者可发展为艾滋病，其临床表现为严重的细胞免疫缺陷而致的条件性病原体感染和少见的恶性肿瘤，较常见的有卡氏肺囊虫肺炎和卡波济肉瘤。

（2）实验室检查

①免疫学检查：T_4 淋巴细胞减少；外周血淋巴细胞显著减少，低于 $1\times10^9/L$，$T_4/T_8<1$（正常为1.75～2.1）；自然杀伤（NK）细胞活性下降；B 淋巴细胞功能失调。

②HIV 检测：常用的有细胞培养分离病毒、检测 HIV 抗原、检测逆转录酶、检测病毒核酶等。

③HIV 抗体检测：这类方法是确定有无 HIV 病毒感染的最简便方法，但高危人群若为阴性应在 2 个月后复查。常用的方法有酶联免疫吸附法（ELLSA）、间接免疫荧光法（IIF）、明胶颗粒凝集试验（PA）、免疫 EP 迹检测法（WB 法）、放射免疫沉淀试验（RIE）。其中前三种用于筛选检查，后两种用于明确诊断。

2. 鉴别诊断

必须与原发性免疫缺陷病、继发性免疫缺陷病如长期服用皮质激素、化疗、放疗，或并发恶性肿瘤以及严重的蛋白热量性营养不良、血液病、传染性单核细胞增多症和中枢神经系统疾病相鉴别。

要点二　艾滋病的治疗

1. 辨证论治

（1）肺卫受邪证

见于急性感染期。发热，微畏寒，微咳，身痛，乏力，咽痛；舌质淡红，苔薄白或薄黄，脉浮。

治宜宣肺祛风，清热解毒。

方用银翘散加减。若寒邪为患，选用荆防败毒散加减。

（2）肺肾阴虚证

多见于以呼吸系统症状为主的早、中期患者。发热，咳嗽，无痰或少量黏痰，或痰中带血，气短胸痛，动则气喘，乏力消瘦，口干咽痛，盗汗，周身可见淡红色皮疹，伴轻度瘙痒；舌红，少苔，脉沉细数。

治宜滋补肺肾，解毒化痰。

方用百合固金汤合瓜蒌贝母汤加减。

（3）脾胃虚弱证

多见于以消化系统症状为主者。腹泻久治不愈，呈稀水状便，少数夹有脓血和黏液，可有腹痛，兼见发热，消瘦，食欲不振，恶心呕吐，吞咽困难，或腹胀肠鸣、鹅口疮；舌质淡有齿痕，苔白腻，脉濡细。

治宜扶正祛邪，培补脾胃。

方用补中益气汤合参苓白术散加减。

（4）脾肾亏虚证

多见于晚期患者，预后较差。发热或低热，形体极度消瘦，神情倦怠，心悸气短，头晕目眩，四肢厥逆，食欲不振，呃逆频作，腹泻剧烈，毛发枯槁，面色苍白；舌质淡或舌体胖，苔白，脉细无力。

治宜温补脾肾，益气回阳。

方用肾气丸合四神丸加减。

(5) 气虚血瘀证

以卡波济肉瘤多见。周身乏力，气短懒言，面色苍白，饮食不香，四肢、躯干部出现多发性肿瘤，瘤色紫暗，易于出血，淋巴结肿大；舌质暗，脉沉细无力。

治宜补气化瘀，活血清热。

方用补阳还五汤、犀角地黄汤合消瘰丸加减。

(6) 窍闭痰蒙证

多见于出现中枢神经病症的晚期患者。发热，头痛，恶心呕吐，神志不清，或神昏谵语，项强惊厥，四肢抽搐，或伴癫痫或痴呆；舌质暗或舌体胖或干枯，苔黄腻，脉细数或滑。

治宜清热化痰，开窍通闭。

方用安宫牛黄丸、紫雪丹、至宝丹加减。若为寒甚者，用苏合香丸豁痰开窍。痰闭清除后，缓则治其本，可用生脉散益气养阴。

2. 其他疗法

(1) 针刺：可选关元、命门、腰俞、脾俞、足三里、内关、合谷、曲池、百会、阴陵泉、阳陵泉、风池、委中、列缺等穴位。

(2) 抗 HIV 西药：至今为止尚无特效药物，现首推叠氮胸苷（AZT），其次可用2′-3′双脱氧肌苷（DDI）、2′-3′双脱氧胞嘧啶核苷（DDC）。主张联合用药。此外还有苏拉明、三氮唑核苷等。

(3) 免疫调节剂：可选用白细胞介素-2、干扰素、丙种球蛋白、转移因子、香菇多糖、异丙肌苷等。

合并条件性感染和恶性肿瘤者可采取对症处理。

（陈红风）

第十五单元　麻醉

要点一　麻醉的分类

1. 全身麻醉

(1) 吸入性麻醉：麻醉药经口鼻进入，通过呼吸道达到肺泡内，再进入血液循环，最终使中枢神经系统受到抑制而产生麻醉状态。

(2) 非吸入性麻醉：麻醉药由静脉、肌肉注射或直肠灌注等方法进入体内，从而使中枢神经系统受到抑制。现临床主要采用静脉麻醉。

2. 局部麻醉

利用阻滞神经传导的药物使麻醉作用局限于躯体某一局部，使局部的痛觉消失，同时运动神经被阻滞，产生肌肉运动减弱或完全松弛。这种阻滞是暂时和完全可逆的。包括表面麻醉、局部浸润麻醉、神经阻滞麻醉和区域阻滞麻醉。

3. 椎管内麻醉

将局部麻醉药注入椎管内，使部分脊神经被阻滞，该脊神经所支配的相应区域产生麻醉。根据注射间隙不同可分为蛛网膜下腔阻滞麻醉（包括鞍区麻醉）和硬脊膜外腔阻滞麻醉（包括椎管阻滞麻醉）。

4. 复合麻醉

单一的麻醉方法各有优缺点，同时使用多种麻醉药物和麻醉方法使其互相配合，取长补短，从而取得较单一麻醉方法更好的效果，称为复合麻醉，临床亦称平衡麻醉。

5. 针刺镇痛与辅助麻醉

针刺镇痛与辅助麻醉是在人体某些穴位或特定部位进行刺激，辅以一定量的镇静、镇痛药物，产生提高痛阈和调节人体生理生化等功效，在此基础上可实施某些手术的一种麻醉方法。经过多年的实践证明，针刺很难单独承担麻醉的重任，但针刺确有一定的镇痛作用，并对生理干扰少，能促进术后康复。目前最常用的是体针和耳针麻醉。

要点二　麻醉的选择

1. 充分估计病人的病情和一般情况

（1）对病情重、一般情况差的病人，应选择局部麻醉、神经阻滞麻醉等对全身影响小、合并症少的麻醉方法，避免选用腰麻或全麻中的深麻醉。

（2）对精神紧张不能自控的病人，局麻的效果往往不能保证，最好采用快速诱导的全麻，或局部麻醉加基础麻醉。

（3）小儿一般均极难合作，宜采用全麻，或基础麻醉加局部麻醉。老人、孕产妇因有生理性改变，麻醉方法的选择与一般病人不能等同，要有所区别。

（4）对合并慢性疾病如高血压、心脏病、哮喘等各种内科疾病的手术病人，麻醉方法的选择也和一般病人不同。

2. 根据手术需要

（1）按手术部位选择麻醉。

（2）按手术是否需要肌肉松弛进行选择。

（3）按手术创伤或刺激大小以及出血的多少进行选择。

（4）按手术时间的长短合理选择。

（5）按病人的体位是否影响呼吸和循环进行选择。

（6）按手术可能发生的意外进行选择。

3. 按麻醉药和麻醉方法本身的特点加以选择

各种麻醉药和麻醉方法都有各自的特点和适应证、禁忌证，选用前要结合病情、手术加以全面考虑。原则上简单的手术不宜采用复杂的麻醉方法。

4. 根据麻醉者的技术能力和经验

原则上首先应采用安全性最大和比较容易操作的麻醉方法。遇危重病人，或对既往无经验的大手术，最好采用麻醉者最熟悉而有把握的麻醉方法。在上述考虑的情况下，还应尽量考虑病人自己及手术者对麻醉的选择和要求。

要点三 局部麻醉的方法

1. 黏膜表面麻醉

用渗透性强的局麻药与黏膜接触，产生黏膜痛觉消失的方法称为黏膜表面麻醉，亦称表面麻醉。常用于眼、鼻腔、咽喉、气管以及尿道等部位的表浅手术或内镜检查术。常用的表面麻醉药有0.5%～2%丁卡因、2%～4%利多卡因。

2. 局部浸润麻醉

沿手术切口线分层注射局麻药，以阻滞组织中的神经末梢，称局部浸润麻醉。适用于各类中小型手术，亦适用于各种封闭治疗和特殊穿刺的局部止痛。其操作要点是“一针技术、分层注射、水压作用、边注射边抽吸、广泛浸润和重复浸润”。最常用于浸润麻醉的局麻药为普鲁卡因，一般用0.5%～2%的溶液，根据麻醉范围大小确定溶液浓度，成人一次最大用量为1g，宜加入1:200000的肾上腺素。普鲁卡因过敏或未作普鲁卡因试验者可用0.5%～1%利多卡因溶液，成人一次总量不超过0.5g。

3. 区域阻滞麻醉

在手术部位的周围和基底部浸润局麻药，以阻滞进入手术区域的神经支和神经末梢，称区域阻滞麻醉。区域阻滞麻醉的要点与局部浸润麻醉相同，最适用于皮下小囊肿摘除、浅表小肿块活检等。常用局麻药与浸润麻醉相同。

4. 神经阻滞麻醉

将局麻药注射于神经干的周围，使该神经干所支配的区域产生麻醉，称神经阻滞麻醉。常用的神经阻滞方法有颈丛神经阻滞和臂丛神经阻滞。

要点四 局部麻醉并发症的处理

1. 中毒反应

（1）症状

其临床表现和体征主要在中枢神经系统和心血管系统。中枢神经系统方面症状临床上常首先出现过度兴奋状态，而后则迅速进入严重抑制阶段，出现昏迷甚至呼吸停止。心血管系统方面症状表现为心肌收缩无力，心排血量减少，动脉血压下降，房室传导阻滞，甚至出现心房颤动或心搏停止。

（2）治疗

①出现中枢兴奋或惊厥时，用苯巴比妥钠0.1g肌肉注射，或安定10mg静注。必要时考虑用肌松剂以控制惊厥，同时施行气管内插管。

②呼吸抑制者用面罩吸高浓度氧，或气管内插管行人工呼吸供氧。

③心血管功能抑制者应用血管活性药和静脉补液维持有效循环，加强血压、脉搏、心电图监测，作好心、肺、脑复苏的准备工作，一旦呼吸心跳骤停，须及时抢救。

2. 过敏反应

（1）症状

出现皮疹或荨麻疹，并有结膜充血和脸面浮肿等；或表现为喉头、支气管黏膜水肿和痉挛，出现支气管哮喘和呼吸困难；严重时可出现过敏性休克。

（2）治疗

①病情急剧时先用肾上腺皮质激素 0.5～1mg 皮下注射或肌肉注射。

②应用肾上腺皮质激素，改善血管通透性；发作较轻者可用苯海拉明 10～50mg 肌肉注射。

③支气管哮喘发作时应用氨茶碱 250～300mg 静脉缓注。

④喉头水肿时应及时吸氧，呼吸困难时应及时作气管切开。

⑤过敏性休克时应紧急行休克综合治疗。

3. 特异质反应

当用小剂量局麻药而出现严重中毒征象时称特异质反应，亦称高敏反应，后果严重。一旦出现应按中毒反应处理。

（张犁）

第十六单元　体液代谢

要点一　水代谢失常的临床表现和临床处理的基本原则

1. 高渗性缺水

又称原发性缺水，缺水多于缺钠，血清钠高于正常（>150mmol/L），细胞外液呈高渗状态。多发生于水分摄入不足和丢失过多，以及摄入大量高渗液体的情况下。一般将高渗性缺水分为轻、中、重三度。

（1）临床表现

①轻度缺水：缺水量为体重的2%～4%。主要表现为口渴、尿少、尿比重增高等。

②中度缺水：缺水量为体重的4%～6%。除上述表现外，可出现眼窝下陷，皮肤弹性差，唇干舌燥，肌肉软弱无力，常出现烦躁。

③重度缺水：缺水量超过体重的6%。除上述表现外，可出现躁狂、幻觉、谵妄，甚至昏迷等。

（2）处理原则

①积极治疗原发病，尽早解除缺水或失液的原因。

②无法口服的患者可静脉滴注5%葡萄糖溶液或低渗的0.45%氯化钠溶液，补充已丧失的液体。

③所需补充液体量可先根据临床表现估计丧失水量占体重的百分比，然后按每丧失体重的1%补液400～500ml 计算。为避免输入过量而致血容量过分扩张及水中毒，计算所得的补水量一般可分在2天内补给。治疗1天后应监测全身情况及血钠浓度，必要时可酌情调整次日的补给量。此外，补液量中还应包括每天正常需要量2000ml。

④高渗性缺水者实际上也有缺钠，只是因为缺水更多，才使血钠浓度升高。所以，如果在纠正时只补给水分，不补适当的钠，将不能纠正缺钠，可能反过来出现低钠血症。

⑤如同时存在缺钾及酸碱平衡，也应纠正。

2. 低渗性缺水

又称慢性缺水或继发性缺水，缺钠多于缺水，血清钠浓度＜135mmol/L。多由消化液丧失、大创面慢性渗液或大面积烧伤、长期使用利尿剂及水、钠同时缺失而钠不足引起。

（1）临床表现

①轻度缺钠：疲乏无力，头晕，手足麻木，口渴不明显，尿量正常或稍多。

②中度缺钠：恶心，呕吐，脉搏细数，血压不稳或下降，视力模糊，站立性晕倒，尿量减少。

③重度缺钠：神志不清，肌肉痉挛性抽搐，腱反射减弱或消失，甚至昏迷，常发生休克，少尿或无尿。

（2）处理原则

①积极处理致病原因。

②静脉输注含盐溶液或高渗盐水，以纠正细胞外液的低钠状态。静脉输液原则是：输注速度应先快后慢，总输入量应分次完成。每8～12小时根据临床表现及检测血 Na^+、Cl^- 浓度、动脉血血气分析和中心静脉压等结果，随时调整输液计划。还应补给日需液体量2000ml。

③重度缺钠出现休克者应先补足血容量，以改善微循环和组织器官的灌注。晶体液和胶体液都可应用，但晶体液的用量一般要比胶体液用量大2～3倍。然后可静脉滴注高渗盐水（一般为5%氯化钠溶液）200～300ml，尽快纠正血钠过低，以进一步恢复细胞外液量和渗透压，使水从水肿的细胞中外移。但输注高渗盐水时应严格控制滴速，每小时不应超过100～150ml。以后根据病情及血钠浓度再调整治疗方案。

④如伴有酸碱平衡失调及钾缺乏，也应纠正。

3. 等渗性缺水

又称急性缺水或混合性缺水，外科病人最容易发生这种缺水，水、钠成比例丢失，血清钠正常，细胞外液渗透压也保持正常。常见于大量呕吐、肠瘘等丢失消化液的情况下，或体液丧失在感染区或软组织内。

（1）临床表现

①轻度：体液丧失量达到体重的2%～4%，有恶心、厌食、乏力、少尿等，但不口渴。

②中度：体液丧失量达到体重的5%，舌干燥，眼窝凹陷，皮肤干燥、松弛，出现脉搏细速、肢端湿冷、血压不稳定或下降等血容量不足之症状。

③重度：体液丧失量达到体重的6%～7%，即可有严重的休克表现，常伴发代谢性酸中毒；如丧失的体液主要为胃液，则可伴发代谢性碱中毒。

（2）处理原则

①治疗原发病。

②用平衡盐溶液或生理盐水尽快补充血容量。

对等渗性缺水的具体治疗是针对性地纠正其细胞外液的减少，静脉滴注平衡盐溶液或等渗盐水，使血容量得到尽快补充。对已有脉搏细速和血压下降等症状者，表示细胞外液的丧失量已达体重的5%，需从静脉快速滴注上述溶液约3000ml（按体重60kg计算），以恢复其血容量。另外，静脉快速输注上述液体时必须监测心脏功能，包括心率、中心静脉压或肺动脉楔压等。对血容量不足表现不明显者，可给患者上述用量的1/2～2/3，即1500～2000ml，以补充缺水、缺钠量。此外，还应补给日需要水量2000ml和氯化钠4.5g。

目前常用平衡盐溶液（1.86%乳酸钠溶液和复方氯化钠溶液之比为1:2或1.25%碳酸氢钠溶液和等渗盐水之比为1:2构成）来治疗较理想。单用等渗盐水大量输入后有导致血Cl^-过高，引起高氯性酸中毒的危险。

③纠正酸碱平衡失调及补充缺乏电解质。

在纠正缺水后，排钾量会有所增加，血清K^+浓度也因细胞外液量的增加而被稀释降低，故应注意预防低钾血症的发生。

4. 水中毒

又称水过多或稀释性低血钠，机体入水总量超过排水量，以致水在体内潴留，引起血渗透压下降和循环血量增多。此种情况在外科临床中少见。

（1）临床表现

急性水中毒发病急，表现为各种神经精神症状，如头痛、失语、精神错乱，定向能力失常，嗜睡、躁动、惊厥、谵妄，甚至昏迷，可发生脑疝。慢性水中毒的症状往往被原发疾病的症状所掩盖，可有肌肉软弱无力、恶心、呕吐、嗜睡等。体重明显增加，皮肤苍白而湿润，唾液、泪液增多。一般无明显凹陷性水肿。

（2）处理原则

①水中毒一经诊断，应立即停止水分摄入。

②程度较轻者在机体排出多余的水分后，水中毒即可解除。

③程度严重者除禁水外，还需用利尿剂促进水分的排出。一般可用渗透性利尿剂，如20%甘露醇或25%山梨醇200ml静脉内快速滴注（20分钟内滴完），可减轻脑细胞水肿和增加水分排出。也可静脉注射袢利尿剂，如呋塞米（速尿）。

要点二　钾代谢失常的诊断和临床处理的基本原则

1. 低钾血症

（1）诊断

①病史：长期进食不足；应用利尿剂、急性肾衰竭的多尿期以及盐皮质激素过多等，使钾从肾排出过多；呕吐、持续胃肠减压、肠瘘等，使钾从肾外途径丧失；大量输注葡萄糖和胰岛素，或代谢性与呼吸性碱中毒。

②临床表现：神经、肌肉系统症状最早出现肌无力，以后可延及躯干和呼吸肌。胃肠系统症状出现厌食、恶心、呕吐、腹胀、肠鸣音减弱或消失等肠麻痹表现。中枢神经系统症状出现神志淡漠或烦躁不安。心血管系统由于心肌兴奋性增高，出现心脏传导阻滞和节律异常。以及代谢性碱中毒症状。

③血清钾浓度低于3.5mmol/L。

④典型的心电图改变为早期出现T波降低、变平或倒置，随后出现ST段降低、QT间期延长和U波。但并非每个患者都有心电图改变。

（2）处理原则

①积极处理低血钾的病因，以免继续失钾。

②重在预防。对长期禁食、慢性消耗和体液丧失较多者注意补钾，每日预防性补钾40～50mmol（氯化钾3～4g）。

③补钾原则：能口服者尽量口服。静脉补钾应注意：分次补钾，边治疗边监测；忌静脉直接推注，以免导致心跳骤停；补钾速度不能过快；氯化钾浓度不宜超过0.3%；尿多补钾；一般每天补充氯化钾3～6g。

④如有休克，应尽快恢复血容量。

2. 高钾血症

（1）诊断

①病史：进入体内（或血液内）的钾量太多，以及大量输入保存期较久的库血；应用保钾利尿剂如螺内酯、氨苯蝶啶，以及盐皮质激素不足等，肾排钾功能减退；溶血、组织损伤（如挤压综合征），以及酸中毒等，发生细胞内钾的移出。

②临床表现：早期可有四肢软弱、感觉异常、神志淡漠等。严重时有微循环障碍的表现，如皮肤苍白、发冷、低血压等。心肌应激性下降，心率缓慢或心律不齐，甚至心脏停搏于舒张期。

③血清钾浓度高于5.5mmol/L。

④典型的心电图改变为早期T波高而尖，QT间期延长，随后出现QRS增宽。

（2）处理原则

①尽快处理原发病并改善肾脏功能：由于高钾血症有迅速致命危险，因此高钾血症一经诊断应积极治疗，针对病因处理，停用一切含钾的药物或溶液。

②对抗心律失常：钙与钾有对抗作用，故静脉注射10%葡萄糖酸钙溶液20ml可缓解K^+对心肌的毒性作用。也可将10%葡萄糖酸钙溶液30～40ml加入静脉补液内滴注。

③降低血清钾浓度，使钾暂时转入细胞内：可用以下方法。

输注碳酸氢钠溶液：先静脉注射5%碳酸氢钠溶液60～100ml，再继续静脉滴注碳酸氢钠溶液100～200ml。这种高渗性碱性溶液输入后可使血容量增加，不仅可使血清K^+得到稀释，降低血钾浓度，又能使K^+移入细胞内或由尿排出，同时还有助于酸中毒的治疗。

输注葡萄糖溶液及胰岛素：用25%葡萄糖溶液100～200ml，每5g糖加入正规胰岛素1U，静脉滴注。可使K^+转入细胞内，从而暂时降低血钾浓度。必要时可以每3～4小时重复用药。对于肾功能不全而不能输液过多者，可用10%葡萄糖酸钙100ml、11.2%乳酸钠溶液50ml、25%葡萄糖溶液400ml，加入胰岛素20U，24小时缓慢静脉滴入。

④阳离子交换树脂的应用：可从消化道带走钾离子排出。可口服，每次15g，每日4次。为防止便秘、粪块堵塞，可同时口服山梨醇或甘露醇以导泻。

⑤给予高钠饮食及排钾利尿剂。

⑥透析疗法：有腹膜透析和血液透析两种。用于病情严重且血钾进行性增高，尤其肾功能不全者。

要点三　酸碱平衡失调的临床特点和临床处理的基本原则

1. 代谢性酸中毒

（1）临床特点

代谢性酸中毒是临床最常见的酸碱平衡失调，主要有以下临床特点：

①呼吸的改变：呼吸变得深而快，频率有时可达每分钟40～50次。

②神经系统症状：疲乏无力，眩晕，感觉迟钝，或烦躁，重者嗜睡、神志不清、昏迷甚至死亡。

③胃肠系统症状：轻度腹痛、腹泻、恶心、呕吐等。

④循环系统症状：面部潮红，心率加快，心律不齐，血压偏低，严重时发生休克和急性肾功能不全。

血气分析可以明确诊断，血液pH值和HCO_3^-明显下降。代偿期的血pH值可在正常范围，但HCO_3^-、BE（碱剩余）和$PaCO_2$均有一定程度的降低。

（2）处理原则

①治疗原发病。

②补充碱性溶液。常用的碱性液体有碳酸氢钠、乳酸钠、三羟甲基氨基甲烷等。

2. 代谢性碱中毒

（1）临床特点

体内H^+丢失或HCO_3^-增多可引起代谢性碱中毒。

较严重的患者可出现呼吸变浅变慢，面部、肢体肌肉抽动、惊厥；或出现精神神经方面的异常，如烦躁不安、精神错乱，甚至昏迷等。

血气分析可确诊及了解其严重程度。失代偿时血液pH值和HCO_3^-明显增高，$PaCO_2$正常。代偿期血液pH值可基本正常，但HCO_3^-和BE（碱剩余）均有一定程度的增高。

（2）处理原则

①治疗原发病，消除病因。

②因丧失胃液导致者，应补充生理盐水或葡萄糖盐水，恢复细胞外液量。补充Cl^-，纠正低氯性碱中毒。

③纠正低血钾。

④使用盐酸精氨酸、盐酸稀释溶液，纠正用于重度碱中毒。

3. 呼吸性酸中毒

（1）临床特点

胸闷，乏力，呼吸困难，气促，躁动不安，发绀，头痛。随着病情加重，可有血压下降、谵妄、昏迷等。

（2）处理原则

尽快治疗原发病和改善患者的通气功能。必要时行气管插管或气管切开术，应用呼吸机，有效改善通气及换气状况。呼吸中枢抑制者应行人工呼吸，使用中枢兴奋剂。

4. 呼吸性碱中毒

（1）临床特点

头晕，胸闷，呼吸由深快转为浅促，间以叹息样呼吸，继而出现眩晕，手、足和面部麻木以及针刺感，进而出现肌肉震颤、手足抽搐。严重时出现昏厥、意识障碍甚至肌肉强直。

（2）处理原则

积极治疗原发病。用纸袋罩住口鼻，减少 CO_2 呼出。也可给患者吸入5%的氧气。有手足抽搐者应静脉注射葡萄糖酸钙以消除症状。

（张犁）

第十七单元　输血

要点一　输血的适应证

1. 急性失血

①急性失血是输血的主要适应证，特别是严重创伤和手术中出血。

②一次失血量在500ml以内，可由组织间液进入循环而得到代偿，在生理上不会引起不良反应。

③失血500～800ml时，在输入等渗盐水或平衡液的同时，首先考虑输入晶体液或血浆增量剂，而不是输全血或血浆。

④失血量超过1000ml要及时输血。

⑤除上述制剂外，应输给适当全血，有时还需补充浓缩血小板或新鲜血浆。

2. 贫血或低蛋白血症

①手术前如有贫血或血浆蛋白过低，应予纠正。

②若条件许可，原则上应输给浓缩红细胞。

③低蛋白血症可补充血浆或白蛋白液。

3. 严重创伤和大面积烧伤

输血或血浆有防治休克的作用。在大面积烧伤的休克期、感染期和恢复期各阶段，根据需要输全血或血浆。

4. 严重感染

①输血可提供抗体、补体等，以增强抗感染能力。

②输用浓缩白细胞，同时采用针对性抗生素，对严重感染常可获得较好疗效。

5. 凝血功能异常

对凝血功能障碍的病人，手术前应输给有关的血液成分，如血友病应输抗血友病球蛋白，纤维蛋白原缺少症应输冷沉淀或纤维蛋白原制剂。

如无上述制品时，可输新鲜血或血浆。

6. 手术

术前已有出血性休克，术前即应输血；对于术中出血较多、操作时间较长者应备有足够的全血；对于凝血功能异常者，需在术前或术中补充新鲜血或相应的血液成分。

要点二　输血反应

1. 非溶血性发热反应

由致热原引起，是最常见的一种输血反应。其原因主要是存在致热原和抗原抗体反应，大部分是由于致热原引起。

（1）症状

常在输血后 1 ~2 小时（快者 15 分钟左右）出现寒战，继而出现高热，体温可达到 39℃ ~41℃，常伴有恶心、呕吐、头痛、皮肤潮红及周身不适，但血压无明显变化，症状可于 1 ~2 小时内完全消退，伴随大量汗出，体温逐渐下降至正常。

（2）处理

①立即减慢输血速度，症状严重者可停止输血。

②为区别早期溶血反应及细菌引起的污染反应，血标本应立即送血库复查，并作细菌培养。

③用解热镇痛药物如复方阿司匹林 0.5g 口服。有寒战时可肌注非那根 25mg、杜冷丁 50mg，并注意保暖。

④可针刺内关、足三里、曲池等。

2. 过敏反应

过敏反应也是比较常见的输血反应，常发生于有过敏史的受血者，主要原因是抗原抗体反应、活化补体和血管活性物质释放。

（1）症状

多在输血将要完毕时发生，也有在只输入几毫升全血或血浆后发生者。症状出现越早，反应越严重。轻者皮肤瘙痒，面色潮红，出现局限性或广泛性荨麻疹，重者可出现哮喘、喉头水肿、呼吸困难、恶心、腹痛、腹泻、神志不清、血压降低，甚至出现过敏性休克而危及生命。

（2）处理

①反应严重者立即停止输血，给予吸氧，并立即皮下注射 1:1000 的肾上腺素 0.5 ~1ml。

②应用抗组胺药物：常用扑尔敏 4 ~8mg、息斯敏等口服；或非那根 25mg 肌注。也可用肾上腺皮质激素如地塞米松 5 ~10mg 或氢化考的松 50 ~100mg 肌注。

③针灸：荨麻疹可针刺风府、曲池、足三里，哮喘针刺天柱、百会、印堂等。

④如有休克应积极抗休克治疗。

⑤如发生会厌水肿，应立即静脉注射地塞米松 5 ~10mg，必要时作气管切开，以防止窒息。

3. 溶血反应

是指输入血型错误而引起的红细胞凝集、溶解等反应。可分为急性溶血反应和迟发性溶血反应。轻者可类似发热反应，重者可迅速死亡。

(1) 症状

典型的急性溶血反应多在输血 10～20ml 后，患者突然感到头痛，呼吸急促，面部潮红，恶心，呕吐，心前区压迫感，全身麻木；严重时可出现寒战高热，烦躁不安，呼吸困难，皮肤苍白或发绀，脉搏细弱，血压下降，休克。

迟发性溶血反应发生在输血后 7～14 天。症状是不明原因的发热和贫血，也可见黄疸、血红蛋白尿等。一般并不严重，经适当处理后都可治愈。

(2) 处理

①凡怀疑有溶血反应者，立即停止输血。

②核对受血者与供血者的姓名、血型、交叉配血试验报告及贮血瓶标签等，必要时重新查血型并作交叉配血试验。

③将剩余血液作涂片及细菌培养，以排除细菌污染反应。

④溶血反应早期的治疗重点是积极抗休克、维持循环功能、保护肾功能和防治弥散性血管内凝血（DIC）。

4. 细菌污染反应

是由于血液或输血用具被细菌污染而引起的输血反应，相对较少见。

(1) 症状

在输入少量血液后即可突然出现寒战、高热、头痛、烦躁不安、大汗、呼吸困难、恶心、呕吐、腹痛、腹泻、脉搏细数、血压下降等类似感染性休克的表现，白细胞计数明显升高。

(2) 处理

①立即停止输血。

②积极抗休克、抗感染治疗。

③对患者血和血袋血同时作涂片与细菌培养检查。

要点三 输血并发症的防治

1. 循环超负荷

(1) 概念

大量快速输血可导致循环超负荷，甚至导致心功能不全。临床表现为肺水肿、颈静脉怒张、中心静脉压增高及出现奔马律等。尤其是心脏病病人、老年人、幼儿或慢性严重贫血病人。大量输血后由于酸碱及电解质平衡紊乱，也可导致各种心律失常，甚至室颤或心跳骤停。

(2) 防治

①严格控制输血速度，输注冷藏血前可适当加温，严密监测。

②若已发生心功能不全、肺水肿、心律失常等，应积极抢救。

2. 枸橼酸盐中毒

(1) 概念

当大量输血时，由于过量的枸橼酸盐同血钙结合或螯合而引起低钙血症，称枸橼酸盐中毒，在有肝脏损伤时更易引起中毒。受血者发生不自主的肌震颤，手足搐搦常首先出现，以后可以出现出血、血压下降，严重者出现心律失常和心室纤颤，以及心跳停止，可导致死亡。

（2）防治

①使用肝素化血或浓缩红细胞。

②避免输低温血或高血钾血。

③预防性使用钙剂时切忌过量，以免引起致死性心跳停止。

3. 疾病传播

（1）概念

输血及血液制品都可能传播疾病，其中最常见且严重的是输血后肝炎和艾滋病、疟疾、梅毒、巨细胞病毒感染、黑热病、回归热和布氏杆菌病等，均可通过输血传播。

（2）防治

①严格掌握输血适应证，非必要时应避免输血。

②杜绝传染病病人和可疑传染病者献血。

③对献血者进行血液和血液制品检测，如 HBsAg、抗 HBc 以及抗 HIV 等检测。

④在血液制品生产过程中采用加热或其他有效方法灭活病毒。

⑤鼓励自体输血。

4. 出血倾向

（1）概念

大量快速输血可发生创面渗血不止或术后持续出血等凝血异常问题，原因是病人体内凝血因子被稀释，凝血因子 V、Ⅷ和 IX 的耗损以及血小板因子减少等。大量出血时，在损失大量血小板和凝血因子的同时，剩下的血小板和凝血因子又将在止血过程中被消耗。

（2）防治

①每输库血 3 ~5 单位应补充新鲜血 1 单位。

②治疗可根据凝血因子缺乏的情况，补充有关血成分，如新鲜冰冻血浆、凝血酶原复合物等。

（张犁）

第十八单元　休克

要点一　感染性休克的诊断

1. 感染依据

大多数可找到感染病灶，如肺炎、暴发性流脑、中毒型菌痢及重症肝病并发自发性腹膜炎等。个别败血症常不易找到明确的病变部位，要与其他原因引起的休克相鉴别。

2. 临床表现

（1）体温骤升或骤降：突然高热、寒战，体温达 39.5℃ ~40℃，唇指发绀，或大汗淋漓而体温不升。

（2）神志的改变：经过初期的躁动后转为抑郁而淡漠、迟钝或嗜睡，大小便失禁。

（3）皮肤与甲皱微循环的改变：皮肤苍白、湿冷，发绀或出现花斑，肢端与躯干皮温差增大。可见甲皱毛细血管襻数减少，往往痉挛、缩短而呈现断线状，血流迟缓且失去均匀性。眼底可见小动脉痉挛，提示外周血管收缩，微循环灌流不足。

（4）血压低于10.64/6.65kPa（80/50mmHg），心率快，有心律紊乱征象。休克早期可能血压正常，仅脉压差减小。

要点二 低血容量性休克的诊断

1. 继发于体内外急性大量失血或体液丢失，或有液体严重摄入不足史。

2. 有口渴、兴奋、烦躁不安，进而出现神情淡漠、神志模糊甚至昏迷等。

3. 表浅静脉萎陷，肤色苍白至紫绀，呼吸浅快。

4. 脉搏细速，皮肤湿冷，体温下降。

5. 收缩压低于12.0～10.6kPa（90～80mmHg），或高血压者血压下降20%以上，脉压差在2.6kPa（20mmHg）以下，毛细血管充盈时间延长，尿量减少（每小时尿量少于30ml）。

6. 中心静脉压和肺动脉楔压测定有助于监测休克程度。

要点三 创伤性休克的诊断

1. 病史

创伤性休克病人均有较严重的外伤或出血史。

2. 临床特点

“5P”征，即皮肤苍白（pallor），冷汗（perspiration），神志淡漠（prostation），脉搏动微弱（pulselessness），呼吸急促（pulmonary deficiency）。

3. 一般检查

主要是血压及脉搏的监测。

（1）收缩压降低：一般多在13.3kPa以下。

（2）脉压：一般小于4kPa。

4. 特殊监测

（1）尿量：是观察休克的主要指标，正常人为50ml/h以上，休克时每小时尿量一般少于25ml。

（2）中心静脉压：正常值为6～12cmH_2O，休克时常偏低。

（3）血气分析：呈代谢性酸中毒改变。

要点四 休克的临床处理原则

1. 一般紧急处理

（1）尽早明确休克的原因，严密观察病情变化，判断休克的程度并进行适当的处理。

（2）采取头部和胸部抬高20°～30°、下肢抬高15°～20°体位，可增加下肢回心静脉血量。

（3）给氧可采用面罩方法吸入氧气。

（4）尽早进行静脉输液和给药。如周围静脉萎陷，穿刺有困难时，可经锁骨下静脉或颈内静脉穿刺留置中心静脉插管，也可作周围静脉切开插管输液。紧急情况下，如急性大出血时，可直接经动脉输血输液。

2. 补充血容量

有效循环血量减少是休克的基本病理生理改变，所以需要扩充血容量。对出血性休克和失液性休克，及时扩充血容量更是处理的关键。静脉输液可增加静脉回流量，即增加心室负荷，使心输出量增加、血压上升和组织灌流改善。但要避免过量，以免引起肺水肿与心功能不全。一般先输入晶体液增加回心血量，降低血液黏稠度，改善微循环。还应准备全血、血浆、白蛋白或血浆增量剂等胶体液输注。低分子右旋糖酐不仅能扩容，也可降低血液黏滞度及疏通微循环。

3. 积极处理原发疾病

积极适时地处理原发疾病是抗休克治疗的根本措施。但处理原发疾病应在有效扩容的同时积极准备和治疗。如由于腹膜炎引起的休克，应在扩容的基础上迅速引流腹腔，减少细菌及毒素；肠坏死、中毒性休克时，在抢救休克的同时应迅速开腹切除坏死肠管，解除原发疾病。切忌因长时间抗休克治疗而延误原发病的抢救和治疗。

4. 纠正酸碱平衡失调

对于休克合并严重酸中毒者，需要在输液开始时给予一定量的5%碳酸氢钠溶液，然后再根据血pH值、二氧化碳结合力或血气分析适当继续补充。呼吸因素引起的酸中毒或碱中毒，需从调整吸入氧比分、改善换气功能等方面去调整。代谢性碱中毒涉及低血钾、低血氯等，应补充相应电解质。

5. 血管活性药物的应用

在血容量基本补足，但循环状态仍未好转时，可应用血管活性药物。

（1）血管收缩剂：包括间羟胺、去甲肾上腺素、多巴胺及多巴酚丁胺。

（2）血管扩张剂：常用的有硝普钠、苄胺唑啉、山莨菪碱等。

（3）强心药：常用多巴胺、西地兰等。

6. 治疗DIC改善微循环

对诊断明确的DIC，可应用肝素抗凝，有时还使用抗纤溶药物。

7. 皮质类固醇及其他药物的应用

（1）皮质类固醇：皮质类固醇可应用于感染性休克和其他较严重的休克，其主要作用有：①阻断受体兴奋作用，使血管扩张，降低外周血管阻力，改善微循环；②保护细胞内溶酶体，防止溶酶体破裂；③增强心肌收缩力，增加心排出量；④增进线粒体功能和防止白细胞凝集；⑤促进糖异生，使乳酸转化为葡萄糖，减轻酸中毒。

（2）其他药物：其他药物包括：①钙通道阻断剂；②吗啡类拮抗剂；③氧自由基清除剂；④调节体内前列腺素类。

（张犁）

第十九单元 复苏

要点一 心肺脑复苏的基本步骤

1. 基本生命支持（basic life support，BLS）

（1）概念：尽快恢复全身组织器官的氧供，保证机体最低的氧需要。

（2）内容包括 ABC 步骤：A－Airway 保持气道通畅，B－Breathing 呼吸支持，C－Circulation 循环支持。

2. 进一步生命支持 (Advanced life support，ALS)

（1）概念：指在对呼吸心跳停止病人进行初步复苏后，运用专业救护设备和急救技术，建立并维持有效的通气和血液循环，继续进一步的生命救护。其中主要包括氧疗、建立人工气道、循环支持和药物治疗。

（2）内容包括 DEF 步骤：D－Drugs 或 definite therapies 药物或病因治疗，E－Electrocardiagram 心电监测，F－Defibrillation 除颤。

3. 延续生命支持 (prolonged life support, PLS)

（1）概念：是指脑保护、脑复苏及复苏后疾病的防治。

（2）内容包括 GHI 步骤：G－Guage 评估心跳骤停的原因和评价可治的原因，H－Hypothermia 低温疗法，I－Intensive care unit 重症监护。

要点二 心肺脑复苏后的处理原则

持续生命支持也称后期复苏，是以脑复苏为核心进行抢救和医疗。这一阶段的主要任务是在基本生命支持和进一步生命支持两阶段的心肺脑复苏（CPCR）抢救结果使自主循环稳定的基础上，围绕脑复苏进行治疗。

1. 稳定循环功能

心搏恢复后，往往伴有血压不稳定或低血压状态，应严密监测，包括 ECG、BP、CVP，根据情况对肺毛细血管嵌顿压（PCWP）、心排血量（CO）、外周血管阻力胶体渗透压等进行监测，补足血容量，提升血压，支持心脏，纠正心律失常。

在输血输液过程中，为避免过量与不足，使 CVP 不超过 1.18kPa（12cmH_2O），尿量为 60ml/h。对心肌收缩无力引起的低血压，如心率<60 次/分，可静滴异丙肾上腺素或肾上腺素（1～2mg 溶于 500ml 液体中）；如心率>120 次/分，可静注西地兰 0.2～0.4mg，或用其他强心药，如多巴胺或多巴酚丁胺。在应用强心药的同时，还可静注速尿 20～40mg，促进液体排出，以减轻心脏负荷，也对控制脑水肿有利。

2. 维持呼吸功能

心脏复跳后，自主呼吸可以恢复，也可能暂时没有恢复。若自主呼吸恢复得早，表明脑功能越易于恢复。无论自主呼吸是否出现，都要进行呼吸支持，直到呼吸功能恢复正常，从而保证全身各脏器，尤其是脑的氧供。

在 CPCR 中，确保气道通畅及充分通气、供氧是非常重要的措施，气管插管是最有效、可靠又快捷的开放气道方法，且可以与任何种类的人工通气装置相连进行人工通气，即使在初期复苏时，有条件也应尽早插管。如复苏后 72 小时病人仍处昏迷、咳嗽反射消失或减弱，应考虑行气管切口，以便于清除气管内分泌物。

应充分保证病人氧供，使动脉血 $PaO_2>13.33kPa$（100mmHg），$PaCO_2$ 保持在 3.33～4.67kPa（25～35mmHg）的适度过度通气状态，以减轻大脑酸中毒，降低颅内压。同时加强监测，防止呼吸系统的并发症如肺水肿、ARDS、肺炎、肺不张，也不能忽视由于复苏术所致的张力性气胸或血气胸。

3. 防治肾功能衰竭

心搏骤停时的缺氧，复苏时的低灌流、循环血量不足、肾血管痉挛及代谢性酸中毒等，均将加重肾脏负荷及肾损害，从而发生肾功能不全。其主要表现为氮质血症、高钾血症和代谢性酸中毒，并常伴少尿或无尿，也可能为非少尿型肾衰。因此在 CPCR 中应始终注意保护肾功能。

其主要措施包括保证肾脏灌注以补足血容量，增加心肌收缩力。当血容量已基本上得到补充、血压稳定时，可使用血管扩张药，如小剂量多巴胺（$<3\mu g/kg\cdot min$）静滴；同时纠正酸中毒；为预防肾衰，应及早使用渗透性利尿剂，通常用20%甘露醇，也可防治脑水肿。但出现少尿或无尿肾衰时，甘露醇要慎用。速尿是高效、速效利尿剂，它可增加肾血流量和肾小球滤过率，但在低血压、低血容量时则不能发挥高效利尿作用。

4. 脑复苏

（1）低温－脱水疗法：低温对于脑细胞具有保护作用，可阻止脑细胞进一步受损。

（2）高压氧治疗：高压氧一方面提高了血液和组织的氧张力，增加了脑组织中氧的弥散距离，对脑水肿时脑细胞的供氧十分有利。另一方面由于高浓度氧对血管的直接刺激，引起血管收缩，血流量减少，从而使颅内压降低，改善脑循环，对受损脑组织的局部供血有利。

（3）巴比妥类药物治疗：巴比妥类药物可抑制脑代谢，控制抽搐，防止颅内压增高，目前仅用于抗惊厥。

（4）钙离子拮抗药治疗：细胞内钙离子超载在再灌注损伤中占重要地位。尼莫地平、利多氟嗪均可改善脑缺血后的脑血流和神经功能。

（5）其他药物治疗：皮质激素、自由基清除剂、催醒药、脑细胞营养药等可根据病情选用。

（张犁）

第二十单元　外科急腹症

要点一　常见外科急腹症的诊断与鉴别诊断

1. 诊断基本要点

（1）病史

①一般情况：包括性别、年龄、现病史和既往史。

②腹痛发生的诱因：腹痛的发生可能与饮食有关，如饮食不当可引起胆囊炎、胰腺炎、溃疡病穿孔等。腹痛发生可能与体位改变有关，如就餐后剧烈运动可引起小肠扭转。

③腹痛发生的缓急：逐渐加重者多为炎症性病变。腹痛突然发生多见于脏器破裂、穿孔、梗阻、扭转等。

④腹痛的部位：腹痛开始部位或疼痛最显著部位往往与病变部位一致。

⑤腹痛的性质

持续性腹痛：一般是炎性渗出物、空腔脏器内容物和血液刺激腹膜所致。

阵发性腹痛：多为空腔脏器平滑肌痉挛所致，发生于空腔脏器梗阻或痉挛。

持续性腹痛阵发性加重：多为空腔脏器炎症与梗阻并存。

⑥腹痛的程度：可反映腹内病变的轻重。功能性疾病腹痛往往表现比较剧烈，但缺乏明显器质性改变体征；在病变组织坏死时，腹痛反而可以不重。

⑦腹痛的放射：由于病变的刺激，通过腹腔神经和相应的脊髓端反射在与病变器官有一定关联的体表。

⑧腹痛与发热的关系：外科疾病的腹痛一般先有腹痛，而后有发热、恶心；内科疾病引起的腹痛多先有发热、呕吐。

⑨其他伴随症状：恶心、呕吐的时间和性状，排便情况的改变，发热、黄疸、排尿及经期的改变。

（2）体格检查

包括全身情况，重点是腹部。必要时应行直肠或阴道的指诊。

（3）实验室检查

血常规、尿常规、大便常规、血生化检查及血清淀粉酶是最常做的急诊化验。

（4）影像学检查

X 线检查，B 超检查，CT、MRI 检查，血管造影检查。

（5）内镜检查

纤维胃、结肠镜检查，腹腔镜检查，ERCP 检查。

（6）诊断性腹腔穿刺术

对小儿、老年人、精神状态不正常者、昏迷病人，以及病史不清楚而难以明确诊断者更加适用。但对诊断已明确或有严重腹胀者不宜采用此法。

（7）手术探查

2. 鉴别诊断基本要点

（1）炎症性疾病：一般起病较慢，腹痛由轻到重而呈持续性发展；体温常升高，腹肌紧张，有固定性压痛，白细胞及中性粒细胞比例增加。

（2）梗阻性疾病：起病急骤，迅速发生腹绞痛（有间歇期，呈阵发性加剧），伴呕吐，早期多无腹肌紧张。

（3）穿孔性疾病：腹痛多突然发生，为刀割样剧痛，范围广泛，有腹肌紧张、压痛、反跳痛，肠鸣音消失，腹腔透视可见游离气体。

（4）内脏出血性疾病：多有外伤史及失血性休克表现，腹痛及腹膜刺激征常较轻，腹腔积血 500ml 以上即叩出移动性浊音，腹腔穿刺有血液。

（5）器官缺血性疾病：起病突然，为阵发性绞痛，易导致休克，早期无腹膜刺激征，当肠系膜上动脉栓塞导致肠坏死时才有腹膜炎的表现。

3. 急性阑尾炎的诊断与鉴别诊断

（1）诊断

①症状

转移性右下腹疼痛：典型的腹痛发作始于上腹，逐渐移向脐部，数小时或 1 ~ 2 天后转移并局限在右下腹。约 70% ~ 80% 的病人有这种典型的转移性腹痛的特点。

胃肠道症状：发病早期可能有厌食，恶心、呕吐也可发生，但程度较轻。有的病例可能发生腹泻。盆腔位阑尾炎因炎症刺激直肠和膀胱，可引起排便或里急后重症状。弥漫性腹膜炎时可致麻痹性肠梗阻，出现腹胀、排气排便减少。

全身症状：早期出现乏力。炎症重时出现中毒症状，如心率增快，发热达到 38℃ 左右。阑尾穿孔时体温会更高，可达 39℃ 或 40℃。

②体征

右下腹压痛：压痛点通常位于麦氏点。压痛的程度与病变的程度相关，当阑尾穿孔时疼痛和压痛的范围可波及全腹。

腹膜刺激征象：有反跳痛、腹肌紧张、肠鸣音减弱或消失等，是壁层腹膜受炎症刺激出现的防卫性反应。

右下腹肿块：如查体发现右下腹饱满，可扪及一压痛性肿块，边界不清，位置固定，应考虑阑尾周围脓肿的诊断。

直肠指检：炎症阑尾所在的位置压痛，且压痛常在直肠右前方。当阑尾穿孔时直肠前壁压痛广泛。当形成阑尾周围脓肿可触及痛性肿块。

③实验室检查

大多数急性阑尾炎病人的血白细胞计数和中性粒细胞比例增高。

尿检查一般无阳性发现，如尿中出现少数红细胞，说明炎性阑尾与输尿管或膀胱相靠近。

④影像学检查

腹部平片可见盲肠扩张和液气平面，偶可见钙化的粪石和异物影，可帮助诊断。

B 超有时可发现肿大的阑尾或脓肿。诊断特别困难时可作 CT 或螺旋 CT 检查。

（2）鉴别诊断

①胃十二指肠溃疡穿孔：穿孔溢液可沿升结肠旁沟流至右下腹部，临床症状似急性阑尾炎的转移性腹痛。病人既往有消化性溃疡病史，体检时除右下腹压痛外，上腹仍具疼痛和压痛，腹壁板状强直和肠鸣音消失等腹膜刺激症状也较明显。腹部立位平片膈下有游离气体可帮助鉴别诊断。

②妇产科疾病：在育龄妇女中要特别注意。宫外孕常有急性失血症状和腹腔内出血的体征，有停经史；体检时有宫颈举痛、附件肿块、阴道后穹窿穿刺有血等。卵巢囊肿扭转有明显腹痛和腹部肿块。

③右侧输尿管结石：腹痛多在右下腹，但多呈绞痛，并向会阴部外生殖器放射。尿中查到多量红细胞。X线摄片在输尿管走行部位呈现结石阴影。B超检查可见肾盂积水、输尿管扩张和结石影。

④急性肠系膜淋巴结炎：儿童急性阑尾炎常须与之鉴别，病儿多有上呼吸道感染史，腹部压痛部位偏内侧，范围不太固定，并可随体位变更。

⑤其他：右侧肺炎、胸膜炎时可刺激第10、11和12肋间神经，出现反射性右下腹痛。急性胃肠炎时恶心、呕吐和腹泻等消化道症状较重。

4. 胆道感染的诊断与鉴别诊断

（1）诊断

①急性胆囊炎

典型表现是右上腹持续性痉挛性疼痛，可向右肩部放射。莫菲征阳性有助于诊断。

常伴有恶心、呕吐和发热，体温多在38.5℃以上，一般无寒战，少数病人可伴有轻度黄疸。

②慢性胆囊炎

大多数病人有反复发作的胆绞痛病史，平素常有餐后上腹胀满、嗳气、呃逆等症状。

症状是右上腹、右季肋或右腰背轻微疼痛。

③急性梗阻性化脓性胆管炎（AOSC）

初期表现为突发的剑突下或右上腹顶痛或痉挛性疼痛，继而出现寒战、高热、黄疸，即所谓的夏科三联征这一典型的胆总管感染的症状。在此基础上出现了休克和神经精神症状称为雷诺五联征，是AOSC的典型表现。

④急性重症胆管炎（ACST）

出现休克，血压 < 70mmHg，或具备下列两项以上症状者即可诊断：

A. 精神症状；

B. 脉搏 > 120 次/分；

C. 白细胞计数 $> 20 \times 10^9/L$；

D. 体温 $> 39℃$ 或 $< 36℃$；

E. 胆汁为脓性或胆管内压力明显升高；

F. 血培养阳性。

（2）鉴别诊断

①消化道溃疡穿孔：多有消化道溃疡穿孔病史，发病更为急骤，腹痛为刀割样持续性疼痛，迅速波及全腹，有时可发生休克，无黄疸。

②急性阑尾炎：高位阑尾炎可误诊为胆囊炎。阑尾炎初期甚少发热，腹痛由胃脘部开始，数小时后转移固定于右下腹。

③急性胰腺炎：疼痛部位在上腹部或偏左侧，常伴有左腰背部疼痛。重症胰腺炎多有移动性浊音，腹腔穿刺有血性液体，血、尿淀粉酶增高及穿刺液淀粉酶增高有诊断意义。

④胆道蛔虫病：常有呕吐蛔虫史，发病突然，表现为剑突下一种特殊的“钻顶”样剧烈绞痛，间歇期症状轻微或无表现。

5. 胆石病的诊断与鉴别诊断

（1）诊断

①胆囊结石

与高脂肪餐有关的右上腹绞痛，右上腹有轻压痛以及隐痛，即应考虑胆囊结石，B超可明确诊断。

②肝外胆管结石

典型的Charcot三联征，即腹痛、高热和黄疸。结石位于肝总管则触不到胆囊，结石位于胆总管以下时可触及胀大的胆囊。胆道造影、B超可见到胆管扩张和结石影像，必要时可行CT、经内镜逆行胰胆管造影（ERCP）检查。

③肝内胆管结石

临床症状和体征多由肝外胆管结石引起。慢性炎症多不典型，可类似慢性胆囊炎，仅表现为肝区和胸背部的持续性胀痛、消化不良和低热。B超、CT、ERCP可确诊。

（2）鉴别诊断

①消化道溃疡：胆囊结石发病率女性多于男性，消化道溃疡男性多于女性。胃镜和B超可提供鉴别依据。

②传染性肝炎：有肝炎接触史，出现食欲不振、疲乏无力等症状，检查肝脏无触痛。黄疸型肝炎须与胆石性梗阻性黄疸鉴别，黄疸型肝炎以间接胆红素升高为主，谷丙转氨酶（GPT，ALT）明显升高；胆石症梗阻以直接胆红素升高为主，GPT增高不如肝炎明显。

③壶腹周围癌：进行性消瘦，黄疸发生缓慢，无痛且呈进行性加重，完全梗阻者大便呈陶土色。胆石梗阻多为腹痛后出现黄疸，完全梗阻者甚少。B超、CT、ERCP可帮助鉴别诊断。

6. 急性胰腺炎的诊断与鉴别诊断

（1）诊断

①临床表现

腹痛：多较剧烈，起始于中上腹，也可偏于右上腹或左上腹，放射至背部，累及全胰则疼痛呈腰带状向腰背部放射。

呕吐：剧烈而频繁，呕吐物为胃十二指肠内容物，偶可伴咖啡样内容物。

腹胀：早期为反射性肠麻痹所致，严重时可由腹膜后蜂窝织炎刺激所致。

腹膜炎体征：压痛明显，并有肌紧张和反跳痛，范围较广或延及全腹。

其他：初期常呈中度发热，坏死伴感染时高热为主要症状之一。黄疸可见于胆源性胰腺炎。可出现感染性休克、呼吸窘迫综合征和多器官功能衰竭。

②实验室检查

血清淀粉酶测定是被最广泛应用的诊断方法。血清淀粉酶增高在发病后24小时内可被测得，血清淀粉酶值明显升高>500U/L（正常值40~180U/L)。

尿淀粉酶明显升高（正常值80~300U）有诊断意义，淀粉酶的值愈高则诊断的正确率也越高。

血清脂肪酶明显升高（正常值23~300U/L）是诊断急性胰腺炎较客观的指标。

③放射影像学诊断

腹部平片：可见十二指肠充气，或可见到胆结石影和胰管结石，以及腰大肌影消失等。是急性胰腺炎的辅助诊断方法。

腹部B超：可帮助诊断。B超扫描能发现胰腺水肿和胰周液体的积聚。

增强CT扫描：是近年来被广泛接受的敏感的确诊急性胰腺炎的方法。增强CT扫描坏死区呈低密度（<50Hu)，对诊断和治疗方案的选择有很大的帮助。

MRI：可提供与CT相同的诊断信息。

（2）鉴别诊断

①急性阑尾炎：转移性右下腹痛，常有恶心、呕吐；右下腹固定性压痛及肌紧张、反跳痛；白细胞总数及中性粒细胞比例增高。

②急性胆道感染、胆石症：常在进食油腻食物后发作，并有反复发作史；剑突下或右上腹绞痛，阵发性发作，疼痛可放射至右肩背部，一般无畏寒、发热；右上腹压痛，肌紧张，Murphy征阳性；B超检查对确诊有重要价值。

③急性化脓性胆管炎：右上腹部绞痛，寒战，高热，黄疸，重者可发生休克；右上腹压痛、反跳痛及肌紧张；白细胞总数及中性粒细胞比例明显升高；B超检查可见胆总管扩张或发现结石。

④急性腹膜炎：一般起病较慢，腹痛由轻到重而呈持续性发展；体温常升高，腹肌紧张，有固定性压痛，白细胞及中性粒细胞比例增加。

⑤急性肠梗阻：常有腹部炎症或手术病史，持续性腹痛，阵发性加剧，腹胀，可有肠型和蠕动波，肠鸣音高亢，X线透视有梯形液平面，早期体温和白细胞不升高。

⑥消化道急性穿孔：多有溃疡病史；突发性上腹部剧痛，以后疼痛逐渐扩散至全腹；腹膜刺激征明显，肝浊音界缩小或消失；白细胞总数及中性粒细胞比例升高；X线检查多见膈下有游离气体。

7. 肠梗阻的诊断与鉴别诊断

（1）诊断

①临床表现

腹痛：机械性肠梗阻发生时，由于梗阻部位以上的强烈肠蠕动，表现为阵发性绞痛，腹痛发作时可伴有肠鸣，有时能见到肠型和肠蠕动波。

呕吐：高位肠梗阻时呕吐发生早且频繁，吐出物主要为胃及十二指肠内容物；低位肠梗阻时呕吐发生迟而少，吐出物可呈粪样。

腹胀：高位肠梗阻腹胀不明显，但有时可见胃型。低位肠梗阻及麻痹性肠梗阻腹胀显著，遍及全腹。

停止排气排便：完全性肠梗阻发生后，病人多不再排气排便；但梗阻早期尤其是高位肠梗阻，可因梗阻以下肠内尚残存粪便和气体而仍有排气排便。

②X 线检查

一般在肠梗阻发生 4 ~6 小时，X 线检查即显示出肠腔内气体，立位平片可见多数液平面及胀气肠袢。

（2）鉴别诊断

①机械性与动力性肠梗阻的鉴别

机械性肠梗阻具有上述典型临床表现，早期腹胀可不显著。

麻痹性肠梗阻无阵发性绞痛等肠蠕动亢进的表现，相反表现为肠蠕动减弱或消失，腹胀显著，而且多继发于腹腔内严重感染、腹膜后出血、腹部大手术后等。

X 线检查可显示大、小肠全部充气扩张。机械性肠梗阻胀气限于梗阻以上的部分肠管，即使晚期并发肠绞窄和麻痹，结肠也不会全部胀气。

②单纯性与绞窄性肠梗阻的鉴别

有下列表现者，应考虑绞窄性肠梗阻的可能：

腹痛发作急骤，起始即为持续性剧烈疼痛，或在阵发性加重之间仍有持续性疼痛，呕吐出现早、剧烈而频繁。

病情发展迅速，早期出现休克，抗休克治疗后改善不显著。

有明显腹膜刺激征，体温上升，脉率增快，白细胞计数增高。

腹胀不对称，腹部有局部隆起或触及有压痛的肿块（胀大的肠袢）。

呕吐物、胃肠减压抽出液、肛门排出物为血性，或腹腔穿刺抽出血性液体。

经积极非手术治疗而症状体征无明显改善。

腹部 X 线检查见孤立、突出、胀大的肠袢，不因时间而改变位置。

③肠梗阻的原因鉴别

在临床上以粘连性肠梗阻最为常见，多发生在以往有过腹部手术、损伤或炎症史的病人。

嵌顿绞窄性或绞窄性腹外疝也是常见的肠梗阻原因。

结肠梗阻多系肿瘤所致。

新生婴儿以肠道先天性畸形为多见。

2 岁以内小儿则肠套叠多见。

蛔虫团所致的肠梗阻常发生于儿童。

老年人则以肿瘤及粪块堵塞为常见。

要点二　常见外科急腹症的处理原则

1. 基本处理原则

（1）一般处理：严密观察病情，注意体温、呼吸、脉搏、血压及神志变化，及时掌握手术时机。

（2）合理选择治疗方法：中西医结合是我国急腹症诊治的一个突出优势，可取长补短、互相配合，解决单用西医疗法或中医疗法所不能解决的问题，从而提高疗效。

（3）非手术疗法指征：全身情况较好，病理损害轻，如胆道蛔虫症、急性单纯性阑尾炎、单纯性肠梗阻以及空腹时胃、十二指肠溃疡穿孔等。

（4）手术疗法指征：病情严重、复杂，全身情况差者，如坏疽性阑尾炎、绞窄性肠梗阻、坏疽性胆囊炎、外伤性腹腔脏器破裂者。

（5）诊断不明时的处理：对部分一时难以明确诊断的急腹症患者，必须按以下原则处理：

①严密观察，反复检查，认真分析，以便尽早明确诊断，及时处理。

②暂时禁食。

③慎用止痛剂，以免影响病情观察；凡不能排除肠坏死和肠梗阻的病人，禁用泻药及灌肠。

④维持水、电解质平衡，纠正酸中毒，防治休克，控制感染。

⑤遇有下列情况，应及时手术探查：腹膜炎较重；疑有活动性腹内出血、肠坏死或肠穿孔；经一段时间积极非手术治疗，疼痛不减轻，腹部及全身情况未改善，甚至继续恶化者。

引起急腹症的原因很多，以上所述急腹症的范围较广，各种急腹症的临床表现也各不相同。需要认真地将病史、体征和辅助检查所获得的资料归类对比，分清主次，抓住特点，用逐一排除的方法缩小范围，以便明确诊断。

2. 急性阑尾炎的处理原则

（1）非手术治疗：仅适用于单纯性阑尾炎，或急性阑尾炎的诊断尚未确定以及有手术禁忌证者。主要措施包括选择有效的抗生素和补液治疗。

（2）手术治疗：原则上急性阑尾炎一经确诊，应尽早做阑尾切除术。因早期手术既安全、简单，又可减少近期或远期并发症的发生。如阑尾发炎化脓坏疽或穿孔后再手术，操作困难且并发症显著增加。术前、术后应用有效抗生素予以抗感染治疗。

3. 胆道感染的处理原则

（1）非手术治疗

适用于急性胆道感染之轻症，无明显腹膜刺激症状或休克表现者。主要包括解痉止痛治疗以及中医中药治疗，抗生素主张联合且足量应用。

（2）手术治疗

胆囊造口术：适用于病情危重、局部解剖关系不清的胆囊炎患者。

胆囊切除术：适用于胆囊炎和胆囊结石患者。

胆总管探查、“T”管引流术：适用于胆总管结石和急性胆管炎患者。

（3）非手术方法置管引流

包括胆囊穿刺置管术、经皮肝穿刺胆道置管引流术（PTCD）和经内镜鼻胆管引流术（ENBD）。

4. 胆石病的处理原则

（1）非手术治疗

总攻排石：适用于肝外胆管结石直径小于1cm，胆囊结石小于0.5cm者。

溶石疗法：适用于胆囊功能良好，胆囊管通畅，直径小于1cm的胆固醇结石。现已确认的溶石药物有鹅去氧胆酸和熊去氧胆酸。

机械取石：手术后经 T 管窦道置入纤维胆道镜，可在直视下清除肝胆管结石。

体外震波碎石：适用于胆囊或胆管结石，数量小于 3 枚，直径小于 2cm 者。

（2）手术治疗

适用于胆石病合并感染之重症，反复发作，非手术治疗无效，以及胆囊结石伴胆囊功能不良者。包括胆囊切除术、胆总管切开取石和“T”管引流术。

5. 急性胰腺炎的处理原则

（1）非手术治疗

①禁食、鼻胃管减压：持续胃肠减压，防止呕吐和误吸。

②补充体液，防治休克：全部病人均应经静脉补充液体、电解质和热量，以维持循环稳定和水电解质平衡。

③解痉止痛：诊断明确者，发病早期可对症给予止痛药（哌替啶），但宜同时给解痉药（山莨菪碱、阿托品）。禁用吗啡，以免引起 Oddi 括约肌痉挛。

④抑制胰腺外分泌及胰酶抑制剂：包括胃管减压、H_2 受体阻滞剂（如西咪替丁）、抗胆碱能药（如山莨菪碱、阿托品）、生长抑素等。

⑤营养支持：早期禁食，予完全肠外营养（TPN）。

⑥抗生素的应用：早期给予广谱抗生素治疗。应注意预防因肠道菌群移位造成的细菌感染和真菌感染。

⑦中药治疗：在呕吐基本控制的情况下，通过胃管注入中药，用复方清胰汤加减。

⑧腹腔渗出液的处理：急性胰腺炎腹腔渗出液多者应作腹腔灌洗引流。

（2）手术治疗

包括三腔造瘘、胰周引流术、坏死组织清除术以及规则性胰腺组织切除术。

6. 肠梗阻的处理原则

（1）基础治疗

①胃肠减压：是治疗肠梗阻的重要方法之一，通过胃肠减压吸出胃肠道内的气体，可以减轻腹胀，降低肠腔内压力，减少肠腔内的细菌和毒素，改善肠壁血循环。

②纠正水、电解质紊乱和酸碱失衡：最常用的是静脉输注葡萄糖、等渗盐水，应根据呕吐情况、缺水体征、血液浓缩程度、尿排出量和比重，并结合血清钾、钠、氯、血气分析监测结果而定。肠梗阻晚期和绞窄性肠梗阻尚须输给血浆、全血或血浆代用品，以补偿丧失于腹腔内的血浆和血液。

③防治感染和毒血症：应用抗肠道细菌包括抗厌氧菌的抗生素。

（2）非手术治疗

主要适用于单纯性粘连性（特别是不完全性）肠梗阻、麻痹性或痉挛性肠梗阻。在治疗期间必须严密观察，如症状、体征不见好转或反有加重，即应手术治疗。包括基础疗法、中医中药治疗以及口服或胃肠道灌注植物油，或根据不同病因采用低压空气或钡灌肠，以及经乙状结肠镜插管、腹部按摩等各种复位法。

（3）手术治疗

各种类型的绞窄性肠梗阻、肿瘤及先天性肠道畸形引起的肠梗阻，以及非手术治疗无效的病人，适用手术治疗。

①解决引起梗阻的原因：如粘连松解术、肠切开取除异物、肠套叠或肠扭转复位术等。

②肠切除肠吻合术：对于绞窄性肠梗阻，应争取在肠坏死以前解除梗阻。

③短路手术：当引起梗阻的原因既不能简单解除，又不能切除时，如晚期肿瘤等，则可作梗阻近端与远端肠袢的短路吻合术。

④肠造口或肠外置术：如病人情况极严重，或局部病变所限，不能耐受和进行复杂手术，可用这类术式解除梗阻。

（张犁）